中文翻译版

Atlas of Pelvic Anatomy and Gynecologic Surgery

盆腔解剖与妇产科手术图谱

原书第 5 版

中卷：子宫颈、阴道、外阴及会阴部手术

主编 〔美〕迈克尔·S. 巴吉士（Michael S. Baggish）
〔美〕米基·M. 卡拉姆（Mickey M. Karram）
主译 魏丽惠

科学出版社
北京

图字：01-2022-4669 号

内 容 简 介

《盆腔解剖与妇产科手术图谱》是美国著名的妇产科专家 Michael S. Baggish、Mickey M. Karram 的著作，历经多次再版重修，并被译成多种文字，本书为第 5 版（中文版）。书中将盆腔解剖学与妇产科手术学结合，妇科手术学与相关的外科手术学结合，从局部解剖到手术步骤，以图片显示，辅以文字注释及讲解，由浅入深，内容广泛。全书分上、中、下三卷，内容几乎涵盖了妇产科所有的手术及所涉及的各个相关领域，是一部难得的、与妇产科手术相关的综合性国际精品专著。

第 5 版的章节内容遵循上一版的逻辑解剖关系，层层深入和递进，便于阅读。高质量的插图是这套独特书籍的核心支柱，彩色图逐步取代了黑白格式，并随着每一个后续版本的增加而增加，从而改变了当代插图的标准，在第 5 版达到其最高数量。本卷为中卷，分为第三篇。主要阐述子宫颈、阴道、外阴及会阴部手术。新增第 43 章子宫颈阴道镜检查、第 57 章生物材料耻骨阴道吊带治疗压力性尿失禁等。

本书适合妇产科临床医师、普通外科医师、泌尿外科医师和乳腺外科医师、医学生等参考阅读。

图书在版编目（CIP）数据

盆腔解剖与妇产科手术图谱: 原书第5版. 中卷 /（美）迈克尔·S. 巴吉士 (Michael S. Baggish),（美）米基·M.卡拉姆 (Mickey M. Karram) 主编; 魏丽惠主译. —北京: 科学出版社, 2023.3
书名原文: Atlas of Pelvic Anatomy and Gynecologic Surgery
ISBN 978-7-03-073747-2

Ⅰ. ①盆… Ⅱ. ①迈… ②米… ③魏… Ⅲ. ①女性—骨盆—人体解剖学—图谱②妇科外科手术—图谱③产科外科手术—图谱 Ⅳ. ①R323.5-64②R713-64③R719-64

中国版本图书馆 CIP 数据核字 (2022) 第 212816 号

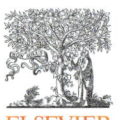

责任编辑：王海燕 / 责任校对：张 娟
责任印制：赵 博 / 封面设计：吴朝洪

Elsevier(Singapore) Pte Ltd.
3 Killiney Road, #08-01 Winsland House I, Singapore 239519
Tel: (65) 6349-0200; Fax: (65) 6733-1817

ATLAS OF PELVIC ANATOMY AND GYNECOLOGIC SURGERY, FIFTH EDITION
Copyright © 2021 by Elsevier, Inc. All rights reserved.
Previous editions copyrighted 2016, 2011, 2006, and 2001.
Geoffrey W. Cundiff retains copyright for figures/images in Chapter 120.
ISBN: 978-0-323-65400-5

This translation of ATLAS OF PELVIC ANATOMY AND GYNECOLOGIC SURGERY, FIFTH EDITION by Michael S. Baggish and Mickey M. Karram was undertaken by China Science Publishing & Media Ltd. and is published by arrangement with Elsevier (Singapore) Pte Ltd.

ATLAS OF PELVIC ANATOMY AND GYNECOLOGIC SURGERY, FIFTH EDITION by Michael S. Baggish and Mickey M. Karram 由科学出版社进行翻译，并根据科学出版社与爱思唯尔（新加坡）私人有限公司的协议约定出版。

《盆腔解剖与妇产科手术图谱》中卷（中文翻译版，原书第 5 版）（魏丽惠　主译）
ISBN: 978-7-03-073747-2

Copyright © 2022 by Elsevier (Singapore) Pte Ltd. and China Science Publishing & Media Ltd. (Science Press). All rights reserved. No part of this publication may be reproduced or transmitted in any form or by any means, electronic or mechanical, including photocopying, recording, or any information storage and retrieval system, without permission in writing from Elsevier (Singapore) Pte Ltd and China Science Publishing & Media Ltd. (Science Press).

声 明

本译本由科学出版社完成。相关从业及研究人员必须凭借其自身经验和知识对本书中描述的信息数据、方法策略、搭配组合、实验操作进行评估和使用。由于医学科学发展迅速，临床诊断和给药剂量尤其需要经过独立验证。在法律允许的最大范围内，爱思唯尔、译文的原文作者、原文编辑及原文内容提供者均不对译文或因产品责任、疏忽或其他操作造成的人身及 / 或财产伤害及 / 或损失承担 责任，亦不对由于使用文中提到的方法、产品、说明或思想而导致的人身及 / 或财产伤害及 / 或损失承担责任。

Printed in China by China Science Publishing & Media Ltd. (Science Press) under special arrangement with Elsevier (Singapore) Pte Ltd. This edition is authorized for sale in the People's Republic of China only, excluding Hong Kong SAR, Macau SAR and Taiwan. Unauthorized export of this edition is a violation of the contract.

科学出版社 出版
北京东黄城根北街 16 号
邮政编码：100717
http://www.sciencep.com

北京汇瑞嘉合文化发展有限公司印刷
科学出版社发行　各地新华书店经销
*
2023 年 3 月第一版　　开本：889×1194　1/16
2023 年 3 月第一次印刷　　印张：30 1/2
字数：462 000

定价：378.00 元
（如有印装质量问题，我社负责调换）

译者名单

主　译　魏丽惠
副主译　王　杉　王建六　王晓峰　刘继红
译　者（以姓氏笔画为序）
　　　　王世言　王建六　刘继红　安　方　孙秀丽
　　　　李　艺　李明珠　李晓伟　李静然　杨　帆
　　　　杨莹超　苗娅莉　赵　昀　赵　超　祝洪澜
　　　　谈　诚　程文瑾　谢　冰　魏丽惠
秘　书　李明珠

主编简介

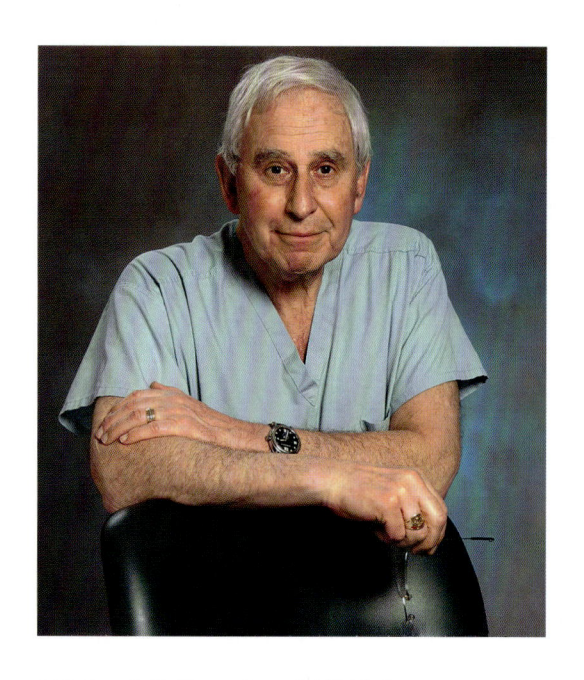

(李明珠 译 魏丽惠 校)

Michael S. Baggish, 医学博士

加利福尼亚大学妇产科教授

加利福尼亚，旧金山

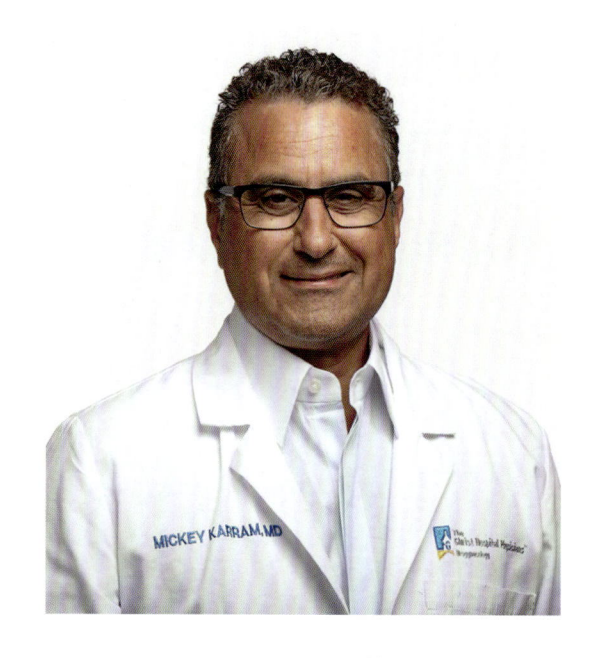

Mickey M. Karram, 医学博士

基督医院泌尿妇科主任

辛辛那提大学妇产科临床教授

辛辛那提，俄亥俄州

编者名单

Brian J. Albers, MD, FACS
Margaret Mary Community Hospital
Batesville, Indiana

Michael S. Baggish, MD, FACOG
Professor of Obstetrics and Gynecology
University of California, San Francisco
San Francisco, California

Alfred E. Bent, MD
Professor and Head
Division of Gynecology
IWK Health Center
Dalhousie University
Halifax, Nova Scotia, Canada

Lesley L. Breech, MD
Associate Professor
Division of Pediatric and Adolescent Gynecology
University of Cincinnati Department of Obstetrics and Gynecology
Division Director
Pediatric and Adolescent Gynecology
Cincinnati Children's Hospital Medical Center
Cincinnati, Ohio

Karen S. Columbus, MD
Cincinnati Breast Surgeons, Inc.
Cincinnati, Ohio

Geoffrey W. Cundiff, MD, FACOG, FACS, FRCSC
Head, Department of Obstetrics and Gynecology
University of British Columbia
Vancouver, British Columbia, Canada

Bradley R. Davis, MD, FACS, FASCRS
Associate Professor of Clinical Surgery
Director
Division of Education
Director
Residency Program in General Surgery
University of Cincinnati
Cincinnati, Ohio

Roger Dmochowski, MD, FACS
Professor of Urology
Director, Pelvic Medicine and Reconstruction Fellowship
Executive Physician for Safety
Vanderbilt University Medical Center
Nashville, Tennessee

Ashley M. Eskew, MD, MSCI
Assistant Professor
Obstetrics and Gynecology
Reproductive Endocrinology and Infertility
Atrium Health
Charlotte, North Carolina

Tommaso Falcone, MD, FRCSC, FACOG
Professor and Chair Obstetrics
Cleveland Clinic
Cleveland, Ohio

Cecile A. Ferrando, MD, MPH
Assistant Professor of Surgery
Obstetrics, Gynecology, and Women's Health Institute
Cleveland Clinic
Cleveland, Ohio

John B. Gebhart, MD, MS
Professor
Departments of Obstetrics/Gynecology and Surgery
Fellowship Director—Female Pelvic Medicine and Reconstructive Surgery
Mayo Clinic
Rochester, Minnesota

Audra J. Hill, MD
Fellow in Female Pelvic Medicine and Reconstructive Surgery
Cleveland Clinic
Cleveland, Ohio

Bradley S. Hurst, MD
Director of Reproductive Endocrinology and Infertility
Obstetrics and Gynecology
Atrium Health Carolinas HealthCare System
Charlotte, North Carolina

Mickey M. Karram, MD
Director of Urogynecology
The Christ Hospital
Clinical Professor of Obstetrics and Gynecology
University of Cincinnati
Cincinnati, Ohio

David J. Lamon, MD, FACS
Naples Surgical Associates
Naples, Florida

Michael Maggio, MD, FACS
Good Samaritan Hospital
Cincinnati, Ohio
Dearborn County Hospital
Lawrenceburg, Indiana

Javier F. Magrina, MD
Professor of Obstetrics and Gynecology
Barbara Woodward Lipps Professor
Mayo Clinic Arizona
Phoenix, Arizona

Ayman Mahdy, MD, PhD
Associate Professor of Urology
Director of Voiding Dysfunction and Female Urology
University of Cincinnati College of Medicine
Cincinnati, Ohio

Chad M. Michener, MD
Assistant Professor of Surgery
Cleveland Clinic
Obstetrics, Gynecology and Women's Health Institute
Cleveland, Ohio

Robert Neff, MD
Division of Gynecologic Oncology
TriHealth
Cincinnati, Ohio

James Pavelka, MD
Director, Division of Gynecologic Oncology
TriHealth
Cincinnati, Ohio

W. Stuart Reynolds, MD
Instructor in Urology
Vanderbilt University Medical Center
Nashville, Tennessee

Helmut F. Schellhas, MD
Senior Gynecologic Oncologist
Good Samaritan Hospital
Adjunct Professor
Department of Obstetrics and Gynecology
University of Cincinnati Medical Center
Cincinnati, Ohio

Kevin Schuler, MD
Division of Gynecologic Oncology
TriHealth
Cincinnati, Ohio

Enrique Soto, MD, MSc
Associate Professor
Florida International University
Miami, Florida

Donna L. Stahl, MD
Breast Surgeon
Private Practice
Cincinnati, Ohio

Emanuel C. Trabuco, MD, MS
Assistant Professor of Obstetrics and Gynecology
Department of Obstetrics and Gynecology
Mayo Clinic
Rochester, Minnesota

Mark D. Walters, MD
Professor and Vice Chair, Gynecology
Obstetrics, Gynecology, and Women's Health Institute
Cleveland Clinic
Cleveland, Ohio

James L. Whiteside, MD, MA, FACOG, FACS
Associate Professor
Obstetrics and Gynecology
Residency Program Director
Department of Obstetrics and Gynecology
Division of Female Pelvic Medicine and Reconstructive Surgery
University of Cincinnati College of Medicine
Cincinnati, Ohio

第 5 版译者序

《盆腔解剖与妇产科手术图谱》第 5 版问世了，我们高兴地祝贺它、迎接它！

正如原著者描述的心情一样，把这本书的撰写和出版，比喻为一个孩子的孕育和诞生。我们有同样的感觉，期盼与振奋心有灵犀。

读了第 5 版，生发出更多的感触和感慨！

解剖学之理解：作为医生，尤其是外科医师，解剖是基础，解剖是行车路线。对于解剖的学习，不仅仅是记住骨骼、肌肉、血管、神经等，而是从解剖的机制深入理解，对解剖的功能和相关问题的领会为引导。这也是我个人学习解剖的一个体会，有时你死记硬背（诚然，解剖是需要强化记忆的），却怎么也记不住；但是领会了、理解了，你就记住了。因此，当我们读这部解剖书时会深切地感觉到笔者的良苦用心。亦即，学习解剖也有一个思想方法和思维训练的过程，就是从理解 - 记忆 - 应用，再反转为应用 - 记忆 - 理解。也是从形象思维到逻辑思维，再从逻辑思维到形象思维的转化过程。

解剖学之发展：解剖学作为一个学科并不是固定不变的"结构"，而是不断变化和发展的，乃是由于对解剖认识的加深和学科的发展。解剖学从系统解剖学、局部解剖学，到比较解剖学、发生解剖学、临床解剖学、断层解剖学，再到数字化和虚拟人的形成。它与临床紧密结合，又有了静止解剖学、动力解剖学和功能解剖学，更深入的解剖当属组织解剖学，甚至是病理解剖学。

从展示、阐述和表达的方式上也多种多样，从二维、三维到可动，从计算机、电视到电影，而作为纸质版的书籍，该书的特点是发展了妇产科相关解剖学，而且与临床紧密结合。从器官到组织，从软组织到骨骼，又特别注意到膜解剖、间隙解剖，这些对于妇产科医师的临床应用是非常有意义的。对盆底结构和功能的解剖，该书展示了其特点，正如我们研究盆底学的两个基本特点：一是"吊床假说"；二是从解剖恢复到功能恢复，在临床上应包括解剖恢复、症状解除与功能恢复。完成"3R"，即修补（repair）、替代（replacement）、重建（reconstruction）。

解剖书之翘楚：近些年国内外出版了一些妇产科学的手术书籍，都各有特色。该书位列前茅，其特点是基础解剖与临床应用紧密结合，以临床为主；妇产科全面手术与盆腔解剖相结合，以盆腔解剖为重点。因此，该书很有学术性、实用性和聚焦性。

在该书中，著者把各种手术方式，如开腹手术、阴道手术与内镜手术都详细阐述，并突出各种手术方式的特点；对于盆底手术，包括韧带、间隙的解剖都十分到位，而且有其特点，令人耳目一新。在手术过程中，尤其强调实践的价值。

我认为一名外科医师身边应有几部解剖书，随时随地可得，不时不辍阅读。把手术、看书与实践、思考结合起来，把解剖从书本的图谱中、从手术的操作中提取并凝练成自己头脑中的解剖，那才是真正刻画在我们心中的深刻解剖学。这时，我们动起手来得心应手。当然，在外科实施过程中，患者第一，生命至上；关爱融于心，负责集于身。"心近佛，术似仙"。注重决策，擅于技巧。而无论对于决策或技巧，解剖都是基础和重要的组成部分。

以上就是我初读这本书的一些感想，权作为序。

特别感谢原著者和以魏丽惠教授为首的翻译团队的辛勤劳动！

中国工程院院士
中国医学科学院北京协和医学院
北京协和医院妇产科名誉主任、教授
中华医学会妇产科学分会主任委员
《中华妇产科杂志》总编辑
中国医师协会妇产科医师分会会长

谨以此书献给我的妻子 Leslie Baggish；我的孩子们 Mindy Baggish、Cindy Baggish、Julia Baggish 和 Stuart Baggish；我的儿媳 Pamela Baggish；我的孙子 Owen Baggish 和 Reagan Baggish；为了纪念我已故的儿子 Jeffrey Baggish；为了纪念我的姐妹 Rita Baggish Mayers 和 Francis Baggish Katzman，她们都死于冠状病毒感染。

Michael S. Baggish，医学博士

这本图谱献给我的妻子 Mona；我的孩子们 Tamara、Lena 和 Summer；也纪念我的父母 Mike 和 Mary Karram。我非常感谢他们所有的爱、支持和指导。

Mickey M. Karram，医学博士

第 5 版译者前言

《盆腔解剖与妇产科手术图谱》第 5 版在第 4 版的基础上再编,该版遵循上一版的逻辑解剖关系,层层深入,本书继续将盆腔解剖学和妇产科手术学结合,妇科手术学及相关的外科手术学结合,从局部解剖到手术步骤,以图谱、文字注释并加以讲解,由浅入深,内容广泛。书中内容几乎涵盖了妇产科所有手术及所涉及的各个相关领域,包括妇科手术的经腹和经阴道路径,以及在宫腔镜、腹腔镜、机器人和膀胱镜下进行的手术路径;妇科手术、产科手术、肿瘤手术、开腹手术及腔镜手术,以及与盆腔部位相关的肠管手术、膀胱手术及乳腺手术,而变性手术更是被列为独立章节。

在本版中编者做了部分更新。在第四部分增加了"腹腔镜检查基础"。在第七部分耻骨后间隙手术中将"耻骨后压力性尿失禁的膀胱、尿道悬吊术,耻骨后阴道旁修补术和耻骨后膀胱尿道松解术"合并为"耻骨后尿道固定术治疗压力性尿失禁及耻骨后阴道旁修复术"。在第九部分保留了"自体组织修补在阴道穹窿脱垂的应用",还增加了"经腹腔镜及机器人"做该手术的图解。在第十部分子宫颈手术中,将"子宫颈活检、子宫颈管搔刮术、妊娠期的子宫颈活检"统称为"子宫颈阴道镜检查"。在第十四部分"直肠阴道瘘修补术"中增加了"原发性及复发性直肠阴道瘘修补术"不同治疗方法。第十五部分改为"美容和变性手术",在会阴重建阴道成形术后,将"阴道壁和外阴皮肤能量设备的使用"也列入该章;本部分还增加了"性别重置与临床再造手术(阴道成形术)",使得本书内容更系统、更清晰、更完整。该版几乎涵盖了女性盆腔,包括下生殖道、直肠、膀胱及盆底的解剖、手术等全部内容。

本书中高质量精美的解剖图谱,清晰的手术操作步骤图是本书另一大特色。在本版中,插图数量达到最高峰。并对近 200 幅原有插图进一步进行了彩色化处理,加强了黑白图谱彩色化,使其更加逼真。可以说是有史以来最完整的盆腔解剖学和妇产科手术图谱。

全书的结构与第 4 版相同,共分上、中、下三卷,共分为六篇,二十部分,121 章。上卷包括第一篇和第二篇,第一篇阐述盆腔解剖与妇科手术主要内容,包括盆腔解剖、妇科手术基础;第二篇阐述腹部手术,包括前腹壁、子宫、妊娠期腹部手术、附件、耻骨后间隙、后腹膜腔和骶前间隙、肠疝及穹窿脱垂的经腹手术。中卷为第三篇,阐述子宫颈、阴道、外阴及会阴部手术,包括子宫颈手术、阴道手术、外阴及会阴部手术。下卷包括第四篇、第五篇及第六篇,第四篇阐述其他相关妇科手术,包括下尿路手术操作、肠道手术、美容和变性手术、乳腺手术;第五篇阐述内镜检查与内镜手术,包括宫腔镜、腹腔镜和膀胱尿道镜检查;第六篇阐述变性手术。

本书前后经过 5 版,不断更新,是一部难得的、与妇产科手术相关的综合性精品专著,对于妇产科临床医师、医学生均为一部有价值的参考书,对其他相关专业,如普通外科、泌尿外科、乳腺外科的临床医师也有参考价值。在翻译第 5 版的过程中,也能感受到编者在第 4 版的基础上精益求精的工匠精神,特别是对图谱进行的彩色化处理,目的就是为了继续保持本书的卓越品质。本书已被译成多种不同的语言文字在国外出版,在引进第 3 版和第 4 版译成中文版后,这次再将最新的第 5 版译成中文版引进国内,对我国临床医师而言会有很高的参考价值。

在翻译过程中，我们组织了以妇产科医师为主的多学科医师联合，共同完成。在此对所有参加翻译的译者，以及未列入译者名单的、在第5版校对中辛勤付出的贾元元、王青、宋佼洋、洪凡凌、郑诗雯、曹婷婷、孙小惠、王靖元表示感谢。特别感谢在翻译工作中做了大量工作的李明珠秘书。由于时间仓促，难免有不妥之处，敬请读者谅解。

最后感谢郎景和院士在为第3版和第4版中文版作序后，继续为本版作序。

中国医师协会妇产科医师分会副会长
中国优生科学协会阴道镜和宫颈病理学分会（CSCCP）主任委员
北京大学妇产科学系名誉主任

第 5 版原著前言

20 年前《盆腔解剖与妇产科手术图谱》第 1 版问世。这部书是按约 5 年为一周期修订。随着第 5 版的出版，笔者遵循以往的惯例，对全书的几个章节进行了有重点的、及时的修改。此外，还增加了新的章节，以加强本书的整体性。我们继续将枯燥的文字描述与精美的彩色图片相结合。同样，我们继续采用混合的艺术手法，对真实照片进行精细数字化处理。这本图谱的笔者重视本书存在的意义：①解剖关系是所有外科手术的基础。②外科手术需要依赖精确的局部解剖关系知识。③与彩色插图和实际照片相比，冗长的外科手术文字描述往往是枯燥乏味的。④大多数妇科医师在医学院毕业后不会再有机会进行尸体解剖。要记住，解剖练习必须结合临床实际应用。⑤成功的教科书被大量的住院医师、研究员、护士、从业人员和教员使用，作为参考书，并作为即将进行的外科手术术前的工具书。

第 5 版的章节内容遵循上一版的逻辑解剖关系，层层深入并递进，便于阅读。妇科手术分为经腹部和经阴道路径，以及在宫腔镜、腹腔镜、机器人和膀胱镜下进行的手术路径。无论手术路径如何，子宫切除术都有着相似的模式和手术技巧。腹腔镜手术也是开腹手术的模拟化操作。在与上述内容相关的关键基础上，高质量的插图是这套书籍独特的核心支柱。我们在第 1 版中展示了主干图，这使以非竞争性教科书为特色的相当简单的线条图黯然失色。正如在第 1 版中展示的 20 年前，我们艺术家的半色调插图，使得市面上一些相似教材里面的简单线条图黯然失色。在其后的每一版中，彩色图逐步取代了黑白格式，从而改变了当代插图的标准。每版都有尸体解剖、手术操作的展示，并随着每一个后续版本的增加而增加，在第 5 版达到其最高数量。

本书的笔者实际上是真正的作者，而不是由编辑完成，后者为主导是其他大多数大型教科书的特点。第 5 版的大部分章节都是笔者亲自撰写，通过精心挑选，只有掌握较好知识和技术的外科医师才会被邀请参与，因为他们的想法决定了本书的整体质量。

这部书第 4 版一经出版在全球引起了广泛关注。我们对第 5 版的期待是增加国内和国际读者的兴趣。一个经常被问到的与成本有关的问题——为什么这部教科书比其他一些教科书要贵得多。本书最大的成本集中在书籍制作和艺术费用上，前者包括编辑、校样制作、封面设计和内页布局。最关键的决定因素是选择高质量的印刷纸张。通过使用高质量的光面纸，使我们的照片和彩色插图非常清晰。后一部分艺术费用，用于支付医学艺术家的费用，因为解剖图的创作、构思和绘制是无价的。总而言之，制作是一个复杂和昂贵的过程。

最后，制作一本 1500 页的书，就像是生命孕育的过程。经过长时间的酝酿，这本书的手稿终于得以完成。每个贡献者都按时完成了他们各自负责的章节，而本书每个独特模板的搭建将揭示未来此书的意义。这本书最终出版时，两位笔者的创作精神展露无遗。看，我们的宝贝诞生了。

Michael S. Baggish，医学博士
Mickey M. Karram，医学博士

（李明珠　刘昱　魏丽惠　译）

第 4 版译者序

魏丽惠教授主译的第 4 版《盆腔解剖与妇产科手术图谱》得以顺利出版。

这是一部以妇产科手术为主的综合性精准解剖及手术图谱的国际经典著作，目前已被译成各种语言文字在多国出版。由美国教授 Michael S. Baggish（加利福尼亚大学妇产科教授）所著。全书将盆腔解剖学与妇产科手术学结合，详尽诠释了各种解剖学，包括系统解剖、局部解剖、比较解剖和临床解剖等，以及数字医学引入的三维、可动和虚拟成像。从盆腔局部解剖到手术步骤，由浅入深，内容几乎涵盖了妇科与产科所有的手术，同时还包括与盆腔相关的各个领域的手术，如盆腔部位相关的肠管手术、膀胱手术、美容手术及乳腺手术等。而有些手术是在一般妇产科手术学中所或缺的，乃为独到之处，或呈互补作用。乃为有史以来最完整的骨盆解剖学和妇科手术的图集。

第 4 版是在第 3 版的基础上进行补充、修改、编撰而成，共对 15 章的内容进行了修改，同时新增加了 4 章，可见编著者之用心良苦！如第一部分新增加了独创的 Max Brödel 盆腔解剖，Max Brödel 是世界著名的医学艺术家，最早于 1898 年就为美国霍普金斯医院妇产科主任 Howard Kelly 的《妇科手术学》绘制了翔实、精细的医学插图，闻名遐迩；第九部分的肠疝及穹隆脱垂的经腹手术；第十一部分的使用生物和合成网片加强阴道脱垂修补术，尿失禁和盆腔器官脱垂手术后合成网片并发症的规避和处理；第十八部分的机器人妇科手术等操作技巧，都颇具特色。第 4 版还增加了 100 多幅新插图，对近 200 幅原有插图进行彩色化，使其更加逼真。第 4 版（中文翻译版）依然分为上、中、下三卷，共分为六篇，123 章。

这是一部难得的既蕴含学术理论价值又具有临床实用意义的妇产科医师必读、必藏之书。对于妇产科临床医师、医学生都是极有价值的身边读物。对其他相关专业，如普通外科、泌尿外科、乳腺外科的临床医师也有参考价值。我们有理由相信，这部著作会极大地促进国内临床的诊断、治疗及手术技术的发展。

我很荣幸能为这部国际经典之作的第 4 版再次写序，并对魏丽惠教授及她的团队为此书所付出的努力和辛劳致以敬意。

中国工程院院士
中国医学科学院北京协和医学院
北京协和医院妇产科主任、教授
中华医学会妇产科学分会主任委员
《中华妇产科杂志》总编辑
中国医师协会妇产科医师分会会长

郎景和

第 4 版译者前言

《盆腔解剖与妇产科手术图谱》第 4 版在第 3 版的基础上再编，共对 15 章的内容进行了修改，同时新增加了 4 章。本版增加了 100 多幅新插图，对近 200 幅原有插图进行了彩色化处理，继续由资深艺术家 Joe Chovan 对文中大量照片和细节图进行高质量的修饰和完善，加强了黑白图谱彩色化，使其更加逼真，预计在下一版将达到 100% 的彩图。正如原著前言所说，是有史以来最完整的盆腔解剖学和妇产科手术图谱。

本书继续将盆腔解剖学和妇产科手术学结合，妇科手术学及相关的外科手术学结合，从局部解剖到手术步骤，以图谱、文字注释并加以讲解，由浅入深，内容广泛。书中内容几乎涵盖了妇产科所有手术及所涉及的各个相关领域，如妇科手术、产科手术、肿瘤手术、开腹手术及腔镜手术，以及与盆腔部位相关的肠管手术、膀胱手术及乳腺手术，而变性手术更是被列为独立章节。

全书的结构与上一版相同，共分上、中、下三卷。上卷包括第一篇和第二篇，第一篇阐述盆腔解剖与妇科手术的主要内容，包括盆腔解剖（增加了 Max Brödel 盆腔解剖）、妇科手术基本操作；第二篇阐述腹部手术，包括前腹壁、子宫、妊娠期腹部手术、附件、耻骨后间隙、后腹膜腔和骶前间隙、肠疝及穹隆脱垂的经腹手术。中卷包括第三篇，阐述子宫颈、阴道、外阴及会阴部手术，此部分新增了 3 章，第 57 章（使用生物和合成网片加强阴道脱垂修补术）、第 59 章（尿失禁和盆腔器官脱垂手术后合成网片并发症的规避和处理），以及第 66 章（外阴疾病）。下卷包括第四篇、第五篇及第六篇，第四篇阐述其他相关妇科手术，包括下尿路手术操作、肠道手术、美容手术和乳腺手术；第五篇阐述内镜检查与内镜手术，包括宫腔镜、腹腔镜和膀胱尿道镜检查；第六篇阐述变性手术。此部分新增了第 120 章（机器人妇科手术），重点介绍机器人手术操作技巧。

本书是一部难得的、与妇产科手术相关的综合性精品专著，对于妇产科临床医师、医学生均为一部有价值的参考书，对其他相关专业，如普通外科、泌尿外科、乳腺外科的临床医师也有参考价值。在翻译第 4 版的过程中，也能感受到编者在第 3 版基础上的精益求精的工匠精神，目的就是为了继续保持本书的卓越品质。本书已被译成多种不同语言文字在国外出版，这次再将最新版译成中文版引进国内，尽管有些内容与我国医疗常规略有差别，但译者仍然相信，对我国临床医师而言会有很高的参考价值。

在翻译过程中，我们组织了以妇产科医师为主的多学科医师联合，共同完成。在此对所有参加翻译的译者，以及未列入译者名单的黄熙祺、俞畅、李星辰、左立莹、冯琦慧、曹婷婷、洪凡凌、张琪、王青、王靖元表示感谢。特别感谢在翻译工作中做了大量工作的李明珠秘书。由于时间仓促，难免有不妥之处，敬请读者谅解。

最后感谢郎景和院士继续为本版作序。

中国医师协会妇产科医师分会副会长
中国女医师协会副会长
中国优生科学协会阴道镜和宫颈病理学分会（CSCCP）主任委员
北京大学妇产科学系名誉主任

第 4 版原著前言

《盆腔解剖与妇产科手术图谱》第 4 版继续保持并拓展了两位笔者的原始思维模式。如同第 3 版，"一幅好图胜过千言万语"。当照片和插图可以更好地反映解剖学和手术技巧时，临床工作繁忙的妇产科实习医师、住院医师、研究员及学生阅读时就不需要费力阅读冗长的描述。视觉图像不仅产生的印象更迅速，而且更有可能永久地保留在大脑的前额叶和边缘部分的记忆中心。

本书新增加一些重要章节，如第一部分第 3 章新增加了独创的"Max Brödel 盆腔解剖"结构，Max Brödel 是世界著名医学艺术家，最早于 1898 年为 Howard Kelly 的《妇科手术学》做了详细精美的医学插图，闻名遐迩。Howard Kelly 为约翰·霍普金斯大学的 4 位创始人之一，其他 3 位分别为 Welch（病理学）、Osler（内科学）和 Halstead（外科学）。Joe Chovan 在 Brödel 原先黑白图谱的基础上，创作了彩色图谱，使得 Kelly 的百年原创作品其中的两卷精美再现。

其他修改的部分包括第 5 章、第 6 章、第 9 章、第 10 章、第 13 章、第 14 章、第 19 章、第 20 章、第 29 章、第 42 章、第 54 章、第 55 章、第 56 章、第 58 章和第 60 章。本书自第 1 版再版以来，一直进行黑白图谱逐步彩色化，预计下一版将达到 100% 彩图。第 12 章（经腹全子宫切除术）有大的改动，并且加入了经腹和经腹腔镜的"一步一步式"比较。

在第 32 章及第 37 章采用新颖的插图技术，即一幅真实的照片通过艺术家电脑图像合成为单一的、高分辨率的图片。

本版还新增加了 4 章：第 57 章（使用生物和合成网片加强阴道脱垂修补术）提供了准确、详尽的关于补片在盆底重建中的正确的应用方法；第 59 章（尿失禁和盆腔器官脱垂手术后合成网片并发症的规避和处理）聚焦于 FDA 发布的最新警告及目前商业用补片的现状，此部分大量图片显示各种并发症的发生及处理方式；第 66 章（外阴疾病）显示大量常见及不常见的外阴疾病案例，通过大量图片使读者对诊断及合适的治疗方案有较清晰的认识；第 120 章新增加机器人妇科手术，介绍机器人手术操作技巧。

在疾病的处理中也新增加一些照片，如外阴肥大的治疗，应用循序渐进的外科处理方式进行解析。对部分章节腹腔镜手术进行修正，包括单孔腹腔镜手术技术。第 121 章（腹腔镜手术相关的常见并发症）通过照片和插图显示腹腔镜手术过程中可能出现的严重损伤。

《盆腔解剖与妇产科手术图谱》第 4 版是有史以来最完善的盆腔解剖学和妇产科手术图谱，书中包括大量高质量的照片和细节图。本版增加了 100 多幅新插图，并对近 200 幅原有插图进行彩色化处理。总的目标是继续保持全书的卓越品质。

Michael S. Baggish
Mickey M. Karram

（李明珠 译 魏丽惠 校）

致 谢

首先，笔者感谢我们的美术家 Joe Chovan，感谢他对第 5 版《盆腔解剖与妇产科手术图谱》所做的重要贡献。事实上，Joe Chovan 为我们之前的 4 个版本已做了出色的插图。他创作的美术作品建立了一种自 Frank Netter 和 Max Brödel 时代以来从未见过的技能标准。

Baggish 和 Karram 感谢 Elsevier 的 Laura Schmidt 和 Claire Kramer，感谢她们为开发和生产第 5 版所做的宝贵而不懈的工作。

我们感谢由 Elsevier 的高级内容策划师 Nancy Anastasi Duffy 监督完成了"图谱"。最后，笔者感谢 Sarah Barth，她代表 Elsevier 发起了这个项目。

（刘　昱　译　魏丽惠　校）

目 录

上卷：妇产科应用解剖与基本术式

第一篇 盆腔解剖与妇科手术主要内容

第一部分　盆腔解剖　3
- 第1章　基础盆腔解剖　4
- 第2章　高级盆腔解剖　58
- 第3章　Max Brödel 盆腔解剖　69

第二部分　妇科手术基础　87
- 第4章　手术器械　88
- 第5章　缝合材料、缝合技术及打结　100
- 第6章　能量设备　120
- 第7章　体位与神经损伤　131

第二篇 腹部手术

第三部分　前腹壁　147
- 第8章　下腹壁解剖　148
- 第9章　腹部切口　157

第四部分　子宫　167
- 第10章　腹内盆腔解剖　168
- 第11章　刮宫术　191
- 第12章　腹腔镜检查基础　198
- 第13章　经腹全子宫切除术　209
- 第14章　广泛子宫切除术　237
- 第15章　子宫内膜癌淋巴结活检　253
- 第16章　子宫肌瘤切除术　256
- 第17章　特殊肌瘤的手术处理　266
- 第18章　双角子宫融合术　269

第五部分　妊娠期腹部手术　275
- 第19章　经腹宫颈环扎术　276
- 第20章　剖宫产　280
- 第21章　剖宫产术中子宫切除术　287
- 第22章　髂内动脉结扎术　290
- 第23章　滋养细胞疾病　292

第六部分　附件　301
- 第24章　卵巢囊肿剥除术　302
- 第25章　输卵管积脓、输卵管卵巢脓肿及盆腔脓肿手术　307
- 第26章　粘连松解术　313
- 第27章　盆腔子宫内膜异位症手术方式　320
- 第28章　异位妊娠手术治疗　328
- 第29章　残留卵巢手术治疗　339
- 第30章　卵巢肿瘤细胞减灭术　341
- 第31章　输卵管成形术　345
- 第32章　输卵管绝育术　351

第七部分　耻骨后间隙　361
- 第33章　耻骨后间隙的解剖结构和手术操作　362
- 第34章　耻骨后尿道固定术治疗压力性尿失禁及耻骨后阴道旁修复术　379

第八部分	后腹膜腔和骶前间隙	389
第 35 章	后腹膜腔和骶前间隙解剖	390
第 36 章	识别并避免输尿管损伤	404
第 37 章	骶前神经切断术	418
第 38 章	子宫骶韧带神经切断术	423
第 39 章	淋巴结取样活检	427

第九部分	肠疝及穹窿脱垂的经腹手术	433
第 40 章	自体组织修补在阴道穹窿脱垂的应用：腹腔镜、机器人及经腹术式	434
第 41 章	经腹骶骨阴道固定术及阴道子宫固定术	441

中卷：子宫颈、阴道、外阴及会阴部手术

第三篇 子宫颈、阴道、外阴及会阴部手术

第十部分	子宫颈手术	455
第 42 章	子宫颈解剖	456
第 43 章	子宫颈阴道镜检查	460
第 44 章	宫颈锥切术	474
第 45 章	宫颈息肉切除术	487
第 46 章	子宫颈管狭窄松解术	491
第 47 章	宫颈环扎术	495
第 48 章	宫颈残端切除术（宫颈切除术）	500

第十一部分	阴道手术	505
第 49 章	阴道解剖	506
第 50 章	阴道前后壁解剖支持	523
第 51 章	阴式子宫切除术	531
第 52 章	膀胱膨出、直肠膨出和小肠膨出的阴道修补术	560
第 53 章	阴道穹窿脱垂的自体组织修补术	605
第 54 章	治疗盆腔器官脱垂的封闭式手术	636
第 55 章	用于纠正压力性尿失禁的尿道中段合成吊带手术	644
第 56 章	尿失禁和盆腔器官脱垂手术后合成网片并发症的规避和处理	680
第 57 章	生物材料耻骨阴道吊带治疗压力性尿失禁	689
第 58 章	阴道壁良性病变	704
第 59 章	先天性阴道畸形	717
第 60 章	医源性阴道狭窄	737
第 61 章	阴道切除术	752

第十二部分	外阴及会阴部手术	759
第 62 章	外阴及会阴解剖	760
第 63 章	外阴疾病	776
第 64 章	前庭大腺囊肿和脓肿	820
第 65 章	外阴前庭炎综合征（外阴痛）手术治疗	824
第 66 章	广泛切除术与皮肤移植	831
第 67 章	激光切除和消融术	839
第 68 章	腹股沟和股三角解剖	846
第 69 章	外阴切除术	852
第 70 章	根治性外阴切除术和"隧道"式腹股沟淋巴结切除	868
第 71 章	外阴血肿	875
第 72 章	阴蒂包皮过长矫形术	877
第 73 章	处女膜切开术（处女膜切除术）	880
第 74 章	会阴重建术（会阴缝合术）	882
第 75 章	腹股沟和Nuck管良性病变	887
第 76 章	其他外阴良性病变手术	894
第 77 章	治疗性注射	907
第 78 章	会阴切开术	910

下卷：其他相关妇科手术，内镜检查与内镜手术，变性手术

第四篇 其他相关妇科手术

第十三部分　下尿路手术操作　923

第 79 章	尿道解剖	924
第 80 章	尿道脱垂修补术	930
第 81 章	尿道阴道瘘修补术	932
第 82 章	尿道下憩室修补术	937
第 83 章	Martius 脂肪垫置入和尿道重建	949
第 84 章	膀胱和输尿管外科解剖	956
第 85 章	耻骨上导尿管的放置	961
第 86 章	膀胱切开及膀胱损伤的修复	968
第 87 章	经腹膀胱阴道瘘及膀胱子宫瘘修补术	975
第 88 章	膀胱阴道瘘阴式修补术	986
第 89 章	盆腔手术时输尿管损伤的处理	993
第 90 章	难治性膀胱过度活动症和膀胱逼尿肌顺应性异常的手术治疗	1005

第十四部分　肠道手术　1021

第 91 章	肠道手术	1022
第 92 章	小肠修复/切除术	1029
第 93 章	简易闭合小肠的透壁损伤	1033
第 94 章	梅克尔憩室	1037
第 95 章	阑尾切除术	1039
第 96 章	结肠修复/结肠造口术	1043
第 97 章	原发性及复发性直肠阴道瘘修补术	1047
第 98 章	肛门括约肌的修复及会阴重建	1058
第 99 章	直肠脱垂经会阴切除术	1069

第十五部分　美容和变性手术　1075

第 100 章	阴唇肥大整形术	1076
第 101 章	阴道成形术、会阴重建术及在阴道和外阴能量设备的应用	1084
第 102 章	性别重置与临床再造手术（阴道成形术）	1093

第十六部分　乳　腺　1101

第 103 章	乳腺解剖及手术	1102

第五篇 内镜检查与内镜手术

第十七部分　宫腔镜　1115

第 104 章	宫腔镜手术器械	1116
第 105 章	子宫纵隔切除术	1122
第 106 章	子宫内膜消融术	1126
第 107 章	非宫腔镜下的微创子宫内膜消融术	1134
第 108 章	黏膜下子宫肌瘤切除术	1139
第 109 章	宫腔镜手术并发症	1146

第十八部分　腹腔镜　1149

第 110 章	腹腔镜下的盆腔结构	1150
第 111 章	手术间和设备	1155
第 112 章	Trocar 放置	1157
第 113 章	诊断性腹腔镜探查	1163
第 114 章	腹腔镜下全子宫切除术	1167
第 115 章	腹腔镜下附件手术	1175
第 116 章	腹腔镜手术治疗压力性尿失禁（Burch 阴道悬吊术）	1182
第 117 章	腹腔镜手术治疗盆腔脏器脱垂	1185
第 118 章	妇科机器人手术	1188
第 119 章	与腹腔镜手术相关的常见并发症	1199

第十九部分　膀胱尿道镜检查　1235

第 120 章	膀胱尿道镜检查	1236

第六篇 变性手术

第二十部分　变性手术　　　1263

第 121 章　变性手术　　　1264

第三篇

子宫颈、阴道、外阴及会阴部手术

第十部分

子宫颈手术

第 42 章　子宫颈解剖 / 456

第 43 章　子宫颈阴道镜检查 / 460

第 44 章　宫颈锥切术 / 474

第 45 章　宫颈息肉切除术 / 487

第 46 章　子宫颈管狭窄松解术 / 491

第 47 章　宫颈环扎术 / 495

第 48 章　宫颈残端切除术（宫颈切除术）/ 500

第42章

子宫颈解剖

Michael S. Baggish

子宫颈（宫颈）是子宫的最下部分（图42-1）。子宫颈由子宫颈阴道上部及子宫颈阴道部组成。子宫颈阴道部突入阴道，检查阴道时可见，平均长约2 cm（图42-2）。子宫颈阴道上部平均长约1.5 cm。总体而言，非妊娠育龄期女性子宫颈全长约3.5 cm，直径2 cm。绝经后或子宫脱垂的女性，子宫颈相对长度将增加（图42-3A和B）。同样，子宫颈环扎术后，在超声下观察子宫颈相对长度会大大增加（图42-4A和B）。这种外观的增加无疑是由于手术缝合使子宫峡部成为子宫颈的一部分。通过窥器观察，子宫颈呈圆柱形且中心有一开口，为子宫颈外口。未经产女性子宫颈外口直径为3~5 mm，经产妇可至1 cm（图42-5）。子宫颈阴道上部与突入阴道的子宫颈部连接处构成阴道穹窿，分为前、后、左、右4个部分（图42-6）。

子宫颈表面大部分由复层鳞状上皮细胞覆盖，外观呈粉色。子宫颈管由单层黏液腺上皮细胞覆盖，呈红色（图42-7）。子宫颈管是狭窄的（0.5 cm），连接阴道顶端（宫颈外口）和子宫腔入口（子宫颈内口）（图42-8A~C）。黏液腺上皮覆盖于向间质延展的不同深度的皱襞及陷窝间（图42-9）。这些皱襞及陷窝在不增加子宫颈管长度的情况下大大增加子宫颈管黏液腺的表面积（图42-10）。然而，一个不恰当的说法称这些皱襞及陷窝为"子宫颈腺体"，并在妇科中广泛流传。那些陷窝并非腺体，而是单层子宫颈管腺细胞覆盖着的皱襞及凹陷。有研究显示，子宫颈管黏液腺细胞可深至基质3 mm，甚至有些可达6 mm（图42-11A和B）。

子宫颈血供丰富，由子宫动脉下行支和阴道动脉供血。这使得子宫颈具有很强的修复能力。

妊娠期间，子宫颈细胞及基质成分的增加使得其长度及直径均增加。大量增加的血供导致子宫颈外观呈昏暗的蓝紫色，并使子宫颈变软（图42-12）。高雌激素水平导致子宫颈黏膜外翻超出子宫颈外口。实际上，这是化生的一个过程，主要由储备细胞发挥作用。

支配子宫颈的神经自子宫骶韧带发出。这个部位包含位于直肠周围间隙之下的血管，以及混合着脂肪、淋巴、神经和结缔组织，使得结构辨认困难。此区域需要通过子宫骶韧带末端来进行精确定位。

下腹下神经丛发出盆腔内脏神经。这些神经来自骶神经根，交感神经纤维来自腰椎及骶椎椎前神经丛（第1章、第2章和第3章）。

相对于皮肤、口腔黏膜来说，子宫颈和阴道对疼痛不敏感。但是，子宫颈有较多的压力温度感受器。副交感神经丛及神经节（Frankenhaüser神经节）会感受来自阴道侧穹窿的压力，轻微的压力显示的是一种舒适的刺激，而过大的压力呈现一种不舒适的刺激。

第 42 章 ■ 子宫颈解剖 457

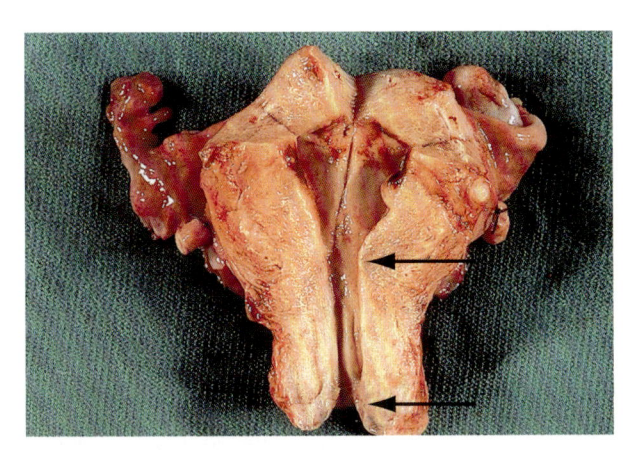

图 42-1 全子宫切除标本。子宫腔打开。两个箭头表示整个子宫颈部分（长度），包括阴道上部及阴道部

图 42-2 子宫颈的阴道部分直径平均为 2 cm，长 2~2.5 cm。圆柱状外观。图片显示子宫颈前、后唇。子宫颈外口位于前、后唇中间

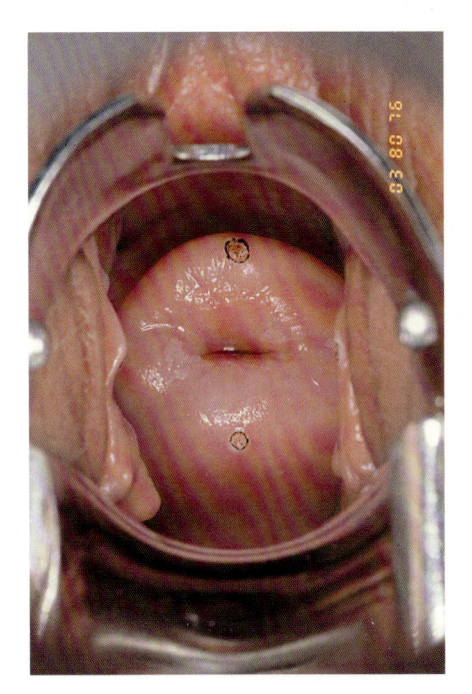

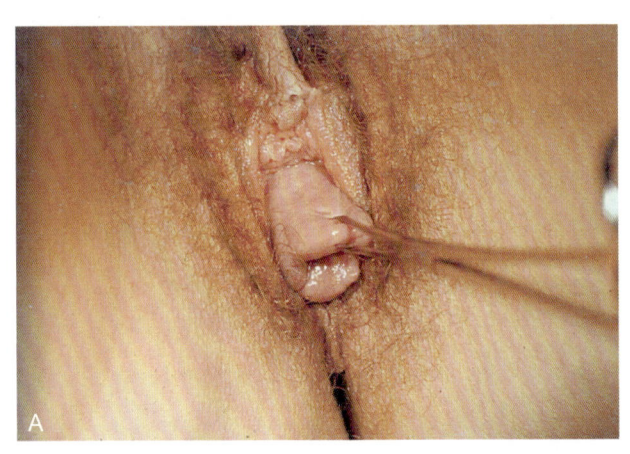

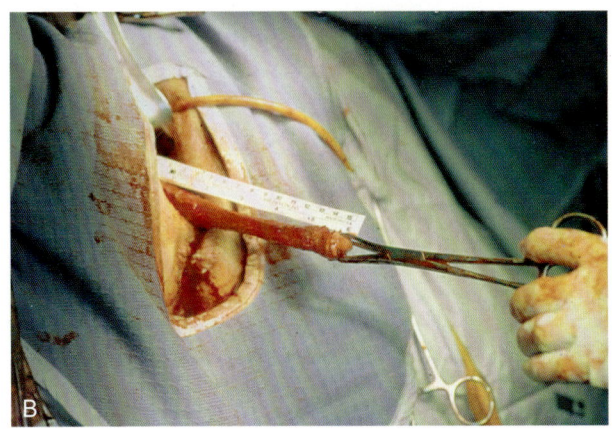

图 42-3 A. 在脱垂的老年妇女中，子宫颈过长并非少见；B. 术中，实测子宫颈长度。皮肤呈黄色是由于碘伏消毒导致

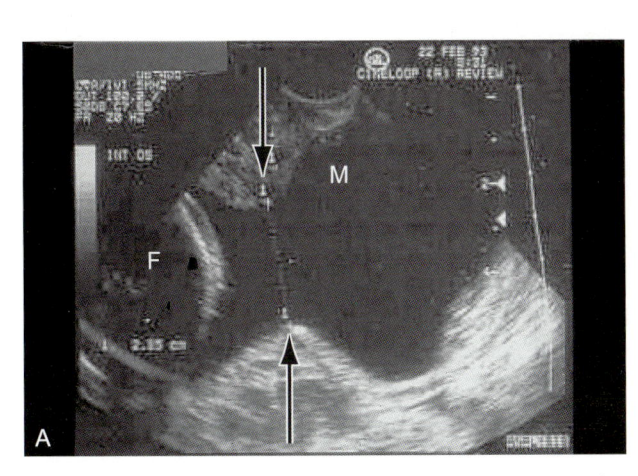

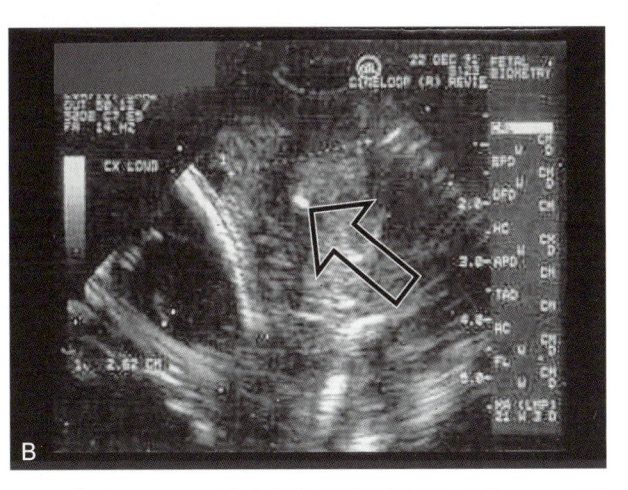

图 42-4 A. 子宫颈环扎术前后超声下子宫颈的相对长度。子宫颈长度 <1 cm。箭头所指为增大的子宫颈外口。M. 脱入阴道的羊膜；F. 胎儿头部。B. 箭头所指（白色）为子宫颈缝线。注意子宫颈长度在环扎后增加

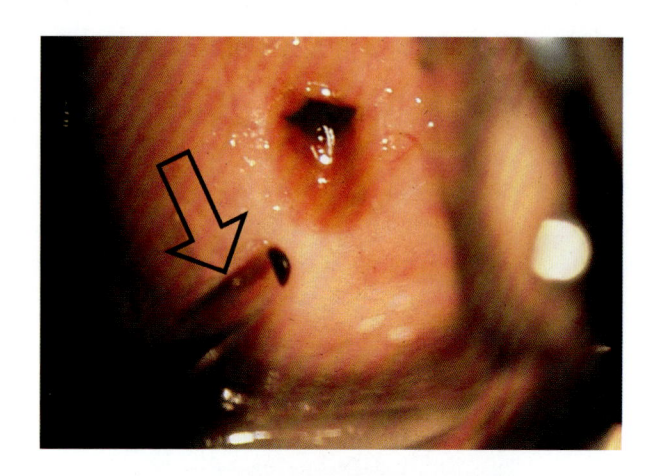

458　第三篇　第十部分　子宫颈手术

图 42-5　直径为 6 mm 的宫腔镜（箭头所指）就位，准备进入子宫颈管。注意子宫颈管在排卵期会更加松弛。红色的组织为黏膜上皮，位于子宫颈管内

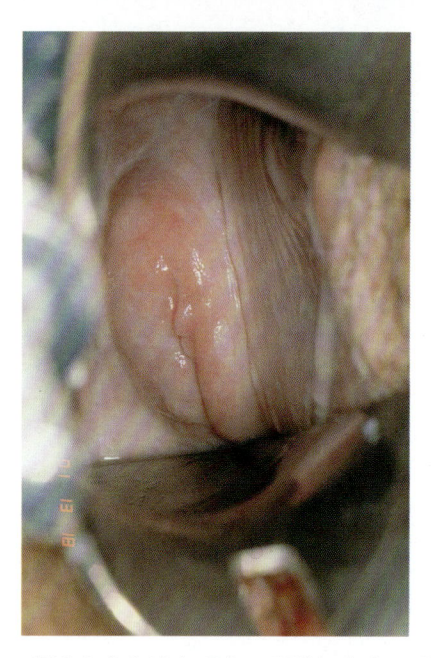

图 42-6　阴道穹窿为子宫颈突入阴道部分和阴道顶端连接形成。图片显示阴道前穹隆及左侧穹窿

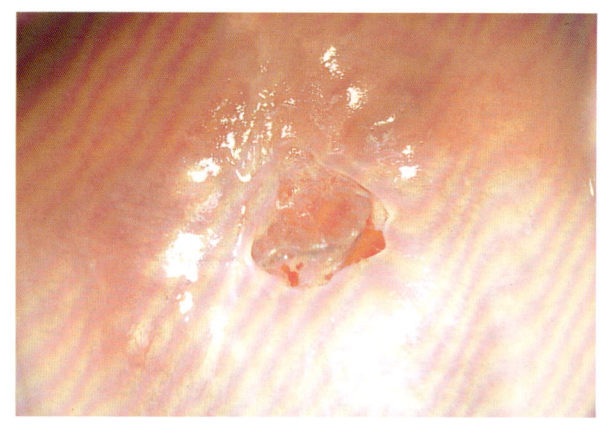

图 42-7　鳞-柱状交接部放大示意图。子宫颈外周呈粉红色，内为红色。颜色差异是由于表面黏膜及基质血管对光线不同的穿透性造成的。外周为 20~40 层的复层鳞状上皮，内为单层子宫颈管黏液腺上皮

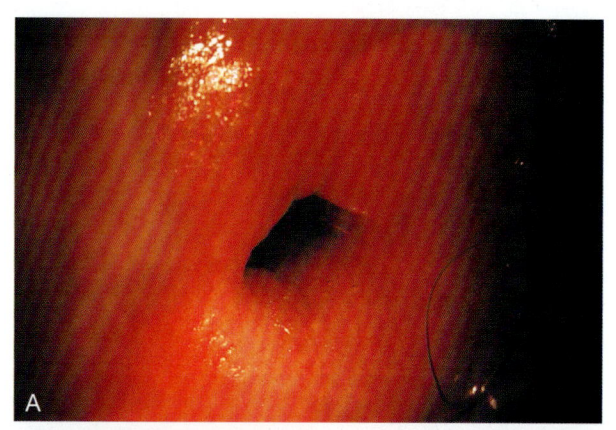

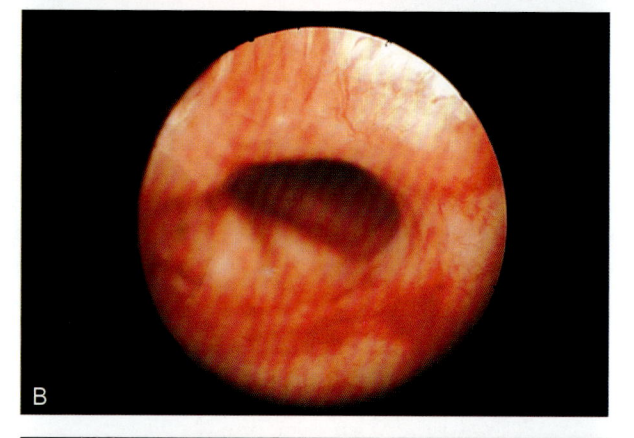

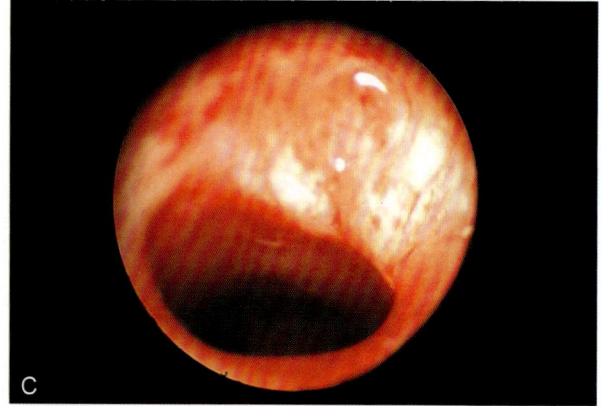

图 42-8　A. 子宫颈管入口（子宫颈外口）；B. 宫腔镜下子宫颈管内直视子宫颈内口；C. 宫腔镜位于子宫颈内口时直视子宫（漏斗形部分）

第 42 章 ■ 子宫颈解剖　459

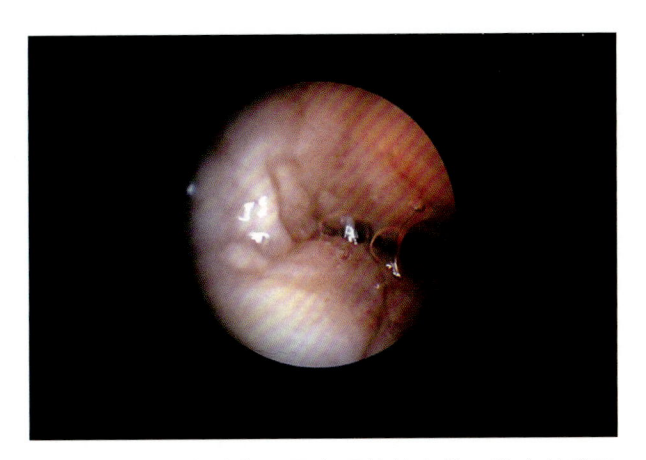

图 42-9　CO_2 宫腔镜下子宫颈管的全貌。注意皱襞及陷窝

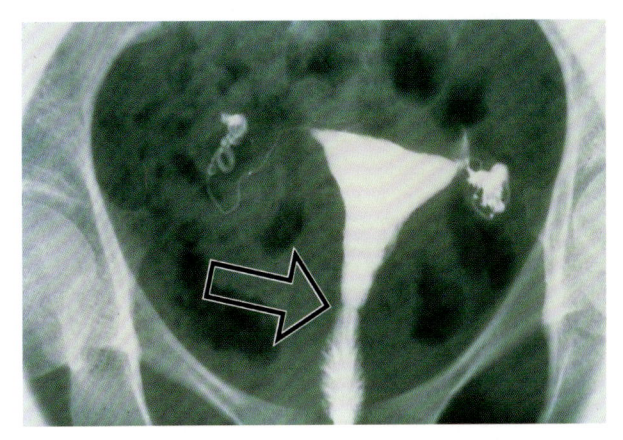

图 42-10　子宫输卵管造影下的子宫颈。箭头所指狭窄处为子宫颈内口。延伸入基质的子宫颈管皱襞形成羽毛样外观

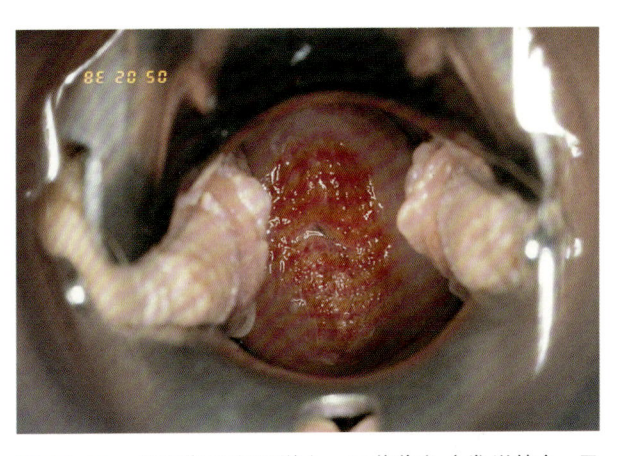

图 42-12　妊娠期子宫颈增大，呈蓝紫色（发绀的），柔软且外翻。在妊娠期间进行的任何外科手术都必须考虑和处理增生的血管

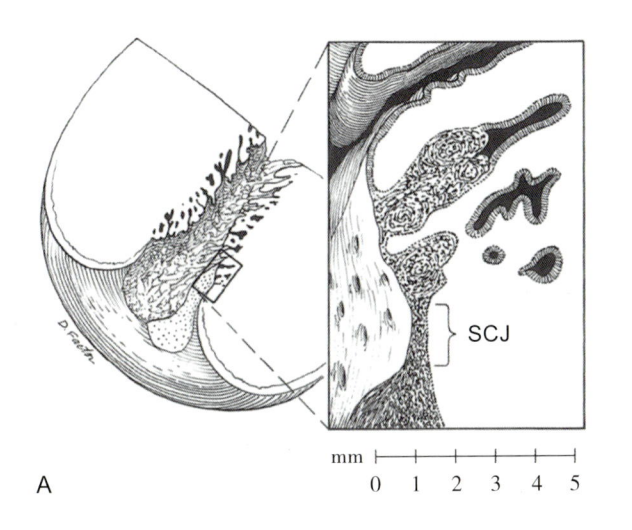

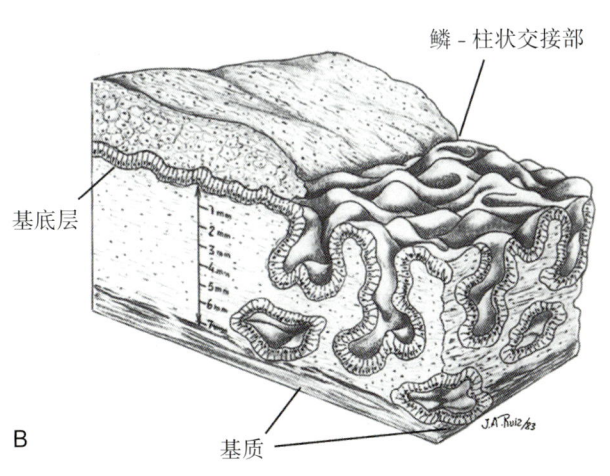

图 42-11　A. 子宫颈管皱襞模式图。插图为子宫颈管黏膜表面及基质的详细示意。注意子宫颈管黏膜皱襞延展至胶原基质达数毫米深。B. 三维空间示意子宫颈管。最深黏液腺细胞可穿透基质至 6 mm 的深度

（赵　超　杨莹超　译　赵　昀　魏丽惠　校）

第 43 章

子宫颈阴道镜检查

Michael S. Baggish

阴道镜是一种用强光源放大观察子宫颈血管形态、颜色、轮廓及聚焦于是否为癌前或癌的技术。阴道镜是一种诊断方法，而并不是像宫颈黏液涂片一样的筛查方法。为了进行阴道镜检查，需要一台操作显微镜。后者可以是相对简单、低成本的设备，也可以是一种昂贵、复杂并具备多重放大能力的设备，包括分光镜及先进的类似视频及静止摄影的微观设施（图 43-1）。这种技术依赖于观察转化区或更准确的是鳞-柱状交接部位的解剖及病理改变。前述的子宫颈管与子宫颈鳞状上皮的临界部位，不成熟及化生活跃细胞特别易受到病毒的影响（图 43-2）。子宫颈管黏膜上皮在各种刺激的影响下增生，例如，激素释放会在子宫颈上表现出将新的转化区暴露在外（图 43-3）。主要基于雌激素的影响，转化区（T 区）将从子宫颈阴道部退回到子宫颈管内，例如，在绝经期，T 区是不可见的，因为它在子宫颈管内（图 43-4）。

在子宫颈应用 3% 的醋酸后，首先且最重要的是观察到子宫颈鳞-柱状交接部出现白色斑块样（白斑）改变（图 43-5）。白色改变的程度和轮廓（相对于未受影响的周围子宫颈上皮）决定增生的严重程度（图 43-6）。

应用醋酸前后，子宫颈正常血管分布是一种类似树枝分支的形状（图 43-7）。相反，子宫颈的异常血管提示子宫颈浸润癌。在后一种情况下，血管分支异常，突然开始及停止，并且在大小、形状和方向上出现异常（图 43-8）。正常血管末端表现为圆点或点状。正常的点状血管是规则的、细小的、紧密的（图 43-9）。

异常点状血管的图案特征是粗大的点状血管，血管之间的距离加大，这些血管已被潜在的异型上皮挤压。点越大，每个点之间的距离越大，偏离正常越严重。后者被称为乳头状点状血管，表示明显的异型增生或原位癌（图 43-10）。

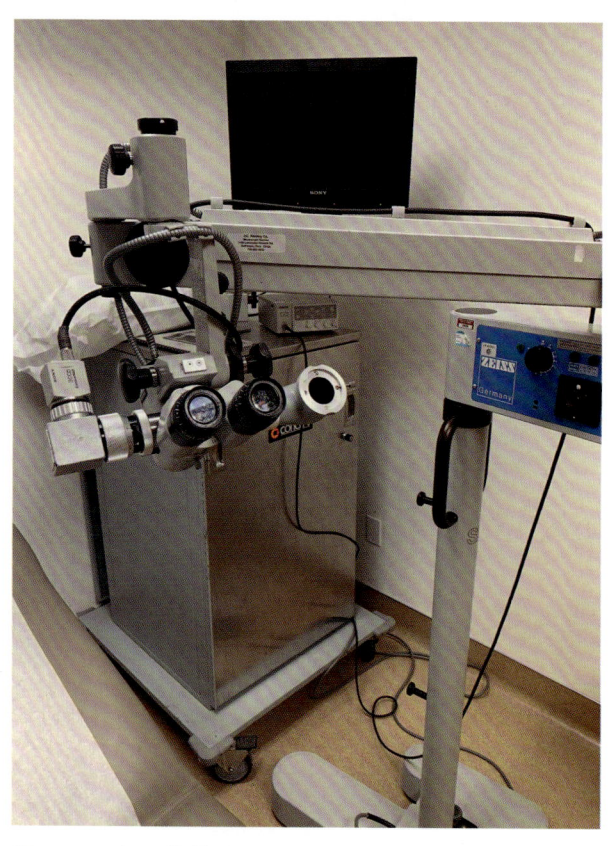

图 43-1　与更简单的阴道镜相比，蔡氏手术显微镜更加精致。这种手术显微镜有一个连接到分束器的摄像机。患者可以在监视器上查看检查情况，这也显示在这张照片中

另一种由细胞增殖挤压血管造成的血管异常是镶嵌。大多数镶嵌从点状血管的结合开始，然后演变成由血管分隔的真正的组织块，类似于填充在地砖之间的浆液（图43-11）。一般来说，镶嵌改变越明显，预后越差（图43-12）。唯一例外是与己烯雌酚引起的子宫颈异常相关的结构良好的镶嵌，其中活检显示只有轻微异常（图43-13）。

一旦阴道镜检查发现异常，则下一步应进行定位活检。定位活检是在阴道镜引导下从头到尾进行的活检。使用显微镜（阴道镜）可以最大限度地提高在存在最明显异常部位进行活检的机会，并进一步确保获得足够的样本（图43-14）。

尽管子宫颈管搔刮不是必需的，但是，获得足够的子宫颈管组织样本对于完整取样是必需的。有关异型增生向子宫颈管扩展的信息、异型增生影响子宫颈隐窝的深度以及异型增生过程在子宫颈管内扩展的程度对治疗决策很重要（图43-15）。

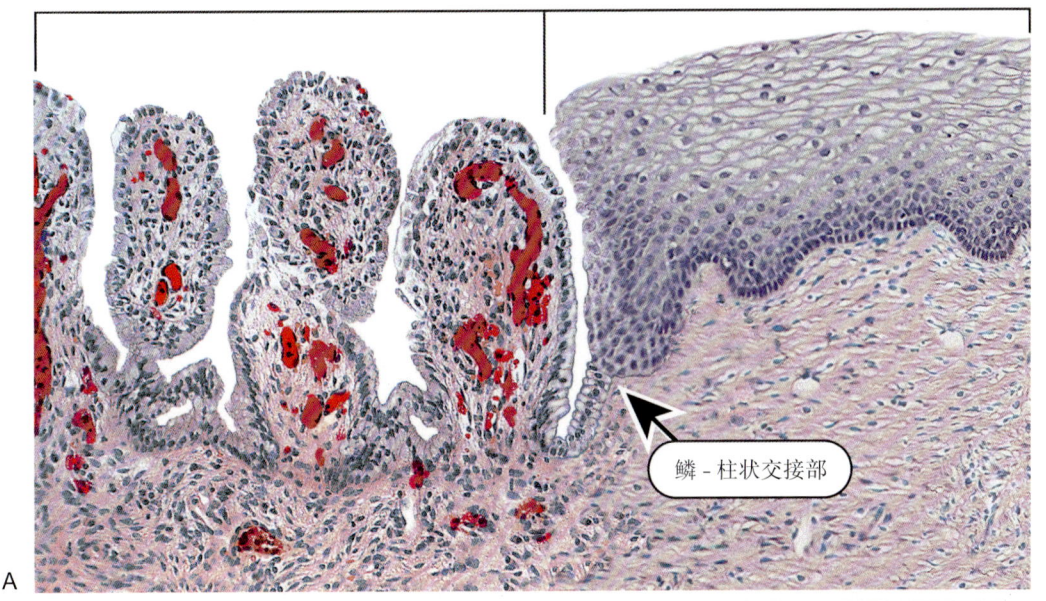

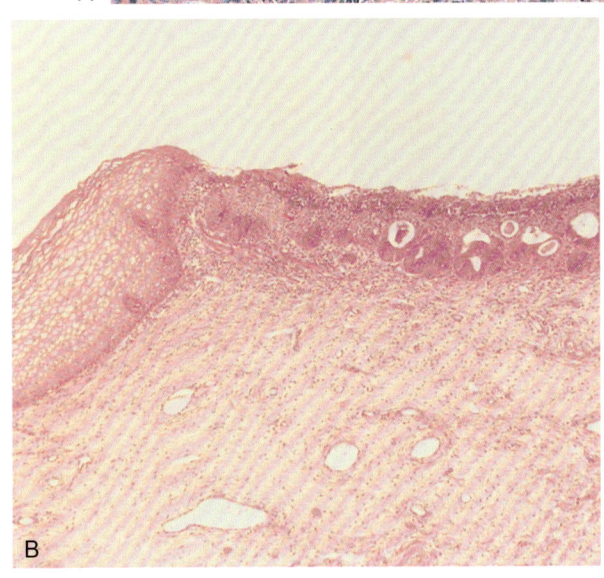

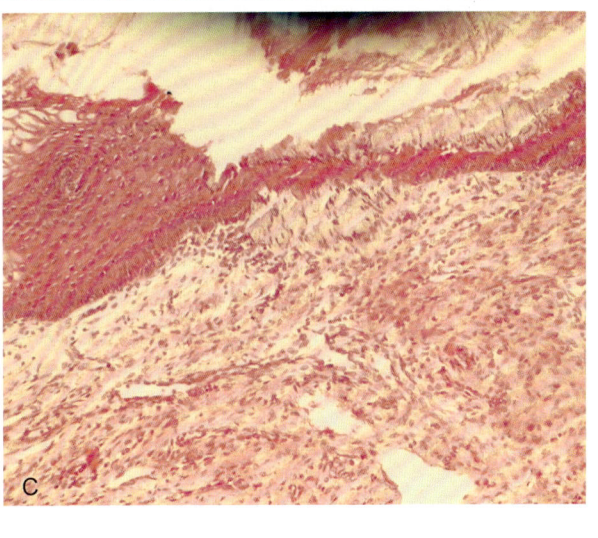

图 43-2　A. 宫颈管分泌黏液的柱状上皮紧靠子宫颈阴道部的复层鳞状上皮，形成鳞-柱状交接部（SCJ）；B. 在SCJ的柱状细胞下是未成熟的鳞状细胞，形成一个由未成熟鳞状化生细胞组成的明显区域；C. SCJ或转化区（T区）的化生鳞状细胞呈红色

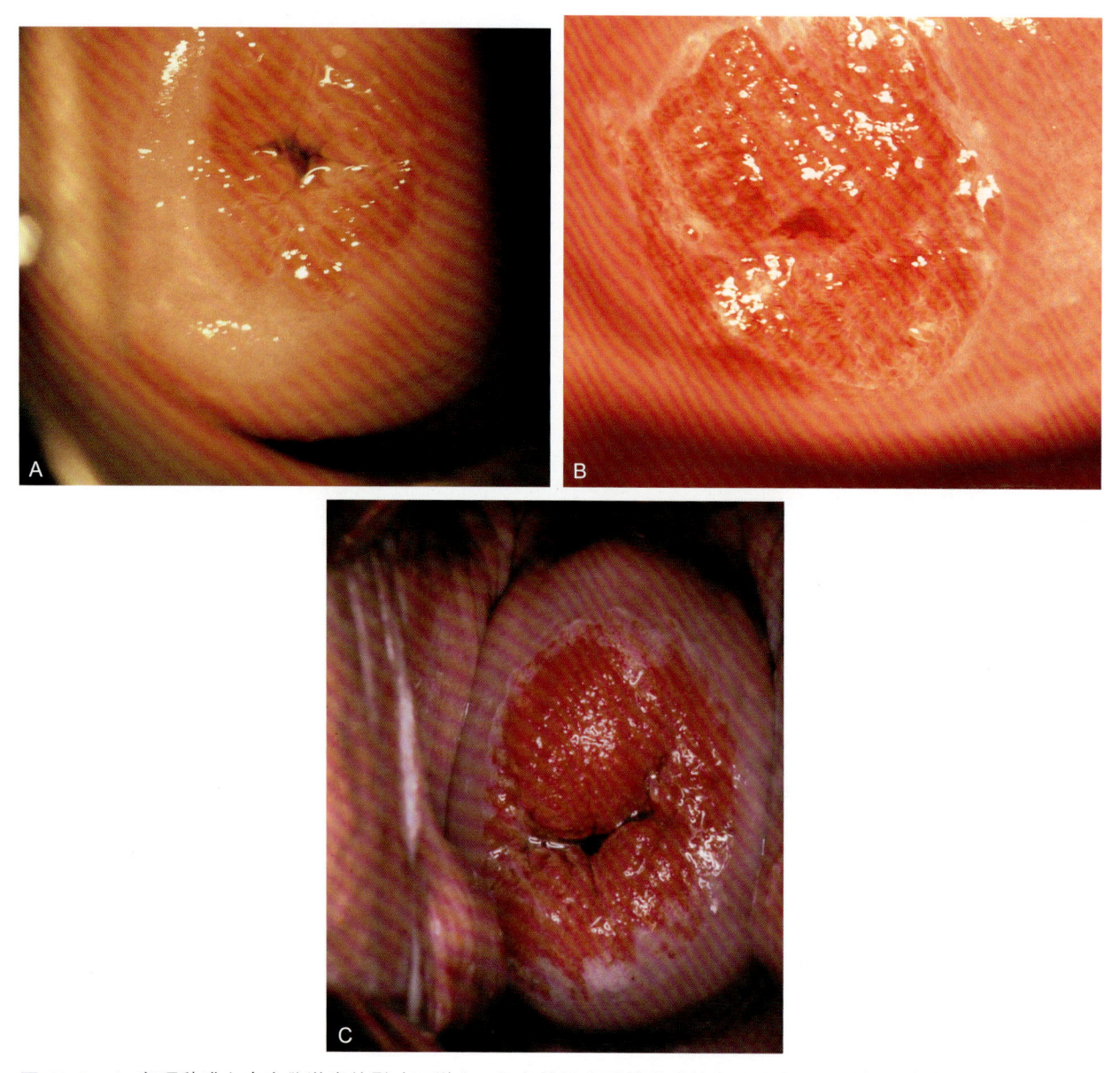

图 43-3　A. 宫颈黏膜上皮在雌激素的影响下增生。红色的子宫颈管黏膜外翻至子宫颈阴道部，转化区可见。B. 宫颈管黏液细胞外翻到子宫颈阴道部的放大图。这种现象产生了一个新的转化区。C. 广泛的转化区，其中由单层柱状黏液细胞组成的宫颈管细胞呈红色，这是因为下面的血管相对未被光过滤，而鳞状细胞是多层的，当通过手术显微镜（阴道镜）观察时，过滤后的光会使组织呈现粉红色

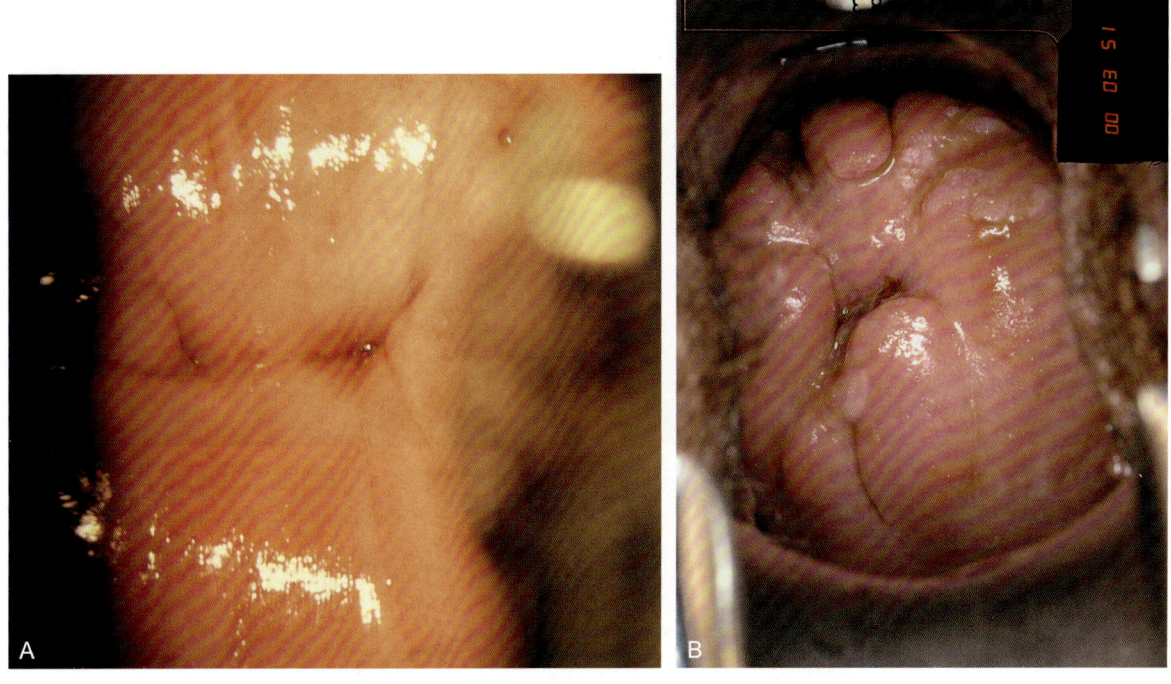

图 43-4 A. 从这个狭窄、萎缩的子宫颈中可以看出，转化区已经退回到子宫颈管中；B. 既往宫颈锥切术造成的瘢痕，在子宫颈管口几乎看不到转化区

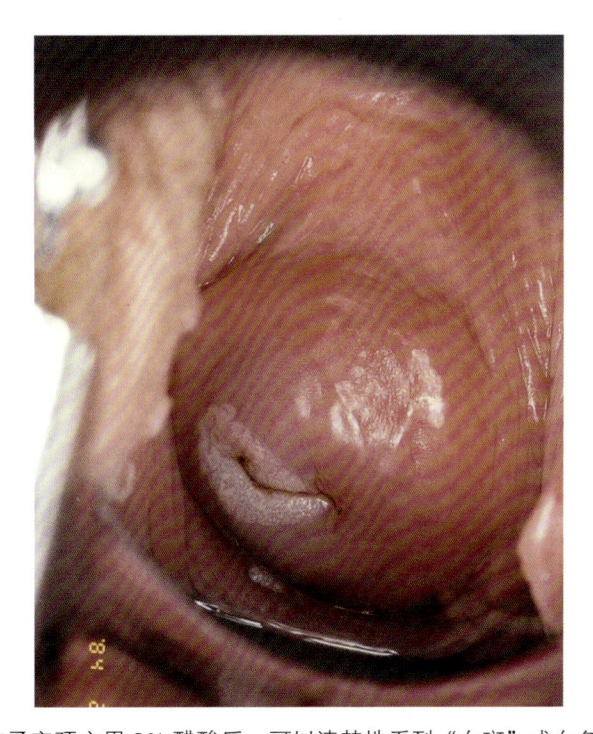

图 43-5 在子宫颈应用 3% 醋酸后，可以清楚地看到"白斑"或白色局灶性上皮

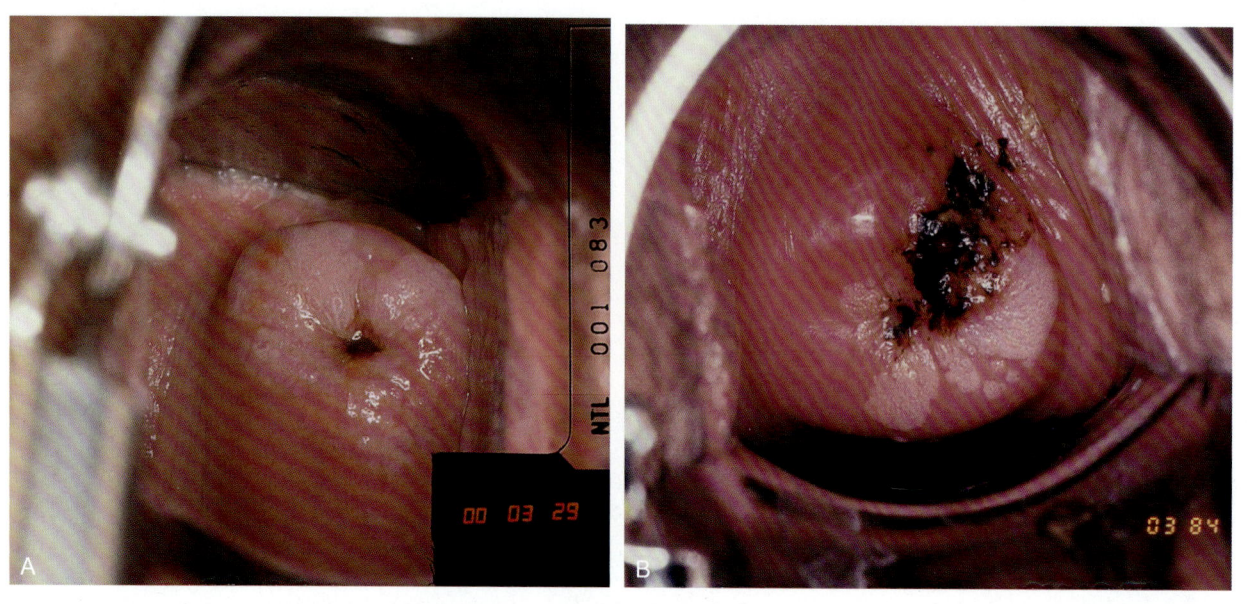

图 43-6 A. 致密白色上皮表示高度不典型增生/原位癌；B. 对增厚的醋酸白（白斑）进行活检时，可以预见到明显的不典型增生，与周围未受影响的子宫颈相比，可以清晰看到轮廓

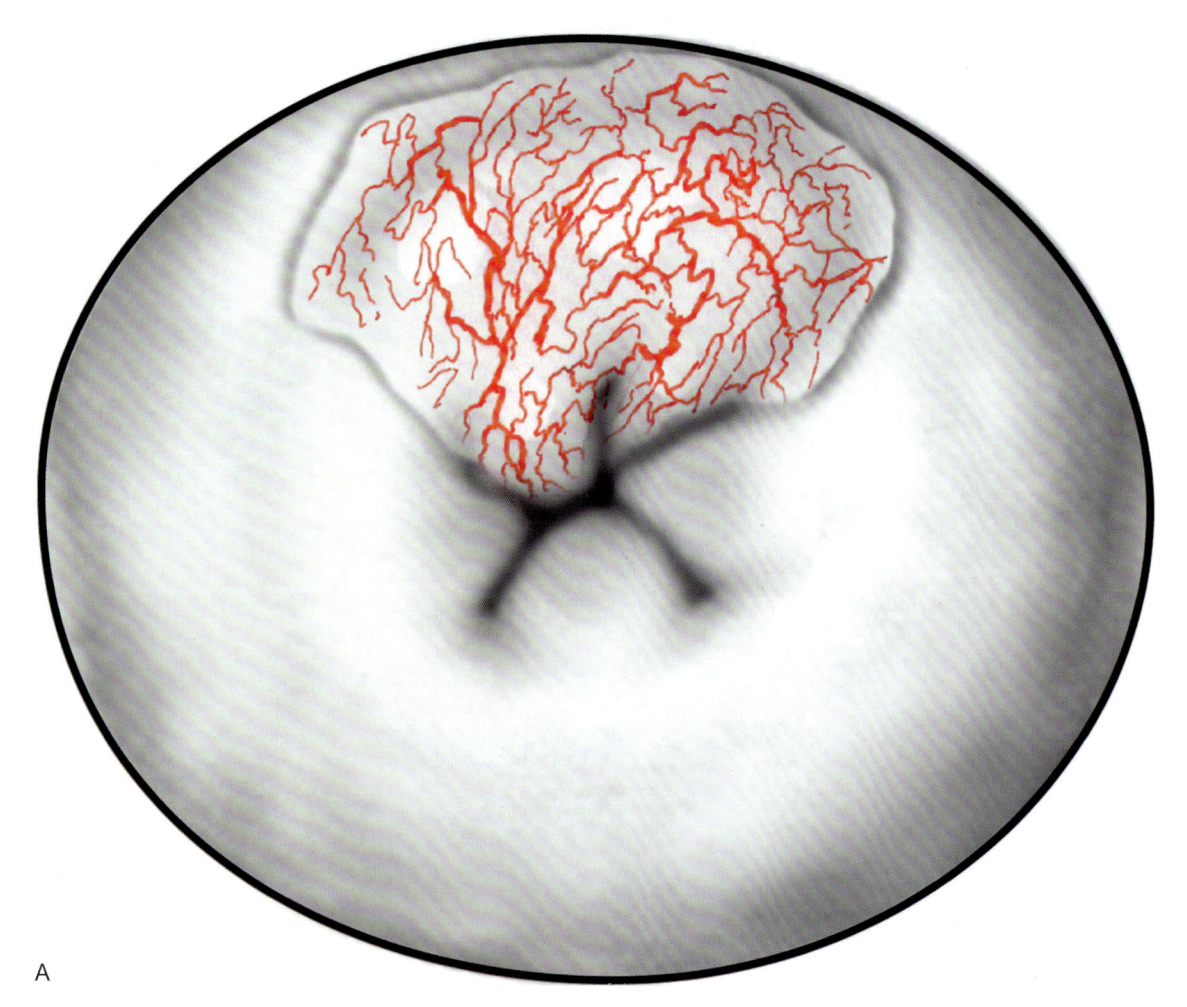

图 43-7 A. 子宫颈阴道部可以看到正常的分支血管

第 43 章 ■ 子宫颈阴道镜检查　465

鳞-柱交接的子宫颈管

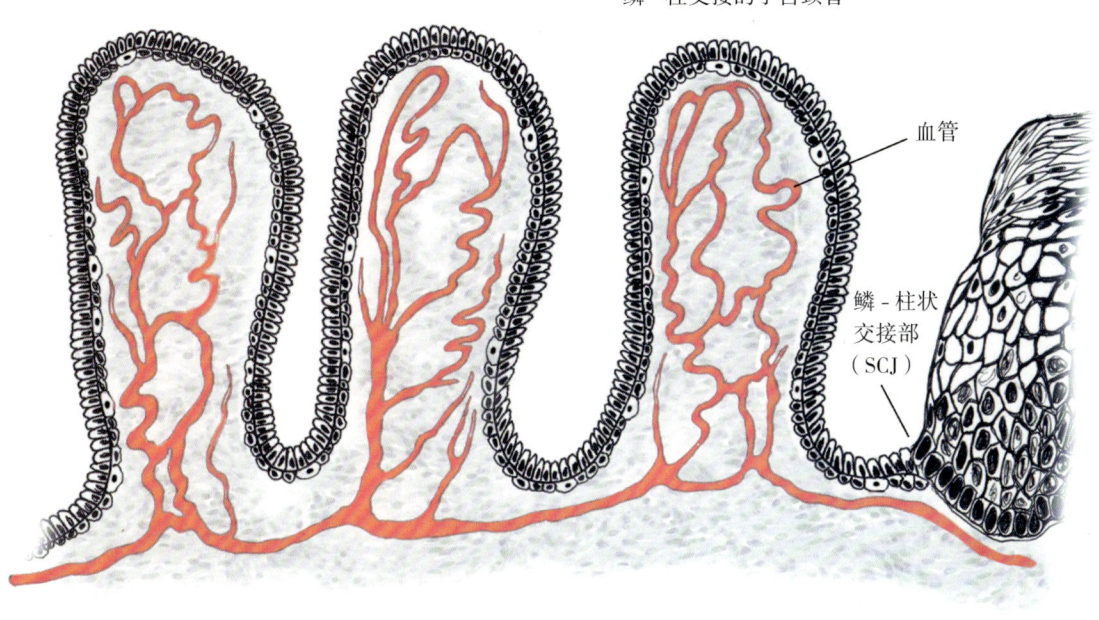

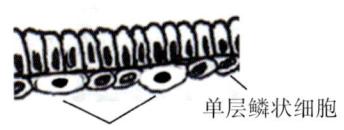

血管

鳞-柱状交接部（SCJ）

单层鳞状细胞

储备细胞

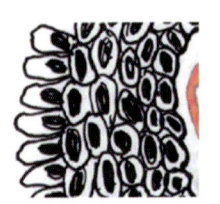

4~5 层鳞状细胞增殖

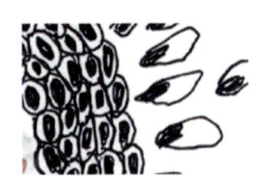

增殖的年轻鳞状细胞取代柱状上皮

颈管内细胞进入颈管内

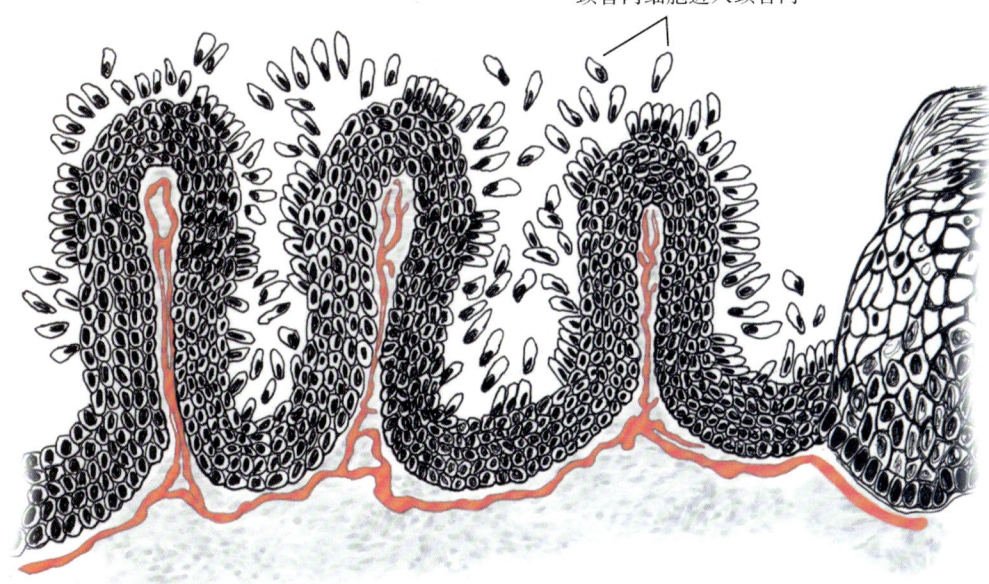

B

图 43-7 续　B. 在宫颈管裂隙之间的微乳头内通常可以看到类似的正常分支血管（另见图 43-2A）

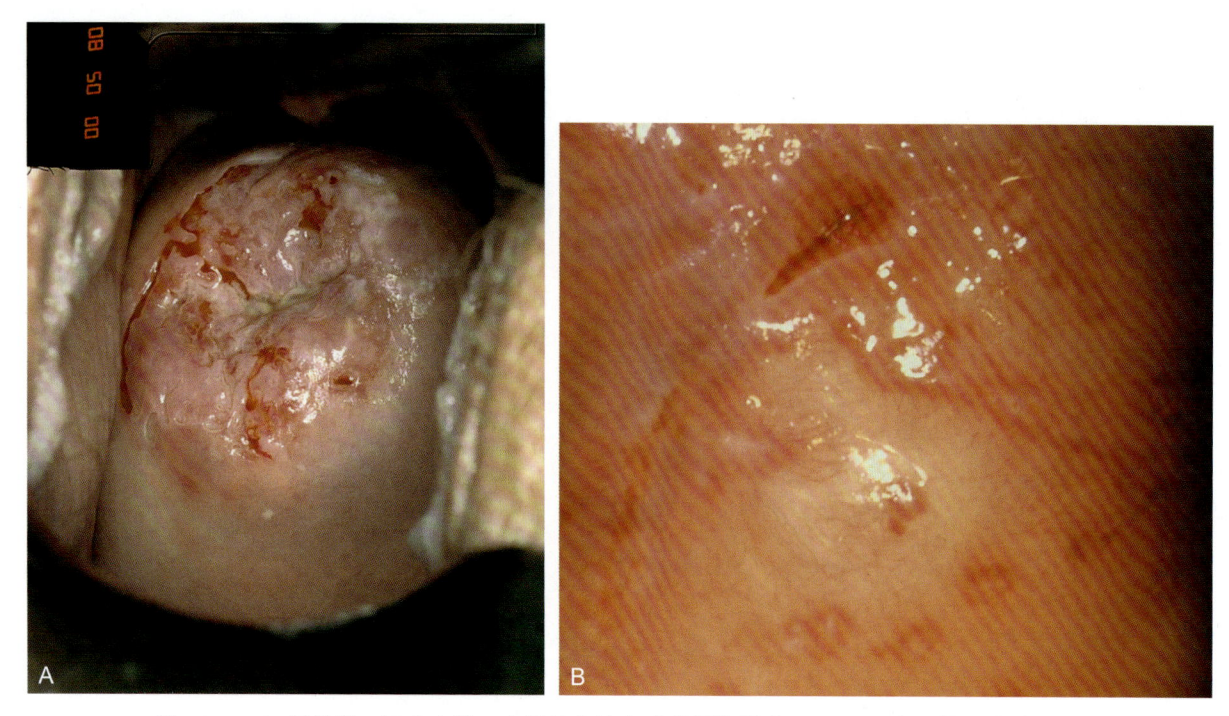

图 43-8　A. 异常的、无分支的、奇异的血管意味着浸润性癌；B. 图 A 中血管异常放大图

毛细血管间距

宫颈上皮内瘤病变 3 = 450~500 μm

宫颈上皮内瘤病变 1 = >200 μm

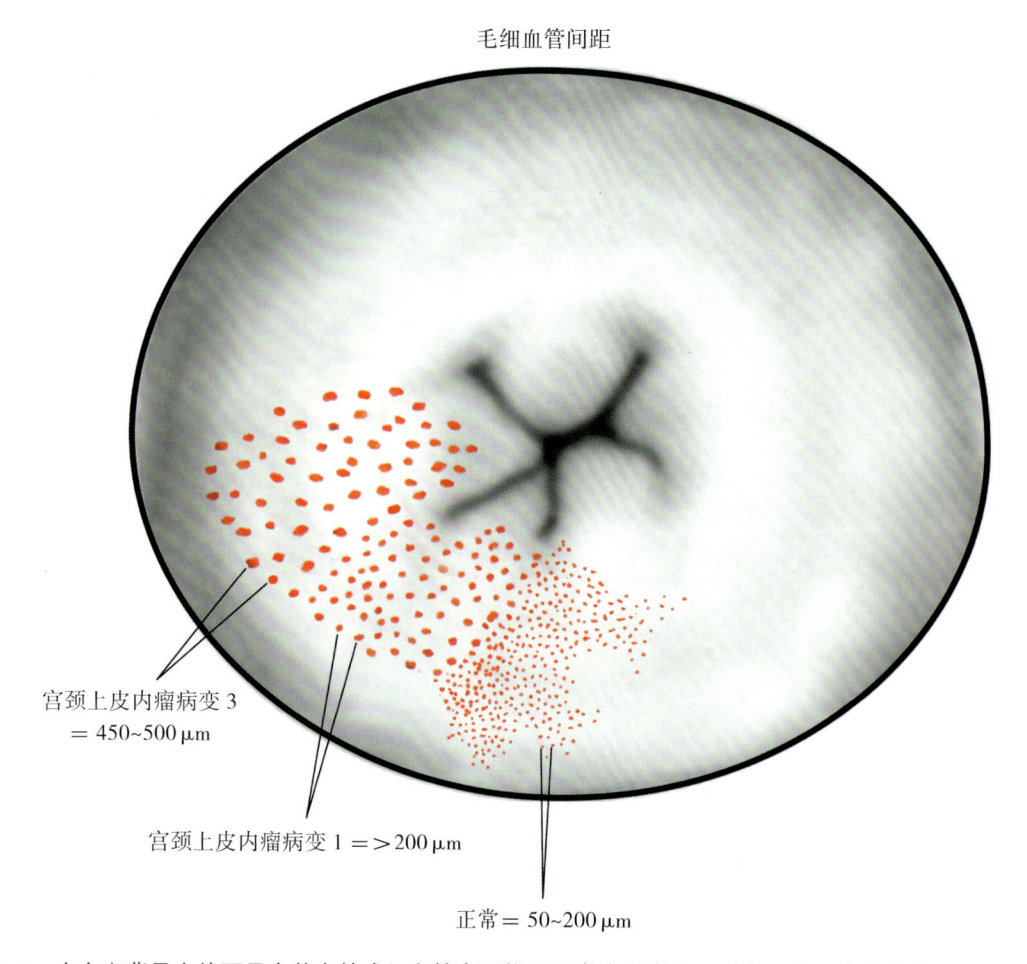

正常 = 50~200 μm

图 43-9　在白斑背景内外可见点状血管或细血管点可能是正常或异常的。后者取决于点状血管的间距和点状血管的大小。相邻点之间的距离越大，预后越差。例如，正常的毛细血管斑点为 50~200 μm，而瘤变血管则 >200 μm

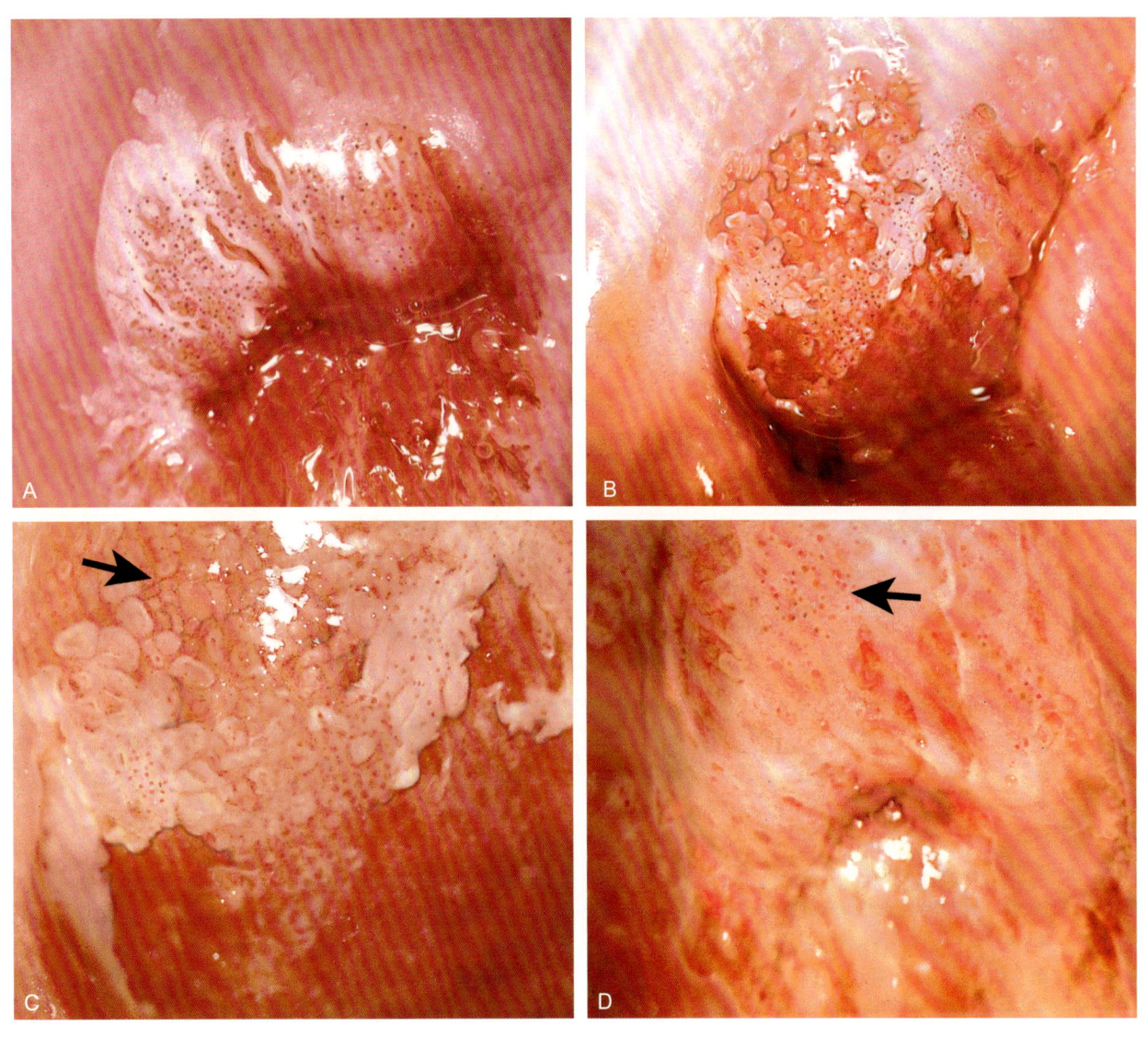

图 43-10　A. 异常转化区在 12 点处的白斑内局部点状血管。B. 广泛的异常转化区，伴有粗大的乳头状点状血管，符合高级别病变。C. 图 B 的高倍视图。注意点状血管大、较宽的间距（箭头）。D. 白色上皮内的中等大小的斑点符合 CIN 1 或 CIN 2（箭头）

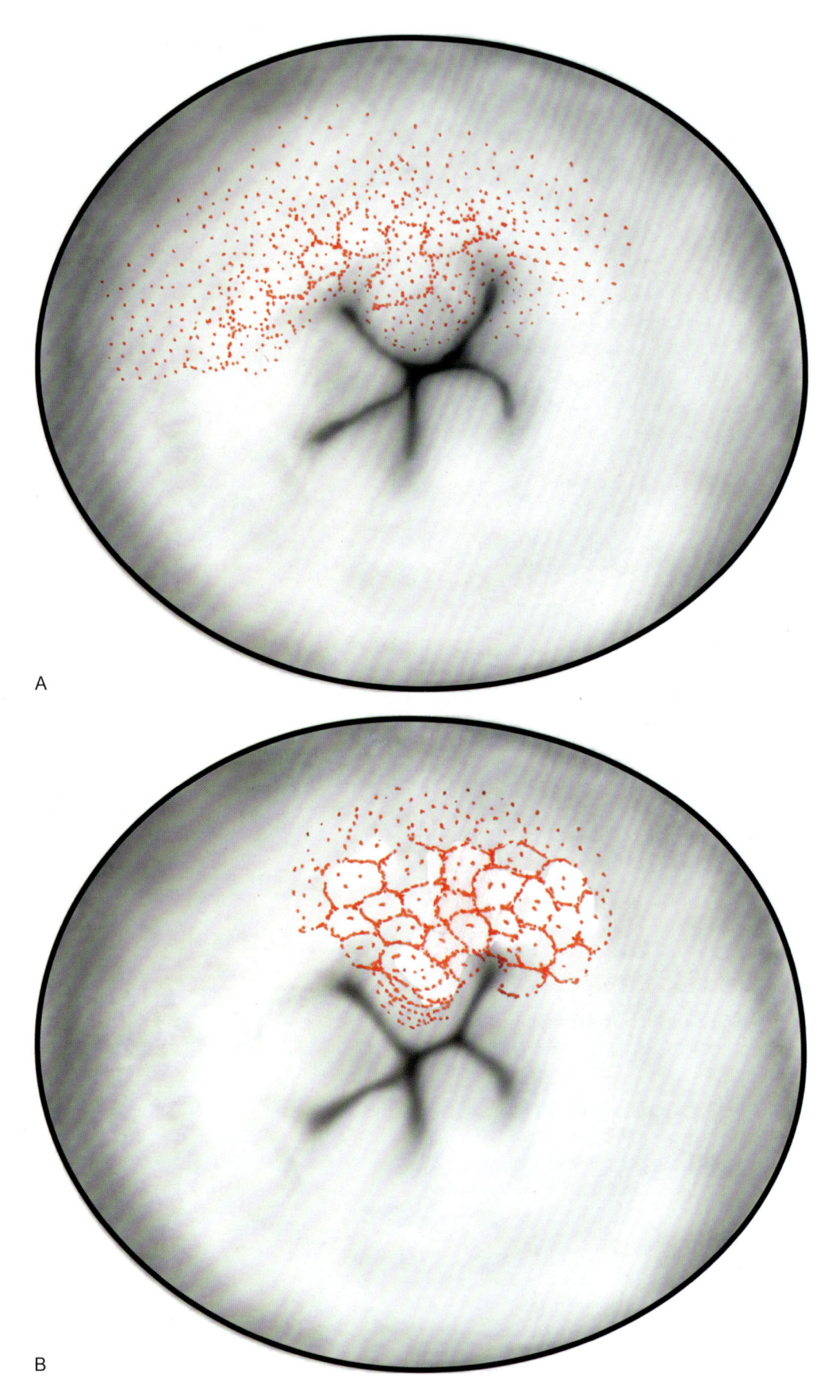

图 43-11　A. 镶嵌血管图案的形成。当血管被增殖的细胞团挤压时，点状血管合并形成镶嵌图案。B. 由瘤样病变生长形成的细胞块压迫血管，形成清晰的镶嵌图案

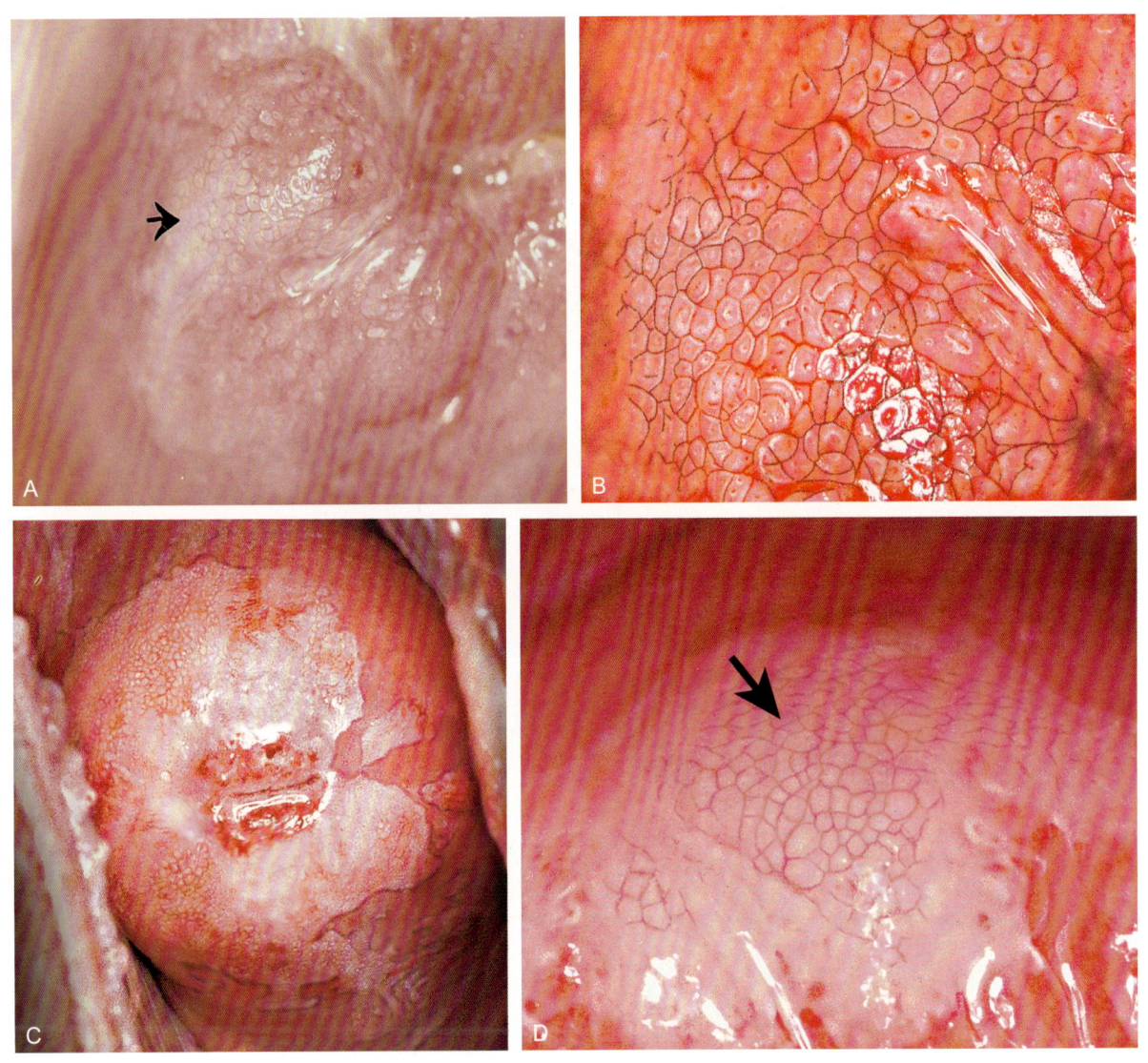

图 43-12 A. 甚至在将 3% 醋酸应用于子宫颈之前，镶嵌图案就很明显（箭头）。B. 应用醋酸后，镶嵌样改变增强，其微观（阴道镜）外观清晰锐利。这种模式与子宫颈上皮内瘤变（CIN）3/ 原位癌一致。C. 广泛的醋酸白和镶嵌表现的异常转化区。D. 异常的鳞 - 柱状交接部（T 区）镶嵌细节（箭头）

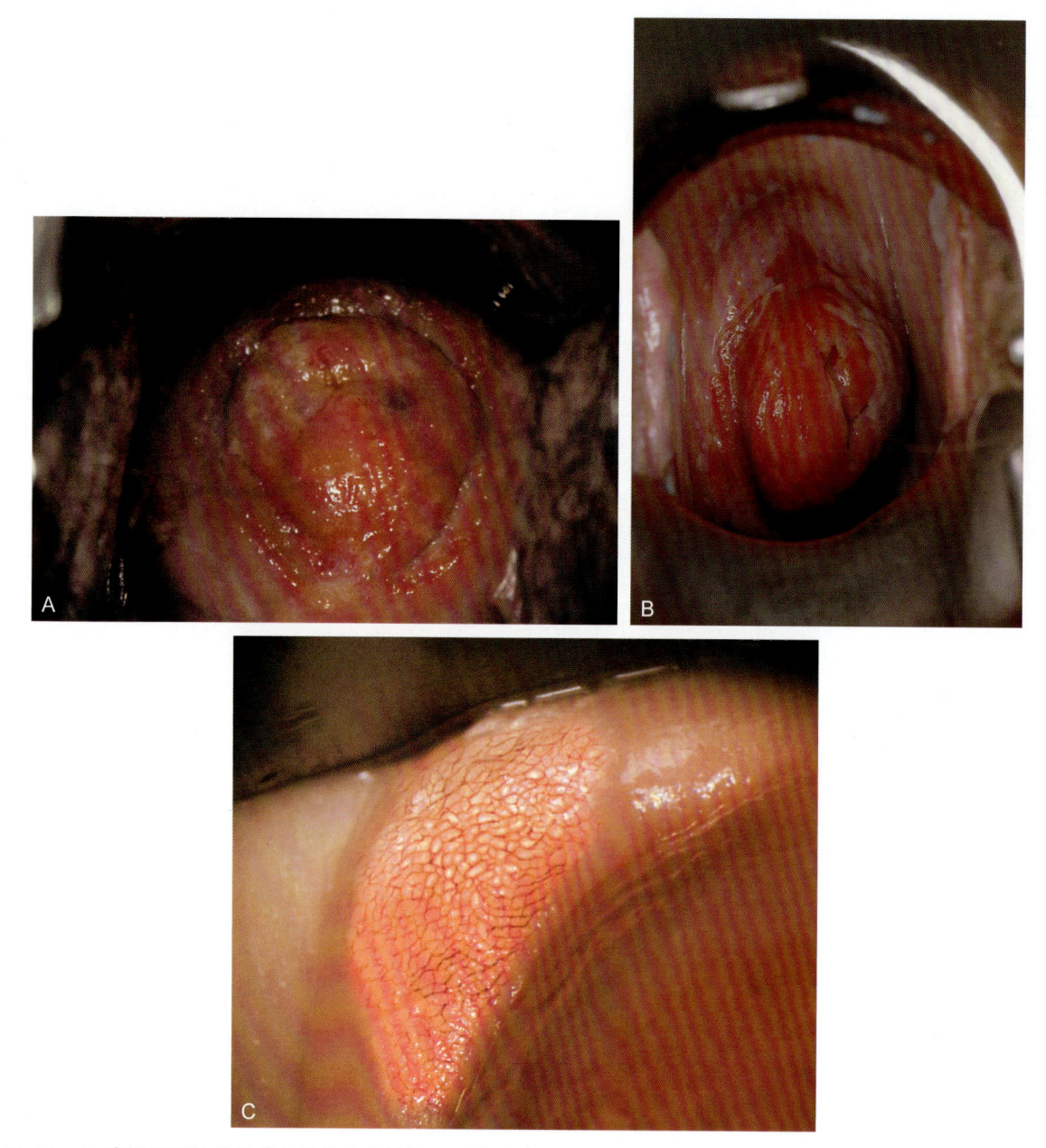

图 43-13 A. 该子宫颈结构异常是母体在产前摄入己烯雌酚（DES）的结果。这种妊娠的后代可能会出现良性或恶性后遗症。请注意，此处显示的子宫颈主要由腺体组织组成，转化区边缘清晰。B. 另一个因产前暴露于 DES 导致的子宫颈畸形。注意 12 点的位置。C. 这种明显形成的镶嵌通常表明存在高度不典型增生；然而，DES 暴露导致的宫颈镶嵌并不同于异型增生。活检通常只会显示慢性宫颈炎

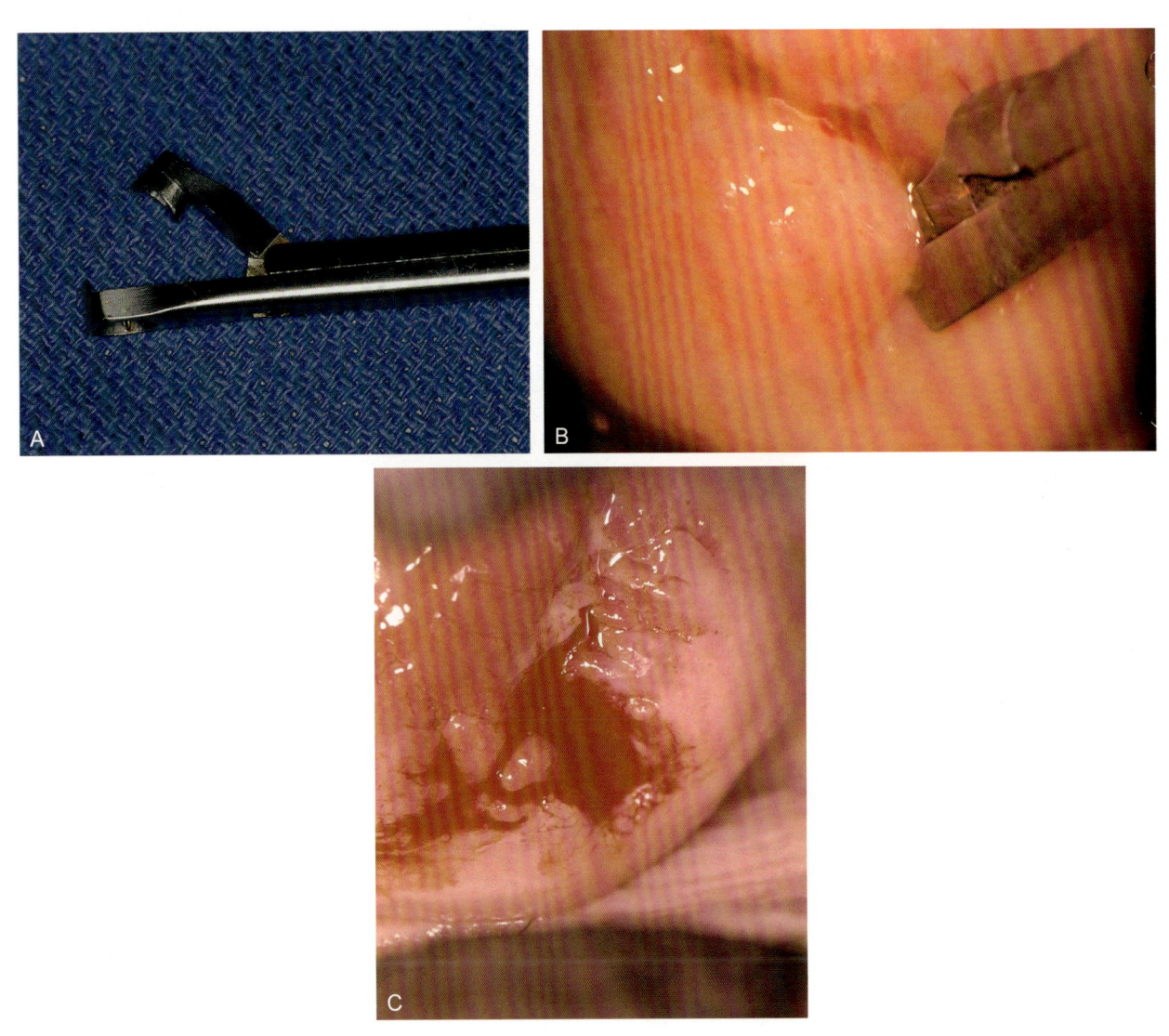

图 43-14 A. 该类型的穿孔活检钳配备了一个"筐似的"容器，是在阴道镜引导下进行宫颈活检的绝佳设备；B. 正在子宫颈定位活检的视频监视器上观察到的视图；C. 图 B 中所示的活检的后果。这种快速出血是通过电凝或使用硫酸铁（Monsel 溶液）来止血

472　第三篇 ▪ 第十部分 ▪ 子宫颈手术

宫颈钳

子宫颈内口

刮匙

12
9　顺时针
旋转刮匙　3
6

宫颈管 3 点处
被刮除

A

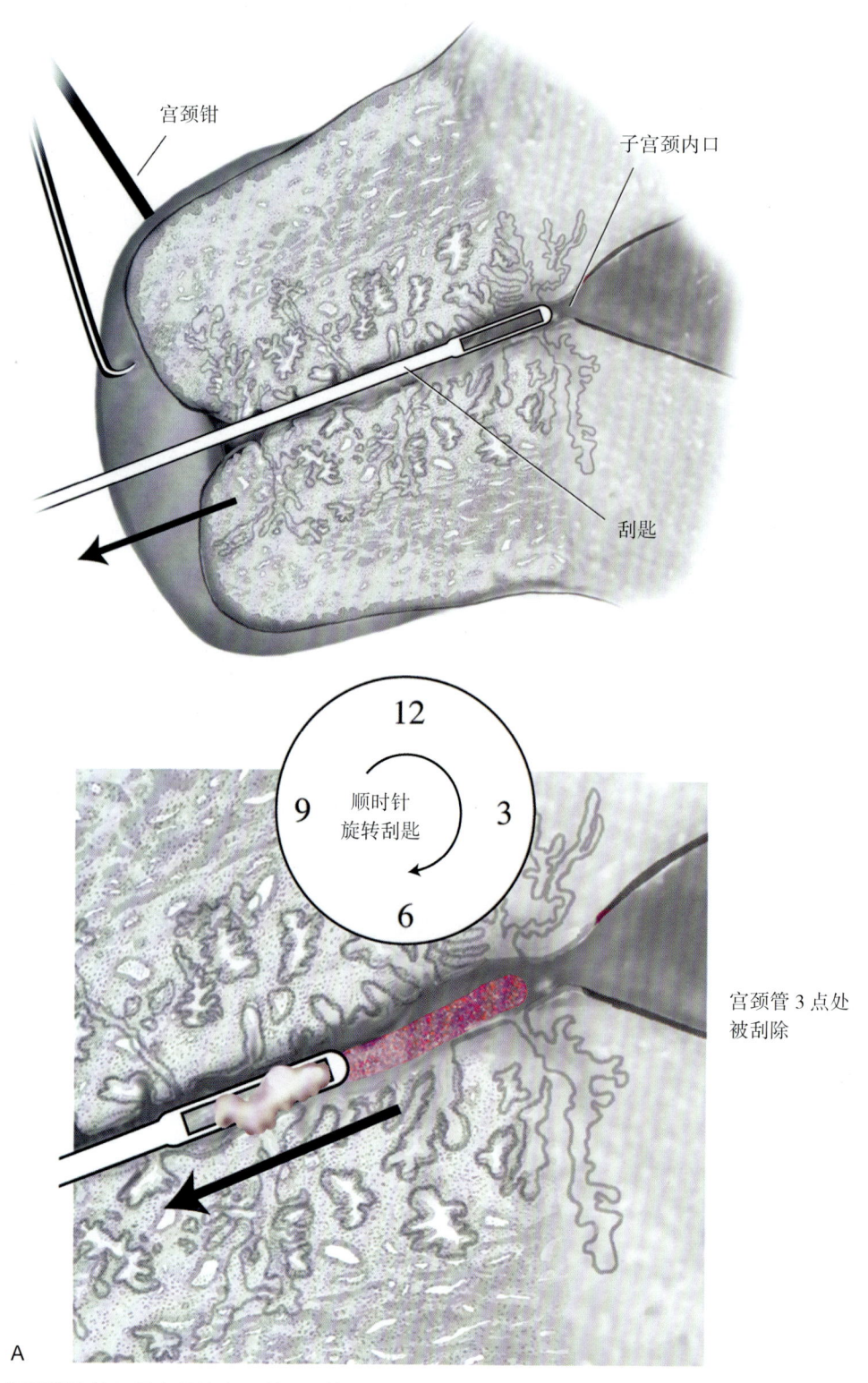

图 43-15　A. 将宫颈管刮匙放入子宫颈管中。刮匙刮掉宫颈管组织，拉到尾部并向下离开子宫颈外口。重新插入刮匙并顺时针旋转，然后向下拉刮组织一遍又一遍地重复，直到完成对子宫颈管的完整 360° 刮除

黏液团夹杂着宫颈管黏膜碎片

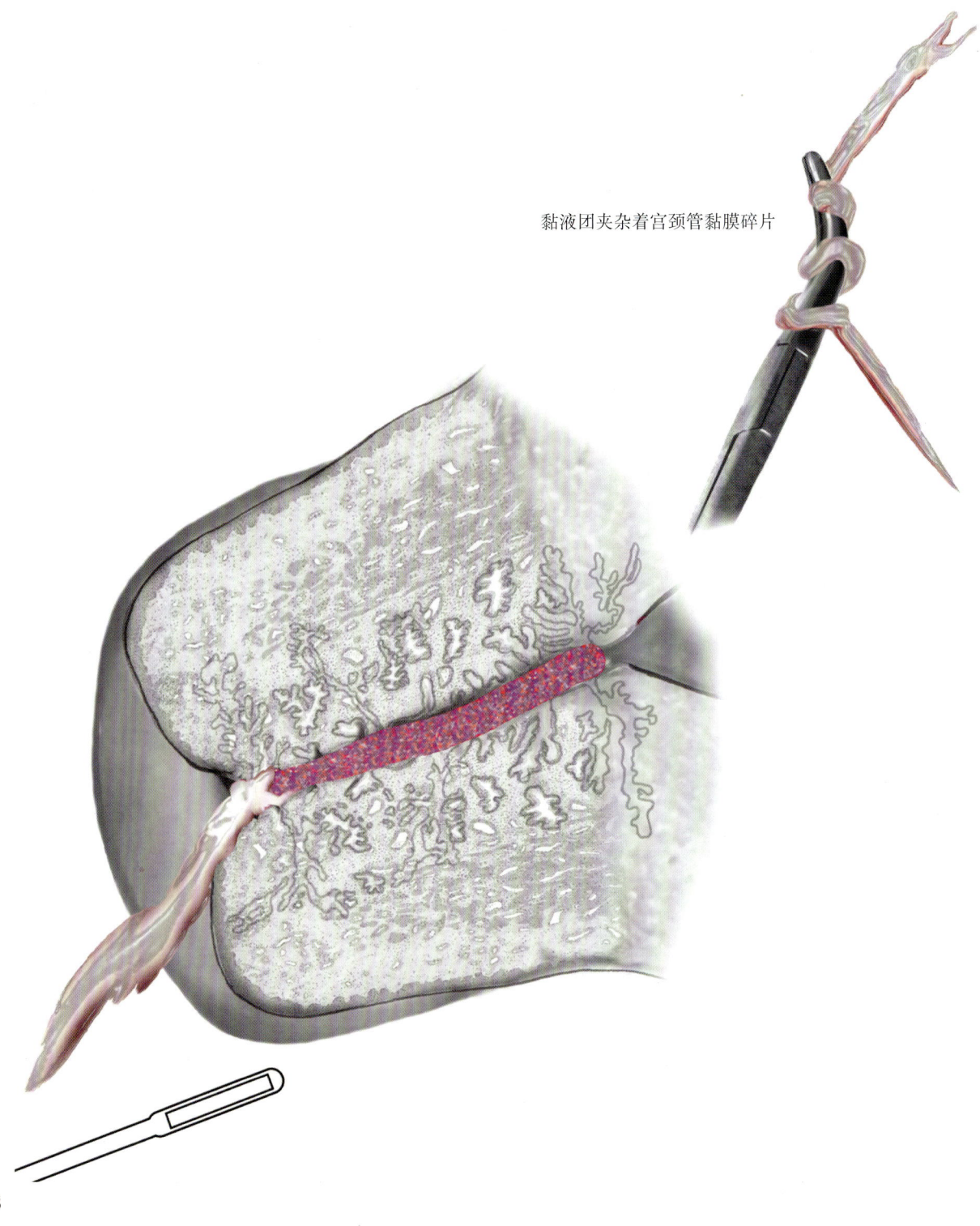

B

图 43-15 续　B. 在外口回收的子宫颈管刮屑含有黏液和组织碎片。将充满黏液的标本整个收集到 Kelly 钳上并放入固定剂容器中，然后将其送去进行病理学检查

（赵　超 译　李明珠　魏丽惠 校）

第44章

宫颈锥切术

Michael S. Baggish

宫颈锥切的概念不仅仅指几何学意义上的圆锥形切除,而且包括圆柱状及盘状的宫颈活检(环状切除转化区)。在过去30年中,有许多围绕宫颈锥切术的研究和争论。原则上,锥切的目标是获得一个包括子宫颈阴道部、子宫颈管、子宫颈侧面、标本周围深部都干净(无瘤变)的边界。宫颈锥切可用于诊断和治疗。由于许多行宫颈锥切术的患者为育龄期女性,因此,宫颈锥切术后仍需保留生育功能。若宫颈锥切术在妊娠期进行,应注意避免引起流产。

除了原位腺癌这样少数的癌前病变以外,瘤变细胞一般沿鳞-柱状交接部延伸至子宫颈管及阴道部。向子宫颈管延伸更为常见。另外,延伸至子宫颈阴道部的病变可在阴道镜下看到,而延伸至子宫颈管内的病变却不可见。鳞状上皮内瘤变(异型增生、宫颈上皮内瘤变)延伸至子宫颈管的深度很少超过1~1.5 cm。同样,这些病变如果累及子宫颈管皱襞(腺体),一般进入基质深度为3~3.5 mm,很少有超过6 mm。因此,锥切的深度无须超过15 mm,子宫颈外周边缘一般在3~3.5 mm。这样的锥切范围将使95%的高级别病变的患者得到治愈,包括鳞状上皮内瘤变Ⅱ级(中度不典型增生)和Ⅲ级(重度不典型增生和原位癌)。在低级别病变(轻度不典型增生、异型性尖锐湿疣、子宫颈上皮内瘤变Ⅰ级)患者中需采取更保守的做法,因为此种病变向子宫颈管延伸的情况要少于高级别病变。低级别病变切除范围锥高不超过8~10 mm,转化区周围不超过3 mm。

在此基础上,可以使用多种方法进行锥形活检。本章将不介绍消融性治疗,因为其不能为病理提供一个准确的标本(联合锥切除外)。

一、冷刀锥切术

作为另一项活检和治疗技术,冷刀锥切术过程中使用阴道镜更具有优势,其为术者提供一个放大的视野,允许更精准地切除,而且光线更清晰、集中,不占用操作空间。

止血是冷刀锥切术的关键。先在9点及3点方向用0号薇乔(Vicryl)线缝扎子宫颈以控制子宫动脉下行支及起到固定子宫颈的作用(图44-1A和B)。这样使得手术视野更好地显露。在子宫颈表面注入血管收缩药使得止血效果更好(图44-1A)。最强效的血管收缩药为垂体后叶素,需稀释后使用。垂体后叶素为粉剂,需溶于无菌水中,每毫升含20 U。或者将10 U垂体后叶素溶于0.5 ml无菌水中(图44-2)。子宫颈注射时,将垂体后叶素按1∶100稀释(如,每1 ml配制好的垂体后叶素溶液加入99 ml稀释液中稀释,使得每1 ml中含垂体后叶素0.2 U)。一般来说,子宫颈需注入10 ml稀释后的垂体后叶素溶液。如果使用不含去甲肾上腺素的1%利多卡因溶液稀释垂体后叶素,配制好的溶液将起到收缩血管及麻醉子宫颈双重作用(图44-3)。

在注射前,需先行阴道镜检查,并在子宫颈外周区域标记。一旦注射垂体后叶素,异常转化区(ATZ)将很难看到(图44-4)。

阴道镜需处于工作状态。在异常转化区边缘外3 mm处用环形刀切除。刀的角度需朝向子宫颈管,向深方并超过间质深度达1.5 cm。切除子宫颈管边缘(图44-5A~E)。可将球形电极设置为50 W气化或凝固用于止血。在靠近固定缝线的线结处剪线,并再次检查有无出血。确定没有棉球或纱垫留于阴道内或伤口上。子宫颈管搔刮是可选择的。如果术者希望进行残余子宫颈管的搔刮，需在锥切结束时但在电凝止血前进行操作。

注射垂体后叶素

固定缝线，部分控制子宫动脉下行支血流

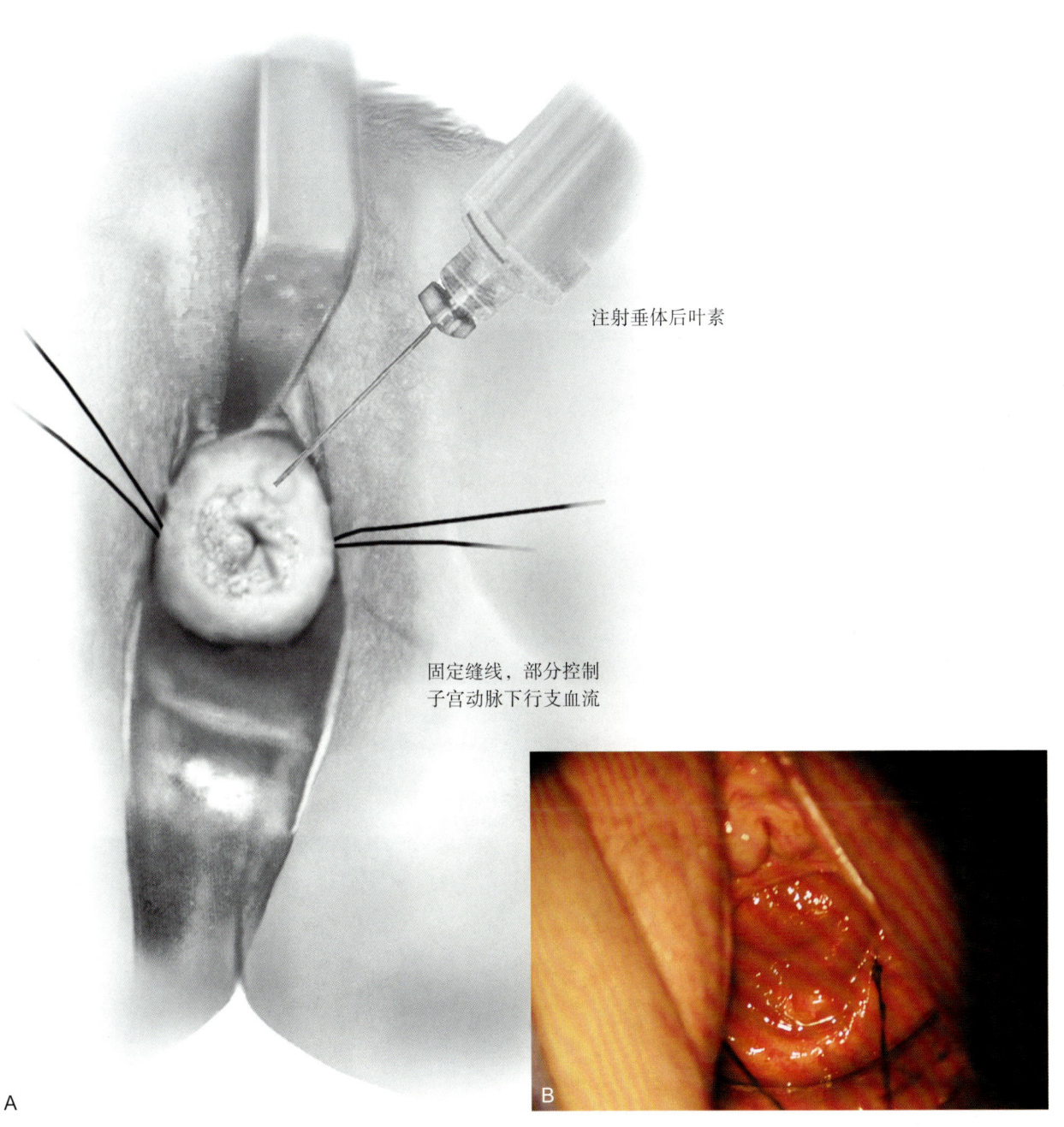

图 44-1　A. 在子宫颈侧面 3 点和 9 点方向，使用 2 根 0 号薇乔线缝扎固定。它们在术中可减少出血及固定子宫颈。B. 可向下牵拉固定缝线以更好地显露子宫颈。尽管将阴道拉钩置于阴道后壁，但阴道仍在子宫颈后方突出

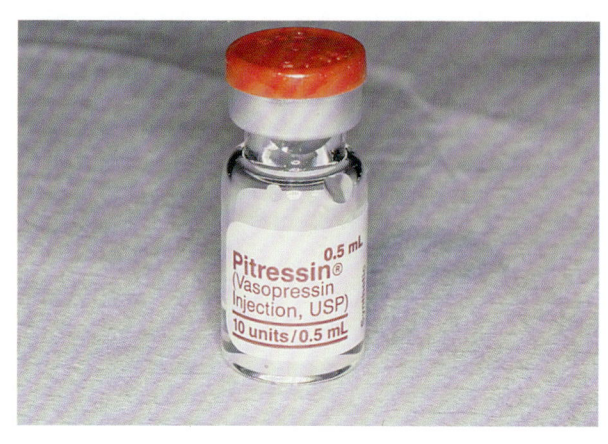

图44-2 1 ml（20 U）垂体后叶素被稀释100倍。如图，0.5 ml溶液含有10 U。因此，0.5 ml溶液需要加入50 ml无菌水，结果得到合适浓度

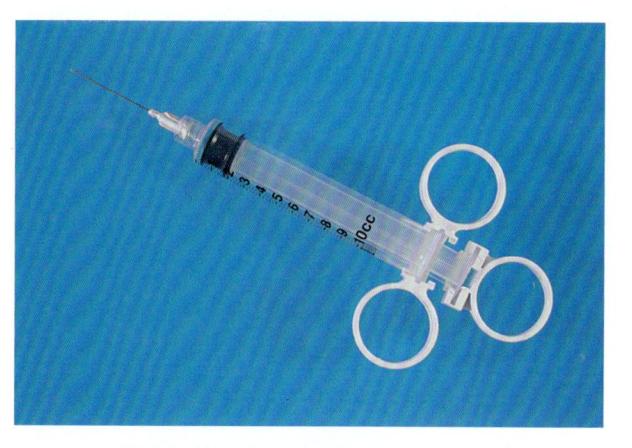

图44-3 混合好的垂体后叶素将用10 ml注射器注入，使用1.5英寸（1英寸=2.54厘米）的25号针头

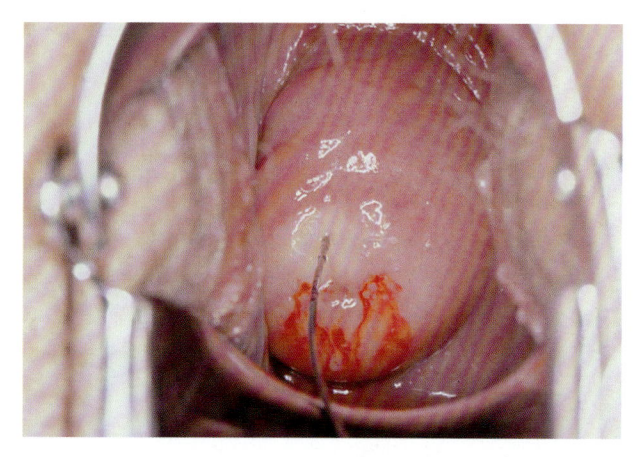

图44-4 将注射器刺入子宫颈表面，并在压力下注射垂体后叶素。随着液体进入，子宫颈表面变白

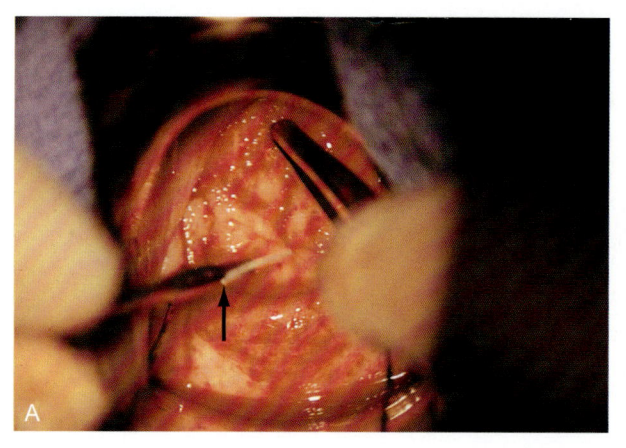

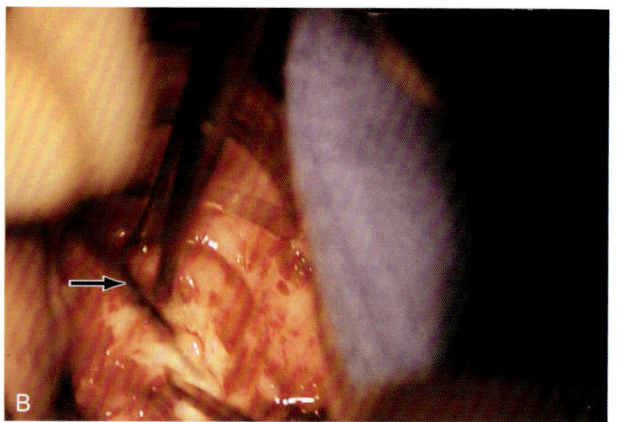

图44-5 A.手术刀切除6点方向，距离异常移行区约3 mm深（箭头所指为手术刀）；B.在Allis钳的牵引下，应用手术刀继续切除（箭头所指为手术刀）

第 44 章 ■ 宫颈锥切术 477

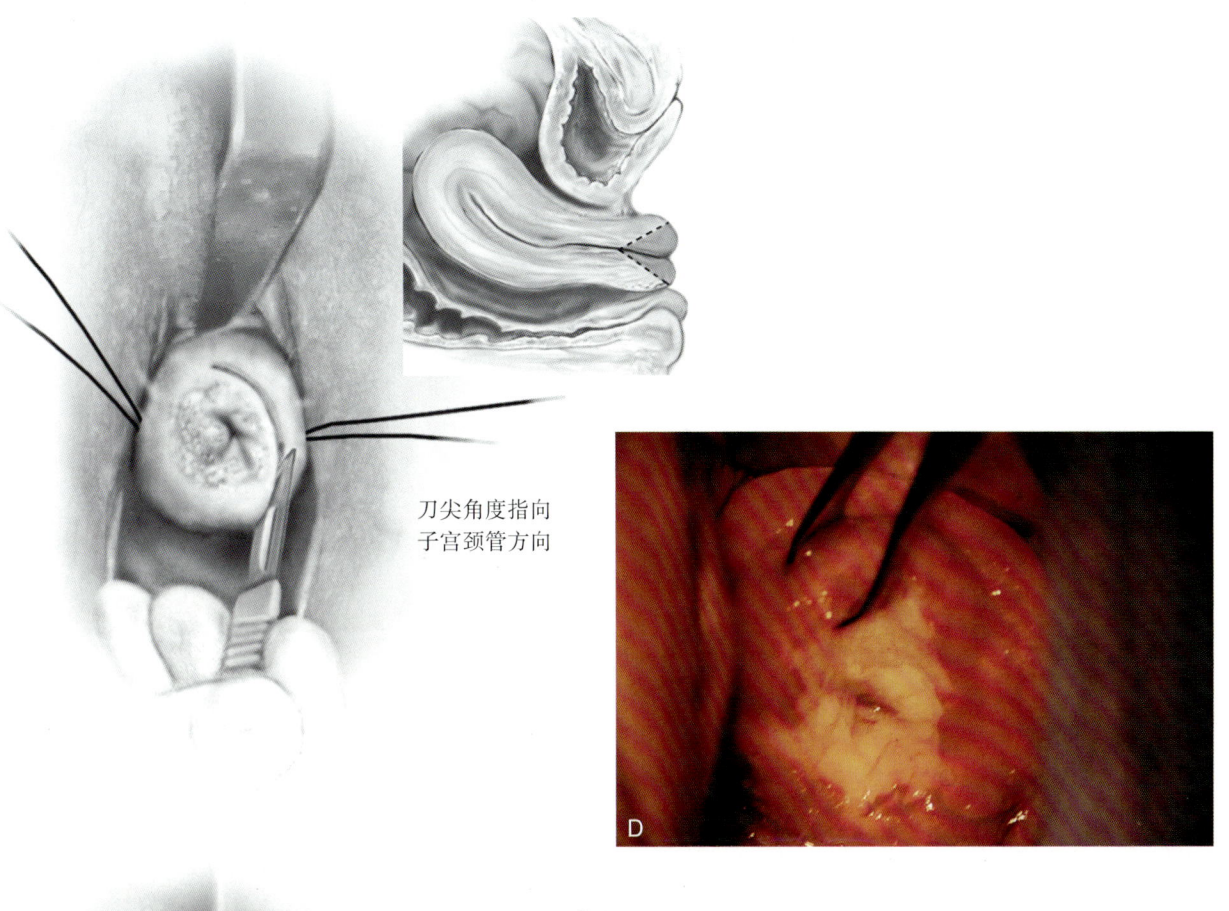

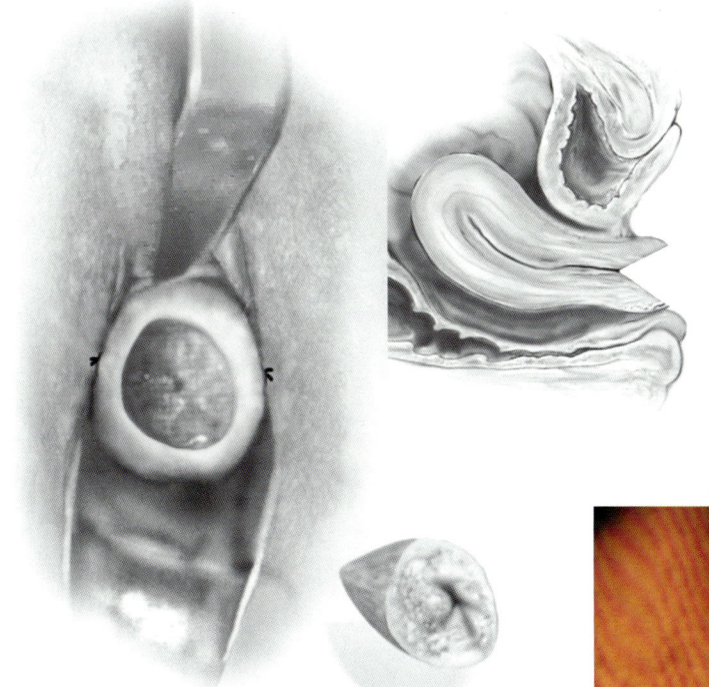

刀尖角度指向
子宫颈管方向

图 44-5 续 C. 手术刀的角度指向子宫颈管，切缘距子宫颈外口深 1.5 cm。切下的子宫颈标本需置于盐水海绵中送病理学检查。可以用电凝球电极止血或缝扎止血。D. 标本已被切除，剩余组织缺损的创面。注意相对干燥的区域。E. 使用 0 号薇乔线连续间断缝合切缘

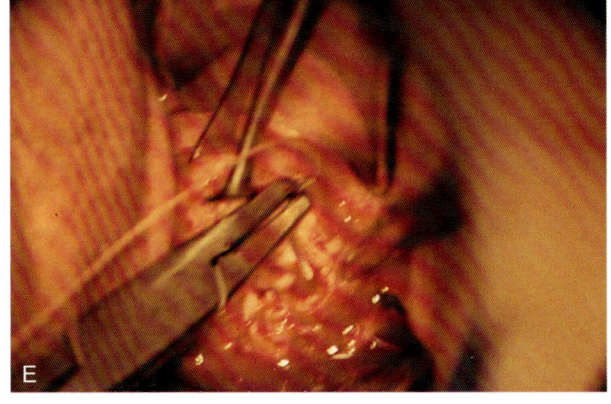

二、激光锥切术

激光锥切与冷刀锥切术相似，除了其使用超脉冲 CO_2 激光替代手术刀以外（图 44-6A~C）。激光锥切的优点为激光器与显微镜相连，可以达到更精确的锥切（图 44-7A~C）。另外，激光所产生的热量也更利于止血。其缺点为这项技术需要更多时间完成，并且激光可能对标本造成热损伤（人为）（图 44-8）。

三、妊娠期间宫颈锥切术

由于需要整块组织活检，妊娠期的锥切出血风险更大。因此，锥切高度在能够保证排除或诊断子宫颈癌的前提下，必须限制在最低的范围内。需要准备好荷包缝合或 0 号薇乔线（图 44-9A）。而后，用手术刀或环形电极切除子宫颈。拉紧荷包缝线并打结（图 44-9B）。

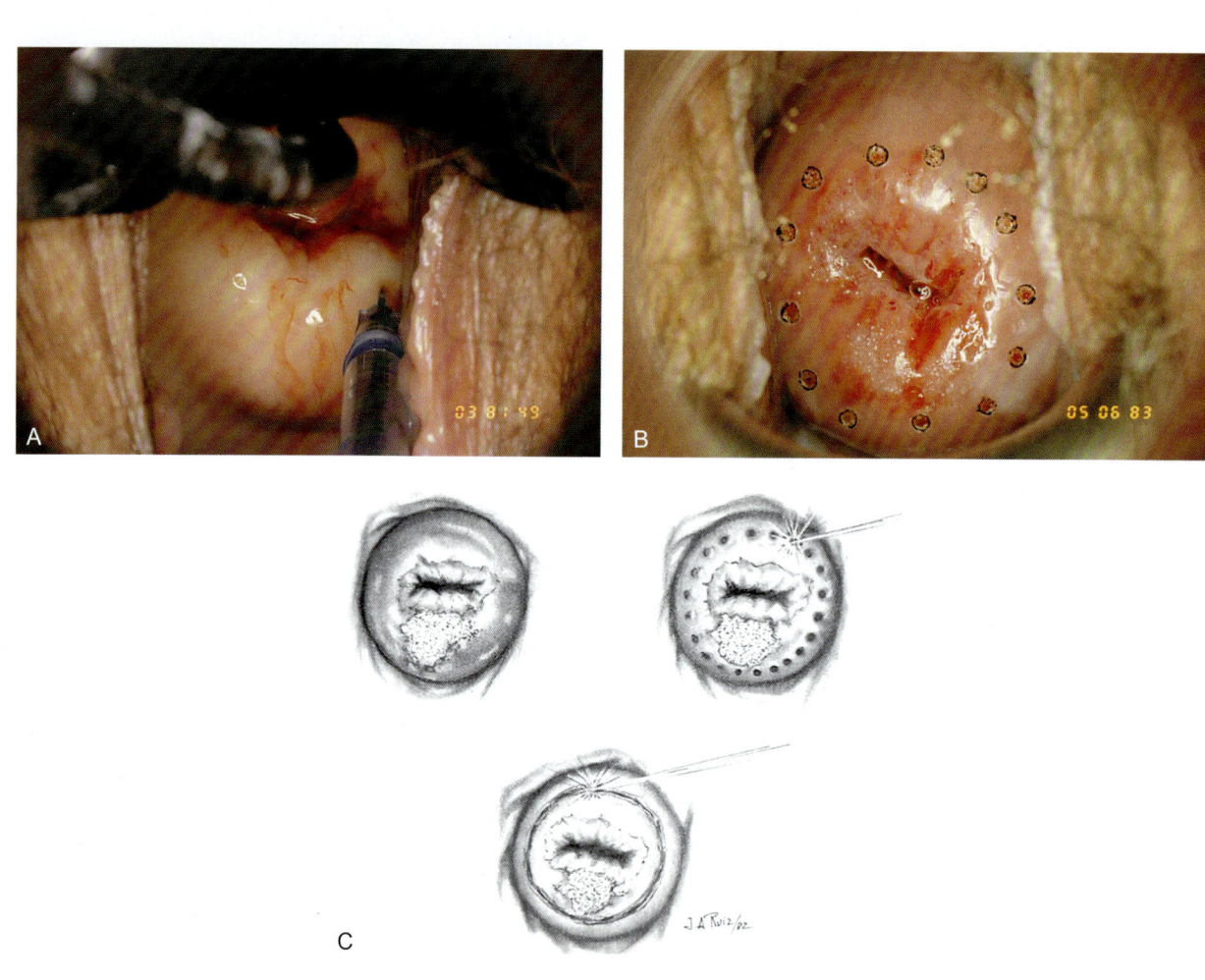

图 44-6　A. 在 CO_2 激光锥切术中，也需要提前注射垂体后叶素以利于止血；B. 激光可以在异常移行区标记多点痕迹以利于确定切除的边缘；C. 激光束直径为 1~1.5 mm。功率设置为 40~60 W。将标记好的烙点连上，并沿周边切除

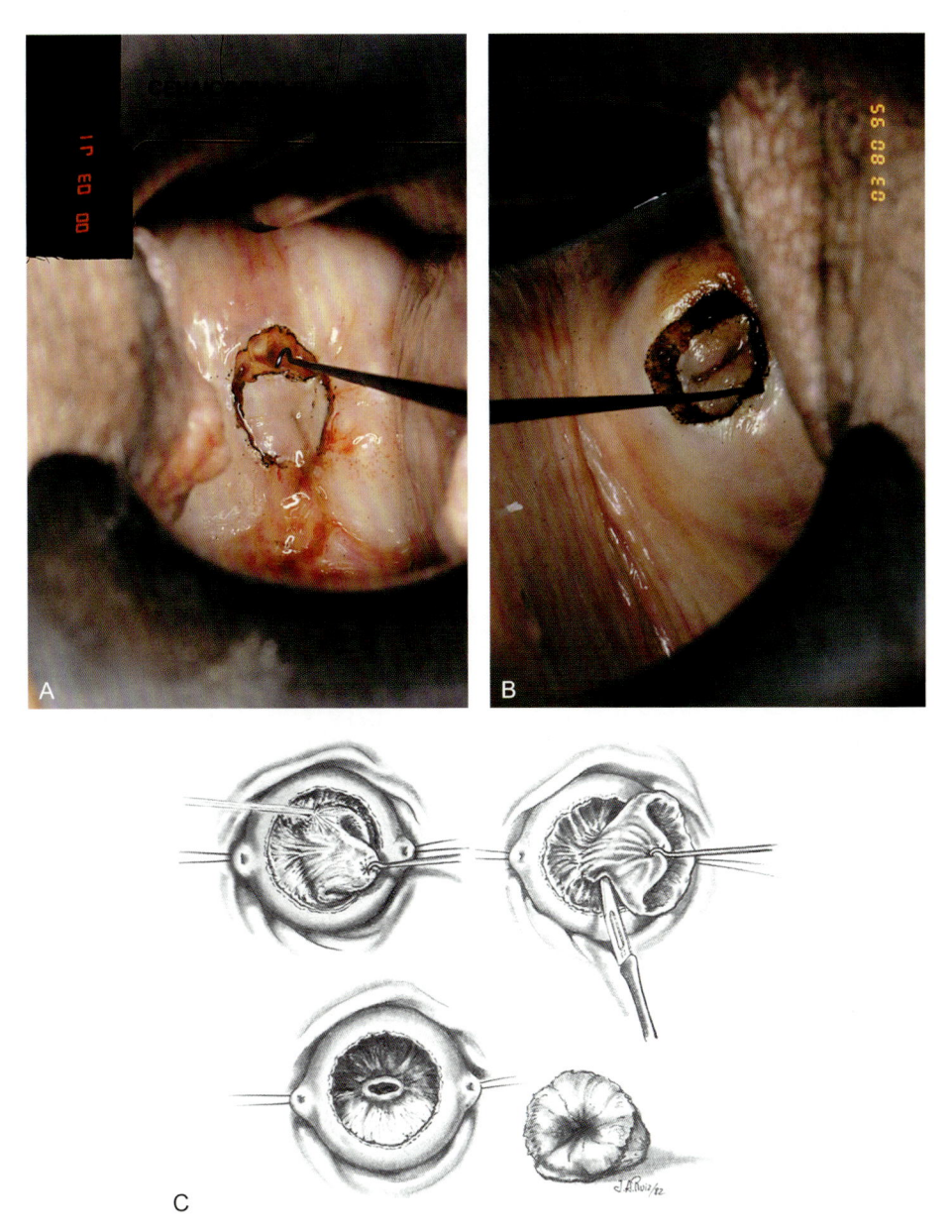

图 44-7　A. 用激光钛钩牵拉子宫颈边缘，激光束继续向深部切除；B. 切除方向朝中心汇聚使标本呈锥形；C. 当标本切至足够的高度，切断子宫颈管边缘并取出标本

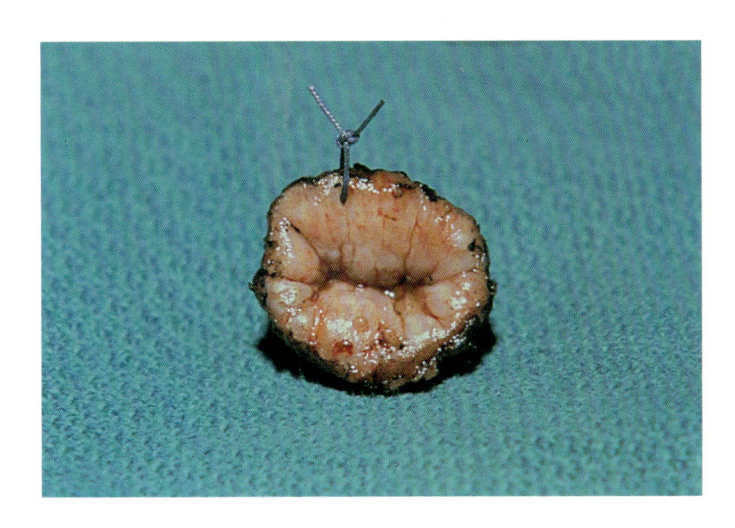

图 44-8　在 12 点方向用缝线标记标本并送病理检查

四、环形电切术

这项技术可以在门诊进行。标记异常转化区后,使用稀释的1:100的垂体后叶素(利多卡因液)注射入子宫颈周围(图44-10)。之后,需要选取大小合适的环形电极刀头。切割电流功率应设为50~60 W。当接通电流时,使电极轻微接触子宫颈(图44-11A 和 B)。一般切割深度可至 10 mm。电极环切全部移行区,包括水平及垂直方向(图44-11C 及图44-12)。移开环形电极,置大棉签于创面处止血(图44-13A 和 B)。将标本送病理检查。用球形电极取代环形电极。当止血棉签移开后,用球形电极置于创面处,电凝止血(图44-14)。当出血停止,可用小棉签蘸取 Monsel 液防止小血管持续出血(图44-15)。

五、运用选择性双相(牛仔帽)环形电极切除术

选择性双相环形电极切除用于治疗子宫颈高级别病变。目的是保留子宫颈间质的同时切除更多的子宫颈管组织,并提供干净的切缘,从而获得更高的治愈率(图44-16A 和 B)。基本上,此手术的第一个步骤与前面介绍的环形电极切除术相同(图44-17A 和 B)。但是,在取出标本并达到出血后,将一个小的电极环(4~5 mm)接入手柄(使用30~40 W 电流功率),将得到一个 5 mm 高的子宫颈管标本。标记标本,并连同第一块标本一起送病理检查(图44-18A 和 B)。

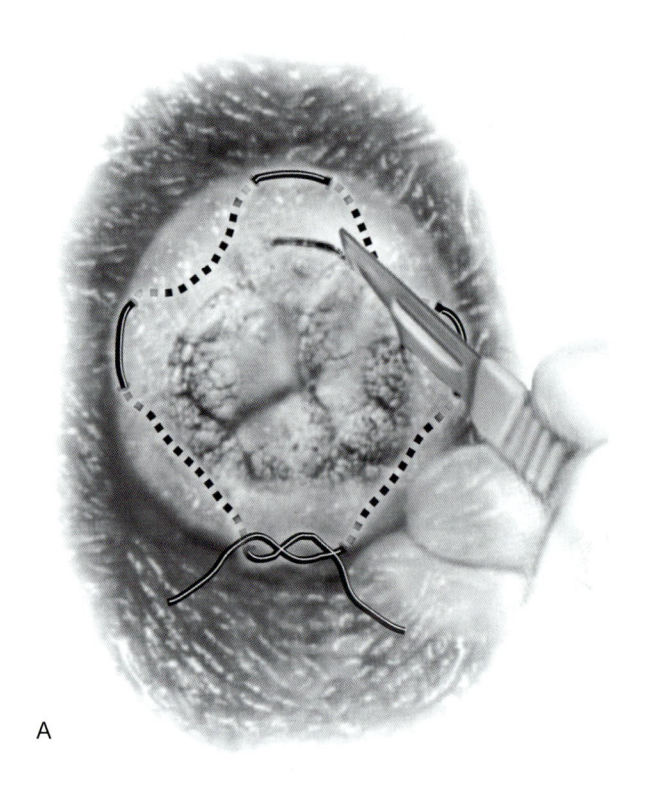

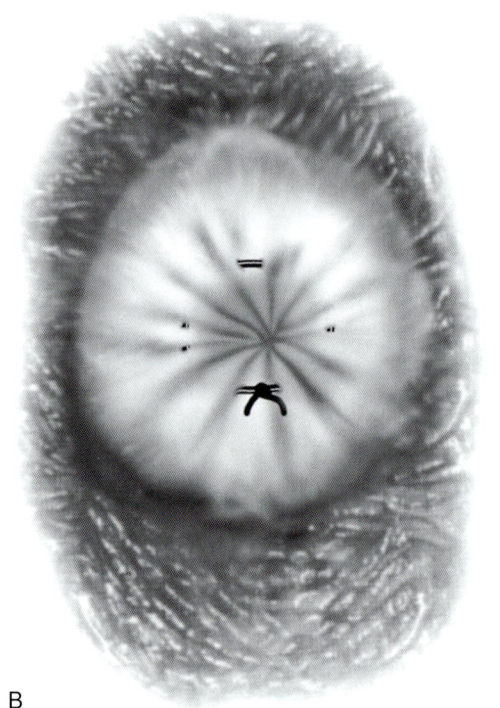

图44-9 A.在妊娠期间,锥切极易出血。为了更好地止血,可在高于切口处做荷包缝合,用文氏钳夹住线头。B.操作完成后,拉紧缝线并打结。拉紧缝线使得子宫颈收缩,这样对停止或减少出血非常重要

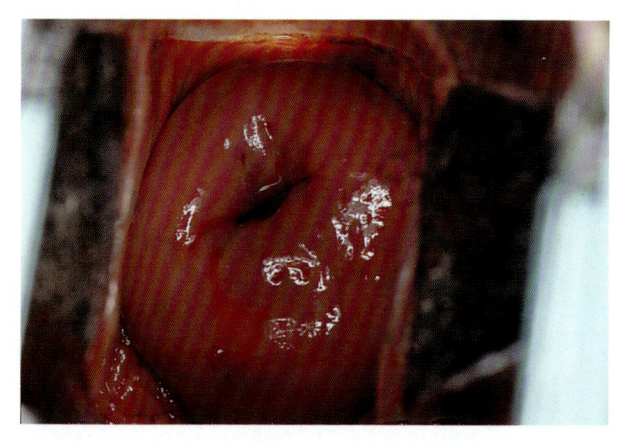

图44-10 子宫颈已注射1:100垂体后叶素溶液,准备进行环形切除。因注射到更深的组织,因此未见子宫颈变白

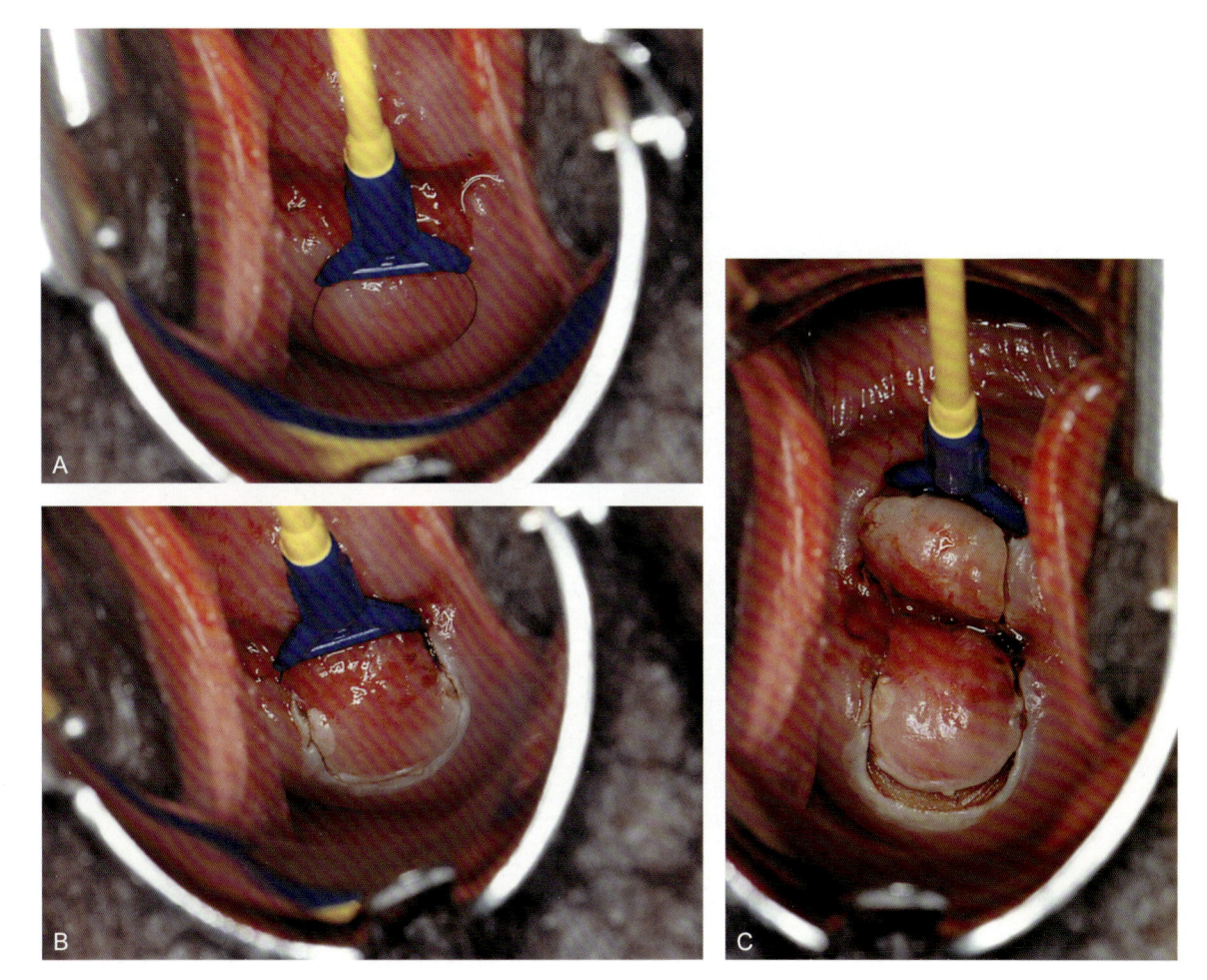

图 44-11 A. 环形电极位于 6 点方向（在电流接通之前）；B. 接通电流，切除方向为 6~12 点方向；C. 环形电极结束其单次滑动切除

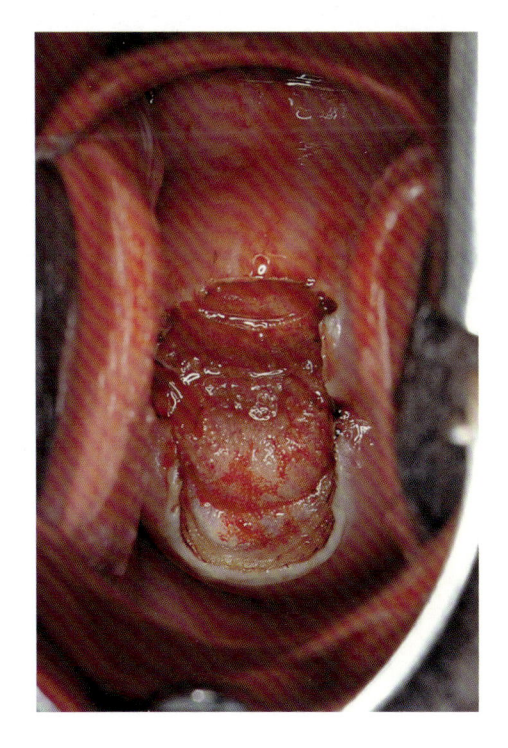

图 44-12 对异常移行区的切除完成

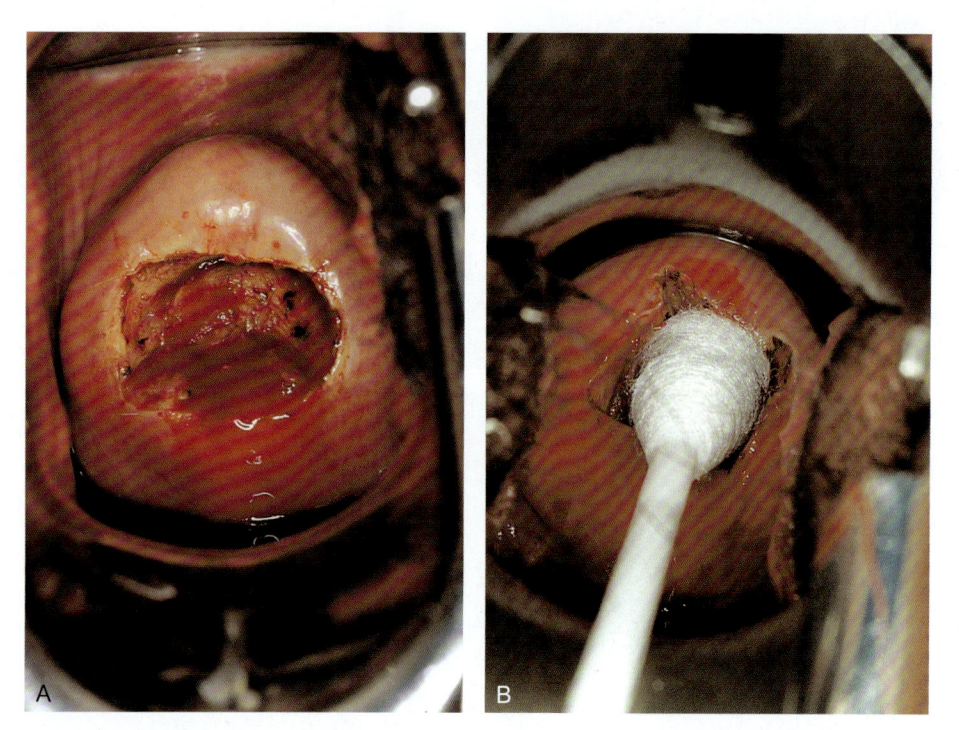

图 44-13 A. 应用环形电极切除的患者，出血需要电凝止血；B. 在将环形电极更换为球形电极时，使用大棉签暂时压迫创面止血。功率调至电凝模式

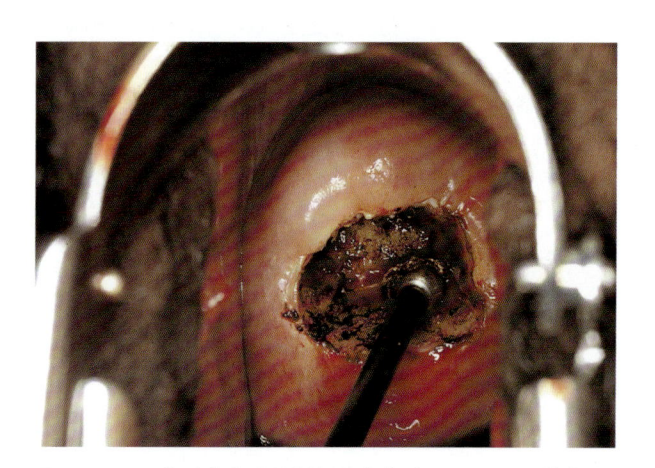

图 44-14 球形电极通过使用功率为 40~50 W 的加压及高热气化凝固来凝固出血血管

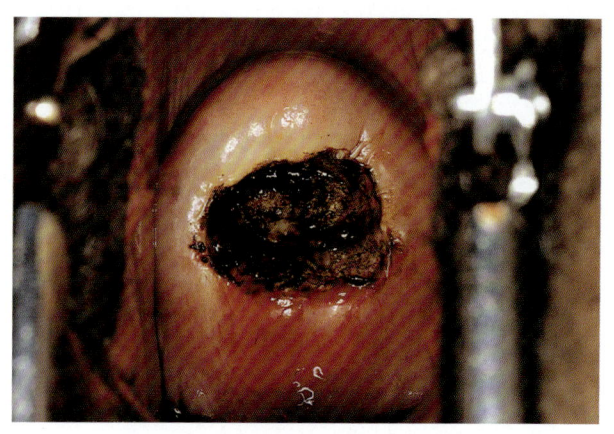

图 44-15 术野干燥，结束手术操作。确认子宫颈没有残留棉球。任何小血管的出血可用小棉签蘸取硫酸亚铁溶液（Monsel 液）来止血

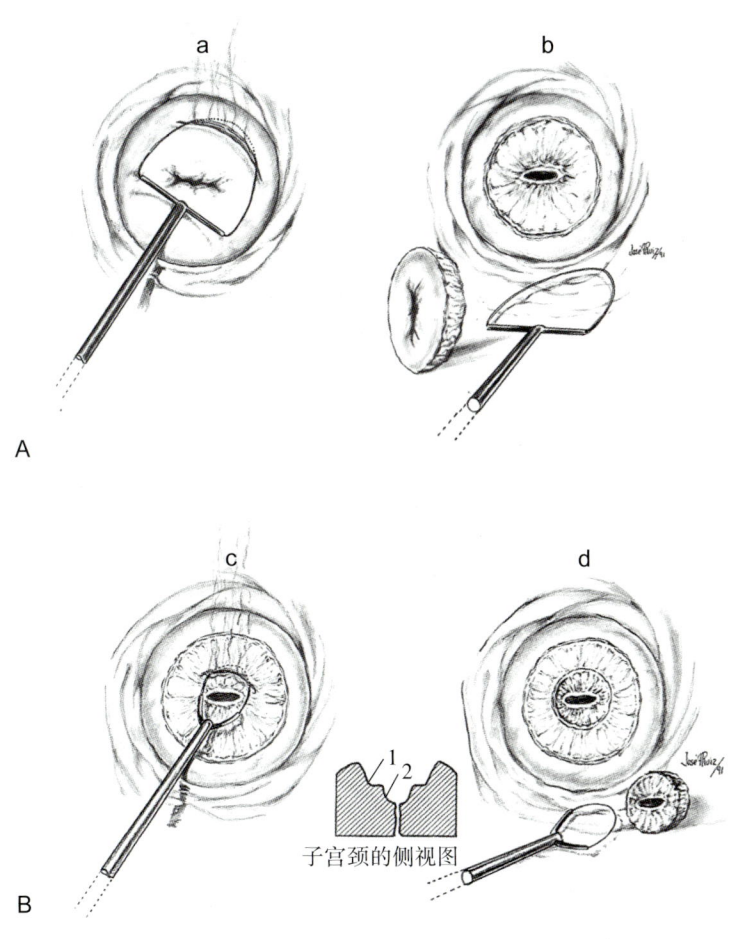

图 44-16 A. 选择性双相电极切除术示意图。环形电极切除移行区，深度不超过 10 mm（a 和 b）。B. 之后，将第 2 个较小的电极连于手柄（调整功率）。此电极大小为 5 mm×5 mm。切除一个锥高为 5 mm 的子宫颈管组织。将标本分装于病理瓶中。创面类似于圆锥体

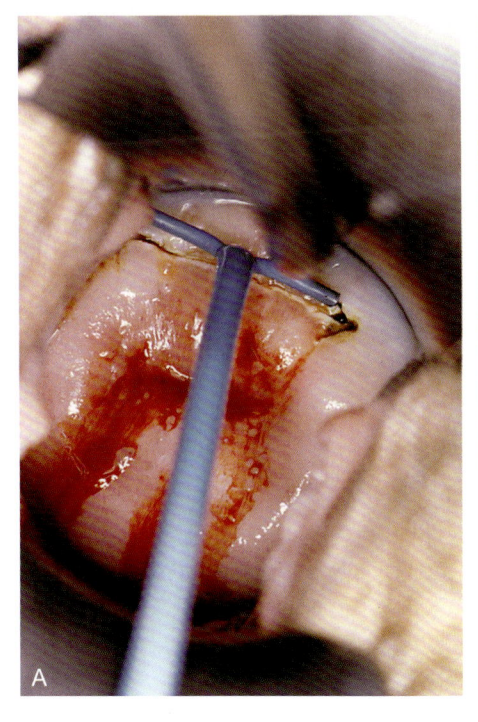

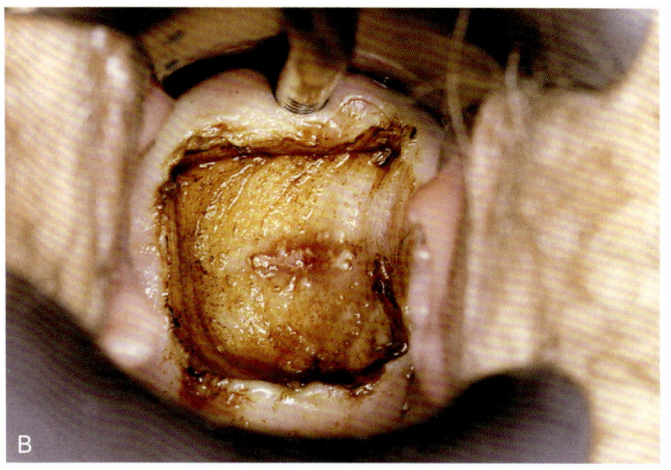

图 44-17 A. 环形电极已接通，从 12 点方向切除子宫颈；B. 移行区已被切除约 10 mm 深。注意在开始切除前注射 12~15 ml 1∶100 的垂体后叶素溶液，可以产生非常有效的止血效果

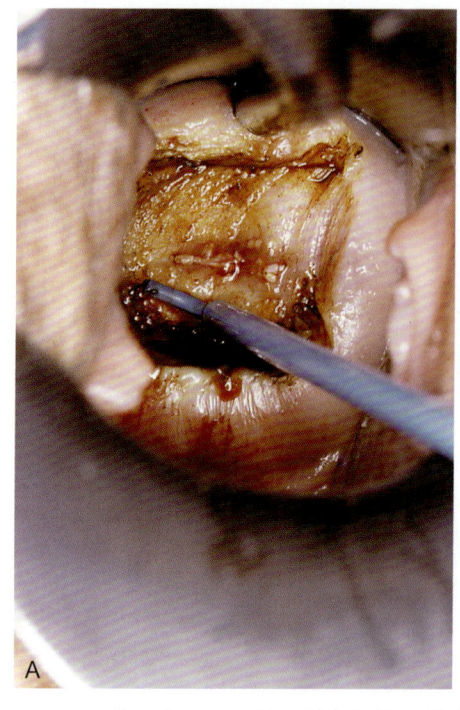

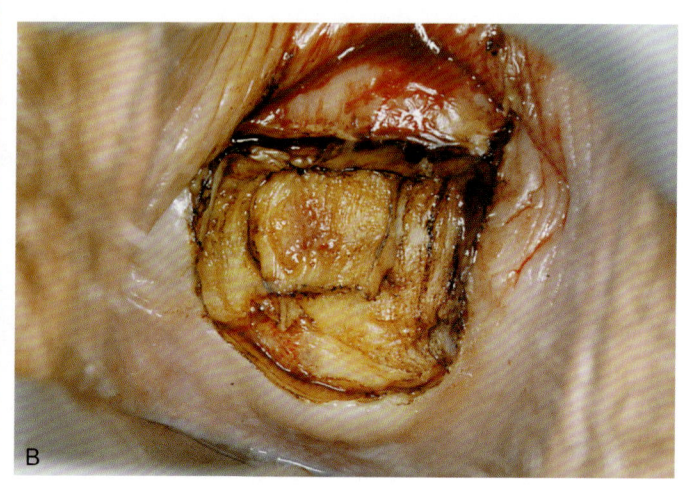

图 44-18　A. 将一个 5 mm 的环形电极置入子宫颈黏膜下（6 点方向）的间质中；B. 第 2 次切除（高 5 mm）。需将标本分开放置于固定液中。创面有一个顶帽，粗略估计圆锥形锥高 15 mm

六、联合锥切术

如果一个年轻的患者存在广泛的子宫颈外周上皮内瘤变，并且延伸至子宫颈管内，在阴道镜下无法见到病变边缘，这样的患者对于妇科医师而言，处理起来非常困难（图 44-19）。如果可以确定病变适当的边界和深度，可采用传统的技术进行宫颈锥切（图 44-20A 和 B）。联合锥切可以消除病灶，并留下更多的子宫颈间质和体积。为了获得更好的结果，这项技术必须使用 CO_2 激光实施。

需要在子宫颈上标记两套烙点：一套距子宫颈外口 3 mm，另一套位于鳞柱状上皮交界区。将进行高度为 1.0~1.5 cm 的狭窄锥形的切除（图 44-21A~C）。

接着，对子宫颈表面病变进行深度为 4~5 mm 的表浅激光气化（保证病变已采样，上皮病变性质已明确）（图 44-21D）。创面用大量生理盐水冲洗。

在后续 4~6 周，患者需每 2 周复诊一次，6 周后进行最后检查（图 44-22）。

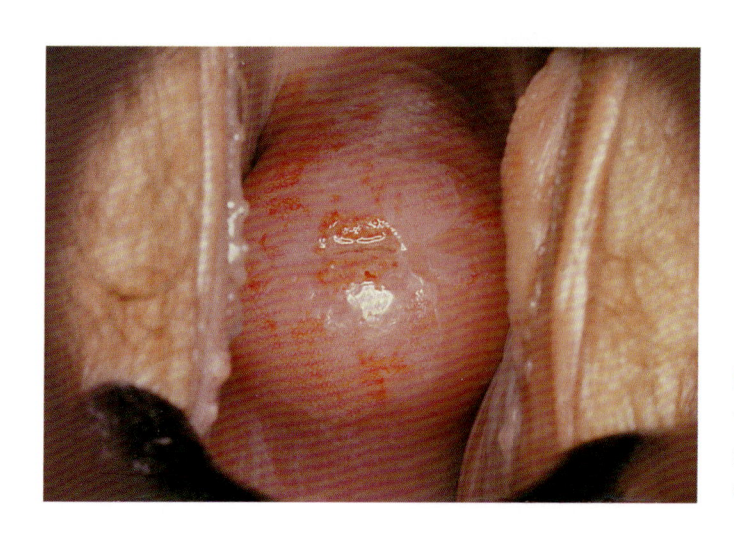

图 44-19　该子宫颈显示广泛的异常移行区。在白色背景下的异型血管，延伸至子宫颈管内、子宫颈外甚至到阴道后穹隆。用任何传统方法进行的宫颈锥切术都将很难进行

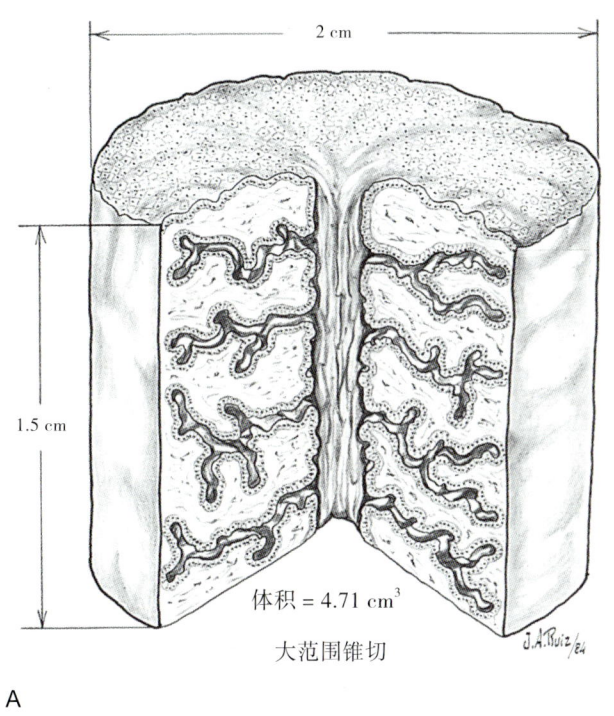

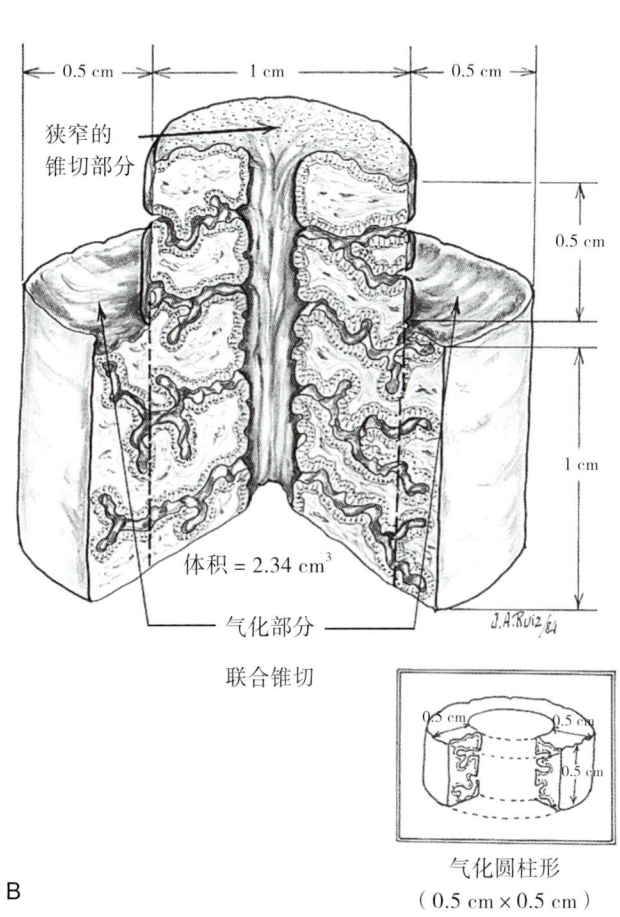

图 44-20 A. 图 44-19 患者的子宫颈情况量化评估示意图。1.5 cm×2.0 cm 圆柱锥切术导致组织损失约 4.73 cm³。B. 相比之下，激光联合锥形切除，联合切除一个较小的圆柱形区域，以及边缘较大范围的气化切除，总计切除组织体积为 2.43 cm³。切除和气化的联合将保留子宫颈的完整性

联合激光切除及气化

激光束

A

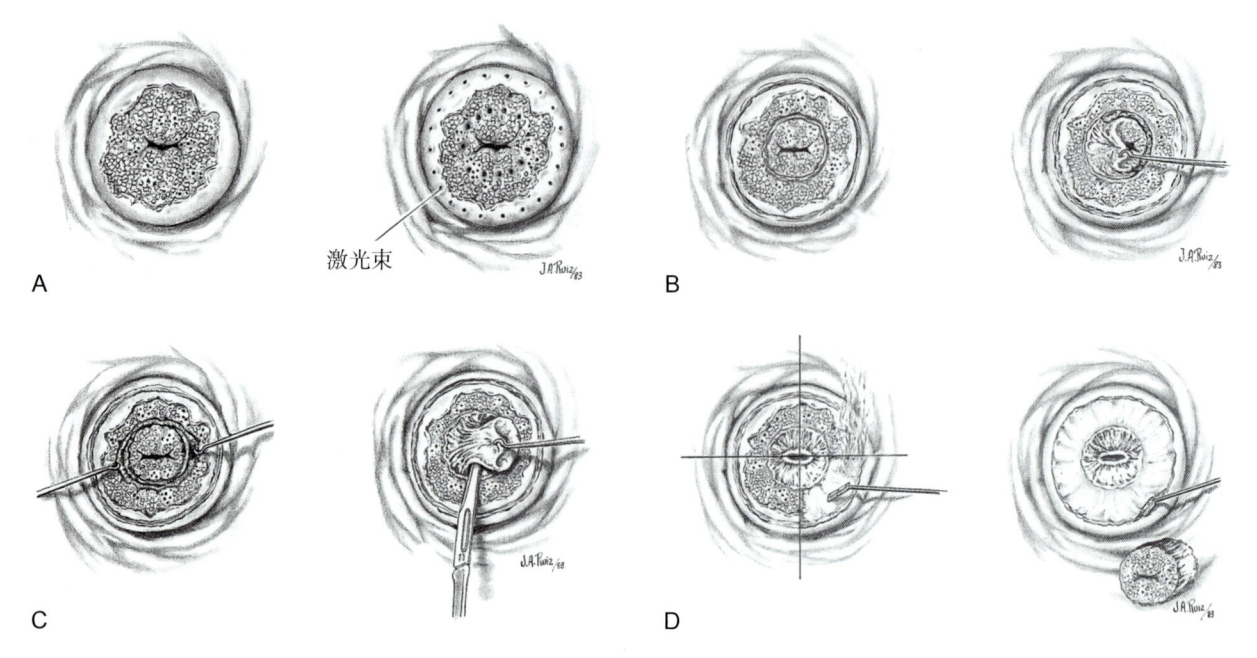

B

C

D

图 44-21　A. 进行联合锥切，需要使用 CO_2 激光。需要标记两套烙点。内环为较小的切割区域。外环为子宫颈外周待切除的异常移行区。B. 用激光束连接烙点画出内环及外环的轮廓。使用激光锥形切除组织（超脉冲及聚焦激光），如图 44-6~ 图 44-8 的描述。C. 切除中心（狭窄圆柱）锥高约 1.5 cm。子宫颈管边缘使用冷刀切除，标本需用固定液保存。D. 子宫颈外周用气化去除，靠近中心深度达 5 mm，周边范围为 2 mm。气化电凝可以去除子宫颈外周病变。注意切下的标本位于气化后的子宫颈下方

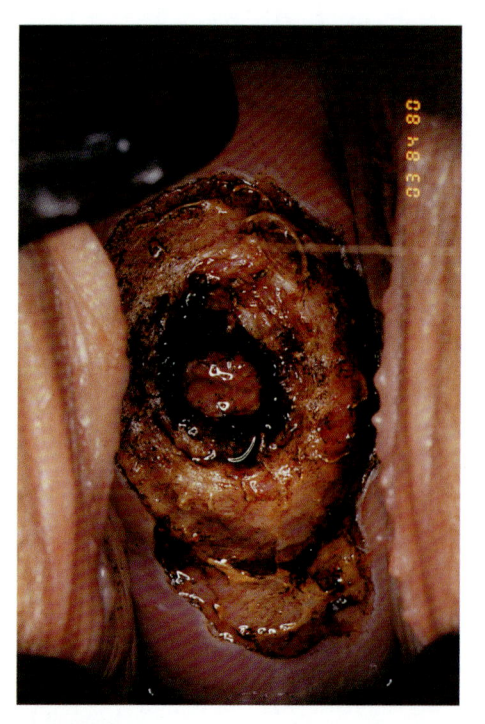

图 44-22　完成的联合切除。注意狭窄切除但完整的子宫颈外周气化区域，以及更深一些的中心锥形（圆柱形）腔洞。注意对周围异常移行区的汽化区域已延伸至阴道后穹隆

（赵　超　杨莹超　译　李明珠　魏丽惠　校）

第 45 章

宫颈息肉切除术

Michael S. Baggish

宫颈息肉通常是良性的，但需要切除并送病理检查。息肉大小不等（图45-1）。大息肉可能脱入阴道内（图45-2）。无论何种情况，息肉常伴有接触性出血或白带增多。较小的息肉，可用弯钳夹住息肉蒂，顺时针或逆时针方向旋转直至息肉分离（图45-3）。将蘸有Monsel液的棉签置于残余蒂的基底部进行止血。

大息肉伴蒂部基底宽或蒂部血管丰富，需要夹紧并缝扎切断血管，有时只需要结扎及切除（图45-4）。如果息肉蒂部不易显露，则应将子宫颈后壁切开以便观察。先在子宫颈后唇注射10~15 ml 1：100垂体后叶素溶液。然后用 CO_2 激光或针状电极，沿中线垂直切至内口下1 cm（图45-5A和B）。使用3-0薇乔线间断缝合子宫颈（图45-6A~D及图45-7）。

或者，对于位置较高的息肉（如附着于子宫颈内口水平），使用宫腔镜或针状电极可更易达到息肉蒂部。实际上，诊断性宫腔镜建议在息肉位置较高时进行，以区分宫颈息肉和脱垂的子宫内膜息肉。

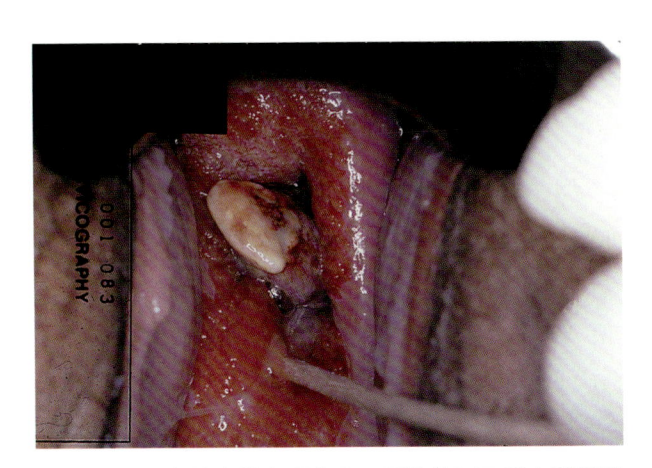

图 45-1　一个较小的宫颈息肉，用棉签下压子宫颈管壁将其显露

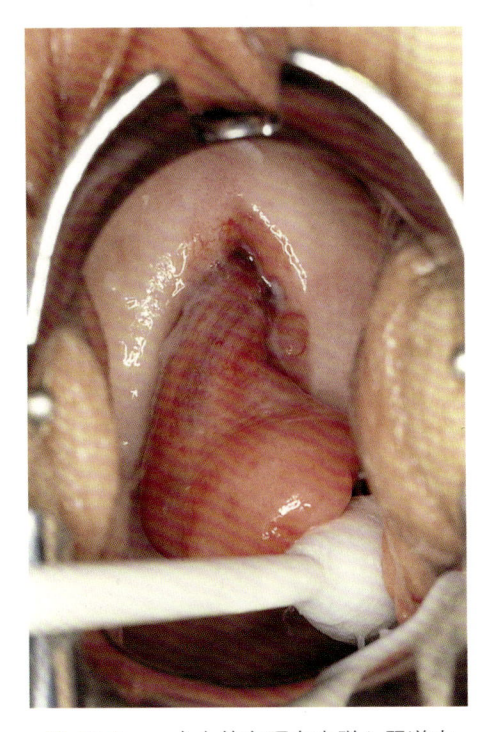

图 45-2　一个大的宫颈息肉脱入阴道内

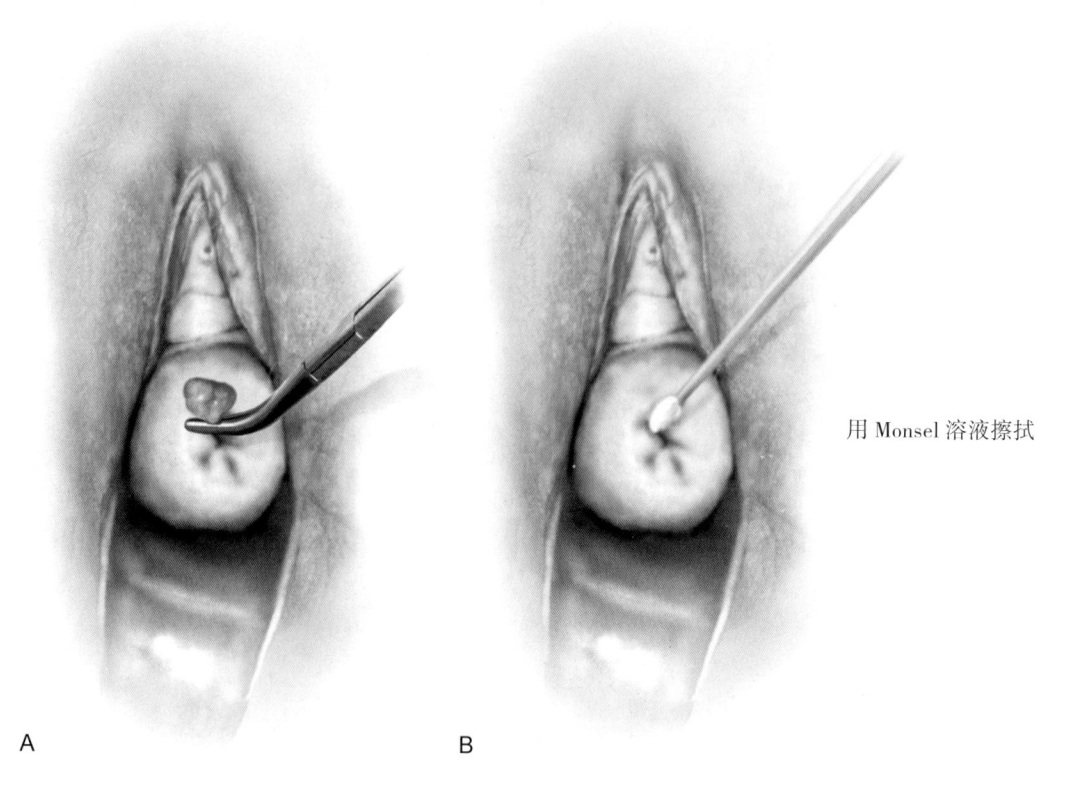

488　第三篇 ■ 第十部分 ■ 子宫颈手术

用 Monsel 溶液擦拭

A　　　　　　　　　B

图 45-3　将弯钳置于息肉蒂部并旋转，息肉与子宫颈管分离并送病理检查。将 Monsel 溶液涂于残留的蒂部以止血

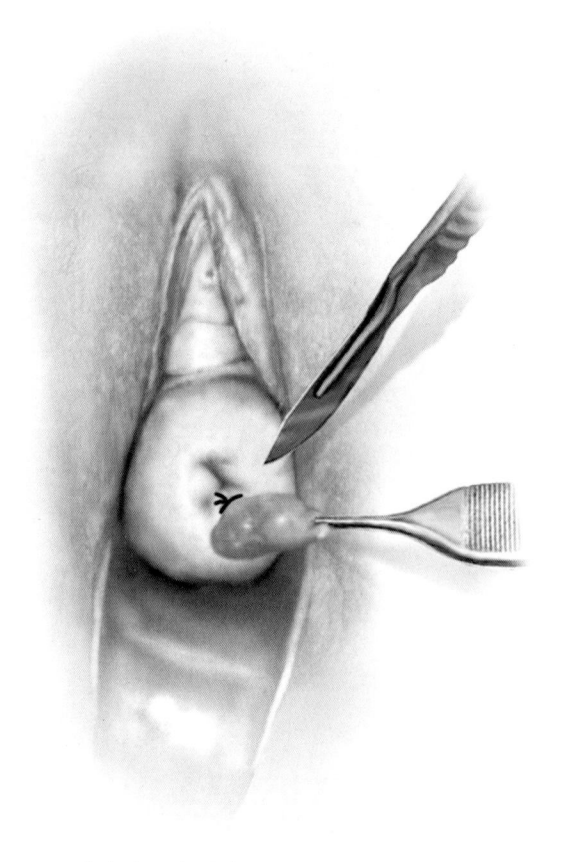

图 45-4　大息肉需牵引并缝扎基底部，然后切除

第45章 ■ 宫颈息肉切除术 489

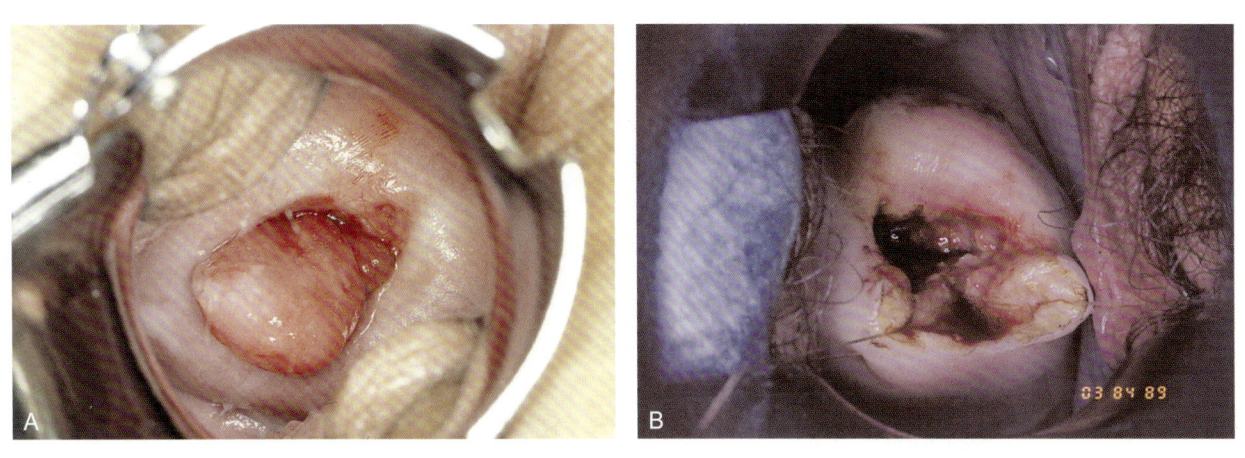

图 45-5　A. 大息肉无法见其蒂部；B. 子宫颈后唇被切开以显露息肉蒂部

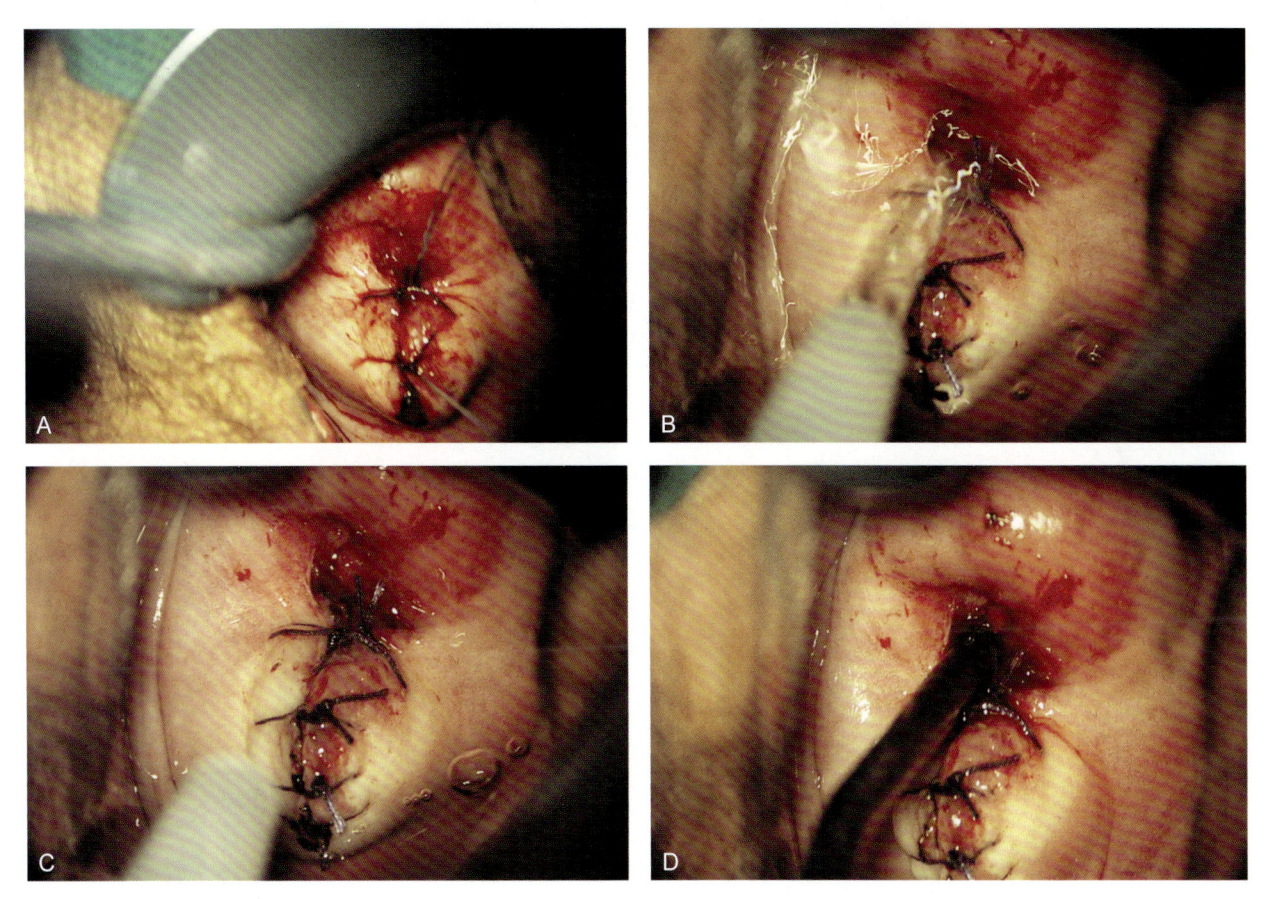

图 45-6　A. 在子宫颈管中可以看到息肉底部的结扎。用两根 0 号薇乔线缝合之前被打开的子宫颈后唇。B. 在切除息肉后用生理盐水充分冲洗创面。C. 子宫颈后唇一共缝合 4 针。D. 探查子宫颈管以确保无宫颈狭窄形成

注射垂体后叶素

A

B

CO_2 激光

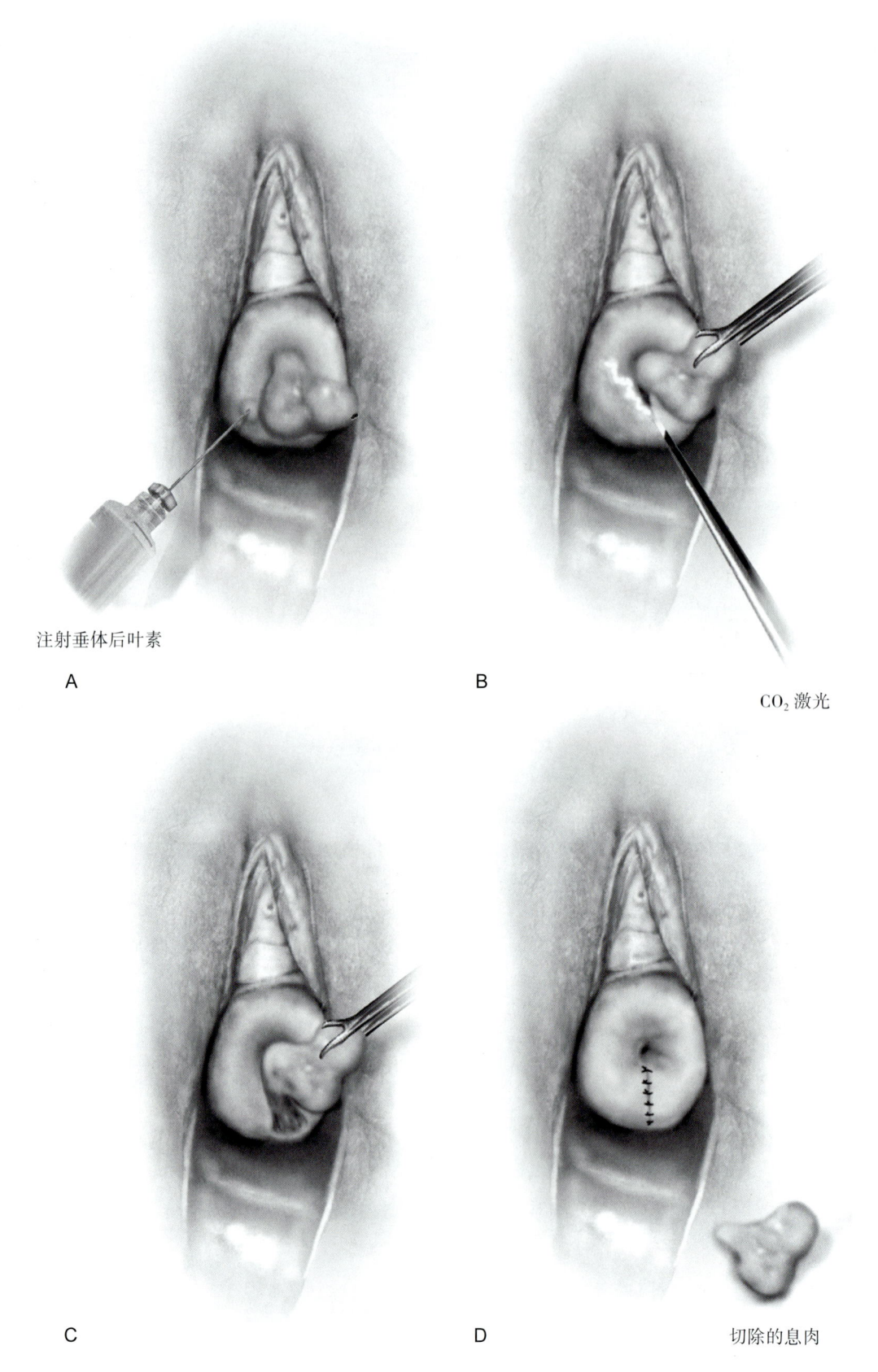

C

D

切除的息肉

图 45-7 A. 将垂体后叶素注射到子宫颈后唇；B. 用激光切开子宫颈后唇；C. 缝扎息肉基底，以准备将其从子宫颈上切除；D. 切下的息肉标本及后唇修补后的子宫颈

（赵　超　杨莹超　译　魏丽惠　校）

第46章

子宫颈管狭窄松解术

Michael S. Baggish

子宫颈管狭窄是指子宫颈管瘢痕形成，而使得其直径<1 mm。狭窄程度从轻微 2 mm 至比针孔小的 0.5 mm（图 46-1A~C）。偶尔，狭窄的子宫颈外口只能见到隐窝状凹陷。子宫颈管狭窄的原因一般是由于分娩损伤、冷刀锥切、电切手术、激光手术、冷冻手术或截断术所继发引起，而子宫颈黏液腺体减少。刮宫术，创伤性的宫颈管吸引，宫颈管搔刮常导致子宫颈外口粘连或轻微的狭窄，而很少导致真性的子宫颈管狭窄。

子宫颈管狭窄的诊断需在阴道镜下进行，通过使用一个两头直径分别为 2 mm 及 1 mm 的小探针（小型 Hegar 扩张器）探入子宫颈管（图 46-2）。如果需要，可以使用更细的泪腺探针探子宫颈管是否与子宫腔相通。

子宫颈管狭窄最简单的治疗措施是轻轻地逐渐扩张子宫颈管。最好先使用小型 Hegar 扩张器，而后逐渐加大扩张器直径。该步骤需要在门诊每周重复进行，共 4 周。患者需要复诊，如果有必要，每个月重复扩张，共 6 个月。这种方法对轻微狭窄有效，但在严重的病例中，治疗效果不佳。

严重的子宫颈管狭窄可以通过去除纤维化组织，找到可见的腺细胞腔，最后扩大子宫颈管来实现。这项操作需要精密的显微外科手术，可通过显微操作器与手术显微镜耦合的超脉冲 CO_2 激光器来完成。必须使用小直径激光束（1 mm）。

如果在阴道镜放大之下可以见到子宫颈管开口，可以将小探针插入并轻轻向前通过子宫颈管。之后，向子宫颈注入 1∶100 稀释后的垂体后叶素溶液。将激光功率调至 10~12 W 超脉冲模式，在子宫颈管开口周围打出标记点（图 46-3A 和 B）。气化去除周围瘢痕组织，直到看见橙红色的子宫颈管黏膜（图 46-4）。此时，子宫颈管被激光沿中线到边缘切除，分为两部分（图 46-5A 和 B 及图 46-6A）。可将湿棉签插入子宫颈管内（图 46-6B）。之后，将激光功率减至 5~10 W，用激光束灼烧子宫颈管黏膜下方边界，从而使其外翻（图 46-6A）。使用温盐水冲洗炭化的无活性组织。

术后，需每天使用 5 mg 结合雌激素（倍美力）至术后 30 天（图 46-7）。

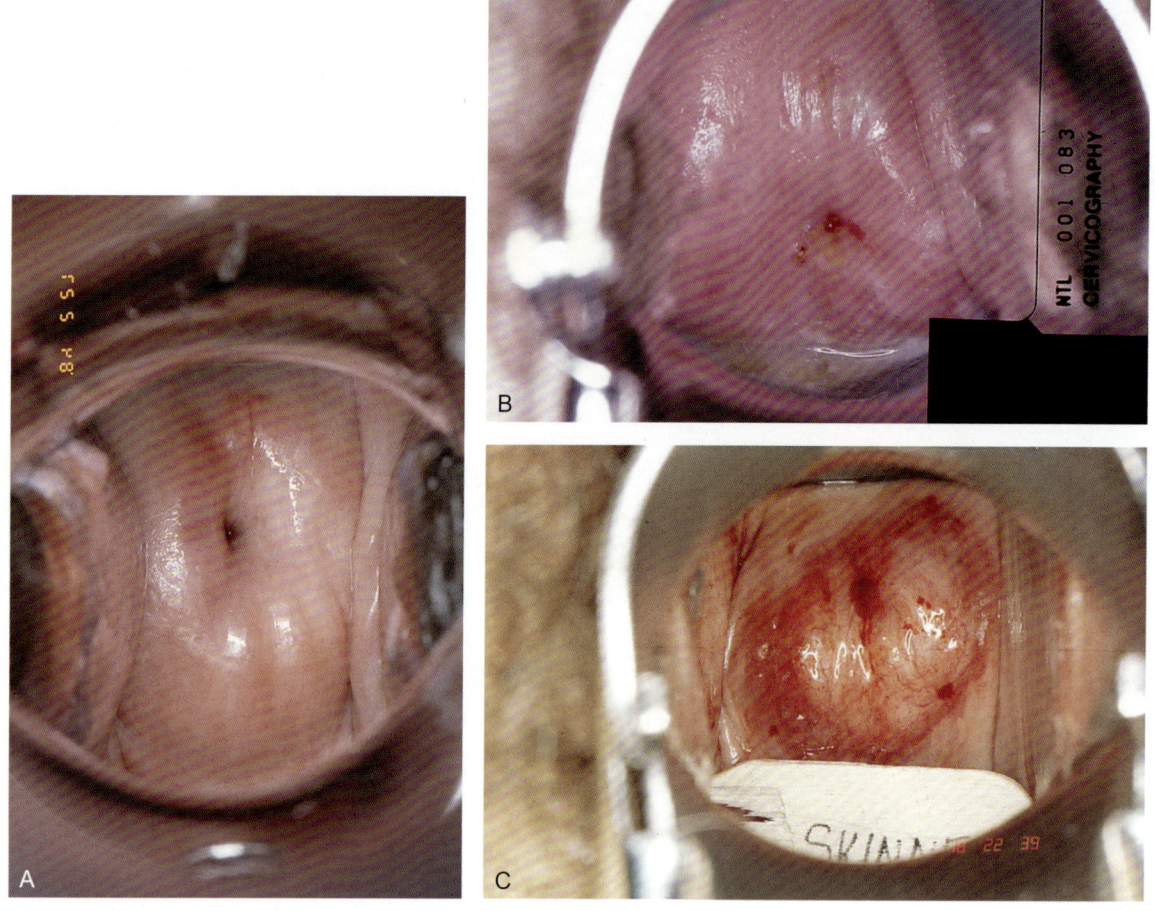

图 46-1 A. 锥切后的子宫颈，长度缩短约 30%，子宫颈管中度狭窄。B. 重度狭窄。子宫颈外口位于隐窝处，可见血液。C. 非常严重的狭窄。在子宫颈中央可见如针头大小的开口

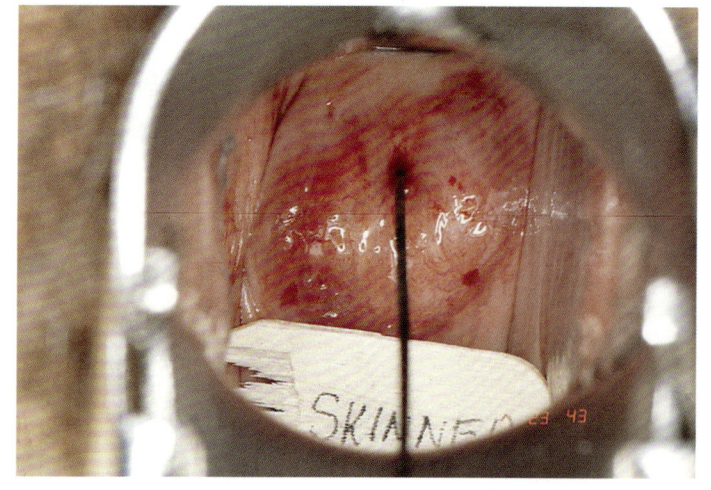

图 46-2 将小型 Hegar 扩张器插入子宫颈外口，尝试扩张子宫颈管的小开口

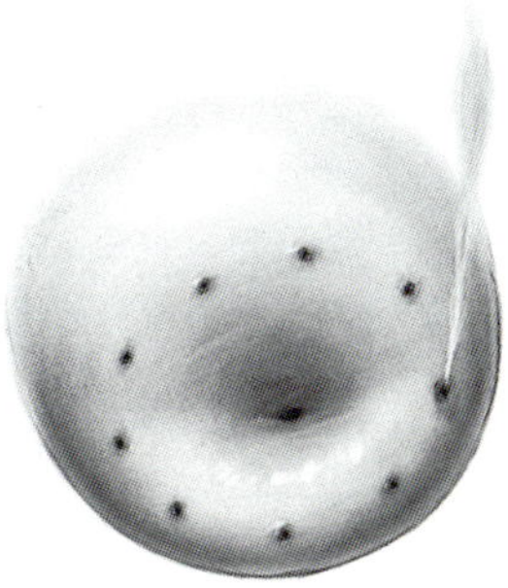

第 46 章 ■ 子宫颈管狭窄松解术 493

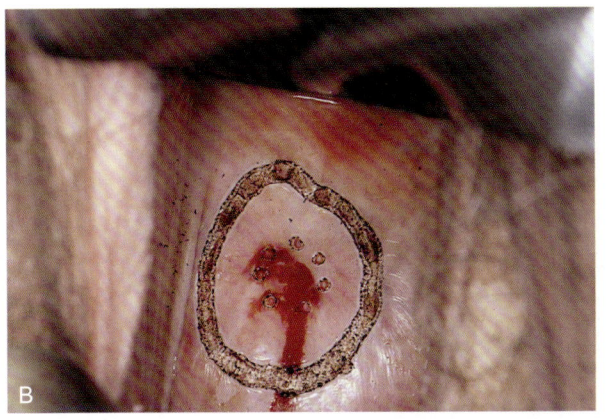

图 46-3 A. 注射垂体后叶素后，应用超脉冲激光灼烧标记点为重建子宫颈管做准备；B. 连接成环形的标记点距离子宫颈管狭窄的开口 3~5 mm。此步骤的目的是去除周围致密的瘢痕化的子宫颈组织以重建子宫颈

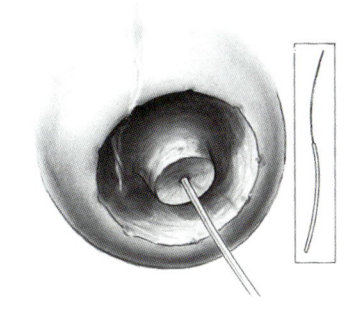

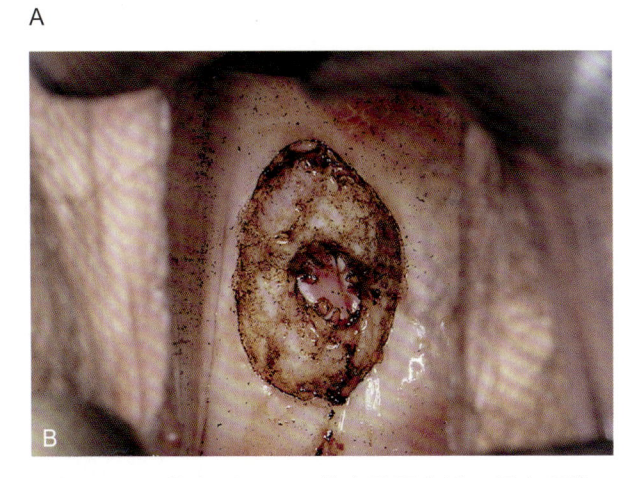

图 46-5 A. 将小型 Hegar 扩张器再次插入子宫颈管；B. 一旦子宫颈管与周围瘢痕组织分开，可用更大号的探针扩张子宫颈管。注意现在可以容纳 2 mm 的扩张器

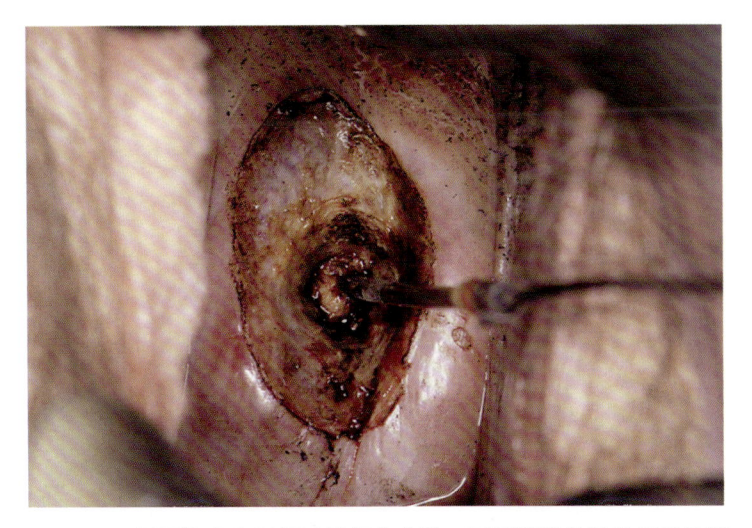

图 46-4 周围的瘢痕组织已被气化去除。可见到并触及瘢痕下柔韧的组织

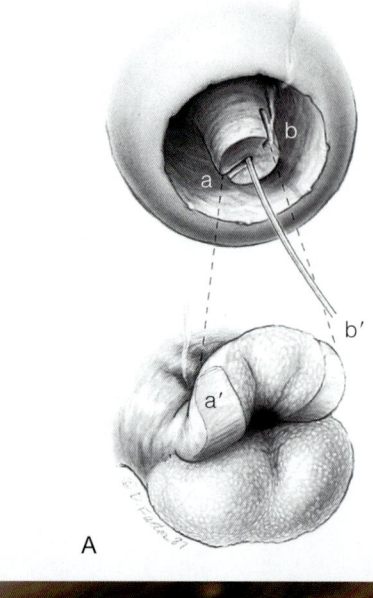

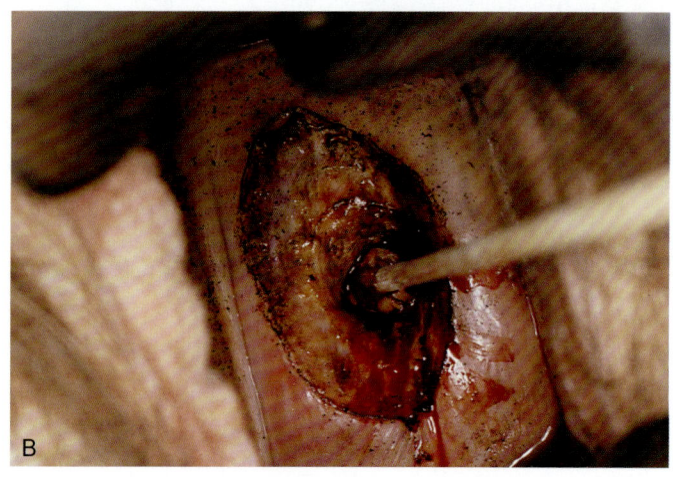

图46-6 A.可见红色的子宫颈管黏膜。应用激光束聚焦切除,子宫颈管从1点(b)至7点(a)被打开。然后将激光束直径扩大至2 mm,功率调至5~10 W,直接灼烧黏膜下方,使黏膜外翻。a'.原7点位置切缘;b'.原1点位置切缘。B.可将湿棉签插入子宫颈管内

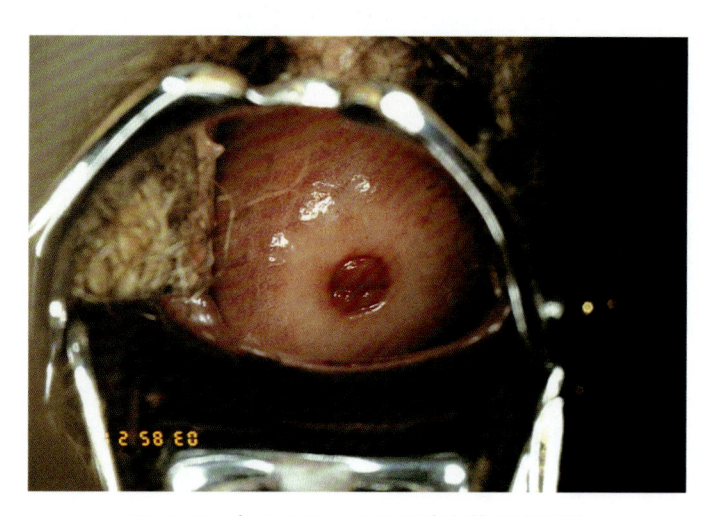

图46-7 术后6周,可见无狭窄的子宫颈管

(赵 超 杨莹超 译 李明珠 魏丽惠 校)

第47章

宫颈环扎术

Michael S. Baggish

宫颈功能不全是指在妊娠中期或妊娠晚期的早些时候出现无痛性子宫颈扩张及子宫颈管缩短（图47-1）。一般伴随着羊膜脱出子宫颈，并最终在伴或不伴胎膜破裂的情况下娩出胎儿（图47-2）。宫颈功能不全的诊断主要取决于与无痛性分娩及宫颈扩张相关的一次或多次流产的产科病史。

一旦怀疑此诊断，就必须决定是否环扎子宫颈。大多数子宫颈环扎术经由阴道进行。

宫颈环扎术（Shirodkar术式）的目的是重建子宫颈，使其处于不扩张的状态，并延长子宫颈管的长度。一般来说，术中使用不可吸收缝线环扎于子宫颈内口或内口水平之上。如果需要增加子宫颈管的长度，则需要将一部分子宫颈峡部在术中缝扎。这将消除子宫颈管上部黏膜的漏斗效应并增加1~2 cm的子宫颈管长度。必须将阴道与子宫颈分离，并在靠前上方操作，避免损伤远处的输尿管（在子宫膀胱交界处）。输尿管位于阴道前方，并越过阴道前外侧穹窿处进入膀胱底（膀胱三角区）。

在阴道后穹窿放置大小合适的阴道拉钩以显露子宫颈。将小型Dever拉钩置于阴道两侧穹窿，指状（小的Richardson）拉钩置于阴道前穹窿。使用0号薇乔线先在子宫颈的3点、9点位置8字缝合以牵拉子宫颈（图47-3A）。缝线不应过于深入侧穹窿，以免损伤输尿管。缝线需在子宫颈上并朝向阴道方向。

之后，在子宫颈前唇阴道反折位置注射10~20 ml生理盐水以创造切开空间。对子宫颈后唇也重复同样步骤。用手术刀切开长约2 cm的阴道反折。阴道黏膜很容易与子宫颈分开。对后唇重复相似的步骤。现在可将阴道拉钩置于子宫颈和阴道之间（图47-3B和C）。

需要将两头连有双针的Mersilene带引入子宫颈前唇切口中以完成子宫颈内口水平或内口水平以上的环扎。针在阴道及子宫颈间滑动，相对应地，分别穿过右侧和左侧，在后唇切口中穿出（图47-3D）。绑带在子宫颈后唇打结，注意不要过度拉紧，以免切入子宫颈组织中，甚至更严重的会穿破子宫颈。避免这种情况，可以通过在子宫颈管置入一个金属导管或坚硬的橡胶导管，从而让绑带沿导管打结（图47-3E）。应将3-0聚丙烯缝线分别放置在子宫颈前、后唇，并将绑带和子宫颈固定，以免绑带脱位。黏膜切口可以用2-0薇乔线单纯间断缝合（图47-3F）。

McDonald最初认为，可用4号编织丝线缝扎子宫颈，从子宫颈前唇开始（12点方向），从阴道皱襞过渡至平滑的子宫颈黏膜处，依次顺时针或逆时针环绕子宫颈缝合子宫颈外周组织，分别穿过3、6、9点位置直到回到12点位置（图47-4A和B）。此时，助手配合将示指或小指置于子宫颈管中拉紧缝线，并确保打3~4个线结（图47-4C）。尽管McDonald认为子宫颈阴道交界处等同于子宫颈内口，但实际上，交界处位于内口下方（图47-4C,插图）。在子宫颈内口处缝合意味着缝线进入阴道前壁，存在损伤输尿管和膀胱的可能。现在，2号聚丙烯缝线及Mersilene带在环扎技术中应用更普遍。

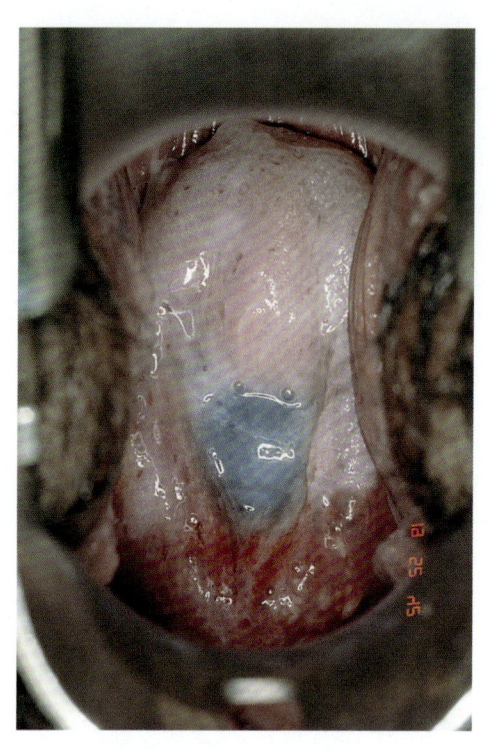

图47-1 患者由于异常的子宫颈细胞学涂片而行阴道镜检查。子宫颈口张开,并且可以见到子宫颈管扩张缩短。可以很明显地看到淡蓝色的羊膜

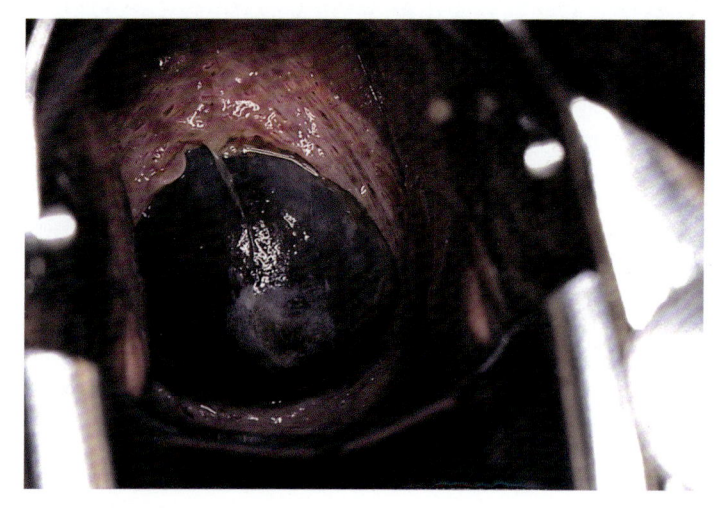

图47-2 进展迅速的无痛性分娩。子宫颈口扩张约5 cm并接近完全扩张,羊膜脱入阴道

第 47 章 ■ 宫颈环扎术 497

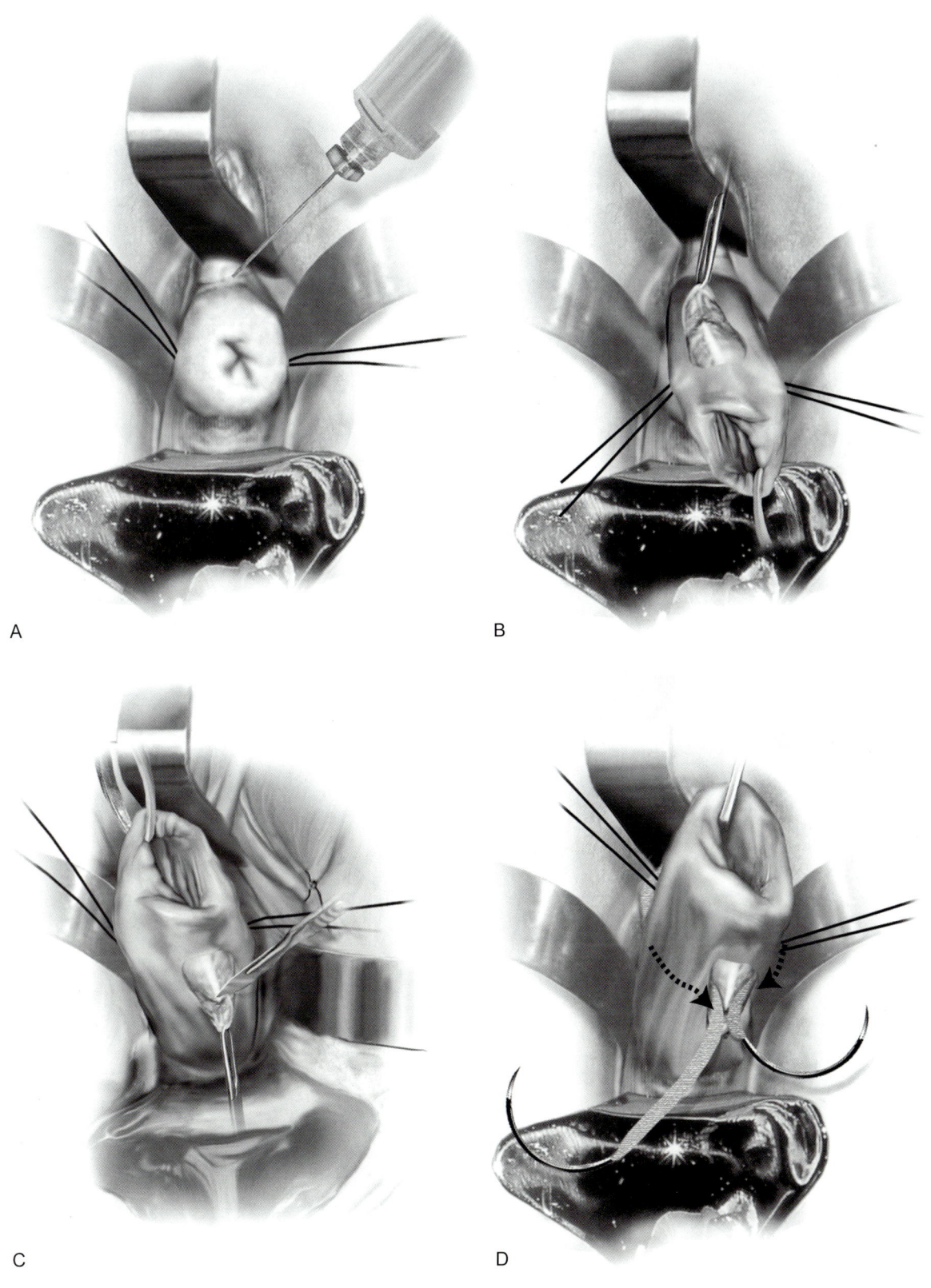

图 47-3 A. 阴道上子宫颈环扎术（Shirodkar 环扎术）。子宫颈使用 2 根 0 号薇乔线在子宫颈阴道反折处 3 点和 9 点方向缝扎以固定子宫颈。在子宫颈黏膜下方注射 10~20 ml 生理盐水以创造一个可以切开的环境。B. 在子宫颈前唇表面 12 点方向做一个横行 2 cm 的切口，往下牵引耻骨宫颈筋膜。向上推开膀胱（膀胱位于子宫颈上方）。C. 相似地切开子宫颈后唇表面。在该病例中，需要切开直肠子宫陷凹，使子宫颈与其分开。D. 带着两根大弯针的 Mersilene 带分别从两侧经过子宫颈前唇切口，从后唇切口穿出。现在子宫颈完全被 Mersilene 带环绕

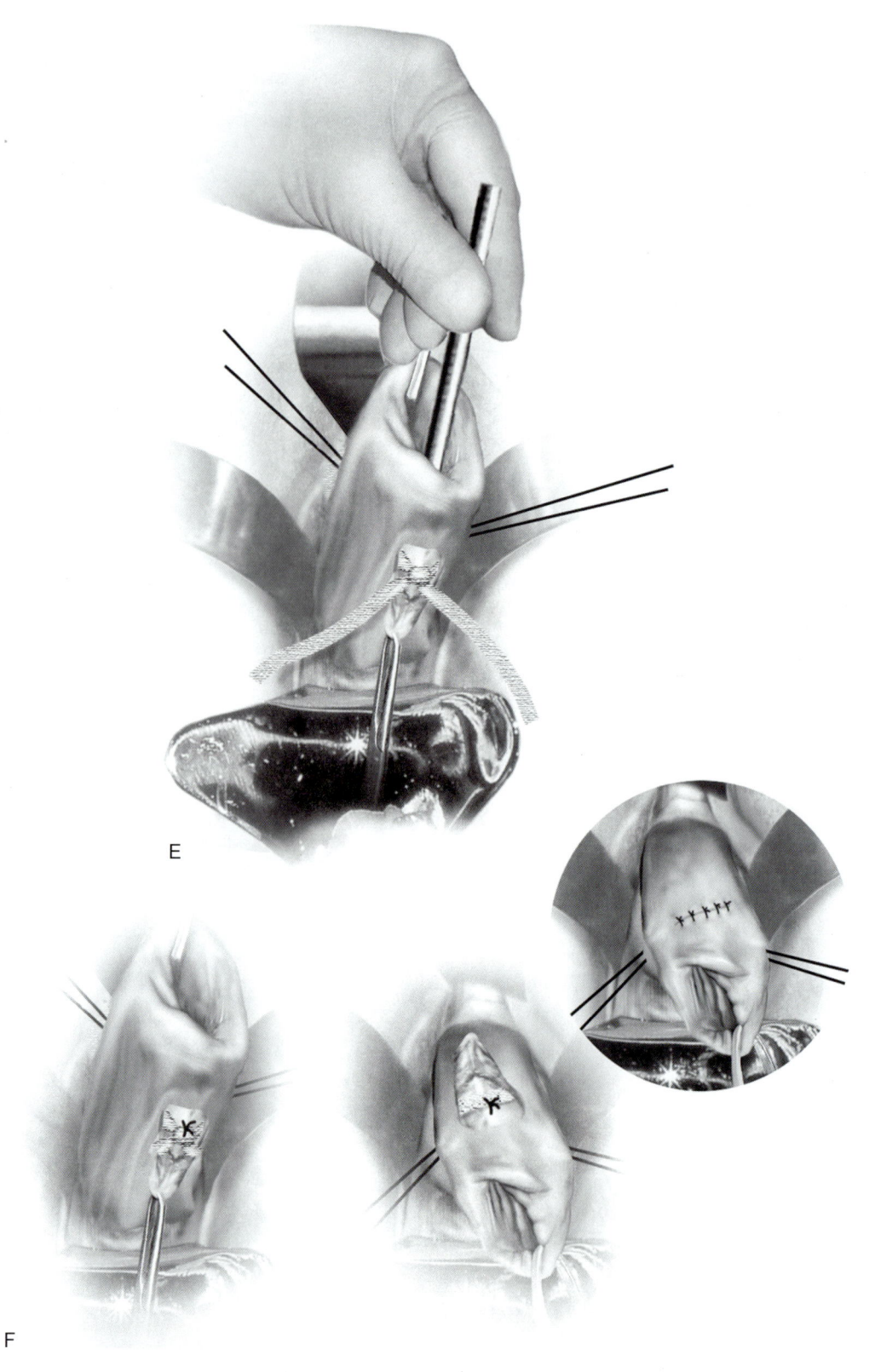

图 47-3 续 E. 剪去弯针，将绑带绕过橡皮导管并在 6 点的方向系紧，该导管已置于子宫颈管内；F. 用 3-0 尼龙线分别在子宫颈前、后唇将绑带与子宫颈表面固定在一起，防止绑带移位。最后，切口用 2-0 薇乔线连续或间断缝合

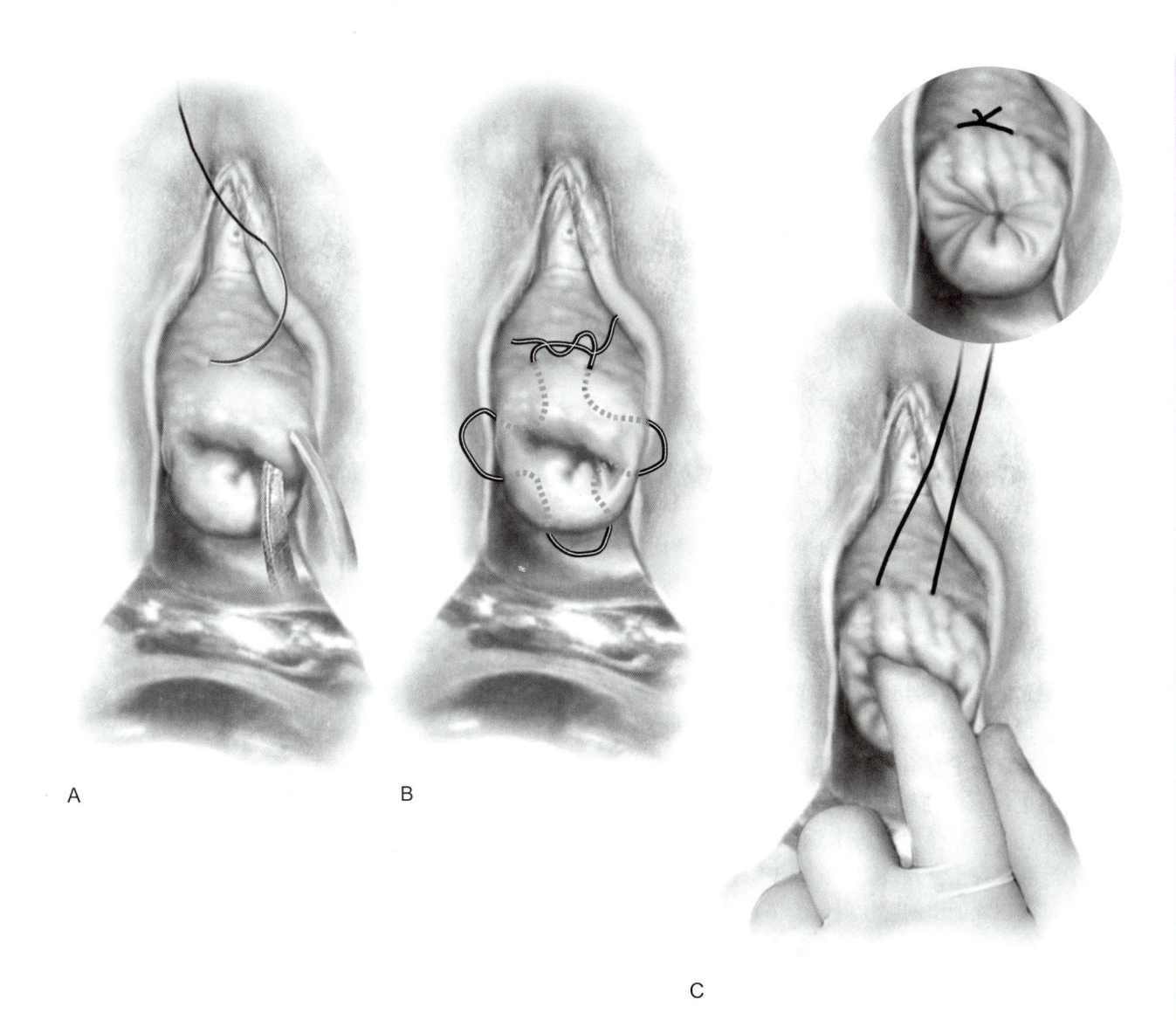

图 47-4 子宫颈阴道环扎术（McDonald 环扎术）。子宫颈的前唇用宫颈钳固定。A. 将 2 号聚丙烯缝线从子宫颈前方开始，在子宫颈阴道黏膜交界处之下缝合。B. 分段顺时针缝合子宫颈一周，确保缝线位于子宫颈黏膜和基质中。C. 绕过助手手指拉紧缝线。这样防止缝线过紧，切伤子宫颈组织。插图所示为最后缝合完毕的褶皱的子宫颈表面（荷包式或烟草袋缝合效果）

（赵 超 杨莹超 译 魏丽惠 校）

第 48 章

宫颈残端切除术（宫颈切除术）

Mickey M. Karram, Michael S. Baggish

宫颈残端是指在子宫次全切除术后残留的子宫颈部分（图 48-1）。历史上，子宫颈水平以上的子宫次全切除一般在不利的情况下进行，比如，需要快速终止的手术（复杂妊娠等）。然而，近年来，外科医师选择性地进行腹腔镜下或机器人子宫次全切除术。随之而来的宫颈残端切除或子宫颈切除术，需在某些因素，如持续出血、脱垂、疼痛或子宫颈疾病情况下进行。

经阴道宫颈残端切除有一些固定步骤。虽然打开腹膜腔并非必需，但需要优先保证完全切除子宫颈，闭合直肠子宫陷凹，悬吊阴道以防脱垂。宫颈残端用单齿宫颈钳钳夹并向下牵引。用 25 号针头连接 10 ml 三环注射器将 1∶100 稀释后的垂体后叶素溶液注入子宫颈及阴道黏膜下。这样可以形成一个可供切除的空间。注射区为子宫颈周围（图 48-2A）。使用手术刀，在阴道和子宫颈交界处下方环形切开子宫颈黏膜（图 48-2B）。向前仔细游离膀胱，向上推开阴道及输尿管，使其远离子宫颈（图 48-2C 及图 48-3A）。直肠子宫陷凹及直肠可在子宫颈后方游离开（图 48-3B）。子宫主韧带下部可用 Zeppelin 钳钳夹（图 48-2D 及图 48-4）。确认并钳夹子宫骶韧带（图 48-2E 及图 48-5）。切断钳夹组织，并用 0 号薇乔线缝合。持续向下牵拉子宫断端，直到子宫颈在后方彻底与直肠分离（直肠阴道间隙可以钝性分离）（图 48-6）。膀胱有可能与残端粘连，此时可能需要锐性分离膀胱与子宫颈（图 48-7）。用组织剪从膀胱方向朝子宫颈方向小心剪开组织。剪下并移开残端（图 48-2F，图 48-8 和图 48-9）。将子宫主韧带及子宫骶韧带残端分别缝至阴道两侧，然后用 0 号薇乔线间断水平缝合阴道残端。如果存在脱垂，应进行阴道后穹隆悬吊术（第 51 章和第 53 章）。

需要注意的是，应知道在宫颈残端切除术中，膀胱腹膜也许就在宫颈断端上方，向后下缝合膀胱腹膜将会覆盖残端并使其腹膜化。相反，为了同样的目的，需要向前缝合乙状结肠腹膜。

第 48 章 ■ 宫颈残端切除术（宫颈切除术）　501

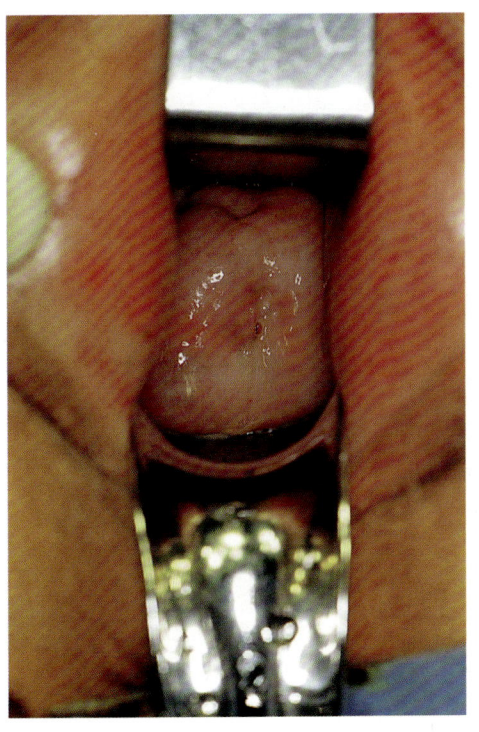

图 48-1　在腹腔镜子宫次全切除术后，子宫颈仍保持在原位。患者后续因持续异常白带及接触性出血需要行子宫颈残端切除术

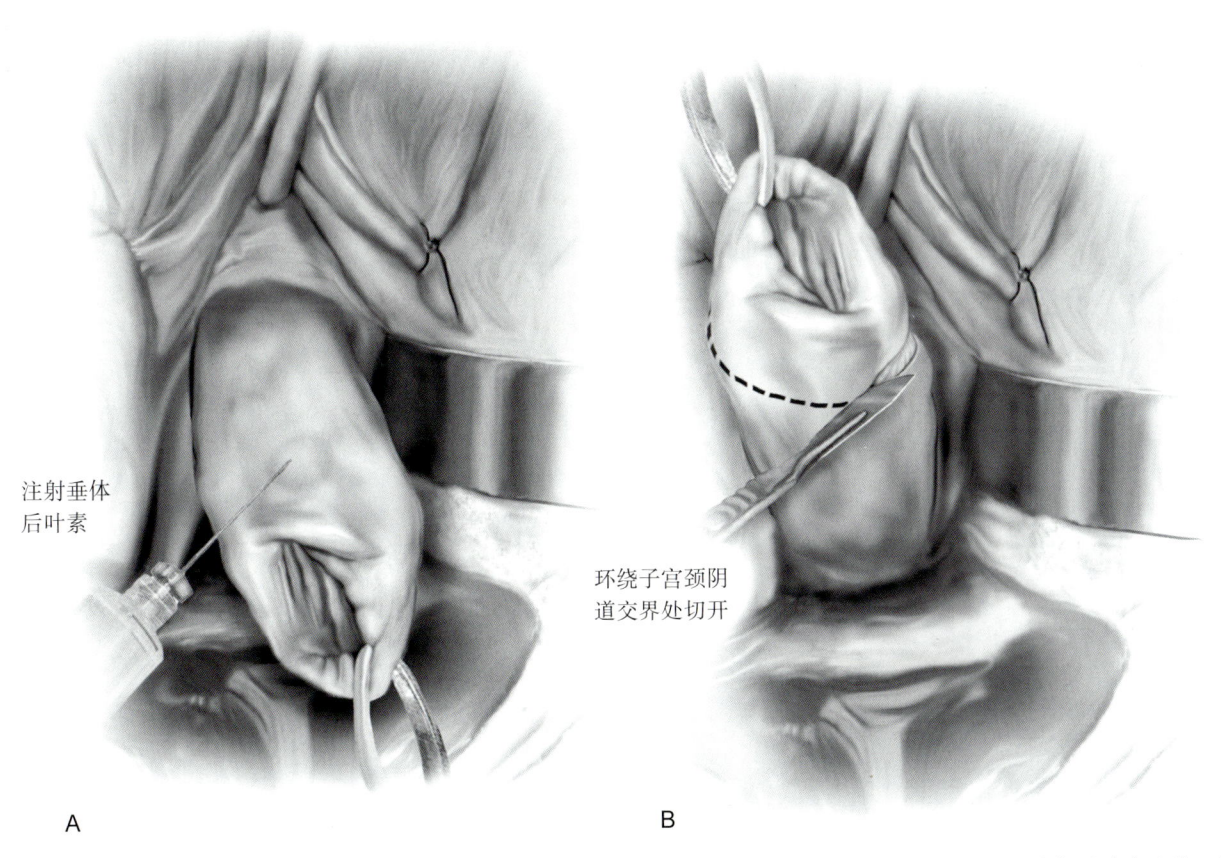

注射垂体后叶素

环绕子宫颈阴道交界处切开

A　　　　　　　　　　　　　　B

图 48-2　A. 使用宫颈钳钳夹子宫颈并向下牵拉。将细针刺入黏膜下，在 12 点位置注射 1:100 垂体后叶素溶液，继续注射至环绕宫颈一周。B. 在距离子宫颈外口 5~10 mm 处环形切开子宫颈黏膜

向前分离

钳夹并切断子宫主韧带

C

D

钳夹并切断
子宫骶韧带

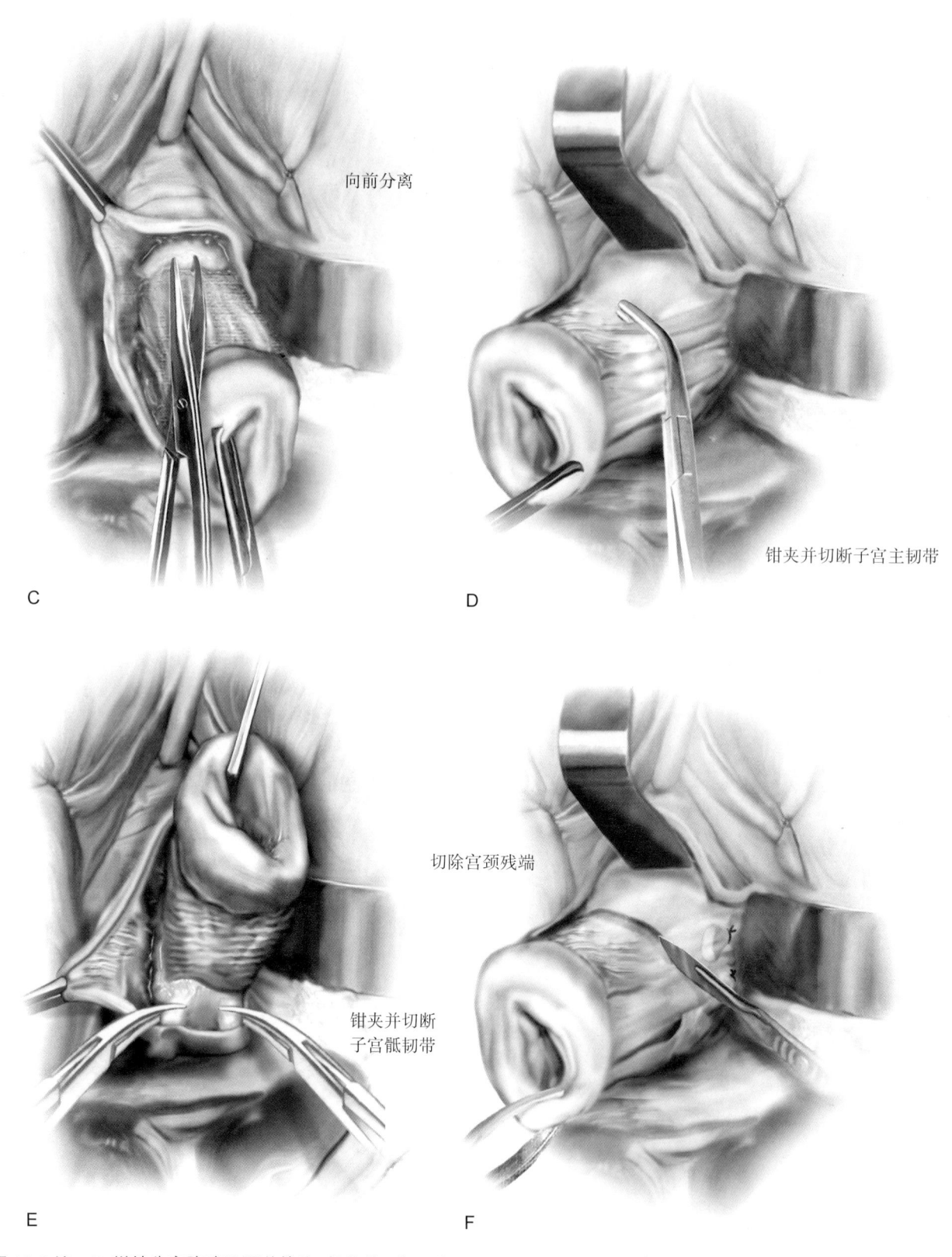

切除宫颈残端

E

F

图48-2续　C.锐性分离膀胱及阴道前壁,相似地,将阴道后壁及直肠子宫陷凹与子宫颈分开。D.钳夹子宫主韧带下部。E.同样处理子宫骶韧带:钳夹、切断及缝合。F.处理宫颈残端的韧带及血管后,宫颈残端用尖刀或剪刀从原位置切除

第 48 章 ■ 宫颈残端切除术（宫颈切除术） 503

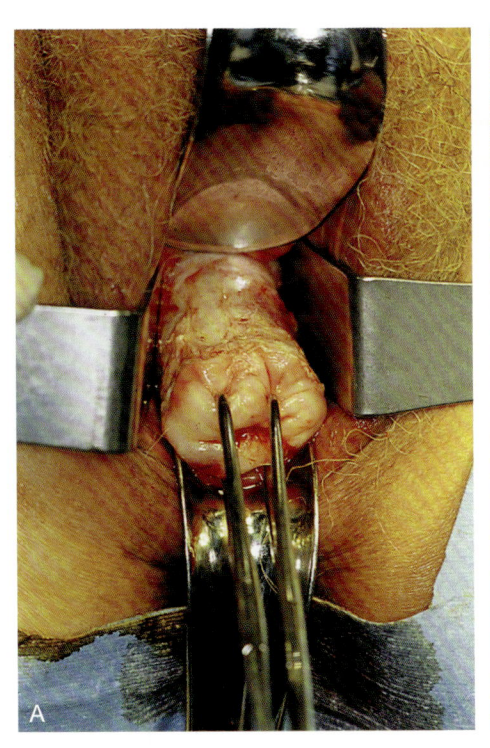

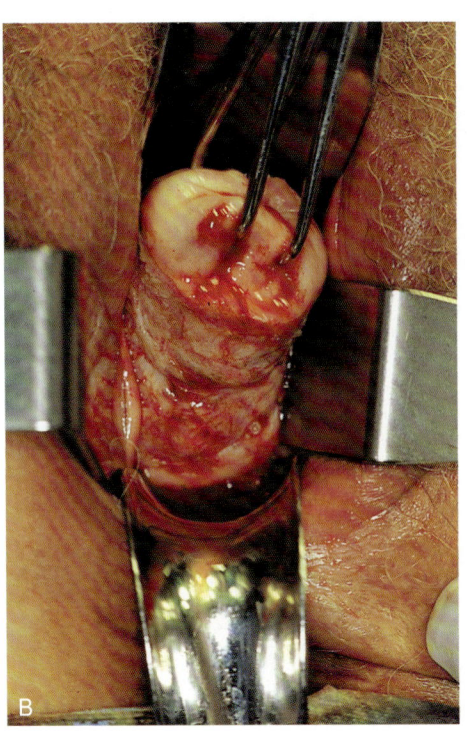

图 48-3　A. 使用组织剪将膀胱从子宫颈前方分离。注意保持子宫颈的向下张力。B. 将直肠子宫陷凹和直肠从子宫颈后方分离。注意向上方牵引子宫颈，以利于后方分离

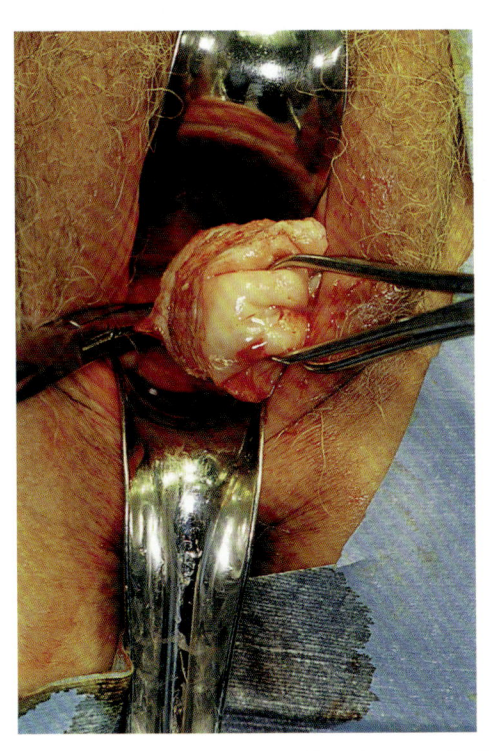

图 48-4　子宫主韧带被钳夹、切断，并用 0 号薇乔线缝合

图 48-5　子宫骶韧带被钳夹、切断并缝合

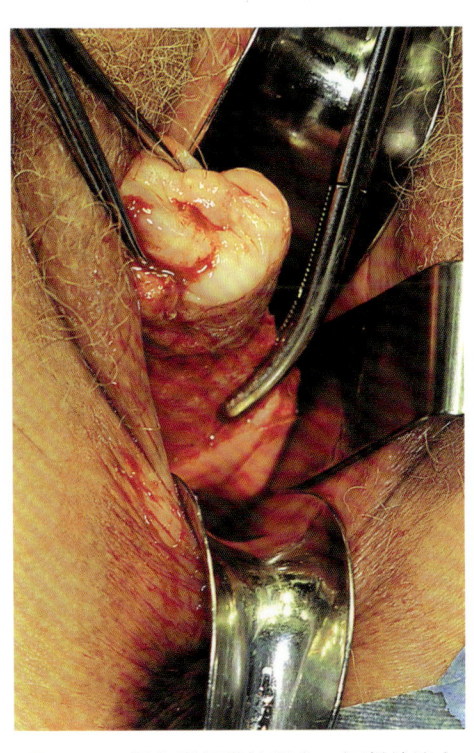

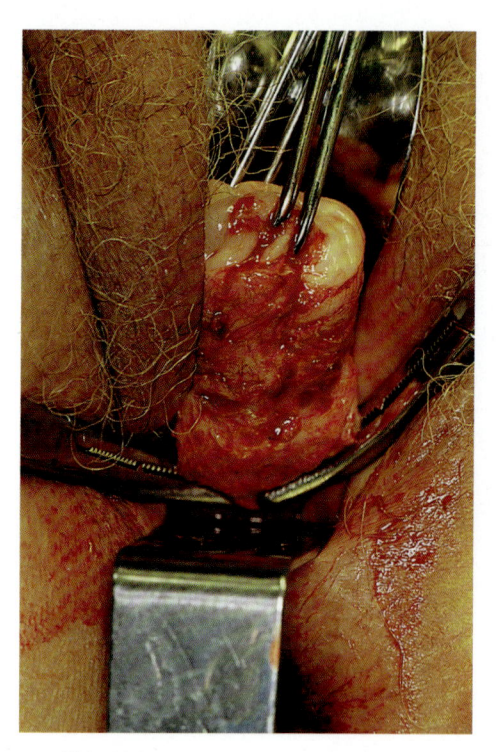

图 48-6 横行钳夹子宫颈顶端。注意直肠已从子宫颈后方完全分开

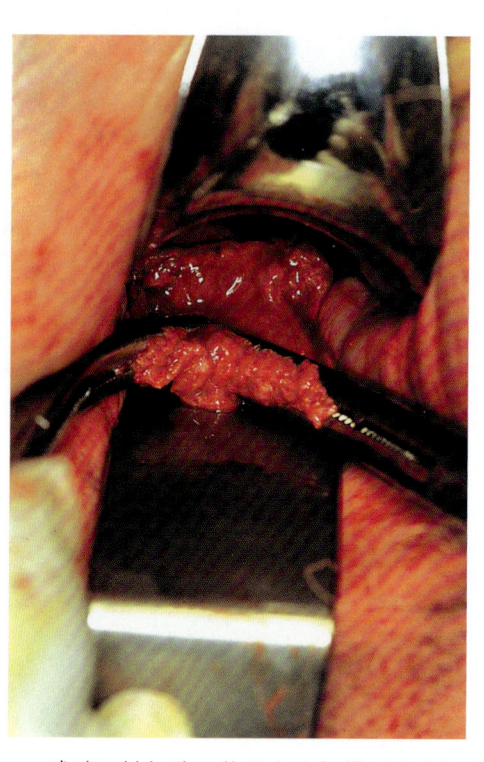

图 48-8 残端已被切除。将子宫主韧带剩余的部分用 0 号薇乔线或聚对二氧环己酮缝线（PDS）缝合

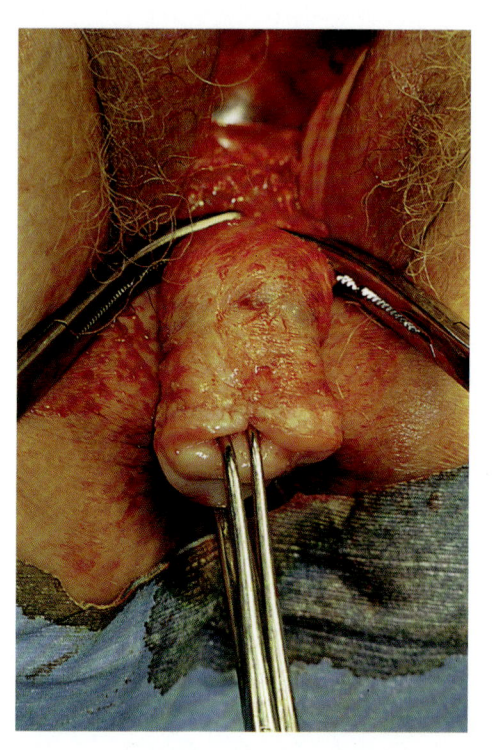

图 48-7 将膀胱及输尿管推向上方，为弯钳钳夹提供空间

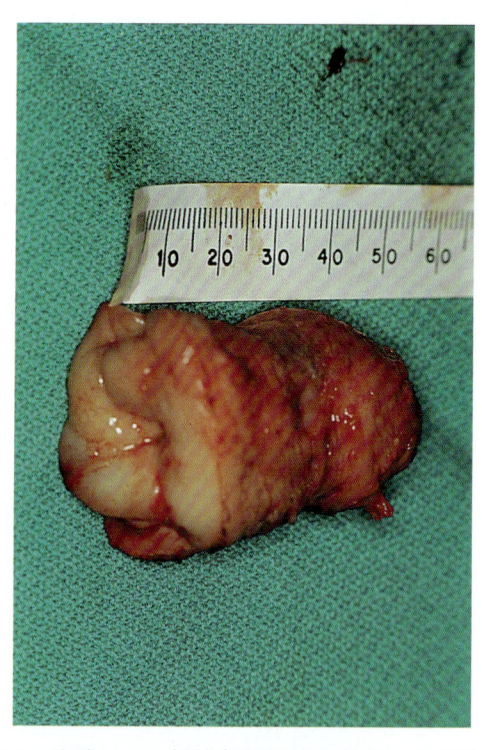

图 48-9 取出 4 cm 长的断端送病理检查。如果存在或可疑存在子宫颈上皮内瘤变，可将子宫颈类似锥切标本连续切片进行检查

（赵　超　杨莹超　译　魏丽惠　校）

第十一部分

阴道手术

第 49 章　阴道解剖 / 506

第 50 章　阴道前后壁解剖支持 / 523

第 51 章　阴式子宫切除术 / 531

第 52 章　膀胱膨出、直肠膨出和小肠膨出的阴道修补术 / 560

第 53 章　阴道穹窿脱垂的自体组织修补术 / 605

第 54 章　治疗盆腔器官脱垂的封闭式手术 / 636

第 55 章　用于纠正压力性尿失禁的尿道中段合成吊带手术 / 644

第 56 章　尿失禁和盆腔器官脱垂手术后合成网片并发症的规避和处理 / 680

第 57 章　生物材料耻骨阴道吊带治疗压力性尿失禁 / 689

第 58 章　阴道壁良性病变 / 704

第 59 章　先天性阴道畸形 / 717

第 60 章　医源性阴道狭窄 / 737

第 61 章　阴道切除术 / 752

第 49 章

阴道解剖

Michael S. Baggish, Mickey M. Karram

阴道是连接子宫下部（子宫颈）和外界环境的潜在通道。处女膜环至阴道前壁顶端长 8~8.5 cm，到侧穹窿顶端长 7~7.5 cm，到后穹隆顶端则为 9~9.5 cm。为了清楚阐述结构，可将阴道分为 3 个部分：上段、中段和下段。阴道上 1/3 段与子宫颈密切相连，附着在子宫颈上（图 49-1）。阴道前壁全程与膀胱和尿道相邻，后壁与直肠相邻。在阴道下 1/3 段，阴道、直肠和尿道共同附着在盆壁上。阴道的下 1/3 段还与外阴紧密相连，附着于阴道前庭（图 49-2A）。这一特别区域可被视为阴道的出口和入口。事实上，在阴道下 1/3 段，尿道、阴道、直肠-肛门可视为一个相互关联、相互依赖的整体，而不是解剖学上的独立个体（图 49-2B 和 C）。如果把耻骨联合锯开并将膀胱和尿道从阴道前壁解剖开来，可以看到和更好地理解其相互关系（图 49-2D~F）。

显微镜下阴道由多层非角化的鳞状上皮构成。上皮下为由胶质和弹性组织构成的基质。其下为平滑肌组织，其间夹杂有胶原。上皮从顶部到底部厚 0.15~0.30 mm（从表层到基底膜）。生育年龄女性月经周期中阴道全层厚度为 2~3 mm。

一、阴道下 1/3 段

处女膜缘构成阴道和前庭的边界（图 49-3A 和 B）。虽然在正常情况下阴道内没有腺体，但其附近有数个能分泌黏液的结构：尿道旁腺和前庭腺体（图 49-4）。前庭大腺位于阴道后壁下部，距离前庭 15 mm 处（图 49-5A 和 B）。在 6 点的位置，直肠位于阴道下 3~4 mm，尿道位于阴道前壁 12 点方向上 2~3 mm 处（图 49-6A 和 B，图 49-7A）。

阴道血流丰富，尤其是从处女膜缘至尿道与膀胱交界处的阴道前壁及侧壁（图 49-7B）。大的静脉窦及海绵窦是主要的血供来源，在前庭处尤其明显。球海绵体在前庭下 1.5 cm 处，位于阴道前侧壁，紧邻尿道。尿道前壁及侧壁放射状覆盖着从阴蒂至球海绵体分支来的海绵体组织（图 49-8A~G）。在分离这个区域时，需要特别注意阴道这段前部及两侧的血管分布，考虑使用血管收缩药物。

二、阴道中 1/3 段

阴道中 1/3 段起始于尿道与膀胱交界处，跨越耻骨联合的下面（后下缘）（距离处女膜缘 2.5~3.5 cm）。在阴道中、下 1/3 交界处的阴道侧壁和后壁附着着肛提肌（图 49-7C）。此部分与阴道下 1/3 段一起，构成阴道活动性最大的部分。

三、阴道上 1/3 段

阴道上段与膀胱紧密相邻，但不与尿道相邻。中间一层疏松的结缔组织可将膀胱和阴道轻松分开（图 49-2D~F）。与此相似，直肠与阴道也可轻易分离。但如果从下部开始分离，由于阴道壁、膀胱及尿道接合紧密，则分离较困难。阴道终止于子宫颈周围，其顶端被分为前穹隆和后穹隆。阴道顶端基质实际上与子宫主韧带和子宫骶韧带密不可分（图 49-7D）。在阴道后穹隆与直肠子宫陷凹之间有一个无血管区（即腹膜腔入口）。要想理解阴道上部与膀胱、尿道及子宫颈的关系，需要对直肠骶骨间隙及耻骨后（腹膜外）间隙的解剖有精确的了解。尽管许多妇科专家认为阴道的两侧为阴道旁间隙，但实际上阴道旁间隙由环阴道的全部范围构成。耻骨后间隙的前部边界是耻骨联合和耻骨，后部边界是膀胱。膀胱旁间隙延伸至膀胱的各个边界，上部终止于耻骨和闭孔内肌，下部终止于闭孔内肌和坐骨。肛提肌起源于耻骨下支下缘和闭孔内筋膜，向下与阴道中、下 1/3 交接处相通并延伸至会阴体及肛周。只有将耻骨去除后才能清晰地看出该处的解剖（图 49-9A~D）。

关于有哪些结构支持并维持着阴道及其相邻脏器，包括膀胱、尿道和直肠的位置及完整性，存在很多争议。可以标记出单独及成对起支持作用的解剖位点（图 49-10A~C）。尿道和膀胱的稳固与阴道前壁上部及前外侧穹隆密切相关（图 49-11A 和 B）。尿道、膀胱及阴道前壁依赖共同的壁并与阴道后壁及直肠相关。图 49-11C 显示去除耻骨后尿道（尿道阴道复合体）和膀胱的整体观（图 49-11C~G）。

阴道上部的支持主要来源于子宫主韧带及阴道与膀胱和直肠交界处，并部分依赖于子宫骶韧带。因此，阴道顶端的支持主要源于深部的子宫主韧带（图 49-12A~C）。同时，在子宫颈、阴道上段及膀胱之间存在着一层银白色的筋膜。这就是耻骨宫颈筋膜，也可被认为是阴道旁筋膜的一部分（图 49-13）。深部的子宫主韧带延伸至膀胱旁间隙直至侧盆壁，即闭孔内肌、盆筋膜腱弓并向后达坐骨棘及坐骨直肠间隙（图 49-14A~G，图 49-15A~C）。

阴道上部的神经支配来源于汇入下腹神经丛的盆丛、椎前神经节及骶神经。阴道下段的神经支配为阴部神经。奇怪的是，阴道对于活检钳和轻微的触碰也很敏感（图 49-14A）。

阴道的血供来源于子宫动脉的分支、阴道动脉和阴部内动脉。

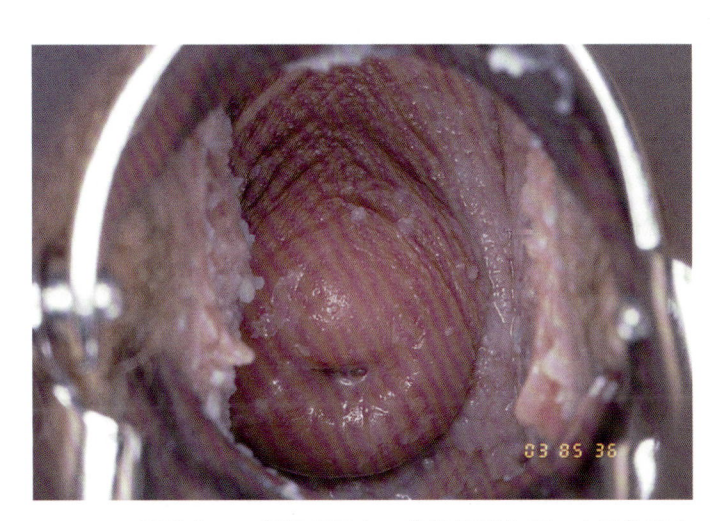

图 49-1　阴道上 1/3 段紧邻子宫，尤其是子宫颈。在围绕子宫颈的阴道顶端可见多皱的阴道黏膜逐渐融入子宫颈的光滑黏膜。阴道顶端围绕子宫颈中央形成阴道穹窿

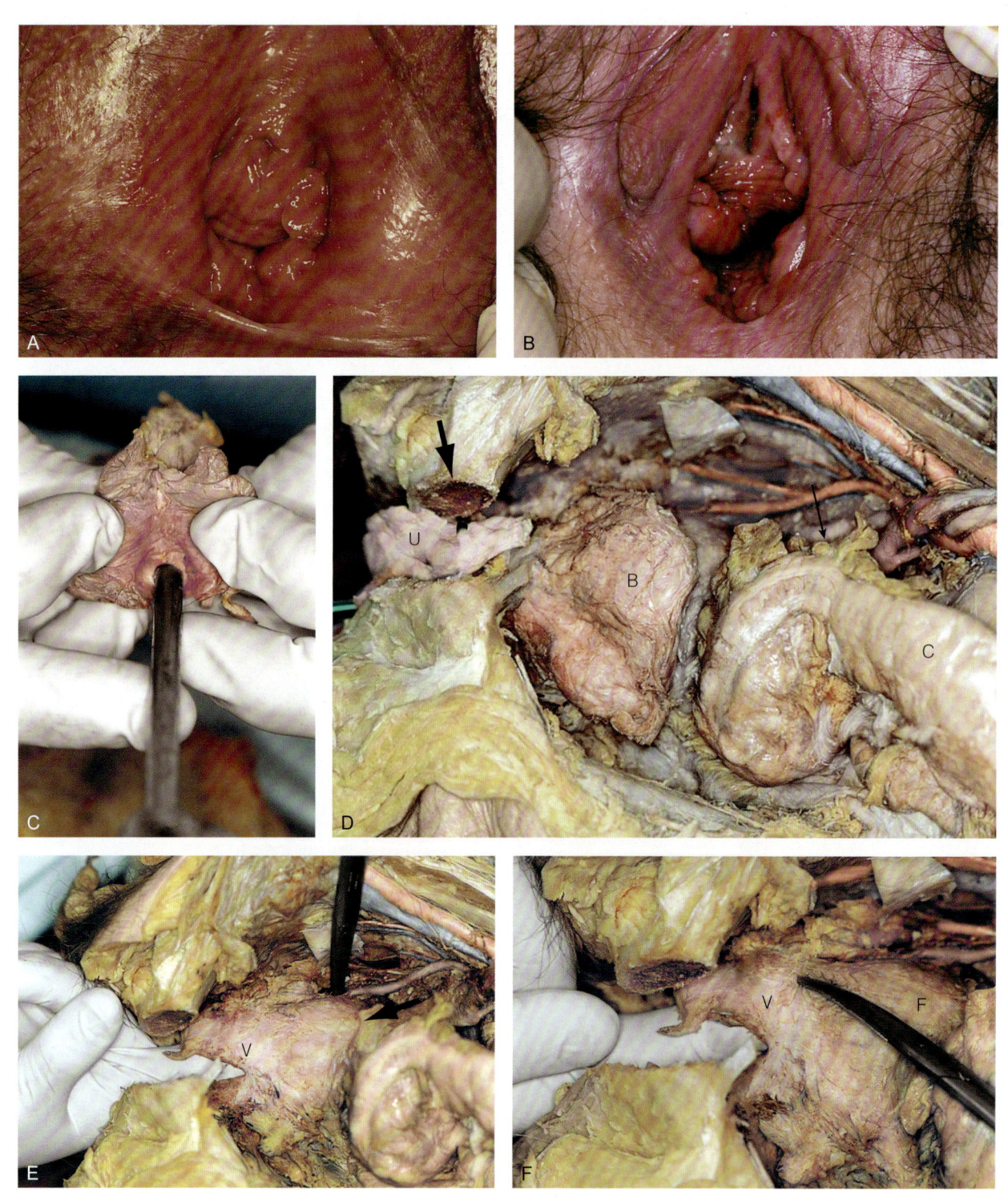

图 49-2 A. 阴道下 1/3 段与小阴唇、前庭、尿道和直肠形成一个单元，尿道与阴道前壁融合，阴道前、后壁紧贴在一起；B. 与图 49-2A 的阴道下段相比，这个女性的阴道前、后壁之间有可见的空隙，注意增大的尿道外口的大小和形状；C. 显示的是从阴道前壁解剖下来的膀胱、尿道和前庭，一个金属导管从尿道插入近膀胱处；D. 耻骨被锯开（大箭头），之前被分离的膀胱（B）和尿道（U）被重新放回盆腔，膀胱覆盖在后倾的子宫上，乙状结肠（C）覆盖在子宫上，后者位于直肠子宫陷凹，小箭头指向右侧输尿管；E. 膀胱尿道复合体被移开，显露出阴道前壁（V），外科医师的手指在部分切开的阴道内，并触及右侧穹隆（小箭头），剪刀位于尿道旁；F. 图 49-2E 的详解，剪刀尖端指向阴道壁的耻骨宫颈筋膜，剪刀的刃部位于前述的筋膜并抵住阴道前穹隆（F），注意被锯开的耻骨两端位于戴着手套的医师手指上

第 49 章 ■ 阴道解剖　509

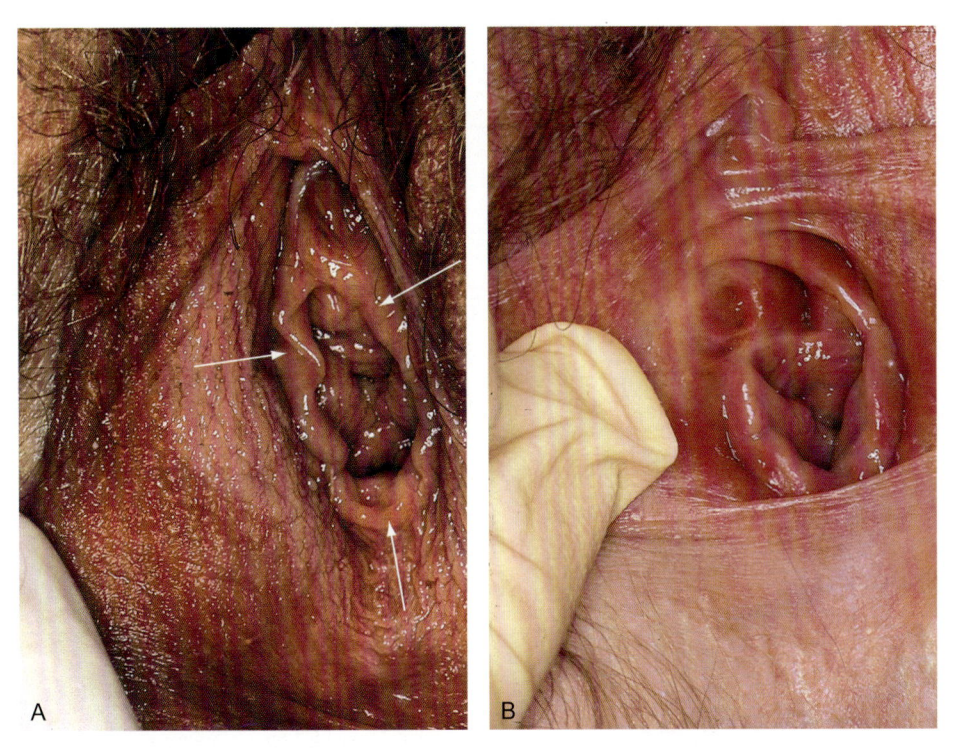

图 49-3　A. 处女膜环（箭头所指）将阴道与前庭分开；B. 这是一例前庭炎症患者，阴道与前庭之间的边界更加明显

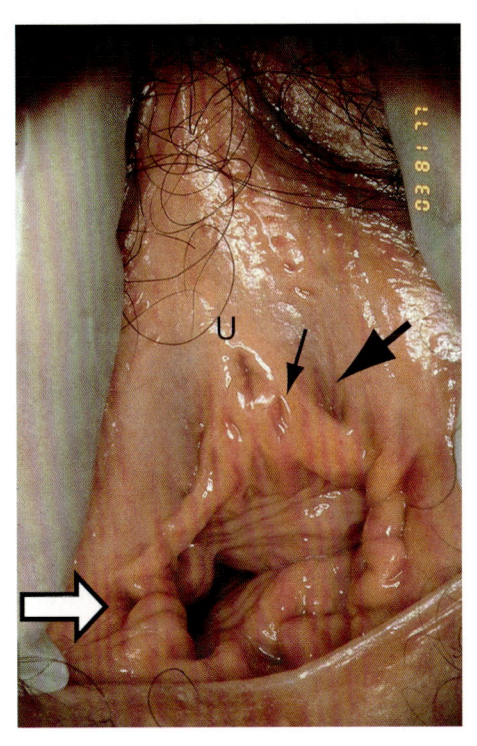

图 49-4　明显的阴道附近的数个腺体。Skene 腺（小箭头）、尿道旁腺（大箭头）和前庭大腺（白色箭头）均与阴道外口关系密切。U. 尿道终末端

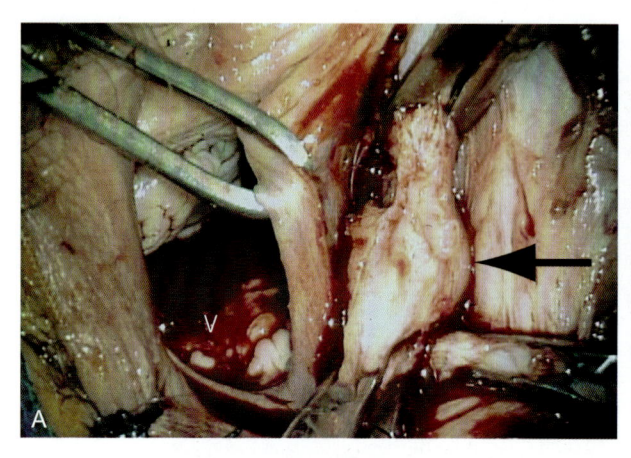

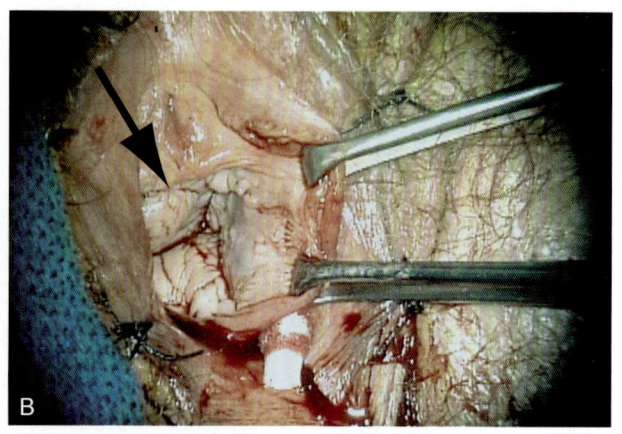

510　第三篇 ▪ 第十一部分 ▪ 阴道手术

图 49-5　A. 显示前庭大腺与两侧阴道后壁（V）之间的关系。V. 覆盖在血供丰富的阴道后壁黏膜上。镊子所夹的是前庭大腺的上下缘（箭头指向腺体）。Allis 钳所触的是阴道下段侧壁（阴道口）。B. 箭头所指为阴道。Allis 钳抻开处为覆盖前庭大腺位置的阴道侧壁。直肠镜拭子被放置在去除了腺体的缺损部位。腺体位于距离阴道口边缘下 15 mm 处

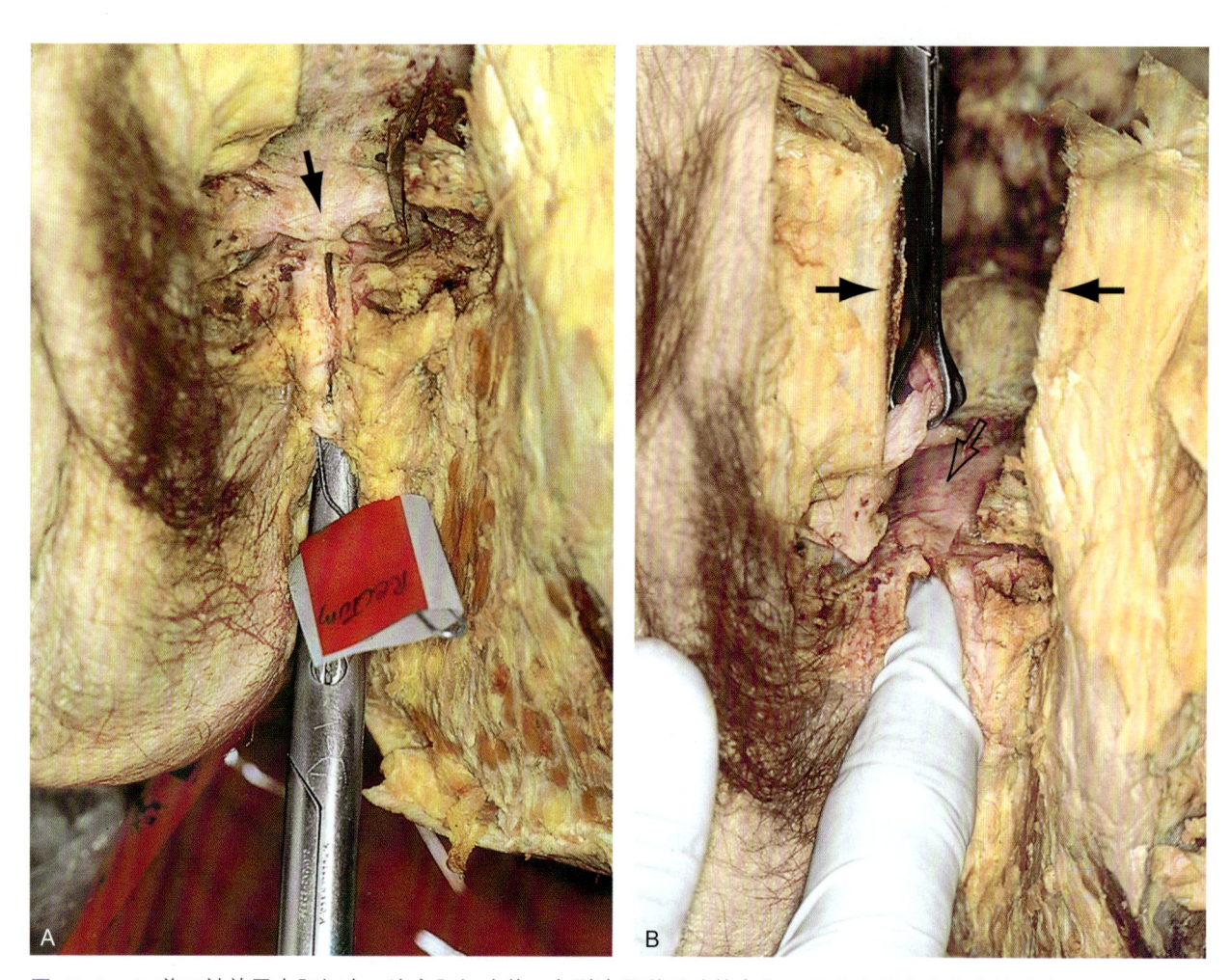

图 49-6　A. 剪刀被放置在肛门内。注意肛门（剪刀）到达阴道后壁的方向。阴道内的突出物有箭头指示。B. 肛门括约肌和会阴体被切开，以便可以清楚地看到放置在肛门内的手指与阴道后壁的关系。Kabcock 钳固定在切开的阴道前壁。空心箭头指向阴道后壁。两个黑色箭头指示的是切开的耻骨

第 49 章 ■ 阴道解剖 511

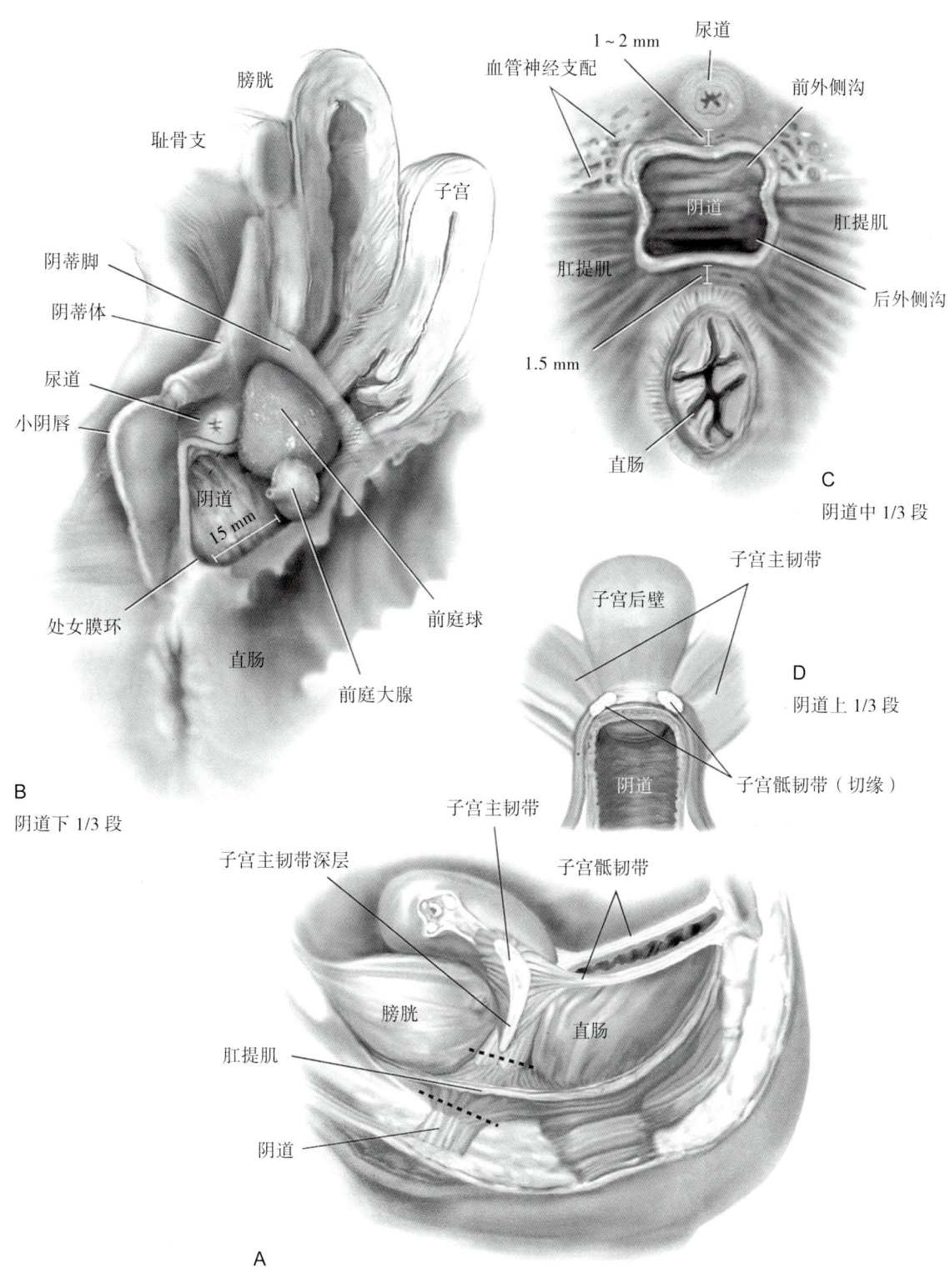

图 49-7　A. 阴道按照长度被分为 3 段。阴道下 1/3 段与处女膜环附着并与外阴前庭相连。阴道中段及下段上部两侧与肛提肌相接。上段与子宫颈相连。子宫主韧带和子宫骶韧带对阴道上段及子宫起支撑作用。阴道前壁全层与膀胱及尿道相邻，后壁全层与直肠相邻。B. 阴道下段左侧壁被移走。阴道下段右侧壁可见。从前庭表面向下约 15 mm 为前庭大腺和左侧前庭球。它们位于左侧阴道侧壁和后侧壁的外侧空间。从耻骨降支跨越阴道和尿道的是阴蒂壶腹部（阴蒂海绵体）。C. 阴道中 1/3 段的横截面。注意直肠和尿道的关系。肛提肌深入阴道侧壁。前壁和侧壁的沟槽由阴道前后壁共同形成，与较固定的侧壁相比，它们的活动度更大些。D. 阴道上 1/3 段，后壁被切除。注意子宫骶韧带及子宫主韧带下部与阴道顶端的关系

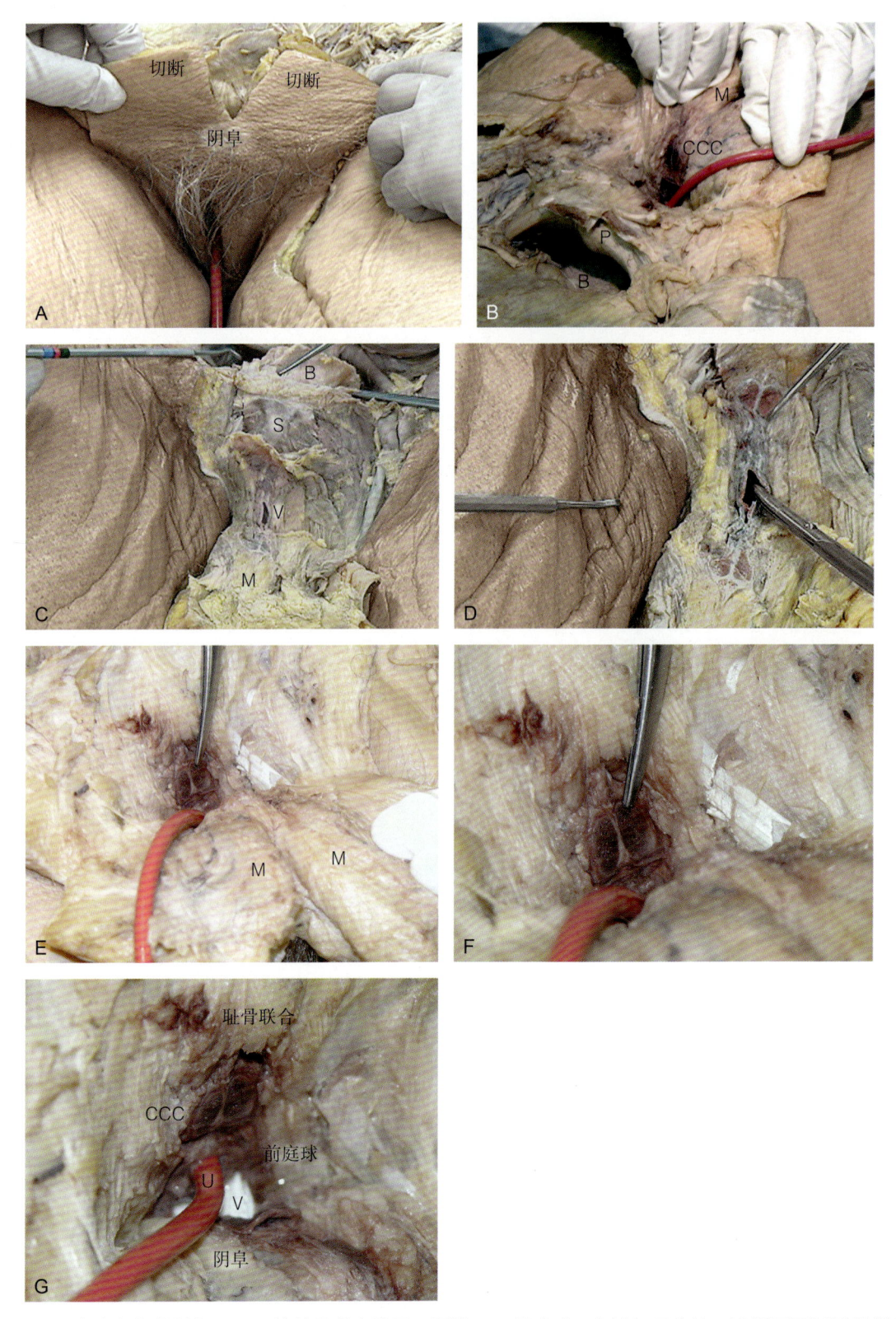

图 49-8 A. 阴阜突起部位被切开。尸体的尿道内放置了尿管。B. 阴阜（M）被切开拿掉。这幅图可以看到阴蒂海绵体（CCC）的远端位置。耻骨后间隙被打开，可以更好地理解耻骨、耻骨联合（P）、膀胱（B）与阴道中段的关系。C. 这幅图是从足部向头部侧看。阴阜（M）下翻，可看到阴道中段（V）位于耻骨联合（S）下方。膀胱（B）位于耻骨后方。D. 为图 49-8C 特写，解剖剪置于阴道中段。上面的吊钩指示的是阴蒂海绵体。E. 尿管在尿道内。剪刀所指为尸体的阴蒂，位于尿道中段上方。阴阜（M）已被切除，折向尾端。F. 特写图显示海绵样结构与海绵体组织相符。G. 术者手指在阴道（V）内，前庭球三面围绕尿道（U）。阴蒂海绵体（CCC）位于尿道前方，前庭球状组织位于两个结构之间

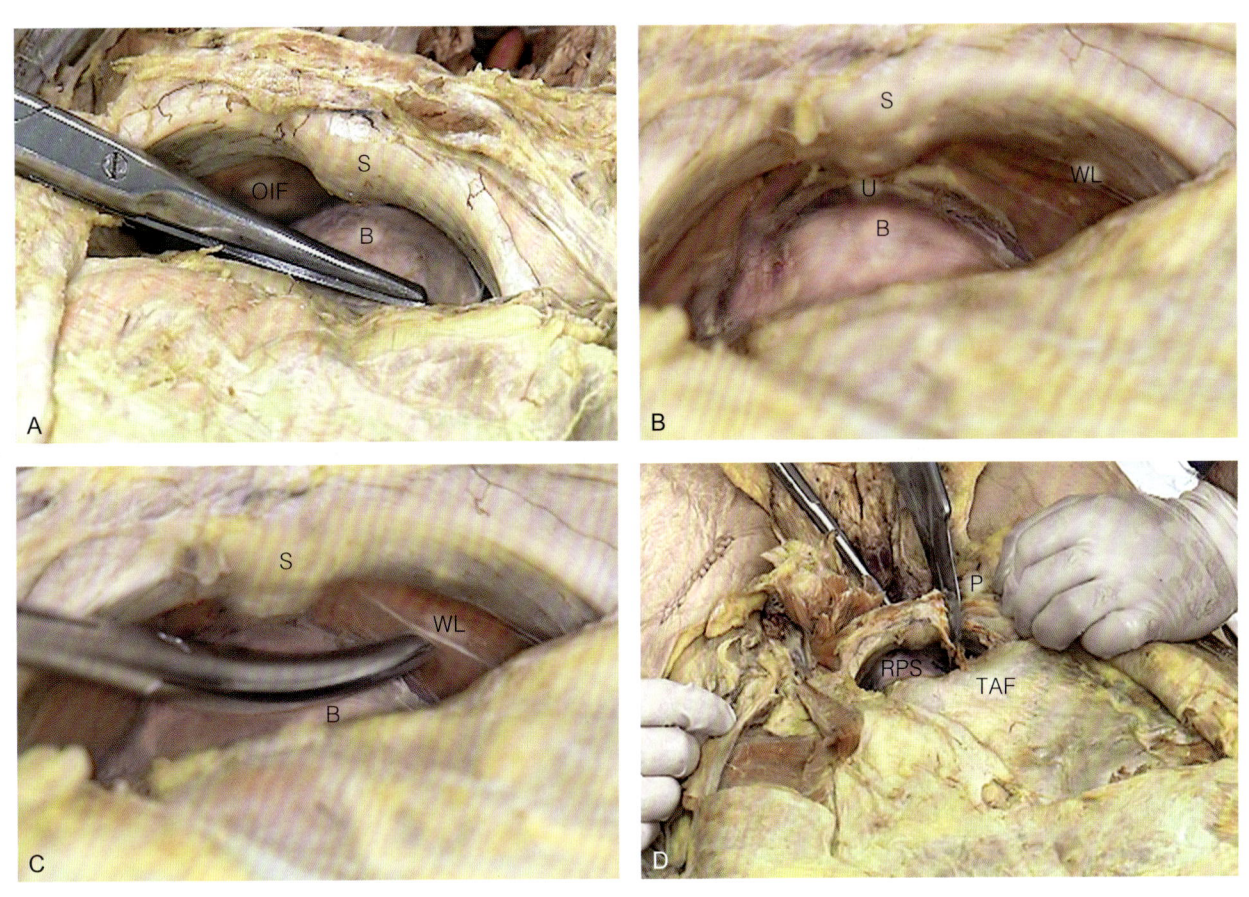

图 49-9 A. 通过充分显露耻骨后间隙可以更好地理解尿道、阴道和膀胱之间的关系。重要的指示点包括耻骨联合（S）、闭孔内肌及其筋膜（OIF）和膀胱（B）。B. 耻骨后间隙的这个视角可以清晰地看到尿道膀胱汇合处（U 和 B）及耻骨联合（S）下缘。闭孔内肌筋膜有部分增厚，外观呈白色，即为白线（WL）。C. 剪刀尖部放置在闭孔内肌筋膜的白线（WL）处。D. 分离开的耻骨后间隙（RPS）位于腹膜外。腹腔内容物位于腹横肌筋膜（TAF）下，后者与前腹壁的壁腹膜相连。如果不锯开并去除部分耻骨（P），就不能够很好地理解阴道中上段与尿道和膀胱的关系

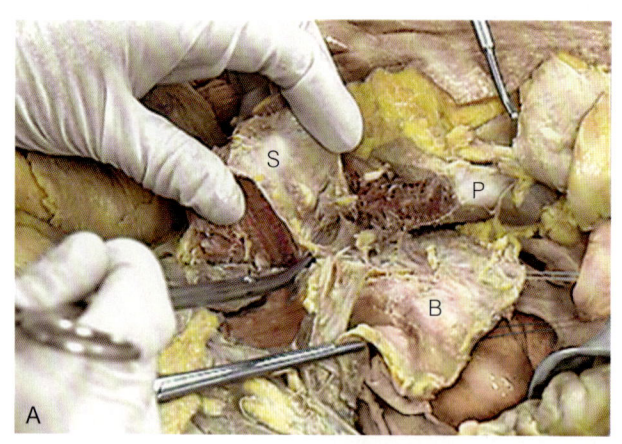

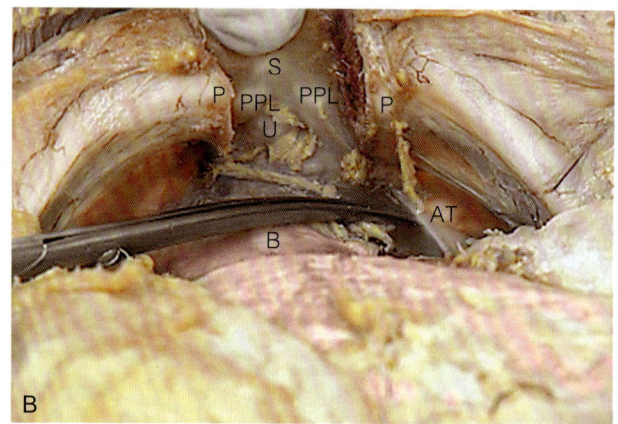

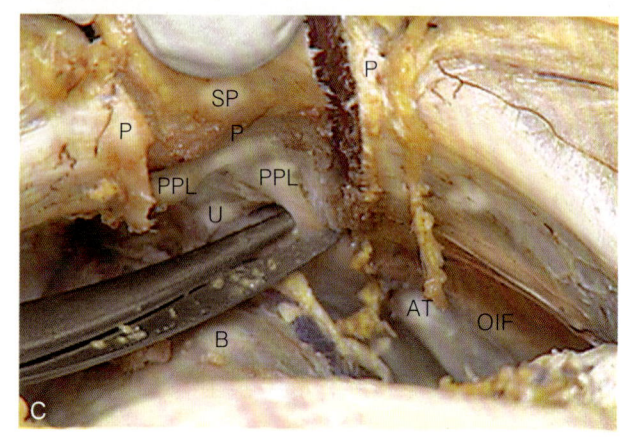

图 49-10 A. 耻骨联合（S）被锯开。耻骨（P）的切缘清晰可见。尿道越过耻骨联合下方与膀胱（B）交界处最重要的支撑结构是后面的耻骨尿道韧带。钳子指向左侧的韧带。B. 切开的耻骨被向前拉开，显露出尿道（U）与膀胱（B）交界处。注意切开的耻骨（P）边缘。在耻骨联合（S）下缘可清楚地看到右侧和左下侧耻骨前列腺韧带（PPL）。注意盆筋膜腱弓（AT）终止在两侧的耻骨前列腺韧带（PPL）。C. 右侧耻骨前列腺韧带（PPL）似乎被切断，以便于可将耻骨联合（SP）从尿道（U）和膀胱（B）处游离下来。P. 耻骨切缘；OIF. 闭孔内肌筋膜；AT. 盆筋膜腱弓

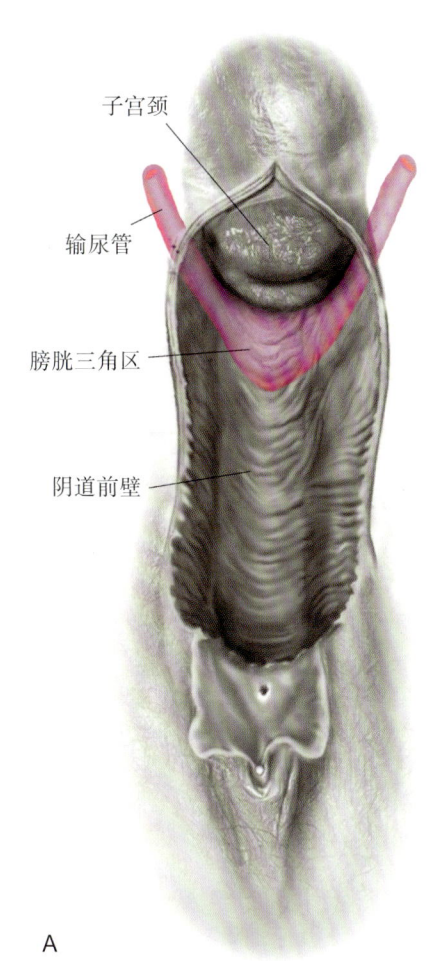

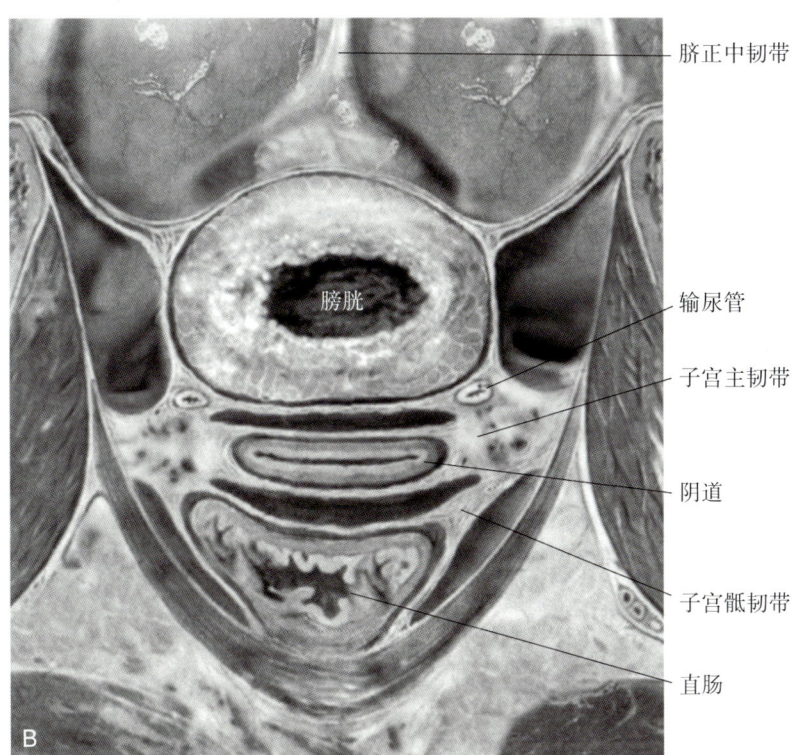

图 49-11　A. 直肠和阴道后壁被切开。图示为输尿管和膀胱底与阴道前壁的关系。尿路结构为粉色。如果把该图反过来，尿道和前庭与阴道前壁的关系更易理解。B. 冠状切面可详细看到阴道上段、子宫、子宫主韧带、膀胱阴道间隙和直肠阴道间隙之间的关系

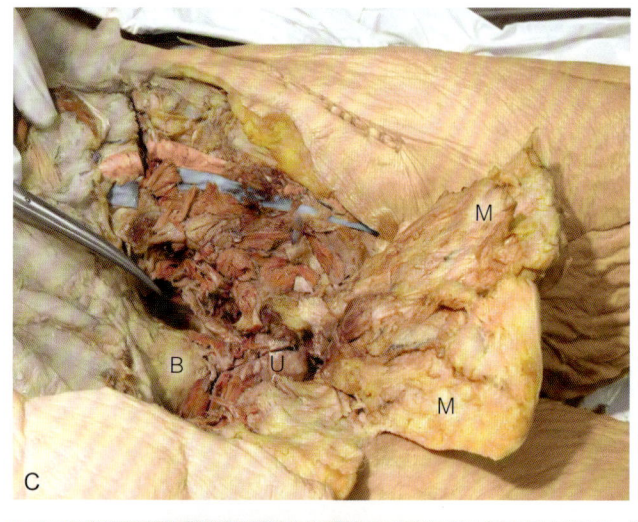

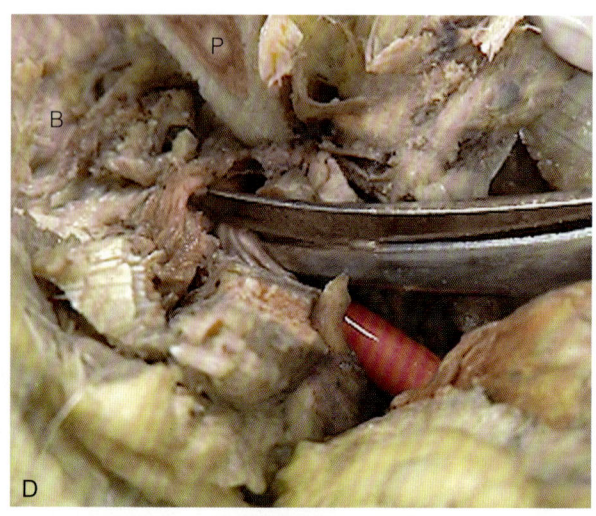

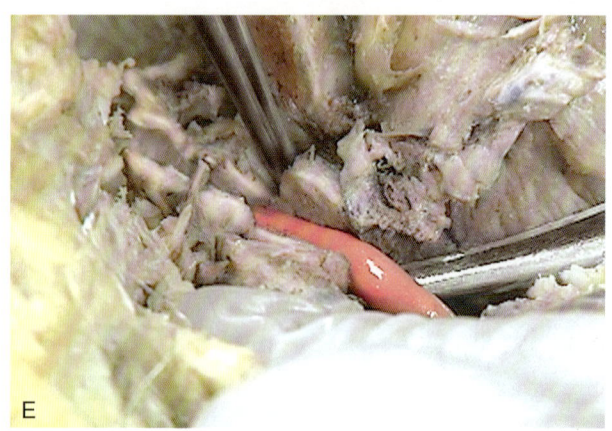

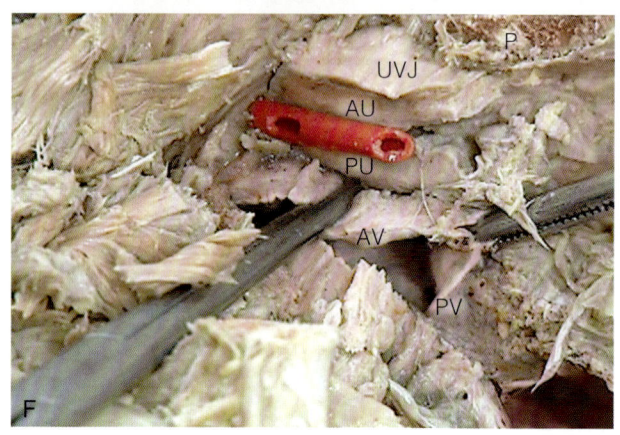

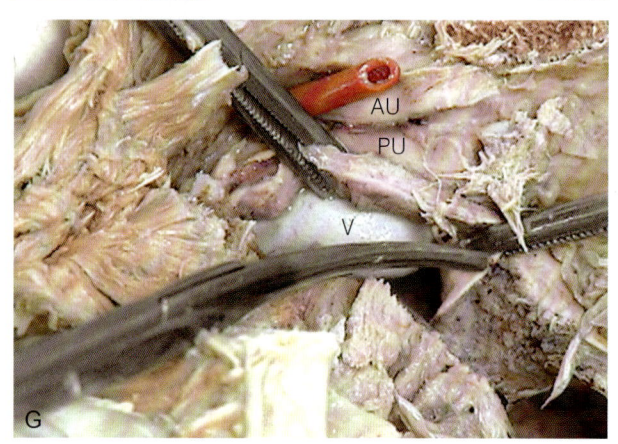

图49-11续 C.只有将耻骨大部分被切除后才能看清楚尿道（U）、膀胱（B）及膀胱周围间隙（剪刀指处）的全景。M.向下反折。D.将耻骨（P）切开可有效地解剖出之前位于耻骨联合下方的尿道。尿道前壁及膀胱前壁被剖开。E.尿道前壁被完全打开，膀胱前壁同样被打开。F.尿道和阴道有共同的壁。在尿道被切开之前先放置尿管。纵行切开尿道旁连接处（UVJ）。可见尿道前壁（AU）和后壁（PU）。剪刀指向尿道阴道壁，尤其是阴道前壁（AV）。阴道后壁（PV）同样可见。G.尿道（AU和PU）与阴道上段（V）之间的关系通过放置在阴道内的医师的手指来证明

第 49 章 ■ 阴道解剖　517

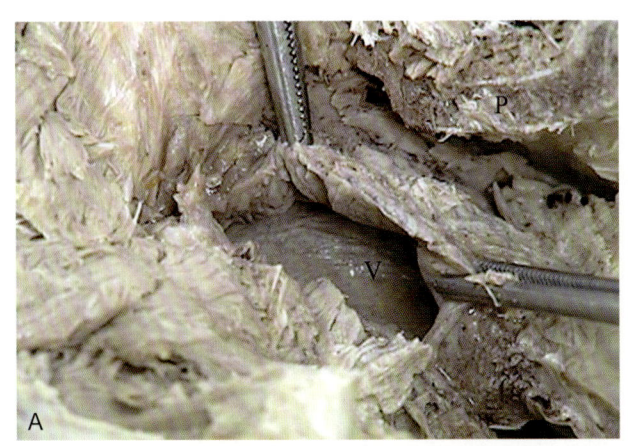

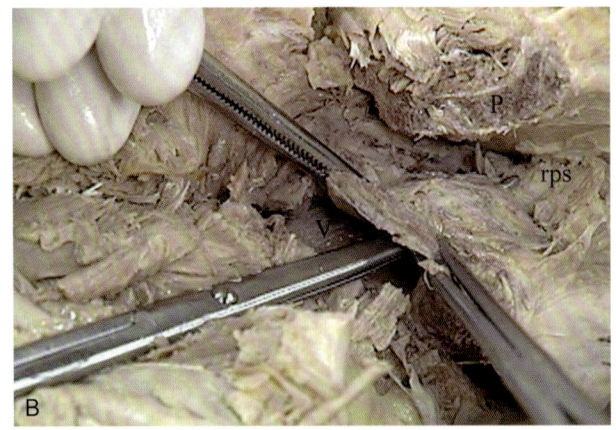

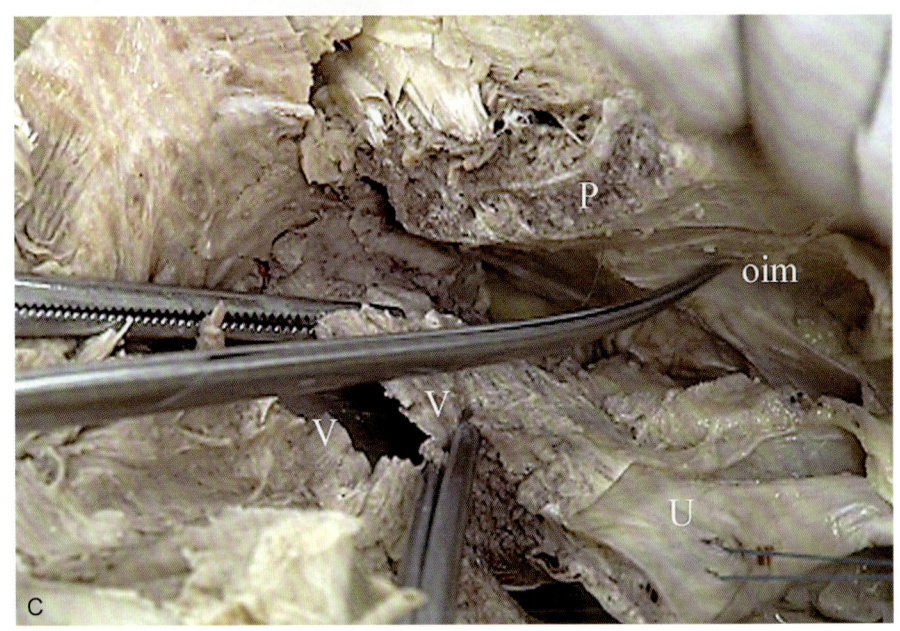

图 49-12　A. 位于耻骨联合后的阴道（V）上 1/3 段和中 1/3 段在这幅图上清晰可见。切开的斜行的耻骨（P）断端在图右上角。B. 剪刀通过阴道右上壁到达切开的耻骨后（头侧）的耻骨后间隙。C. 子宫（U）被切开呈矢状面，子宫被蓝色的牵引针向上牵拉，Kocher 钳位于子宫颈阴道部。子宫颈也是矢状面，阴道被纵行切开，阴道前后壁（V）清晰可见。剪刀指向闭孔内肌（oim）。P. 切开的耻骨边缘

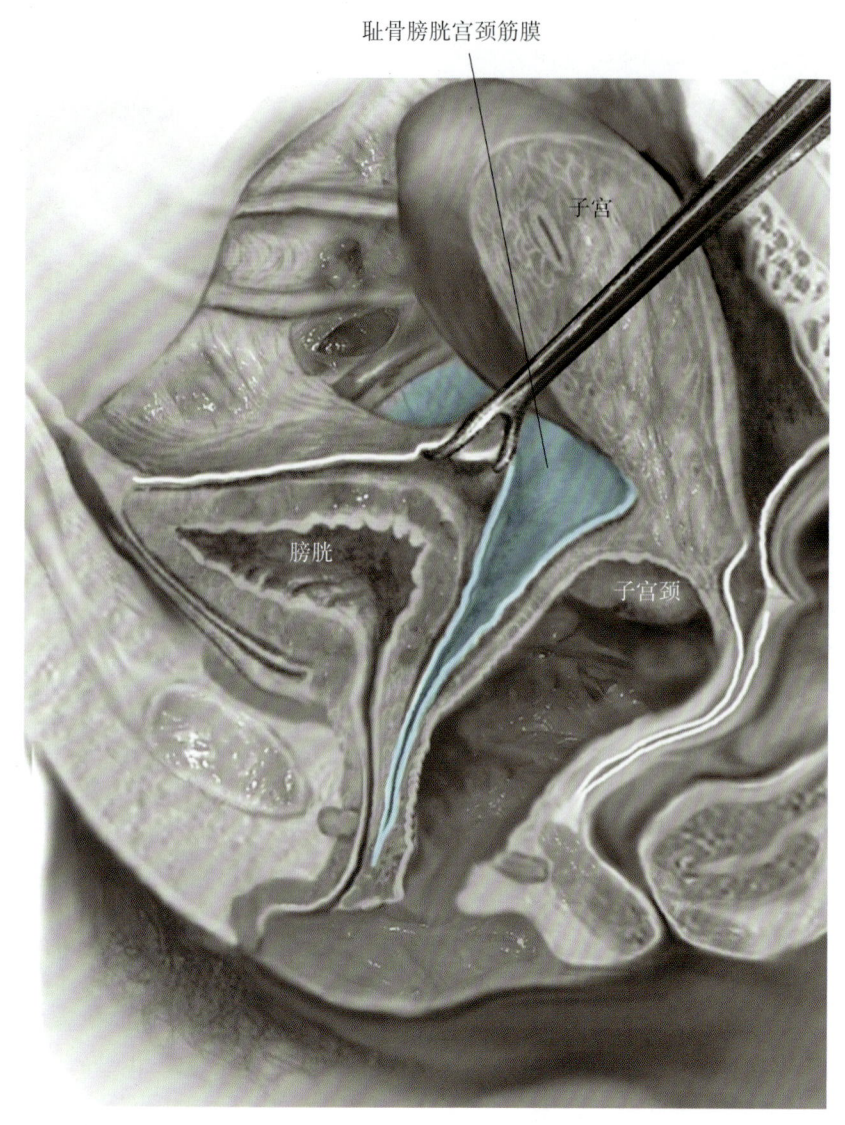

图 49-13 耻骨膀胱宫颈筋膜。筋膜达到子宫颈部位,随着这一间隙的延伸,如果解剖正确,可以将阴道从尿道和膀胱上分离下来

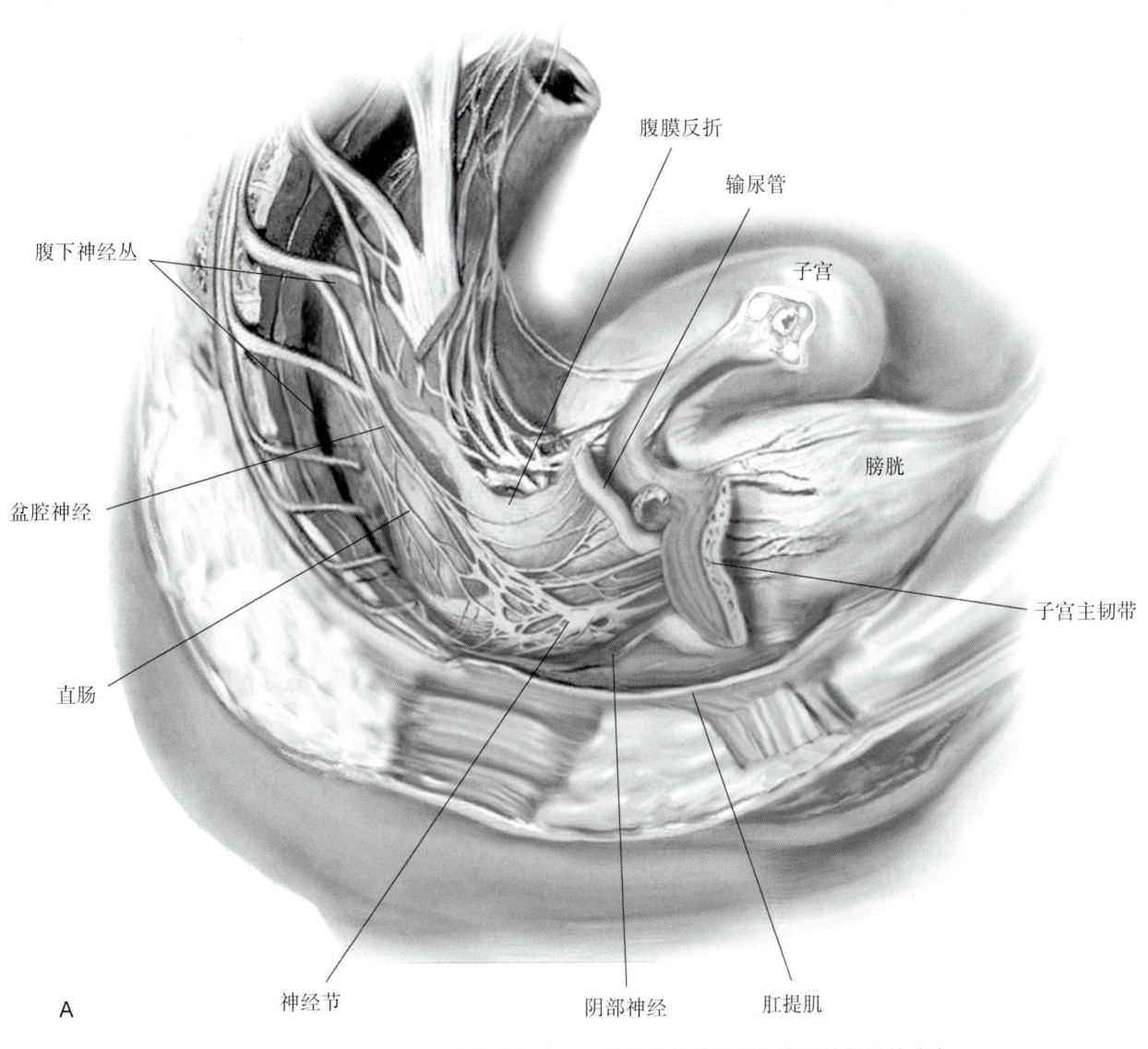

图 49-14 A. 子宫颈和阴道的神经支配。重点是盆腔神经和腹下神经丛的分布

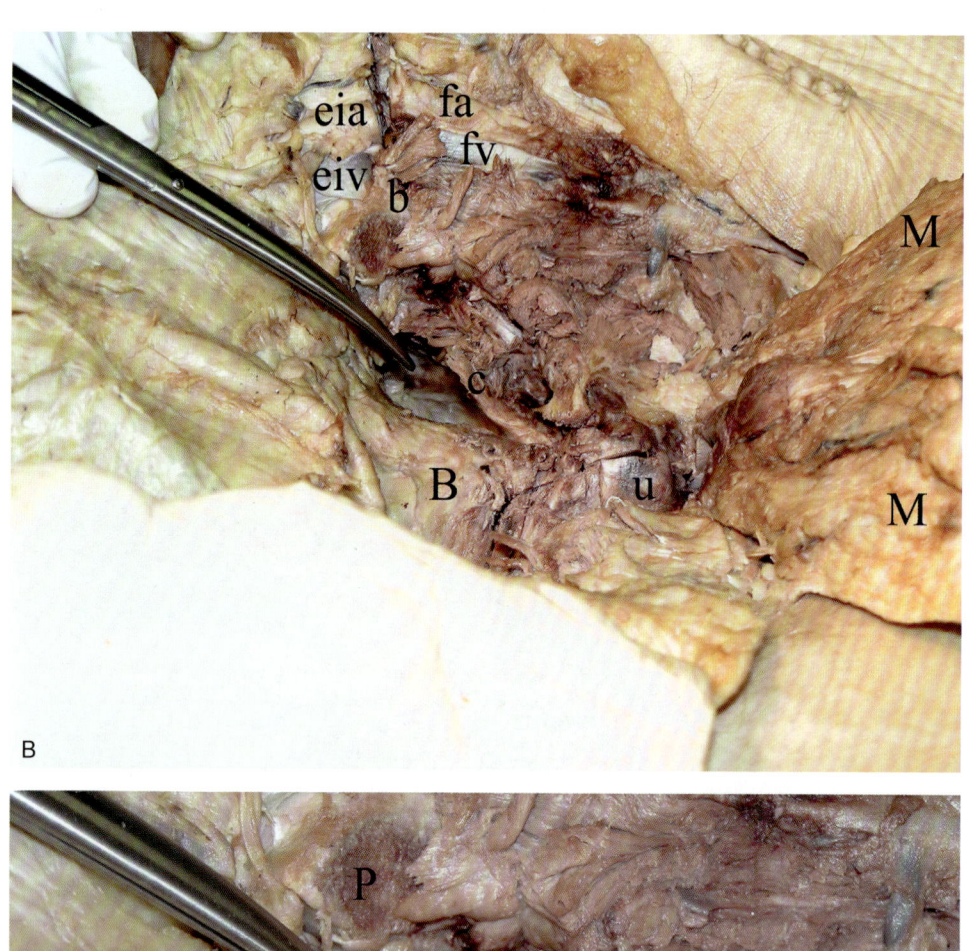

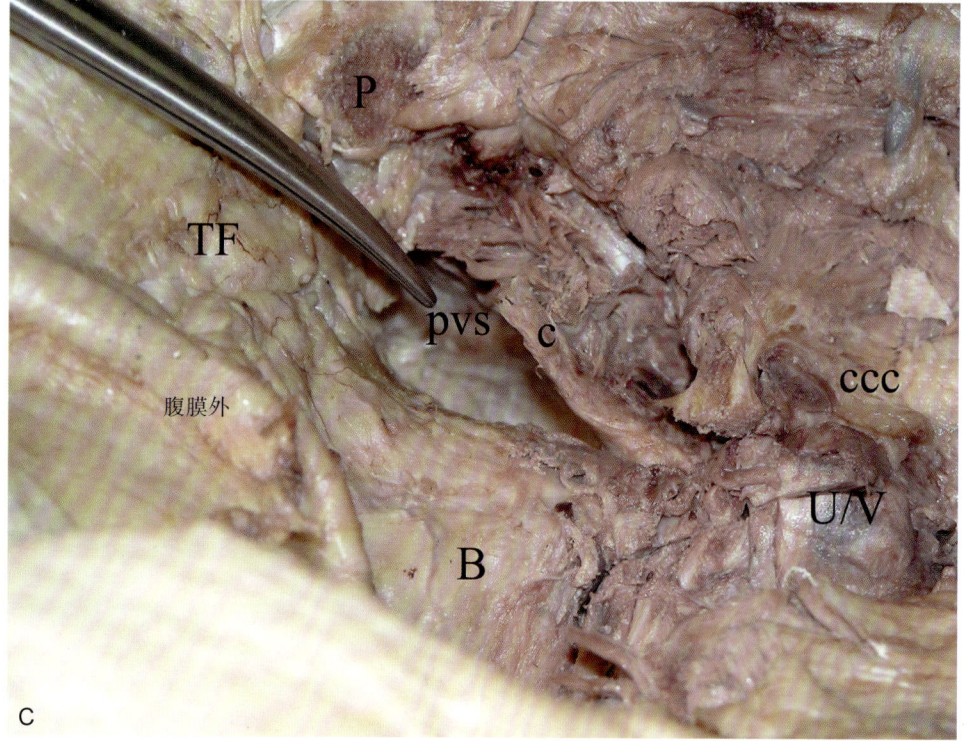

图 49-14 续　B. 从上方观察的耻骨后和耻骨下的全部区域。髂外动脉（eia）、髂外静脉（eiv）直达大腿部位，可见绕过耻骨（b）切缘的股动脉（fa）和股静脉（fv）。剪刀指向膀胱左侧的周围空间（B）。尿道（u）沿着阴道壁被大部分切开。子宫主韧带深支附着在膀胱底和阴道上段。阴阜（M）被剖开并翻向足侧。C. 是图 B 的放大，可清晰地看到尿道阴道复合体（U/V）、膀胱和膀胱侧间隙（pvs）及子宫主韧带的深部（c）。左侧阴蒂壶腹部（ccc）在 U/V 中部的左侧。背景处是被切开的耻骨（P）。腹横筋膜（TF）覆盖在容纳前腹腔内容物的腹膜（即腹膜外）

第 49 章 ■ 阴道解剖 521

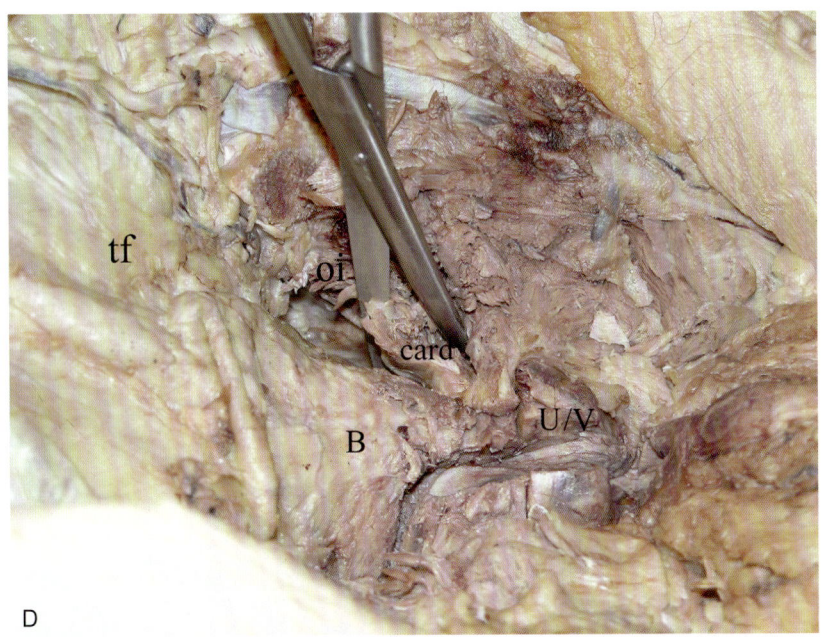

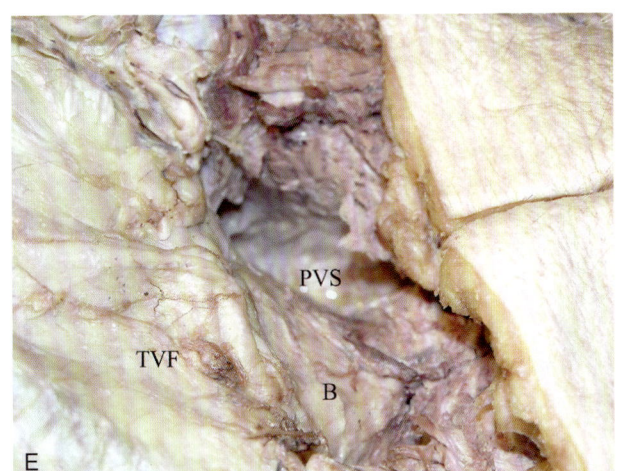

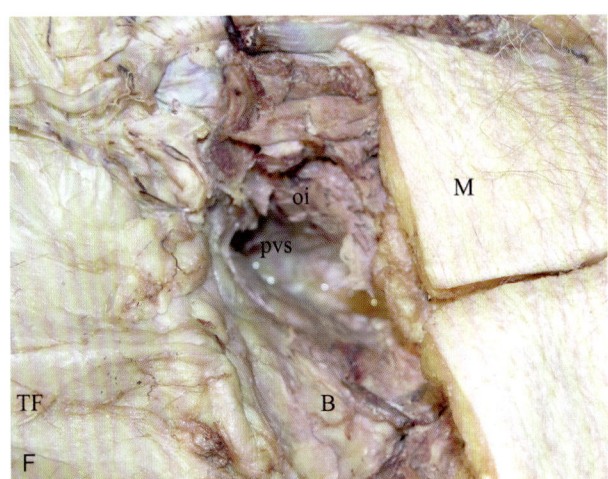

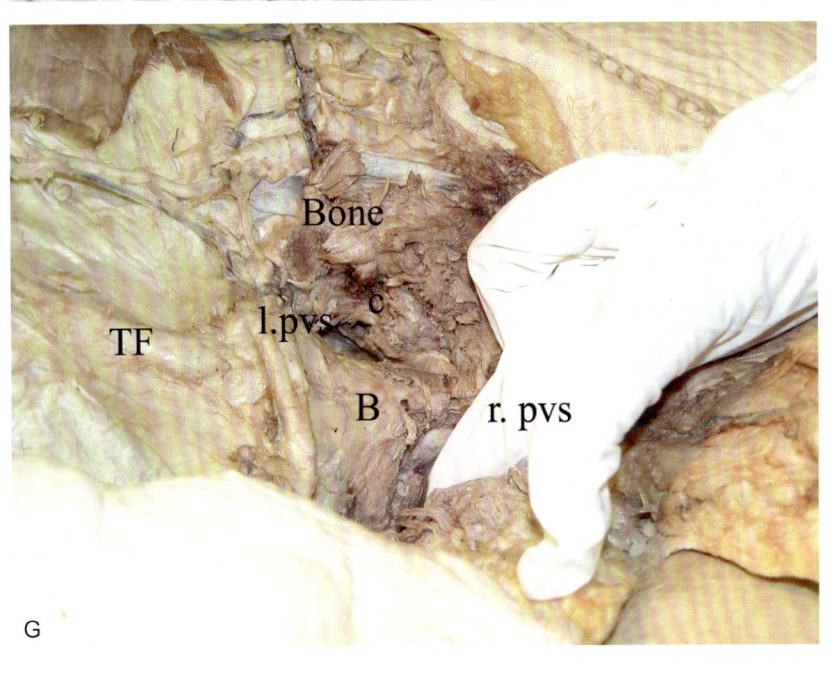

图 49-14 续 D. 剪刀所剪部位是深部的子宫主韧带（card）。E. 深部的子宫主韧带被切开，充分显露出膀胱周围间隙（PVS），该间隙延伸至坐骨后下方。F. 为放大图，切开的阴阜（M）被放置回原位，子宫主韧带被切开，可以看清闭孔（oi）和深部膀胱侧间隙（pvs）之间的关系。G. 本图显示的是左侧的子宫主韧带深部（c）、左侧膀胱间隙（l.pvs）和膀胱（B）。医师的手指放在右侧膀胱间隙（r.pvs）中

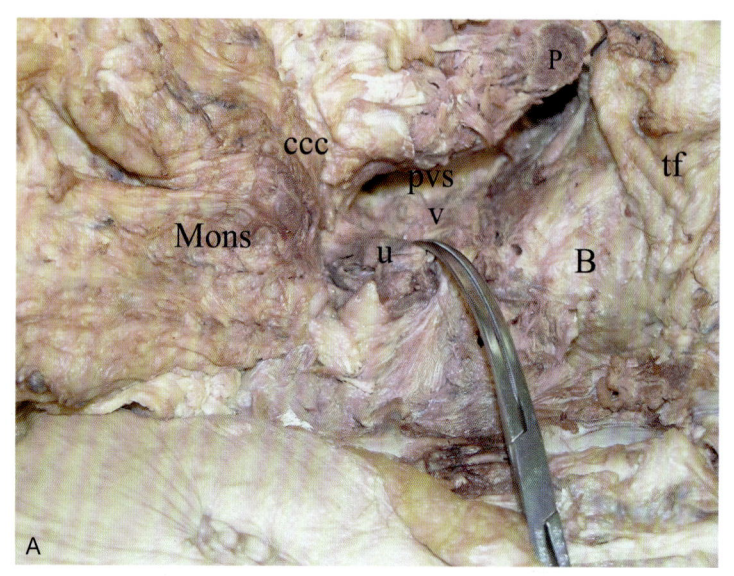

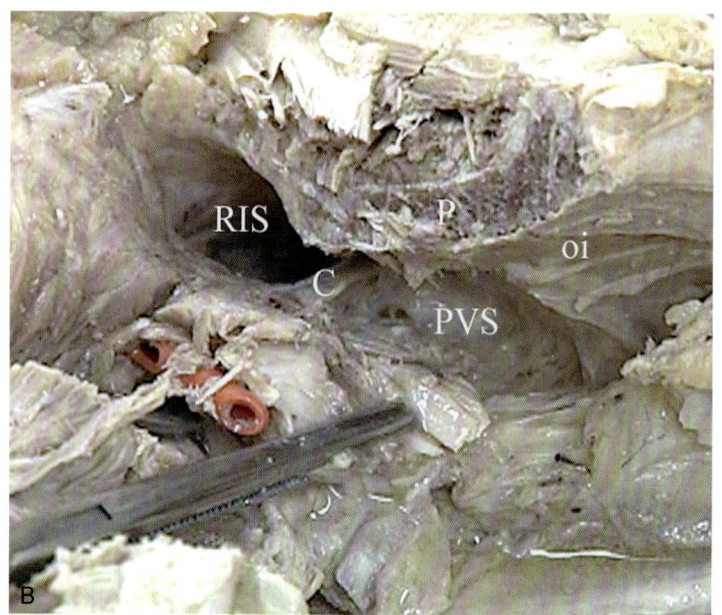

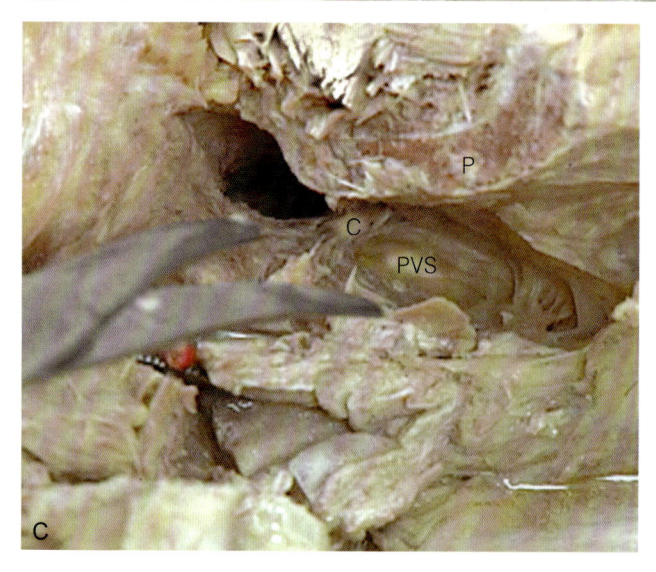

图 49-15 A. 这是一幅左侧观图。阴阜再次被拿下来。耻骨（P）已被锯开。操作者的手指放在阴道（v）内，阴道被推向尿道右侧（u）与膀胱（B）交界处。钳子指向膨出的阴道。右侧阴蒂海绵体（ccc）位于耻骨联合所在位置的前面。膀胱周围间隙（PVS）位于阴道外侧。B. 右侧膀胱间隙（PVS）和坐骨后间隙（RIS）的近观。注意深部的子宫主韧带（C）沿着盆筋膜腱弓后面的走行和弓形，呈现出比由闭孔内肌（oi）筋膜形成的盆筋膜腱弓更结实的结构。C. 剪刀在剪开的右侧子宫主韧带（C），后者将坐骨后间隙和膀胱侧间隙（PVS）连接起来。P. 耻骨切缘

（程文瑾 译 贾元元 孙秀丽 校）

第 50 章

阴道前后壁解剖支持

Mickey M. Karram

结缔组织连接结构，在不同水平稳定阴道结构（图 50-1）。Ⅰ级结构是指子宫骶韧带/子宫主韧带复合体，代表头端的支持结构。Ⅱ级结构由沿阴道走行的前后连接结构组成。Ⅲ级结构为包括会阴在内的阴道最下端和远端部分。每一个层级都在维持盆腔器官支持方面起着重要作用。

为了安全地进行女性盆底手术操作，医师必须先很好地理解这一区域的三维解剖。主要包括对这一区域重要的血管和神经的走行，以及各结构与它们所支撑的脏器之间的关系。图 50-2 是盆腔的横截面图，显示了血管结构与阴道、盆腔内脏、输尿管及髂尾肌-骶棘韧带复合体之间的关系。图 50-3 显示的是从耻骨后间隙看到的阴道前壁的支持结构。注意标记为盆腔内筋膜的白色区域实际上是阴道前壁肌肉部分的内侧。在一个阴道前壁有良好支撑的女性，其阴道前壁向两侧附着于盆筋膜腱弓（标记为白线），向近端附着于子宫颈或阴道断端。由于耻骨后和经闭孔合成吊带穿过耻骨后间隙和腹股沟内，因此有必要对其解剖结构及其与阴道前壁的关系有清晰的了解，以避免术中并发症。图 50-4 显示了这一部分及其邻近的阴道和耻骨后间隙的解剖。

大体观察了阴道上、中、下段的结构后，有助于更好地了解阴道前、后壁的外科解剖，因为它们与重建手术有关，如经阴道修复盆腔器官脱垂。

一、阴道后壁外科解剖

阴道向后与直肠子宫陷凹和直肠壶腹相连，向下与会阴体相连。会阴体的结缔组织从处女膜环沿阴道后壁向头侧延伸 3 cm，形成阴道直肠筋膜。包括笔者在内的许多外科解剖学家均认为这实际上是阴道肌层，其在组织学上没有筋膜。这与如何进行缺陷型直肠前突的手术有关。图 50-5～图 50-10 描述了阴道后壁的外科解剖，因为它涉及直肠膨出的修复。

当解剖至阴道下段时，很容易形成一个天然的分裂面，可以毫不费力地直接解剖至直肠子宫陷凹水平（图 50-8）。在进行后骨盆底修复时，解剖应常规延伸至图 50-8 所示水平，以充分评估直肠膨出的范围，并可能发现后肠膨出。在这一水平，直肠旁间隙也很容易进入，如果需要Ⅰ级结构支撑，可以进入骶棘韧带（图 50-9）。

二、阴道前壁外科解剖

阴道前壁的特征与阴道后壁相似（图 50-11）。阴道壁与阴道远端 1/3 处的尿道紧密连接。当解剖向阴道近端延伸 3~4 cm 时，可以到达一个解剖平面，很容易将阴道壁与膀胱壁分离（图 50-12）。与阴道后壁类似，当向阴道中部和子宫颈顶端移动时，阴道的纤维肌层和外膜层变薄，轮廓模糊。向两侧，可见阴道外膜层和纤维肌层与盆筋膜腱弓之间的紧密连接（图 50-13）。阴道是由阴道外膜和纤维肌壁中的胶原纤维和弹性纤维支撑的。这些结缔组织向两边附着于肛提肌的筋膜，顶端附着于子宫骶韧带和子宫主韧带复合体。肛提肌或阴道外膜和纤维肌壁的弹性胶原纤维网络的完整性破坏，会使患者容易出现解剖学缺陷，通常会导致功能紊乱。图 50-14 所示为从耻骨后间隙观察阴道的两侧附着。注意剪刀的尖端已经穿透阴道肌层与盆筋膜腱弓的连接。图 50-15 显示阴道两侧的支撑完全脱离。阴道的旁侧支撑应延伸至盆筋膜腱弓的水平，其汇入坐骨棘。这就形成了阴道两侧的穹窿（图50-16）。大体看来，阴道前壁的支撑最好是梯形（图50-17和图50-18），包括两侧附着的盆筋膜腱弓，横向附着的阴道顶端或子宫颈，以及牢固的中线支撑。

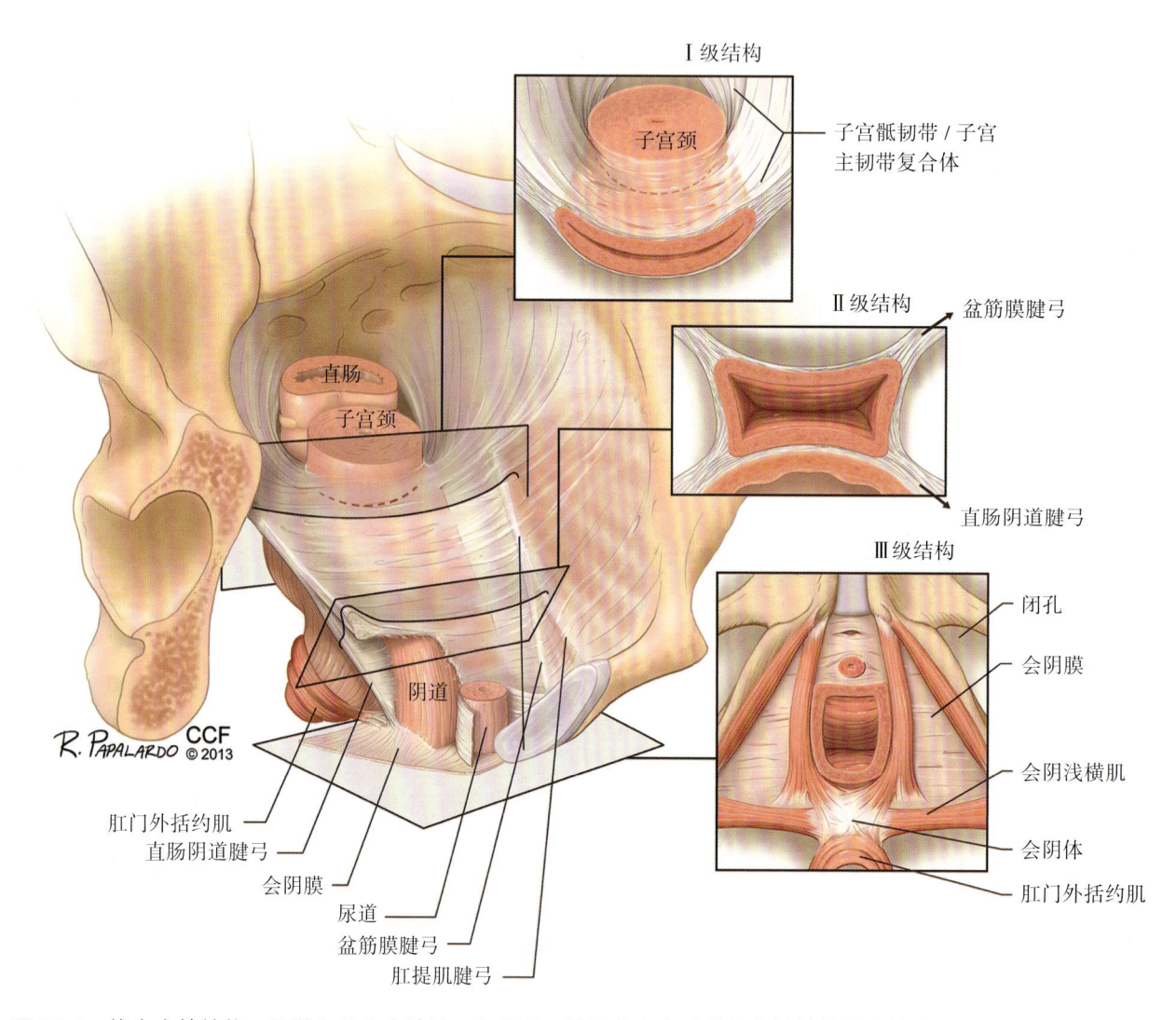

图50-1 综合支持结构。阴道和子宫支持的3个水平，显示整个生殖道上支持结构的连续性。在Ⅰ级，盆腔内筋膜从骨盆外侧壁悬吊阴道上部和子宫颈。Ⅰ级的纤维垂直向后伸向骶骨。在Ⅱ级，阴道附着于盆筋膜腱弓和肛提肌腱弓上部。在Ⅲ级，阴道远端由会阴膜和肌肉支持（再版许可：Walters MD, Karram MM: Urogynecology and Reconstructive Pelvic Surgery, ed 4. Philadelphia, Saunders, 2014.）

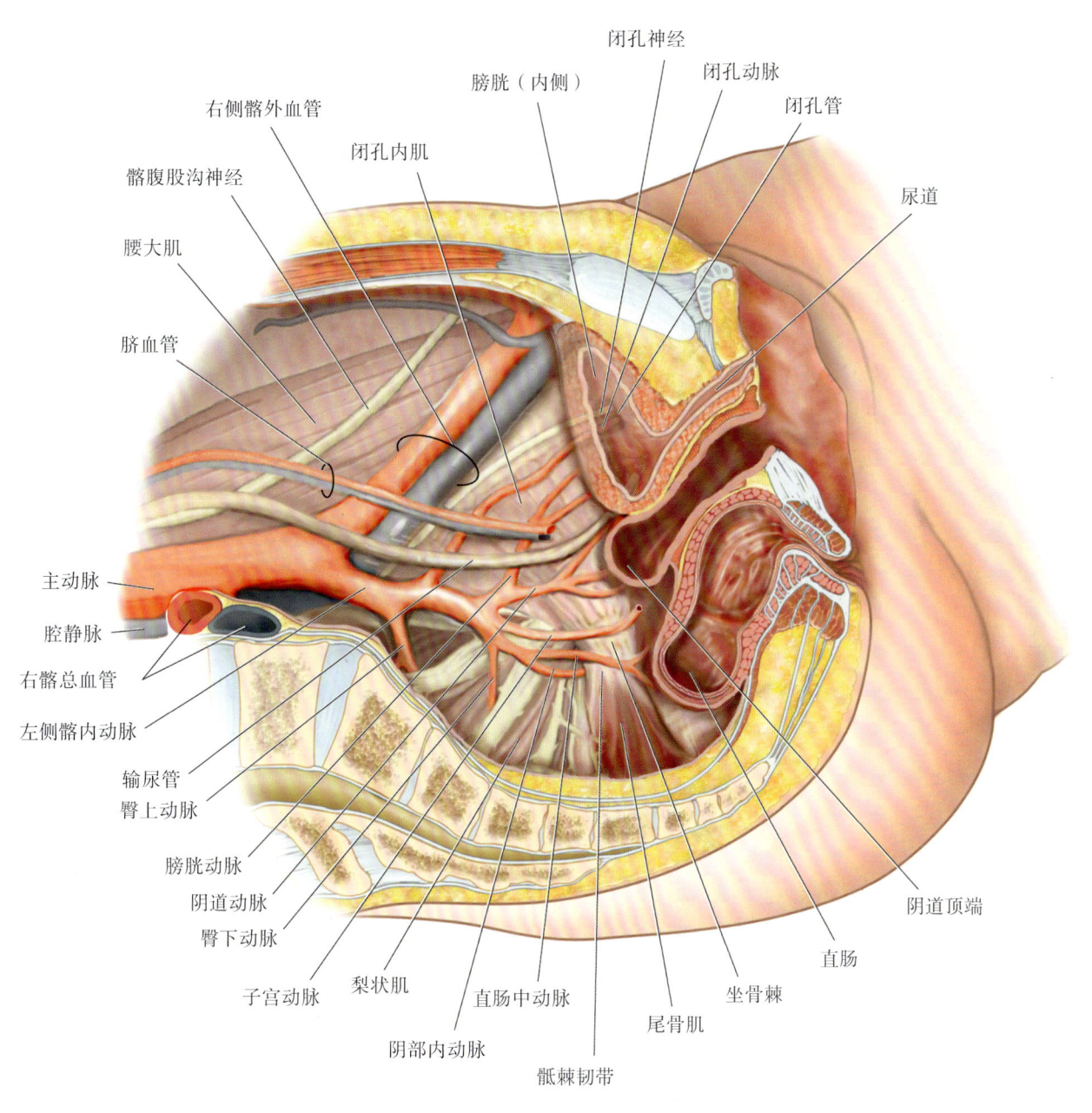

图 50-2 盆腔的横截面视图。注意血管结构与阴道、盆腔脏器、输尿管及髂尾肌-骶棘韧带复合体之间的关系

正常解剖

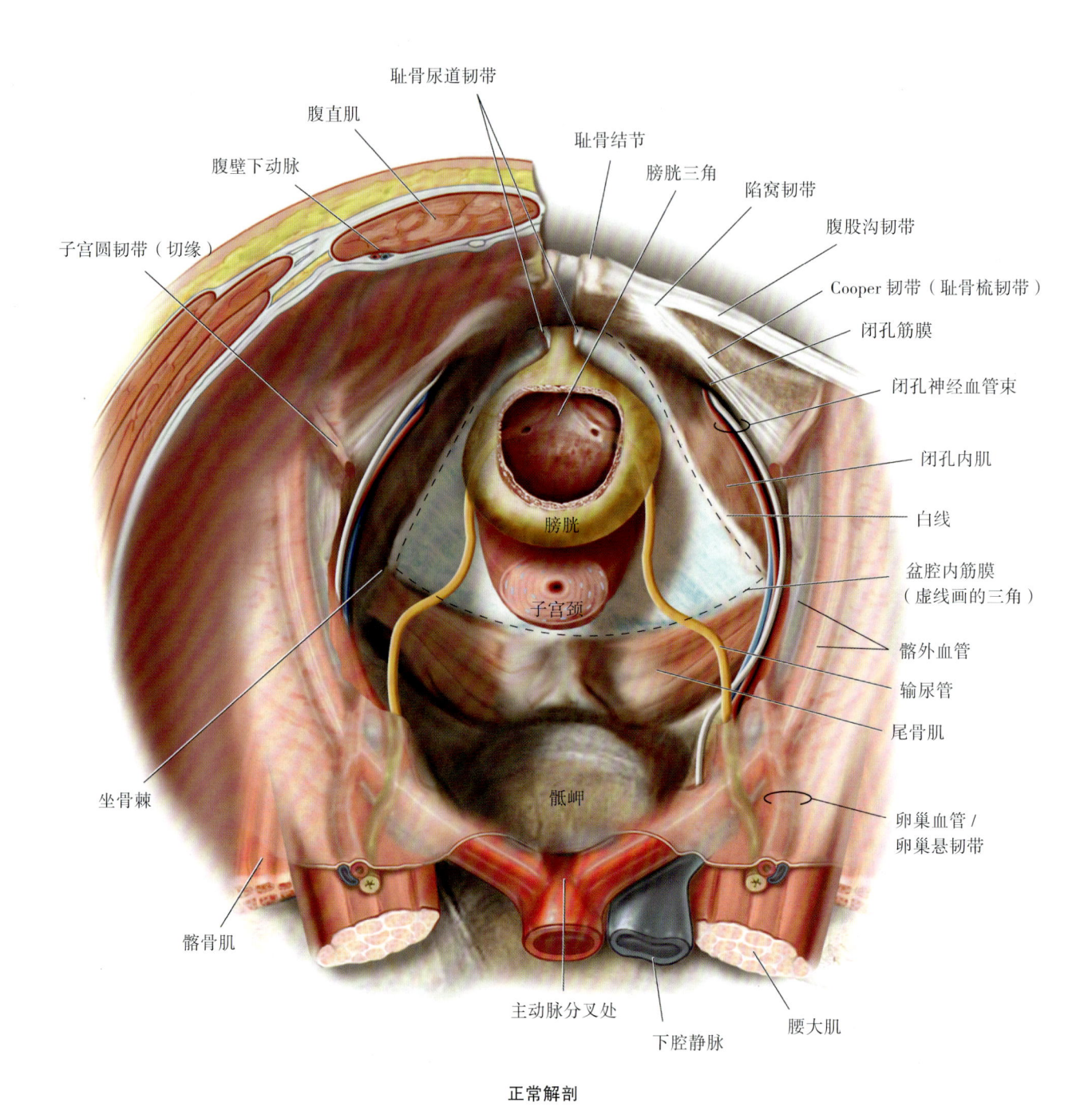

图 50-3　通过耻骨后间隙观察阴道前壁的支持。白色标志的盆腔内筋膜实际上是阴道壁内侧的肌层。注意其在两侧与白线连接，在近端与子宫颈或阴道顶端连接

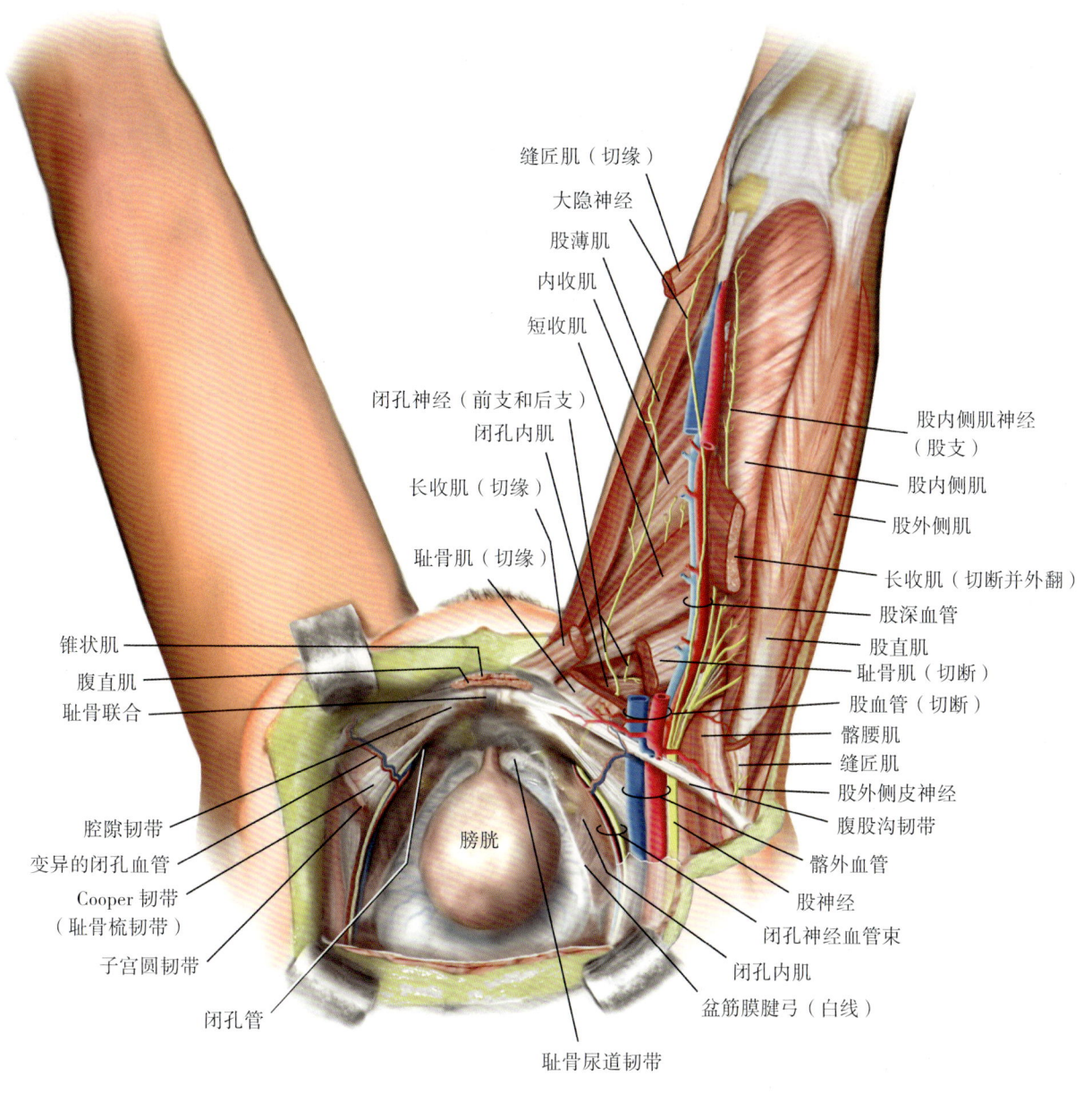

图 50-4 大腿内侧的解剖，显示这些结构与耻骨后间隙和阴道的关系

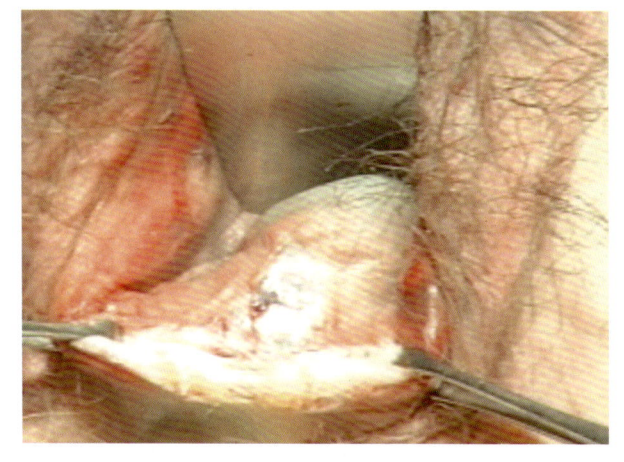

图 50-5 尸体阴道后壁显示轻微的直肠膨出

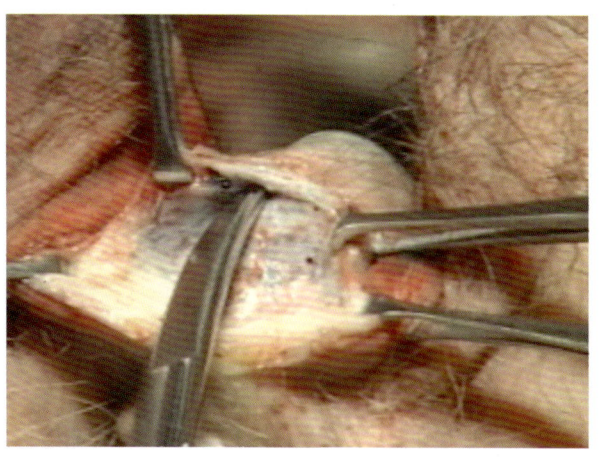

图 50-6 阴道后壁远端锐性分离；注意致密的结缔组织

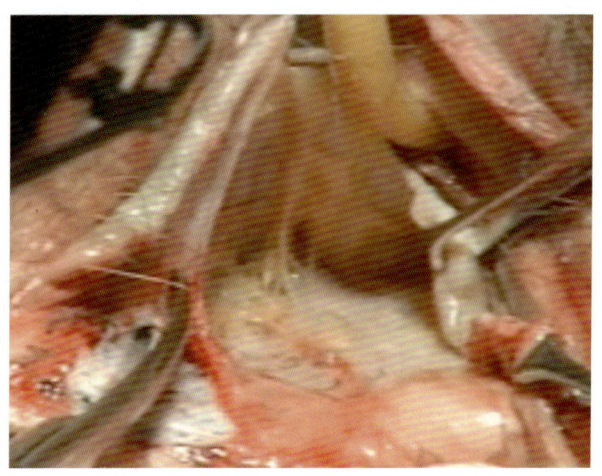

528　第三篇 ■ 第十一部分 ■ 阴道手术

图 50-7　锐性分离阴道壁的部分肌肉与上皮组织，最终在中线形成褶皱来支撑直肠前壁

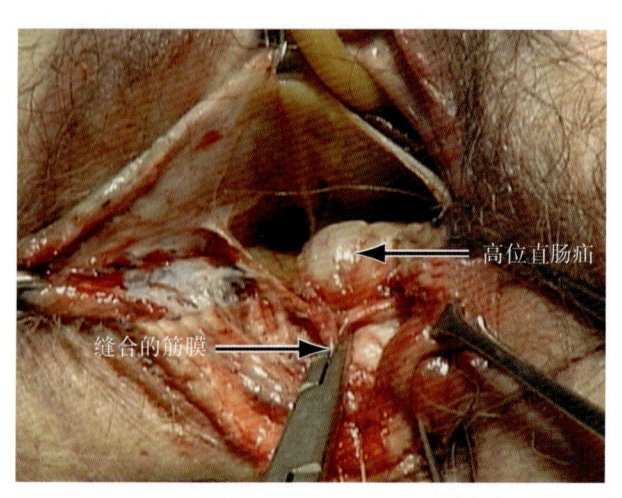

图 50-8　阴道后壁的尸体解剖。注意阴道远端的组织间的紧密连接。注意在这一水平上阴道与直肠前壁的融合。随着解剖上移，阴道后壁与直肠前壁之间出现一个清楚的层次，直至直肠子宫陷凹。直肠内的手指显示出位于阴道中上段的直肠膨出（高位直肠疝）

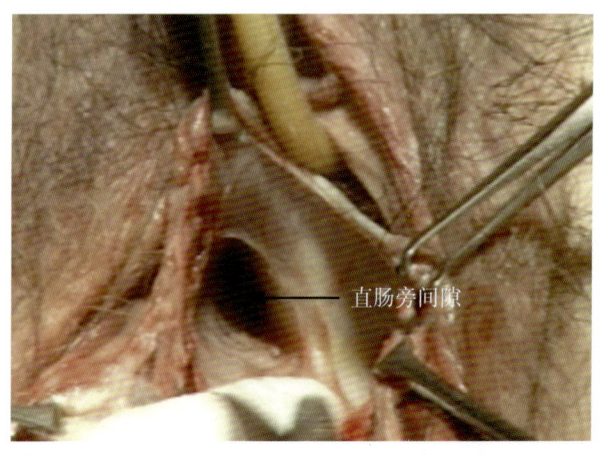

（标注：高位直肠疝、缝合的筋膜）

图 50-9　阴道后壁中上段是进入直肠旁间隙无血管平面的最佳位置，便于进入骶棘韧带

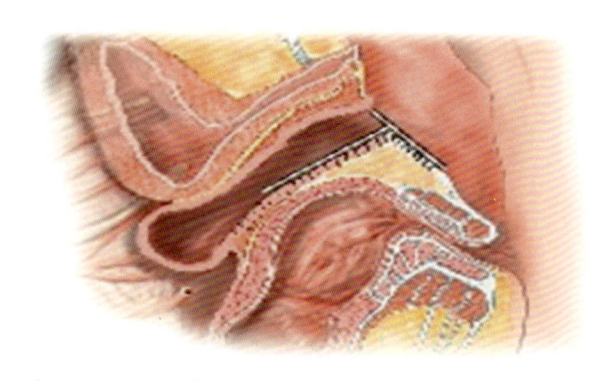

（标注：直肠旁间隙）

图 50-10　任何重建手术的解剖目标都应该是阴道后壁和会阴之间的垂直关系

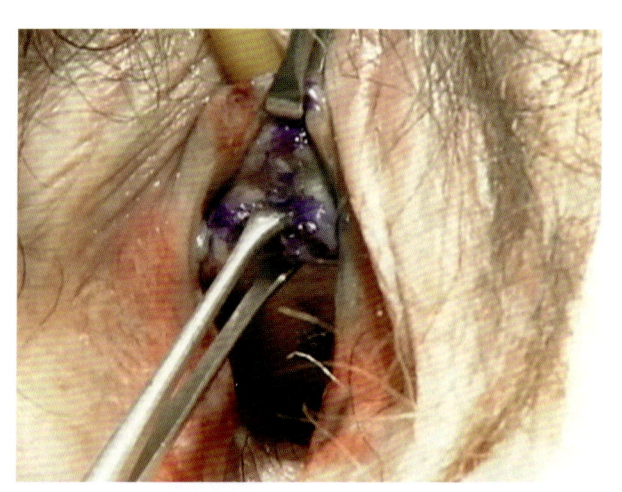

图 50-11　尸体阴道前壁的远端部分。注意在这个解剖位置，阴道与后尿道融合；这与之前提到的阴道后壁远端的解剖相似

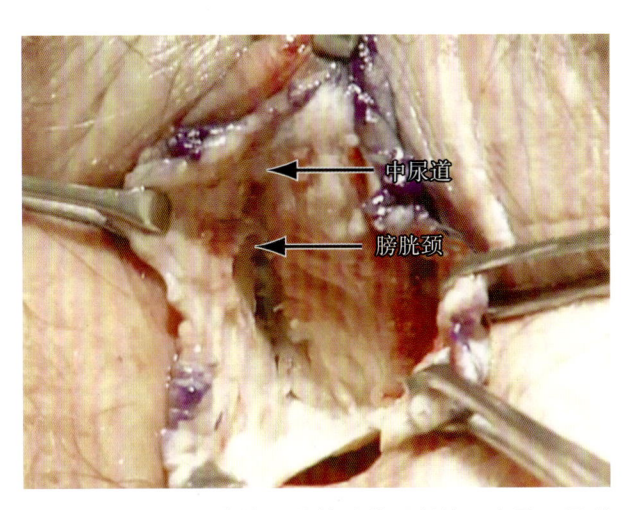

图 50-12 同一尸体的阴道前壁从尿道外口水平至阴道顶端被剖开。标记尿道中段和膀胱颈的水平。由于阴道与后尿道在此处融合，故在中尿道水平未见解剖面。随着解剖向近端延伸至膀胱颈，在阴道和膀胱之间出现一个非常清晰的间隙，可延伸至耻骨下支

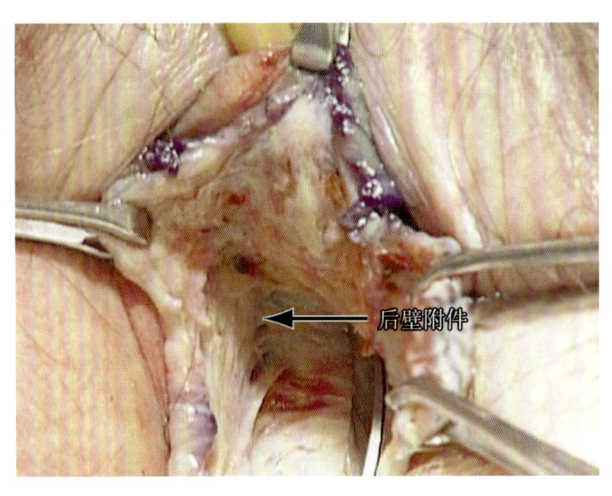

图 50-13 解剖延伸到两侧和近端来显示阴道旁侧的正常结构。支撑膀胱的阴道肌层向两侧达到盆筋膜腱弓；这是一个前壁支撑非常完整的尸解的阴道旁的正常结构

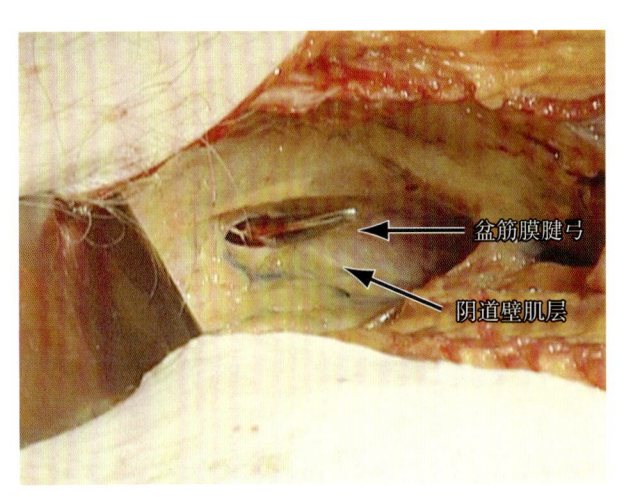

图 50-14 耻骨后间隙的解剖。该图显示出膀胱底位于的阴道肌层，右侧的是盆筋膜腱弓。注意剪刀进入尿生殖膈的尿道近端及膀胱颈水平，在盆筋膜腱弓（ATFP）内侧

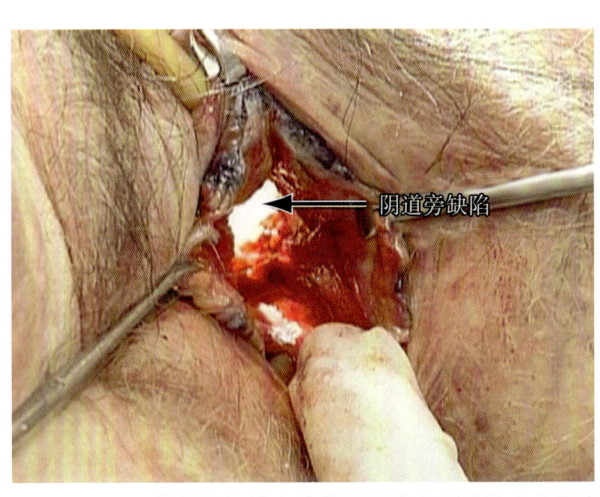

图 50-15 尸检显示正常应连接的阴道右侧壁的完全脱离

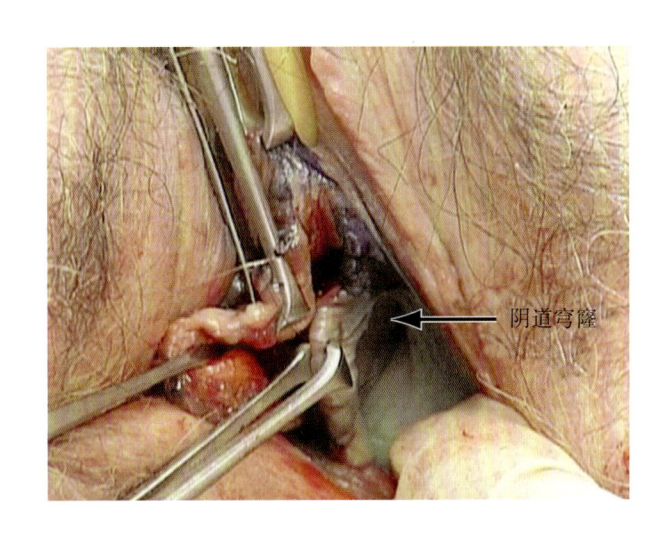

图 50-16 阴道前壁支撑完好的阴道穹窿。阴道近端的两侧应连接在盆筋膜腱弓汇入坐骨棘处。这种正常的连接为阴道侧壁提供了支撑并帮助形成阴道前穹隆

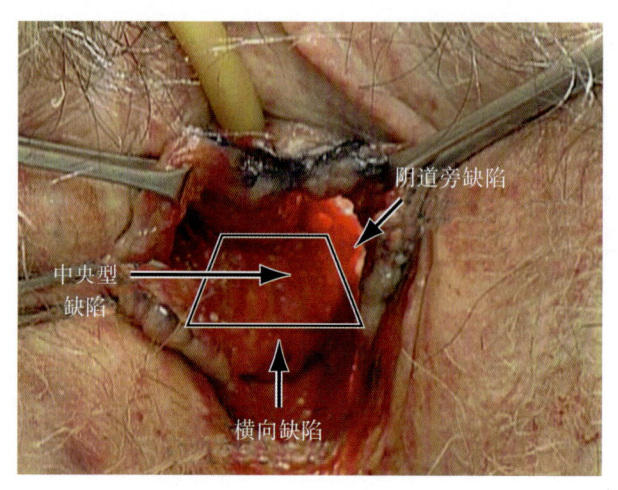

图 50-17 阴道前壁的支撑可以看作一个梯形。梯形两侧是阴道旁支撑，梯形的横面是阴道肌层与阴道顶端及子宫颈前壁的连接，而梯形中部的牢固的支撑可支撑膀胱底部从而避免膀胱的中央型膨出

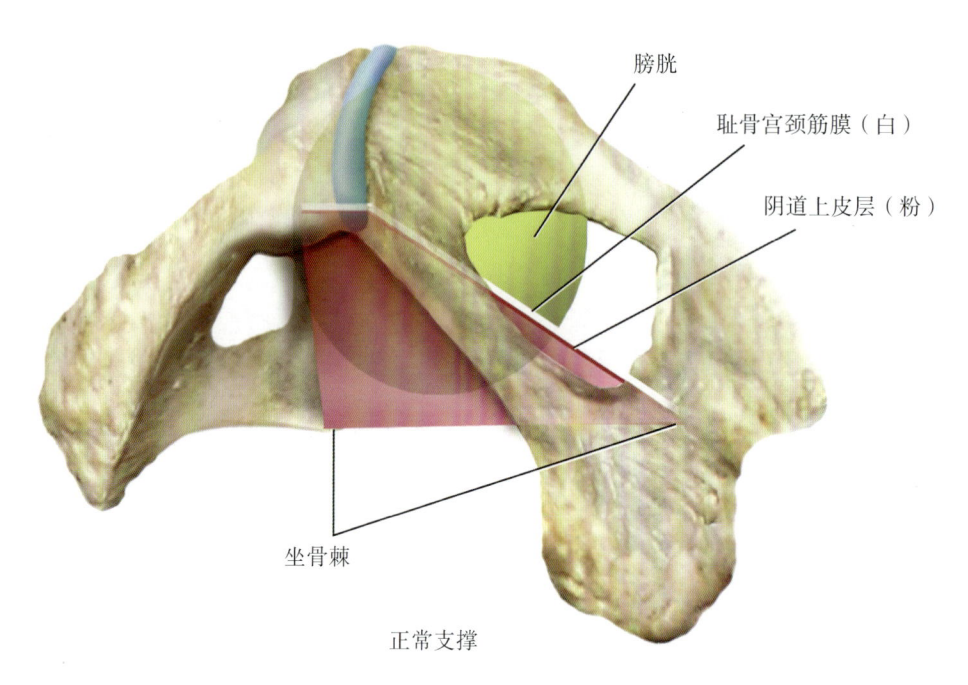

图 50-18 支持结构良好的阴道前壁。注意梯形的支持组织（耻骨宫颈筋膜或阴道壁的肌肉部分），从近端尿道下方一直到子宫颈或顶端（中线支持），两侧到盆筋膜腱弓，一直到坐骨棘（阴道旁支持）（再版许可：Karram MM, Maher CF: Surgical Management of Pelvic Organ Prolapse: Female Pelvic Surgery Video Atlas Series. Philadelphia, Saunders, 2012.）

（程文瑾 译 王 青 孙秀丽 校）

第51章

阴式子宫切除术

Mickey M. Karram

一、单纯阴式子宫切除术

如果有指征行子宫切除术，要选择最适宜的子宫切除方式。子宫切除可选择经阴道、经腹、腹腔镜或机器人辅助。选择经阴道子宫切除手术取决于许多因素，包括术者的经验和对手术技巧的掌握程度，子宫大小及活动度，是否存在有盆底松弛，以及肿瘤的良、恶性等。一般来讲，经阴道子宫切除手术比经腹及腹腔镜辅助下子宫切除手术恢复快、并发症少。与经腹子宫切除术相比，经阴道子宫切除手术受子宫的大小，特别是子宫的活动度、阴道容量和弹性的影响。以上条件是相对的，因为大的子宫可行粉碎术，狭窄的阴道可行切开术。经阴道子宫切除需要更多的训练，因为目前这是美国使用最少的子宫切除的方法。

进行经阴道子宫切除术时首先需要有个正确的体位。患者需要摆成膀胱截石位，臀部要超出手术床沿一些，以便行后路穿刺时的操作。大腿要轻度外展，髋关节适当屈曲（图51-1）。要避免大腿过度外展和屈曲，以免造成体位性神经损伤。用导尿管将膀胱排空，消毒液进行阴道准备。麻醉后行妇科检查以确定子宫脱垂的程度、阴道口的宽度，以及是否存在盆腔疾病。

（一）手术技巧

1. 用拉钩下压阴道后壁，以 Dever 或 Hanney 拉钩向上拉开阴道前壁。用两把单齿钳钳夹并向下牵拉子宫颈。

如果没有禁忌证，如心脏病、高血压病等，可以在子宫颈周围注射血管收缩药，如血管升压素、去甲肾上腺素或肾上腺素。我们推荐用 1%~2% 的利多卡因或 0.5% 布比卡因肾上腺素溶液（1:200 000）。可以应用制备好的药液来代替在手术室现配制的溶液，其还能起到镇痛药的作用。外科医师需要记住，正常成年人利多卡因肾上腺素溶液的最大用量不超过 7 mg/kg 或总量不超过 500 mg，布比卡因肾上腺素的极量是 225 mg。经阴道子宫切除时通常需要注射的剂量是 5~10 ml。如果手头没有血管收缩药，局部注射生理盐水也可达到分离的目的且没有心血管系统疾病的风险。

首先用冷刀或电刀沿阴道黏膜切开（图51-2）。切口的位置选择和深度非常重要，因为它决定着是否能找到正确的层次进入前壁及后壁直达后穹窿。切口正确的位置应在膀胱反折处，这可通过向内轻推子宫颈看到阴道壁上形成的皱褶位置来判断。如果通过上面的方法仍不能找到界线，那么切口要宁低勿高，以免伤及膀胱。围绕子宫颈形成一个圆形切口（图51-3）。用拉钩分别向下和向上牵拉可协助掌握切口的适宜深度（图51-4）。切口向下应延续到子宫颈基质。一旦切口达到适宜的深度，阴道壁就会从子宫颈上分离至远端，因为子宫颈和阴道壁之间有一层清楚的界线（图51-5 和图51-6）。

2. 阴道向前、向后都有一定的活动度。一旦层次正确，通过钝性分离就可将阴道后壁轻易分离直达直肠子宫陷凹（图51-7 和图51-8）。一旦进入腹膜腔，就可看到是否存在有粘连或其他潜在的增加子宫切除难度的病变。将 Haney 或重锤拉钩放置在直肠子宫陷凹内。

3. 向下及对侧牵拉子宫。半张开的 Haney 钳或类似钳通过直肠子宫陷凹钳夹子宫骶韧带（图51-9）。钳尖尽量靠近子宫颈以保证钳夹的子宫旁组织沿着切口内的阴道前后壁之间的方向（图51-10）。然后将 Haney 钳转到水平方向。后用组织剪或刀切开钳夹的组织。

笔者推荐用可吸收缝线缝合断端，以那种有粗针的 0 号 Dexon 或 1 号薇乔线为宜（图 51-11）。可能会遇到阴道后壁断端出血。可用电凝或连续锁边缝合来止血。针应在超过钳子一点的地方缝合，采用贯穿缝合打结法。线结位于断端中点位置。这些缝线被标记，以便日后鉴别子宫骶韧带。笔者推荐一侧断端结扎后就做对侧而不是完全做完一侧后再切另一侧。这样做的好处是可以逐渐增加子宫的活动度并显露清楚。膀胱宫颈间隙的分离宜用锐性分离，使用 Mayo 或 Metzenbaum 剪刀来完成这个步骤，尤其是对于有剖宫产史的女性。剪刀的尖端应保持在靠近子宫的位置，直到将膀胱同子宫分离开来，进入膀胱子宫间隙，显露前盆腔的腹膜下缘（图 51-12 和图 51-13）。不要着急想要快速进入子宫膀胱间隙，这样做很容易造成膀胱损伤。要在膀胱子宫陷凹显露出来后再进入前盆腔内（图 51-12 和图 51-13）。当膀胱被推上去后（图 51-14），可钳夹两侧的子宫主韧带（图 51-15）。断端包括后方腹膜组织，和子宫骶韧带缝合方法相似。注意，断端缝合时应与前一蒂连接起来，避免留下无效腔，以减少出血和组织撕裂的危险。

4. 当子宫主韧带被切断、结扎后，在膀胱子宫陷凹放置拉钩，将膀胱从子宫上拉开（图 51-16）。当达到阴道前壁顶端后，即可进入前盆腔（图 51-16~图 51-18）。下一钳，可能包括子宫血管，如果已进入前盆腔，则需达到前后腹膜反折（图 51-19）。双侧的钳夹要与子宫颈长轴垂直并从子宫颈上滑下两侧，以免出血多或损失输尿管。如前所述，断端的缝合第 1 次进针要略超过钳尖，第 2 针要穿过前一个断端。这样做的目的是消灭无效腔，避免断端之间的出血隐患（图 51-20）。还要注意缝合时针不要穿过血管，后者可能会引起腹膜后血肿。

5. 然后将子宫从前穹窿或后穹窿翻入阴道内（图 51-21）。用拉钩将子宫底部向阴道内牵拉。手指触及对侧卵巢固有韧带，并紧贴子宫钳夹。最后的断蒂中通常包括输卵管、子宫圆韧带和卵巢固有韧带。有时会用一把钳子一次性钳夹，但更常用的方法是用两把钳子从上下分别钳夹（图 51-22）。将一指放置在断端后方以确保后方没有组织落下，也没有多余的组织被加入（图 51-21~图 51-23）。当最后的蒂部被切断后，子宫离体送病理检查。断端要双重结扎。如果用一把钳子钳夹，要先结扎断端，然后再缝扎。如果是用两把钳子钳夹，应先分别缝扎，再用 8 号线将两断端共同结扎。此两结先保留缝线，查看各个断端以明确止血效果（图 51-24）。因每一断端的缝扎均与前一断端相连，因此不应有无效腔及裂伤存在（图 51-25）。

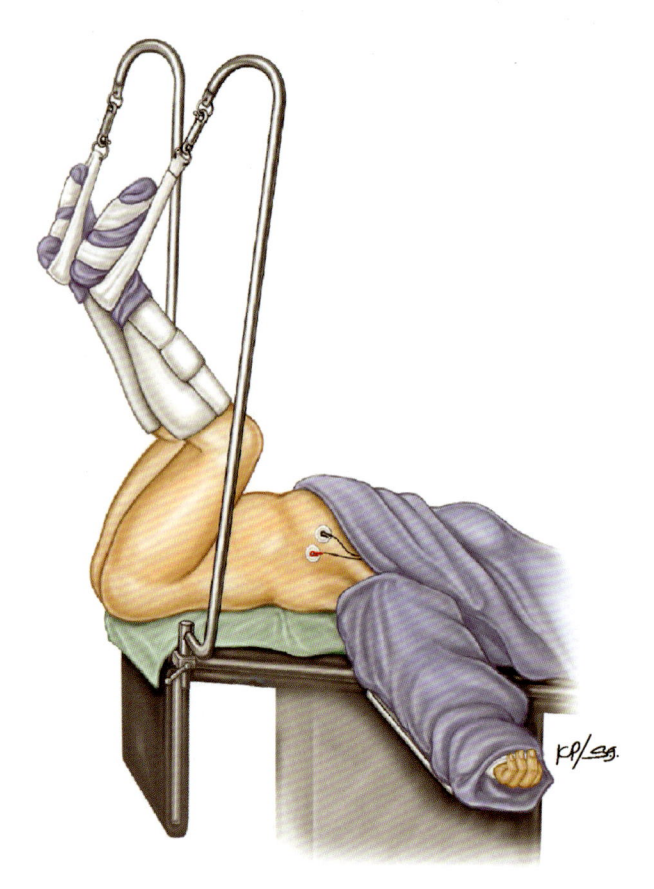

图 51-1 经阴道子宫切除手术的正确体位，两腿像"棉花糖"样绑起（再版许可：Walter MD, Barber M: Hysterectomy for Benign Disease: Female Pelvic Surgery Video Atlas Series. St. Louis, Elsevier, 2010, F7-1.）

第 51 章 阴式子宫切除术 533

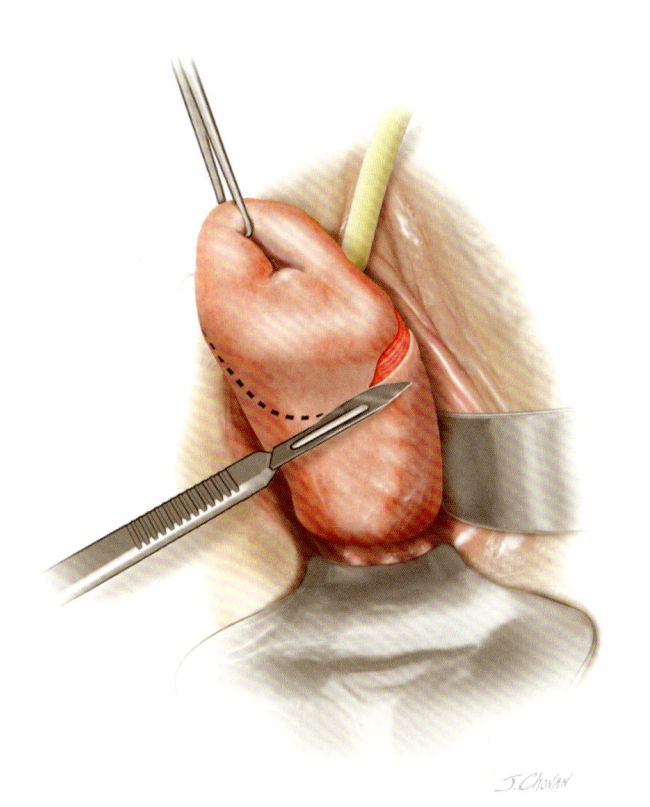

图 51-2 初始切口是环子宫颈阴道黏膜与子宫颈上皮交界处。可以使用手术刀或电刀

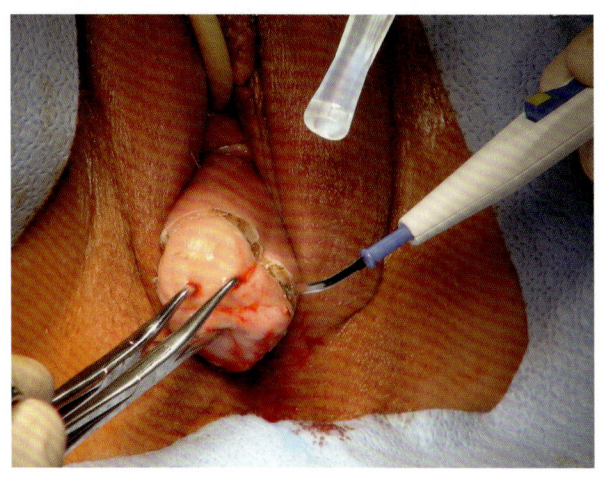

图 51-3 使用单极电外科设备在子宫颈周围进行的圆形切口

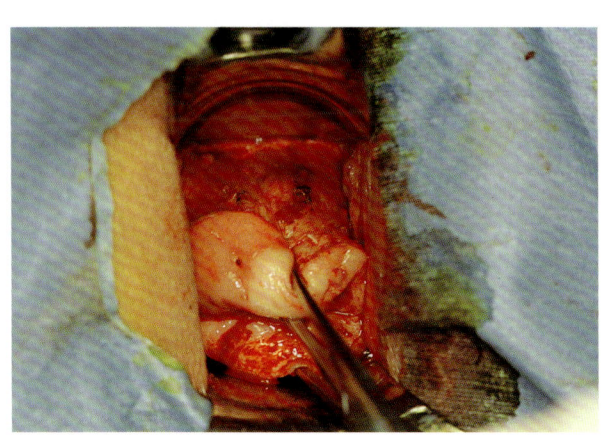

图 51-4 子宫颈前壁切口的适宜深度

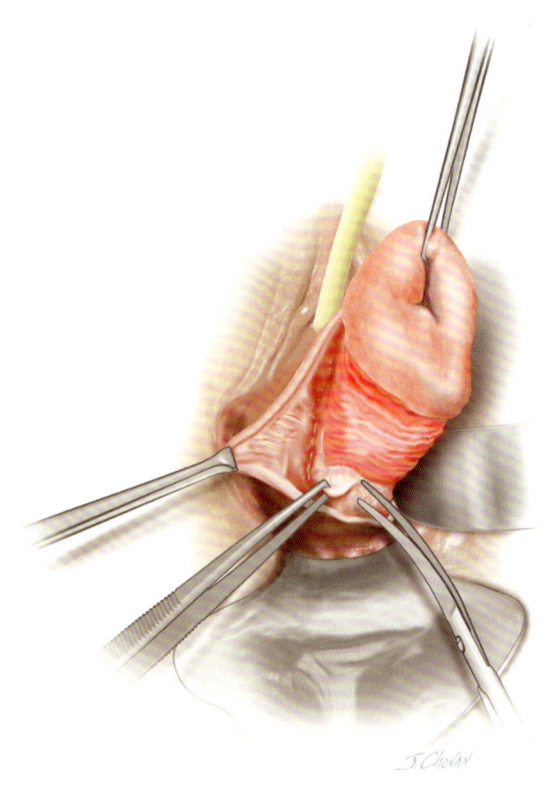

图 51-5 一旦找到正确的间隙，就可通过钝性分离直达后腹膜反折处

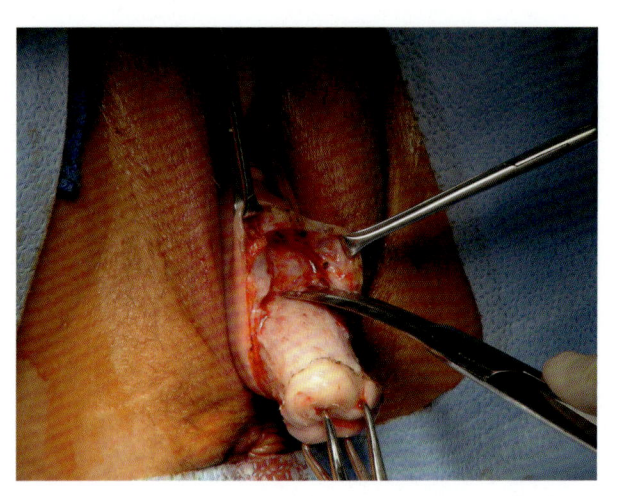

图 51-6 一旦进入正确的平面，阴道组织很容易从下面的子宫颈上分离出来，最终可以进入前面的腹膜反折

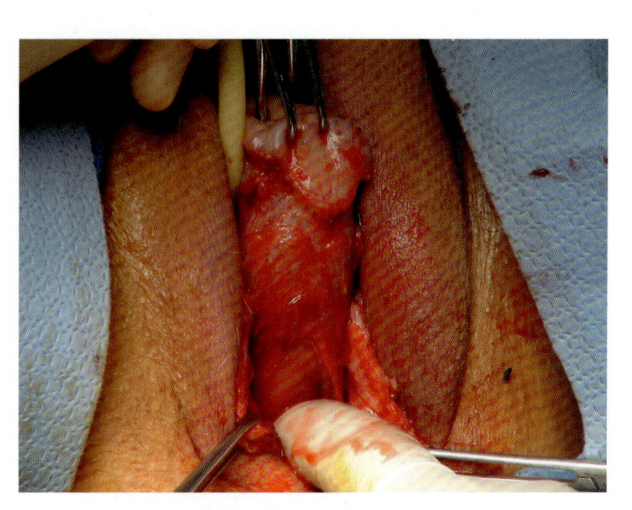

图 51-8 进入后盆腔

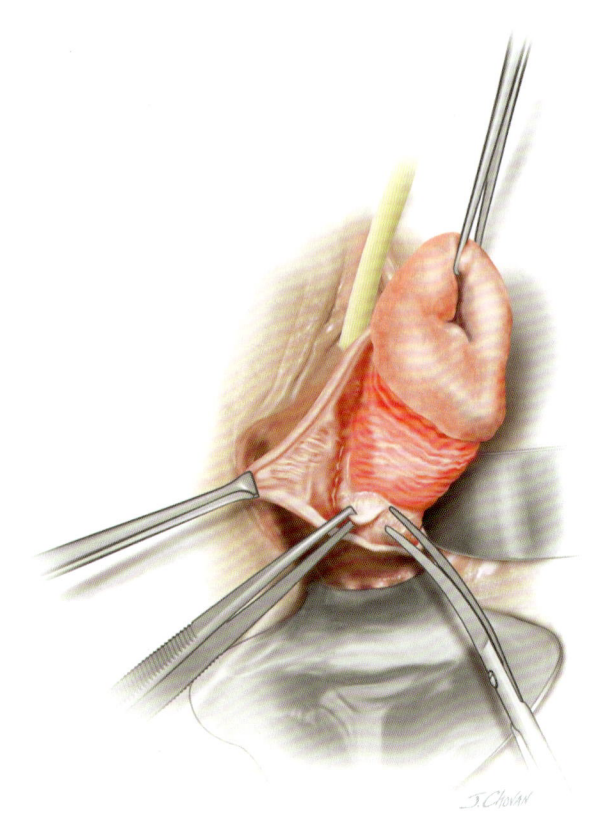

图 51-7 锐性分离进入后盆腔

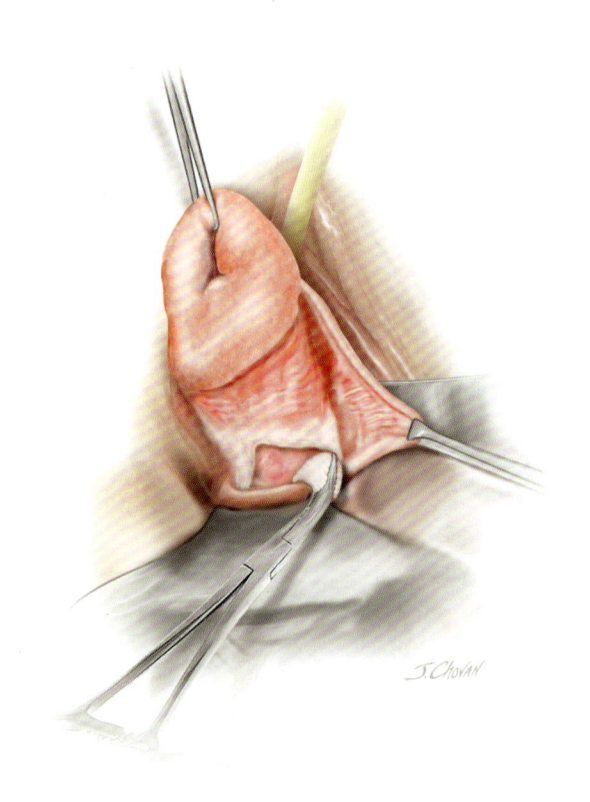

图 51-9 钳夹右侧的子宫骶韧带

第 51 章 ■ 阴式子宫切除术　535

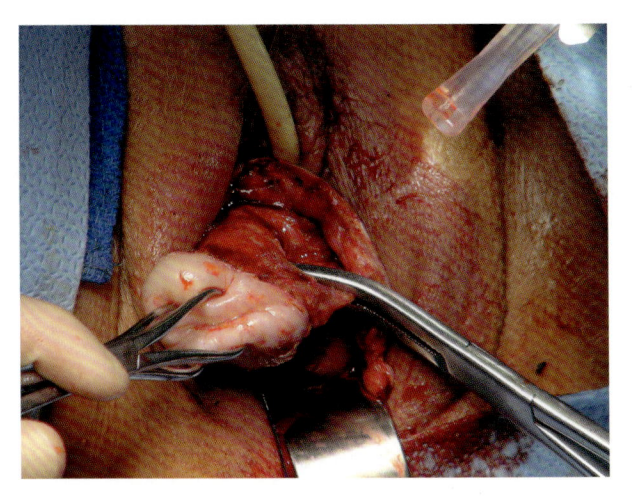

图 51-10　使用 Haney 钳钳夹右侧的子宫骶韧带

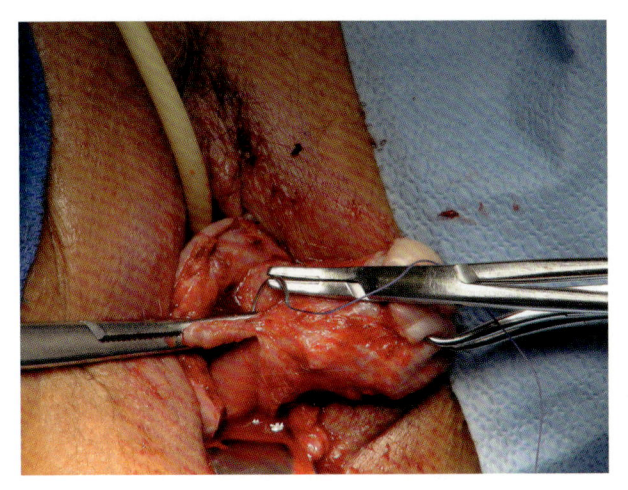

图 51-11　剪断左侧的子宫骶韧带后，用 0 号薇乔线穿过 Haney 钳钳尖处。注意钳子要尽量靠近子宫颈

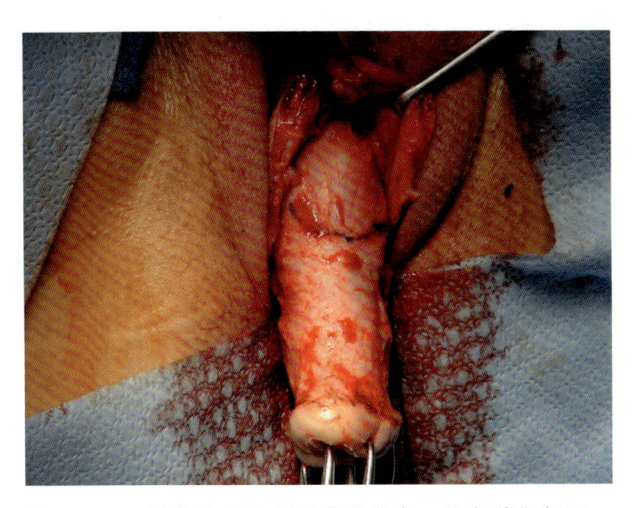

图 51-12　阴道已从子宫颈前壁分离，注意蓝色标记，它标记了子宫颈和膀胱子宫间隙的边界

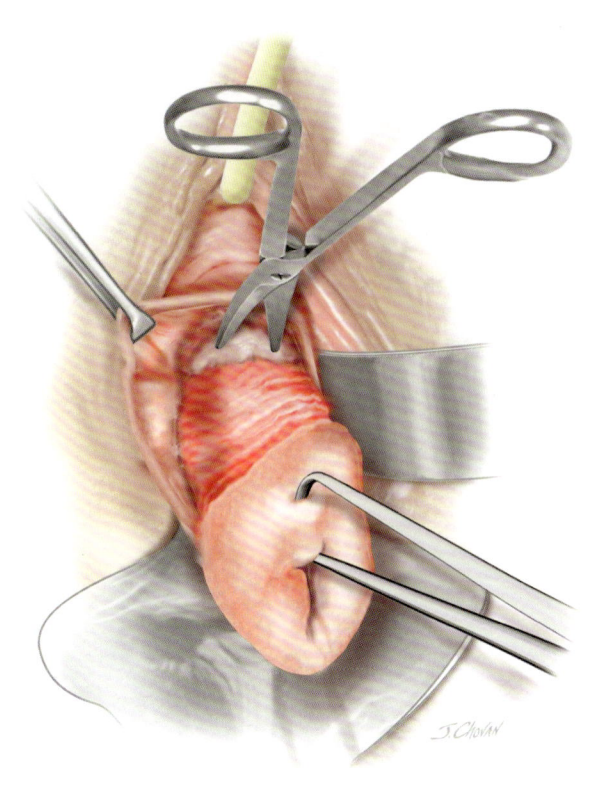

图 51-13　在到达前穹隆顶端前，锐性分离耻骨宫颈筋膜以进入膀胱子宫间隙

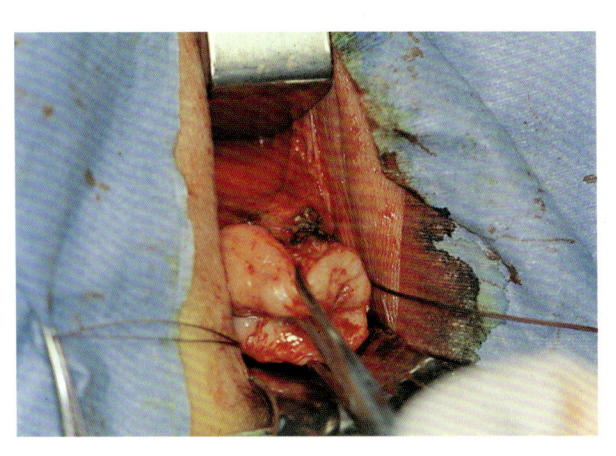

图 51-14　进入膀胱子宫间隙。在前壁放置拉钩并向上牵拉，可将膀胱从子宫颈前壁上拉开，显露前腹膜反折

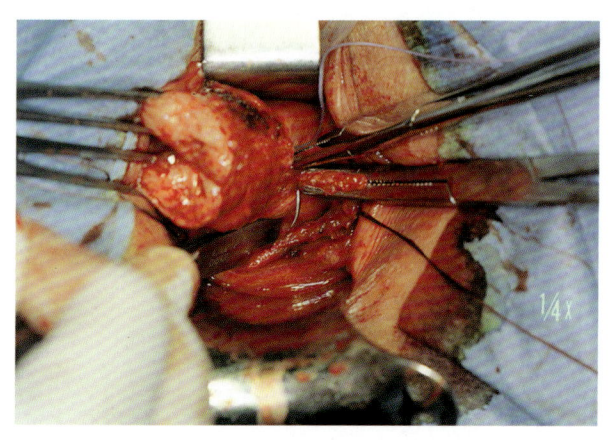

图 51-15 钳夹并剪断子宫主韧带，然后缝扎。缝合时将此断端与子宫骶韧带的断端连在一起

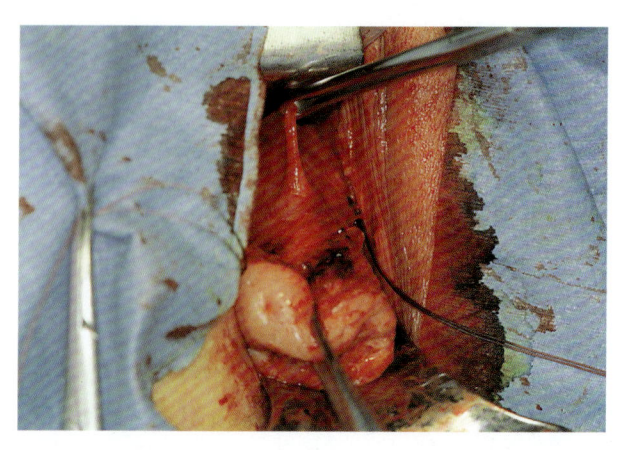

图 51-16 进入膀胱子宫间隙后，通常可以很容易地看到前腹膜反折

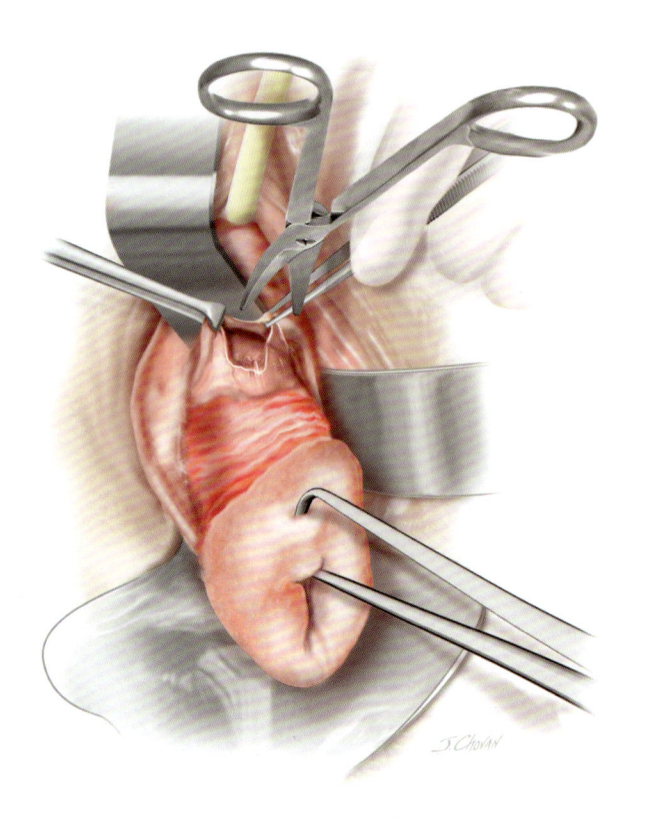

图 51-17 锐性分离剪开前腹膜反折

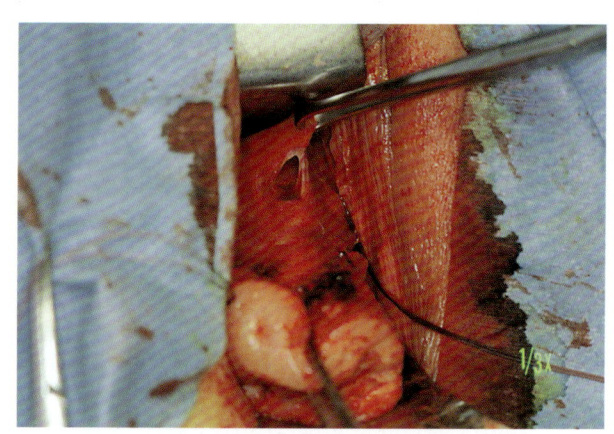

图 51-18 进入前腹膜反折

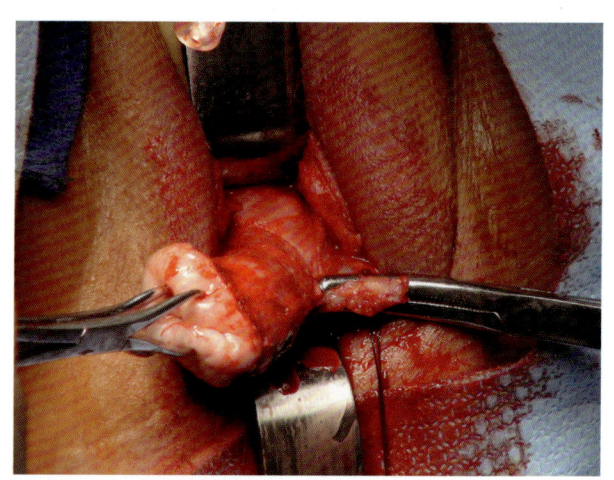

图 51-19 钳夹子宫血管。此钳夹将前、后腹膜反折融合。注意钳子与子宫颈间的正确角度

第 51 章 ▪ 阴式子宫切除术 537

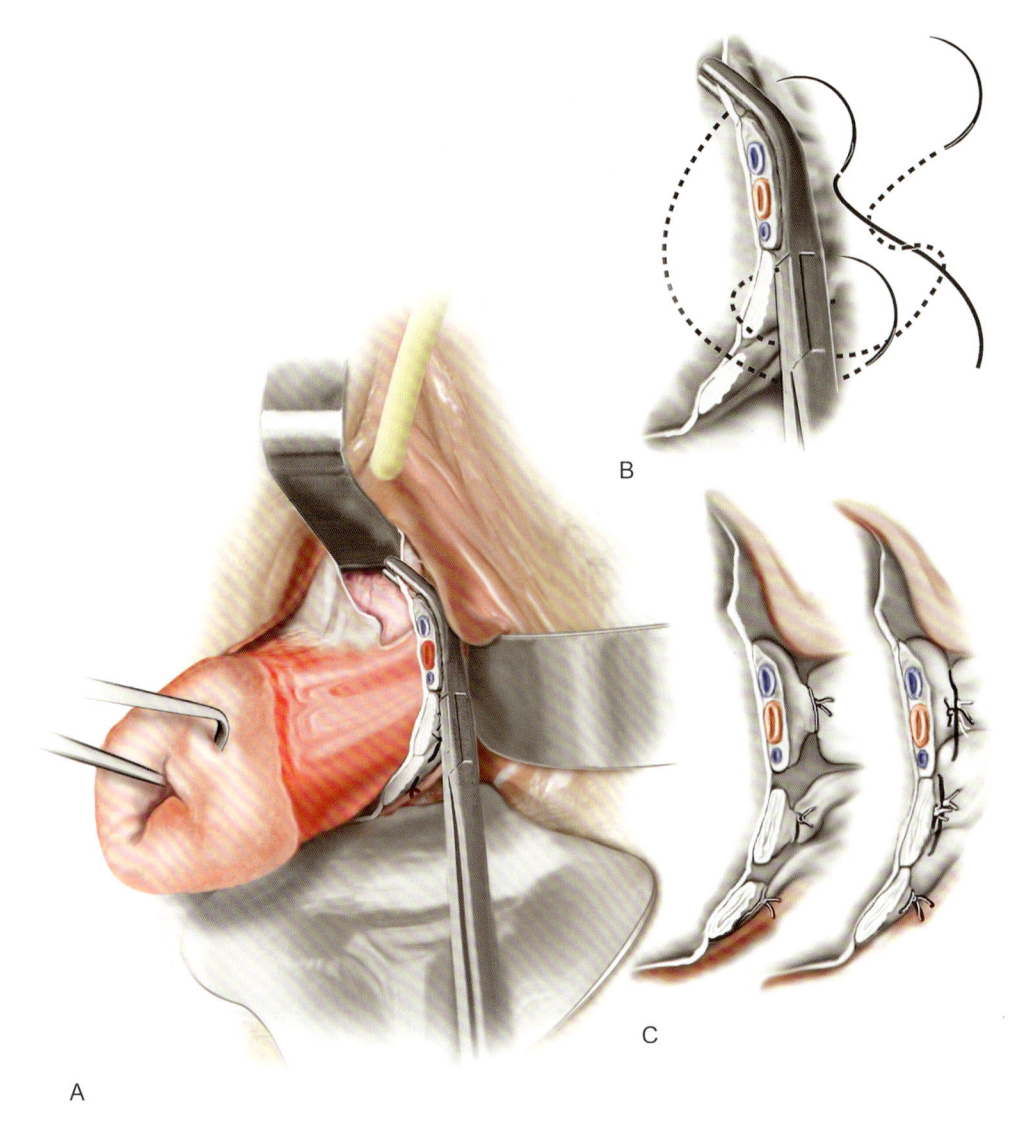

图 51-20　A. 正确钳夹子宫血管的技巧。B. 结扎断端，同时与上一结一起缝扎。从钳尖处进针，从上一断端的远端出针。C. 这种缝合技术可以避免两断端之间留有无效腔。与此法相对的是每个结单独缝合，这会导致两结之间留有空隙，易使组织被拉断引起断端之间的血管出血

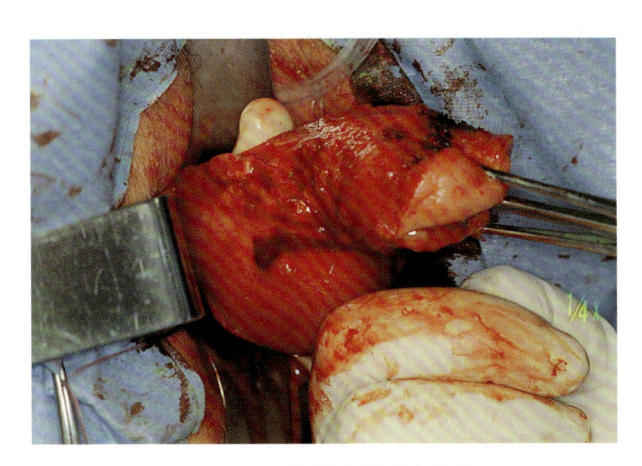

图 51-21　将子宫从后方拉出

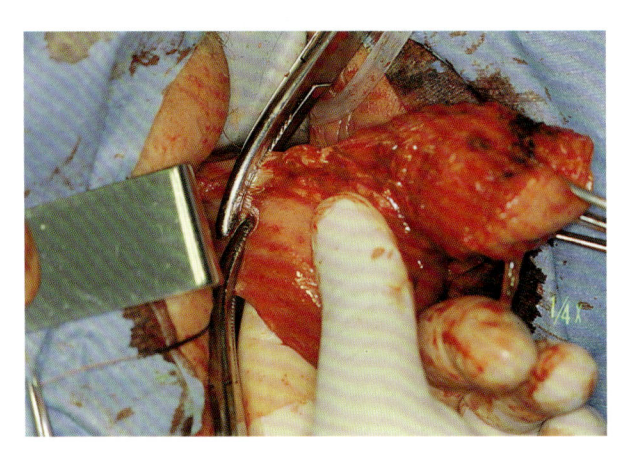

图 51-22　贴近子宫钳夹。此蒂中包括输卵管、子宫圆韧带和卵巢韧带。注意两把钳子在中间部位的交叉

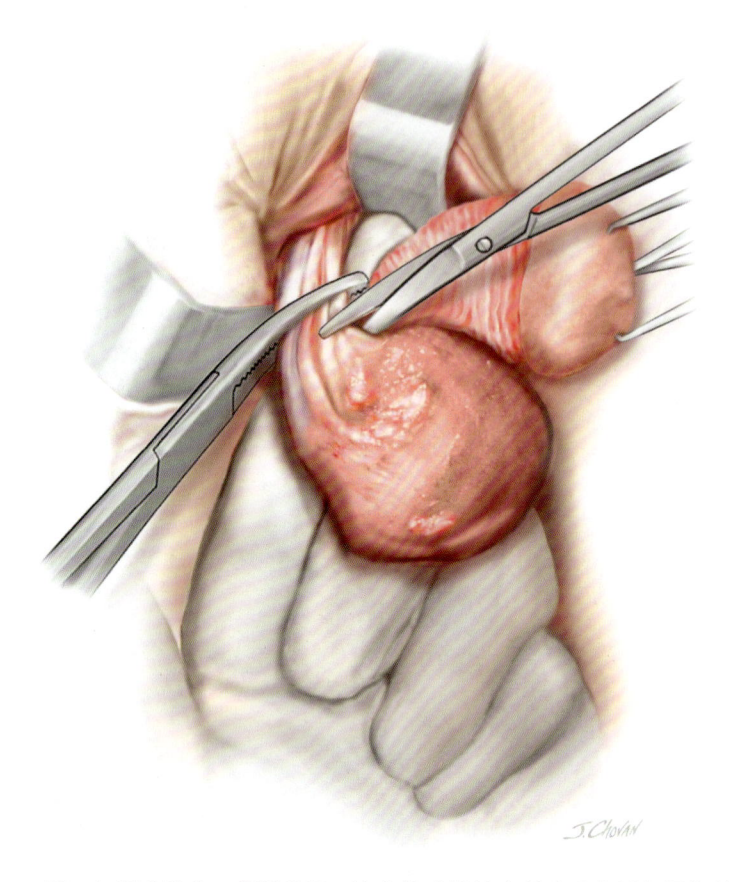

图51-23　用刀切断或用剪刀剪断蒂部。注意将手指放在断端后方以免损伤其他组织

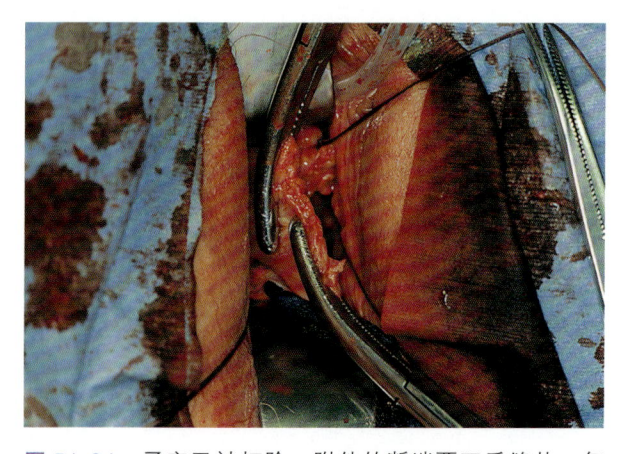

图51-24　子宫已被切除。附件的断端要双重缝扎。每把钳钳夹的组织先单独缝扎，然后再用8号线将两结结扎在一起

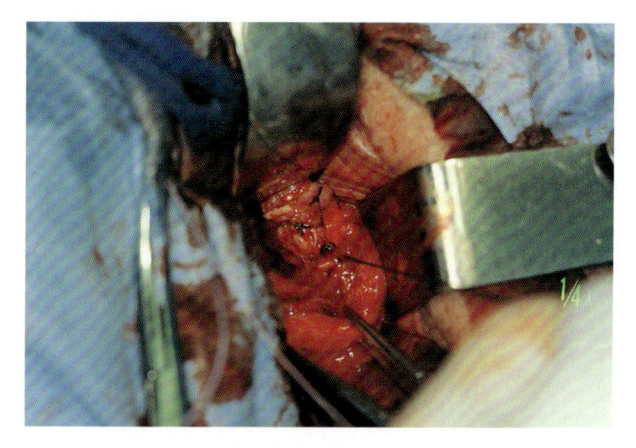

图51-25　检查左侧的断端结，查看有无出血

（二）经阴道输卵管-卵巢切除术

据报道，约有 50% 的经阴道子宫切除术同时进行输卵管-卵巢切除术，个别报道甚至高达 90%。要想成功切除附件，需要显露出输卵管和卵巢并可及其根部。使用缝线在子宫圆韧带上轻轻牵拉，有助于显露输卵管和卵巢。通常情况下可用 Babcock 钳抓住附件并尽可能向下牵拉（图 51-26）。然后用 Haney 弯钳或更理想地用 Statinsky 血管钳钳夹子宫圆韧带、输卵管及输卵管系膜。非常重要的一点是要确保卵巢动脉被钳夹住而没有滑出钳子外。为避免损伤输尿管，要尽量靠近卵巢钳夹，然后切断（图 51-27），并以 2-0 延迟可吸收缝线缝合断端。第一道结扎，第二道贯穿缝合。如果看不到卵巢，往往是因为子宫圆韧带短且结实，使其不易被钳夹和牵拉。这种情况下，应先单独夹切子宫圆韧带，之后附件可移动，再直接钳夹骨盆漏斗韧带。

（三）评估直肠子宫陷凹

经阴道子宫切除时要常规到达直肠子宫陷凹（图 51-28 和图 51-29）。很多时候有潜在或明显的小肠膨出存在。另外，如果有子宫脱垂，还需要决定是否同时行阴道顶端悬吊术，或者行简单的直肠子宫陷凹封闭术来进行加强阴道顶端的支持并保证阴道有足够的长度。

McCall 后穹隆封闭术就是将两侧的子宫骶韧带越过中线对扎缝合以封闭后方的子宫直肠凹陷。这种术式将阴道向前方牵拉固定，因此阴道后壁得以延长。McCall 后穹隆封闭术通常使用不可吸收缝线在子宫骶韧带上及其附近的腹膜行 0~3 针 McCall 内部缝合（图 51-30 和图 51-31）。缝合时术者要以左手示指和中指将乙状结肠向右下牵拉，用单股编织的 0 号线深深缝入左侧的子宫骶韧带内，然后绕过乙状结肠顶部及壁腹膜到达对侧，再从右侧的子宫骶韧带穿过，然后打结，依此法再缝合第 2 针、第 3 针（图 51-30 和图 51-31）。McCall 外部缝合用延迟可吸收缝线，首先从阴道内缝合并穿过腹膜进入盆腔，然后从左侧的子宫骶韧带进针，穿过乙状结肠表面的腹膜到达右侧子宫骶韧带，再经阴道顶端穿出，在阴道内结扎（图 51-31）。如果直肠子宫陷凹非常浅而阴道后壁膨出不明显时，外部 McCall 缝合一针就足够（图 51-31）。然而，根据阴道后壁的冗余程度，有时会放置第 2 根（甚至第 3 根）外部 McCall 缝线（图 51-32）。当阴道后壁冗长严重，直肠子宫陷凹过大时，在 McCall 内缝合时可切除部分阴道和腹膜再行缝合（图 51-29 和图 51-33）。

McCall 内部缝合结扎、外部缝合要等到阴道顶端关闭后再结扎（图 51-34）。如果需要行阴道前壁修补术，在关闭阴道断端前进行。如果不需要或者阴道前壁修补术完成后，将阴道顶端的前后壁上皮及其下筋膜用 2-0 延迟可吸收缝线间断缝合。这时再将 McCall 外缝合结扎（图 51-35~图 51-37）。这些缝合将阴道后壁固定在子宫骶韧带上，同时封闭直肠子宫陷凹并对阴道顶端提供支撑。McCall 封闭术后要常规进行膀胱镜检查，看到输尿管开口喷尿，以明确有无输尿管损伤。

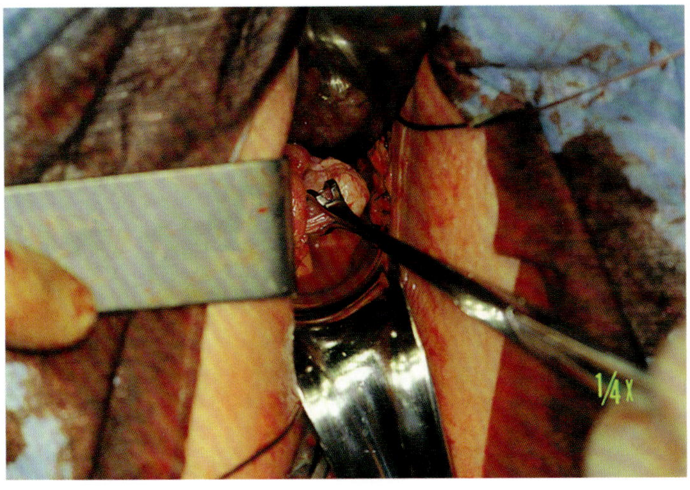

图 51-26 用一把 Babcock 钳抓住卵巢，向下将卵巢牵拉至阴道内

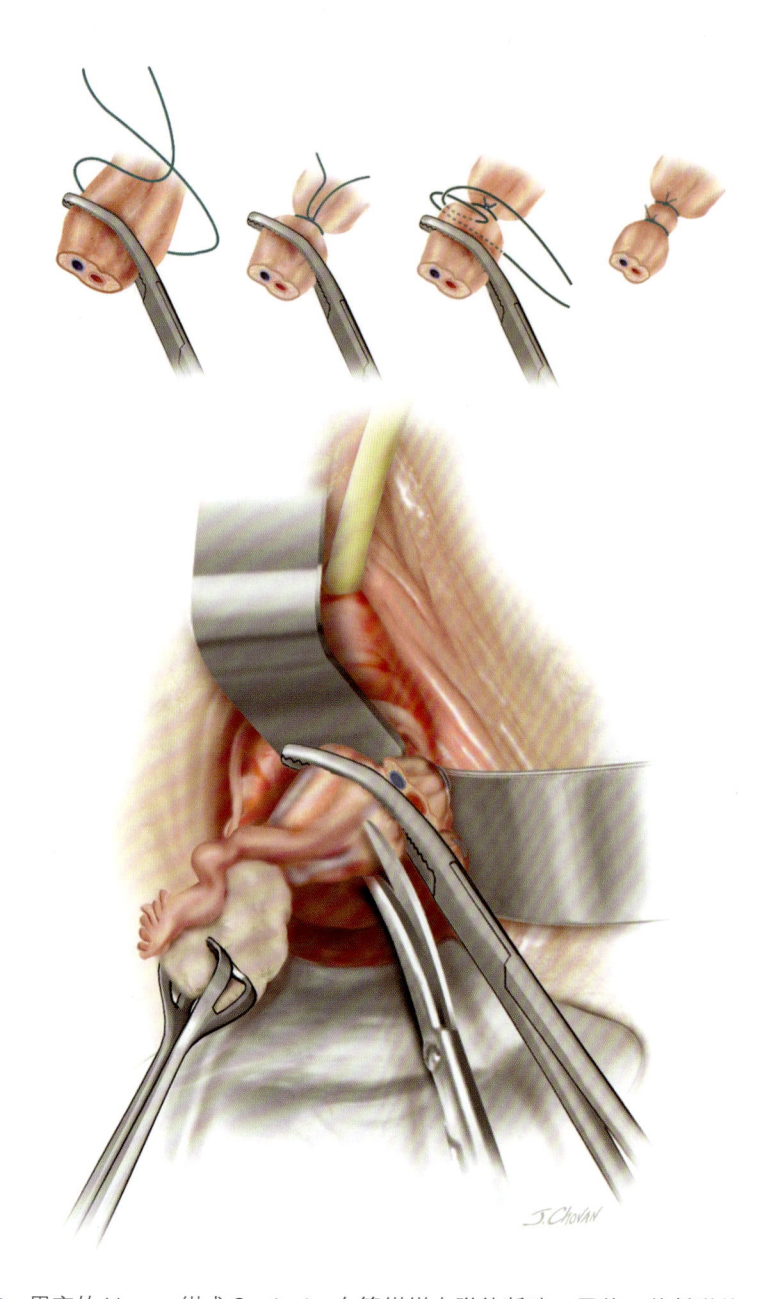

图 51-27　用弯的 Haney 钳或 Statinsky 血管钳钳夹附件断端。用剪刀剪断附件，双重结扎

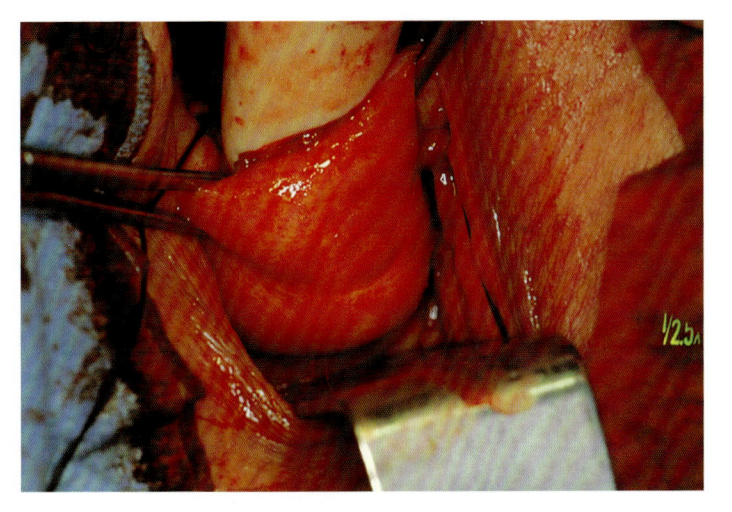

图 51-28 取出子宫后，触摸后盆腔。将示指放在盆腔内，向远端移动腹膜和阴道后壁上端

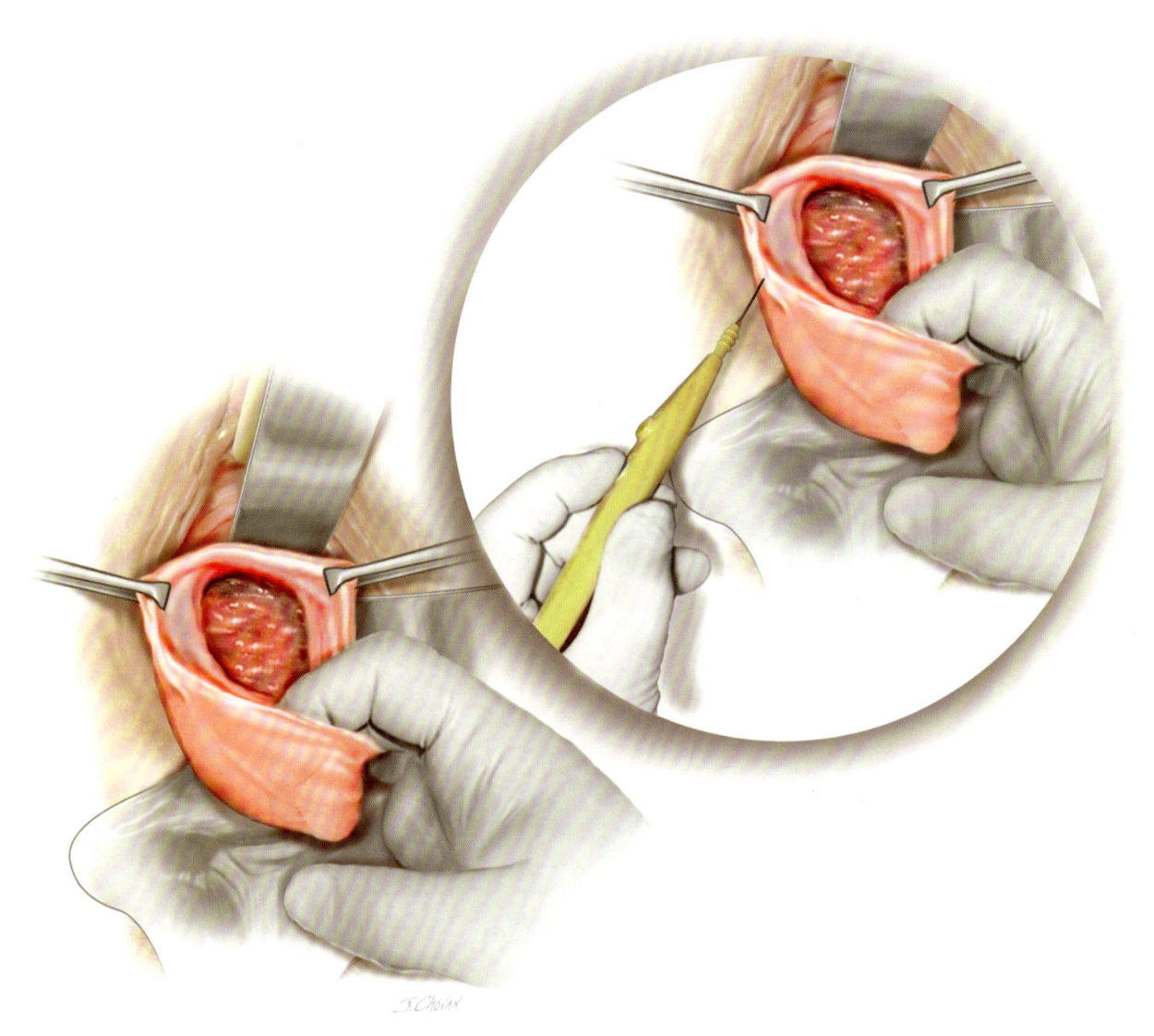

图 51-29 用手指触摸阴道后壁顶端和肠疝（插图）。去除多余的阴道后壁顶端和腹膜的技巧

McCall 内侧缝线（蓝色）

腹膜在乙状结肠上

子宫骶韧带

McCall 外侧缝线（红色）

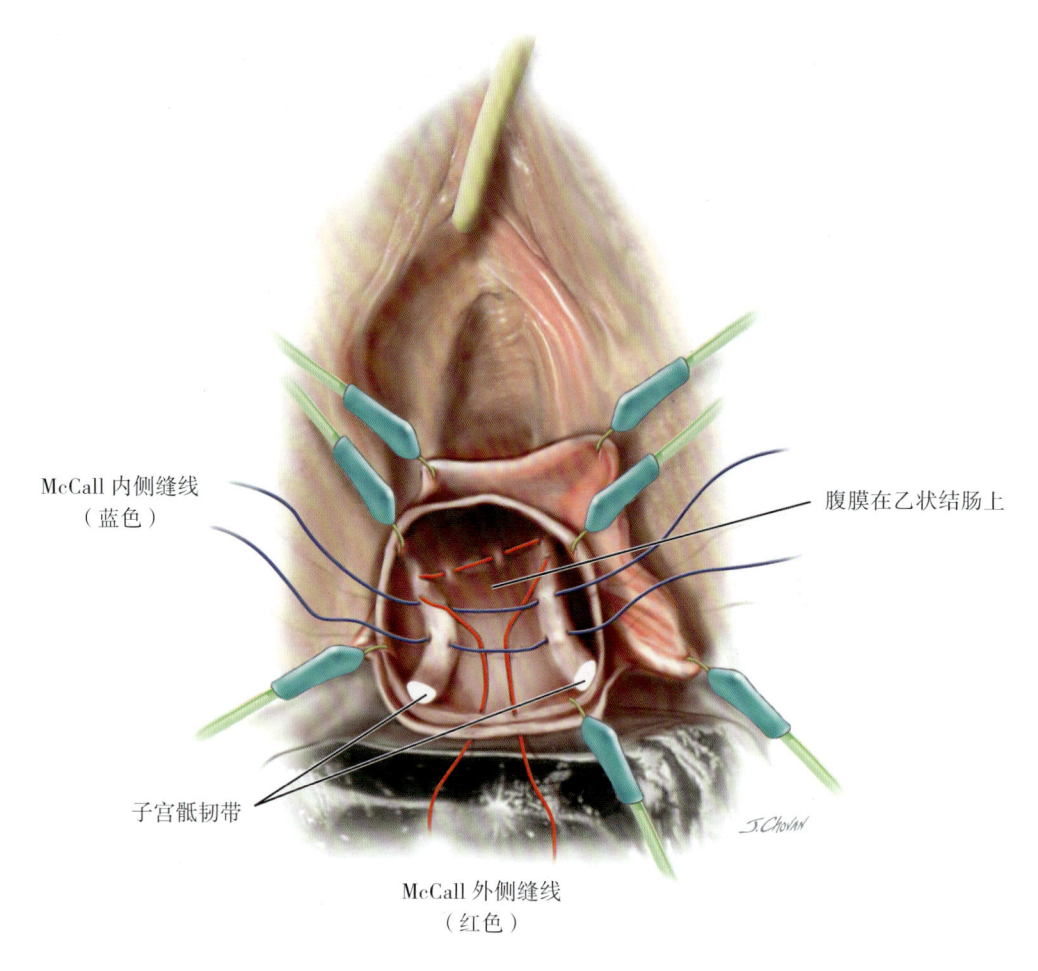

图 51-30　内部和外部 McCall 缝合线的正确缝合位置（再版许可：Karram MM, Maher CF: Surgical Management of Pelvic Organ Prolapse: Female Pelvic Surgery Video Atlas Series. St. Louis, Elsevier, 2012, F4-11.）

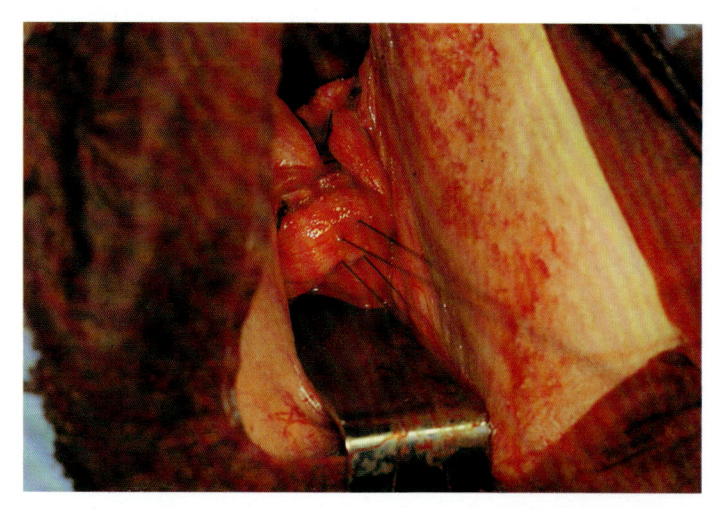

图 51-31　内侧的两针 McCall 缝合已完成，这些缝线将在关闭阴道断端后打结

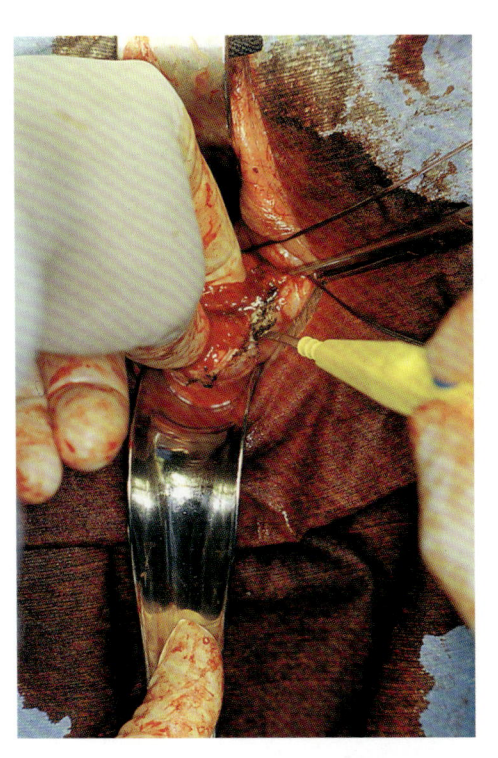

图 51-32　用单极电外科设备切除一块多余的阴道后壁和腹膜

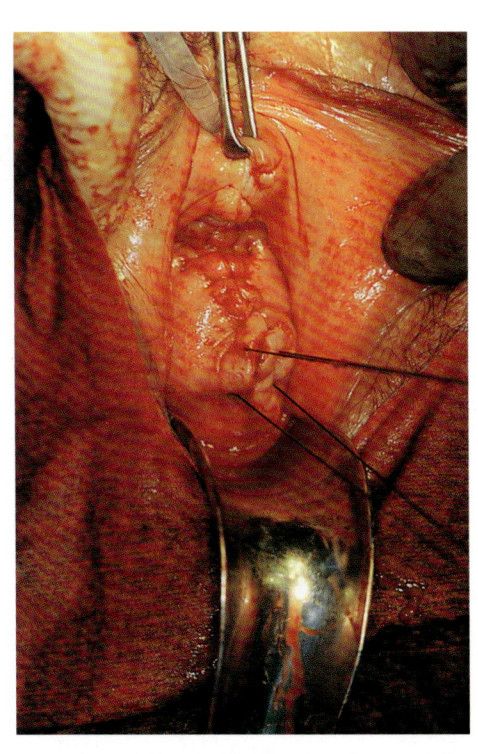

图 51-34　在阴道前壁修补及阴道顶端关闭后将两侧外部 McCall 缝线结扎在一起

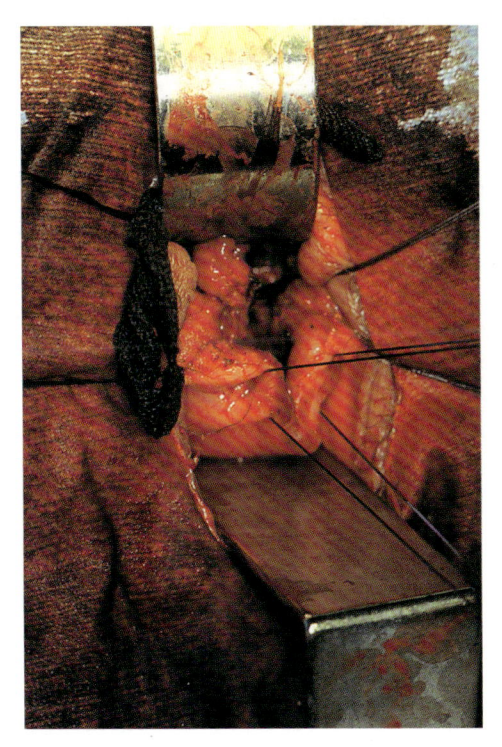

图 51-33　两针 McCall 缝线，它们是在切除部分腹膜后缝合的

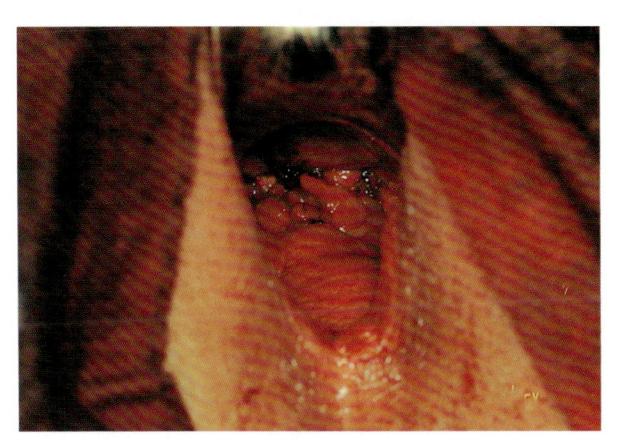

图 51-35　外部 McCall 缝线结扎后的阴道后壁顶端

图 51-36 McCall 后穹隆成形术的技巧。A. 打开后穹隆，显露左侧子宫骶韧带。B. 第 1 针外部 McCall 缝线从阴道内进针，进入后穹隆腹膜腔。C. 然后将缝线穿过左侧子宫骶韧带。D. 缝线已穿过腹膜及右侧子宫骶韧带，现在从阴道后顶端后壁再穿回至阴道内。E. 第 2 针 McCall 路径与第 1 针相似，但更远。图片显示为关闭阴道顶端前的两针 McCall 缝线，正在准备打结。F. 阴道断端用延迟可吸收缝线间断缝合。G. McCall 缝线打结。注意阴道顶端已完美地升高至骶骨水平

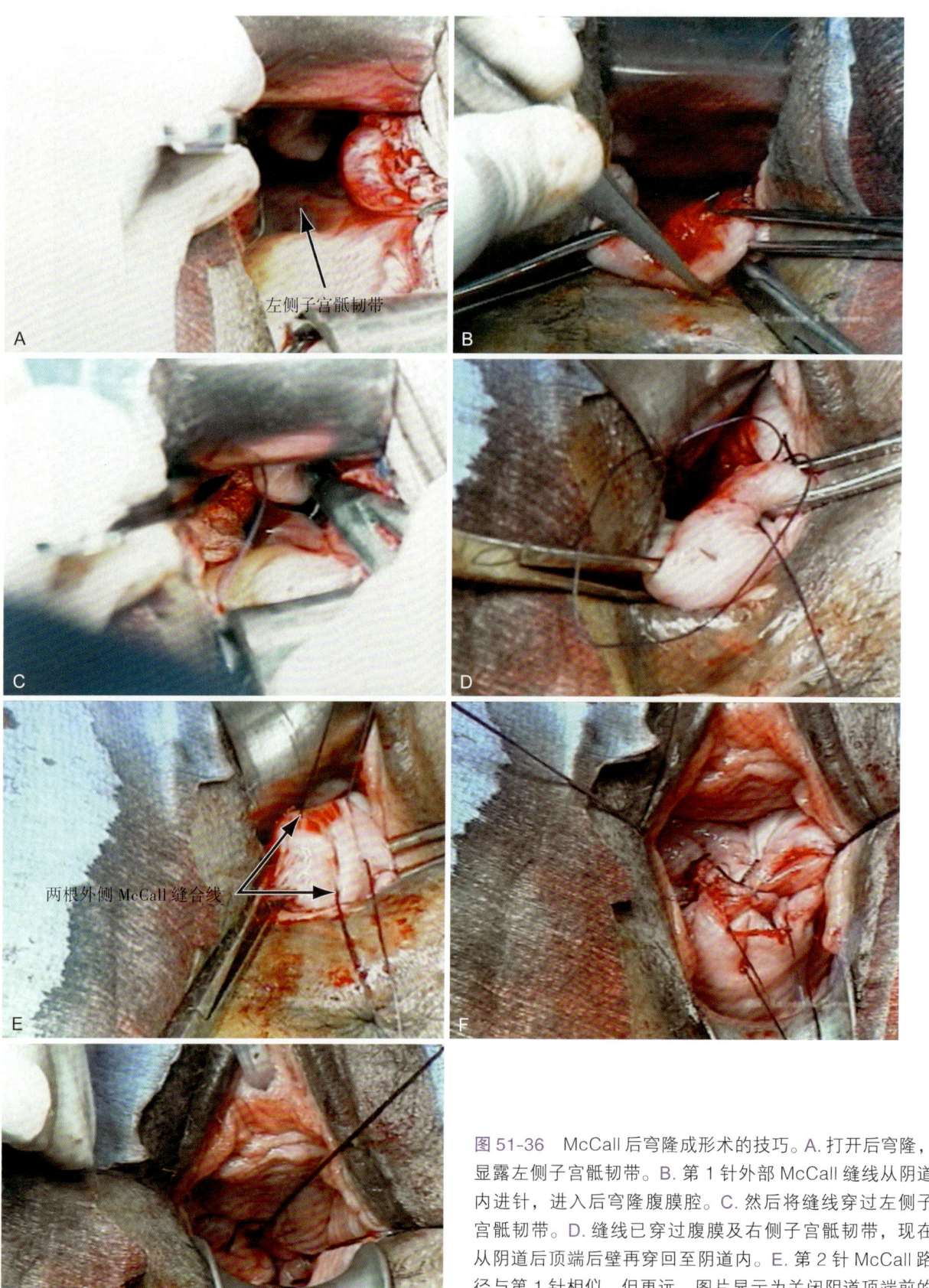

第 51 章 ■ 阴式子宫切除术 545

A

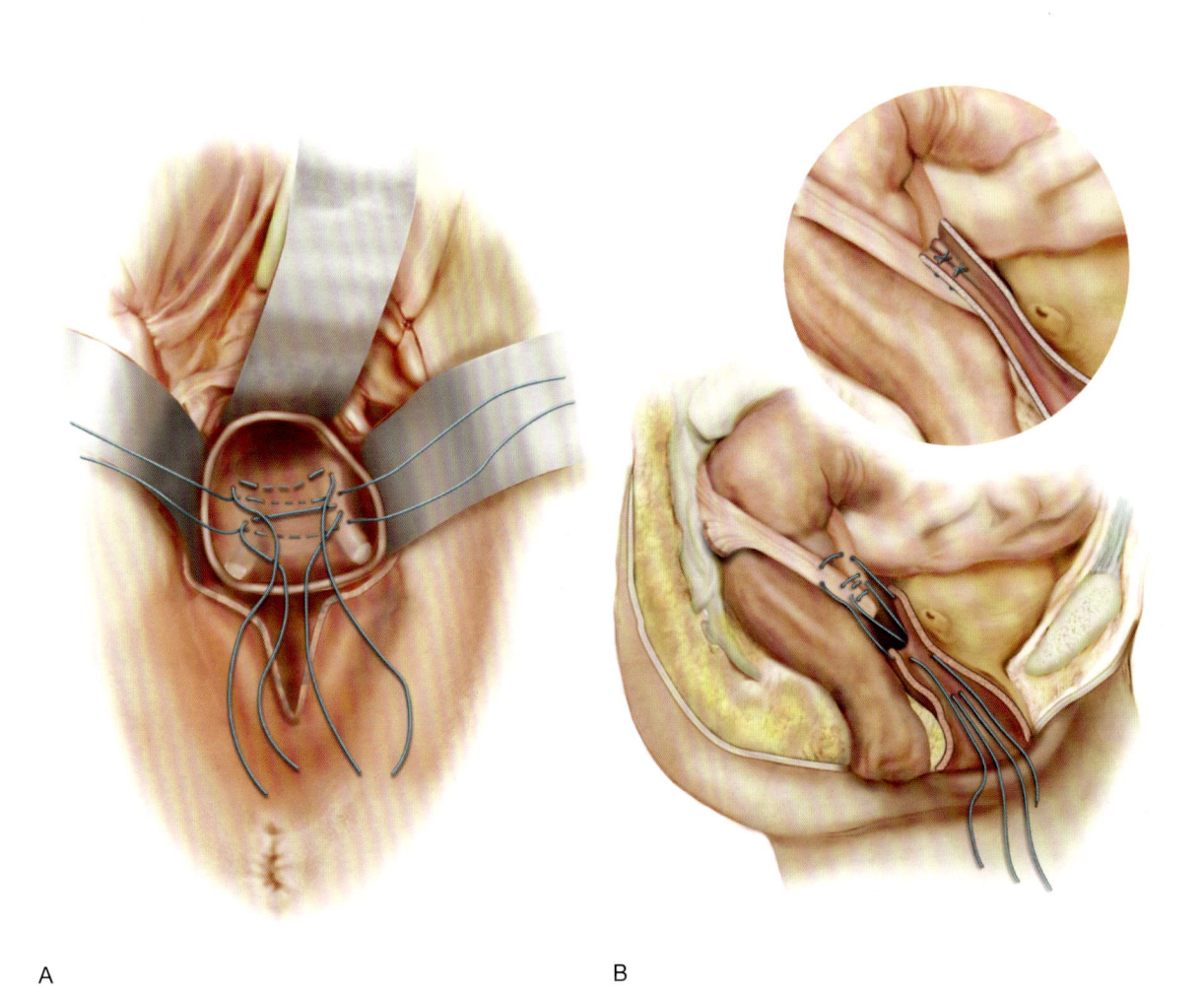

B

图 51-37　A. 在切除阴道后壁顶端边缘后缝合 McCall 内部和外部缝线；B. 缝合前后阴道上段及顶端的横断面

二、困难的经阴道子宫切除术

如果存在异常的骨盆病理情况，导致子宫过大或盆腔内有粘连，经阴道子宫切除可能会很困难。一些严重的子宫脱垂病例，经阴道子宫切除也会有难度。图 51-38 展示了进行困难的经阴道子宫切除手术所需的器械。

（一）完全性子宫脱垂

要在术前确认是否存在子宫脱垂，重要的一点是要判定是真正的子宫脱垂还是子宫颈延长，还要评价是否存在盆底其他支持部位的特异性缺陷。这些检查包括：首先通过子宫颈触诊来判断子宫颈的长度（图 51-39），评估两侧阴道穹窿（图 51-40）、阴道前壁（图 51-41）和后壁外翻的程度（图 51-42）。这些信息对于手术方式的选择非常重要。子宫脱垂患者的经阴道子宫切除手术步骤同其他的经阴道子宫切除术基本一致（图 51-43~ 图 51-54）。如果子宫颈明显延长（图 51-50~ 图 51-64），则在进入盆腔前先要在子宫颈上多次夹切，直至到达前、后腹膜反折（图 51-58~ 图 51-60）。严重的子宫脱垂会使整个盆腔的解剖发生变化。重要的是要记住，输尿管的位置可因严重的子宫脱垂和膀胱膨出造成向下的牵引力而发生移位（图 51-65）。

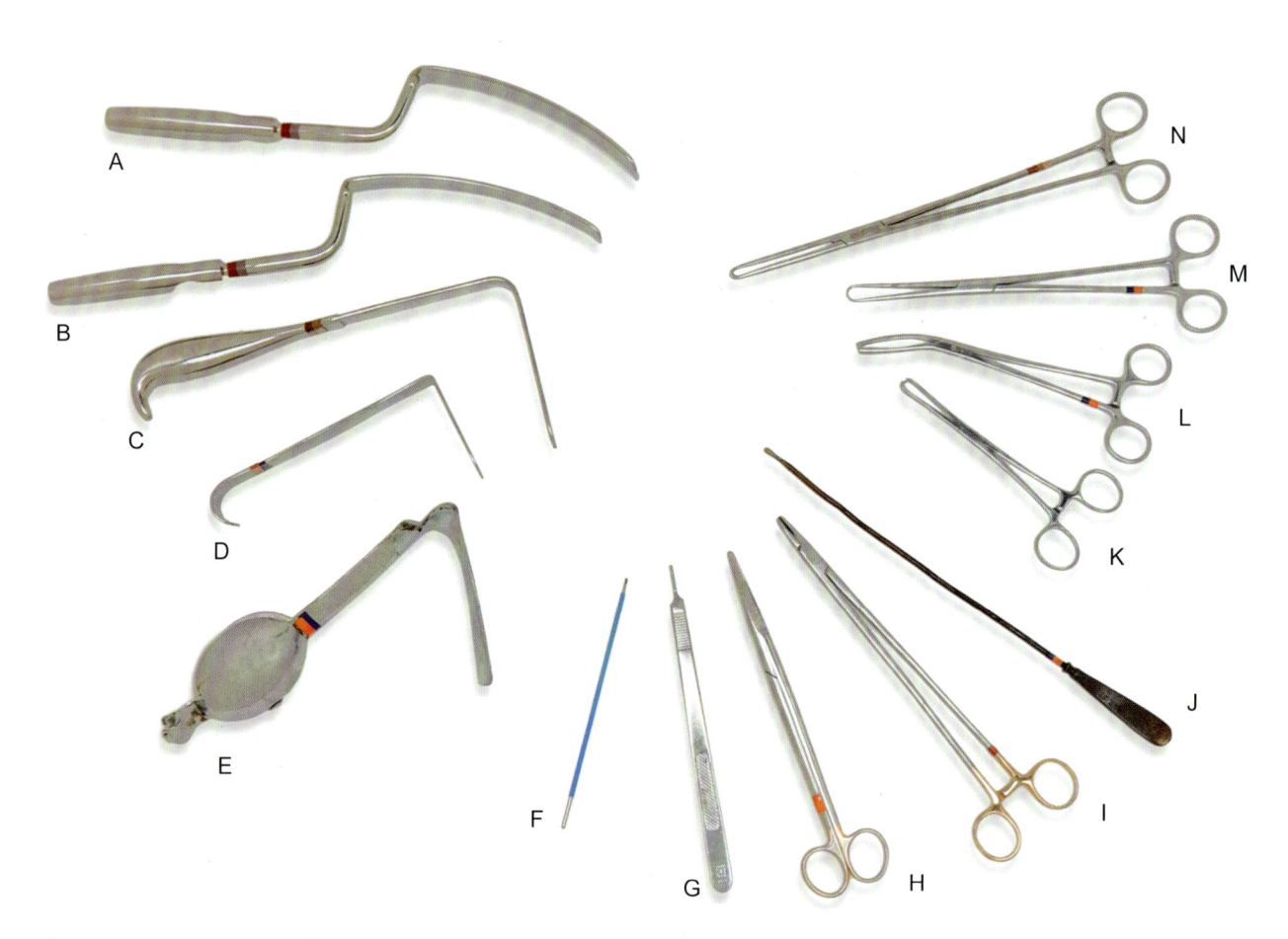

图 51-38　有难度的阴式子宫切除术手术器械。Breisky-Navratil 阴道牵开器（A 和 B）；长 Heaney 牵开器（C）；短 Heaney 牵开器（D）；Steiner-Auvard 窥器（E）；Bovie 扩展器（F）；长手术刀手柄（G）；长重型 Mayo 剪刀（H）；长针驱动器（I）；可调节子宫探针（J）；Leahy 把持钳（K）；Jacobson 双齿牵引钩（L）；单齿牵引钩（M）；长 Allis 钳（N）（再版许可：Walter MD, Barber M: Hysterectomy for Benign Disease: Female Pelvic Surgery Video Atlas Series. St. Louis, Elsevier, 2010, F8-1.）

第 51 章 阴式子宫切除术 547

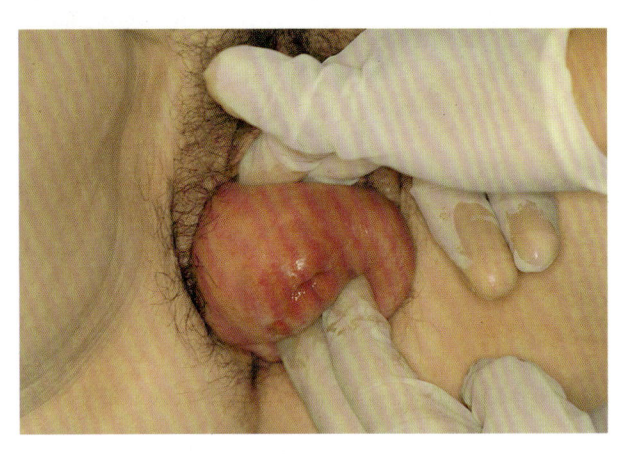

图 51-39 完全脱垂患者的子宫颈触诊，术前确定子宫颈是否拉长

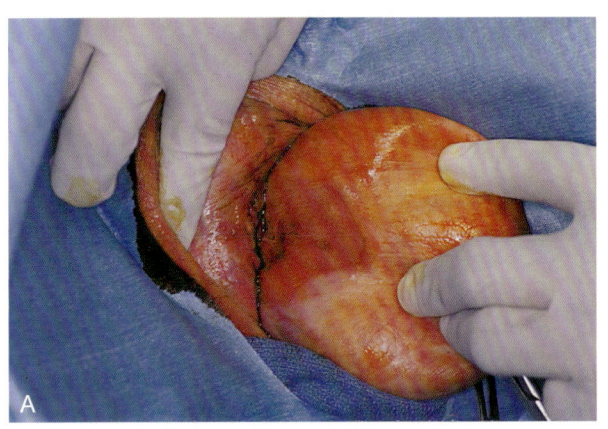

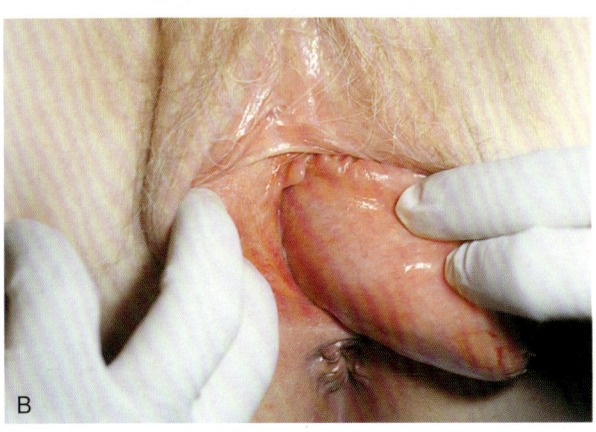

图 51-40 A. 双侧阴道穹窿。注意因长期脱垂引起的巨大溃疡。B. 阴道前壁两侧的完全外翻

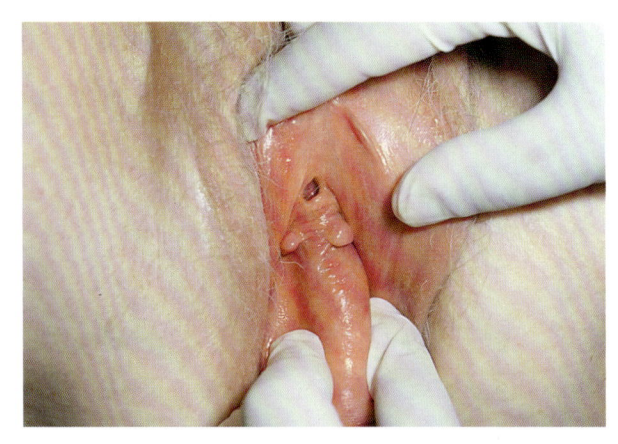

图 51-41 阴道前壁完全外翻

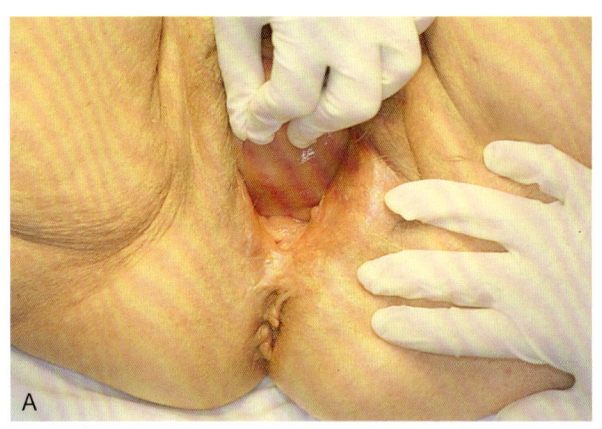

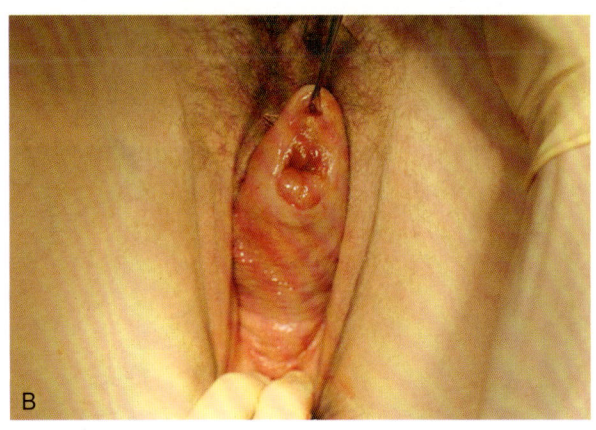

图 51-42 A. 约 75% 的阴道后壁外翻同时伴有子宫脱垂；B. 子宫颈延长的患者阴道后壁完全外翻

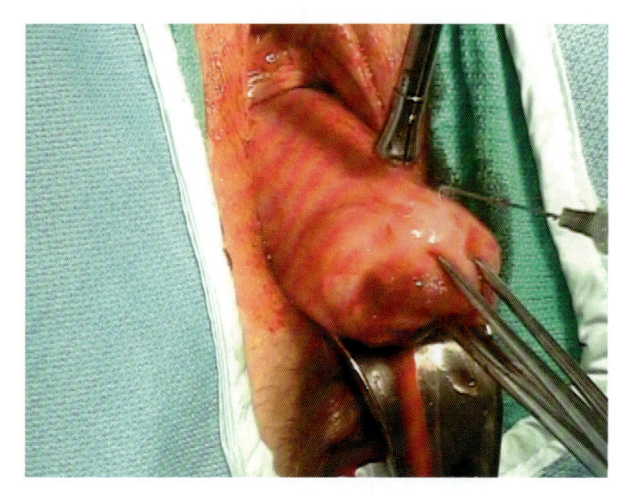

图51-43 初始切口水平取决于子宫颈拉长的程度。所谓的膀胱沟通常并不明显。由于子宫颈被拉长，该切口在相对远端的位置进行

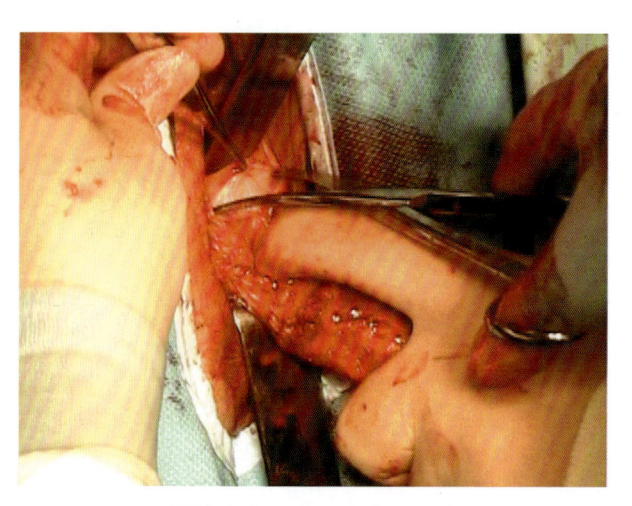

图51-46 锐性分离至光滑、白色的耻骨宫颈筋膜

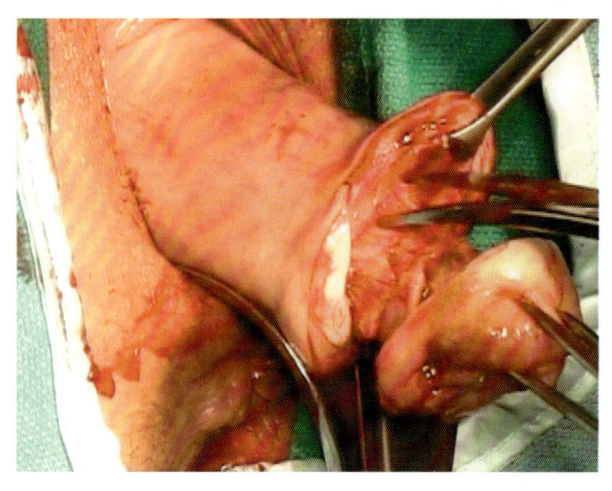

图51-44 锐性分离用于将全层阴道壁从下面细长的子宫颈上移开

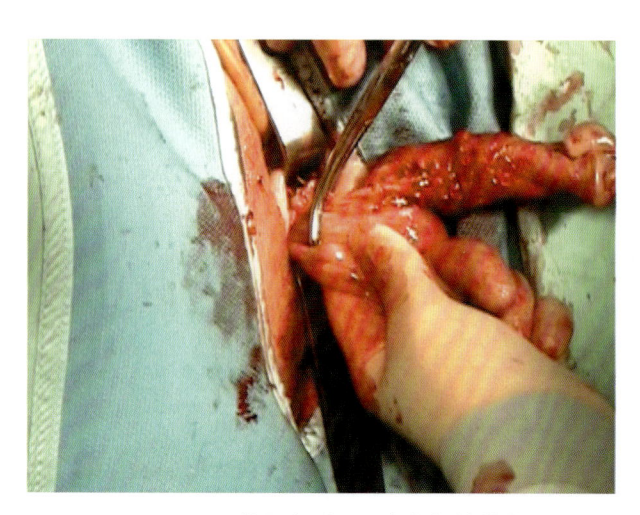

图51-47 将子宫后翻，宫角部被钳夹

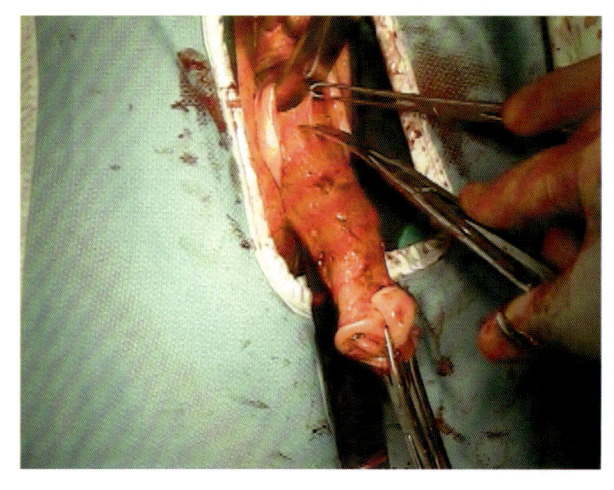

图51-45 拉钩放置在膀胱子宫间隙前部，以准备进入前盆腔。注意子宫颈拉长

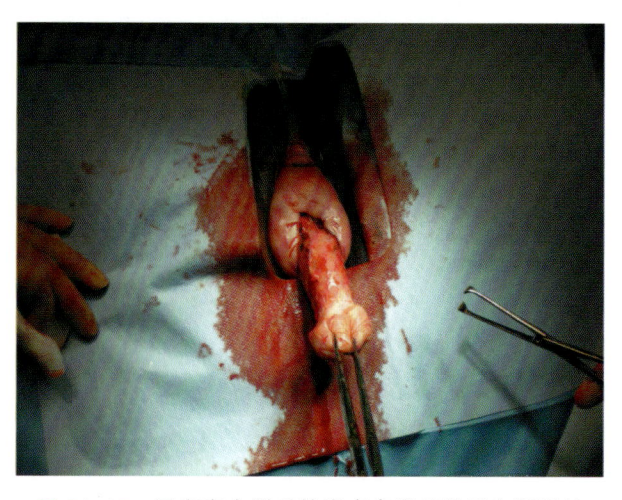

图51-48 子宫完全脱垂的患者有明显的子宫颈延长

第 51 章 阴式子宫切除术　549

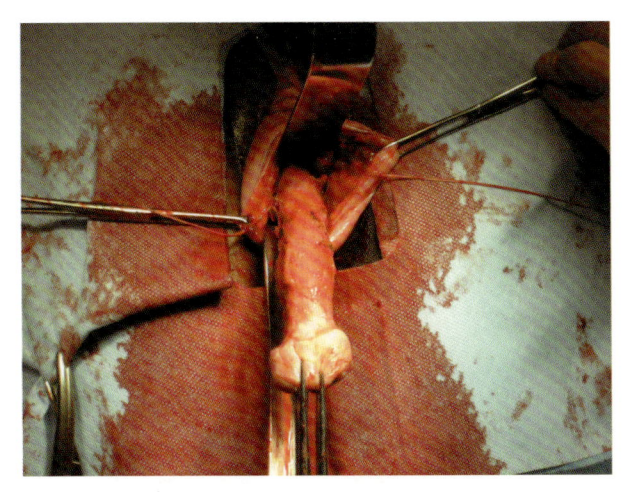

图 51-49　子宫完全脱垂的患者伴有子宫颈延长，注意阴道前壁近端的位置

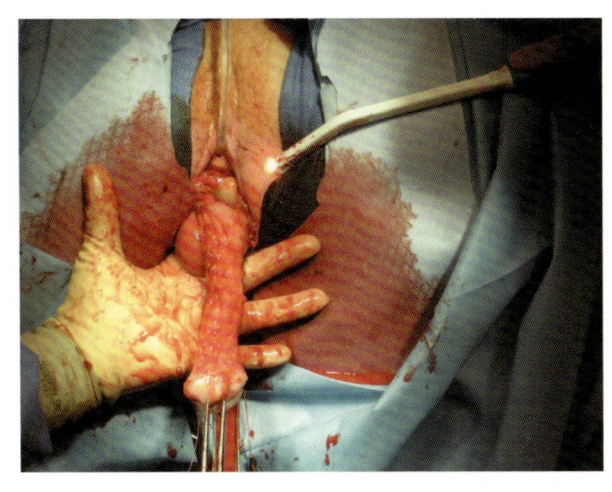

图 51-52　显露膀胱子宫间隙

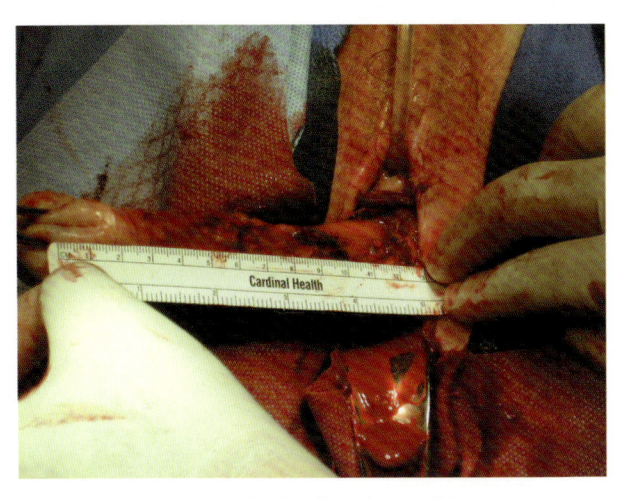

图 51-50　子宫脱垂伴子宫颈延长 13 cm

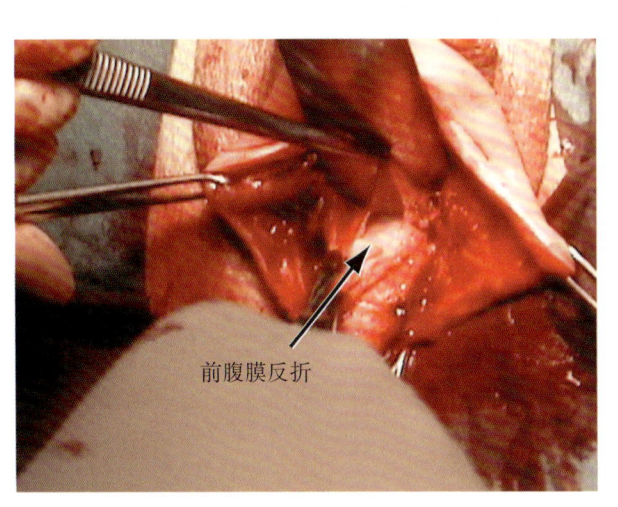

图 51-53　锐性分离进入前盆腔

前腹膜反折

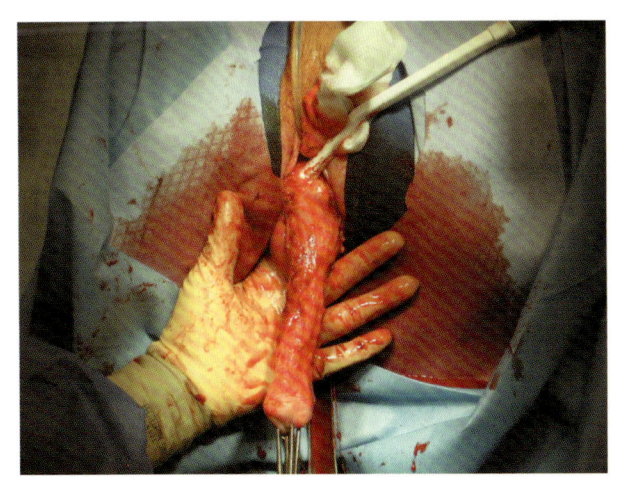

图 51-51　注意子宫颈明显被拉长。锐性分离膀胱宫颈前壁直至膀胱子宫间隙

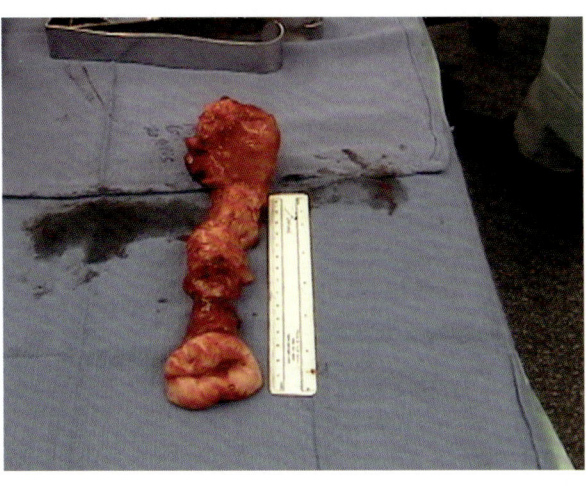

图 51-54　子宫脱垂患者伴有明显的子宫颈拉长

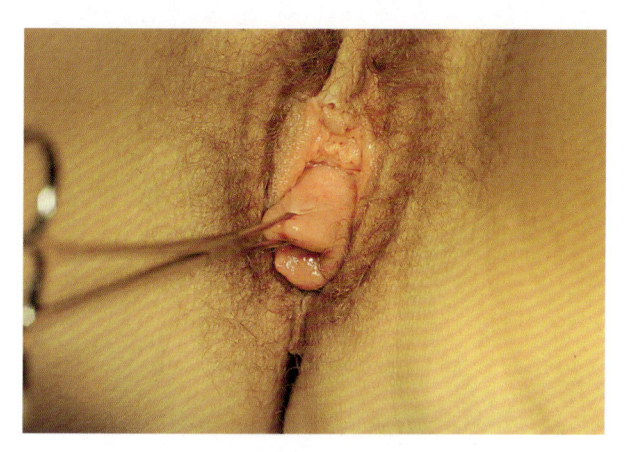

550　第三篇 ■ 第十一部分 ■ 阴道手术

图 51-55　子宫脱垂伴有明显的子宫颈拉长

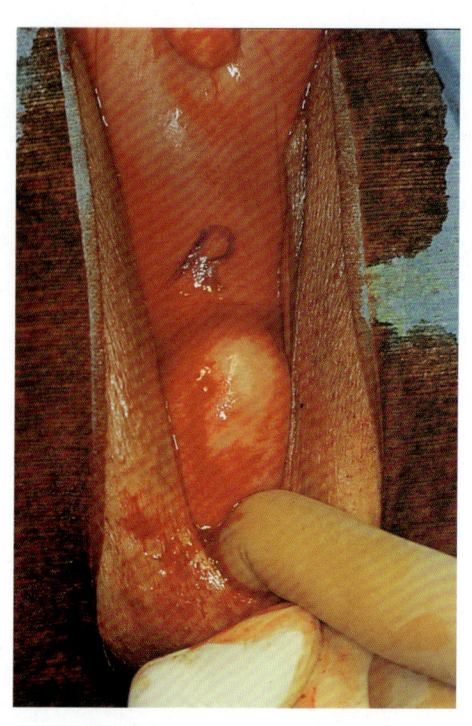

图 51-57　将子宫颈向前上牵拉以显露阴道后壁。直肠内的手指显示直肠前壁的位置。R 点代表的是后腹膜反折的大致位置

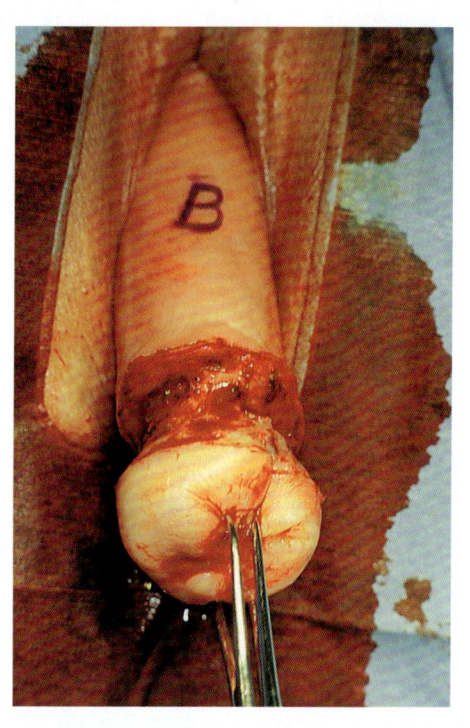

图 51-56　子宫颈上的原始切口。B 点标识的是膀胱及前腹膜反折的大致位置

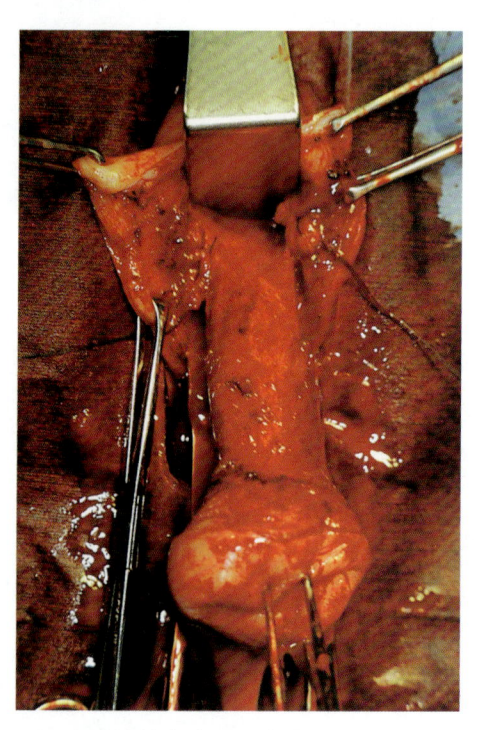

图 51-58　腹膜外的多次分离。在阴道前壁很高的位置才到达膀胱子宫间隙

第 51 章 ■ 阴式子宫切除术 551

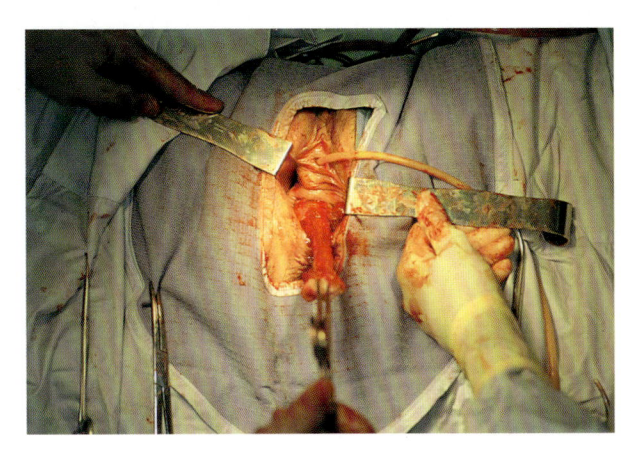

图 51-59 子宫颈拉长，其上有多处腹膜外组织夹切的痕迹

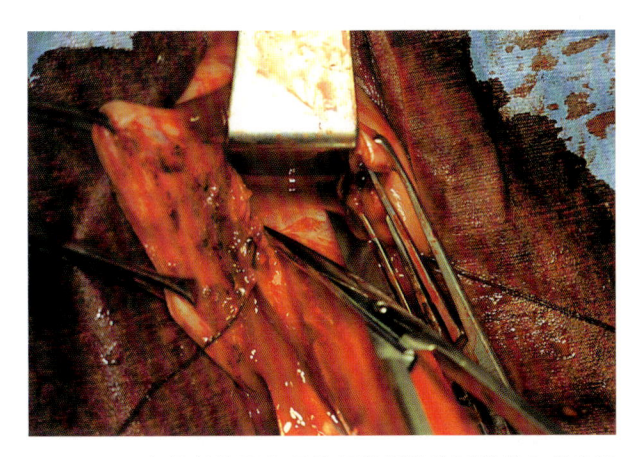

图 51-60 在拉长的子宫颈的顶端锐性剪开并进入前盆腔

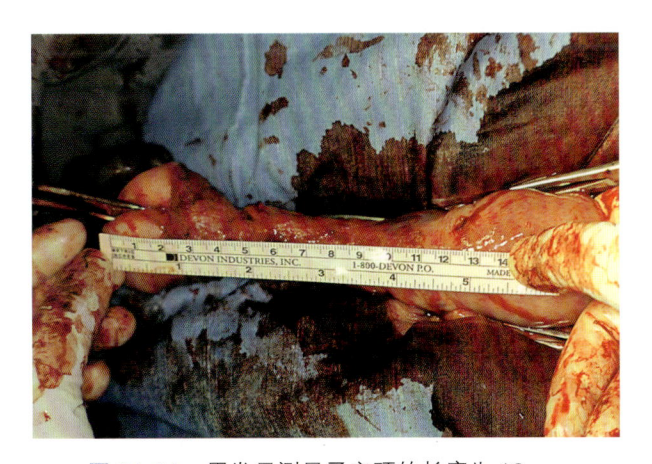

图 51-61 用卷尺测量子宫颈的长度为 12 cm

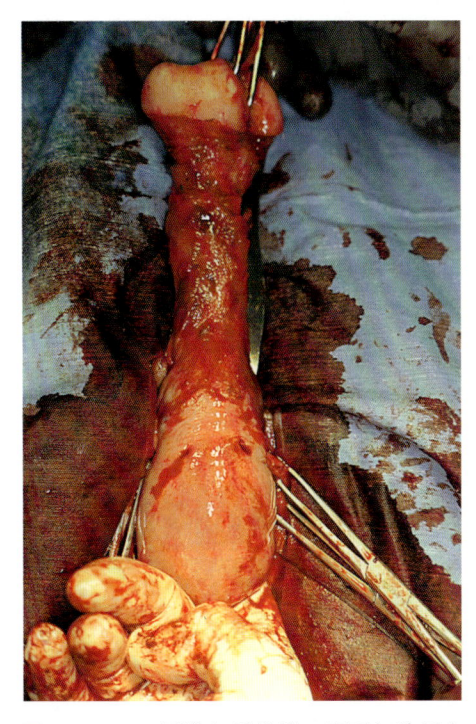

图 51-62 一旦进入后盆腔，即可切除子宫

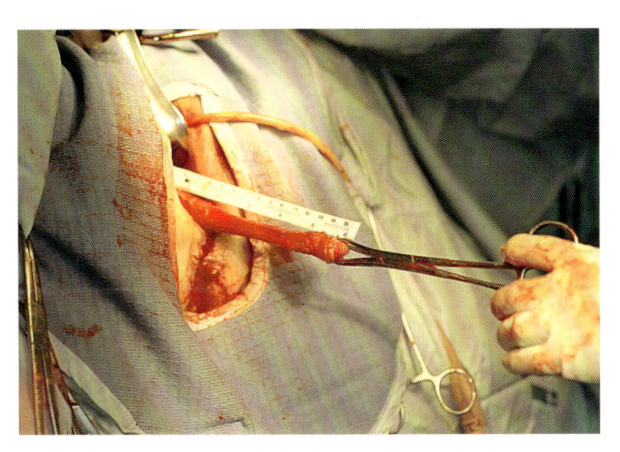

图 51-63 测量子宫颈长度为 15 cm

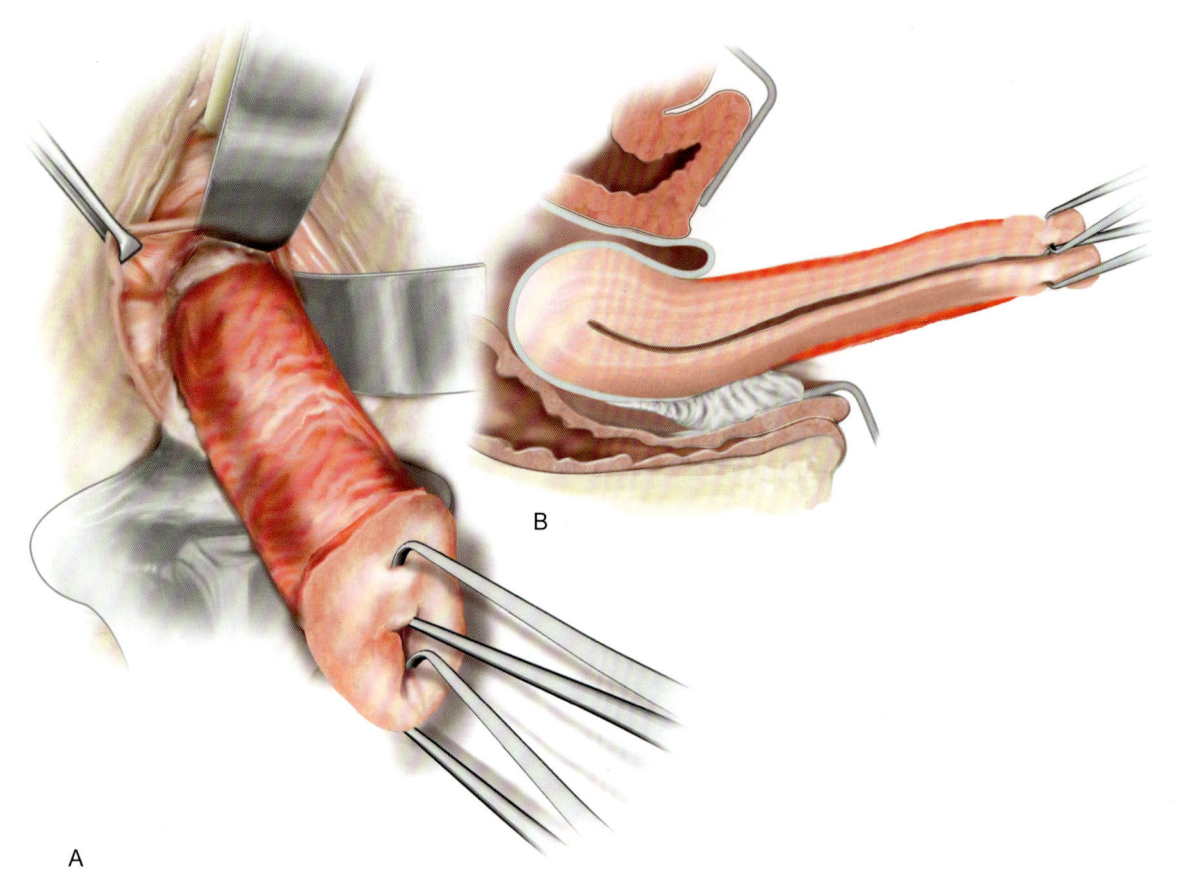

图 51-64 A. 显著拉长的子宫颈使得前穹隆非常高。通常找不到造成子宫颈拉长的确切原因。B. 然而，有时子宫颈拉长可能是由于前穹隆或后穹隆的粘连造成的

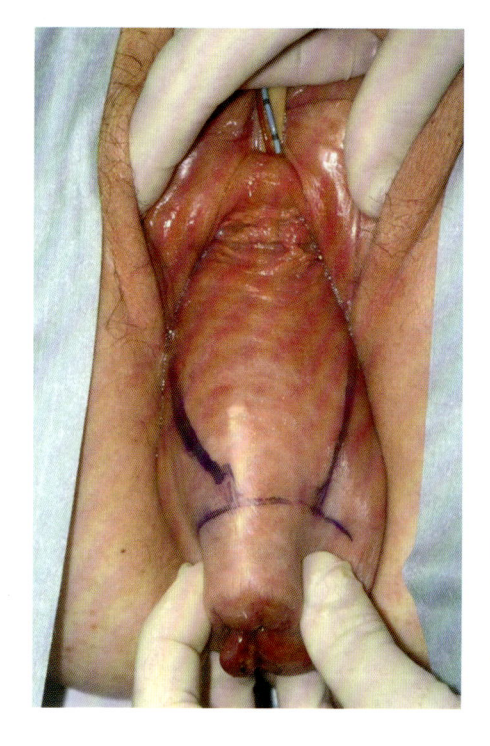

图 51-65 子宫阴道脱垂。图片显示膀胱和输尿管的移位位置，水平线标记了远端膀胱反折，该水平线在子宫颈前部上方 2~3 cm，已放置双侧输尿管导管，以方便触及输尿管，输尿管口位于远端膀胱反折腹膜的正上方

（二）膀胱子宫反折消失

有时行经阴道子宫切除术时找不到前腹膜反折，通常是因为盆腔炎症或有盆腔手术史，较常见的是剖宫产。如前所述，术者通常是在看到膀胱子宫反折后才从前面进入盆腔，而膀胱子宫反折腹膜在经过几次夹切宫旁组织后即可看到。如不能顺利找到膀胱子宫反折腹膜，应采用锐性分离，因为钝性分离会增加膀胱损伤的机会（图51-66和图51-67）。钝性分离时手指会进入阻力最小的部位，如果有严重的粘连存在时，这样的钝性分离很容易进入膀胱。如果在经阴道子宫切除术中确实发生了膀胱损伤，要通过此损伤来协助找到正确的间隙进入盆腔。在完成子宫切除术后行膀胱损伤修补术。阴道手术时膀胱损伤的修补应遵循所有瘘修补的原则。首先要进行膀胱镜检查来确定输尿管开口及膀胱三角区没有受累。游离损伤周围的组织使其活动以便在缝合时没有张力。膀胱损伤的修补通常用3-0可吸收缝线分两层缝合。损伤修补后，要留置导尿管7~10天。

（三）直肠子宫陷凹粘连

虽然相对罕见，但有时可能会发生直肠子宫陷凹粘连，尤其是子宫内膜异位症患者。查体时如在后穹隆处触及结节且子宫不活动，应高度怀疑直肠子宫陷凹粘连。当围绕子宫颈切开阴道黏膜后发现不能从后穹隆进入盆腔，最好改为从前面分离进入盆腔。如果仍不能进入盆腔，可将手指放入直肠内指示，锐性分离阴道后壁和直肠间隙，希望能够安全找到直肠子宫腹膜反折。然而，如果子宫固定不活动，通过以上方法仍不能顺利进入盆腔，最好改为经腹或腹腔镜下切除子宫。

（四）大子宫的切除

有时子宫大且不活动，通常是因为多发子宫肌瘤存在的缘故。

将子宫粉碎或切开分次取出是巨大子宫切除时的常见方法。笔者建议将子宫从后穹隆处尽量外拉，在子宫后壁做椭圆形切口，分次切除子宫体组织，每次切除后将切口两边尝试对合，直至子宫缩小至能够顺利从阴道取出（图51-68~图51-70）。

有时，用手术刀切除子宫颈更容易进入子宫。从这一点出发，子宫前壁可以被切除或切为双瓣（图51-71和图51-72），假设子宫前壁已进入或黏膜下肌瘤被切除，可以进行阴道肌瘤切除术以缩小子宫体积并取出子宫（图51-73）。

另一种切除大子宫的技巧是子宫肌瘤核除术。将子宫尽量向下牵拉，尽量高的环形切除子宫颈，用手术刀沿子宫纵轴向上行圆柱状切口（图51-74）。切除的圆柱形要尽量宽，包含子宫腔，但不要超出子宫底。向外牵拉切开的柱形部分，直至子宫自内向外翻出。

图51-75显示一例妊娠17周大的子宫经阴道切除的方法，结合采用了子宫碎除术和核除术。

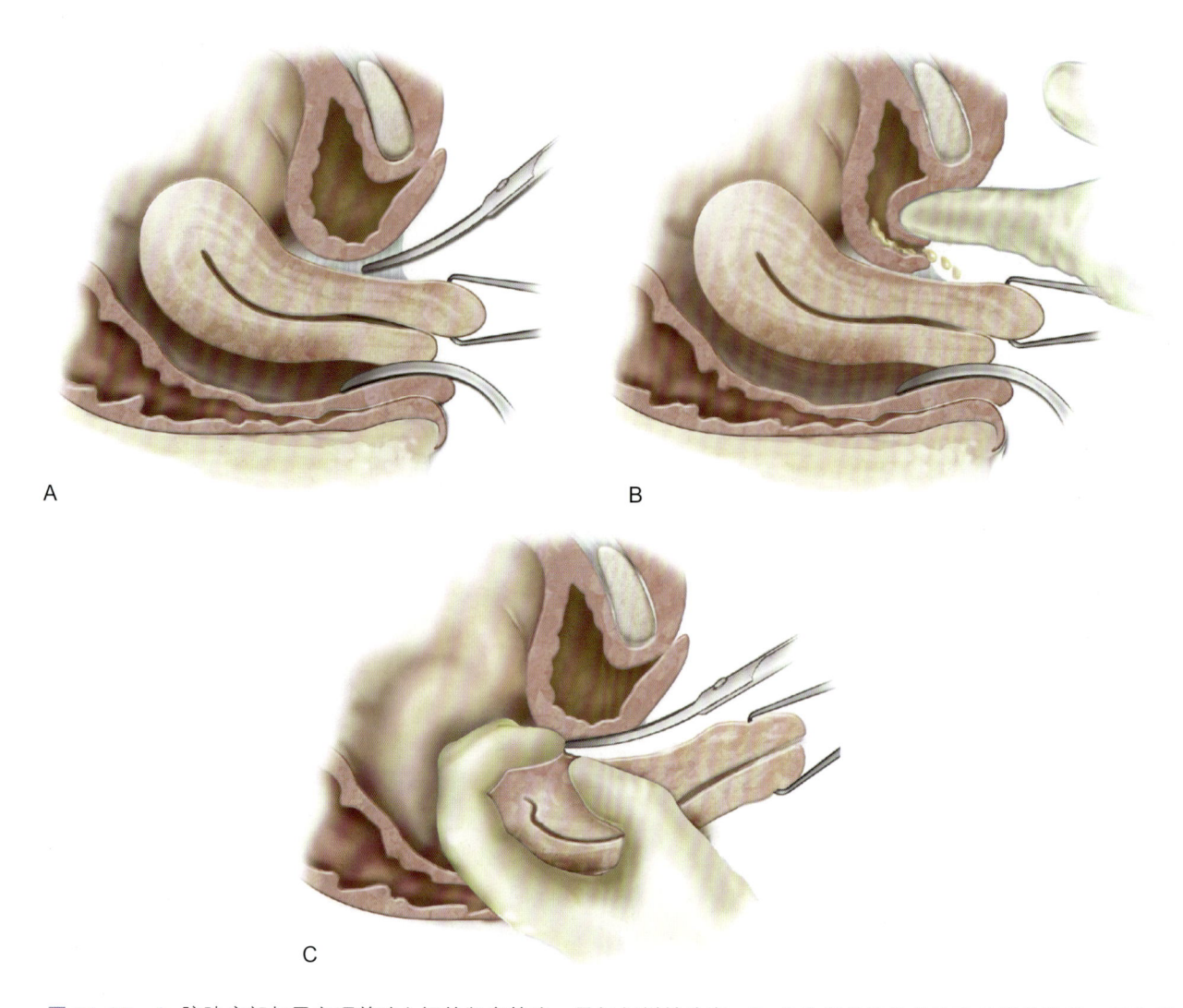

图 51-66 A. 膀胱底部与子宫颈前壁之间的紧密粘连，最好行锐性分离；B. 此位置的钝性分离容易损伤膀胱，因为手指很容易进入阻力低的部位；C. 如可能，用一手指环绕子宫，此法有利于分离时找到正确的间隙

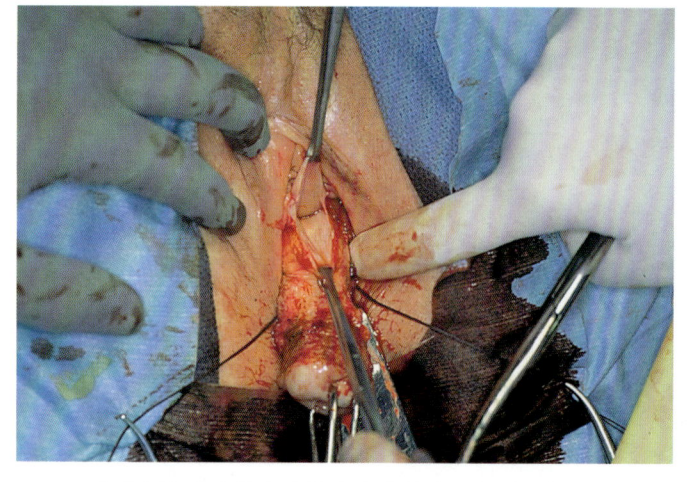

图 51-67 一名有剖宫产史的患者前穹隆有粘连，通过锐性分离进入前盆腔

第 51 章 ▪ 阴式子宫切除术 555

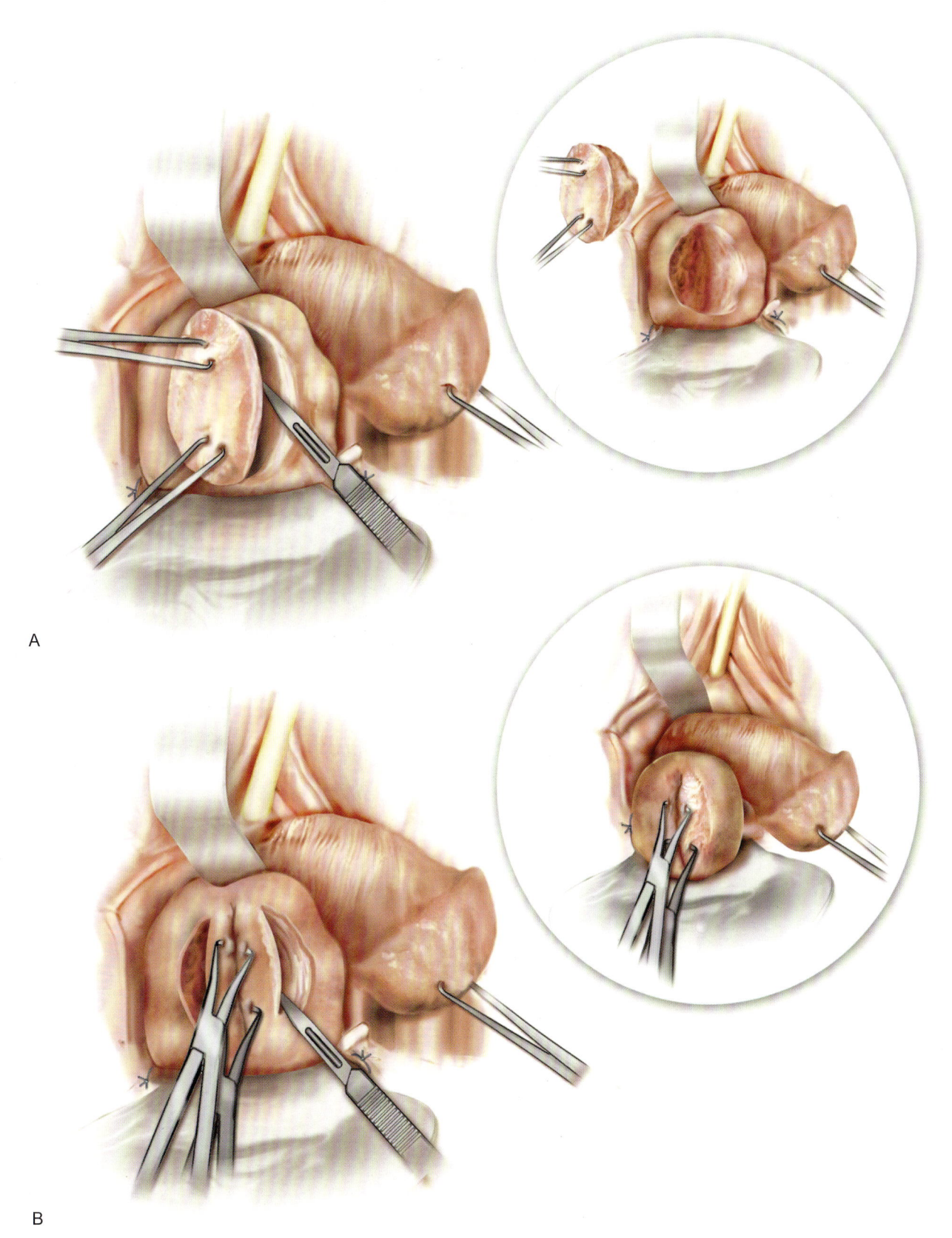

图 51-68　经阴道切除巨大子宫的子宫粉碎术技巧。A. 阴道后壁椭圆形切口的边缘；B. 用两把单齿钳将切开的边缘两侧夹在一起。同法继续切除子宫组织，直至子宫可以完全切除（插图）

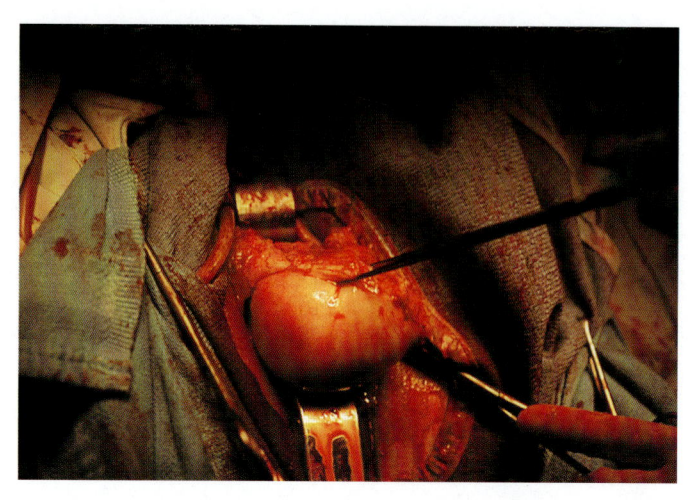

图 51-69　切碎子宫后将大子宫切除

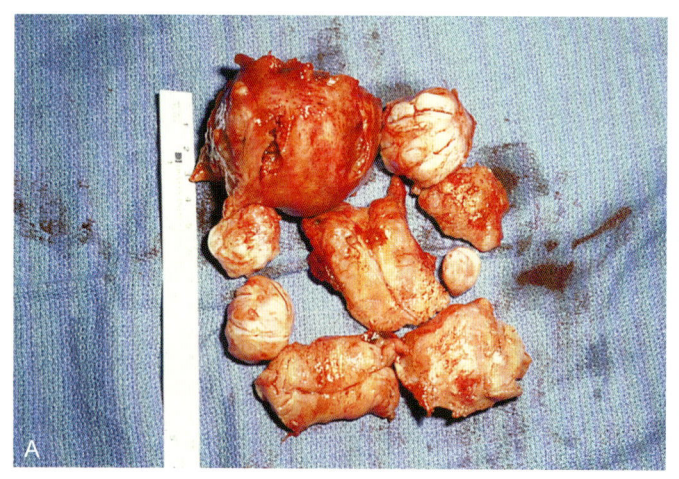

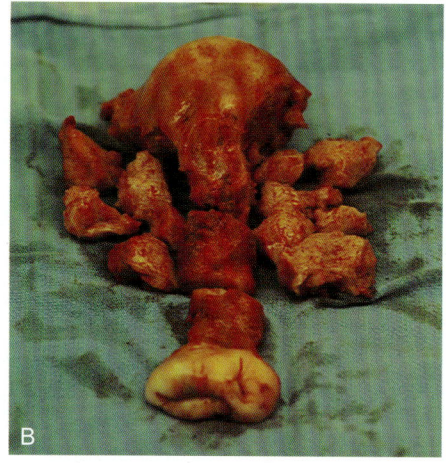

图 51-70　A 和 B. 经阴道切除的切碎子宫的两个例子

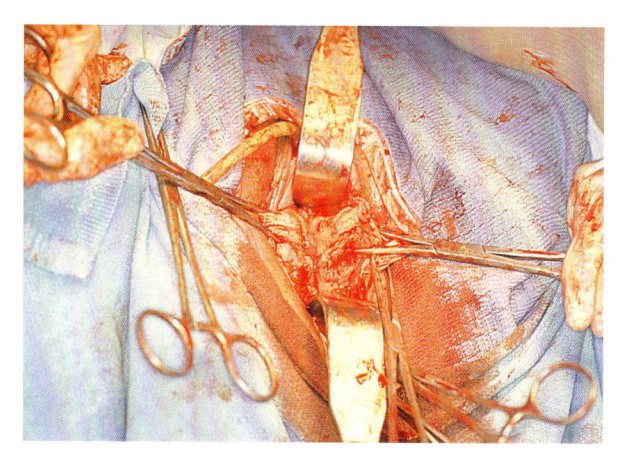

图 51-71　子宫颈被截掉。将子宫纵行剖开

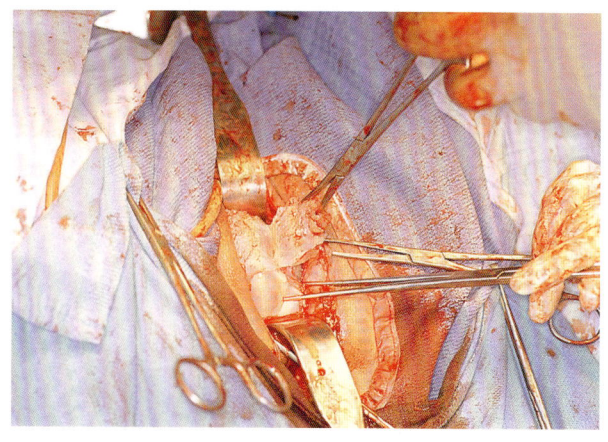

图 51-72　子宫颈被切除后将子宫劈开。注意多发的子宫平滑肌瘤

第 51 章 ▪ 阴式子宫切除术 557

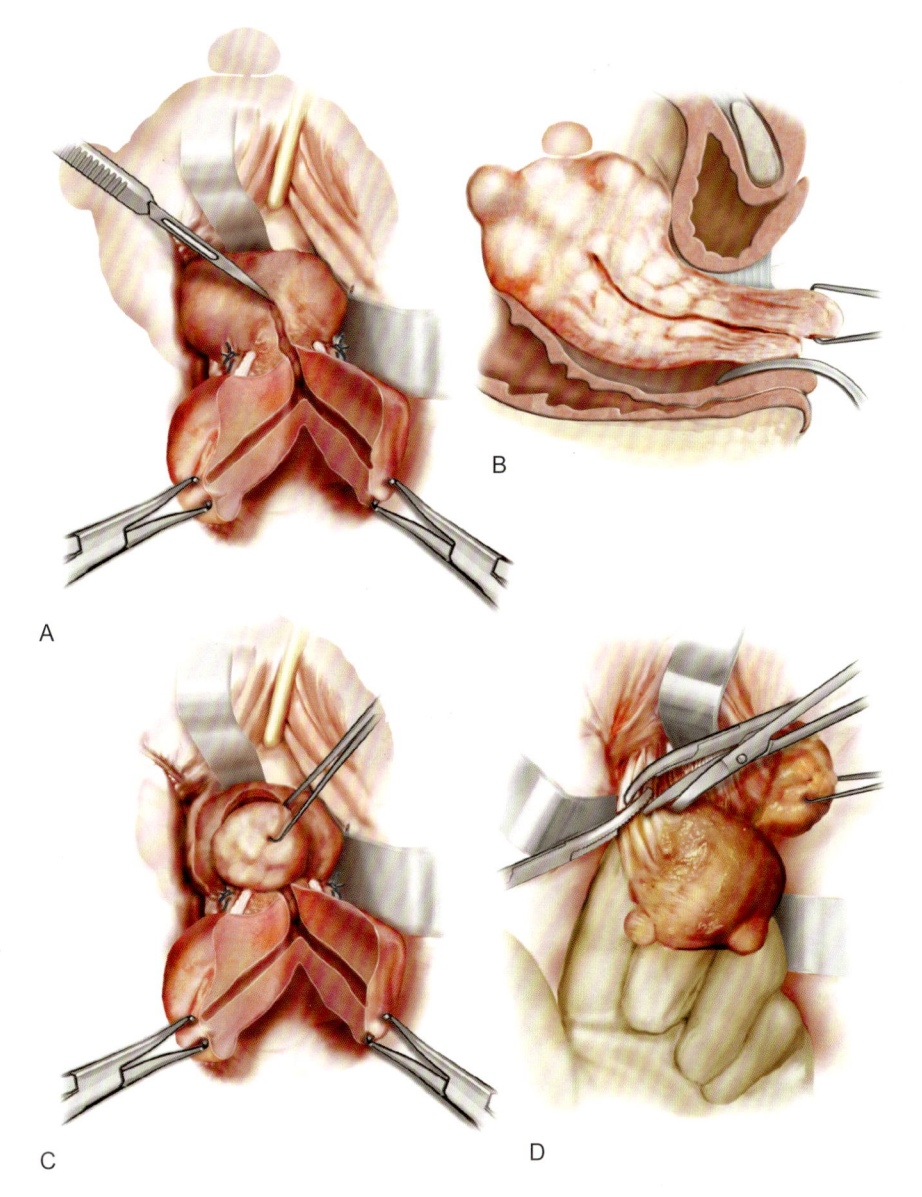

图 51-73 将子宫对半切开的技巧。A. 用手术刀纵切剖开至子宫中部；B. 侧面观可看到多发的子宫肌瘤；C. 经阴道子宫肌瘤切除术；D. 子宫体积缩小后切除子宫。图示为钳夹附件蒂部

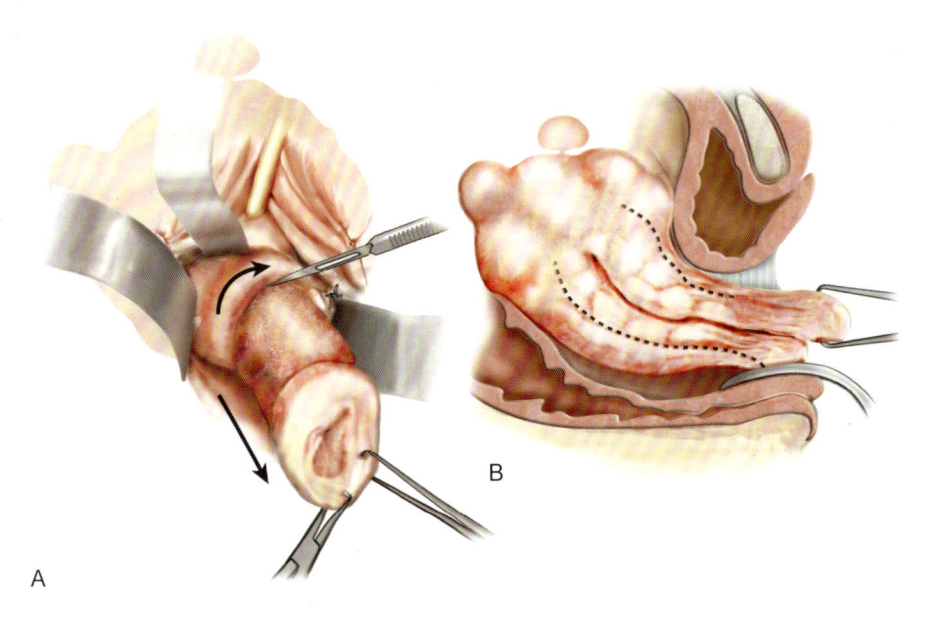

图 51-74 子宫肌层核除术技巧。A. 先用手术刀切出一圆柱形，尽量向下牵拉子宫颈以方便切除；B. 子宫肌层核除术的侧面观。向下牵拉切除的部分，直至子宫由内翻出

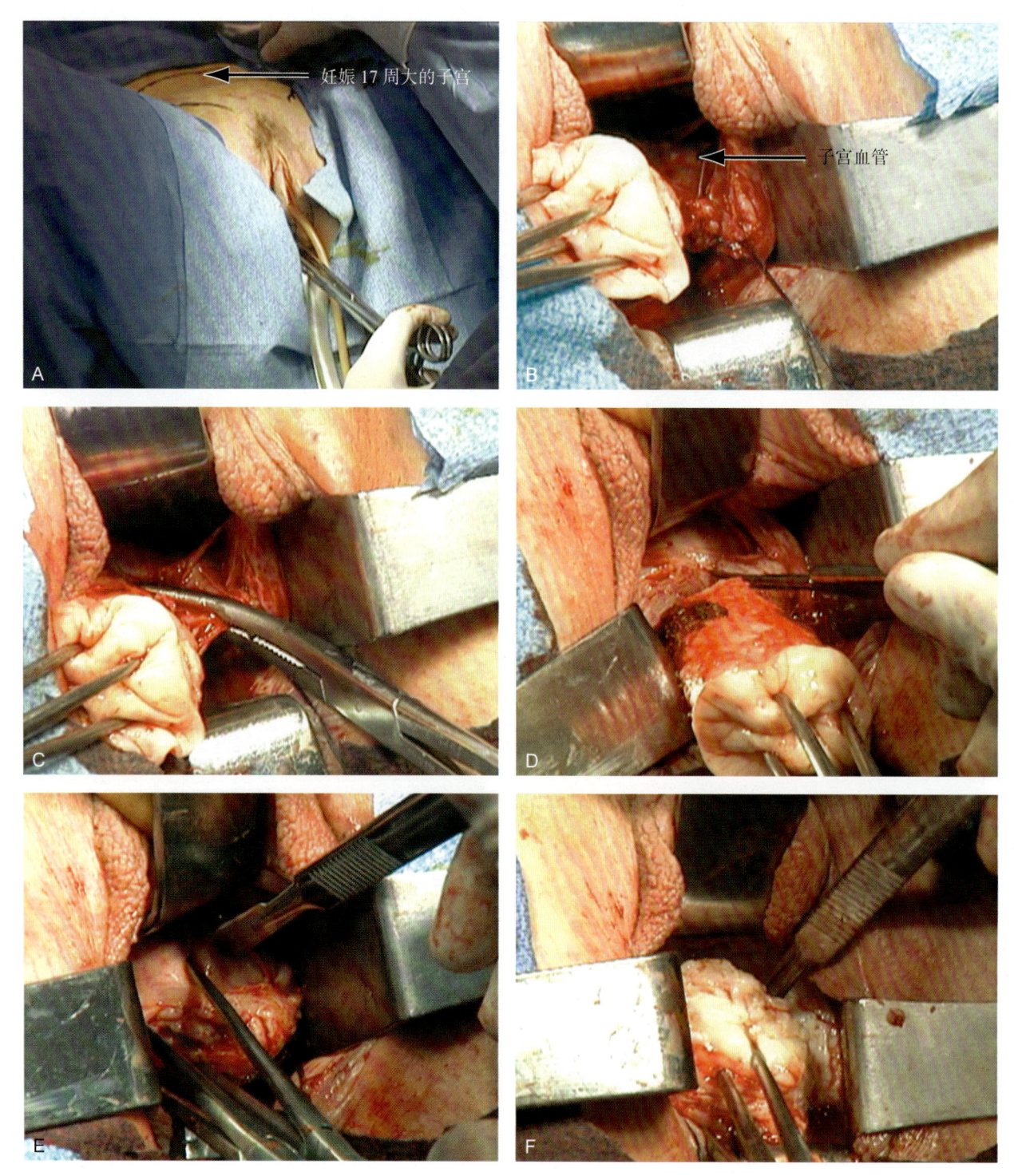

图 51-75 用子宫碎除术结合子宫肌层核除术经阴道切除妊娠 17 周大的子宫。A. 测量子宫为妊娠 17 周大小。B. 经阴道子宫切除术开始。重要的是，在进行任何碎除术或核除术之前，要确定钳夹供应子宫的血管。C. 用 Haney 钳以正确的角度钳夹子宫血管。D. 子宫颈被截除，以便可以进入增大的子宫体。E. 子宫肌层核除术的技巧：用手术刀从子宫前壁浆膜切入浆膜下。F. 用单齿拉钩向下牵拉，有助于将子宫切开

第 51 章 ■ 阴式子宫切除术　559

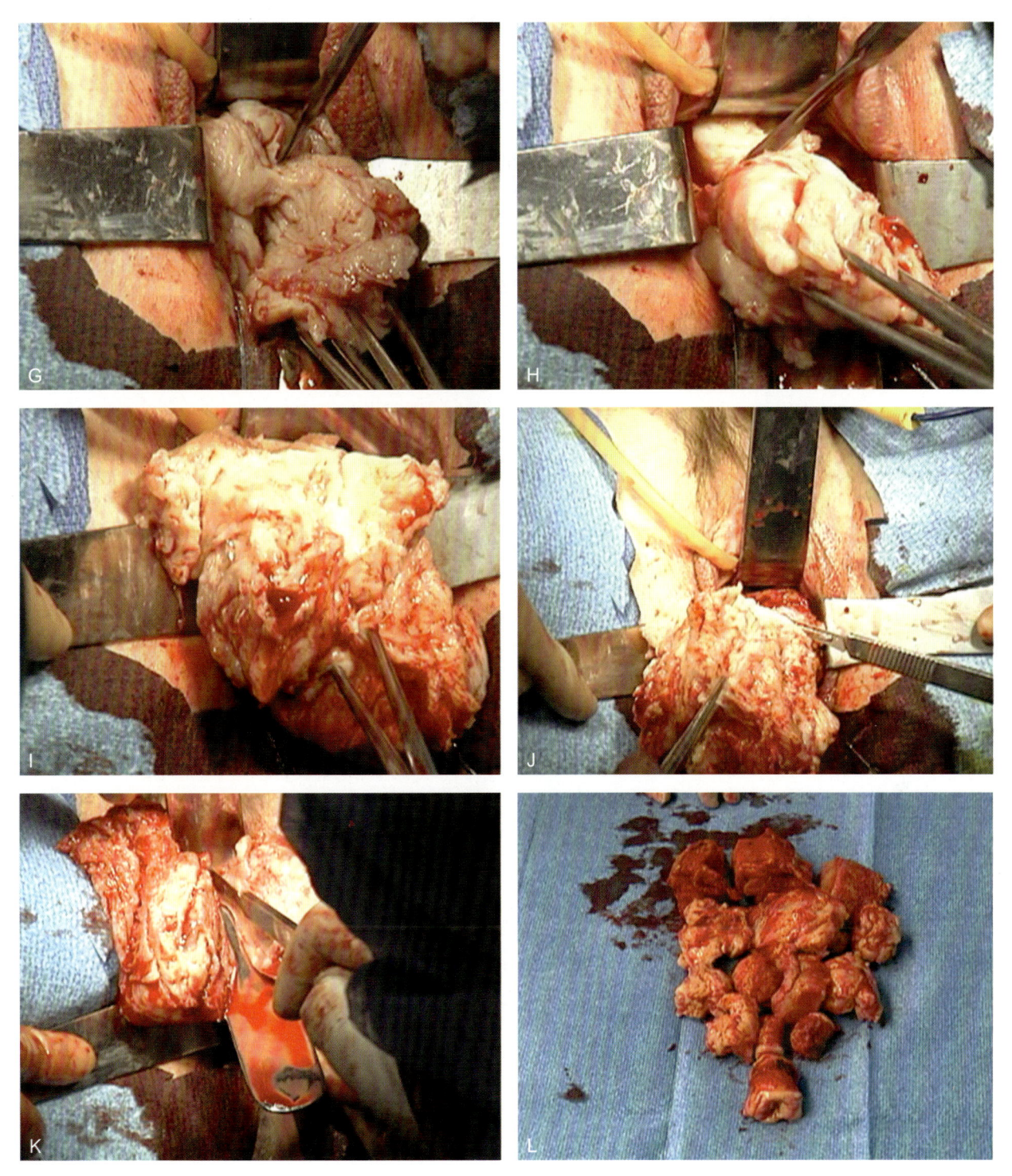

图 51-75 续　G. 现在大子宫被切碎并成块取出；H. 继续切碎子宫；I. 将大的子宫肌瘤从后壁取出；J. 从子宫的其余部分切除大肌瘤；K. 子宫的上半部分被一分为二，以利于钳夹附件；L. 从阴道切除的妊娠 17 周大的子宫碎块

（程文瑾　译　王世言　孙秀丽　校）

第 52 章

膀胱膨出、直肠膨出和小肠膨出的阴道修补术

Mickey M. Karram

一、阴道前壁脱垂

阴道前壁脱垂，或称膀胱膨出，其定义为阴道前壁及膀胱底部的下移。引起阴道前壁脱垂的原因还没有完全阐明，但可能是多因素作用的结果，并因人而异。直到最近，阴道前壁脱垂被分为两种类型：膀胱膨出及膀胱移位。膀胱膨出是由于阴道前壁过度牵拉及薄弱造成的，而膀胱移位的病理基础则是因为阴道侧壁与盆筋膜腱弓之间连接的分离及延长断裂造成的。最新的观点认为，有 3 种缺损可以引起阴道前壁脱垂：中央型缺损，即前述的膀胱膨出；阴道旁缺损，即阴道与盆筋膜腱弓（白线）的正常连接的分离；横向缺损为耻骨宫颈筋膜从子宫颈周围或阴道顶端的撕裂分离（图 52-1～图 52-5）。阴道前壁脱垂，尤其是子宫切除后的阴道前壁脱垂，通常会伴有顶端的小肠疝，或更少见的阴道前壁真正的小肠疝（图 52-6）。

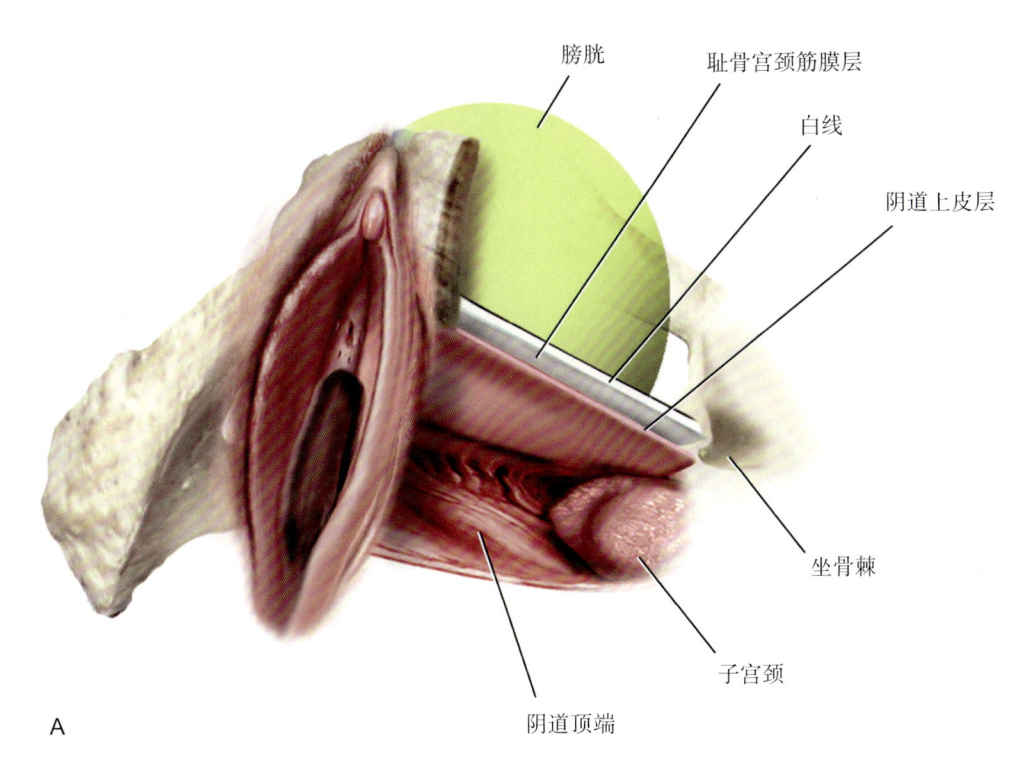

第 52 章 ■ 膀胱膨出、直肠膨出和小肠膨出的阴道修补术　561

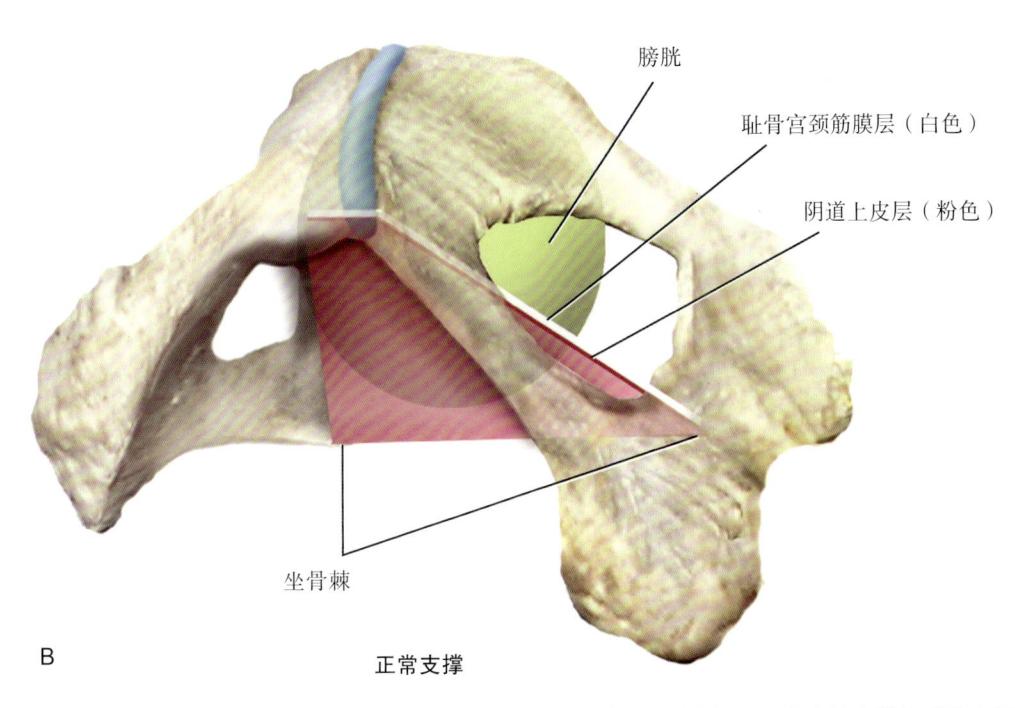

图 52-1　阴道前壁正常和异常支撑的两张视图。A. 阴道前壁支撑正常情况下的侧面观，膀胱的支撑向后达坐骨棘水平。注意正常情况下中间和旁侧的支撑。B. 阴道前壁梯形支撑的概念。注意此梯形支撑向后达坐骨的两侧，筋膜或阴道下层从盆壁的一侧达另一侧，有完好的中线支撑、旁侧支撑及横向支撑

562　第三篇　第十一部分　阴道手术

膀胱膨出

C　中央型缺损

阴道上皮下中央型
缺损的筋膜缘

膀胱膨出

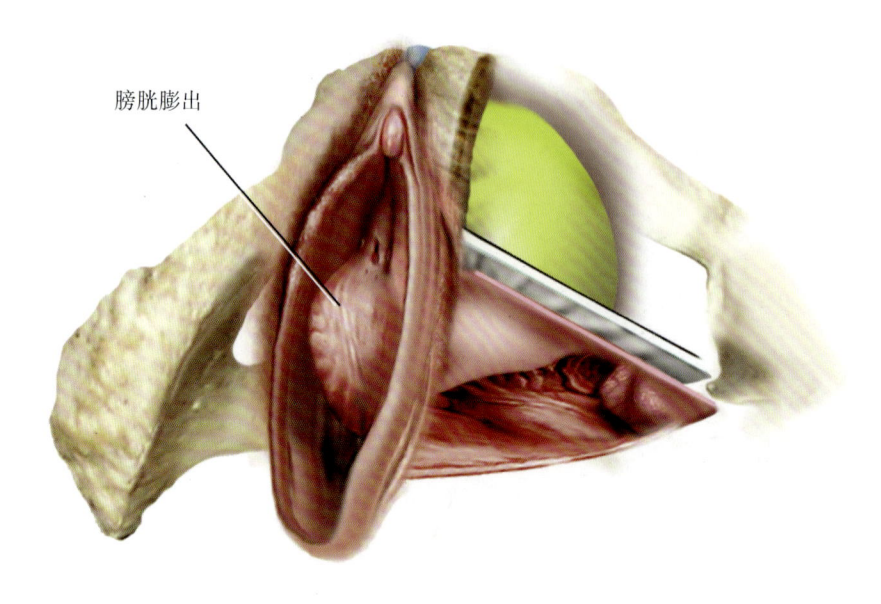

D　中央型缺损

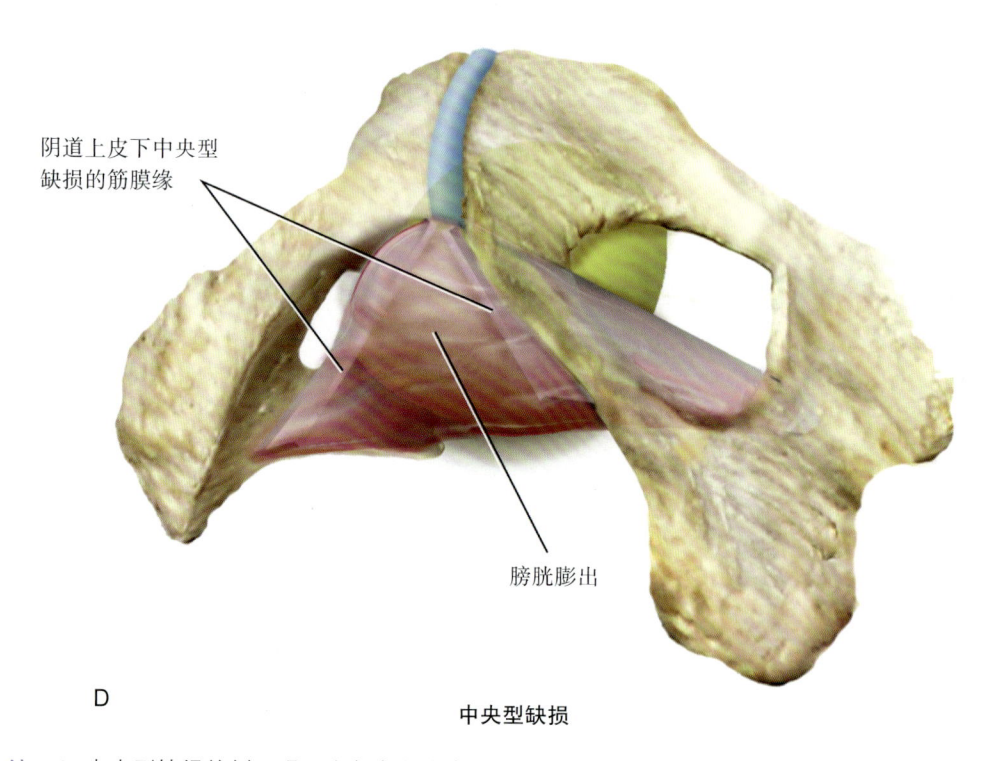

图 52-1 续　C. 中央型缺损的侧面观。注意膨出的膀胱位于阴道中央部位，旁侧的支撑良好。因此，阴道前壁顶端的支撑在两侧。D. 中央型缺损的薄弱区位于阴道前壁梯形支撑的中央部

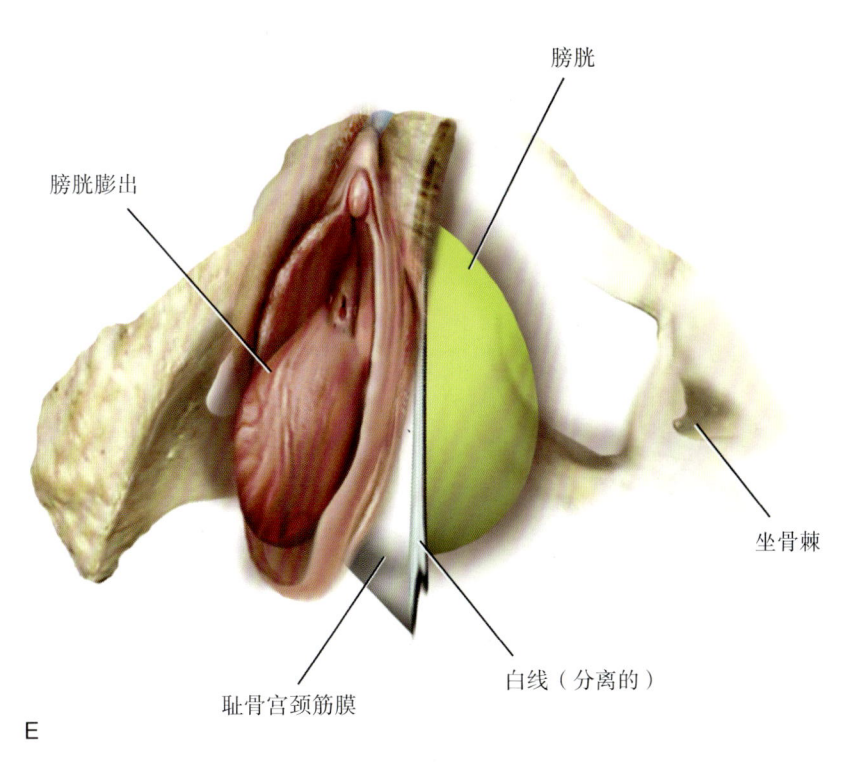

第 52 章 ■ 膀胱膨出、直肠膨出和小肠膨出的阴道修补术　563

膀胱

膀胱膨出

坐骨棘

耻骨宫颈筋膜　　白线（分离的）

E

双侧阴道旁缺损

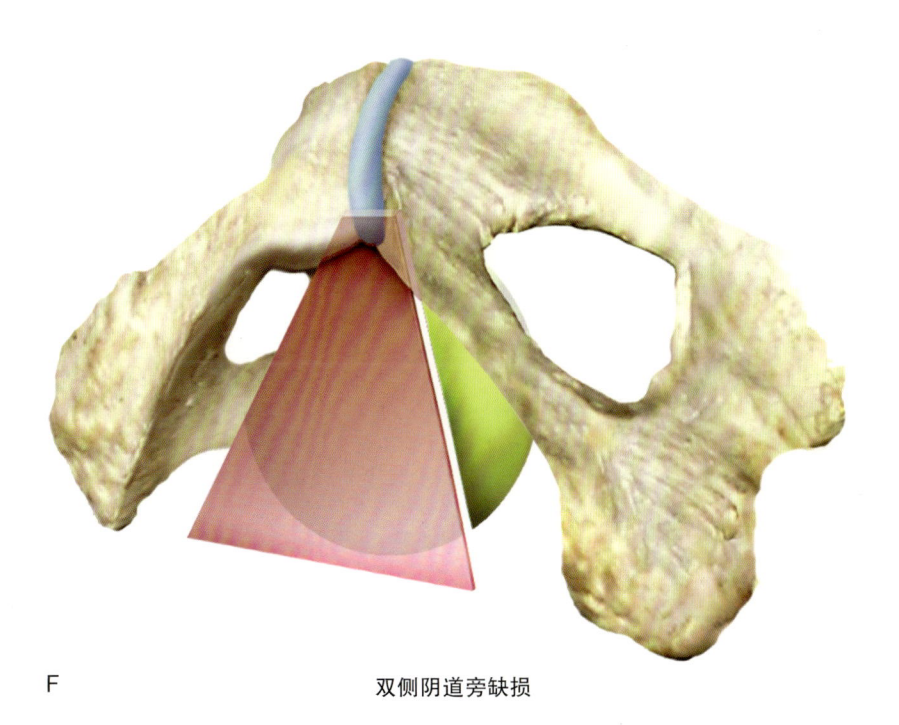

F

双侧阴道旁缺损

图 52-1 续　E. 双侧阴道旁缺损的侧面观。注意白线从正常位置完全脱离下来，导致阴道前壁两侧旁的支撑完全消失。F. 双侧阴道旁缺损。当将支撑的表面旋转一定角度后，能更清楚地看到旁侧支撑的完全脱离

横向缺损

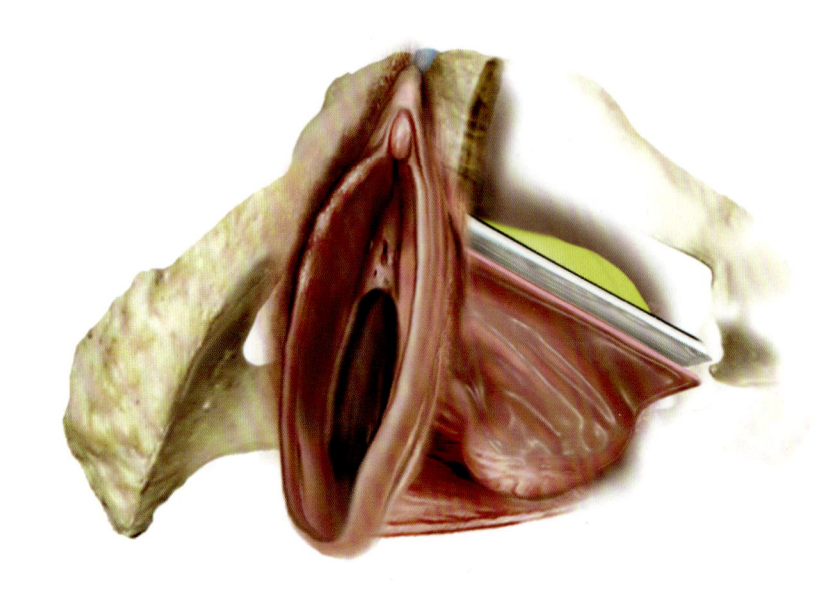

G

横向缺损

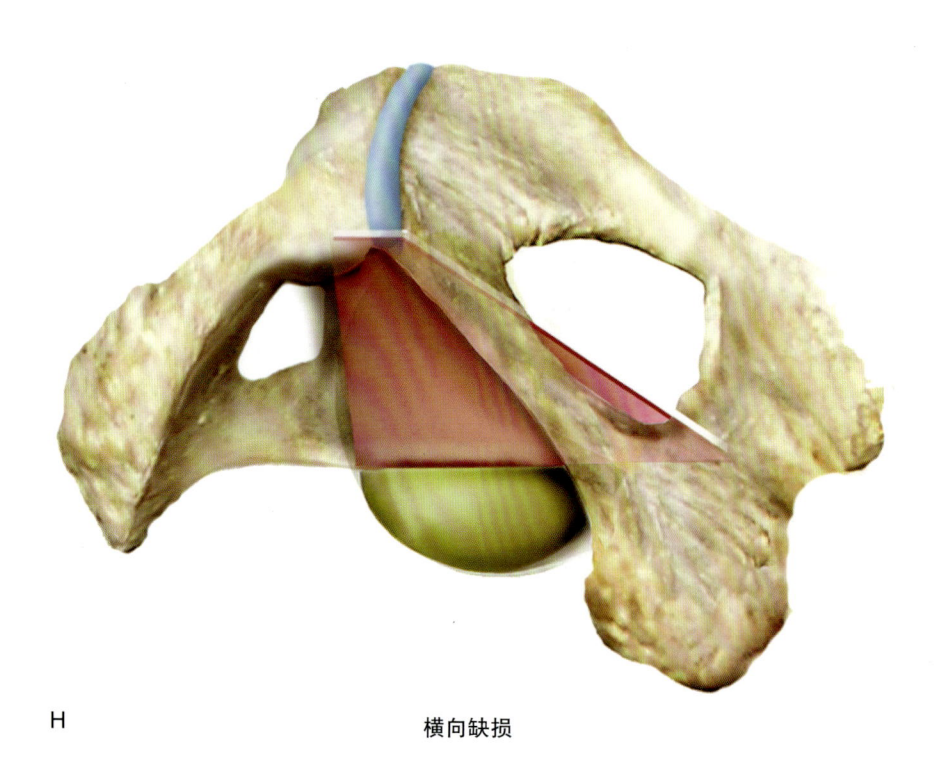

H

图 52-1 续　G. 横向缺损的侧面观。注意脱出的膀胱位于正常情况下与子宫颈或阴道顶端连接的部位。通常会引起所谓的高位膀胱膨出。H. 注意膀胱下移的部位在阴道肌层或筋膜的上段

第 52 章 ■ 膀胱膨出、直肠膨出和小肠膨出的阴道修补术　565

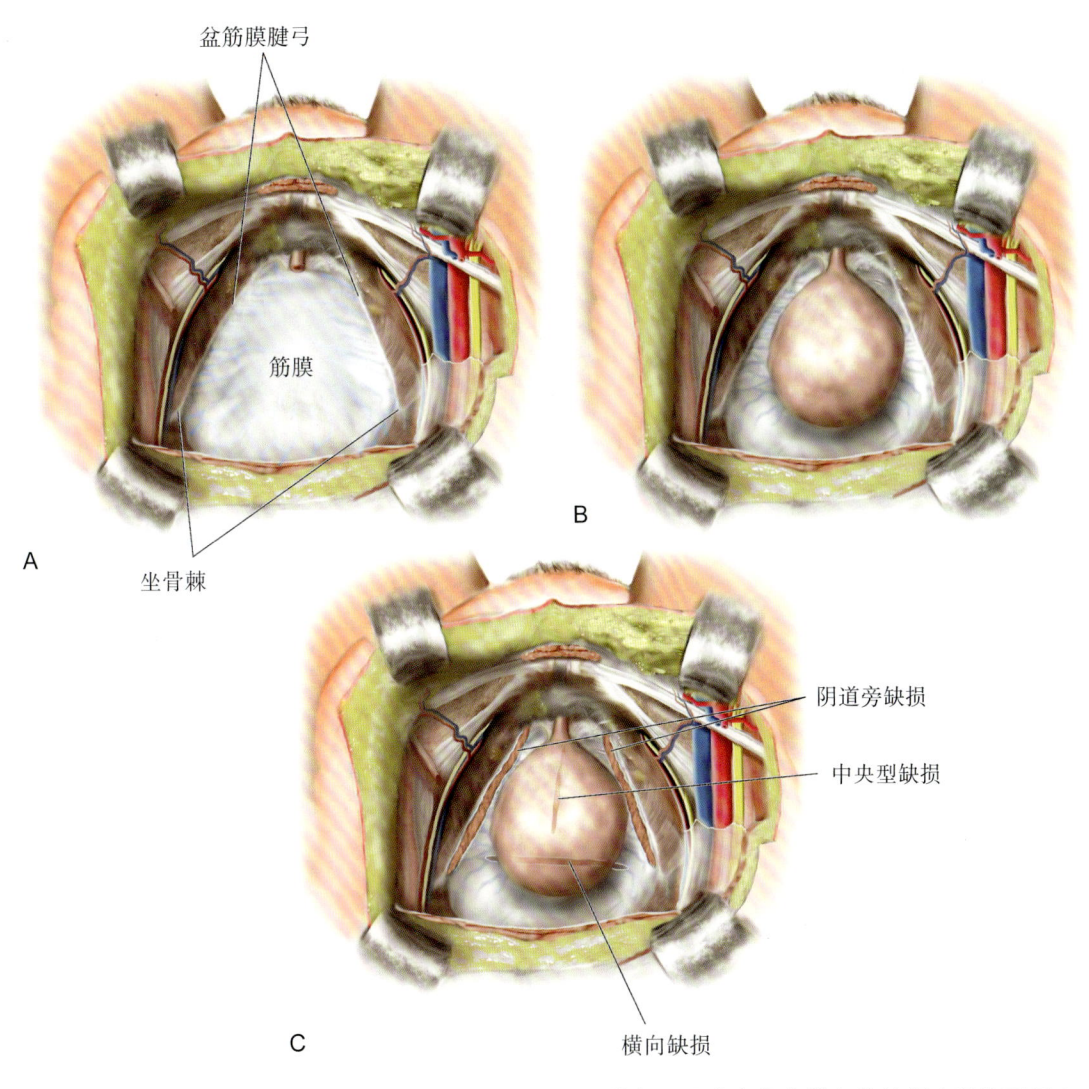

图 52-2　A. 正常的耻骨宫颈筋膜；B. 与膀胱的关系；C. 阴道旁、阴道中线和横向的缺损（经许可引自：Karram MM, Maher CF: Surgical Management of Pelvic Organ Prolapse: Female Pelvic Surgery Video Atlas Series. Philadelphia, Saunders, 2012.）

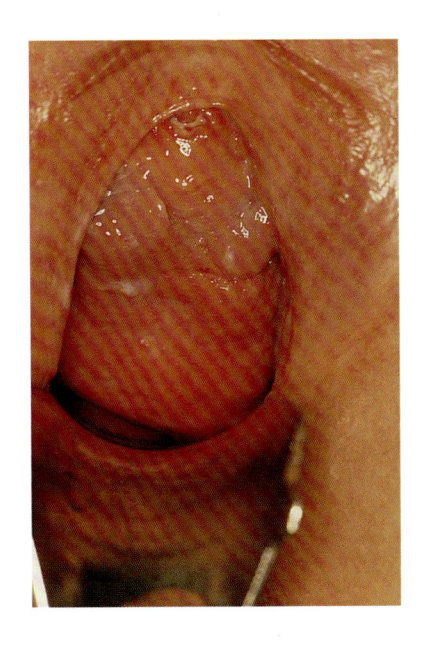

图 52-3　阴道前壁显示尿道阴道折痕。注意在膀胱底部的阴道皱褶减少，中央型缺陷时这种现象会更明显

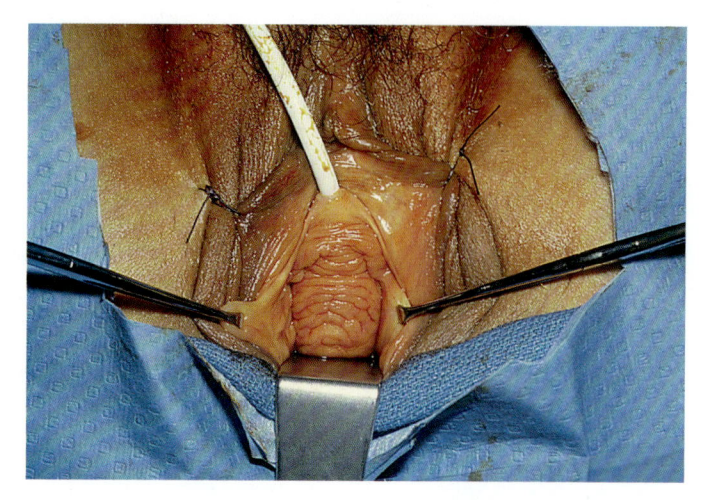

图52-4 有皱褶的阴道前壁，阴道旁缺陷时更明显

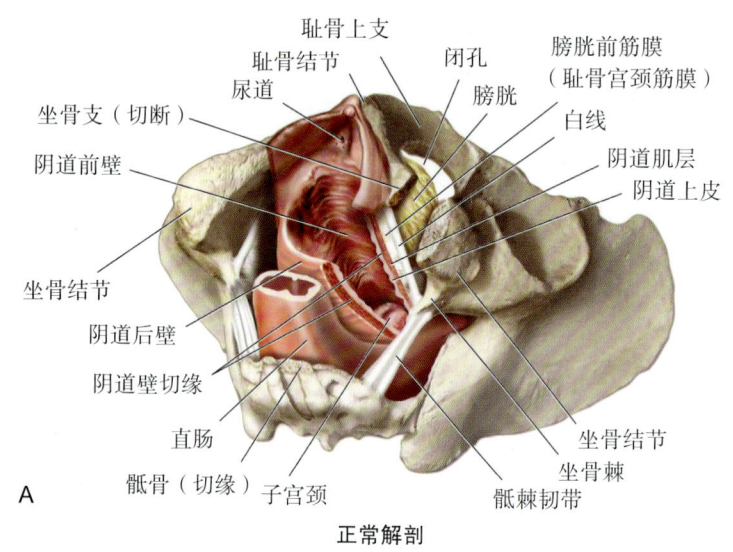

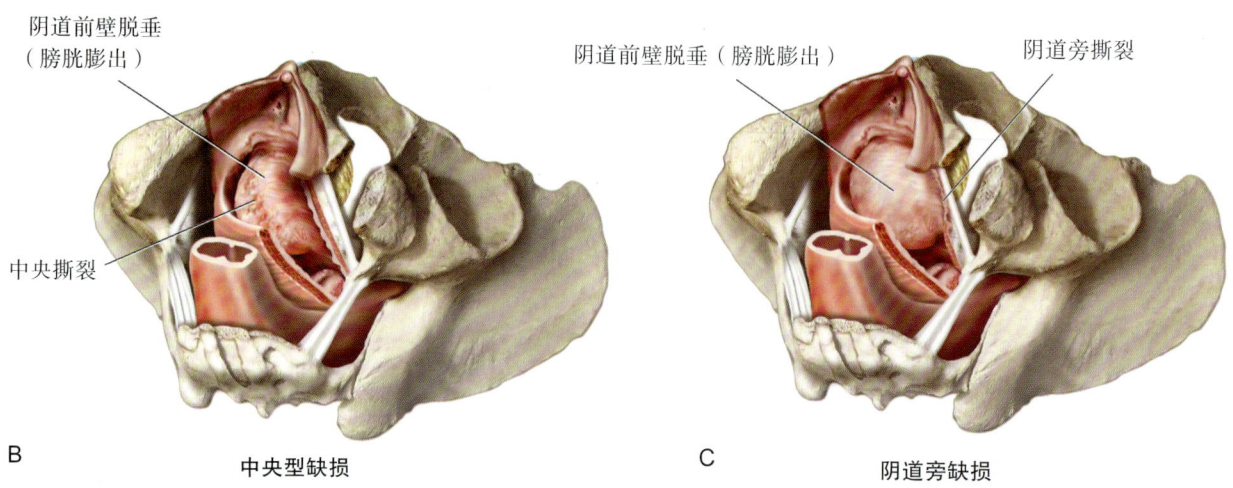

图52-5 盆底横断面显示正常解剖（A），阴道前壁的中央型缺损（B）和阴道旁缺损（C）

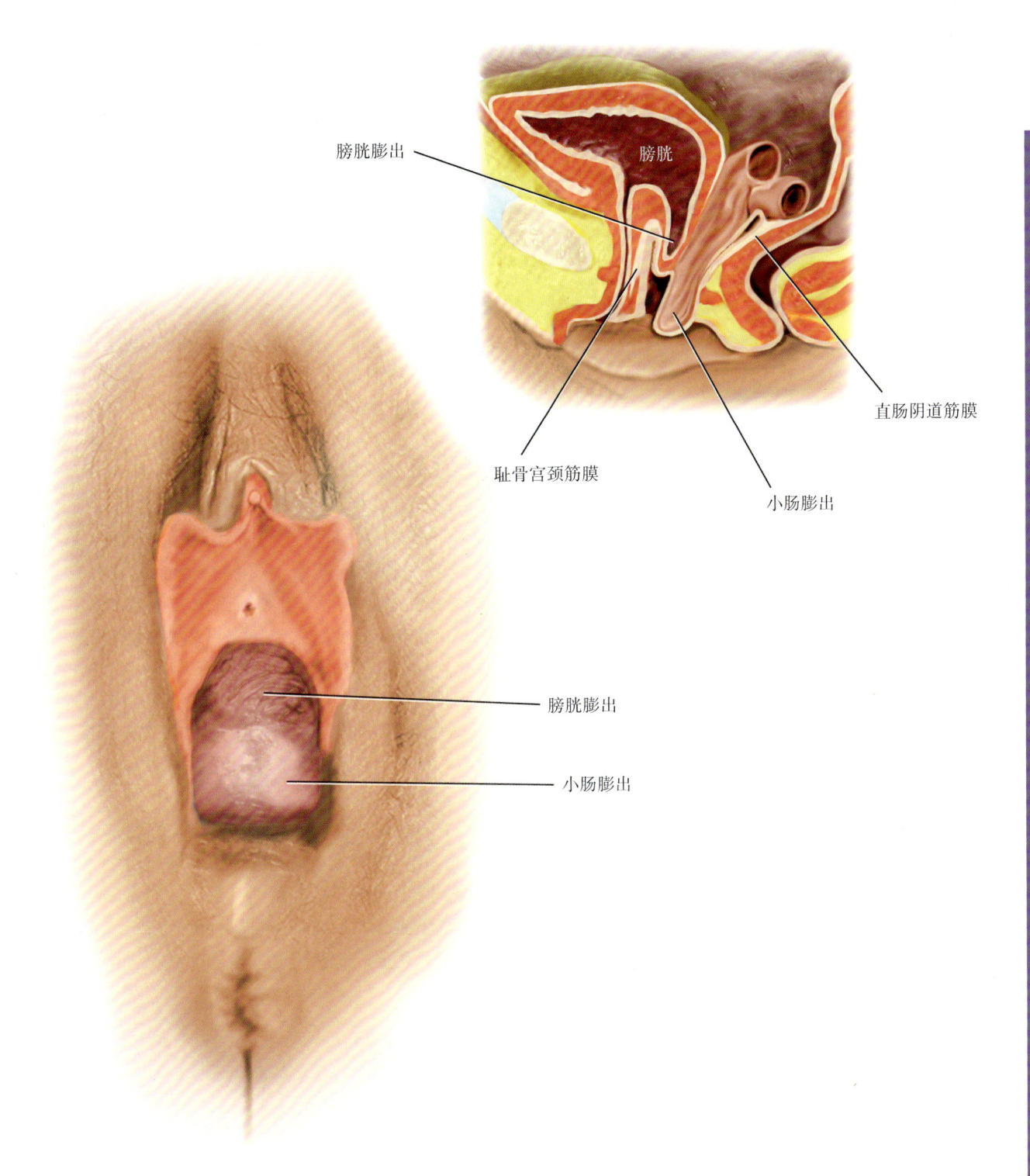

第 52 章 ■ 膀胱膨出、直肠膨出和小肠膨出的阴道修补术 567

图 52-6 阴道前壁支撑缺失。在子宫切除术后的患者中，膀胱膨出合并阴道顶端脱垂，可能同时有阴道前壁小肠膨出。注意覆盖在小肠膨出表面的阴道上皮要比膀胱膨出表面的阴道上皮薄

（一）中央型膀胱膨出的修补术

中央型修补的目的是将阴道壁肌层及膀胱外筋膜（耻骨宫颈筋膜）缝合加固。术前患者取膀胱截石位，其术前准备同阴式子宫切除术。手术开始前留置尿管以利于判断膀胱颈位置。沿中线切开阴道前壁（图 52-7）。如果先做了阴式子宫切除，切口就从阴道顶端开始，用两把 Allis 钳钳夹此处（图 52-8）。有些医师喜欢在切开阴道壁前先注射有止血作用的溶液，这类溶液的种类在经阴道子宫切除章节中已有详述。如果只有膀胱体部的下移，膀胱颈的支撑良好或之前做过耻骨后吊带手术，则切口只需延伸至膀胱颈水平。然而，大多数情况下此类患者会存在尿道高度活动，此时应将切口延长至尿道水平，以便进行尿道下折叠。

最初的切口完成后，通常将 Mayo 或 Metzenbaum 剪插入阴道上皮和肌层之间，或黏膜肌层之间，轻轻地张合并向上分离（图 52-8B）。然后切开阴道壁，切口至之前确定的水平。切开阴道壁后，用 Allis 钳或 T 钳钳夹切开至边缘并向两侧牵拉，然后将示指放在钳子的后下方，用剪刀或手术刀分离阴道壁的黏膜肌层（图 52-9）。助手夹住膀胱或部分阴道壁肌层及膀胱阴道筋膜，并向中线方向牵拉。继续向两侧分离直至脱垂的膀胱完全从阴道壁上分离下来（图 52-10~图 52-13）。向两侧充分分离至可评估阴道壁的支撑情况。要求分离到两侧的耻骨下支。在此位置可以清楚地看到是否有阴道旁缺损存在（图 52-10）。对于已切除子宫的患者，重要的是要将膀胱体从阴道壁顶端分离下来（图 52-11）。在大多数情况下，不论患者有无尿失禁症状，都应缝合加固尿道膀胱连接处以加强尿道后壁的支撑，希望此种方法有助于预防术后新发尿失禁的发生。为了使尿道下方两侧缝合的组织持久，应向尿道旁分离至尿道旁组织与耻骨下支接合处（图 52-12 和图 52-13）。通常可看到一白色闪亮的膜直至此连接处。图 52-14 和图 52-15 显示了通过中线行膀胱膨出修补术时尿道膀胱接合部位的缝合技巧。当完成膀胱颈部位的缝合打结后（图 52-14），就要开始转而注意膀胱体部的脱垂。通过正中切口修复膀胱脱垂的目的是缩小膨出，为脱垂的膀胱提供支撑，同时也为膀胱颈提供支持。手术医师应注意，不要将尿道膀胱角度抬高变平，因为理论上这样可能会引起尿失禁。标准的阴道前壁修补术，是采用 2-0 延迟可吸收缝线缝合阴道筋膜及黏膜肌层。视脱垂的严重程度，可做 1~2 层折叠缝合或荷包缝合。如果可能，笔者推荐尽量缝合两层。第一层用 2-0 延迟可吸收缝线，第二层用 2-0 延迟可吸收缝线（图 52-9、图 52-14 和图 52-15~图 52-17）。修剪阴道壁（图 52-18），用 3-0 可吸收缝线连续缝合关闭阴道前壁切口（图 52-19）。图 52-9、图 52-14 和图 52-20 显示了经中线切口修复膀胱膨出的手术步骤。

在子宫切除术后患者中，膀胱膨出可能和小肠膨出并存（图 52-21A）。这种情况下应注意分离找到特异性缺损部位，并将小肠膨出完全从膀胱膨出处游离下来。然后要针对特异性缺损进行修复，如有指征，还要同时做阴道穹窿悬吊术（图 52-21）。

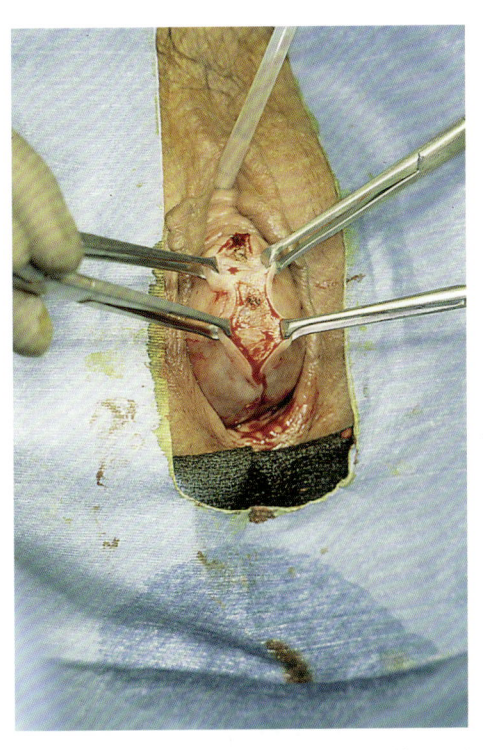

第 52 章 ■ 膀胱膨出、直肠膨出和小肠膨出的阴道修补术　569

图 52-7　子宫切除术后修复膀胱膨出的阴道前壁最初的切口

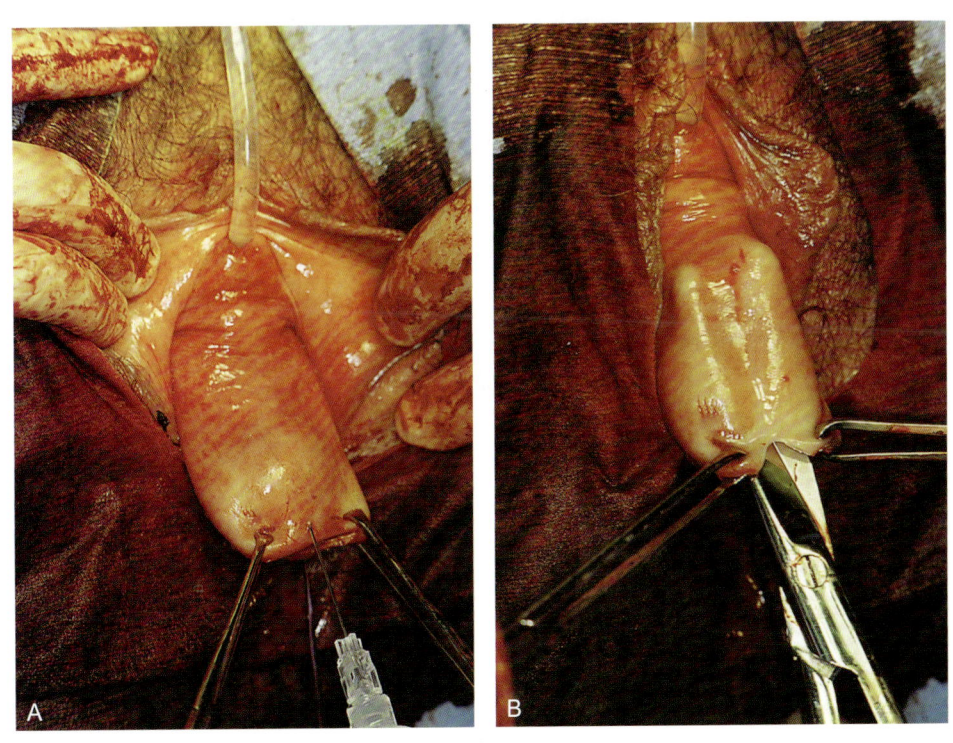

图 52-8　A. 阴道前壁注射（水分离）。注意切除子宫后用 Allis 钳钳夹阴道顶端。B. 将剪刀张开，为阴道前壁中央的分离找到适当的间隙

A　　　　　　　　　　　　B　　　　　　　　　　　　C

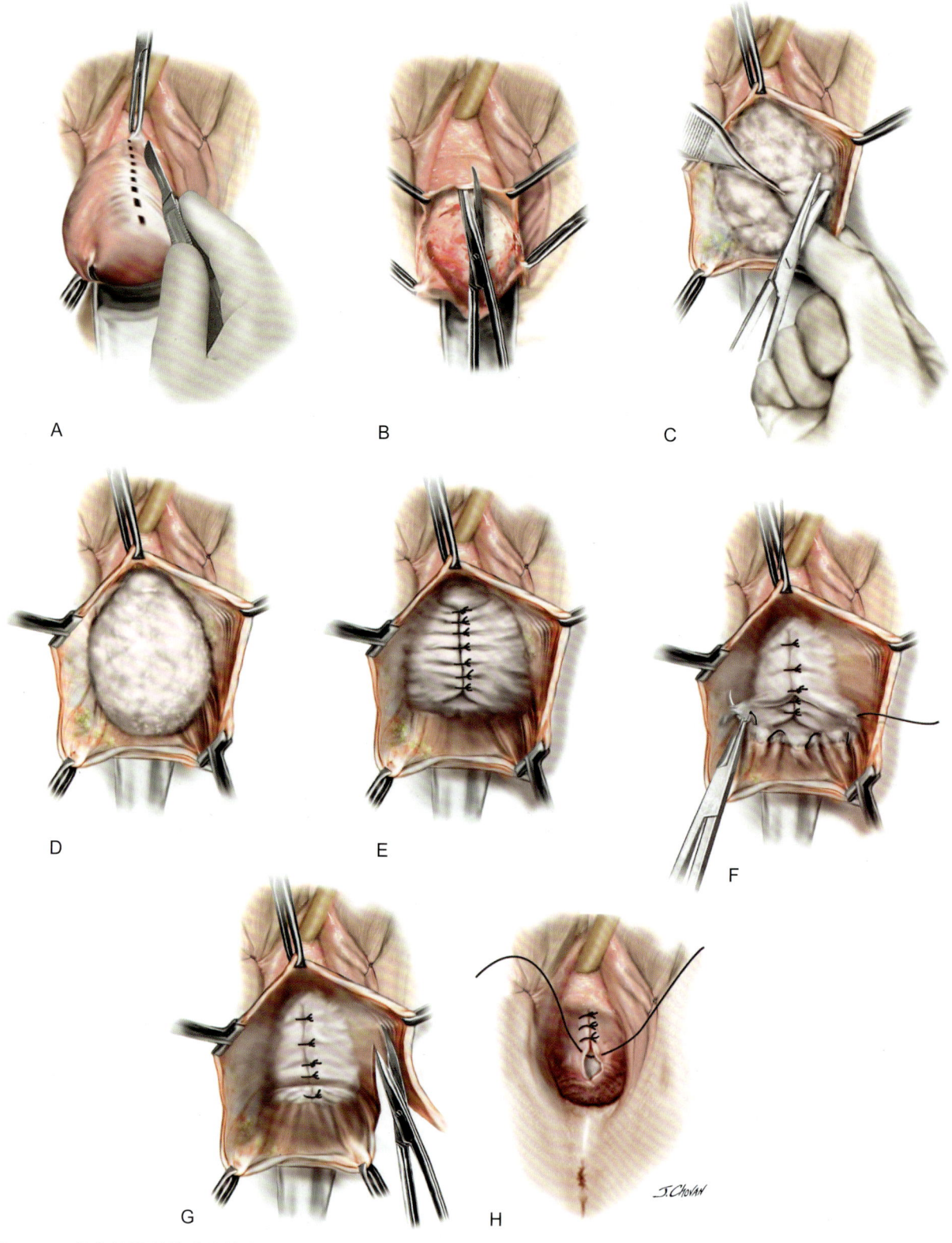

D　　　　　　　　　　　　E　　　　　　　　　　　　F

G　　　　　　　　　　　　H

图 52-9　经典的阴道前壁修补术。A. 阴道前壁正中的切口。B. 用剪刀延长中线切口。C. 锐性分离膀胱和阴道壁，应该在耻骨上支的外侧，应将膀胱底部从阴道断端或子宫颈上分离至前盆腔的腹膜前间隙。D. 膀胱已完全从阴道上分离出来。E. 缝合第一层。F. 第二层缝合，需要进一步将阴道肌肉和阴道上皮层分离开。最近端的缝合需要在阴道顶端或子宫颈上段部位将阴道壁包括进来。切口接近尿道水平。G. 完成第二层缝合，剪除多余的阴道黏膜。H. 显示完全闭合的阴道黏膜（经许可引自：Karram MM, Maher CF: Surgical Management of Pelvic Organ Prolapse: Female Pelvic Surgery Video Atlas Series. Philadelphia, Saunders, 2012.）

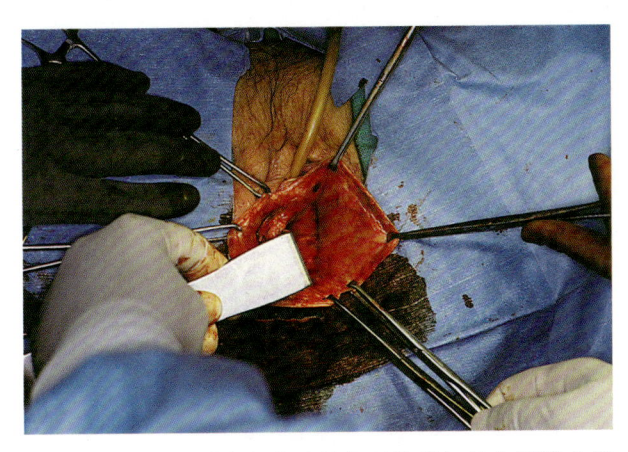

第 52 章 ■ 膀胱膨出、直肠膨出和小肠膨出的阴道修补术　571

图 52-10　向两侧分离达耻骨宫颈筋膜与骨盆侧壁交界处。注意此患者无阴道旁缺损存在

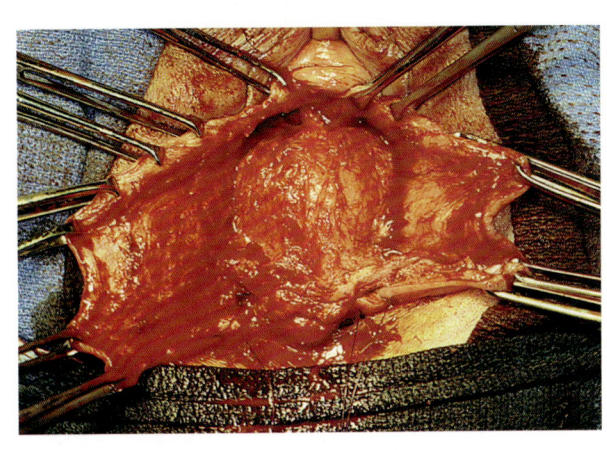

图 52-12　膨出的阴道侧缘完全从阴道壁游离。注意膀胱底仍与阴道顶端连接在一起

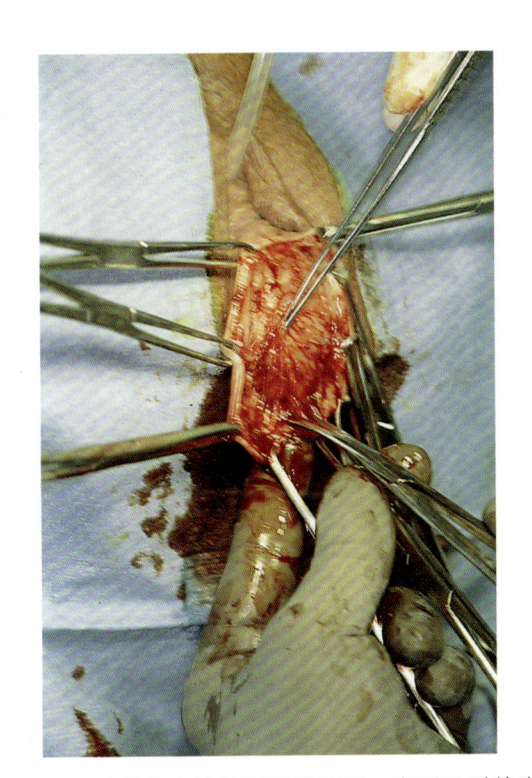

图 52-11　继续分离膀胱至阴道顶端，直至见到前腹膜反折

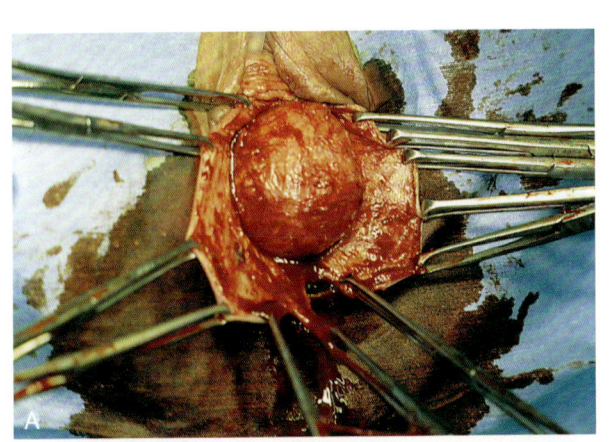

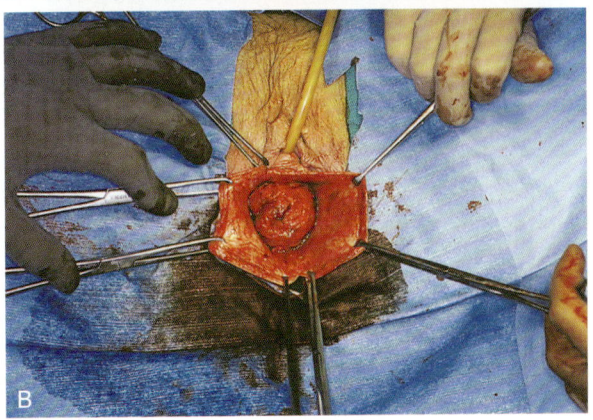

图 52-13　A 和 B. 两例膨出的膀胱已经完全从阴道前壁游离

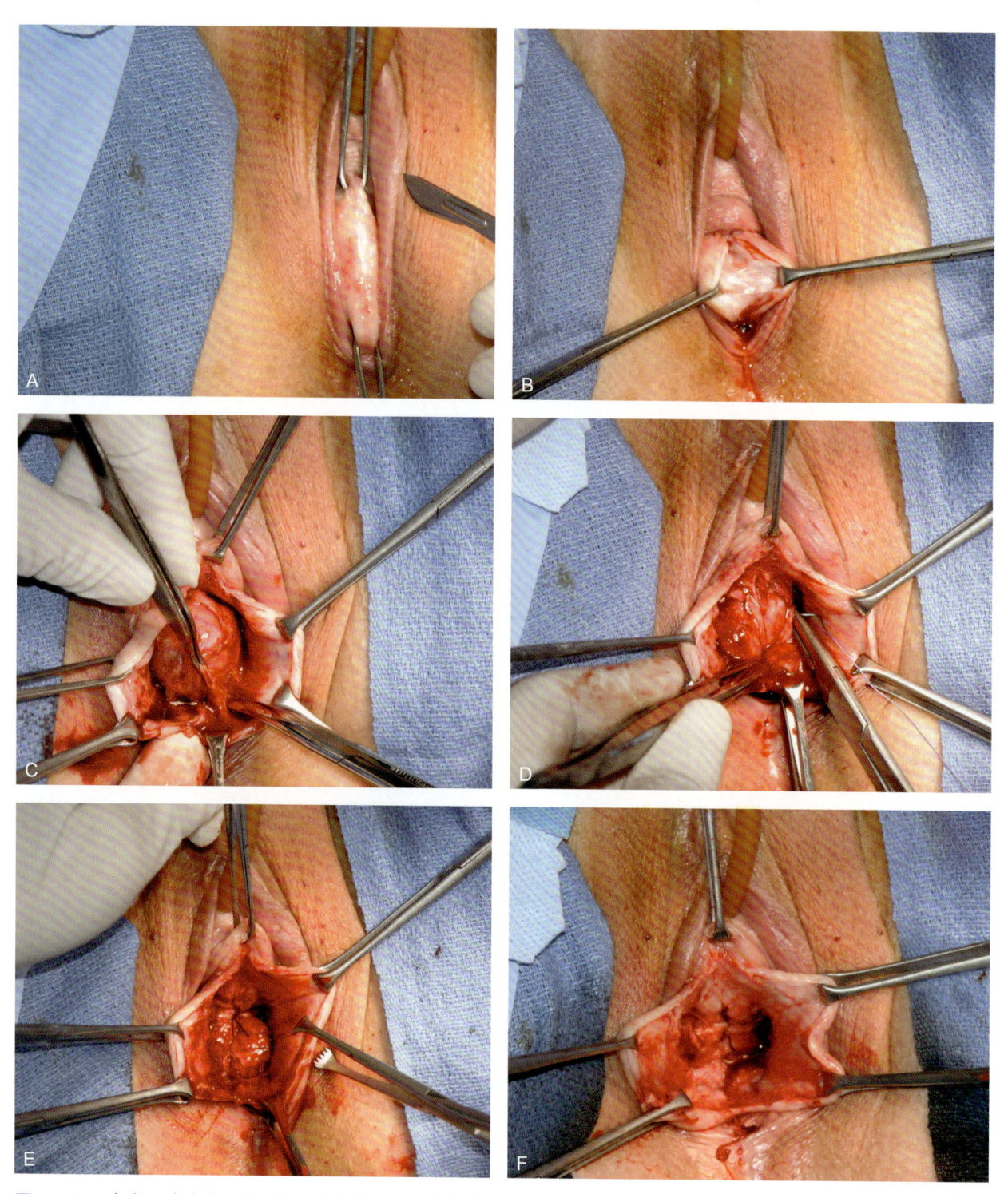

图 52-14 中央型膀胱膨出及膀胱颈高度活动患者的阴道前壁修补的 Kelly 缝合。A. 在水分离后行阴道前壁切开。B. 正确分离间隙。C. 阴道旁间隙的分离达耻骨下支水平。图片显示锐性分离膀胱底部与阴道顶端。D. 缝合从膀胱颈部开始。E. 第 1 针缝合，为近端尿道和膀胱颈提供优先支撑（Kelly 缝合）。F. 接下来的缝合，完成阴道前壁修补术

第 52 章 ■ 膀胱膨出、直肠膨出和小肠膨出的阴道修补术 573

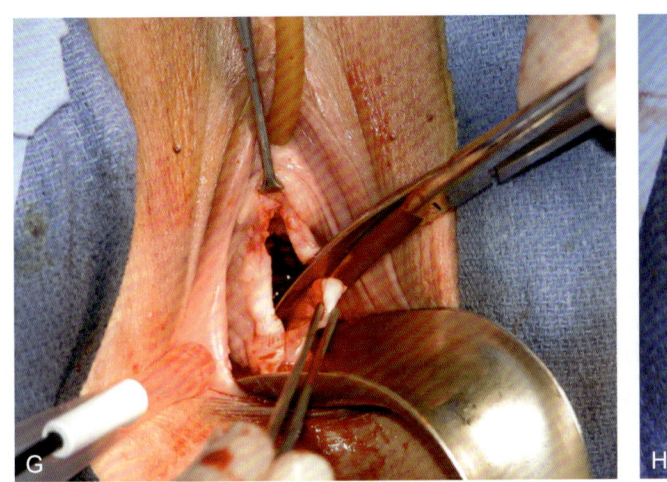

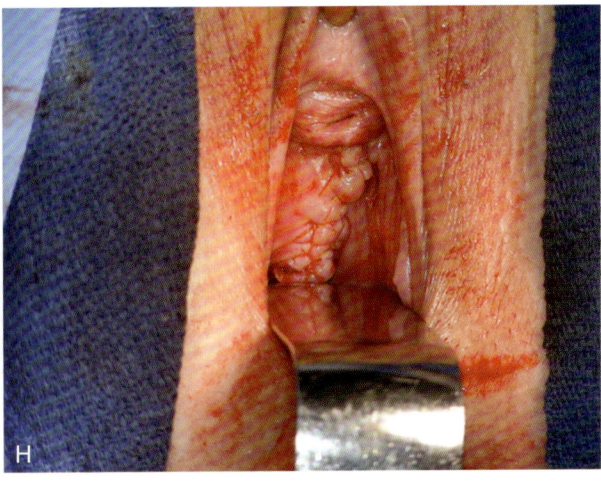

图 52-14 续 G. 剪除多余的阴道黏膜；H. 阴道前壁已经缝合完毕

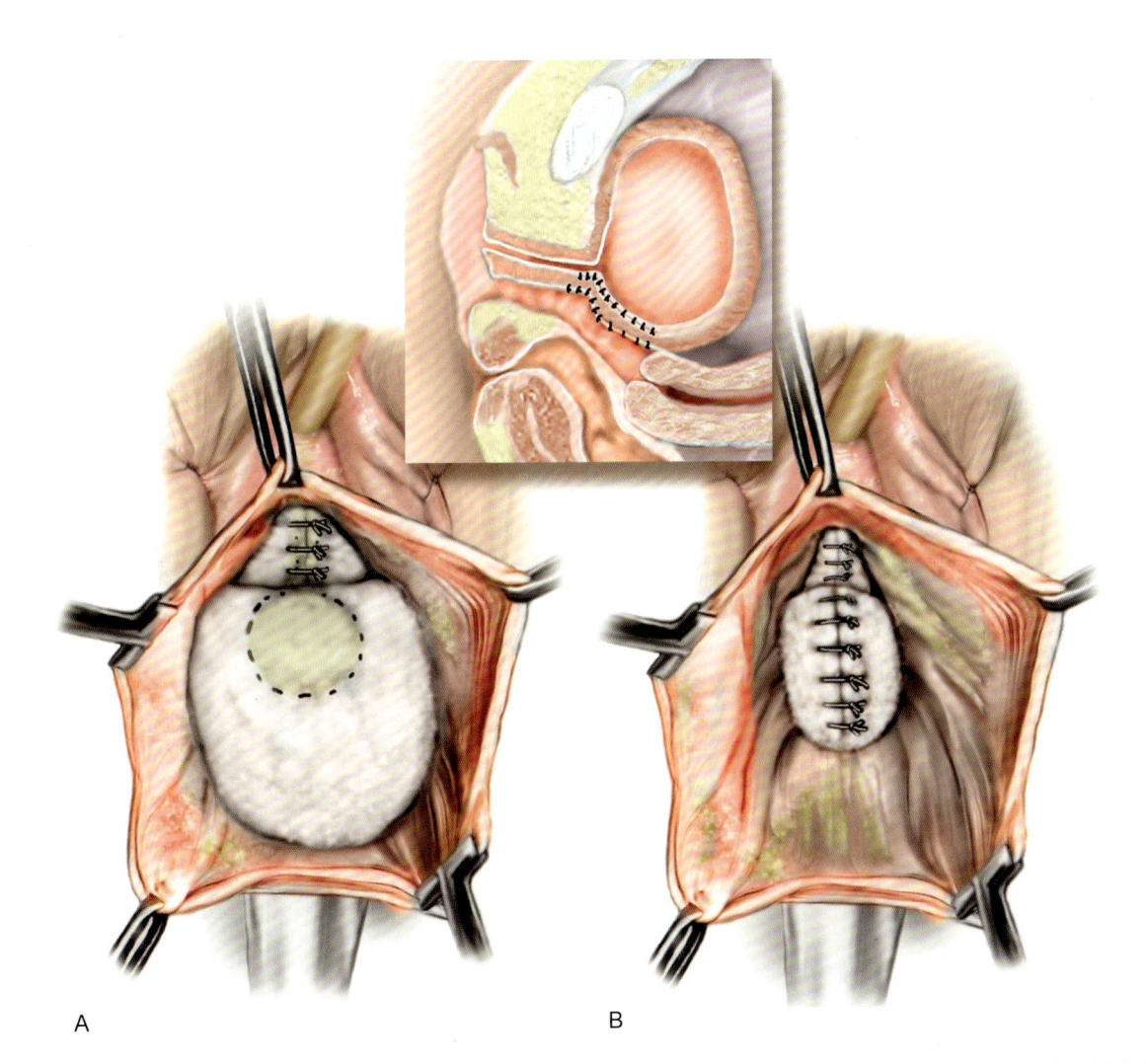

图 52-15 阴道前壁 Kelly-Kennedy 修补术。A. 打开阴道黏膜，在尿道下方开始间断缝合；B. 完全中线间断缝合。对膀胱颈部近端尿道提供优先支持（经许可引自：Karram MM, Maher CF: Surgical Management of Pelvic Organ Prolapse: Female Pelvic Surgery Video Atlas Series. Philadelphia, Saunders, 2012.）

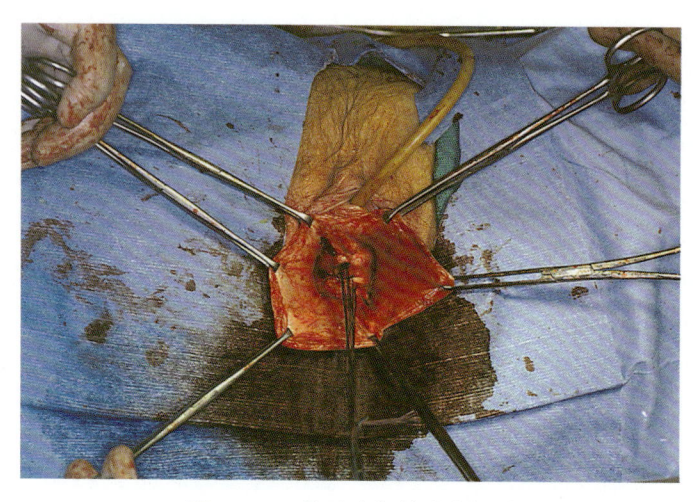

图 52-16　膀胱底部的缝合打结

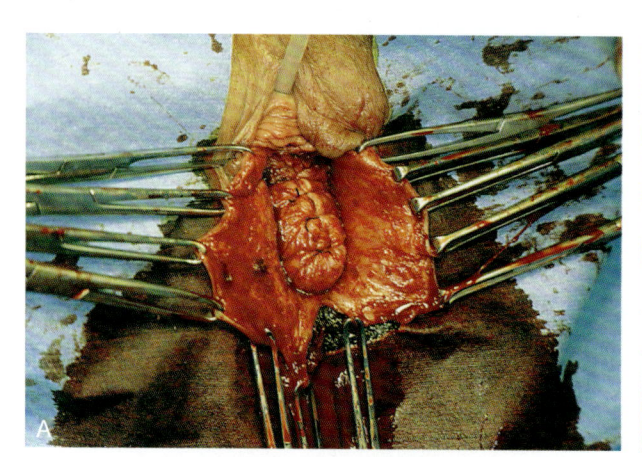

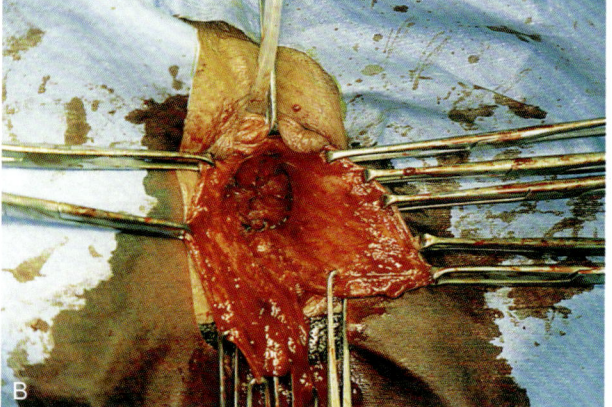

图 52-17　A. 第1层缝合，修补膀胱膨出；B. 第2层缝合，完成膀胱膨出的修补

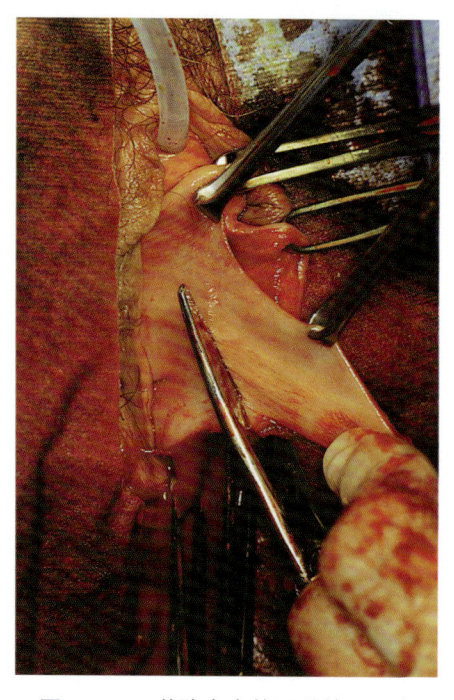

图 52-18　剪除多余的阴道前壁上皮

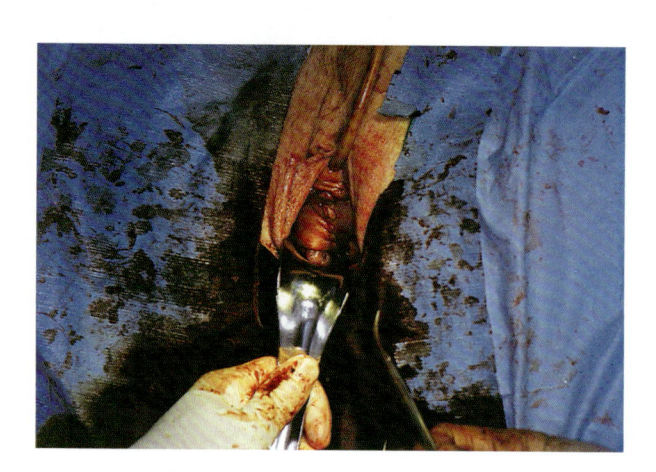

图 52-19　用 3-0 可吸收缝线间断或连续缝合阴道前壁

第 52 章 ■ 膀胱膨出、直肠膨出和小肠膨出的阴道修补术　575

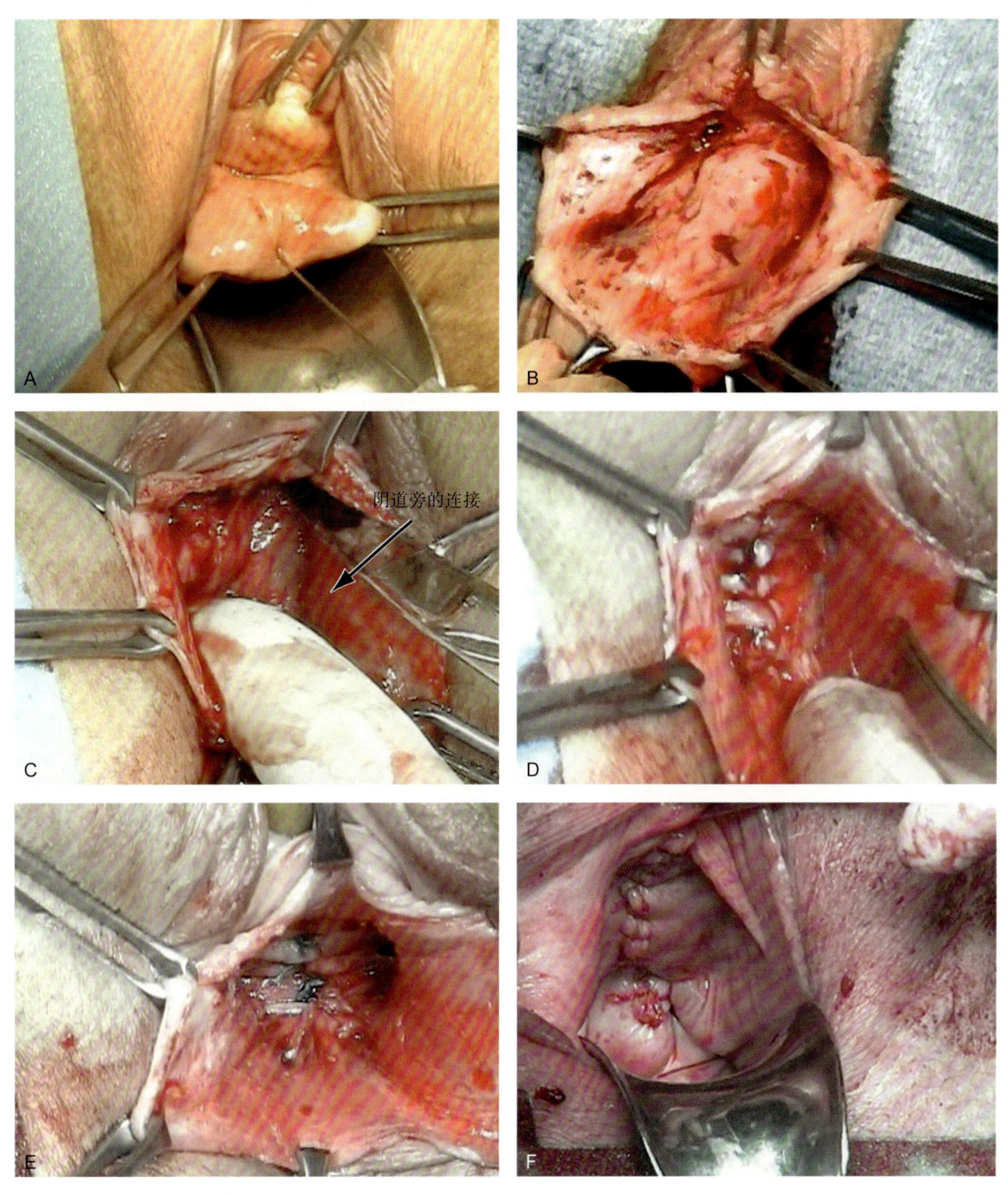

图 52-20　中央型膀胱膨出的 Kelly 缝合修复技巧。A. 这是一例子宫切除后的患者，阴道前壁用两把 Allis 钳钳夹，注射血管收缩药以利于分离正确的间隙。B. 切开阴道前壁，向两侧分离膀胱阴道间隙，注意要将膀胱底从阴道顶端游离下来。C. 向两侧的分离要达耻骨下支。注意阴道旁的连接紧密，说明此患者没有阴道旁缺陷。D. 先用延迟可吸收缝合线缝合膀胱膨出的中央。注意：缝合达到膀胱颈附近，较之缝合膀胱底能提供更好的支撑。E. 近一步向两侧分离，以促使有更多的筋膜便于缝合，第 2 层缝合使用不可吸收缝线，完成中央型膀胱膨出的修补。F. 修剪阴道前壁后，用 3-0 延迟可吸收缝线缝合阴道前壁。注意阴道前壁中央有利的支撑及完好的阴道侧沟

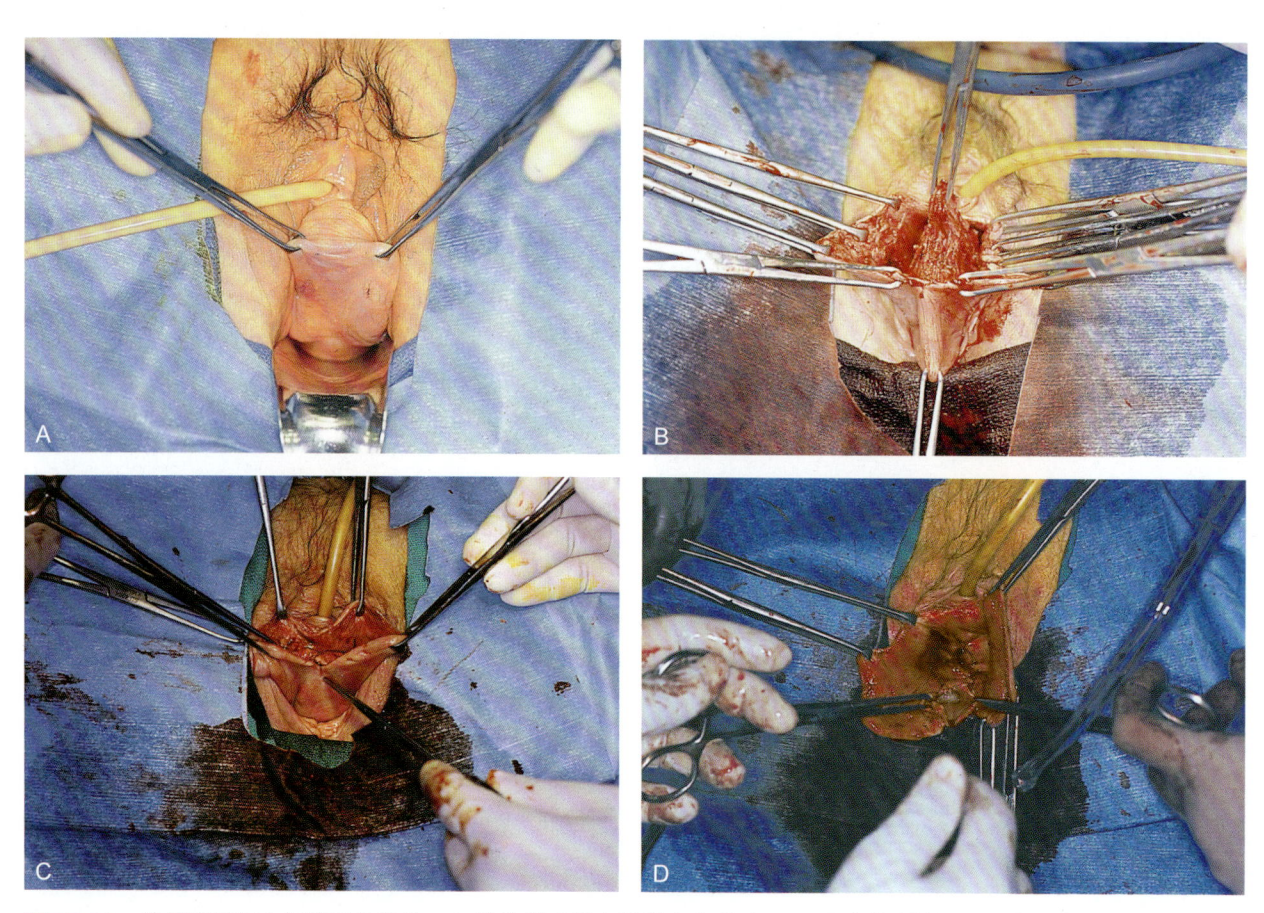

图 52-21 膀胱膨出和小肠膨出的修补。A. 膀胱膨出伴有阴道穹窿脱垂；B. 阴道前壁被切开，找到膀胱底部的解剖位置；C. 将阴道壁的切口延伸到可疑小肠膨出位置；D. 缝合脱垂的膀胱底部。将小肠膨出从膀胱底部游离下来，打开腹膜疝囊

（二）阴道旁修补

阴道旁修补术的目的是将分离的阴道旁组织重新锚定在双侧盆筋膜腱弓（白线）上。此类手术可采用经阴道或经耻骨后途径。虽然有时阴道旁缺损可以在术前诊断出来，但大多数情况下是在手术过程中诊断的。要想经阴道途经诊断阴道旁缺损，手术当中分离阴道膀胱间隙时要达到耻骨下支。当两侧分离达到此处，就要主观判定其连接的紧密程度。有时阴道旁支撑的完全缺失显而易见，这意味着分离可直达耻骨后间隙，并可见到耻骨后的脂肪组织。虽然有时阴道旁组织没有明显的分离，但却非常薄弱，此时要决定是否要先将其完全游离下来，以利于选择合适的阴道旁修补方式。要完成真正的阴道旁修补，必须充分分离至耻骨后间隙。一个重要的标志是要从阴道前壁触及坐骨棘。一旦触及坐骨棘，通常就可以触及两侧的盆筋膜腱弓，并沿着两侧的盆壁直达耻骨联合的后面。

阴道旁修补术的术前准备同阴道前壁修补术。在阴道前壁或尿道膀胱交界处（轻拉导尿管可判定）两侧及阴道顶端做标记。如果同时做后穹隆成形术，其缝线要在阴道旁修补完成及关闭阴道前壁后再打结。至于阴道前壁修补术，可在阴道前壁中线纵行切开，向两侧分离阴道壁，直达耻骨后间隙。在术者手指引导下沿着耻骨下支钝性分离，向中间达耻骨联合后，向两侧至坐骨棘。如果患者存在阴道旁缺损，分离间隙正确的话可以很容易地进入耻骨后间隙并见到耻骨后脂肪。然后即可触及双侧坐骨棘。盆筋膜腱弓从坐骨棘发出后达耻骨联合后方。分离成功后，可先行阴道黏膜肌层的中线缝合，也可在阴道旁修补后再行阴道中线缝合。在两侧盆壁，可触及并看到闭孔内肌及盆筋膜腱弓。用Breisky-Navratil 拉钩轻轻牵拉膀胱及尿道，用有轻微吸力的装置牵拉后壁。以 0 号延迟可吸收缝线在近坐骨棘处穿过白线，如果看不到白线、白线从骨盆侧壁上剥脱或临床判断白线不结实持久，那么缝线应穿过闭孔内肌筋膜。接下来的缝合是为了增加张力，顺着白线至尿道膀胱连接水平缝合 4~6 针。缝合大部分从前部开始，术者在尿道膀胱连接处水平钳夹尿道旁组织（阴道黏膜肌层或耻骨宫颈筋膜），然后在先前标记的部位（三点关闭）。接下来逐渐向后缝合，直至达距离坐骨棘最近的缝线并穿过之前在阴道顶端的标志处。阴道旁修复的缝线要松紧适当，以留下足够的组织进行接下来的中央部位的缝合。一侧缝合好后，另一侧照此缝合。缝合完毕后从尿道水平至阴道顶端逐渐打结，一侧完成后打结另一侧。这种修复是阴道上皮、阴道黏膜肌层、耻骨宫颈筋膜及两侧的盆筋膜腱弓之间的三点的缝合。这些结构之间的缝合要紧密相连。一定要仔细缝合，避免各结构之间的空隙。在所有的缝线都结扎后再修剪阴道壁。如前所述，如果之前没有做中线修补，如果需要，此时可间断缝合行中线修复。然后修剪阴道壁，用延迟可吸收缝线连续缝合阴道壁。图 52-22 显示为三点阴道旁修补术的完整步骤。也可以采用其他方法进行阴道旁修补。有些医师认为阴道修补时无须缝合阴道壁内侧。这样的话就变成了两点式缝合，即将脱离的筋膜直接缝合在白线或闭孔内肌筋膜上（图 52-23）。如果阴道旁只是需要简单地修复，或者术者不需要分离进入耻骨后显露耻骨弓，则可以采用改良的两点式缝合方法，把筋膜缝合在阴道前壁的上部（图 52-24）。这种手术方式可以加强膀胱的横向支撑，但不能重建正常的阴道沟，因为筋膜和阴道没有缝合在白线或闭孔内肌筋膜上。一些医师在做传统的阴道壁修补术时常规将阴道内层缝合进去（图 52-25）。虽然这样做可以关闭所有的阴道旁缺损，但通常会引起阴道前壁瘢痕、挛缩。

近年来阴道旁侧缺陷修补术已不再流行，因为研究发现对阴道顶端进行不改变轴向的牢固悬吊通常可以纠正阴道前壁缺陷，无论是否存在阴道旁侧缺陷。笔者目前仅在阴道近端需要悬吊以保证术后阴道长度，且传统的阴道穹窿悬吊不适宜时进行阴道旁侧修补术。通常是在子宫切除术后，因为阴道顶端支撑存在，但阴道长度缩短。

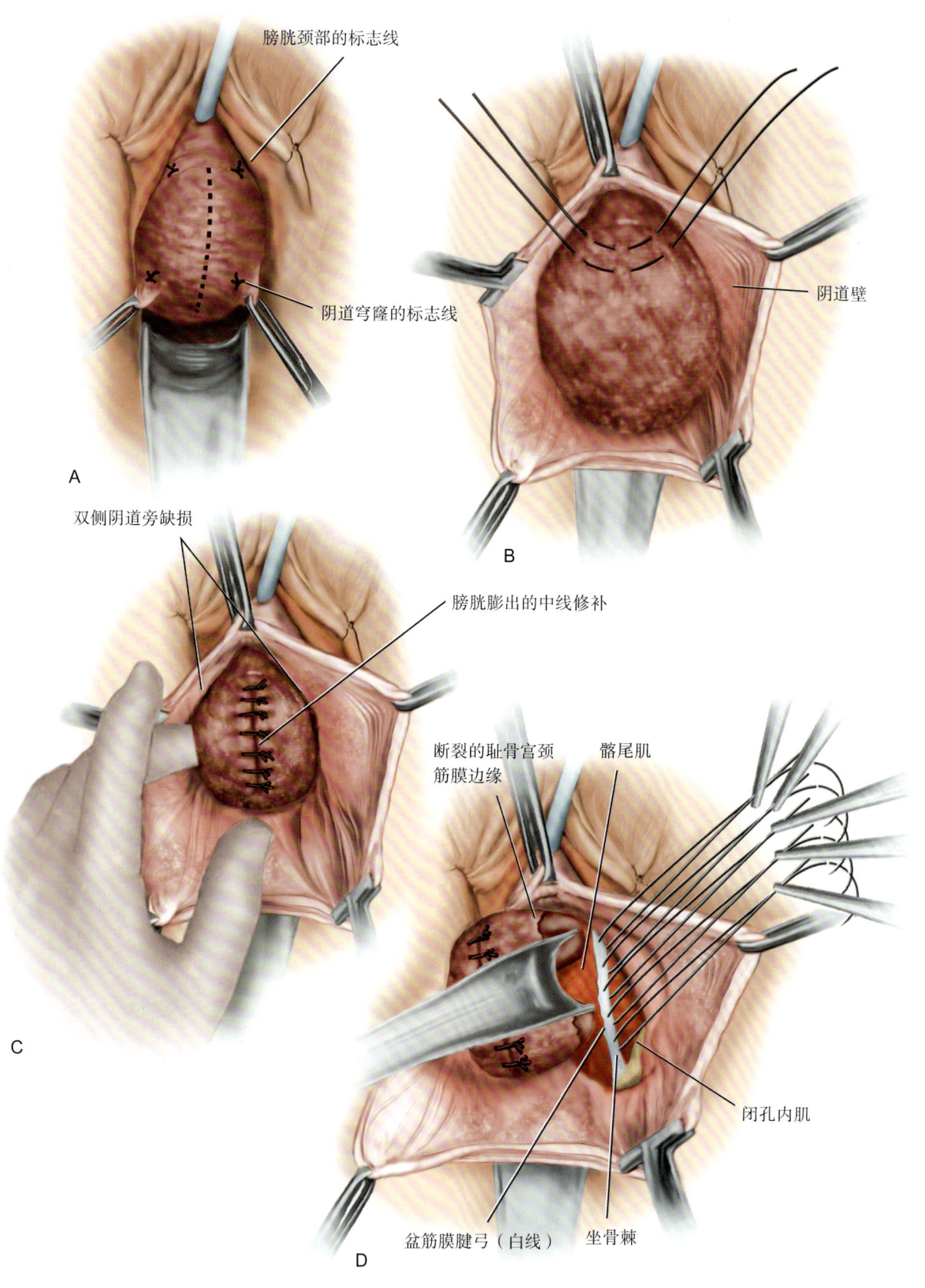

图 52-22 阴道旁修补术的技巧。A. 在膀胱颈部和阴道顶端缝合标志线。切开阴道前壁中央。B. 分离膀胱的两侧并将其从阴道顶端游离。进行中线缝合。C. 中线缝合完成。两侧的阴道缺损明显。D. 轻轻拉开膀胱，在盆筋膜腱弓（白线）上缝合数针

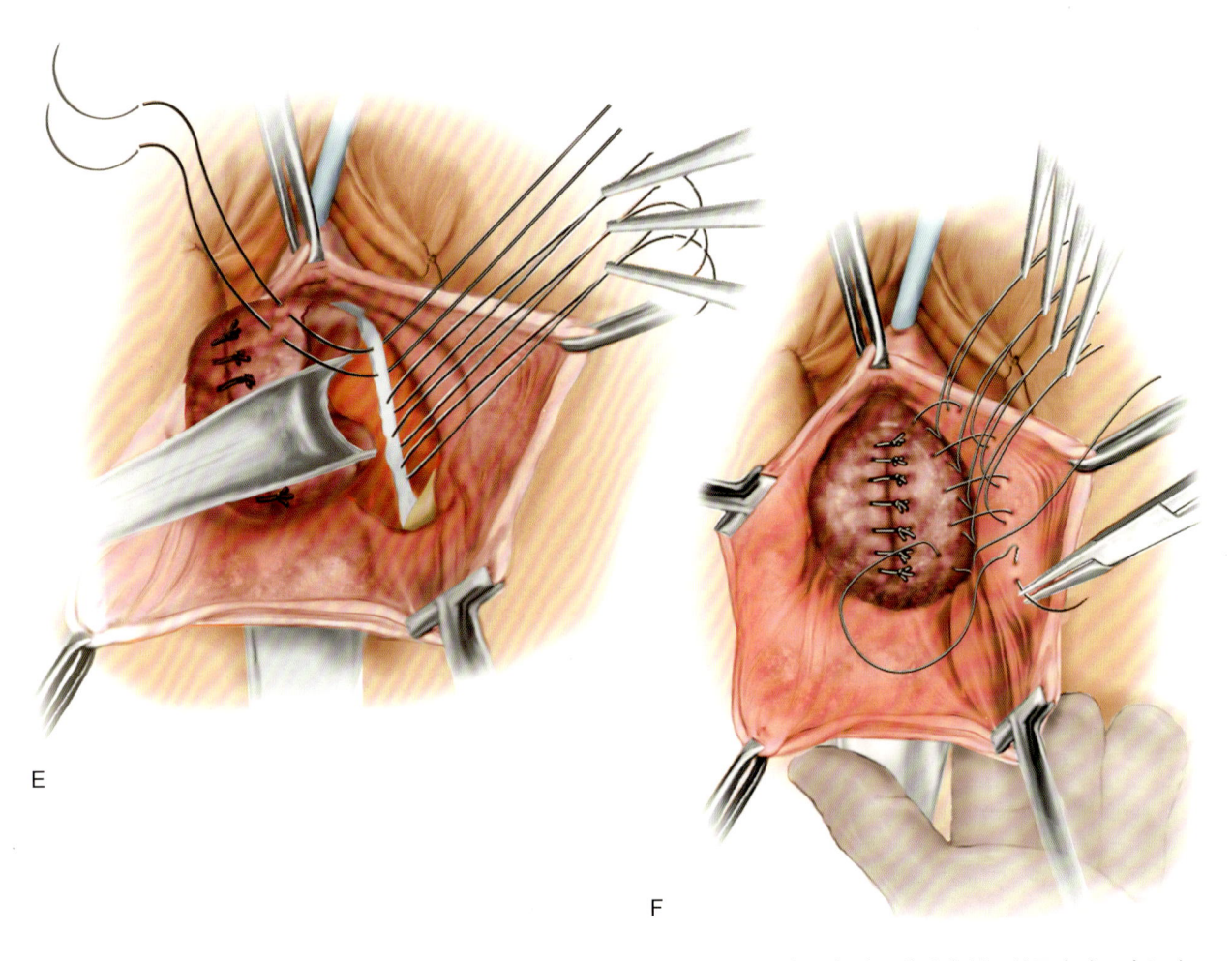

第 52 章 ▪ 膀胱膨出、直肠膨出和小肠膨出的阴道修补术 579

图 52-22 续　E. 然后将缝线穿过脱离的耻骨宫颈筋膜或盆腔内筋膜；F. 缝线再穿过阴道壁内侧，从而完成三点闭合

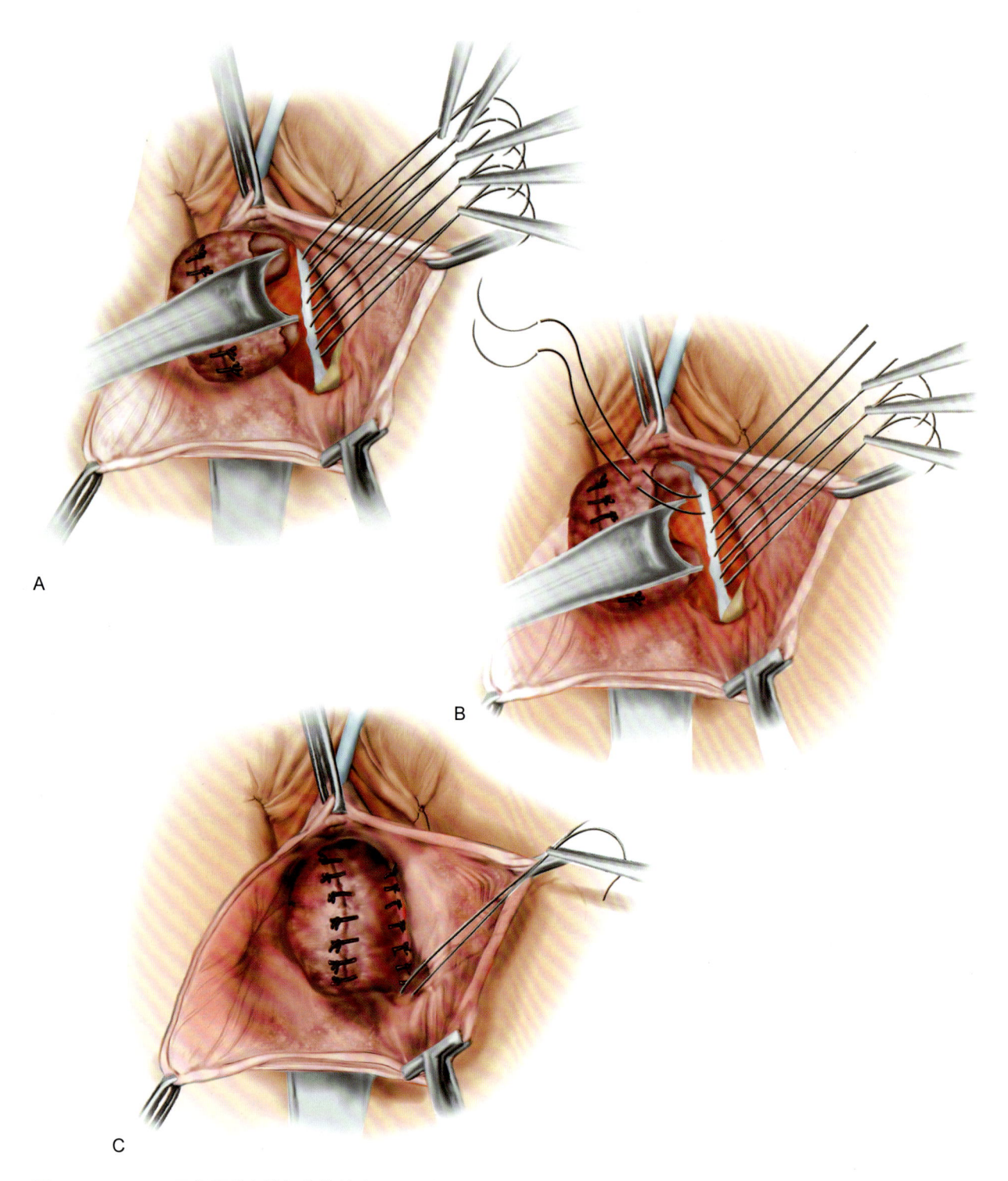

图 52-23　A~C. 两点阴道旁缺损修补技术。将分离的筋膜直接缝合到盆筋膜腱弓或白线上。请注意，与三点闭合相比，阴道壁内侧不包含在修复中

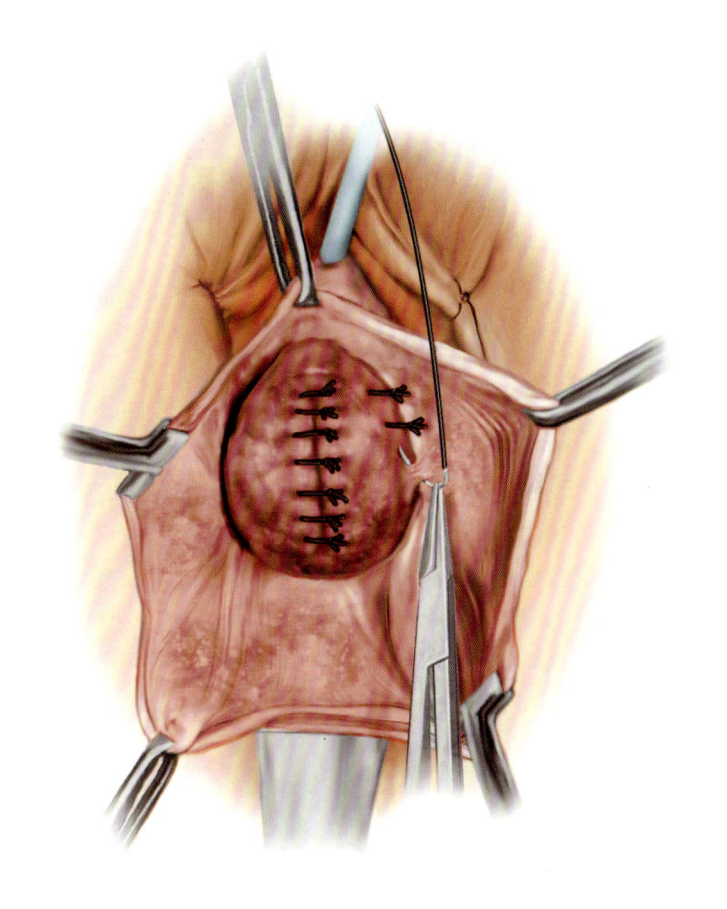

第 52 章 ■ 膀胱膨出、直肠膨出和小肠膨出的阴道修补术　581

图 52-24　阴道旁缺损的两点式缝合技术：将脱离的筋膜的边缘缝合在阴道前壁的上部。注意此种缝合方式不要求完全进入耻骨后间隙，或看到并找到闭孔内肌和盆筋膜腱弓

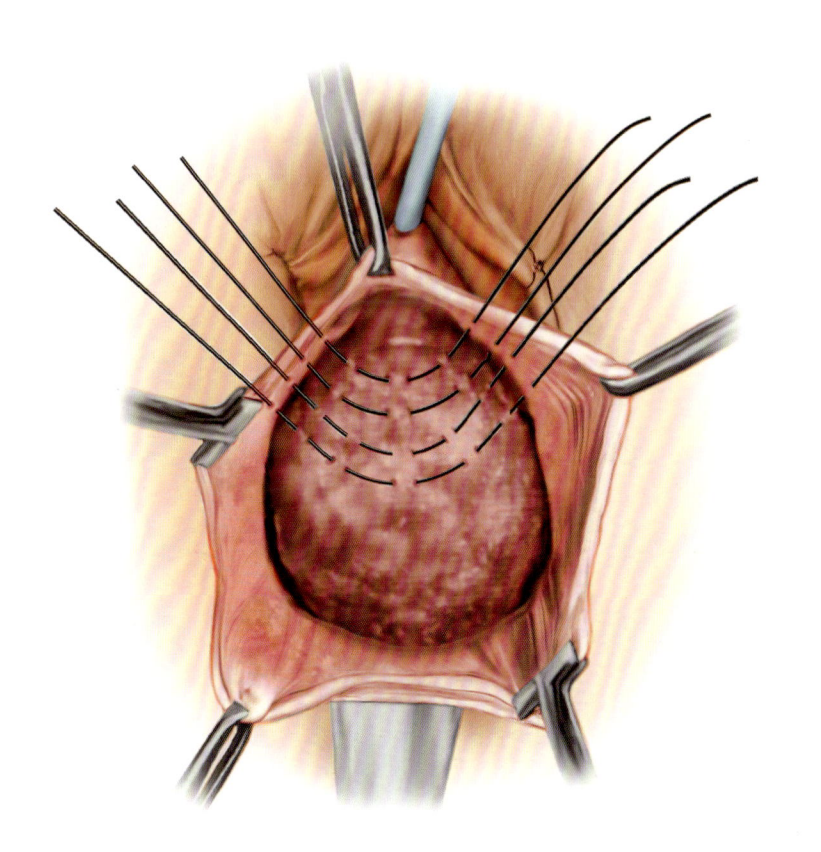

图 52-25　阴道前壁的简单缝合：将阴道前壁内侧缝合进去。注意这种缝合方法不能恢复阴道前壁侧沟，并可导致阴道前壁缩短和瘢痕

二、阴道后壁缺损

盆腔后部缺损包括各种盆底支持障碍和肛门括约肌的解剖缺损。这些异常可能没有症状，可能表现为传统的脱垂症状或是导致各种功能紊乱。在高达50%的患者中，阴道后壁脱垂和前壁脱垂、顶端脱垂同时存在。各种类型的后壁脱垂包括后部肠疝、直肠疝、乙状结肠疝和会阴下降（图52-26）。虽然这些不同的缺损也会单独发生，但通常会伴随发生。肛门外括约肌是会阴体解剖的重要组成部分，其损伤可能形成会阴体缺损，从而导致气体、液体或固体粪便失禁。

（一）阴道小肠疝修补

直至最近，后穹隆及其与小肠膨出的关系的解剖还没有被很好地阐明。切除子宫后，阴道顶端应固定在子宫主韧带及子宫骶韧带上。小肠疝的形成是由于耻骨宫颈筋膜和直肠阴道筋膜分离，腹膜在此形成疝，其内容物可通过此薄弱处突出（图52-27）。因此，根据定义，当腹膜没有筋膜的阻碍得以直接与阴道上皮接触，就会发生小肠疝。如果患者有子宫，那么小肠疝通常位于子宫颈后方和直肠前方。如果已切除子宫，则小肠疝可位于阴道前壁、阴道顶端或穹隆后面。对于穹隆小肠疝，前方的耻骨宫颈筋膜和后方的直肠阴道筋膜在顶端分离。前壁小肠疝较少见，是由于耻骨宫颈筋膜的横向缺损引起，要注意与膀胱膨出相鉴别。腹膜疝囊连同其腹腔内容物疝入阴道顶端的前方和膀胱底的后方。后壁小肠疝发生的原因是直肠阴道筋膜的上方或横向缺损，使得疝囊及其腹腔内容物进入直肠的前方和阴道穹隆的后方。

由于小肠疝是一种真正意义上的疝，因此最好的修复方法是找到筋膜缺损、分离并切除疝，将疝内容物还纳，然后修复缺损。经阴道小肠疝修复，患者取膀胱截石位。术前要先排空膀胱。用Allis钳钳夹覆盖在膨出的小肠表面的阴道壁，然后可见膨出小肠的边界（图52-28和图52-29A）。用手术刀切开膨出的小肠疝表面的阴道上皮（图52-29A），然后充分游离小肠疝直至疝颈部（图52-29～图52-32）。这种游离要包括将疝囊从膀胱游离出来（图52-33），同时要把会阴疝囊从直肠前壁游离出来（图52-32和图52-34）。如果小肠疝囊难以与直肠区分开来，要通过直肠检查来协助鉴别，从而进行疝囊与直肠前壁之间的分离（图52-32A和图52-34B）。有时，小肠疝与大的膀胱膨出难以鉴别。在这种情况下，可用尿道探子或膀胱镜来协助鉴别。在将疝囊从直肠和阴道分离下来后，用两把Allis钳钳夹并牵拉疝囊，锐性剪开并进入疝囊（图52-32～图52-37）。显露疝囊，用手指探查以确定没有小肠或网膜粘连。修补缺损的手术方法取决于是否需要做顶端悬吊，如果需要，做何种类型的悬吊。如果阴道长度足够且不需要做顶端悬吊，荷包缝合将子宫骶韧带远端融合在一起即可关闭缺损部位（图52-30）。缝合阴道下层的筋膜来进行筋膜的重建。如果需要做阴道顶端悬吊，则缺损部位的关闭可作为顶端悬吊的程序之一。如果需要做阴道子宫骶韧带或髂尾肌筋膜悬吊，先荷包缝合关闭疝囊，要达到阴道旁间隙的疝囊处，这样才能彻底缝合修复缺损（第53章）。

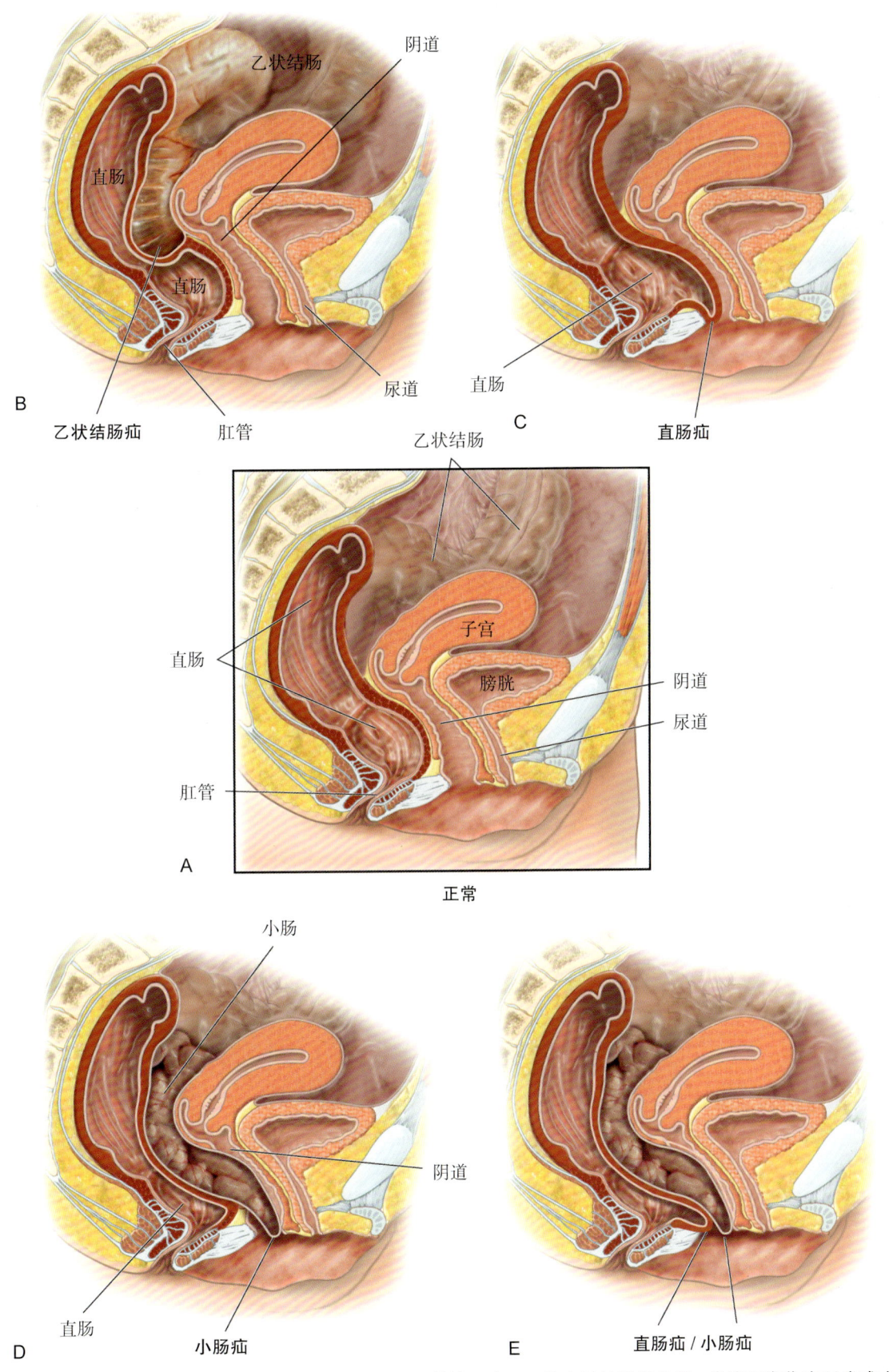

第 52 章 ▪ 膀胱膨出、直肠膨出和小肠膨出的阴道修补术   583

图 52-26　不同类型的后盆腔脱垂。A. 正常解剖；B. 乙状结肠疝，一种少见的脱垂类型，类似于高位直肠疝或小肠疝；C. 单纯直肠疝；D. 单纯小肠疝；E. 小肠疝加直肠疝（引自：Hull TL: Posterior pelvic floor abnormalities. In Karram M, editor: Female Pelvic Surgery Video Atlas Series. Philadelphia, Elsevier, 2011.）

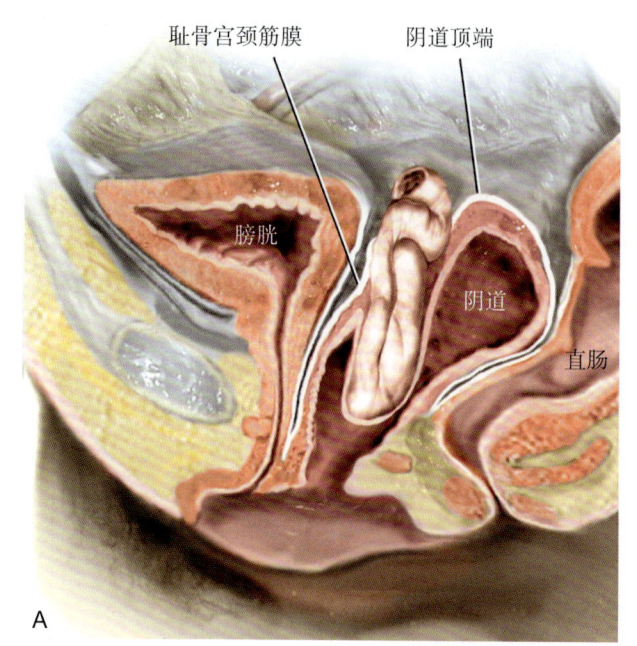

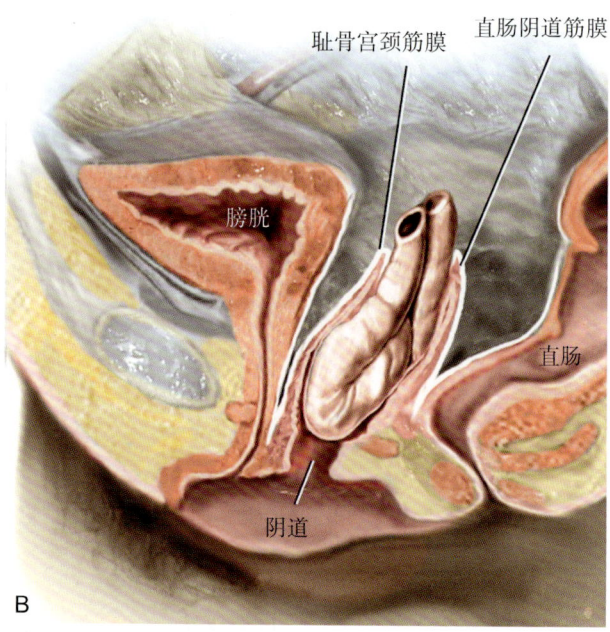

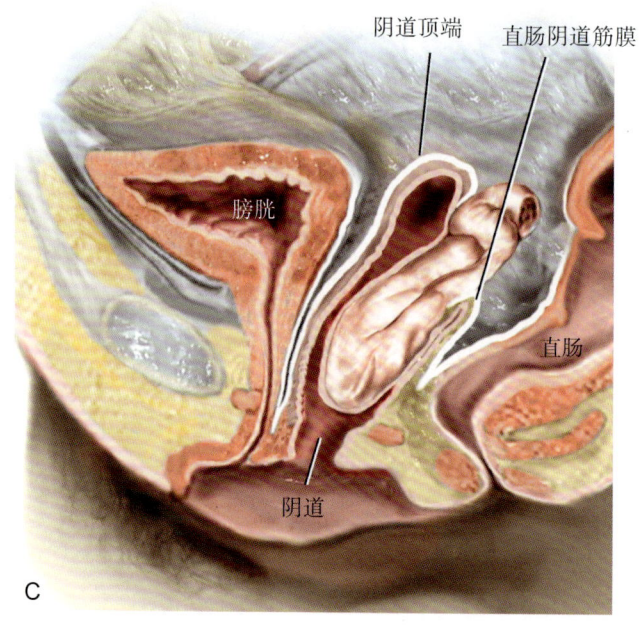

图52-27 盆底的横断面，显示不同类型小肠疝的解剖。A. 阴道前壁小肠疝，缺损部位在耻骨宫颈筋膜与阴道顶端交界处。腹膜疝囊及其内容物从前方进入阴道断端。B. 阴道顶端缺损造成的顶端小肠疝。腹膜疝囊从前面的耻骨宫颈筋膜和后面的直肠阴道筋膜疝出。C. 阴道后壁小肠疝为阴道后壁及陷凹处缺损，疝囊从缺损部位进入直肠阴道筋膜，在阴道顶端后方（修改自：Walters MD, Karram MM, editors: Urogynecology and Reconstructive Pelvic Surgery, ed 3. Philadelphia, Elsevier, 2007.）

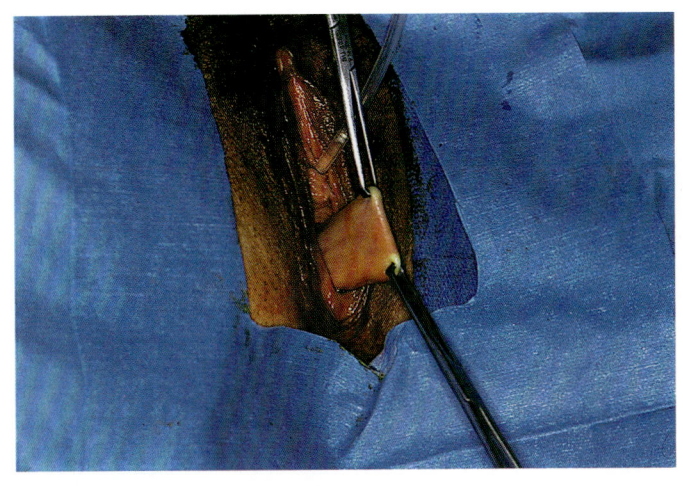

第 52 章 ■ 膀胱膨出、直肠膨出和小肠膨出的阴道修补术 585

图 52-28 阴道后壁高位小肠疝。用 Allis 钳抻开小肠疝部位。此患者的阴道顶端、阴道前壁和阴道后壁远端都支撑良好。这样才产生了这种独立的高位小肠疝

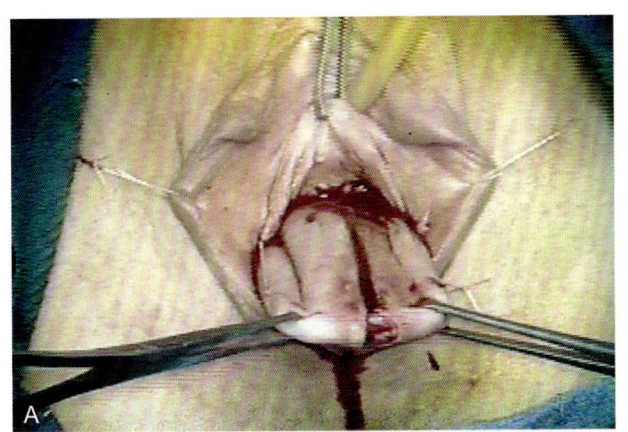

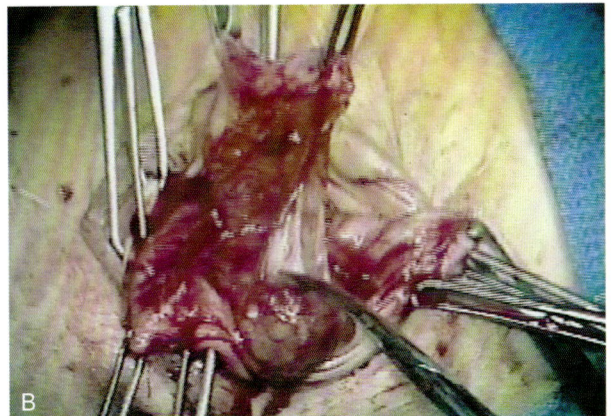

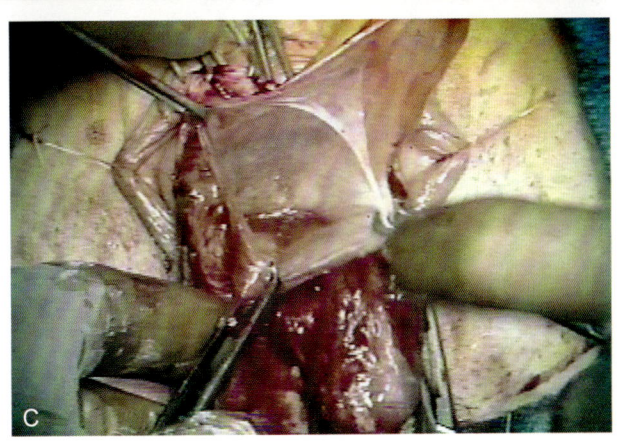

图 52-29 与阴道穹窿脱垂相关的巨大的小肠疝。A. 阴道后壁的中线切口从耻骨宫颈筋膜的近端边缘延伸至直肠阴道筋膜的近端；B. 锐性分离小肠疝囊和直肠前壁；C. 游离小肠疝囊直至其颈部

A

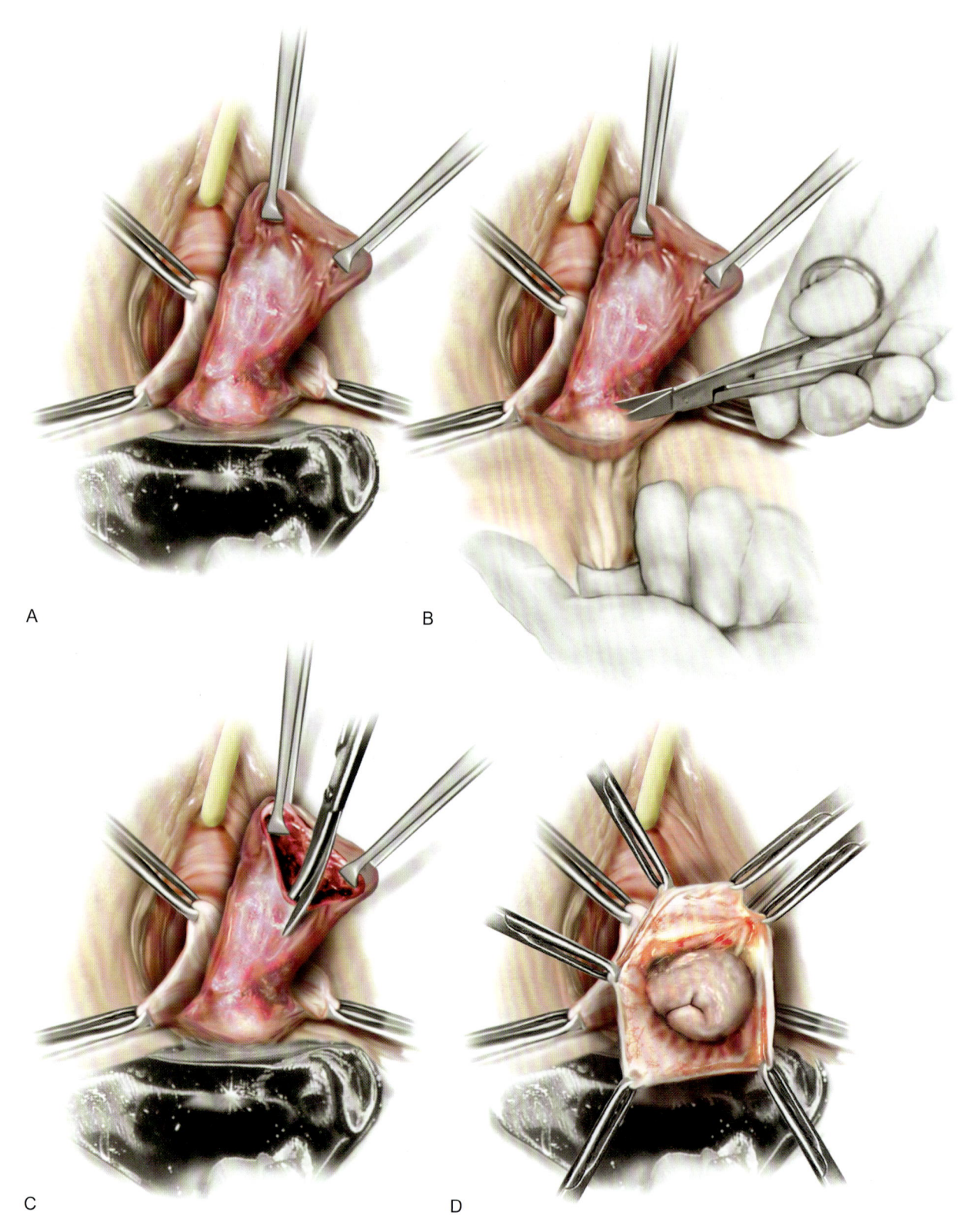

B

C

D

图 52-30 小肠疝的分离和经阴道修补。A. 将小肠疝囊完全从阴道壁上游离下来；B. 一手指置于直肠内以便于将小肠疝囊从直肠前壁上分离下来；C. 锐性进入疝囊；D. 剪开腹膜，显露直肠子宫陷凹（经许可引自：Karram MM, Maher CF: Surgical Management of Pelvic Organ Prolapse: Female Pelvic Surgery Video Atlas Series. Philadelphia, Saunders, 2012.）

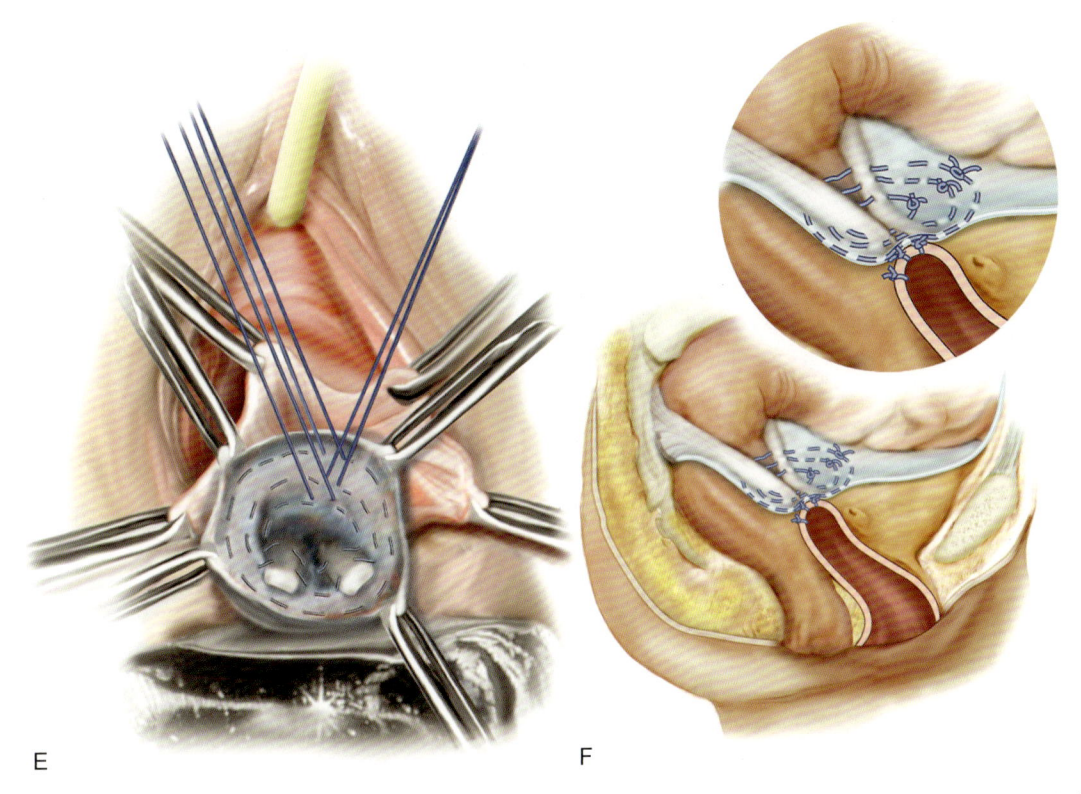

第 52 章 ■ 膀胱膨出、直肠膨出和小肠膨出的阴道修补术 587

图 52-30 续 E. 一系列荷包缝合将子宫骶韧带远端融合在一起，在疝囊颈部关闭缺损；F. 阴道顶端附着于缝合的子宫骶韧带上

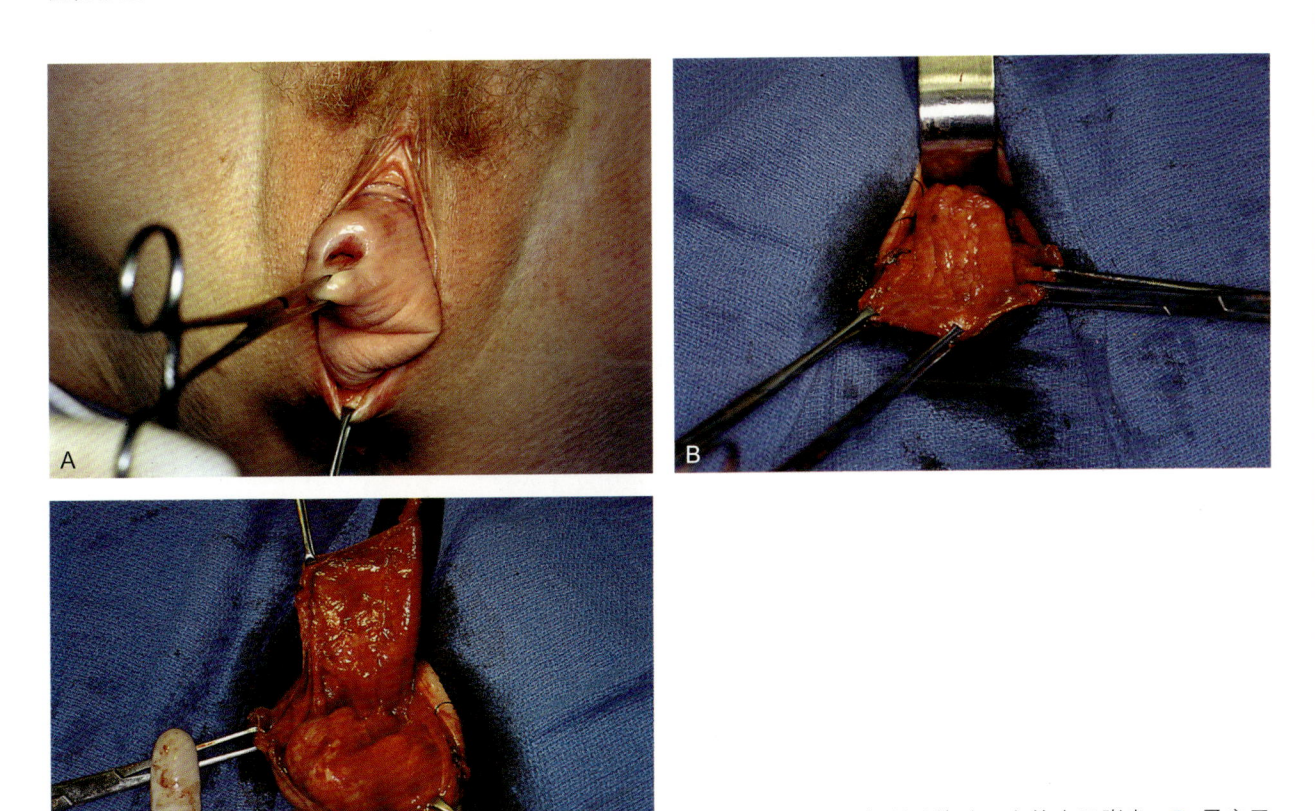

图 52-31 A. 子宫脱垂伴随巨大的小肠膨出；B. 子宫已被切除，注意阴道穹窿完全脱垂并伴有大的小肠疝；C. 锐性分离疝囊和阴道后壁，直至疝囊颈部

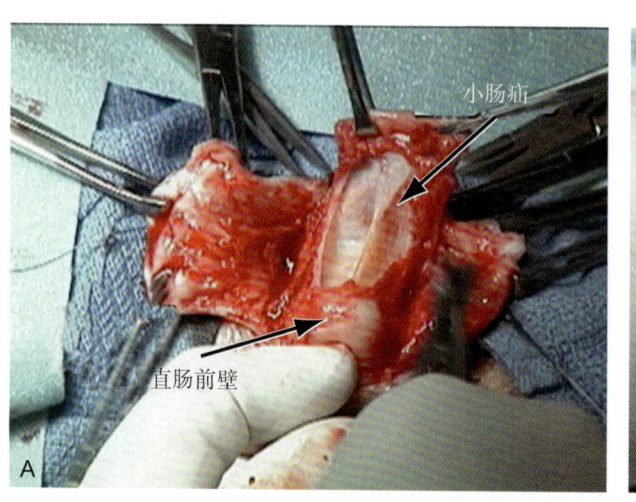

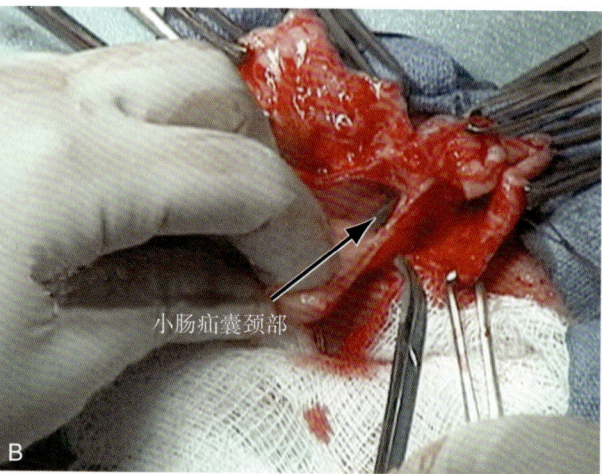

图 52-32 A. 注意放置在直肠内的手指可以清晰地显示出阴道后壁的小肠疝，疝囊已经从直肠前壁游离下来；B. 锐性进入疝囊并找到疝囊颈部

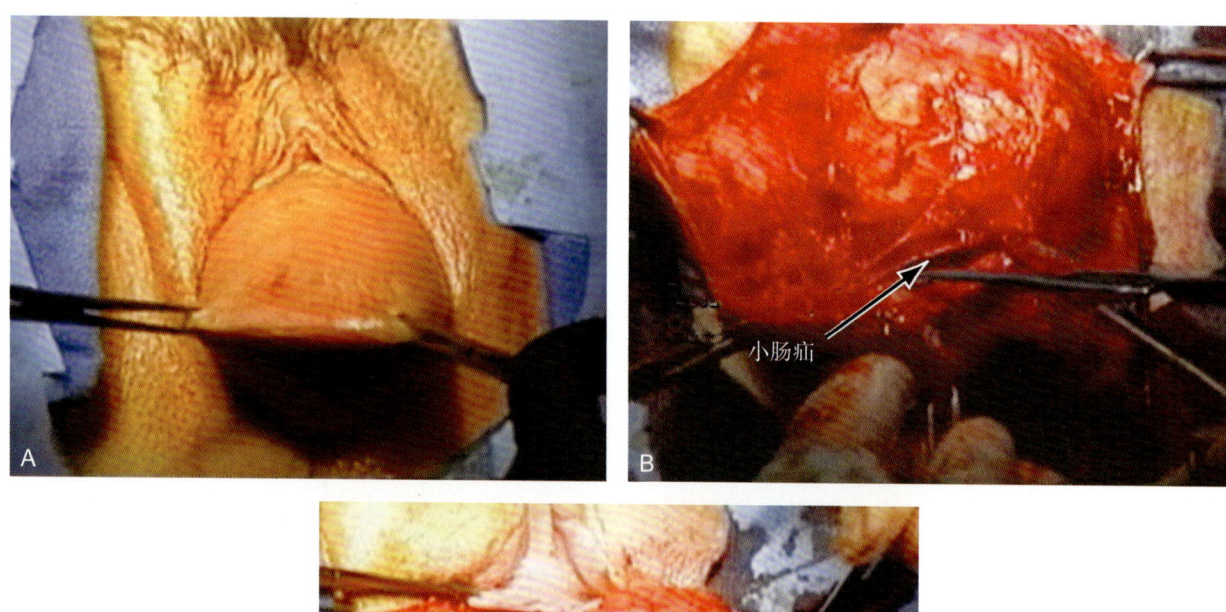

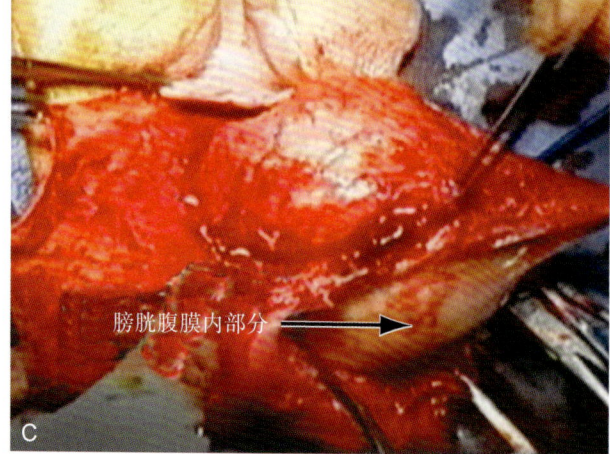

图 52-33 A. 注意继发于巨大的膀胱膨出和小肠疝的阴道穹窿的完全翻出；B. Allis 钳钳夹在阴道顶端；C. 将阴道前壁及其下方膨出的膀胱分离开。在膀胱底部或阴道顶端找到小肠疝囊并锐性进入。找到位于腹膜腔内巨大的膀胱膨出部位

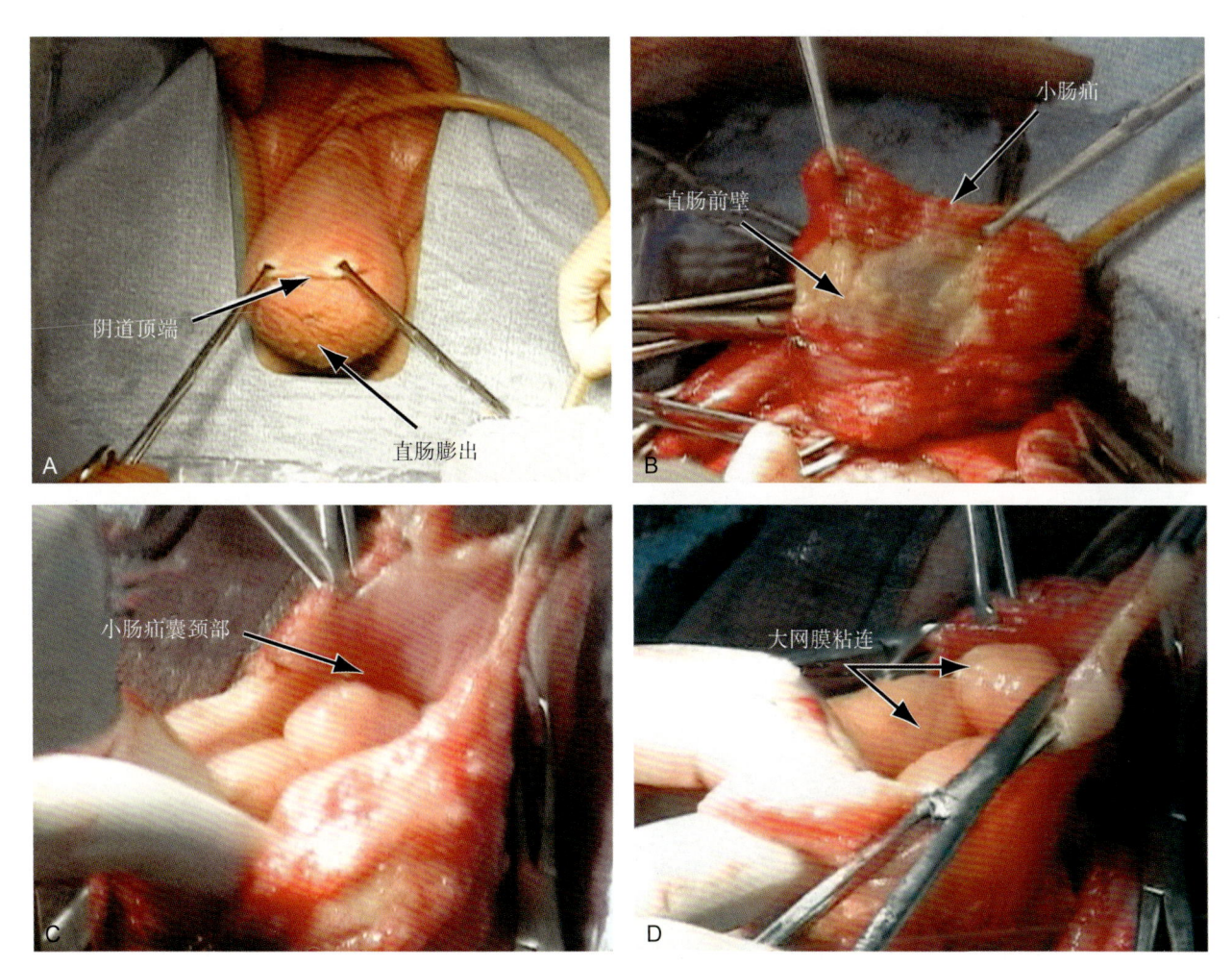

图 52-34　严重的阴道脱垂。A. 用两把 Allis 钳钳夹阴道顶端，在其后方找到大的小肠疝；B. 一手指放置在直肠内指引，锐性分离小肠疝及直肠前壁；C. 锐性进入疝囊并找到疝囊颈部；D. 注意大网膜广泛粘连在直肠子宫陷凹

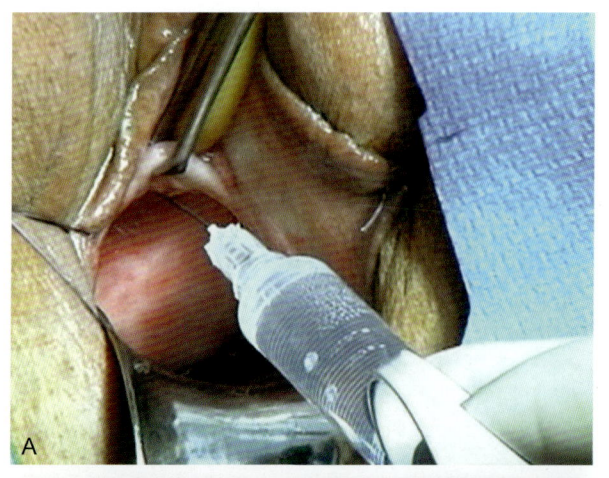

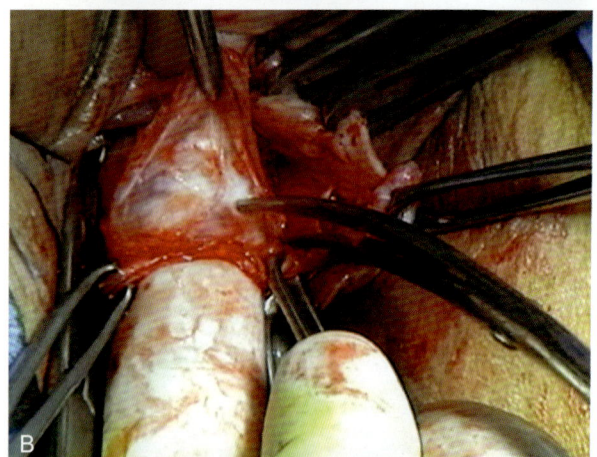

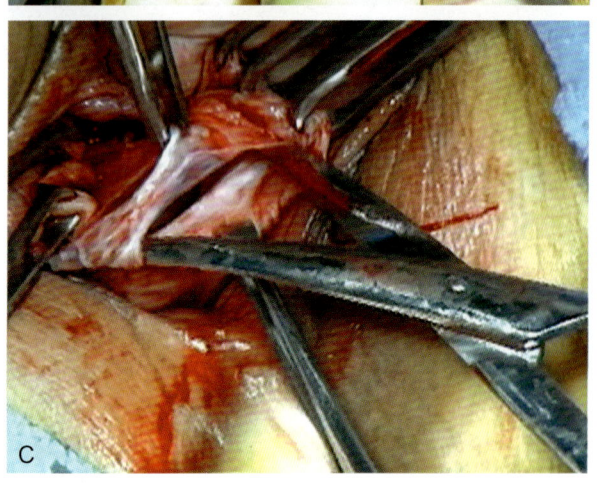

590　第三篇 ■ 第十一部分 ■ 阴道手术

图52-35　前壁小肠疝。A.鉴别脱垂部位，注意阴道前壁的脱垂位于顶端，提示可能有高位膀胱膨出或前壁小肠疝；B.切开阴道前壁，分离脱垂部位与阴道顶端；C.证实为小肠疝并锐性进入疝囊

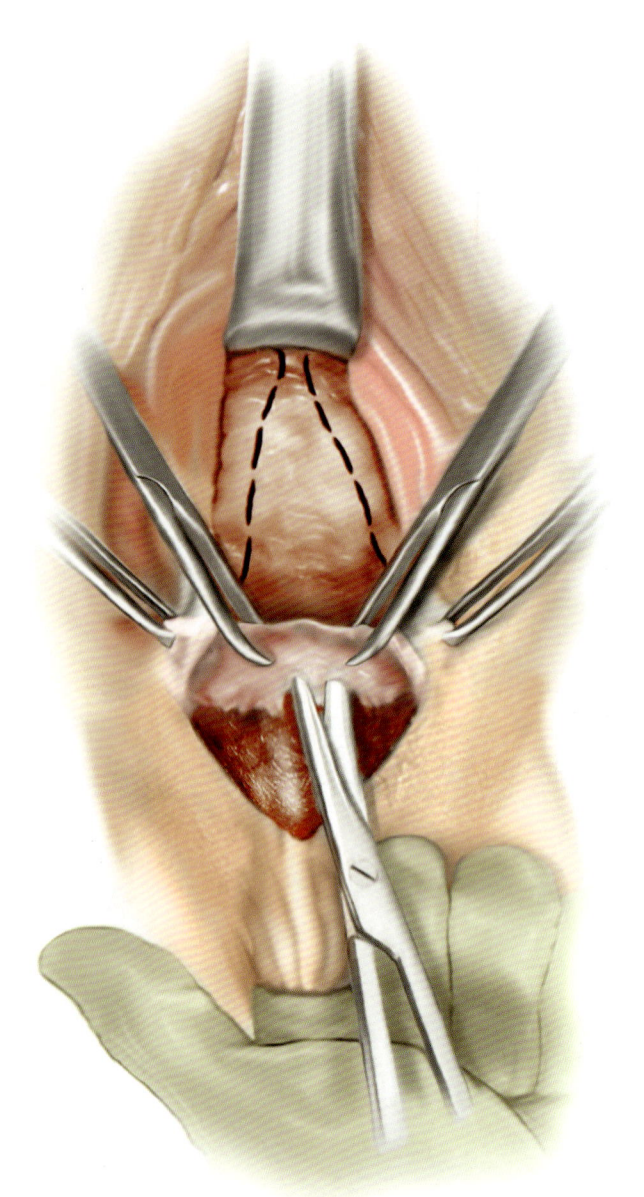

图52-36　根据所需阴道及阴道出口直径，在会阴和阴道皮肤上行菱形切口（经许可引自：Karram MM, Maher CF: Surgical Management of Pelvic Organ Prolapse: Female Pelvic Surgery Video Atlas Series. Philadelphia, Saunders, 2012.）

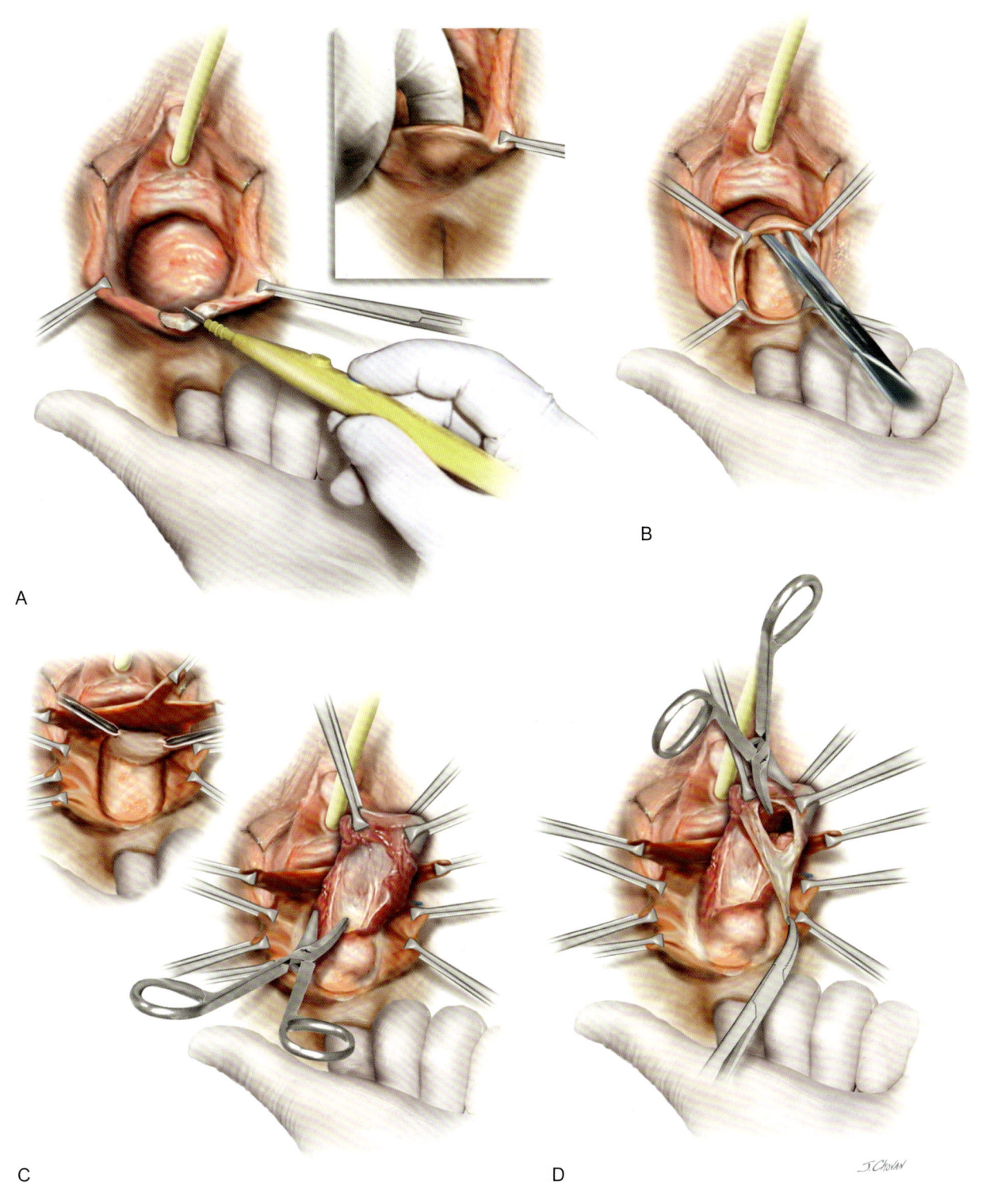

第 52 章 ■ 膀胱膨出、直肠膨出和小肠膨出的阴道修补术 591

图 52-37 阴道后壁脱垂修补，包括直肠膨出和后部小肠疝。A. 在中线处切开会阴皮肤；B. 将手指放入直肠，锐性分离直肠前壁和阴道后壁；C. 肠疝囊从直肠前壁移出；D. 锐性分离进入肠疝囊

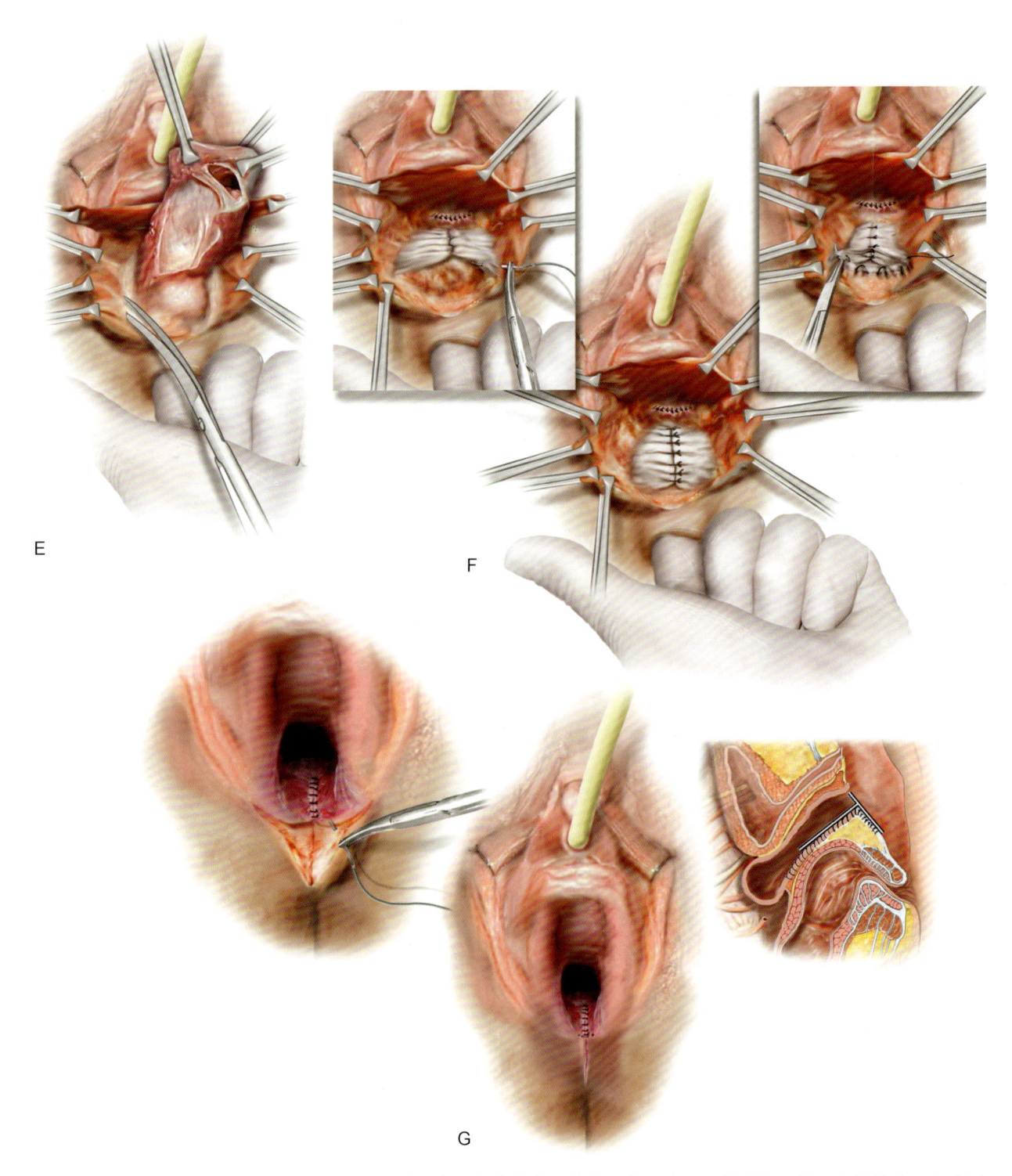

图 52-37 续　E. 将阴道的纤维肌层从阴道上皮剥离，中线缝合。处理了小肠疝。F. 处理第 2 层，中线缝合。G. 行会阴成形术，注意阴道后壁和会阴之间的垂直关系（经许可引自：Karram MM, Maher CF: Surgical Management of Pelvic Organ Prolapse: Female Pelvic Surgery Video Atlas Series. Philadelphia, Saunders, 2012.）

(二)直肠膨出的修复

修补松弛的会阴和修补直肠膨出是两种不同的手术,虽然它们常同时进行。在开始修复之前,术者要先评估直肠膨出的严重程度及术后阴道的宽度(图 52-36 和图 52-38)。术后阴道口的大小取决于钳夹在双侧小阴唇内侧的 Allis 钳距离中线的距离。术后阴道应能容纳 2~3 指,但术者要考虑到手术中由于麻醉的作用肛提肌及会阴体肌松弛的因素,并且术后阴道可能会进一步收缩。

修复开始时,手术医师会在会阴皮肤处做一个三角形切口。锐性分离阴道后壁与直肠前壁,上达阴道顶端,两侧达直肠阴道间隙。很多时候,可能会切除部分阴道壁,但要留有足够的阴道壁进行直肠膨出的修复并保证术后阴道有足够的宽度。图 52-36~图 52-38 展示了直肠疝修补的步骤,伴或不伴小肠疝修补。从组织学角度讲,阴道后壁修补术包括肛提肌成形术,手术过程中要向两侧足够分离,显露直肠旁筋膜和耻骨直肠肌的内侧边缘(图 52-39)。要将球海绵体肌远端及腹横肌从下段阴道上皮上游离。笔者不建议在阴道后壁修补术过程中施行肛提肌修复术,除非脱垂特别严重而肛提肌成形术是唯一能够缩小阴道口的术式。因为常规进行肛提肌成形术可能引起阴道变形、挛缩,术后疼痛及性交困难。笔者推荐采用特异性缺损位点修补术来修复直肠膨出。可用示指在直肠内向阴道方向上抬的方法来发现筋膜缺损部位(图 52-40 和图 52-41)。各种可能的缺损包括横行的、纵行的、斜行的(图 52-40 和图 52-41)。找到缺损筋膜的边缘,用 2-0 可吸收缝线间断缝合(图 52-41)。直肠膨出的修复是通过识别筋膜缺损部分并使之重新接合在一起,而对肛提肌裂孔的评估则是一个完全不同的问题。如前文所提到的,对于肛提肌裂孔增大的患者,应行水平位的间断缝合来使之缩小(图 52-39)。不是所有的患者都需要行此步骤,它是独立于直肠膨出修复手术之外的一个独立的手术。

会阴体成形术是阴道后壁重建手术的第三部分。会阴体由肛门括约肌、会阴浅横肌、会阴深横肌、球海绵体肌组成,由直肠阴道筋膜连接至肛门括约肌。会阴体成形术要涉及以上这些结构的识别与重建,此手术将在会阴体手术章节详细讨论(第 74 章和第 101 章)。

图 52-42 所示为低位直肠膨出的多种缺损;注意缺损筋膜边缘的游离及缝合。

高位直肠膨出通常合并有小肠疝。小肠疝触诊时感觉薄而光滑,而直肠膨出则感到黏膜更厚(图 52-43)。对阴道后壁高位缺损的患者,分离至阴道顶端确定是否存在小肠疝非常重要。图 52-44 所示为直肠膨出修复手术及阴道顶端悬吊和会阴体重建术。图 52-45 显示了将覆盖在小肠膨出表面的阴道后壁全层悬吊可以给阴道后壁提供有效的支撑。有时阴道后壁修补术及会阴体成形术可与肛门外括约肌修补同时进行(图 52-46)。

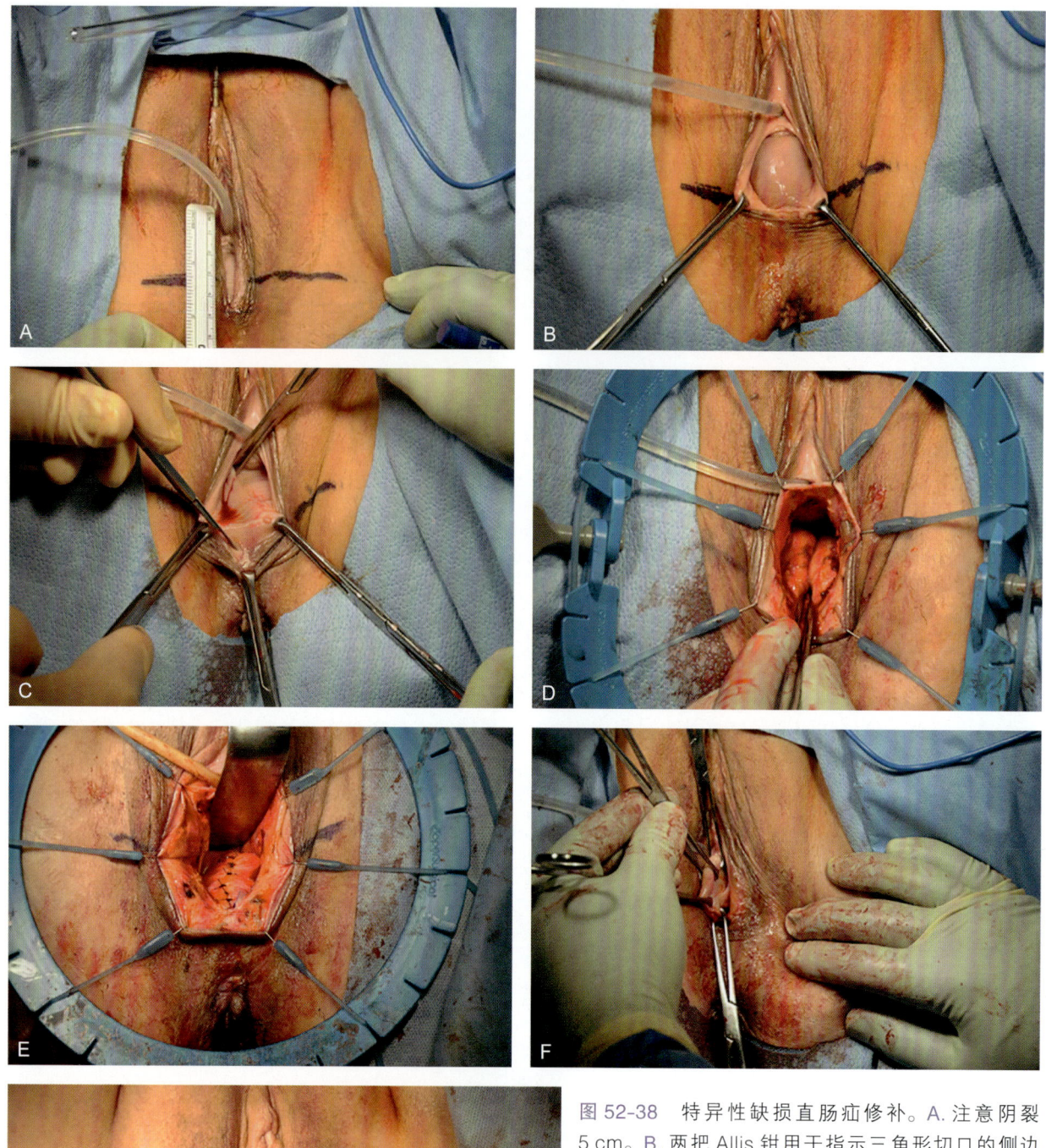

图 52-38　特异性缺损直肠疝修补。A. 注意阴裂 5 cm。B. 两把 Allis 钳用于指示三角形切口的侧边（由 DR. James Whiteside 提供）。C. 第 3 把 Allis 钳用于确定三角形切口的下边缘。D. 会阴三角已切除，阴道后壁已从直肠前壁分离；将解剖向近端延伸至腹膜外直肠水平对于排除并发的小肠疝很重要。E. 用延迟可吸收缝线缝合特异性缺损的直肠膨出。F. 修剪过多的阴道后壁。G. 阴道后壁已经关闭，重建会阴。注意阴裂的大小显著减小（由 DR. James Whiteside 提供）

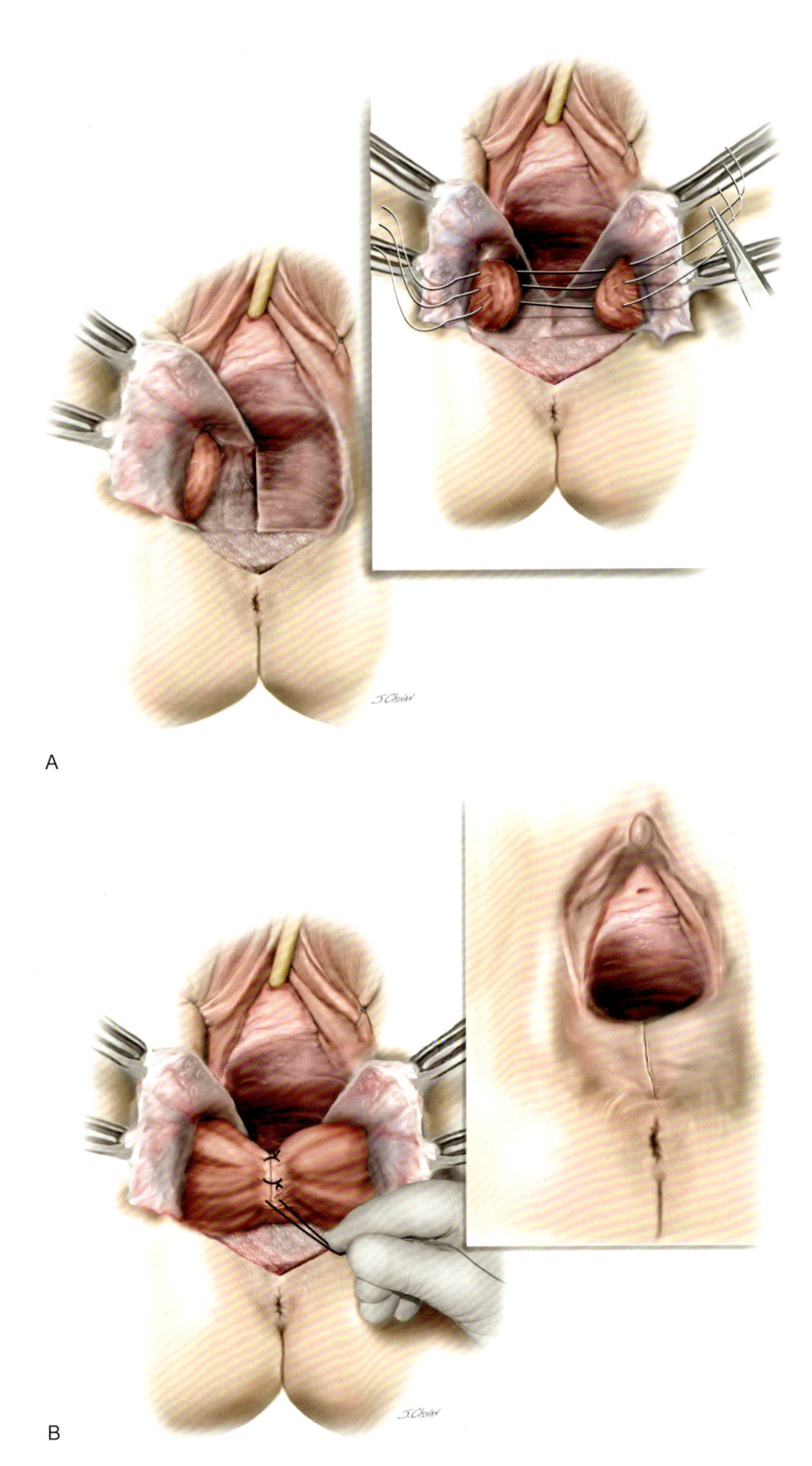

第 52 章 ■ 膀胱膨出、直肠膨出和小肠膨出的阴道修补术 595

图 52-39 A. 横向解剖肛提肌。连续缝合肛提肌。B. 折叠缝合固定。插图显示完整的肛提肌成形术（经许可引自：Karram MM, Maher CF: Surgical Management of Pelvic Organ Prolapse: Female Pelvic Surgery Video Atlas Series. Philadelphia, Saunders, 2012.）

A B

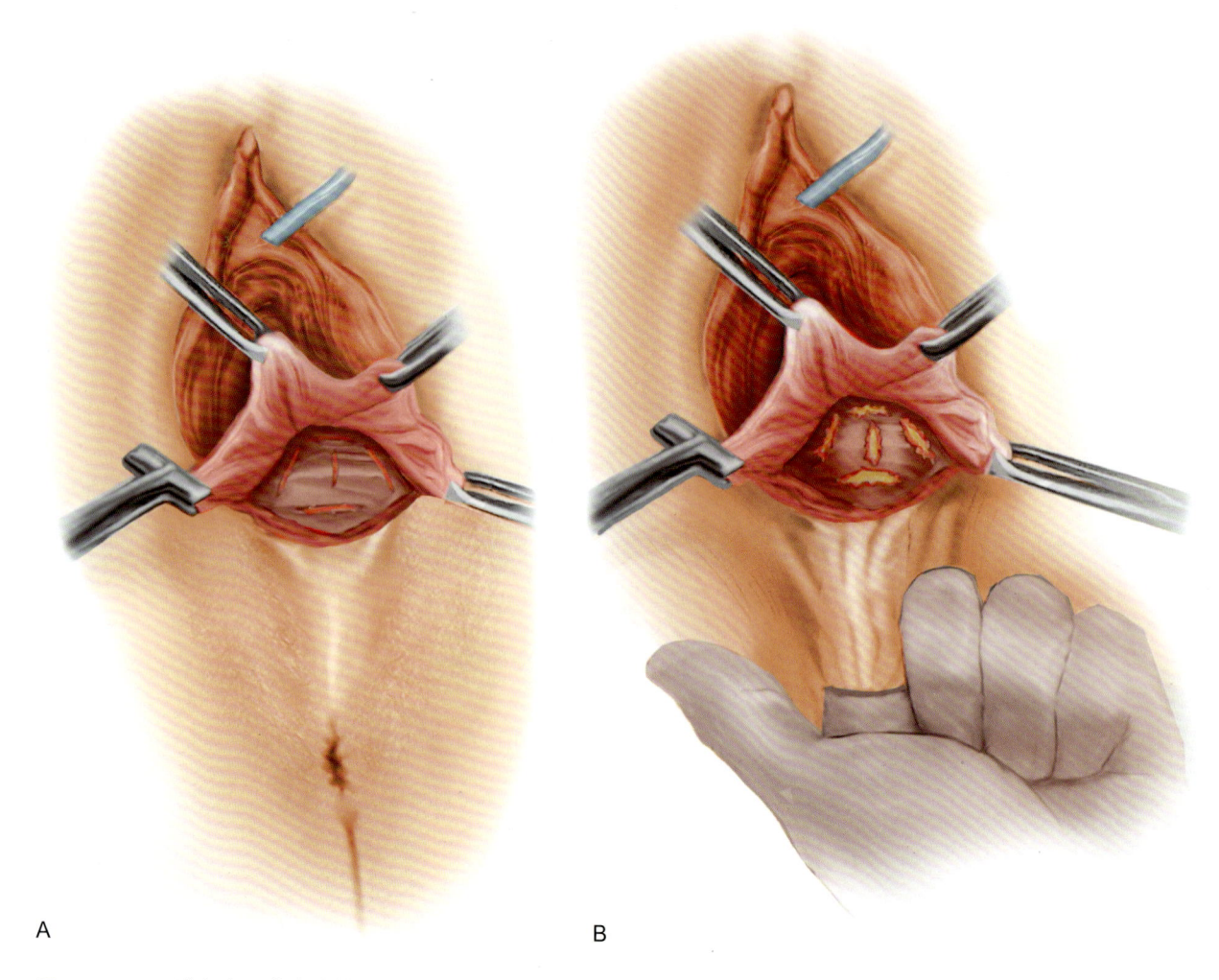

图 52-40　A. 进行直肠膨出修补时可遇到各种潜在的缺损；B. 将示指放置在直肠内并向上抬起直肠前壁，有助于进一步明确筋膜的薄弱缺损

第 52 章 ■ 膀胱膨出、直肠膨出和小肠膨出的阴道修补术　597

横向缺损的边缘

直肠阴道筋膜
直肠前壁黏膜

A

直肠阴道筋膜
直肠前壁黏膜

中央型缺损的边缘

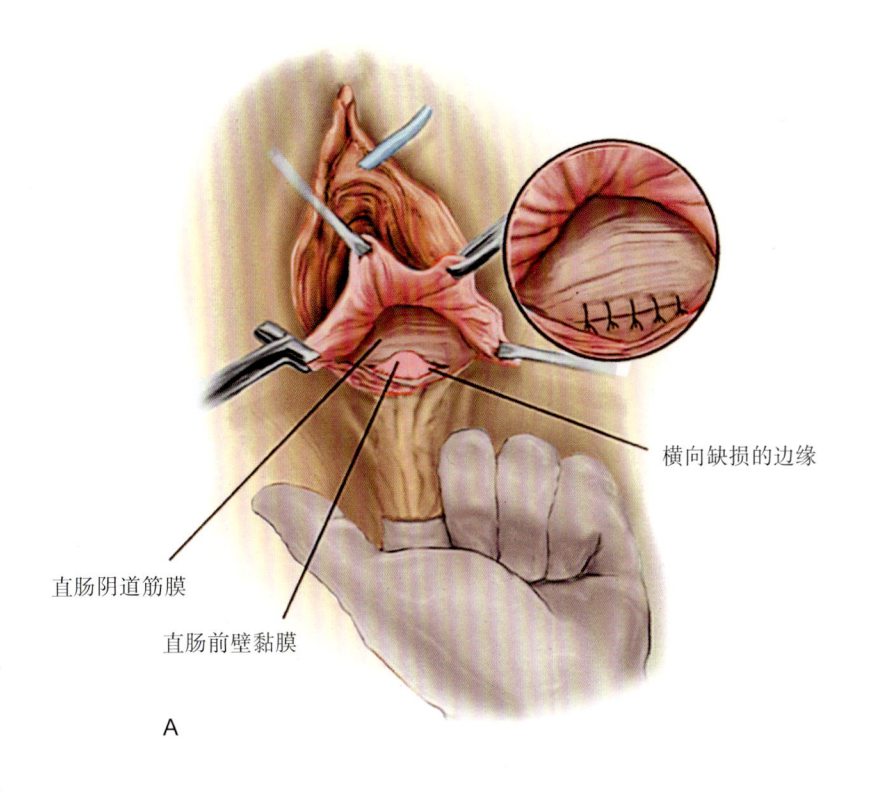

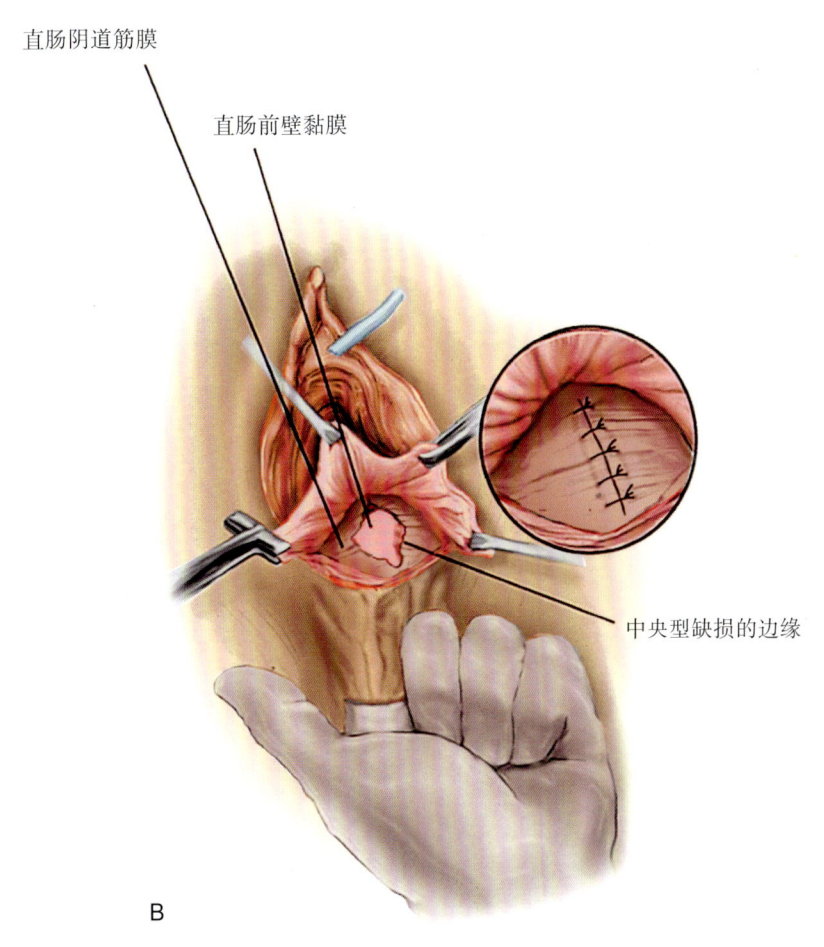

B

图 52-41　A. 在会阴体和直肠阴道瘘远端之间存在横向的低位缺损。插图：特异性缺损部位的间断缝合修复。B. 中线部位的纵向缺损。插图：特异性缺损部位的间断缝合修复

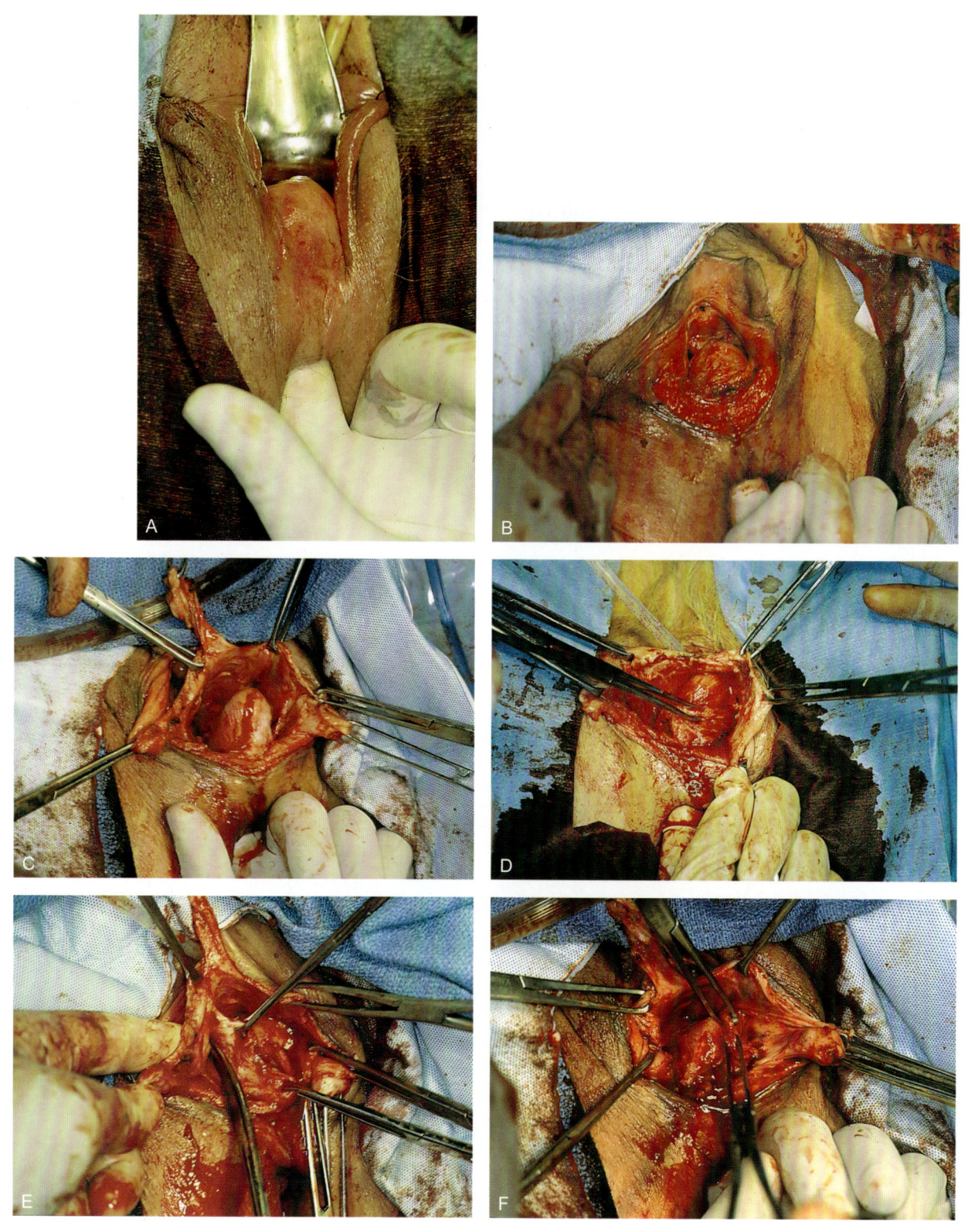

图 52-42　A. 远端直肠膨出伴会阴体缩短。B. 剪除会阴体缘。该切口应根据阴道口的大小进行调整。这可以通过在切口边缘放置两把 Allis 钳并将它们靠近中线来估计。C. 锐性分离将阴道后壁从直肠前壁分离下来。注意在阴道后壁的中央剪下一窄条阴道壁，其宽度是通过估计需要修剪的阴道量来确定的。D. 找到筋膜以便将其缝合并覆盖在直肠前壁。E. 从阴道后壁分离筋膜。F. 筋膜已完全从右侧阴道壁上分离下来。注意阴道壁边缘下没有筋膜，提示为中央型缺损

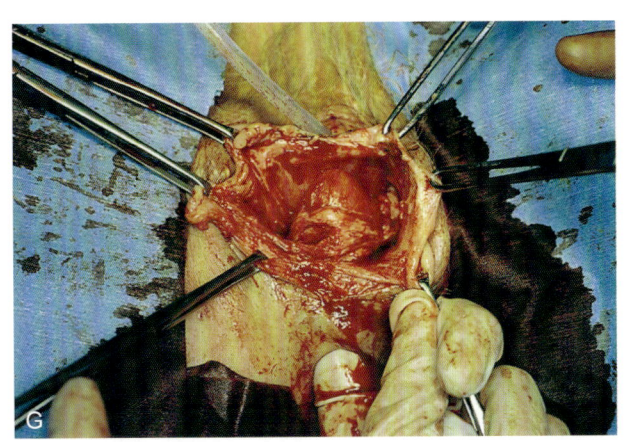

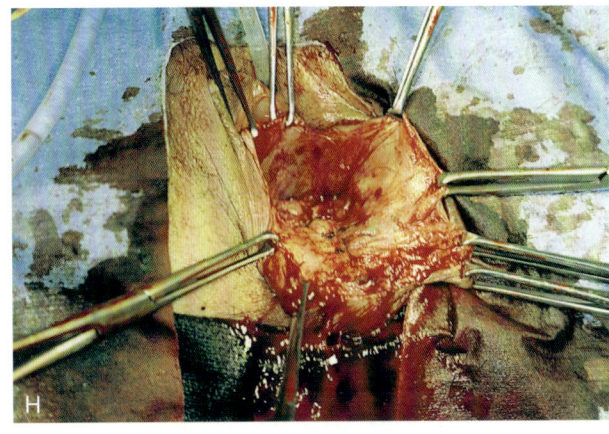

第 52 章 ■ 膀胱膨出、直肠膨出和小肠膨出的阴道修补术　599

图 52-42 续　G. 证实存在高位横向缺损。注意在直肠前壁的远端有筋膜存在。H. 缺损部位筋膜的修复。注意缝合后整个直肠前壁有牢固的筋膜覆盖

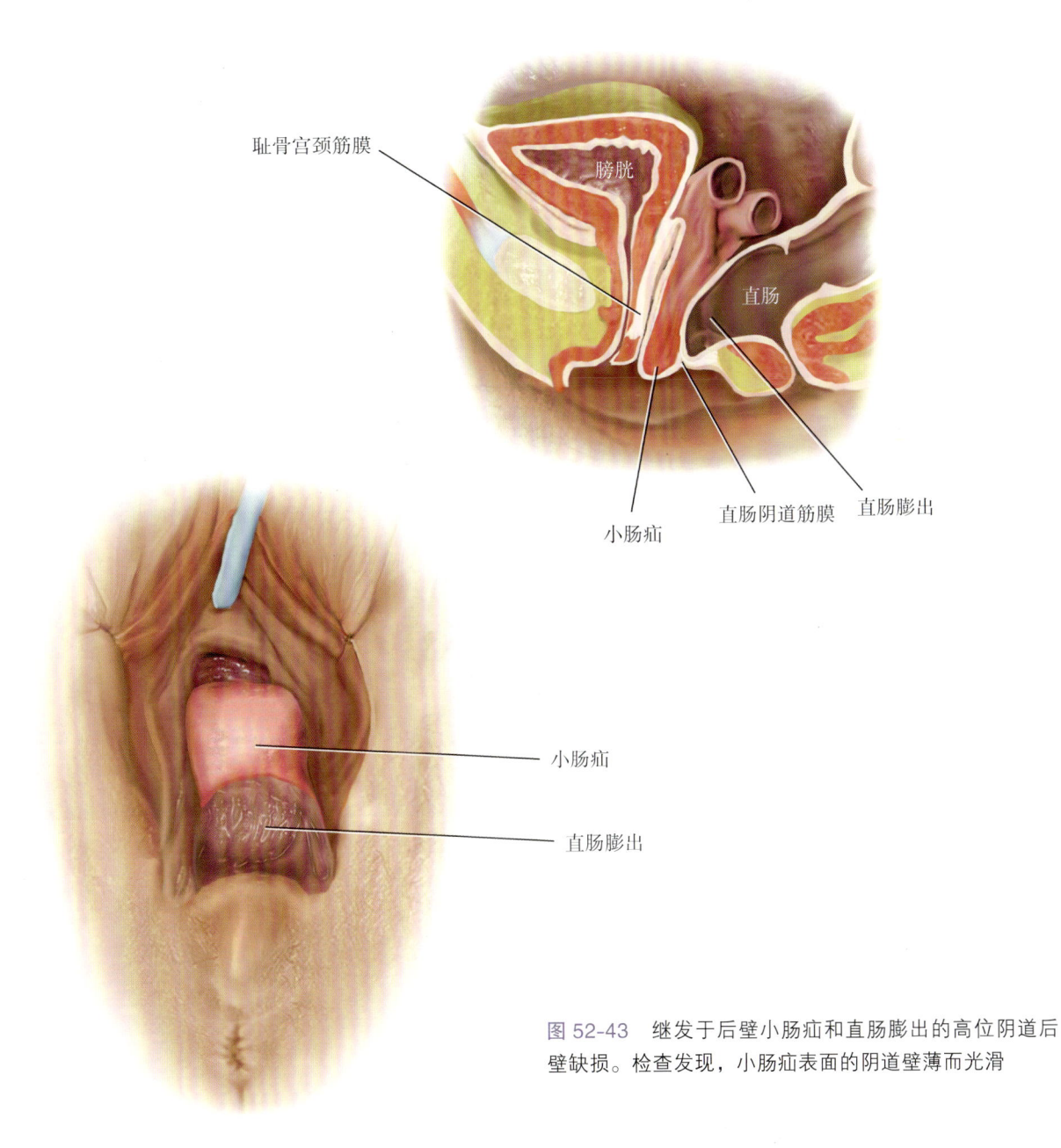

耻骨宫颈筋膜

膀胱

直肠

小肠疝

直肠阴道筋膜

直肠膨出

小肠疝

直肠膨出

图 52-43　继发于后壁小肠疝和直肠膨出的高位阴道后壁缺损。检查发现，小肠疝表面的阴道壁薄而光滑

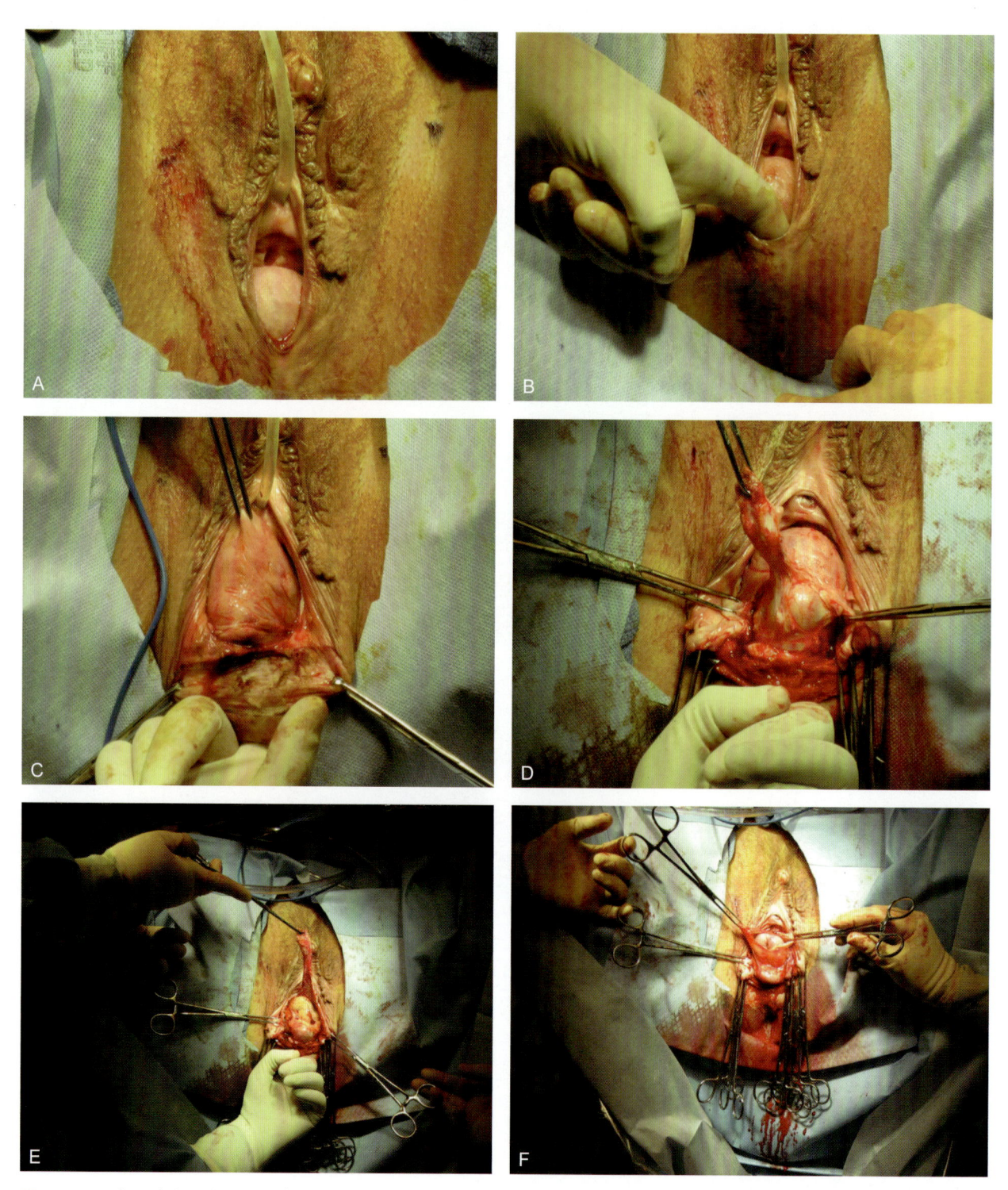

图 52-44 直肠膨出和小肠疝的复发病例。A. 阴道后壁大面积缺损及阴道的短缩；B. 注意前次手术时会阴体重建的不当；C. 纵行切开会阴体皮肤达阴唇后联合水平；D. 一手指放置在直肠内指示，锐性分离阴道后壁与直肠前壁间隙；E. 向头侧继续分离，注意遇到大量的直肠旁和腹膜旁脂肪；F. 锐性进入小肠疝囊

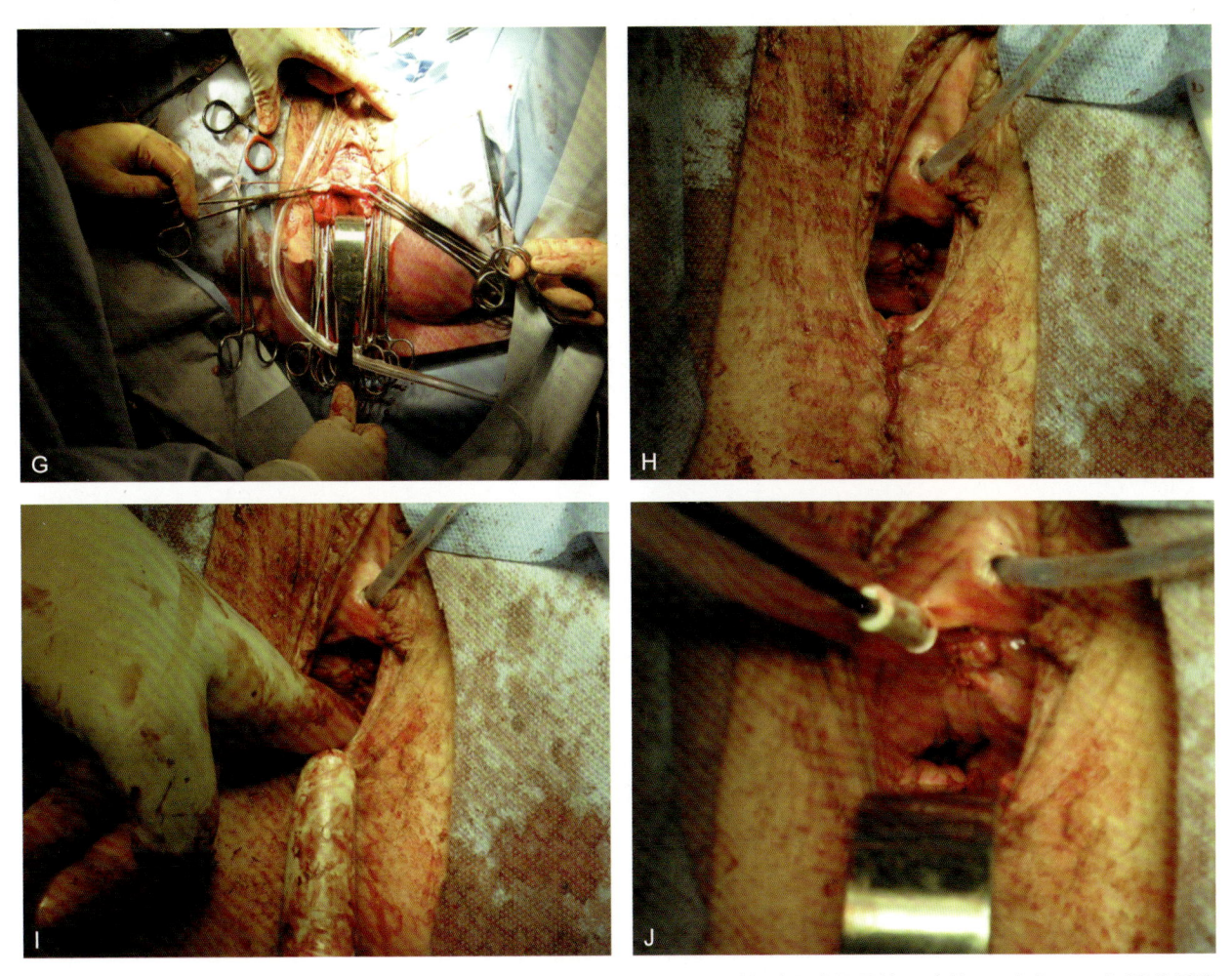

第 52 章 ▪ 膀胱膨出、直肠膨出和小肠膨出的阴道修补术　601

图 52-44 续　G. 经腹膜内高位缝合子宫骶韧带并贯穿阴道顶端，从而达到顶端悬吊效果（第 55 章）；H. 将阴道顶端的缝线打结，修补膨出的直肠并行会阴体重建；I. 注意会阴体与阴道后壁之间的垂直关系；J. 注意图中的阴道长度正好，没有阴道轴向的偏离

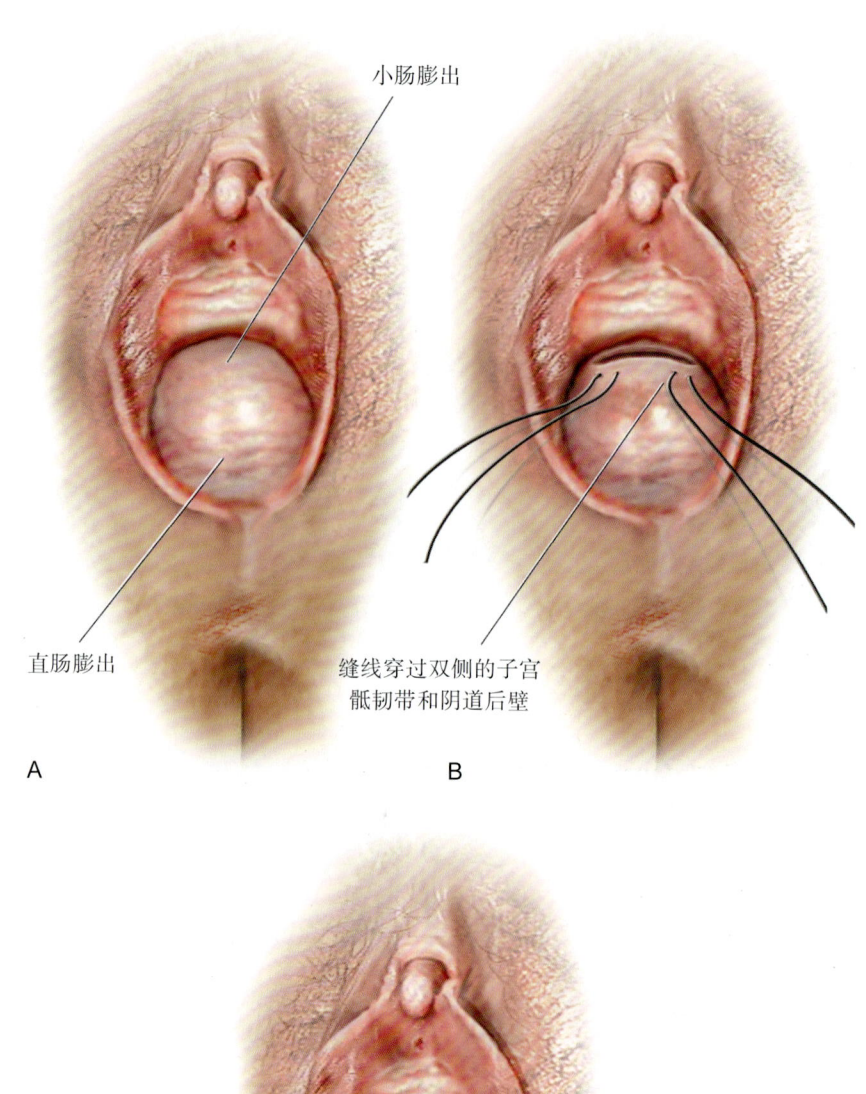

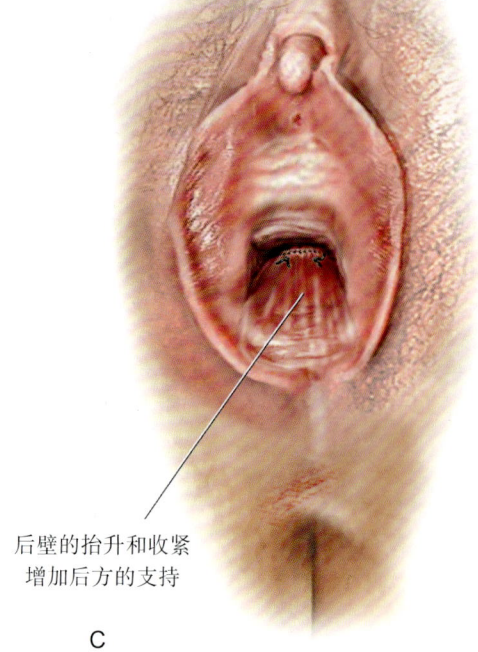

602　第三篇 ▪ 第十一部分 ▪ 阴道手术

小肠膨出

直肠膨出

缝线穿过双侧的子宫骶韧带和阴道后壁

A　　　　　　　　　　　　　B

后壁的抬升和收紧增加后方的支持

C

图 52-45　A. 继发于直肠膨出和小肠疝的阴道后壁缺损；B. 进入疝囊后，经腹膜内在阴道顶端水平缝合阴道全层进行顶端悬吊；C. 关闭阴道顶端的切口后进行这样的缝合不仅会增加阴道长度，还能为阴道后壁的整体支撑提供帮助

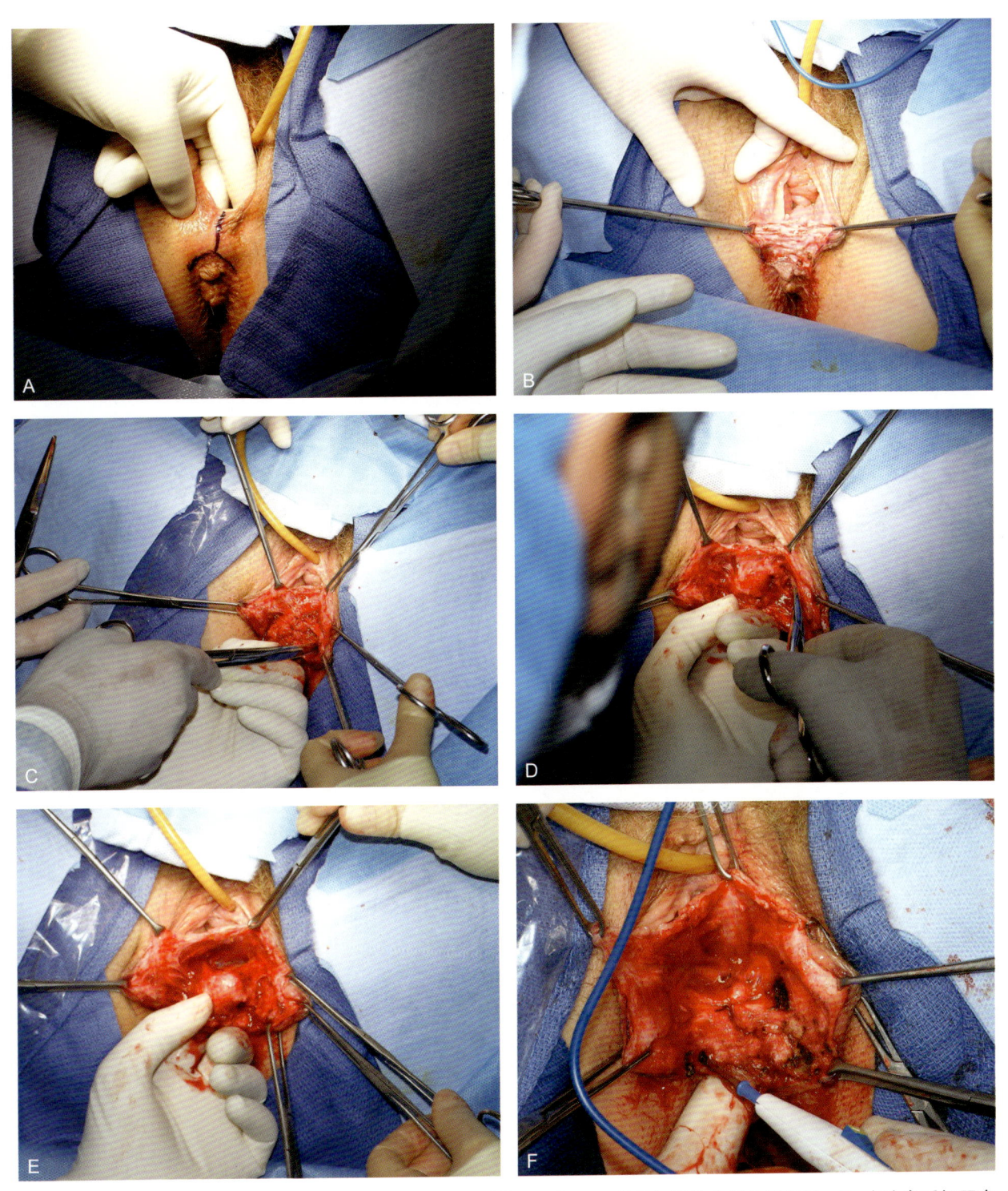

第 52 章 ■ 膀胱膨出、直肠膨出和小肠膨出的阴道修补术 603

图 52-46 患者有直肠膨出和大便失禁的症状，继发于括约肌损伤。A. 将要切开的会阴体做标记；B. 水分离后切开会阴体；C. 一手指放置在直肠内指示，锐性分离会阴体皮肤和阴道后壁；D. 继续向头侧分离，直至阴道顶端；E. 游离膨出的直肠；F. 进行直肠膨出特异性缺损部位的修补。应用单极电凝找到肛门外括约肌有活力的部位

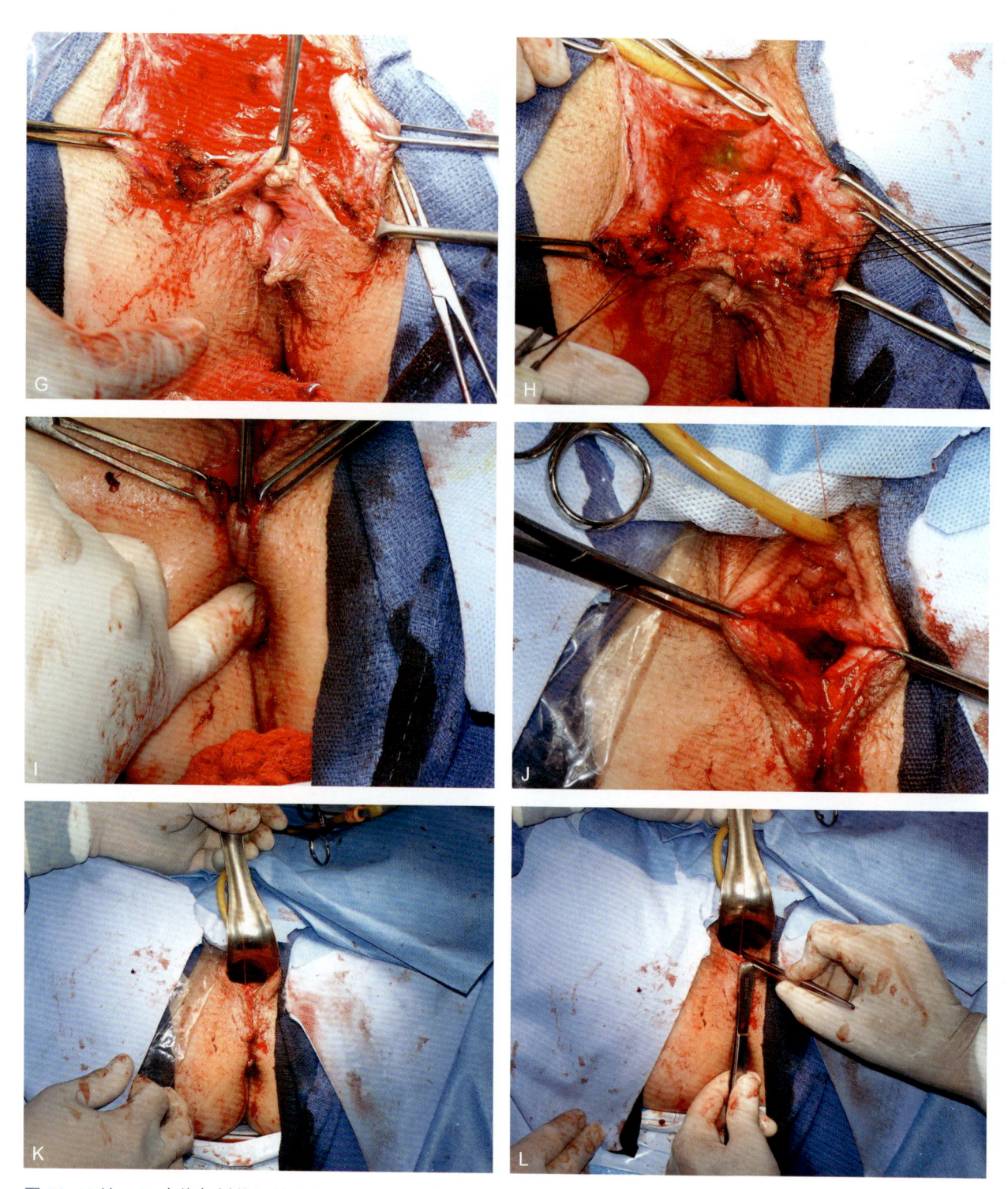

图52-46续 G.在修复括约肌前注意肛门口的宽度。H.缝线穿过回缩的肛门外括约肌的边缘。I.进行括约肌成形术后，注意肛门口明显缩小。J.用可吸收缝线连续缝合来关闭阴道上部的切口。K.修复完成。注意会阴体修复后的明显改变。L.可看到阴道后壁与会阴体之间适当的垂直关系

（程文瑾 译 谈诚 孙秀丽 校）

第53章

阴道穹窿脱垂的自体组织修补术

Mickey M. Karram

阴道穹窿脱垂的真实发病率和流行病学情况目前尚不清楚。那些曾做过经阴道或经腹全子宫切除术的患者发生阴道外翻的概率约为0.5%。在行子宫切除术时采取的一些预防性措施可能降低阴道穹窿脱垂的发生率。这些措施包括常规将阴道断端缝扎在两侧的主-子宫骶韧带复合体，常规后穹隆成形缝合、直肠子宫陷凹封闭，以及在切除子宫后切除小肠疝囊等。当单纯的子宫阴道脱垂或切除子宫后的穹窿脱垂较轻时（如脱垂位置达阴道的中段），经阴道子宫切除及后穹隆成形术或经阴道小肠疝修复术通常就足以解除患者的症状并能恢复阴道的功能，保证阴道足够长度。但当子宫或穹窿脱垂严重时，就需要进行阴道顶端悬吊术以维持阴道的功能。本章要讨论的经阴道穹窿悬吊术，包括骶棘韧带悬吊术、髂尾肌筋膜悬吊术和高位子宫骶韧带悬吊术。

一、骶棘韧带悬吊术

为了正确并安全地施行骶棘韧带悬吊术，术者必须熟悉直肠旁解剖结构、骶棘韧带及其周围结构的解剖结构。骶棘韧带从两侧坐骨棘发出，止于骶骨下段和尾骨（图53-1）。韧带本身似条索样位于尾骨肌之间。然而，骶棘韧带和尾骨肌的肌纤维结构相似并可合成为尾骨肌-骶棘韧带复合体（CSLL）。尾骨肌有粗大的纤维贯穿整个肌肉并在肌肉前表面形成白色的"桥"。找到CSLL最好的方法是先触摸坐骨棘，然后顺其走行触及三角形增厚直至骶骨的韧带。尾骨肌和骶棘韧带与其下方的骶结节韧带直接相连。

正确理解CSLL周围众多的血管和神经结构非常重要（图53-2）。CSLL复合体的后面是臀大肌和坐骨直肠窝。阴部神经和血管位于坐骨棘的后方。坐骨神经和骶神经根位于CSSL复合体深部的头外侧。另外，在CSLL的表面还有丰富的血管，包括臀下血管的分支和腹下静脉丛（图53-2）。CSLL可通过分离阴道后壁直肠旁或经阴道前壁分离阴道旁显露，也可以在腹膜开一个小口（图53-3）。经腹膜触诊也可以较容易地触及该复合体（图53-3和图53-15），因此，CSLL可作为进行高位子宫骶韧带悬吊时的重要标志。

尽管单侧和双侧的骶棘韧带悬吊都已描述过，笔者推荐经后路或直肠旁途径行单侧的骶棘韧带悬吊术。在手术开始前，术者要行盆腔检查以识别坐骨棘并触及CSLL。此手术几乎同时都要行阴道前后壁修补术及小肠疝修复术。术前将脱垂的阴道顶端抬高至要悬吊的韧带，有助于术者决定是否需要同时行阴道前后壁修补。嘱患者做Valsalva动作，如果阴道前后壁明显下移，则有必要同时行阴道前后壁修补术。患者在签署知情同意时应常规包括这些修补术，因为很难在术前检查时发现多种缺陷。单纯骶棘韧带悬吊术的技术要点如下（图53-4）。

1. 患者取膀胱截石位，阴道区域消毒铺巾，围术期预防性应用抗生素。

2. 用两把Allis钳钳夹阴道顶端并向下牵拉以确定其脱垂的程度，以及有无相关的盆底支持缺陷。然后将阴道顶端向内回放至要悬吊的骶棘韧带处。如果要进行双侧骶棘韧带悬吊，则要将双侧的阴道顶端向内顶至相应的骶棘韧带处。有时因为阴道缩短，顶端不能达到要悬吊的骶棘韧带附近。这种情况通常与阴道前壁明显缩短或有较大的小肠疝有关。此时，应将顶端移动到覆盖在小肠疝表面的阴道壁处，这样才会有足够的阴道长度到达骶棘韧带处。在拟定为阴道顶端的部位缝线做标志时，如果患者的阴道完全外翻，需要进行阴道前壁修补术或膀胱颈悬吊术，那就要在进行悬吊术前先完成。可在悬吊前先将膀胱底部从阴道顶端上分离下来，这样可降低损伤膀胱的风险。

3. 切开阴道后壁的上段，通常要至少达到阴道后壁长度的一半。将小肠疝从阴道壁上游离下来并切开进入。如果患者已经做过子宫切除手术，则将阴道后壁上的腹膜切除至小肠疝颈部的水平，然后依前所述关闭疝囊，详见第 52 章。

4. 下一步是进入直肠旁间隙。右侧直肠柱将直肠阴道间隙和右侧直肠旁间隙分离开来。直肠柱其实就是从直肠到盆筋膜腱弓并覆盖在肛提肌上的蜂窝组织。它可能包含一些小的纤维和血管。在大多数情况下，可在坐骨棘水平通过从小肠疝的一侧穿过纤维蜂窝组织进入直肠旁间隙。这种操作通常可通过轻轻向中线方向牵拉直肠来完成。有时也可以示指缠绕纱布或用止血钳分离进入此间隙。

5. 一旦进入直肠旁间隙，通过触诊识别坐骨棘。随着手指在其背侧和内侧的移动，触及尾骨骶棘韧带并确定其上缘。

6. 钝性分离韧带表面的组织。术者应注意确保直肠被拉向中线方向。建议此时做肛查以确保没有直肠损伤。Breisky-Navraratil 拉钩可用于暴露 CSSL（图 53-4 和图 53-5B）。

7. 许多技术已被推广用于缝合该韧带。第 1 种涉及使用长柄 Deschamps 缝合器和神经拉钩（图 53-5A）。要用长直拉钩来显露尾骨肌，最好用 Breisky Navraratil 拉钩（图 53-5B）。一定要注意助手不能让拉钩头部绕过骶骨表面，否则会有损伤血管及神经的风险。如果要悬吊右侧骶棘韧带，先将左手中指和示指（对于右利手的医师）放置在坐骨棘韧带中间位置的表面，直视下在距离坐骨棘两横指位置用缝合器进行缝合。当缝合器穿透韧带时会遇到相当大的阻力，要用一定的力量克服阻力而不要旋动缝合器。如果 CSLL 显露困难，可用长 Babcock 钳或 Allis 钳钳夹韧带，这样有助于将要缝合的组织与血管和神经分离开来。缝线穿过后，左手手指撤出，重新放置拉钩，可看到缝合器的尖端。用神经拉钩牵拉缝线。在距离第 1 针 1 cm 处用同样的方法缝合第 2 针。为避免用第 2 个缝合器，可将缝线较长的一端从中间剪断，每个剪断的线与其相对应的线配对。这样可以只缝合一次就得到两条穿过韧带的缝线。为明确是否缝合到位，可以轻轻移动患者并牵拉缝线。

第 2 种比较常用的缝合 CSLL 的技巧是 Miyazaki 技巧（图 53-6）。这种方法被认为更安全、更容易，因为缝合器直接触及明显的标记时穿过 CSLL 并进入其下安全的直肠旁间隙。这种技术操作如下：术者将右手中指尖放置在 CSLL 表面边缘的下方，距离坐骨棘约两指宽。左手持 Miya 钩沿着右手掌缓缓滑动，直至达到前述右手中指尖部位时停下。张开手柄并向下滑动至水平位。这时拉钩与 CSLL 成 45°。如果会阴体过高妨碍手柄下移，则可行会阴体切开术。在右手中指尖引导下，Miya 钩的尖端位于 CSLL 表面下 0.5 cm 处并距离坐骨棘两横指。有经验者也可将拉钩直接沿着 CSLL 表面直接滑下。用示指和中指在 Miya 钩尖端对应处向下用力使拉钩得以穿过 CSLL。两手指向下的压力加上拇指背面施加在手柄背面向上的力量足以使拉钩穿过 CSLL。将 Miya 钩手柄抬高变为近位，用示指和中指将韧带表面的组织推开以使视野更清楚。如果拉钩中的组织过多，可将拉钩略向回退使牵拉的组织减少。助手手持抬高的拉钩手柄保持近位位置。用一长拉钩向中线部位牵拉直肠，一切口窥器被放置在 Miya 钩尖端的下面。用神经拉钩将缝线牵引出来（图 53-4）。

第 3 种技术是笔者首选的技术，为了将缝线通过 CSSL，可以使用一种捕获缝线的装置（图 53-4，图 53-7，图 53-8）。这种技术更安全、更简单，因为该技术穿刺 CSSL 时直接触及解剖标志点，从上至下，然后被拉至安全的直肠前区域。如果在右侧骶棘韧带完成此操作，使用的缝合器是 Capio needle 装置（Microvasive-Boston Scientific Corp，Watertown，Mass），右手闭合位置握住缝合器，沿着左手掌滑动。用中指指尖将缝合器穿刺部位定位在坐骨棘内侧 2~3 cm，上缘下 0.5 cm。用中指和示指稳定地向下施加压力，用力按压手柄，穿刺针透过 CSSL（图 53-8）。放下手柄，卸下装置，标记缝线。如前所述，总共有 2 条或 3 条缝线穿过韧带。

无论使用何种技术使缝线穿过韧带，最重要的因素是确保缝线距离坐骨棘约两指宽（图 53-9）。

8. 现在术者准备缝合阴道顶端。有两种常用的技巧。一种是用滑轮缝线将阴道顶端送至 CSSL 表面（图 53-4D）。当缝线穿过韧带后，缝线的一端重新传入一空芯针，穿过阴道顶端上皮下全层，打一个结后手持线的一端，将阴道顶端推入韧带或肌肉。到达位置再打一方结固定。这种缝合方式要用不可吸收缝线，因为缝线没有穿透阴道上皮黏膜。有些术者更喜欢采用第2种方式（图53-4D），尤其是当阴道黏膜薄或阴道短缩时。这种缝合方式缝线的两端都会经过阴道上皮黏膜。采用这种缝合方法时要使用延迟可吸收缝线，因为线结在阴道内。笔者推荐使用0号延迟可吸收缝线。当缝线穿入阴道后，可根据情况适当修剪阴道壁，然后用延迟性可吸收缝线间断或连续缝合阴道上半部。然后打结，从而将阴道顶端抬高至CSSL水平（图53-8～图53-10）。很重要的一点是阴道顶端要与尾骨肌接触，并且中间没有组织阻挡，尤其是使用延迟可吸收缝线时。打结完成后，最好做直肠检查以排除直肠损伤。

9. 打结后可酌情修补阴道后壁，阴道内填入湿纱布留置24小时。

骶棘韧带悬吊术后可能发生一些特别且严重的术中并发症。潜在的并发症包括出血、神经损伤和直肠损伤。超越尾骨肌或坐骨棘进行过度分离解剖可能导致严重出血，需要输血治疗。可能导致臀下血管、腹下静脉丛或阴部血管出血。如果在尾骨肌周围发生严重出血，首要的处理方法是用海绵棒压迫止血5分钟。如果依然无法控制出血，应考虑充分显露，并尝试用夹子或缝线结扎止血，使用凝血酶类药物止血。这个区域的手术很难开腹完成，也很难选择性栓塞，因此应尽可能从阴道控制出血。15%的患者可能在骶棘韧带悬吊术的一侧出现中度至重度臀部疼痛。这可能是由于压迫或损伤肛提肌相关的小神经，这些神经穿过CSSL复合体。臀部疼痛大多是自限性的，在术后6周内恢复。安抚患者，抗炎治疗都是有必要的。靠近CSSL复合体的其他神经，包括位于复合体外侧的阴部神经，以及位于复合体后侧和头侧的骶神经根。如果阴部神经受伤，术后会出现单侧外阴疼痛或麻木，而骶神经根的损伤通常会导致小腿后部疼痛。任何一种情况出现，都建议立即重新手术并拆除有问题的缝线。图53-8A显示CSSL复合体和周围结构的尸体解剖结构，图53-9展示了缝线的正确位置。

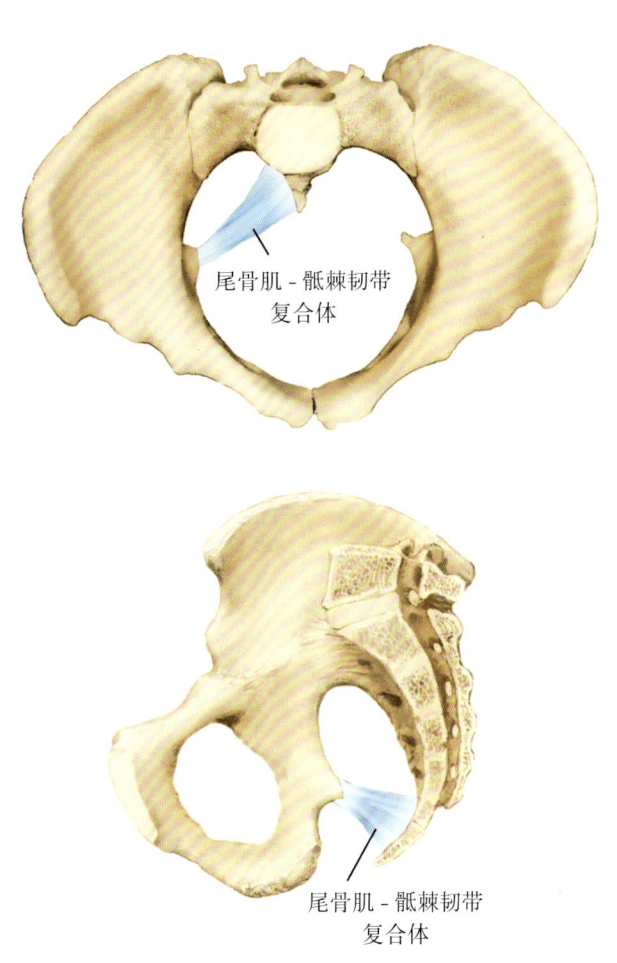

图53-1 尾骨肌-骶棘韧带复合体。注意骶棘韧带位于尾骨肌内

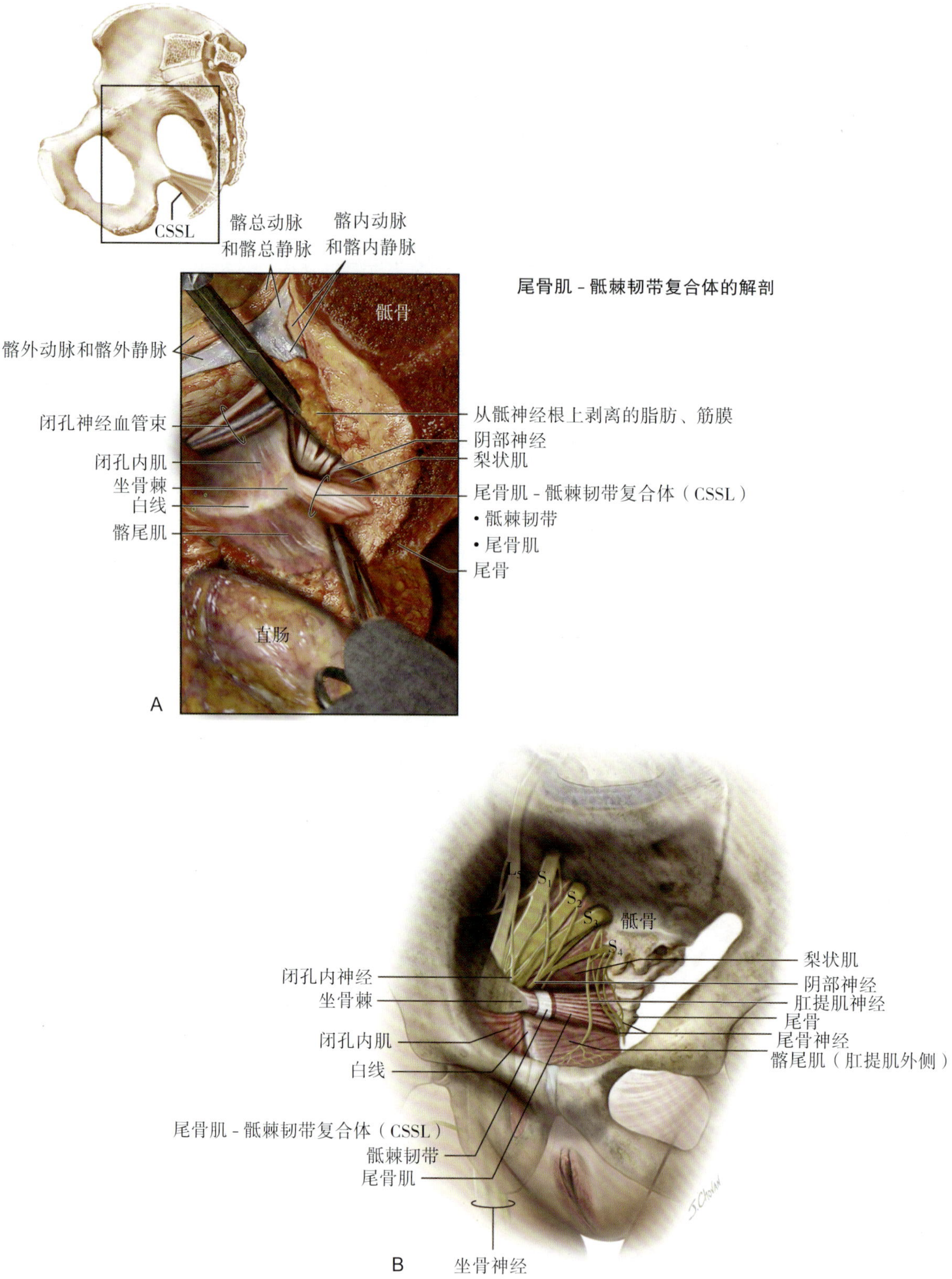

图 53-2 尾骨肌-骶棘韧带复合体（CSSL）周围的尸体（A）和图解（B）解剖结构

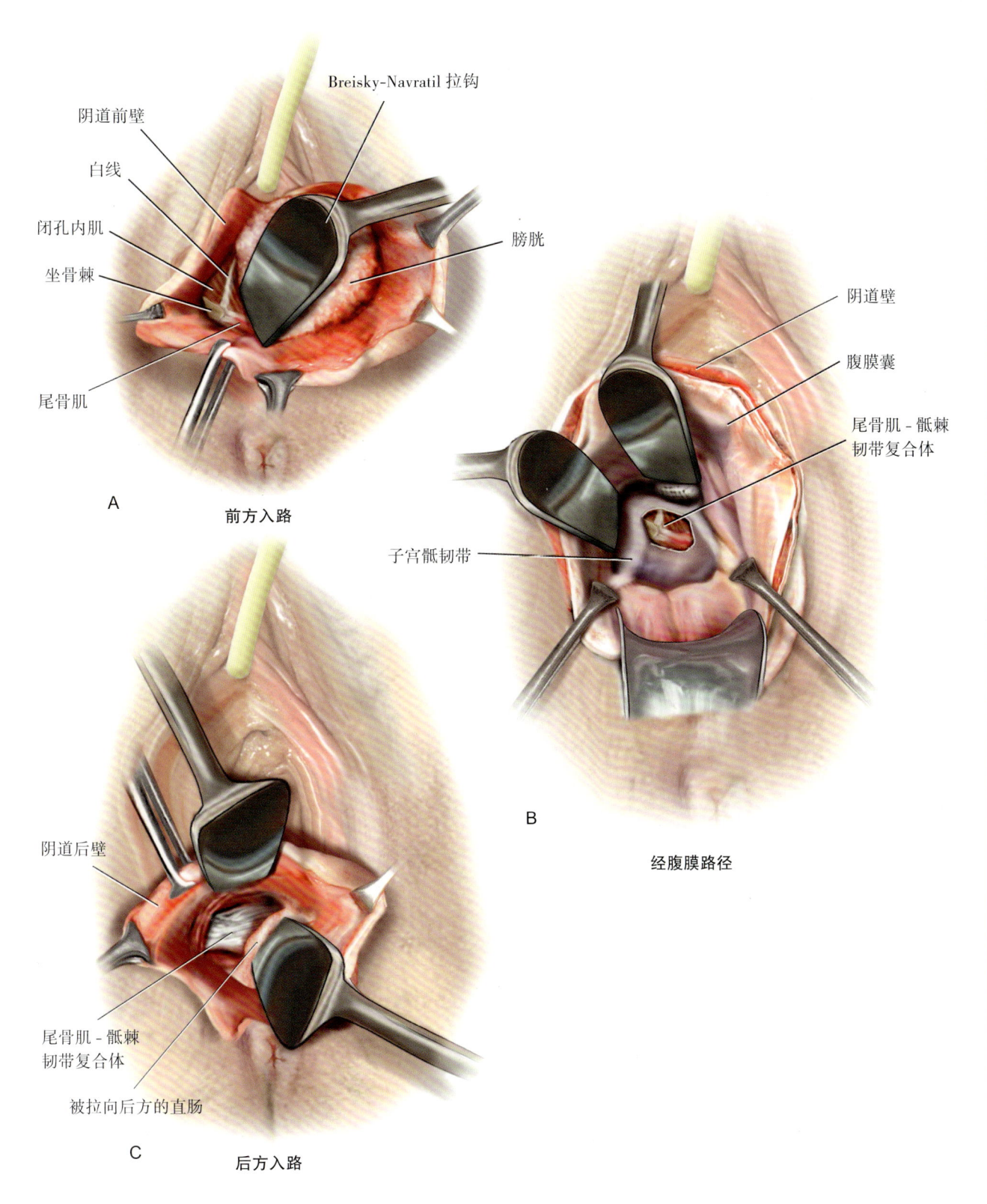

第 53 章 ■ 阴道穹窿脱垂的自体组织修补术　609

图 53-3　骶棘韧带可通过经阴道前壁入路（A）、经腹膜入路（B）或经阴道后壁入路（C）触诊和（或）显露

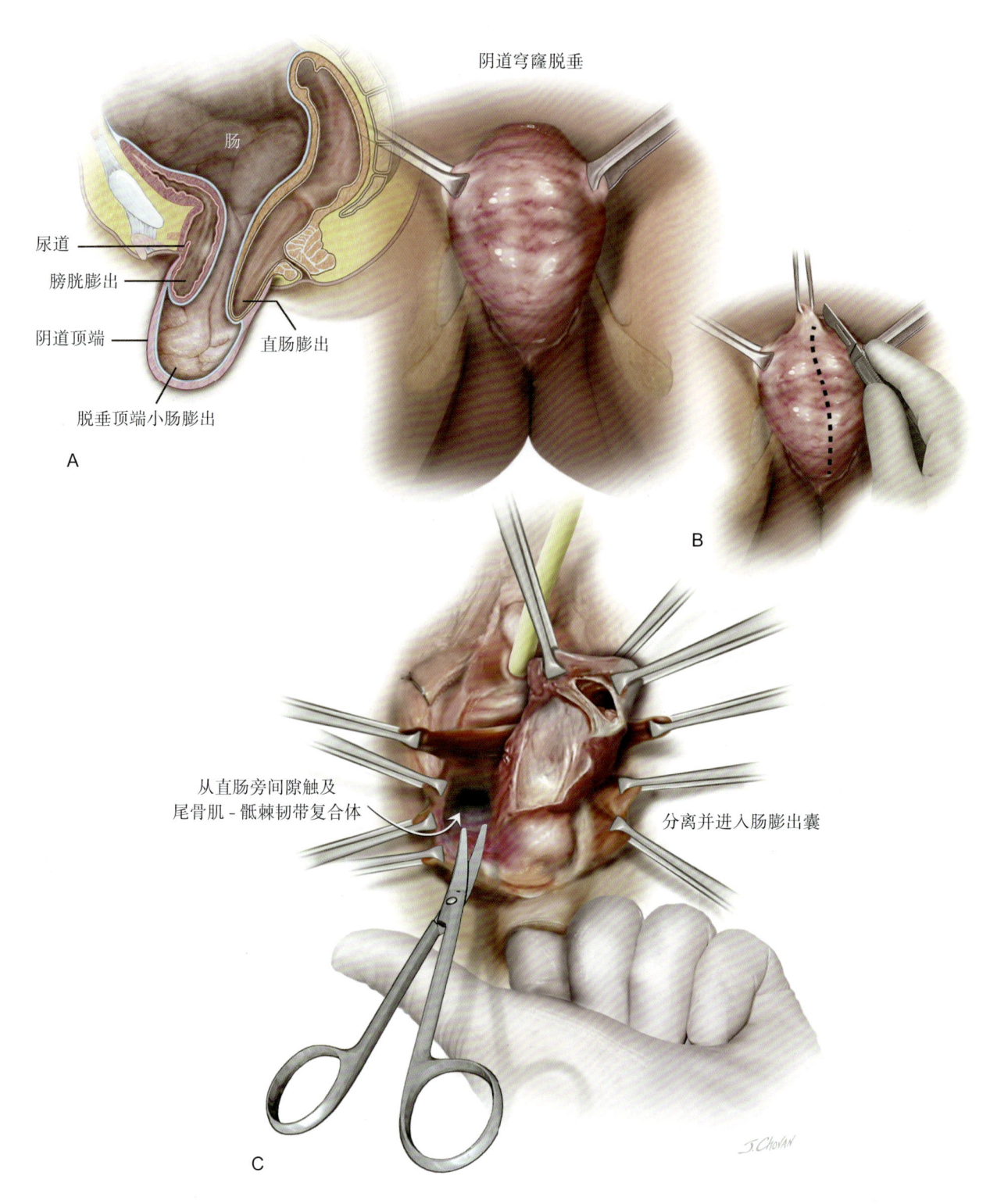

图 53-4 在子宫切除术后脱垂患者中行右骶棘韧带悬吊的手术步骤。A. 3 期子宫切除术后脱垂；B. 用两个 Allis 钳钳夹脱垂最显著的部分，并行阴道中线切口；C. 将肠膨出从直肠前壁锐性分离，以便于进入右侧的直肠旁间隙

第 53 章 ■ 阴道穹窿脱垂的自体组织修补术 611

打开的阴道前壁

从韧带上清除上覆筋膜（外侧到内侧）

尾骨肌 - 骶棘韧带复合体（CSSL）

坐骨棘

拉开的直肠

D

E

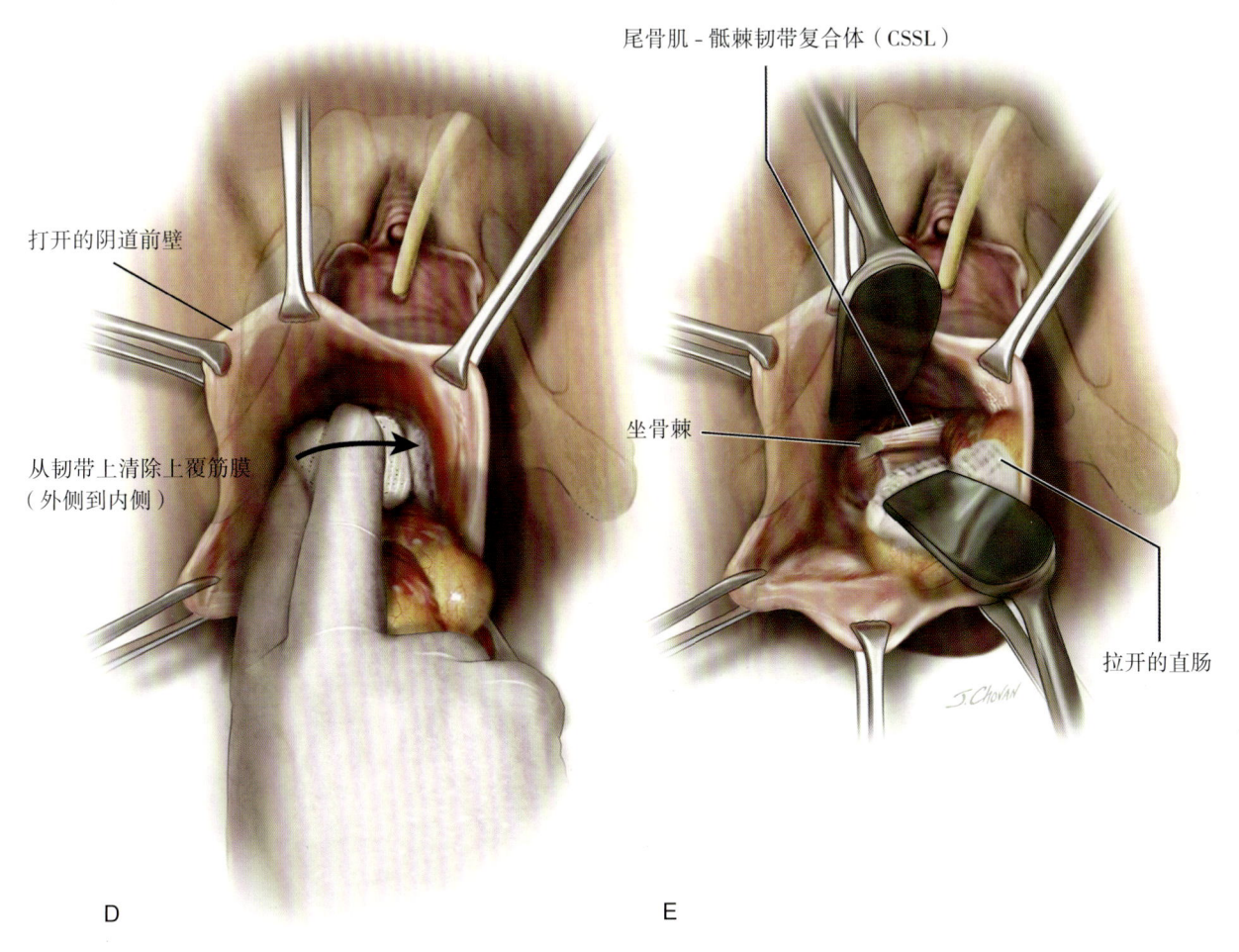

图 53-4 续　D. 用两根手指通过从外侧到内侧的运动来理清韧带。通过在前面放置 Heaney 拉钩和 Breisky 拉钩将直肠拉到中间来显露韧带。E. Capio 装置用于将两条缝线穿过韧带

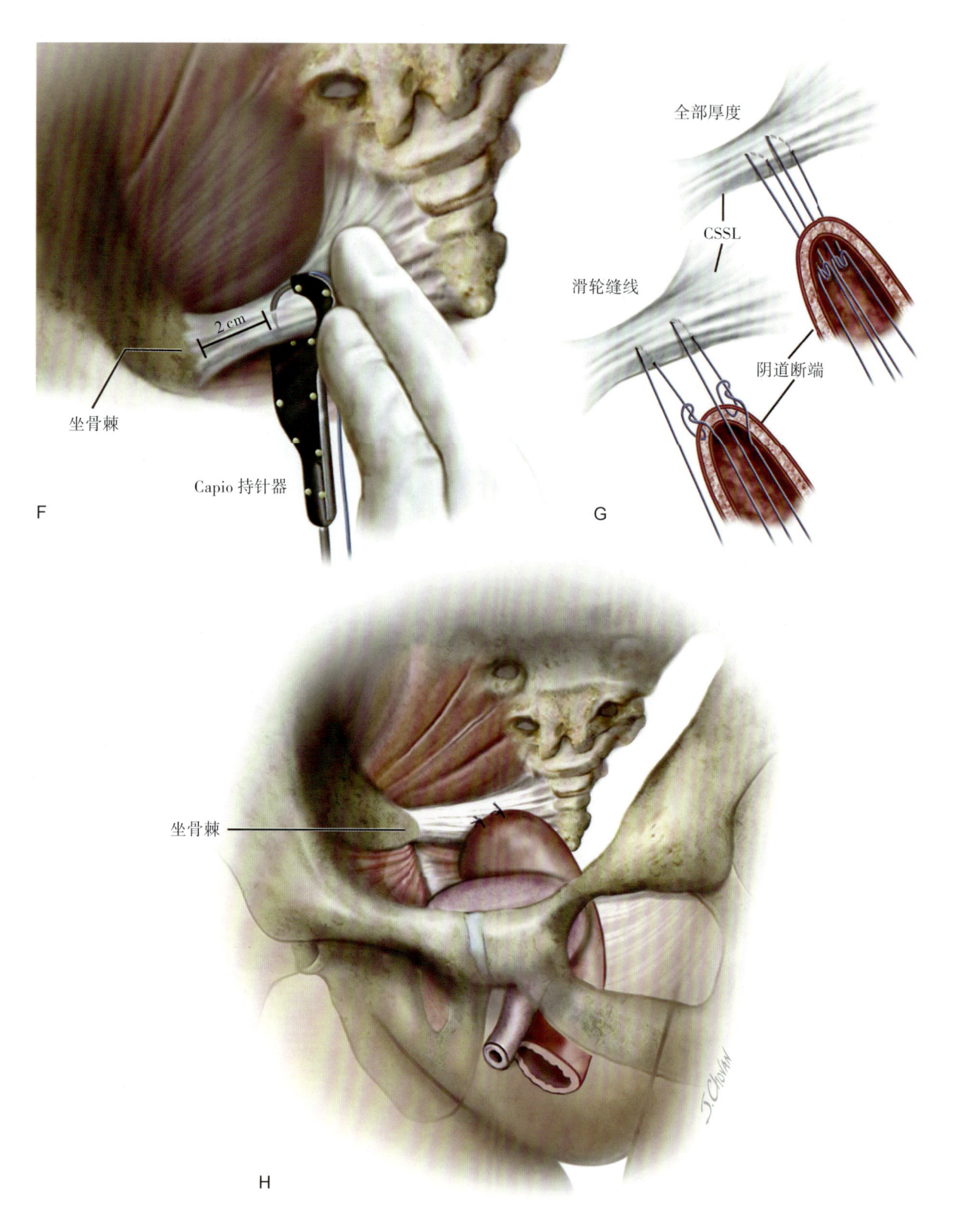

图 53-4 续 F. 缝线穿过阴道断端。G. 将缝线打结，使阴道断端与右侧骶棘韧带直接接触。注意没有缝合桥。H. 将缝线打结，使阴道断端与右侧骶棘韧带直接接触。注意没有缝合桥

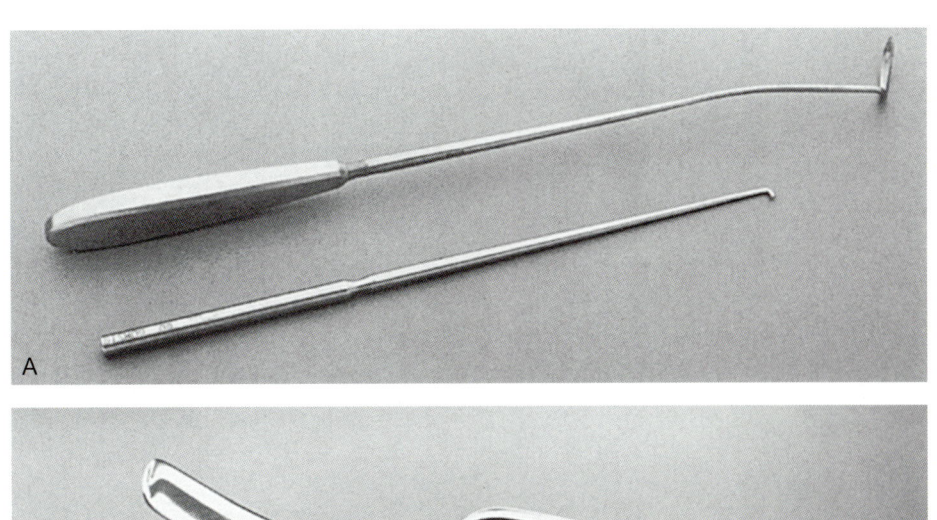

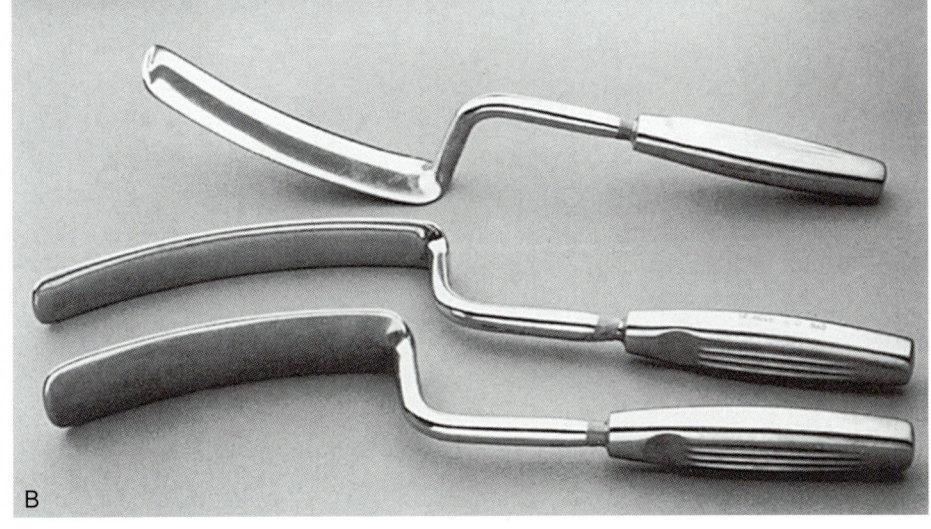

图 53-5　A. 长柄的 Deschamps 推节器和神经拉钩。注意近尖端的轻度弯曲，可使缝线容易穿过 CSSL。B. Breisky-Navratil 拉钩，多种型号（经许可引自：Walters MD, Karram MM: Urogynecology and Reconstructive Pelvic Surgery, 2nd ed. St. Louis, CV Mosby, 1999.）

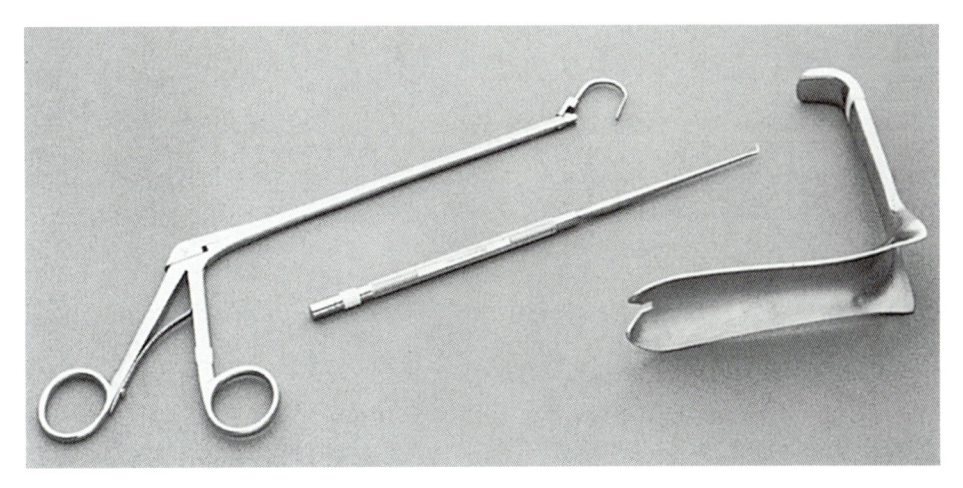

图 53-6　从左至右：骶棘韧带固定时使用的 Miya 钩、可视窥器及缝合器（经许可引自：Walters MD, Karram MM: Urogynecology and Reconstructive Pelvic Surgery, 2nd ed. St. Louis, CV Mosby, 1999.）

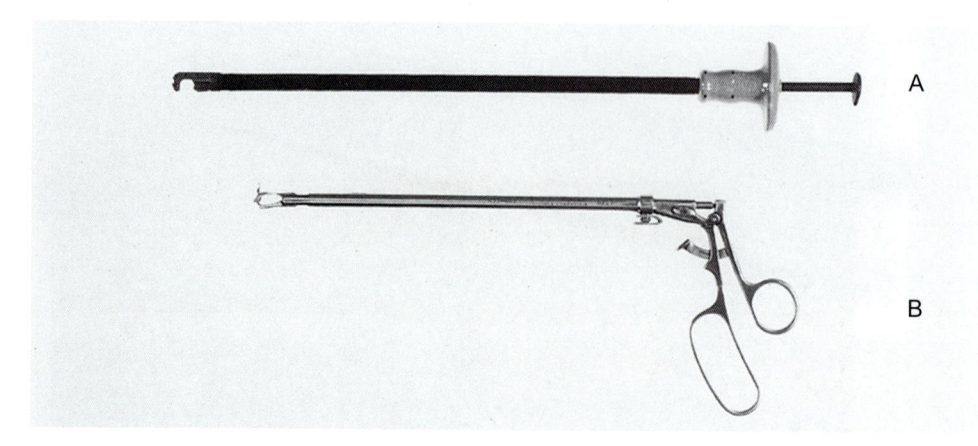

图 53-7　两种专门设计用于缝合骶棘韧带的器械。A. Capio 持针器（Microvasive-Boston 科技公司，Watertown, Mass）；B. Nichols-Veronikis 缝合器（BEI 医疗系统，Chatsworth, Calif）（经许可引自：Walters MD, Karram MM: Urogynecology and Reconstructive Pelvic Surgery, 2nd ed. St. Louis, CV Mosby, 1999.）

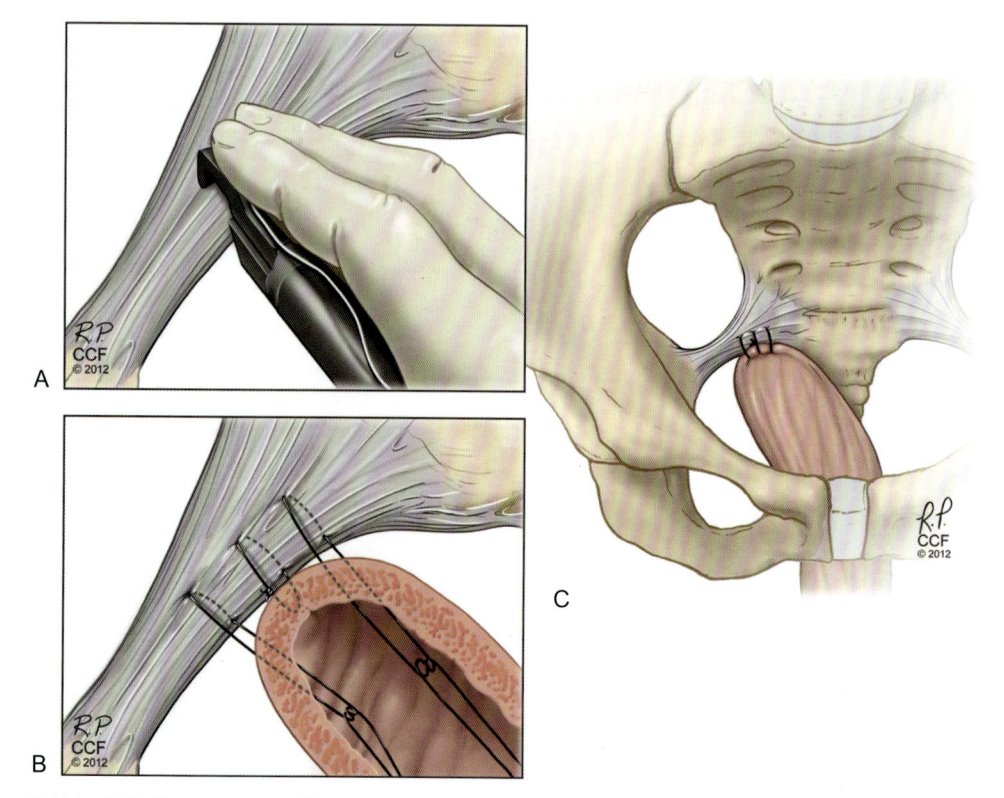

图 53-8　骶棘韧带悬吊。A. Capio 持针器和缝线穿过尾骨肌-骶棘韧带复合体（CSSL），注意针尖从上方向下穿过；B. 3 条缝合线通过 CSSL 放置，中间的缝线是不可吸收缝线，所以穿过肌肉，埋住线结；C. 阴道最后附着在 CSSL 上 [Illustration by Ross Papalardo. Reprinted with permission, Cleveland Clinic Center for Medical Art & Photography © 2012-2013. All rights reserved. From Walters MD, Ridgeway BM: Surgical treatment of vaginal apex prolapse. Obstet Gynecol 121(2 pt 1): 354, 2013.]

A

梨状肌
阴部神经
坐骨棘
肛提肌神经
骶棘韧带复合体（CSSL）
髂尾肌
闭孔内肌
正确的针头位置

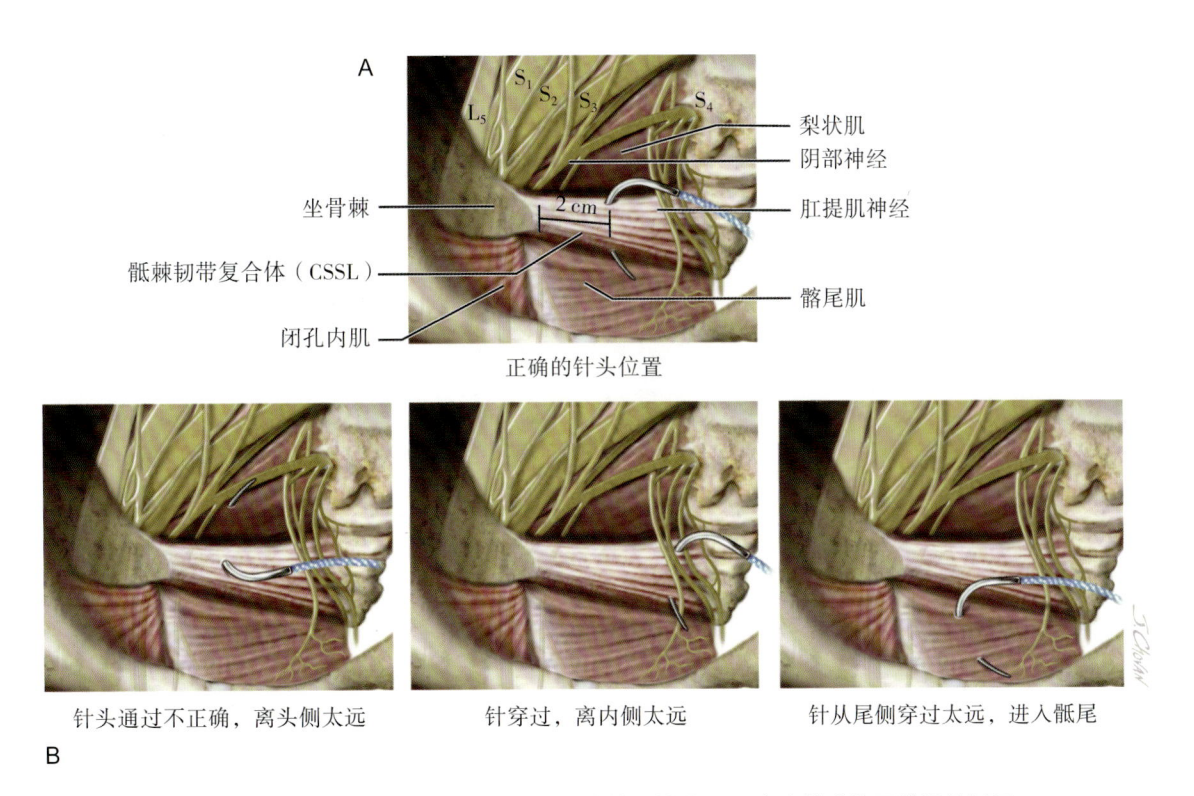

针头通过不正确，离头侧太远　　针穿过，离内侧太远　　针从尾侧穿过太远，进入骶尾

B

图 53-9　A. 通过复合体的中间部分正确放置针头；B. 多个针头放置错误的例子

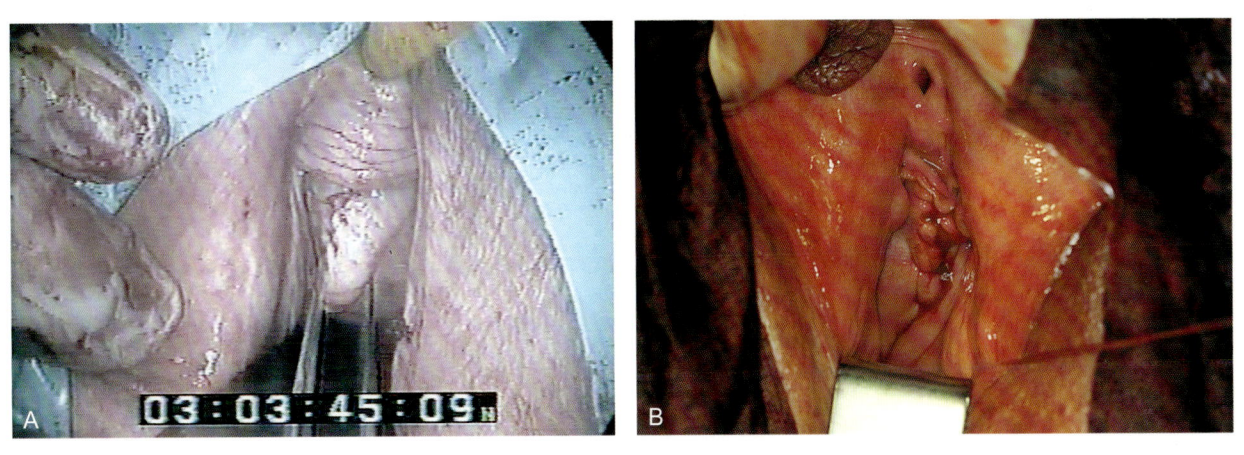

图 53-10　骶棘韧带悬吊打结后的阴道前壁。A. Allis 钳钳夹处为悬吊前脱垂最严重的阴道前壁部位；B. 注意结扎后阴道后壁的偏曲

二、髂尾肌筋膜悬吊术

1963 年，Inmon 描述了将外翻的阴道顶端固定在双侧坐骨棘下面的髂尾肌筋膜上的手术。手术技巧如下。

1. 从正中切开阴道后壁（同阴道后壁修补术），向两侧分离直肠旁间隙达肛提肌。

2. 向两侧钝性分离达坐骨棘。

3. 术者用非主利手将直肠向下及中线方向牵拉，显露位于坐骨棘下尾侧方向的髂尾肌筋膜 1~2cm（图 53-11）。用单股 0 号延迟可吸收缝线深深缝过提肌及筋膜。缝线的两端穿过同侧阴道顶端后部并用止血钳固定，同法缝合对侧。

4. 完成阴道后壁修补术后关闭阴道。将上述 2 条缝线分别打结，而后阴道顶端被抬高（图 53-11）。

616　第三篇 ■ 第十一部分　阴道手术

正确的进针位置（右侧观）

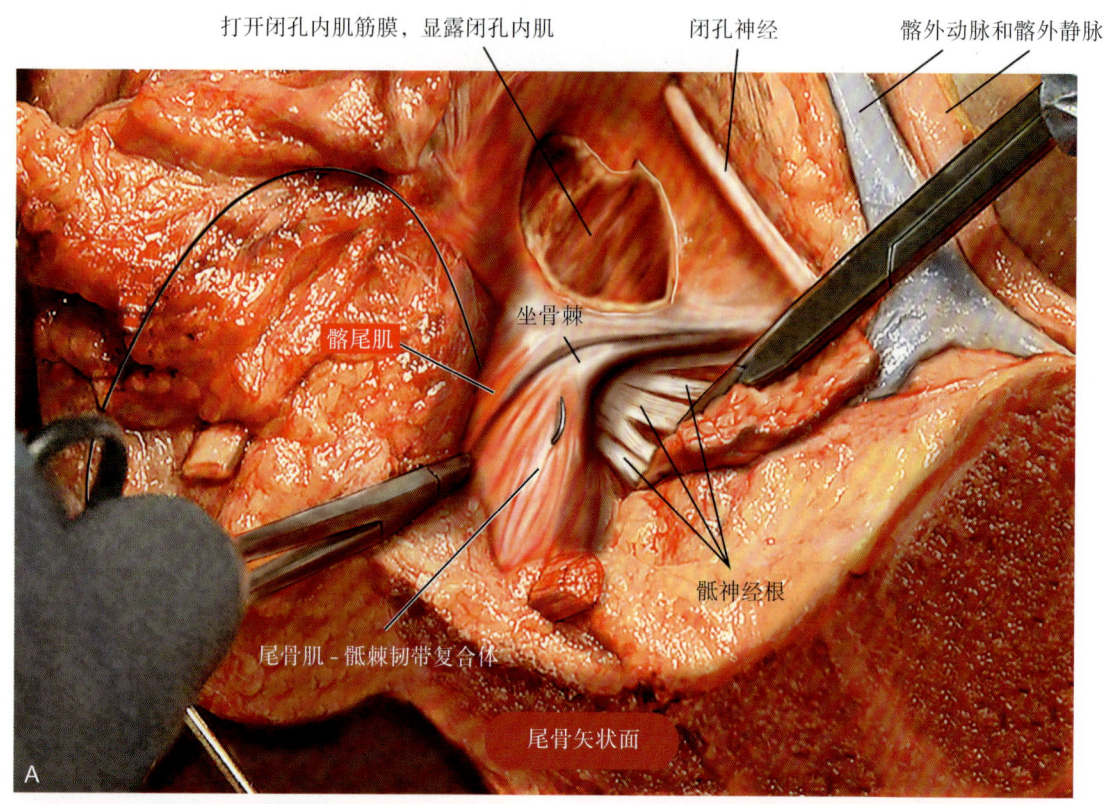

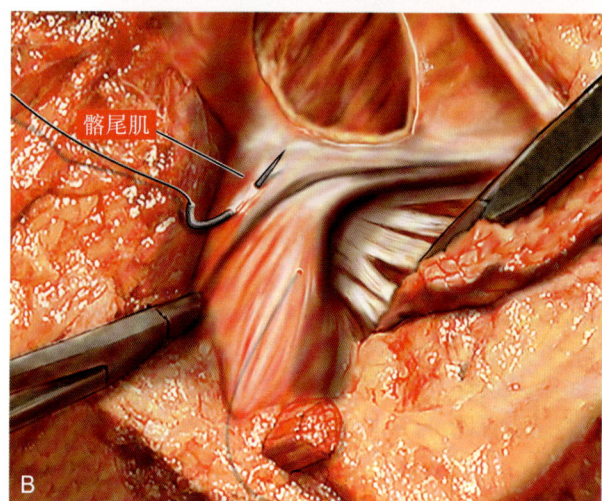

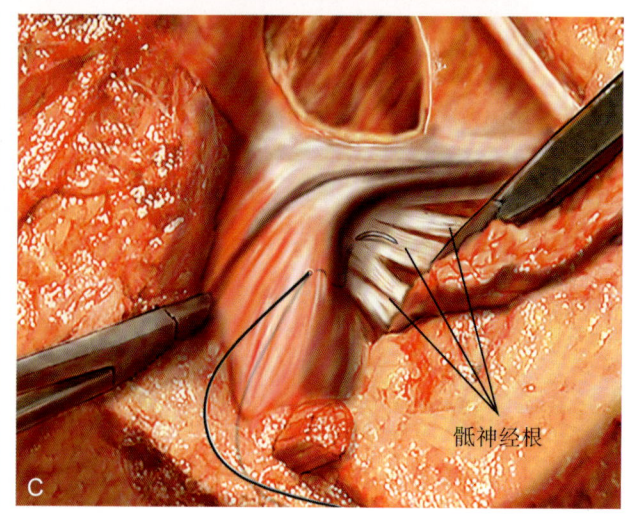

打开闭孔内肌筋膜，显露闭孔内肌　　闭孔神经　　髂外动脉和髂外静脉

髂尾肌

坐骨棘

骶神经根

尾骨肌 - 骶棘韧带复合体

尾骨矢状面

A

髂尾肌

B

骶神经根

C

错误的进针方法

图 53-11　A. 阐述了穿过尾骨肌 - 骶棘韧带复合体（CSSL）的针头正确放置位置；请注意周围的重要结构；B. 穿过尾骨肌 - 骶棘韧带复合体（CSSL）的针头位置不正确；C. 针头位置不正确导致骶神经根损伤

三、高位子宫骶韧带悬吊术

另一种常用的治疗小肠疝和阴道穹窿脱垂的方法是基于解剖学发现，即在一些特定的部位连接阴道的组织并没有延长或减少，但是有断裂。

高位子宫骶韧带悬吊术是腹膜内手术，因此需要进入腹膜腔。笔者非常推崇这种术式，因为它对任何程度的脱垂都适用。因为此术式并没有明显地改变阴道轴向，所以患者不易有阴道前、后壁脱垂的复发。根据穹窿脱垂的程度以及是否同时存在阴道前后壁缺损，此术式可以很容易地针对特定的脱垂进行调整。图 53-12 显示了 3 种程度的阴道穹窿脱垂。任何类型的穹窿悬吊术的目的都是要重建好的支持、恢复阴道的长度和功能。阴道顶端悬吊在坐骨棘水平可使阴道的长度至少达到 9 cm。同时合并的阴道前后壁脱垂的程度决定了手术的难易程度。图 53-12A 显示为继发于小肠疝的单纯的阴道穹窿脱垂而并没有阴道前后壁的脱垂。在这种情况下，需要做的仅是将小肠疝囊打开，关闭疝囊颈部。相比之下，图 53-12 显示为完全的穹窿脱垂伴完全的阴道前后壁外翻。这就需要行更为复杂的盆底重建手术，以为阴道前后壁提供良好的支持，恢复阴道的长度和功能。近些年来，经腹膜腔内的手术不仅用来悬吊阴道顶端，同时也用来矫治阴道顶端或阴道后壁小肠疝。1957 年首次描述过的 McCall 后穹窿成形术（第 51 章），至今仍是一种非常好的术式，可在子宫切除术中同时施行，将阴道顶端缝合在子宫骶韧带远端。传统的高位子宫骶韧带悬吊术在坐骨棘水平缝合双侧子宫骶韧带。近年来术式有所改进，缝合位置更高并更靠近中线。图 53-13 显示为子宫骶韧带及其周围组织的解剖。图 53-13～图 53-16 显示 McCall 后穹窿成形术、传统的子宫骶韧带悬吊术及改良的子宫骶韧带悬吊术的缝合方法。注意改良的子宫骶韧带悬吊术的缝线要穿过部分的 CSSL 肌肉复合体或骶前筋膜（图 53-13、图 53-14）。图 53-17～图 53-19 是左、右子宫骶韧带的腹膜内照片。注意图 53-19 中缝线位置较高，以及左输尿管和左子宫骶韧带之间的关系。改良的子宫骶韧带悬吊术可使阴道更长，并可减少输尿管受损的发生率。阴道穹窿高位子宫骶韧带悬吊术的技巧（图 53-26）见后文。

1. 用两把 Allis 钳钳夹阴道顶端并切开。将阴道壁与小肠疝分开直至疝囊颈部。根据顶端脱垂的类型（对称的前壁和顶端脱垂为主，或后壁和顶端脱垂为主），将膀胱底部或直肠前壁与阴道分离，这样才能安全地进入腹腔。剪开小肠疝，显露腹膜腔内结构。

2. 将几块带有尾带的湿纱布放置在后穹窿。宽拉钩向上牵拉并将纱布和小肠推出盆腔，从而显露出双侧子宫骶韧带的最高位。

3. 将 Allis 钳钳夹在 5 点和 7 点位置，包括腹膜和阴道后壁的全层。向下牵拉 Allis 钳以便触及双侧子宫骶韧带。可经腹膜内触及坐骨棘。输尿管通常可沿着骨盆侧壁触诊，距坐骨棘腹侧和外侧 1~5 cm。

4. 用延迟可吸收缝线缝合两侧子宫骶韧带上段 2~3 针。每针要单独结扎。理想情况下，缝线应位于坐骨神经内侧并稍向头侧，缝线的一部分穿过 CSSL 复合体（图 53-15）。牵引这些缝线允许患者在没有张力或拉动骨盆侧壁的情况下移动，理论上降低输尿管受损的可能性。通常在严重存在阴道前壁脱垂的患者应放置 3 组缝线，其中一组缝线将通过阴道前壁的近端引出（图 53-20）。

5. 如果有指征，此时可行阴道前壁修补术。

6. 先前穿过子宫骶韧带的延迟可吸收缝线分别通过阴道后壁的全层被单独引出。如果存在明显的膀胱膨出，则通过阴道前壁近端引出一组缝线。

7. 适当修剪阴道壁后，关闭阴道壁。将前述缝线打结后，阴道顶端升高至双侧子宫骶韧带水平（图 53-20）。

图 53-21 显示了识别左、右两侧子宫骶韧带的技术。注意关键是放置在阴道穹窿处的夹子的正确位置和适当张力。

图 53-22～图 53-24 显示子宫骶韧带与周围结构之间的重要解剖关系。图 53-25 和图 53-26 显示了传统子宫骶韧带悬吊的两个病例。图 53-27 和图 53-28 显示，当采用改良的高位子宫骶韧带悬吊术时可以增加阴道长度。图 53-29 显示阴道顶点的高位悬吊，创造了正常的阴道轴线。图 53-30 比较了传统子宫骶韧带悬吊术和改良的高位子宫骶韧带悬吊术后阴道的形态。

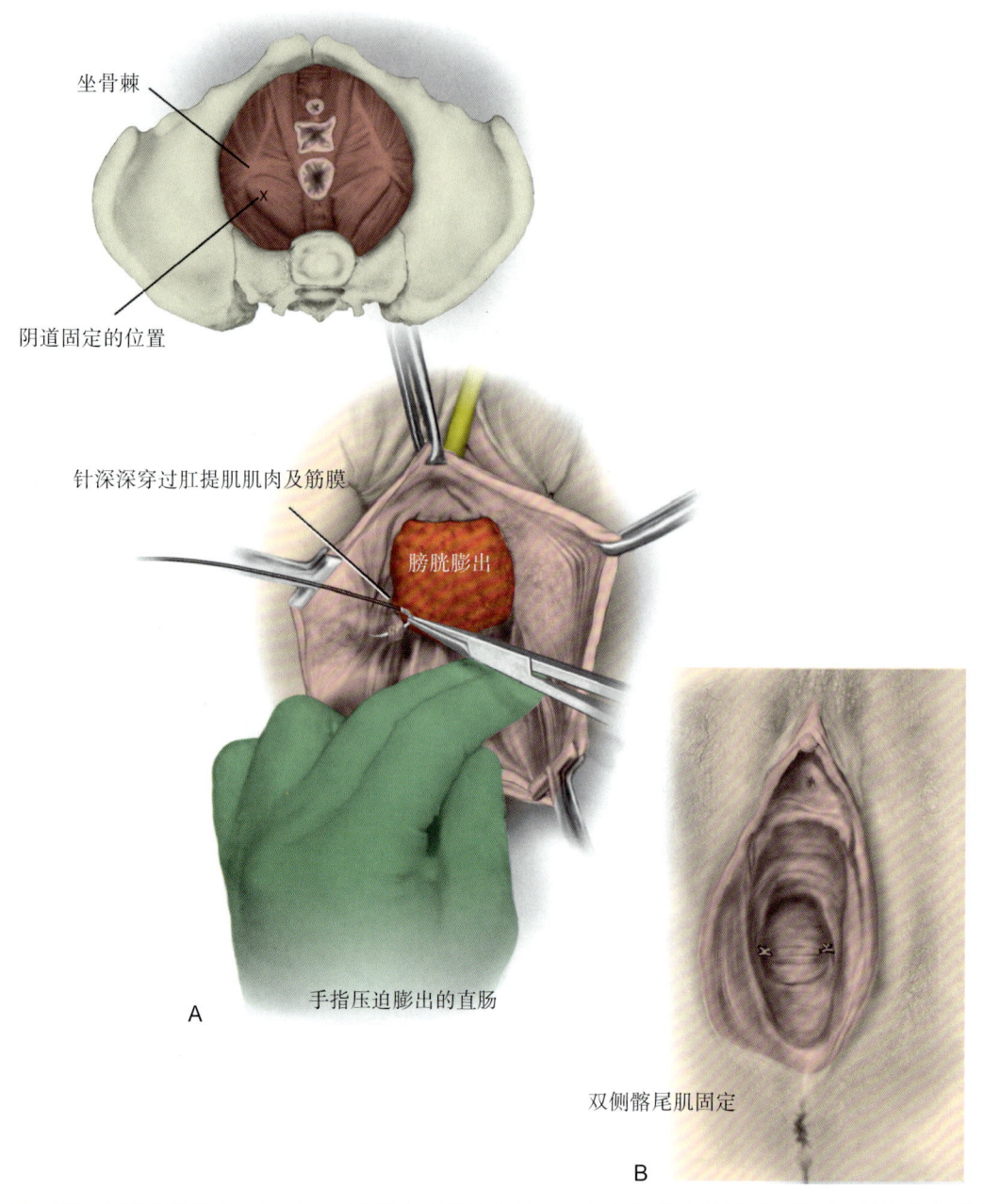

图 53-12 髂尾肌筋膜悬吊术。A. 术者用手指向下按压直肠，缝合右侧髂尾肌筋膜。插图：髂尾肌筋膜缝合处的大致位置。B. 双侧髂尾肌筋膜悬吊术（经许可引自：Walters MD, Karram MM: Urogynecology and Reconstructive Pelvic Surgery, 4th ed. Philadelphia, Elsevier, 2014.）

第 53 章 ■ 阴道穹窿脱垂的自体组织修补术 619

坐骨棘

阴道长度＝9 cm

A

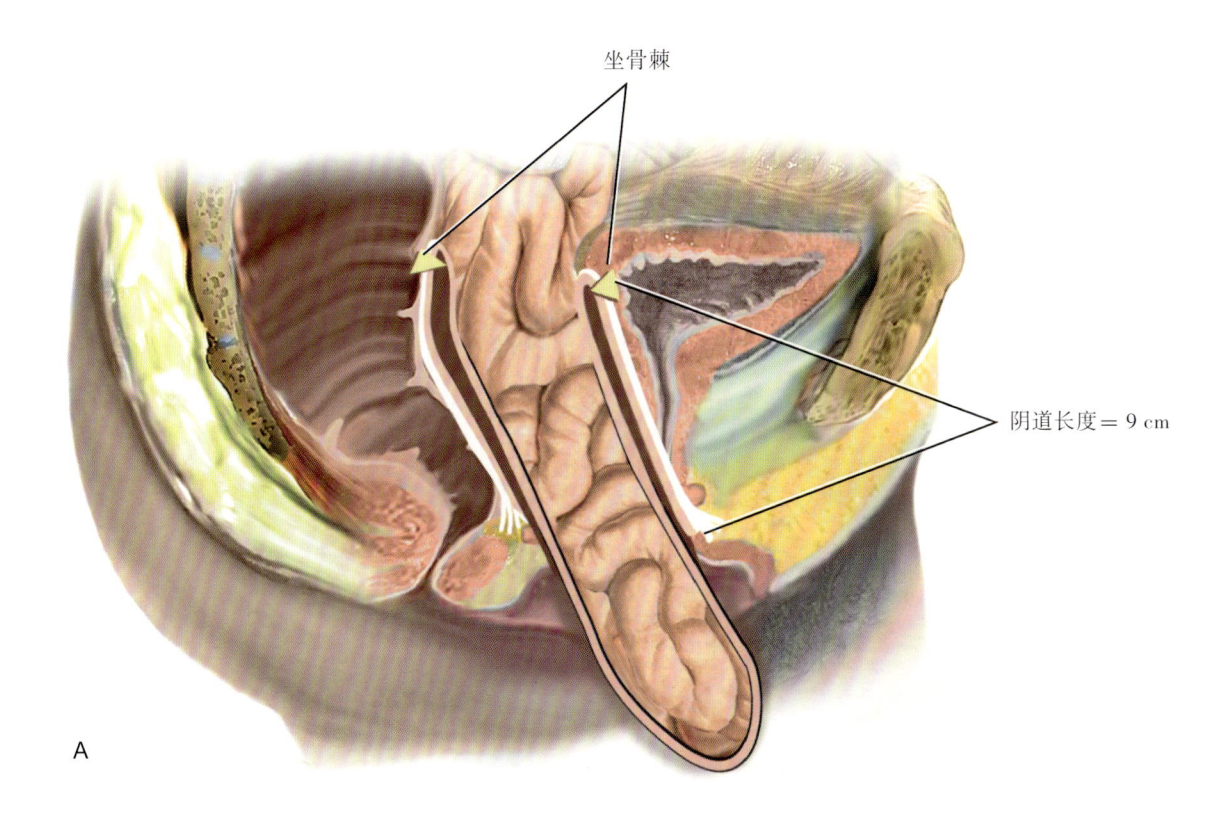

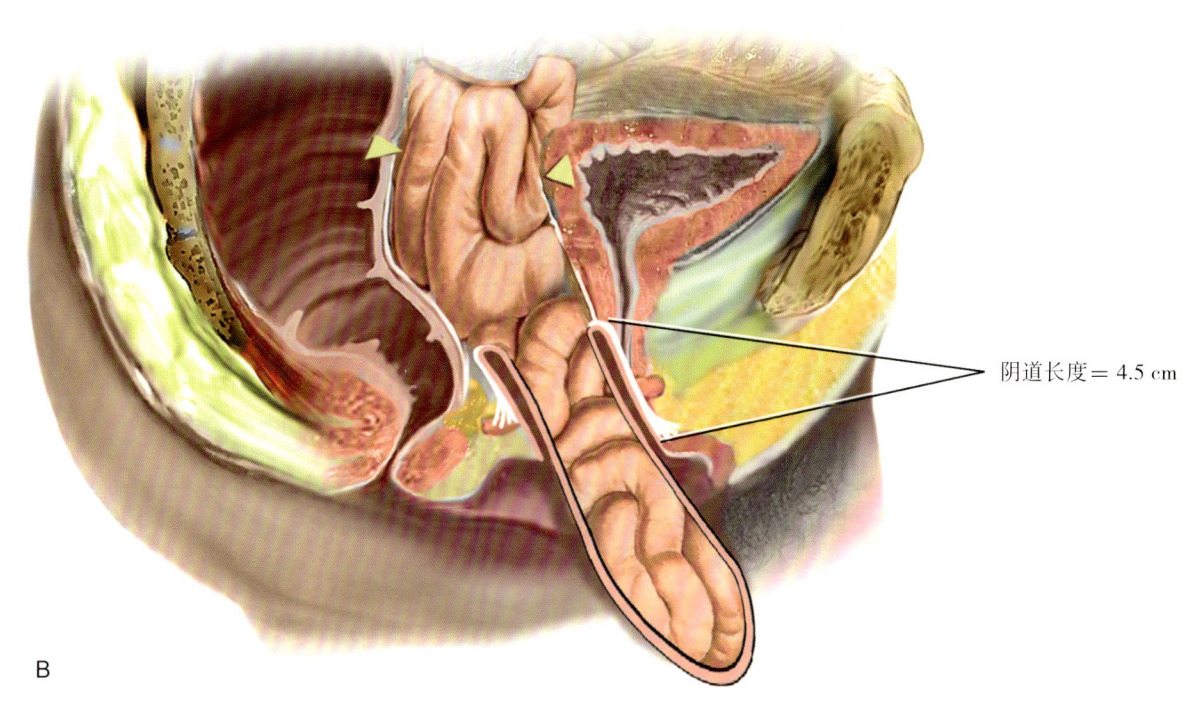

阴道长度＝4.5 cm

B

图 53-13　A. 单独的阴道穹窿脱垂。注意阴道前后壁良好的支撑。这种手术只需要切开小肠疝囊并在疝囊颈部关闭疝囊。这将支撑阴道顶端并保持足够的阴道长度。B. 50% 的阴道前后壁外翻。这种情况需要将阴道顶端悬吊到坐骨棘水平，同时要恢复阴道前后壁上段的支撑

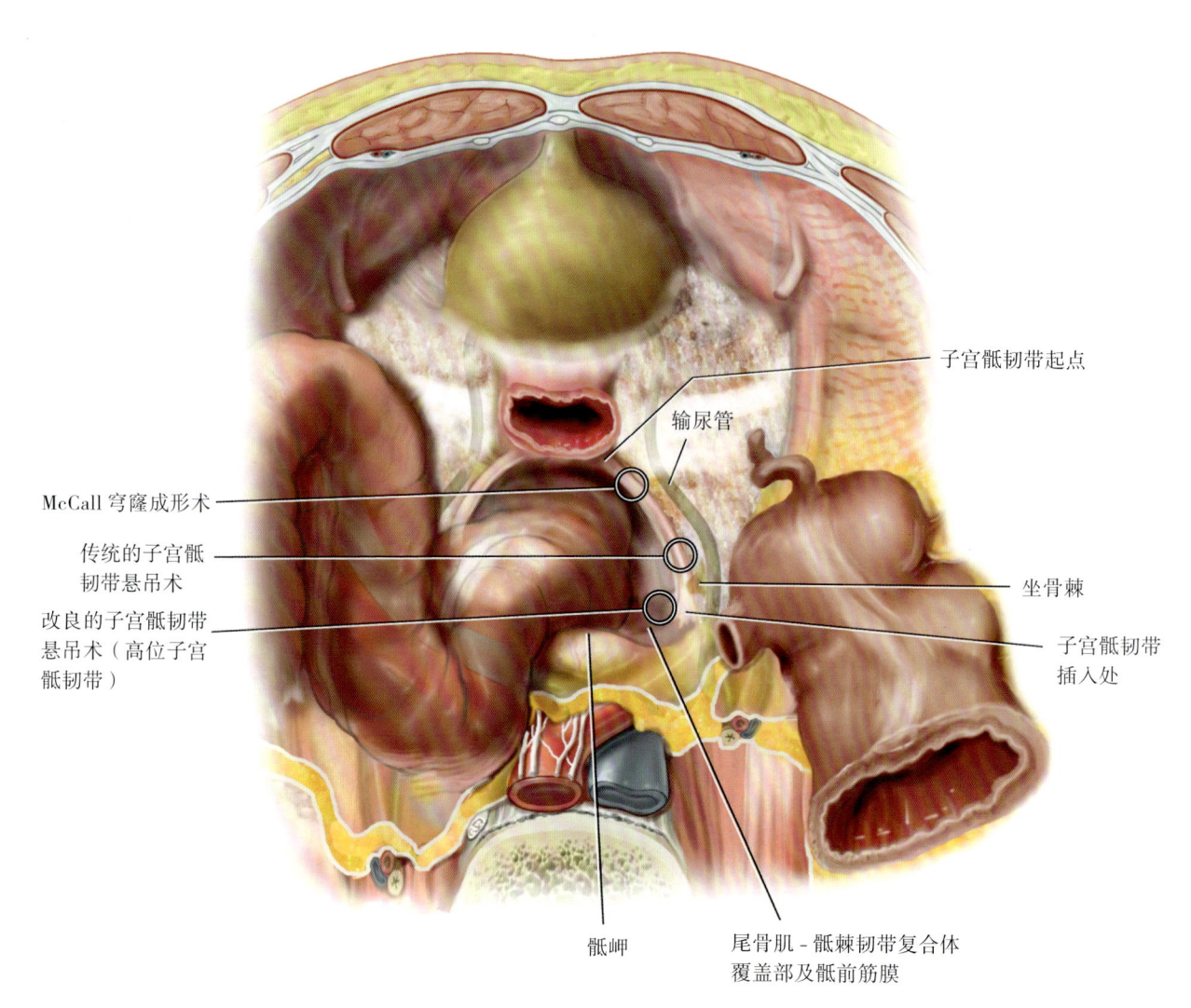

图 53-15 子宫骶韧带的腹膜腔内观。圆圈显示 McCall 穹窿成形术、传统的子宫骶韧带悬吊术及改良的子宫骶韧带悬吊术的缝合位置。注意输尿管与子宫骶韧带之间的邻近关系

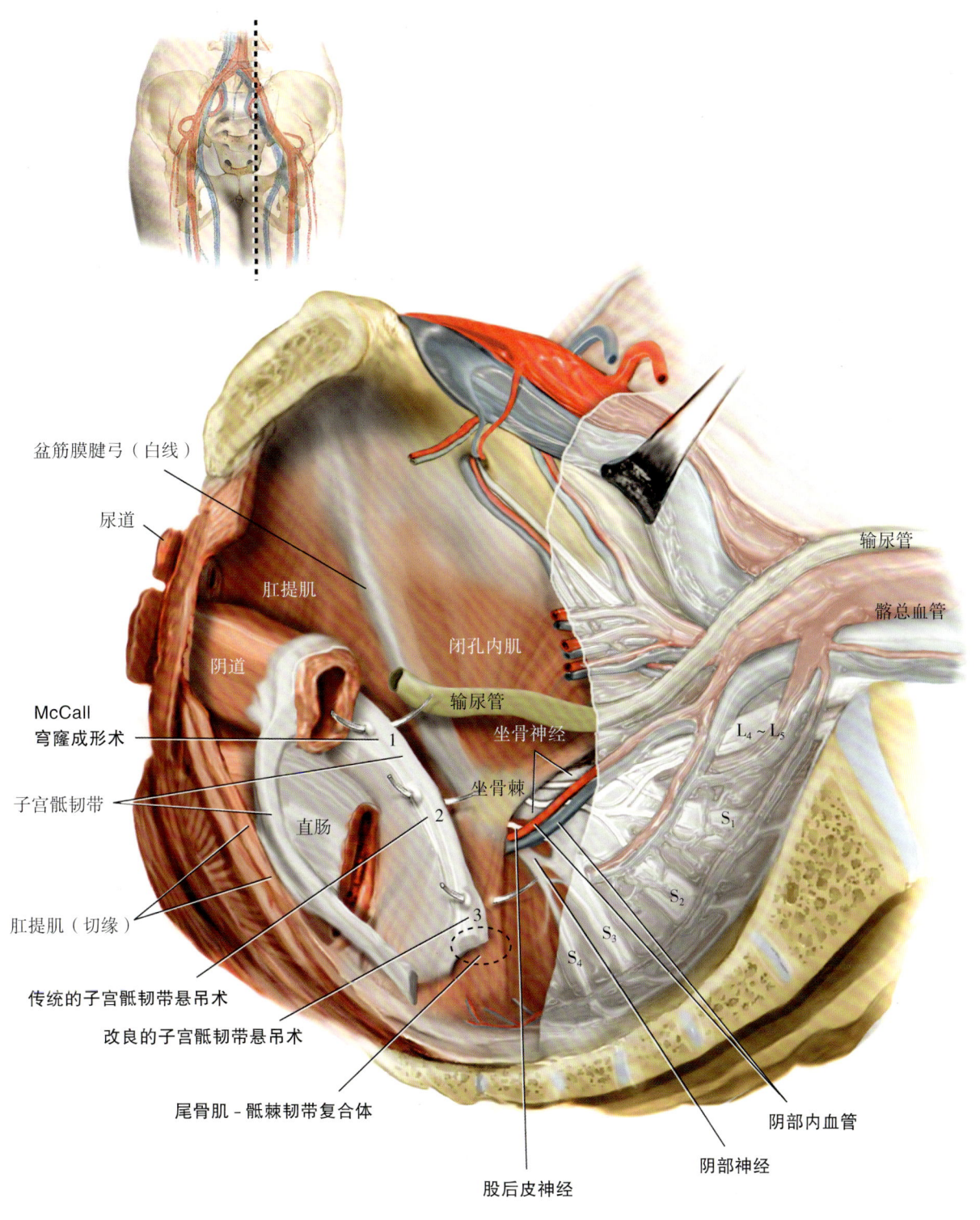

第 53 章 ■ 阴道穹窿脱垂的自体组织修补术　623

图 53-16　盆底横断面显示经腹腔内各种术式的缝合位置：1. McCall 穹窿成形术；2. 传统的子宫骶韧带悬吊术；3. 改良的子宫骶韧带悬吊术。注意高位子宫骶韧带悬吊术时缝线可能会穿过 CSSL 复合体，因为一部分子宫骶韧带进入此区域

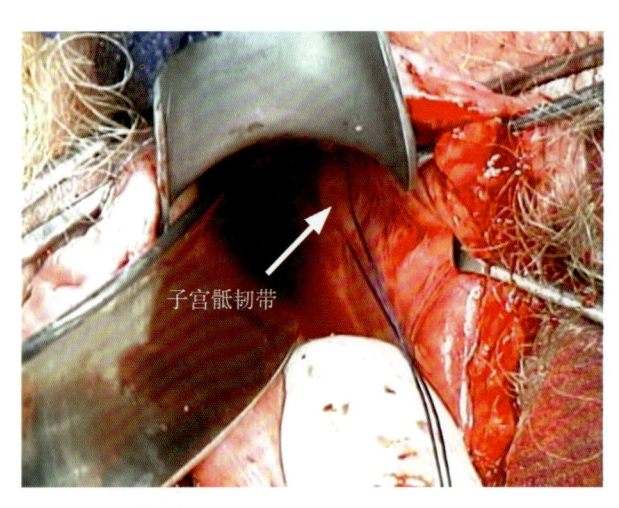

图 53-17　传统子宫骶韧带悬吊术的缝合位置。注意缝线在坐骨棘稍下方穿过子宫骶韧带的上段

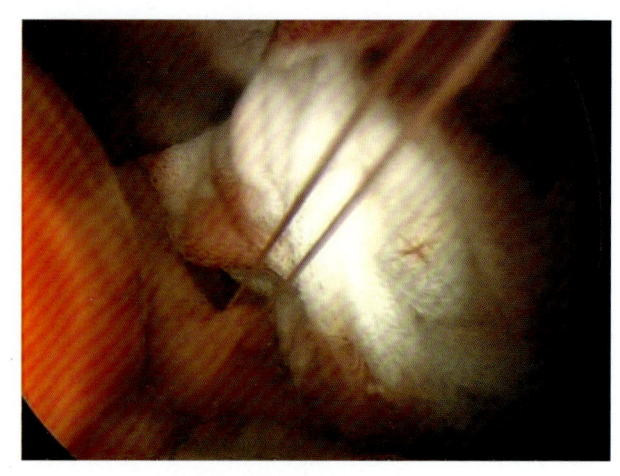

图 53-18　改良的子宫骶韧带悬吊术的缝合位置。注意缝线在坐骨棘上方并靠近中线，包括一部分 CSSL 复合体或骶前筋膜

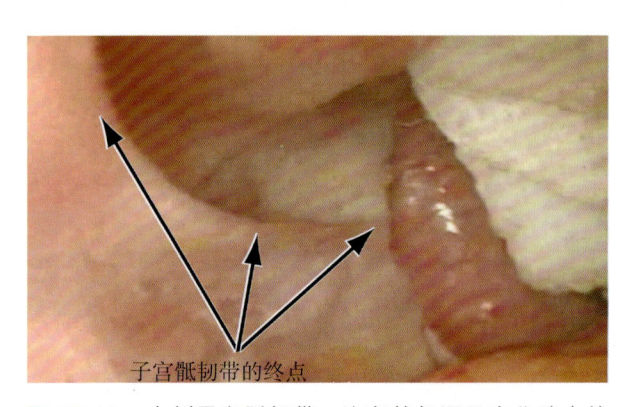

图 53-19　右侧子宫骶韧带。注意其起源及在盆腔中的位置

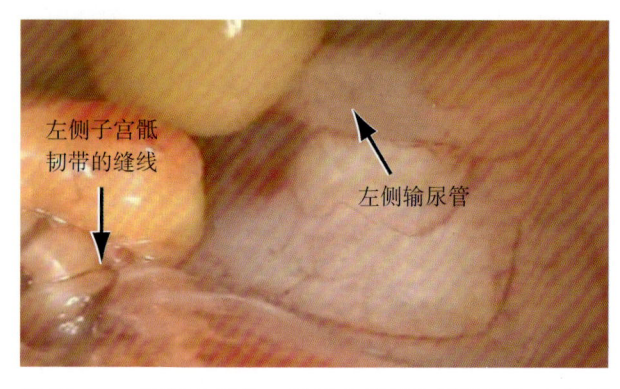

图 53-20　腹腔内照片，显示右侧子宫骶韧带与右输尿管之间的关系。注意缝合的位置应在骶棘韧带的最上方（箭头）

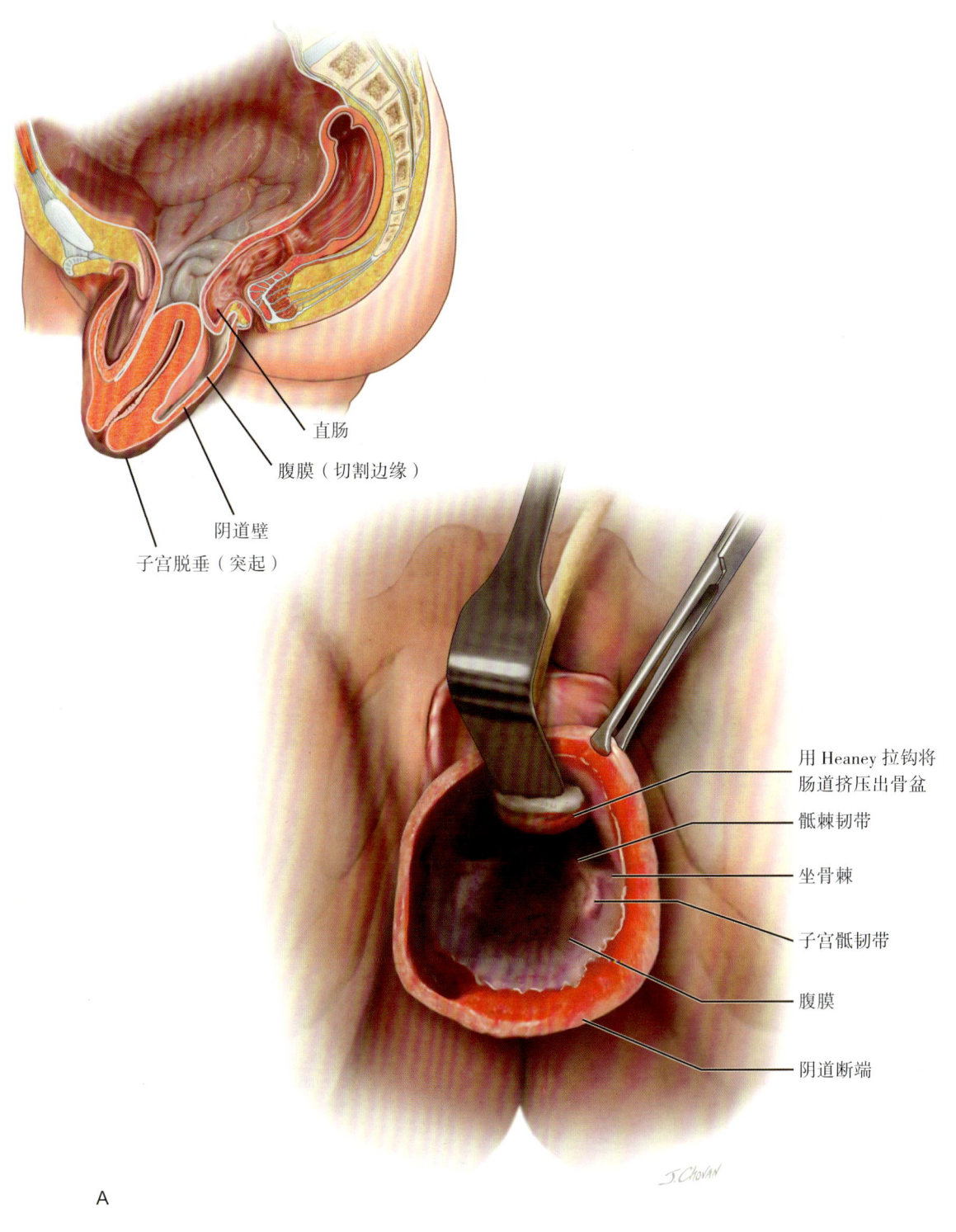

第 53 章 ■ 阴道穹窿脱垂的自体组织修补术 625

图 53-21 子宫骶韧带固定术缝合之前识别子宫骶韧带的技术。A. 子宫切除术后脱垂患者在阴道子宫切除术或进入腹膜后打开阴道断端

触诊坐骨棘

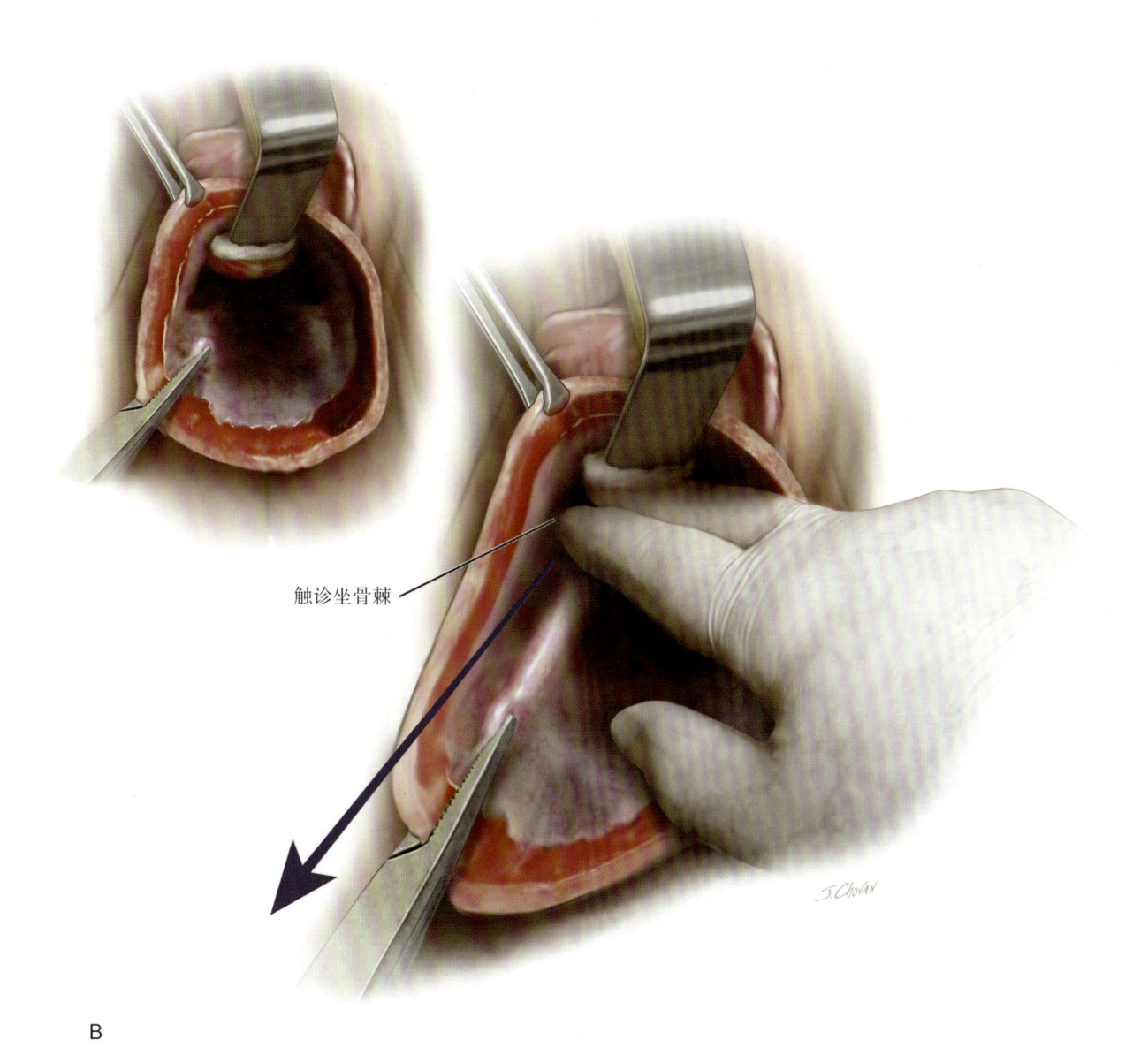

B

图 53-21 续　B. 识别右侧子宫骶韧带的技术。将 Kocher 钳被放置在约 7 点的位置，抓住阴道断端和腹膜。用夹钳牵引可以让手指触诊到韧带

触诊坐骨棘

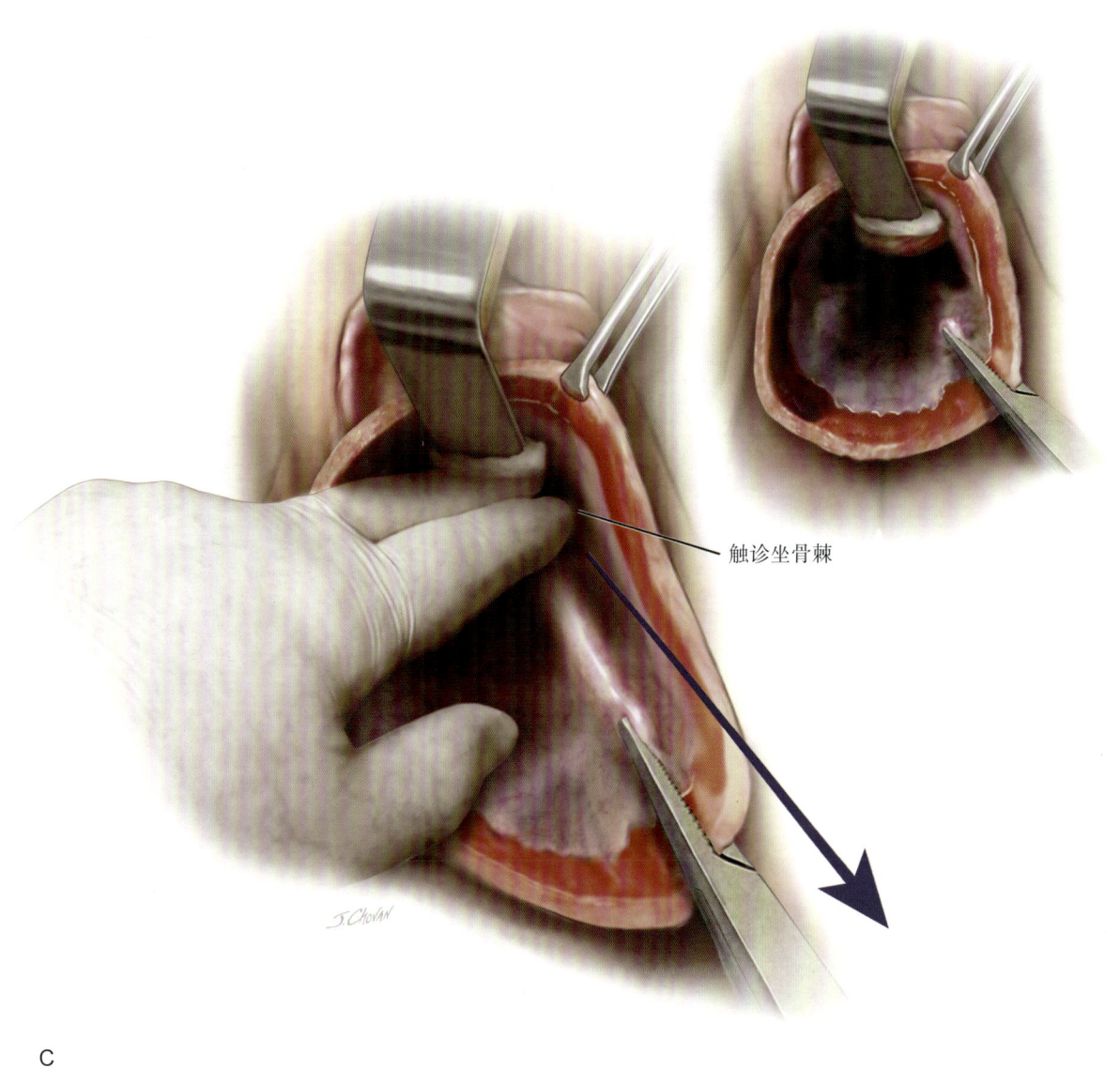

C

图 53-21 续　C. 寻找左侧子宫骶韧带的技术，在 4 点的位置钳夹

右侧

输尿管

CSSL 肌肉复合体

坐骨棘（影）

子宫骶韧带

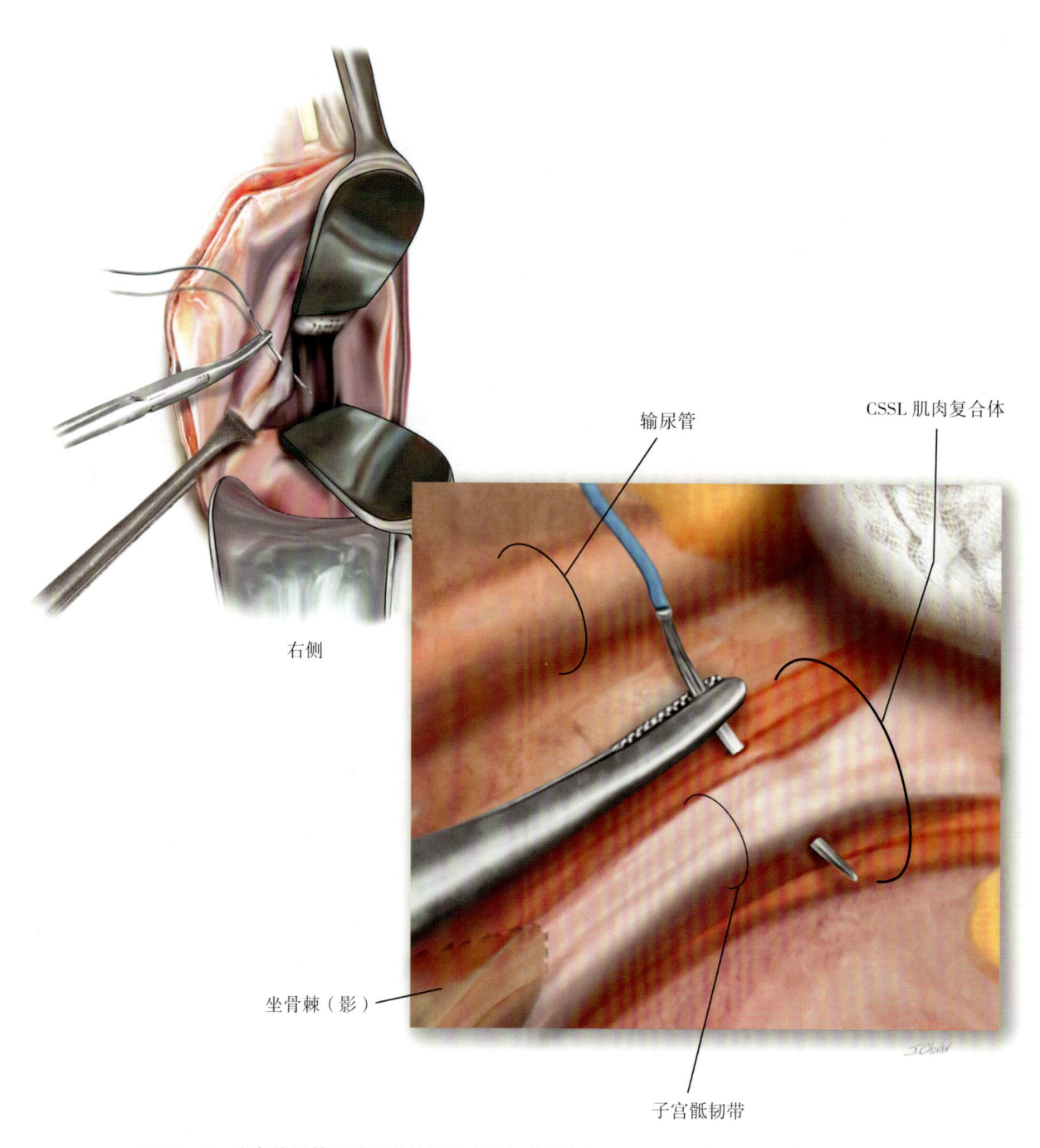

图 53-22 注意输尿管近端可能接近子宫骶韧带最上部。CSSL. 尾骨肌 - 骶棘韧带复合体

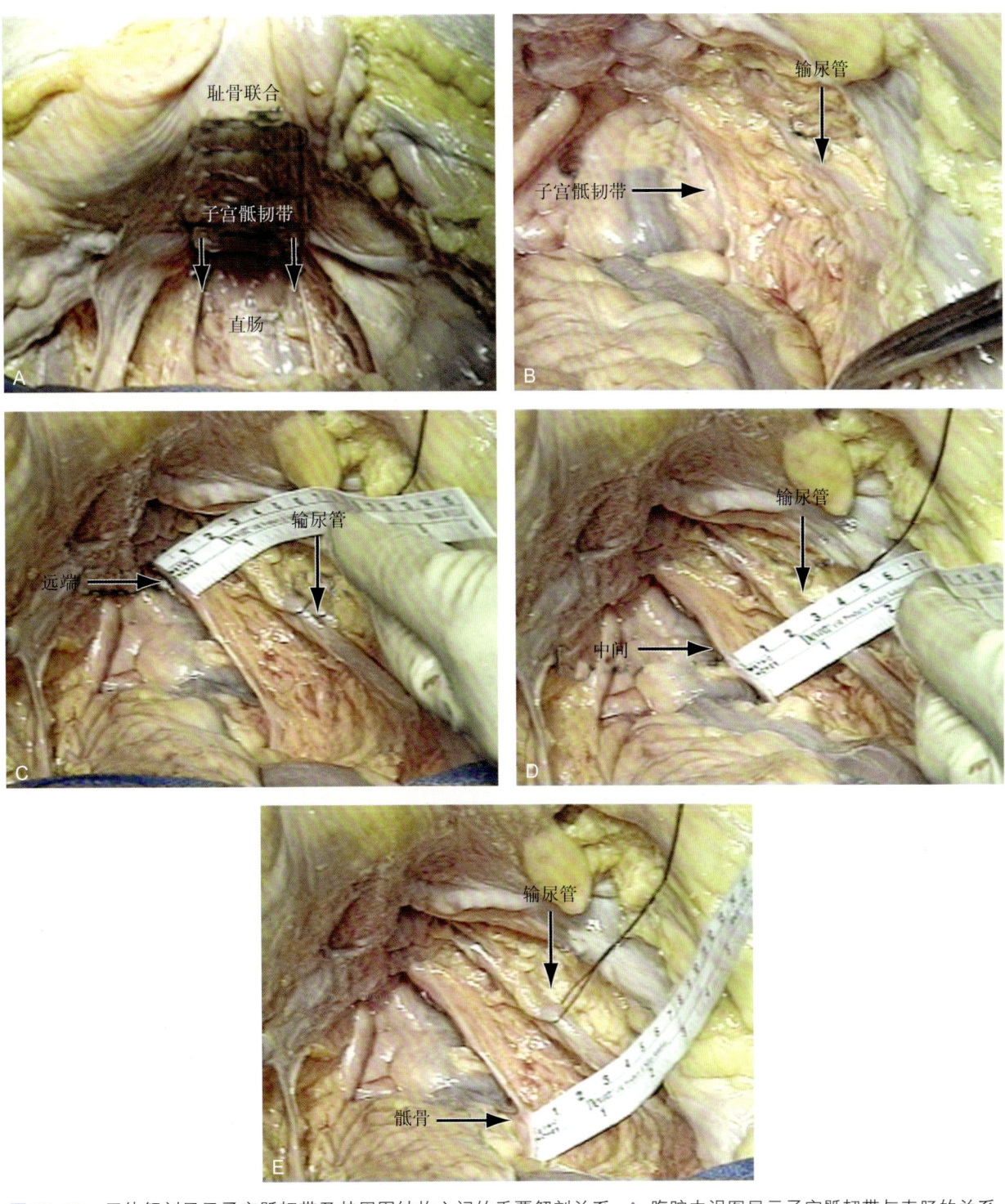

第 53 章 ■ 阴道穹窿脱垂的自体组织修补术 629

图 53-23 尸体解剖显示子宫骶韧带及其周围结构之间的重要解剖关系。A. 腹腔内视图显示子宫骶韧带与直肠的关系。B. 腹腔内视图显示子宫骶韧带与输尿管的关系。C. 此尸检图片显示子宫骶韧带的远端较输尿管靠近中线约 2.5 cm。D. 子宫骶韧带中段与输尿管的关系。再次证明输尿管距离此段子宫骶韧带有 2.5~3 cm 的距离。E. 输尿管与子宫骶韧带最上部或最近端之间的关系。输尿管距离此部分子宫骶韧带的距离为 3.5 cm（Compliments of The Cleveland Clinic Foundation.）

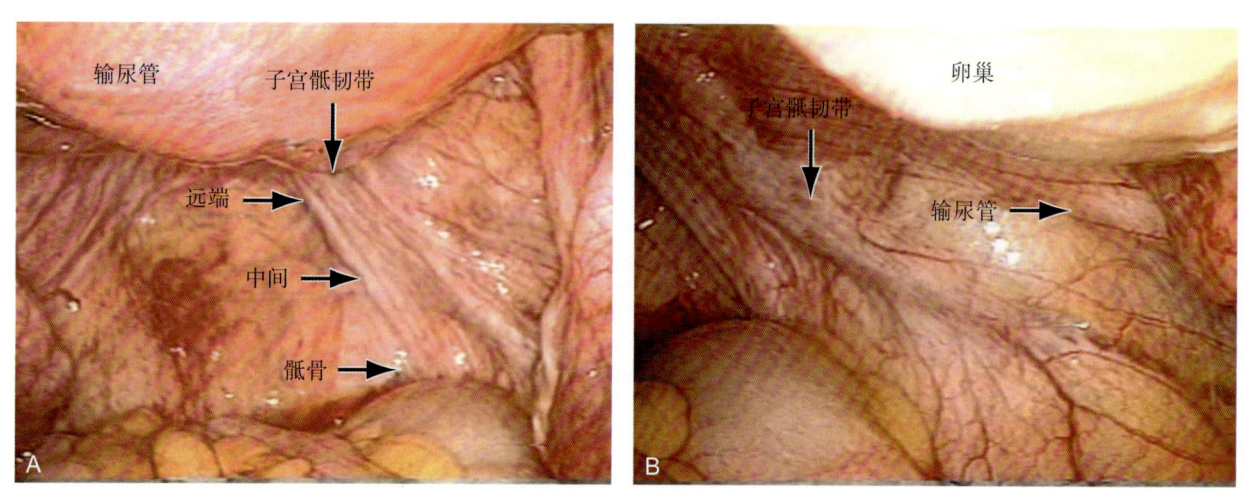

图53-24 腹腔镜下显示子宫骶韧带与其他盆腔器官之间的关系。A. 注意右侧子宫骶韧带的远端、中部及骶骨段；B. 注意子宫骶韧带与右侧输尿管的关系（Compliments of The Cleveland Clinic Foundation.）

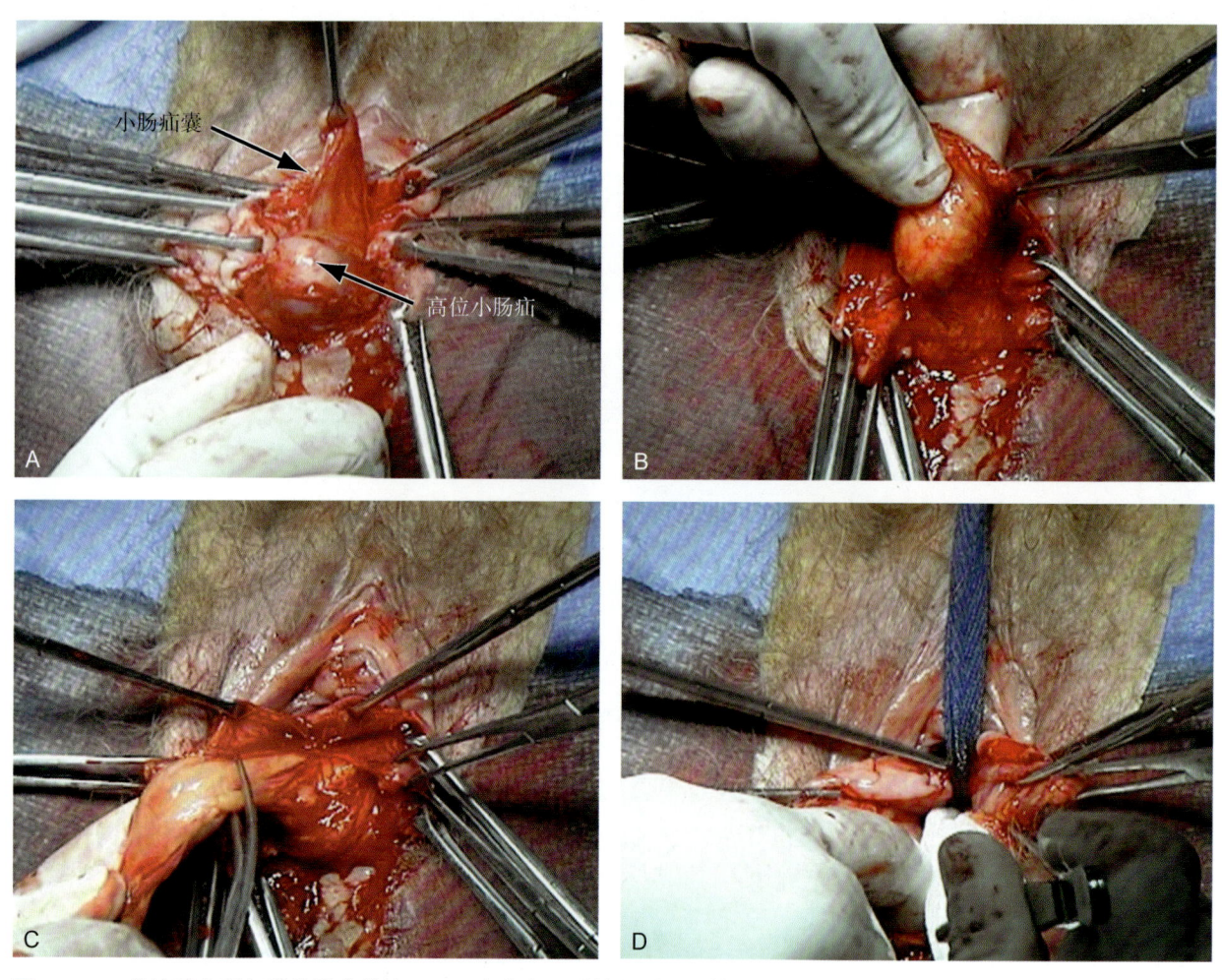

图53-25 传统子宫骶韧带悬吊术的技巧。A. 患者有严重的阴道后壁缺损。可见高位直肠疝和小肠疝。B. 进入小肠疝，触及直肠子宫陷凹，准备切除疝囊。C. 切除腹膜疝囊。D. 用大的尾纱将腹腔内容物上推以显露直肠子宫陷凹

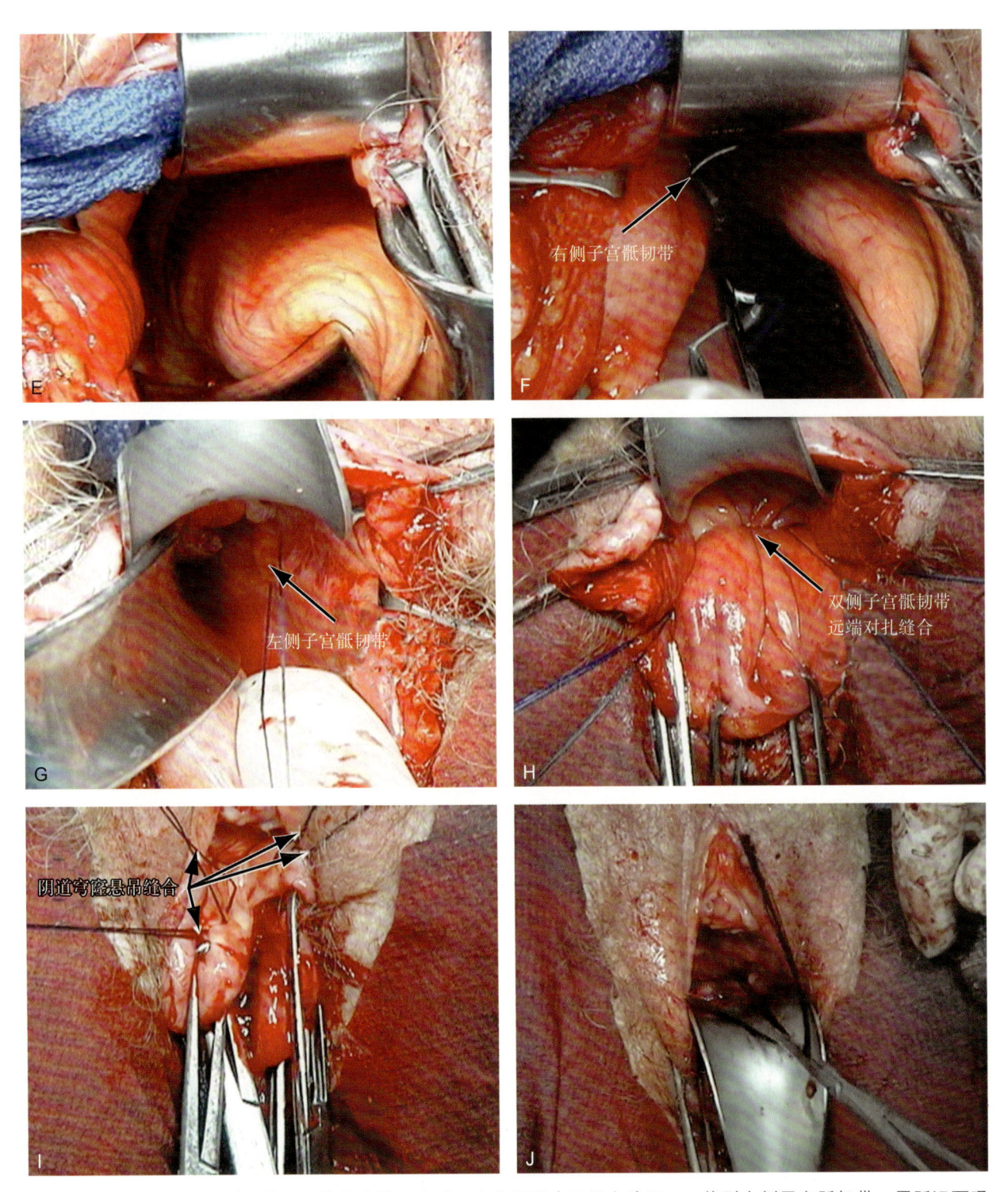

第 53 章 ■ 阴道穹窿脱垂的自体组织修补术   631

图 53-25 续　E. 放置腹腔大拉钩，将纱布推入腹腔，充分显露直肠子宫陷凹。F. 找到右侧子宫骶韧带，用延迟可吸收缝线在坐骨棘水平缝合右侧子宫骶韧带中段。G. 找到左侧子宫骶韧带，用延迟可吸收缝线在坐骨棘水平缝合左侧子宫骶韧带中段。H. 用不可吸收缝线缝合达直肠子宫陷凹远端的中间部位。I. 前述缝过子宫骶韧带的缝线穿过阴道穹窿部全层。关闭阴道，将缝线打结。J. 注意阴道顶端提高至骶骨窝水平，没有明显的阴道轴偏曲

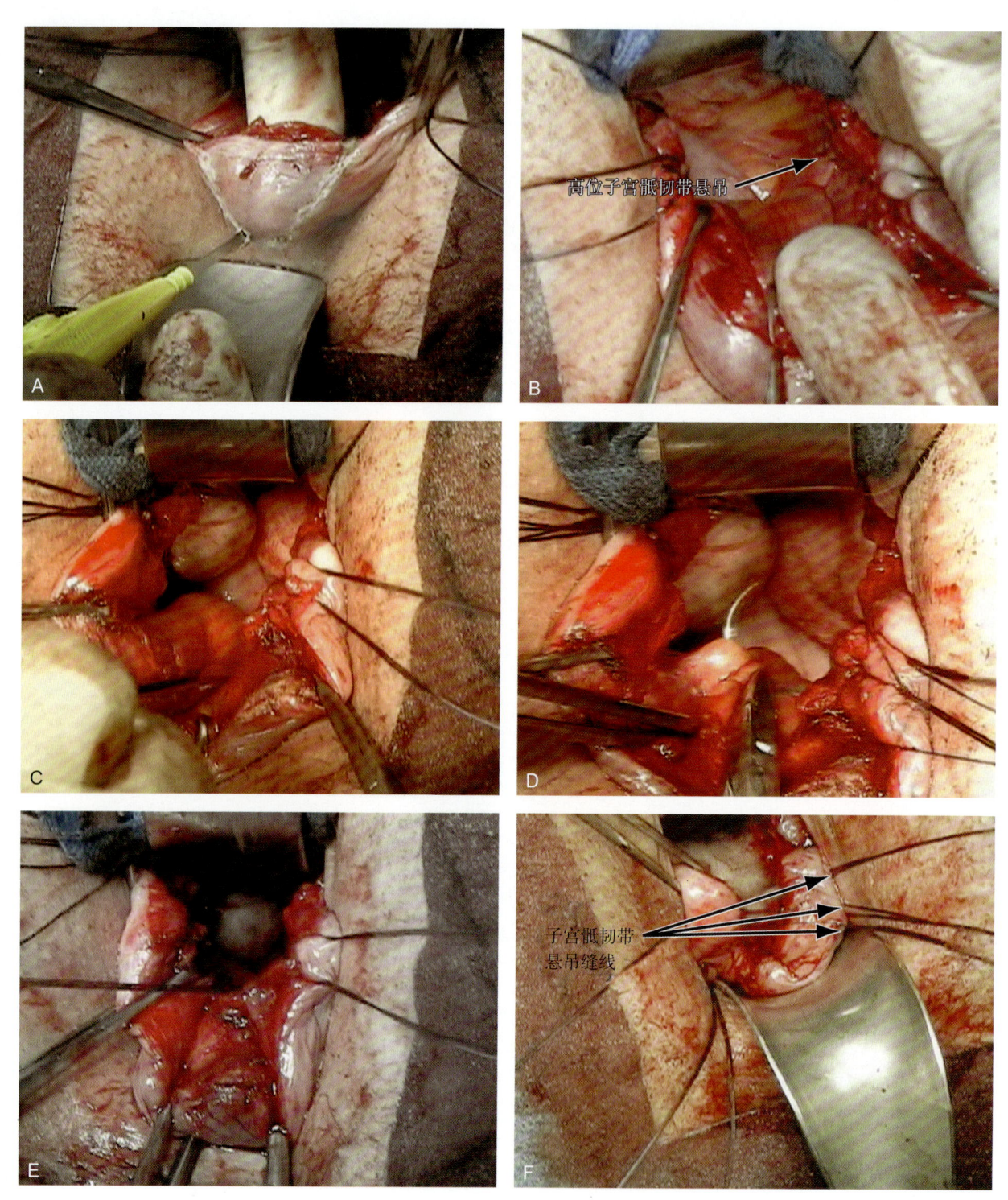

图 53-26　经阴道切除子宫后的阴道顶端高位子宫骶韧带悬吊术的技巧。A. 触及直肠子宫陷凹，切开阴道后壁及腹膜；B. 缝合左侧子宫骶韧带，为延迟可吸收缝线，分别标志；C. 显露直肠子宫陷凹远端，准备缝合中部；D. 不可吸收缝线穿过直肠子宫陷凹准备缝合子宫骶韧带的远端；E. 将缝过子宫骶韧带远端的缝线对扎，为穹窿顶端中点提供支撑；F. 前述缝合高位子宫骶韧带的缝线分别穿过阴道后壁顶端的两侧进入阴道内

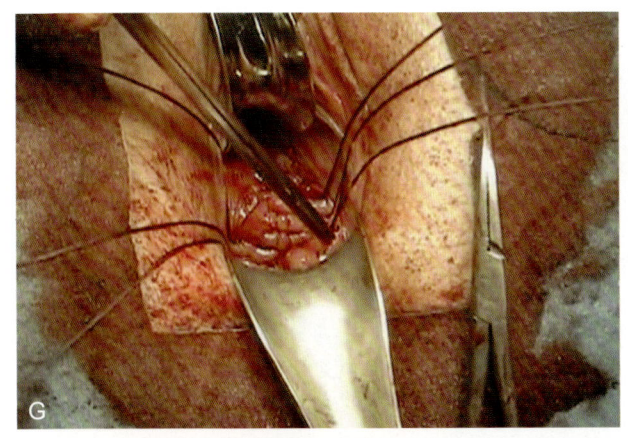

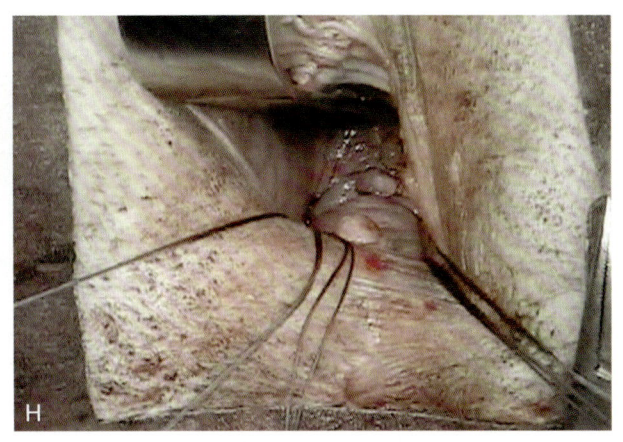

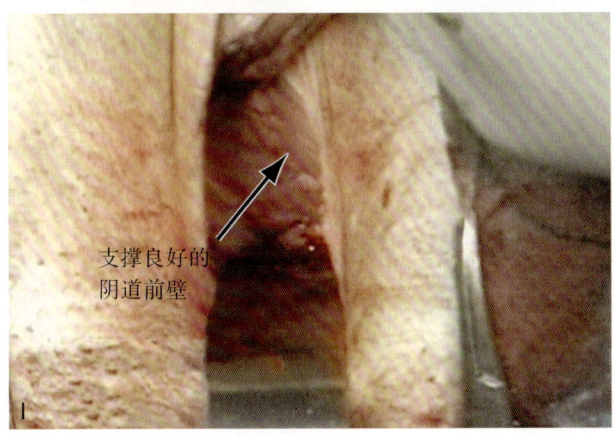

第53章 ■ 阴道穹窿脱垂的自体组织修补术 633

支撑良好的
阴道前壁

图 53-26 续 G.缝合关闭阴道；H.将阴道内缝线打结，注意阴道顶端提升至骶骨窝水平，阴道轴没有明显偏曲；I.注意阴道顶端缝线打结后阴道前壁有良好的支撑

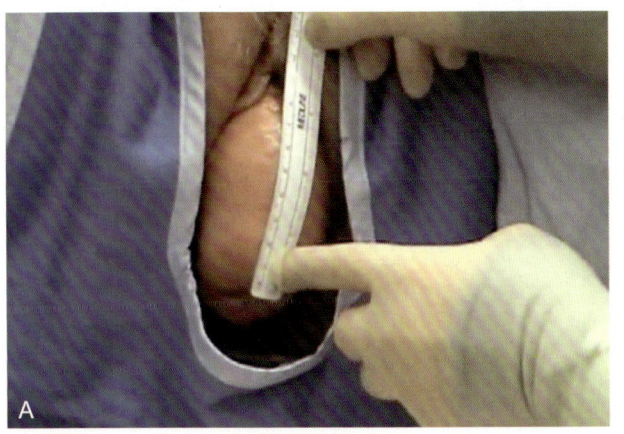

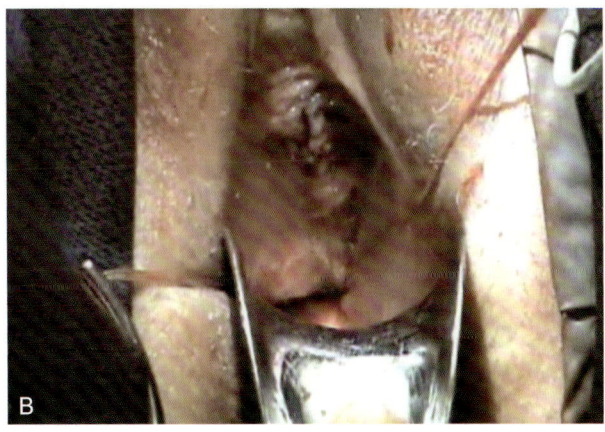

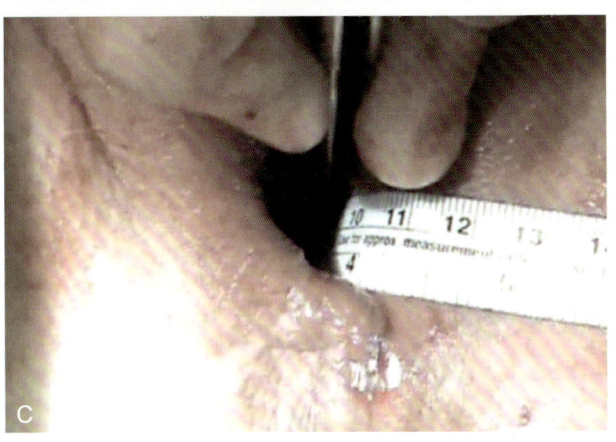

图 53-27 A.一例完全子宫脱垂伴阴道壁脱垂距离阴道口11cm的患者；B.经阴道切除子宫、改良的阴道穹窿高位子宫骶韧带悬吊术后；C.手术完成后阴道长度为11cm

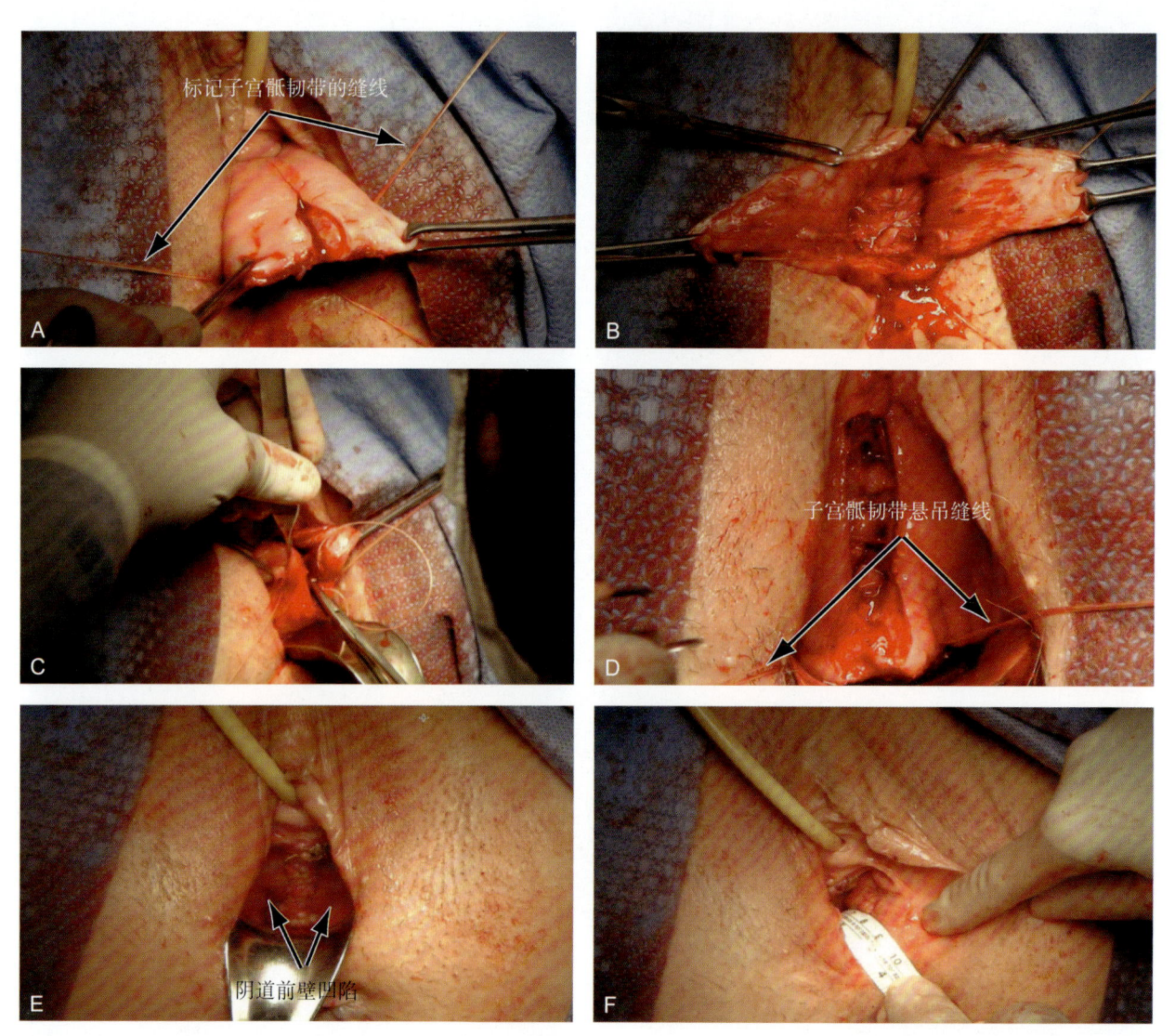

图 53-28 该患者刚接受了子宫切除术以治疗完全子宫脱垂。A. 阴道前壁完全外翻，注意已经标记子宫骶韧带的缝线，通过阴道前壁带出；B. 阴道前壁自体组织修复已经完成；C. 将一对先前放置的子宫骶韧带悬吊缝线穿过阴道前壁近端全层引出，另一对已经穿过阴道后壁全层；D. 阴道已被修剪，注意一对子宫骶韧带悬吊缝线已经穿过阴道前壁；E. 子宫骶韧带悬吊缝线已经结扎，注意对阴道前壁形成良好的支撑，即子宫骶韧带缝线从阴道前壁带出处的凹陷；F. 阴道长度为 9 cm

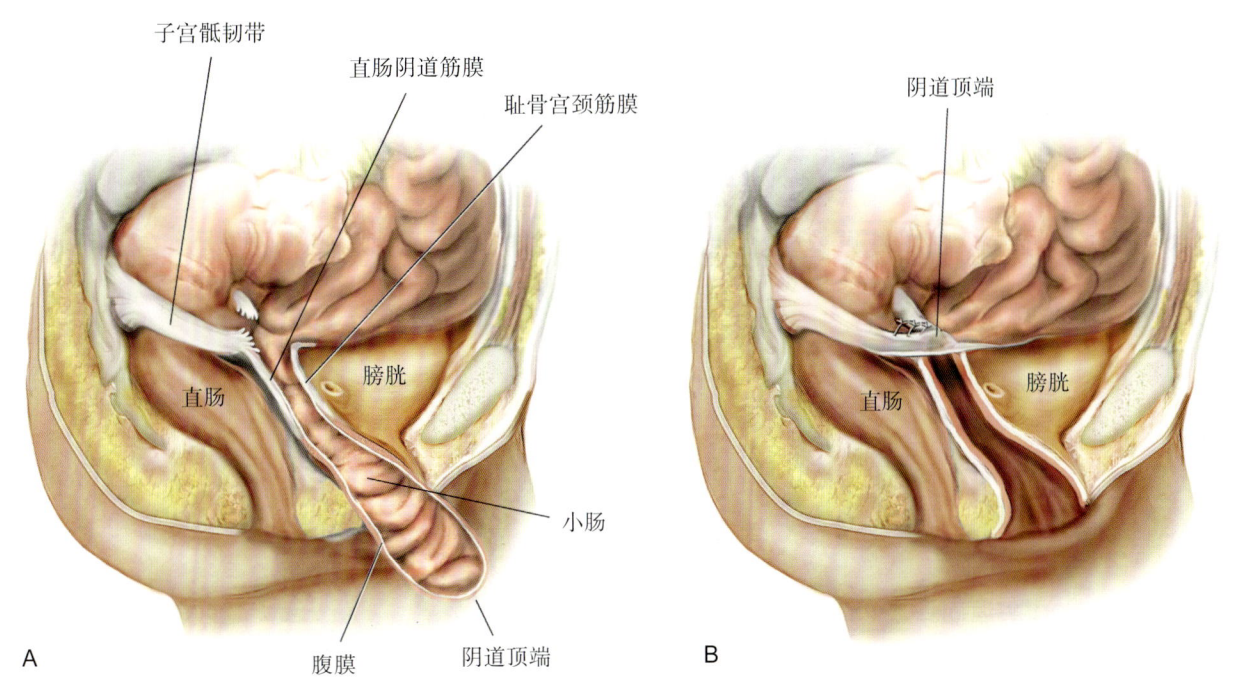

图 53-29　A. 盆腔纵切面显示小肠疝和阴道穹窿脱垂；B. 盆腔横断面：切除小肠疝囊后并将阴道顶端悬吊至子宫骶韧带上方

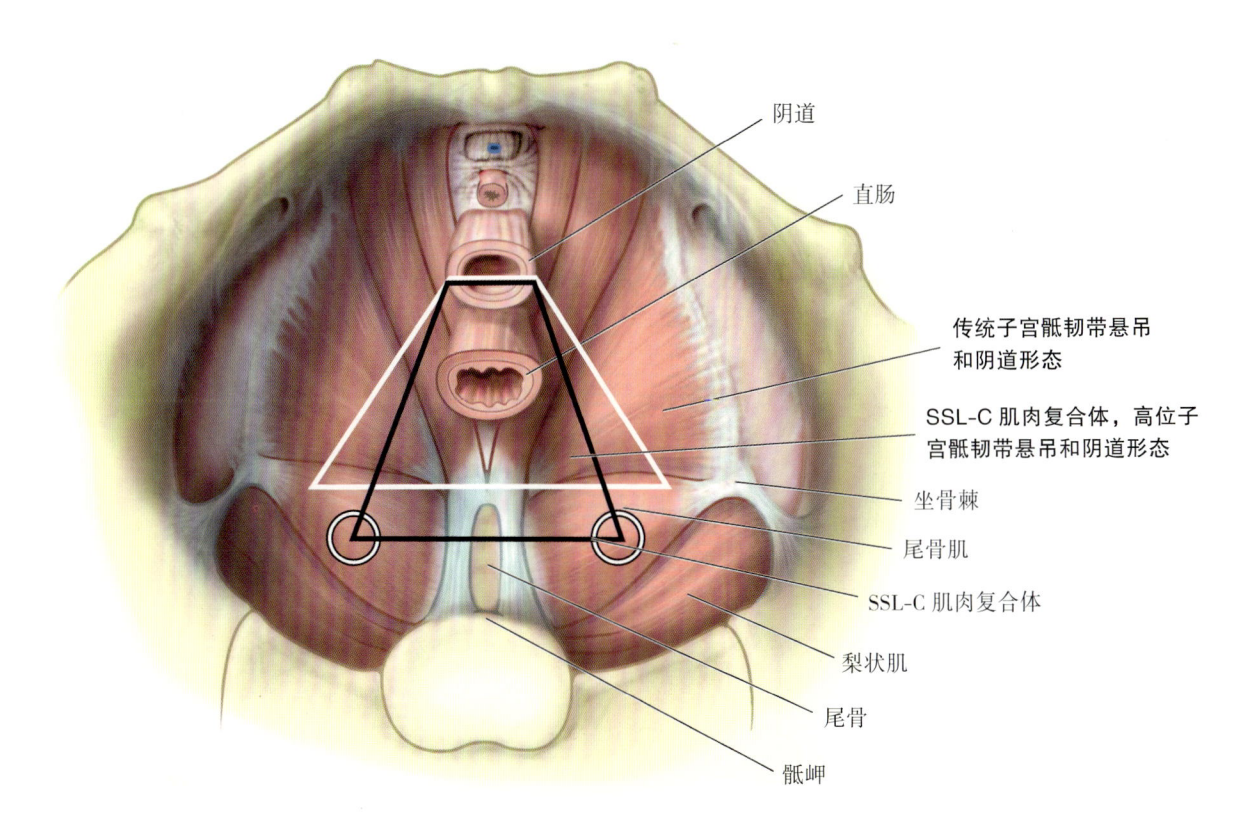

图 53-30　双侧传统子宫骶韧带悬吊（白色梯形）和改良的高位子宫骶韧带悬吊后的阴道形态。SSL-C. 棘上韧带 - 尾骨肌

（程文瑾　译　宋俊洋　孙秀丽　校）

第54章

治疗盆腔器官脱垂的封闭式手术

Mickey M. Karram

封闭式手术

（一）LeFort 阴道闭合术

对于年老体弱或有内科合并症的重度盆底器官脱垂患者，有时阴道闭合术是一个最好的选择。这类手术的优点是操作时间短，手术并发症发生率低，通常可以在局部麻醉下进行。LeFort 部分阴道闭合术适用于保留子宫，但不再有性生活需求的患者。由于保留了子宫，此后子宫出血或子宫颈病变的评估变得困难。因此，术前应行经阴道超声、内膜活检、宫颈细胞涂片检查。最适合此类手术的患者是完全子宫脱垂且阴道前后壁对称外翻的患者（图 54-1）。LeFort 部分阴道闭合术具体步骤如下。

1. 向下牵拉子宫颈以使阴道外翻。在阴道黏膜下注射 0.5% 的利多卡因或布比卡因（马卡因）肾上腺素溶液。如果患者采用的是局部麻醉，还可进行阴部神经阻滞。留置 Foley 导尿管，注射 30 ml 生理盐水以确定膀胱颈位置。

2. 用手术刀或马克笔画出要剥除的阴道前、后壁的范围（图 54-2A）。阴道前壁要剥除的矩形范围从距离子宫颈 2 cm 至尿道外口下 5 cm（图 54-2A）。阴道和子宫颈后壁镜像处理。

3. 钝锐性分离要剥除的阴道壁黏膜。剥除的黏膜要尽可能薄，将尽量多的筋膜留在膀胱和直肠前。两侧要保留足够的阴道黏膜以便形成通道引流子宫颈分泌物或血液（图 54-2A 和 C）。笔者认为，如果担心术后压力性尿失禁的发生，手术同时可以行膀胱颈下方筋膜加固或是尿道中段放置合成吊带。切除阴道后壁时应避免进入腹膜。如果不小心进入腹膜，需要用延迟可吸收缝线间断缝合。采用电凝止血法。要确切止血以防术后阴道内血肿形成。

4. 用延迟可吸收缝线间断缝合阴道前壁切缘和相对应的阴道后壁切缘（图 54-2C）。将线结保留在重建的两侧的阴道通道内（图 54-2C）。随着缝合将子宫及阴道顶端向内推入。当全部阴道已回纳，将阴道前后壁的切缘水平缝合（图 54-2D~F）。

5. 通常会行会阴修补术及肛提肌远端成形术来增加后部肛提肌的强度及缩小阴裂（图 54-3）。术后患者尽早活动，但至少术后 6 周内要避免提重物等，以防脱垂复发及二次手术。

（二）阴道切除术及阴道闭合术

对于子宫切除后阴道穹窿脱垂拟行阴道闭合术的患者，阴道切除术及全阴道闭合术是最佳选择。此术式的适应证是穹窿脱垂需要手术时间短且没有性生活要求的患者。此术式也可在局部麻醉下施行。手术是通过从下面的阴道或盆腔内筋膜完全切除阴道黏膜来进行的。无须进入腹膜腔内。以延迟可吸收缝线做一系列的荷包缝合，逐渐将阴道肌层及筋膜回纳（图 54-4 和图 54-5）。与 LeFort 术式相似，全阴道切除术一般也同时行膀胱颈加固、会阴修补术及肛提肌加固。

LeFort 部分阴道闭锁术或阴道闭锁术后脱垂复发较罕见。如果脱垂在部分阴道闭锁术后复发，一定要鉴别是子宫脱垂复发还是阴道闭锁远端发生的脱垂。如果脱垂发生在阴道全闭锁术后，通常为小肠疝。发生这种情况时，需要在小肠疝的近端打开腹膜，将小肠送回腹腔，并高位关闭疝囊（图 54-6）。

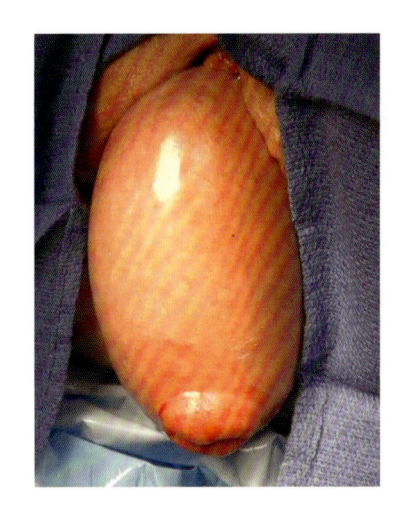

第 54 章 ■ 治疗盆腔器官脱垂的封闭式手术　637

图 54-1　完全子宫脱垂和阴道前后壁对称外翻（经允许引自：Karram MM, Maher CF: Surgical Management of Pelvic Organ Prolapse: Female Pelvic Surgery Video Atlas Series. Philadelphia, Saunders, 2012.）

A

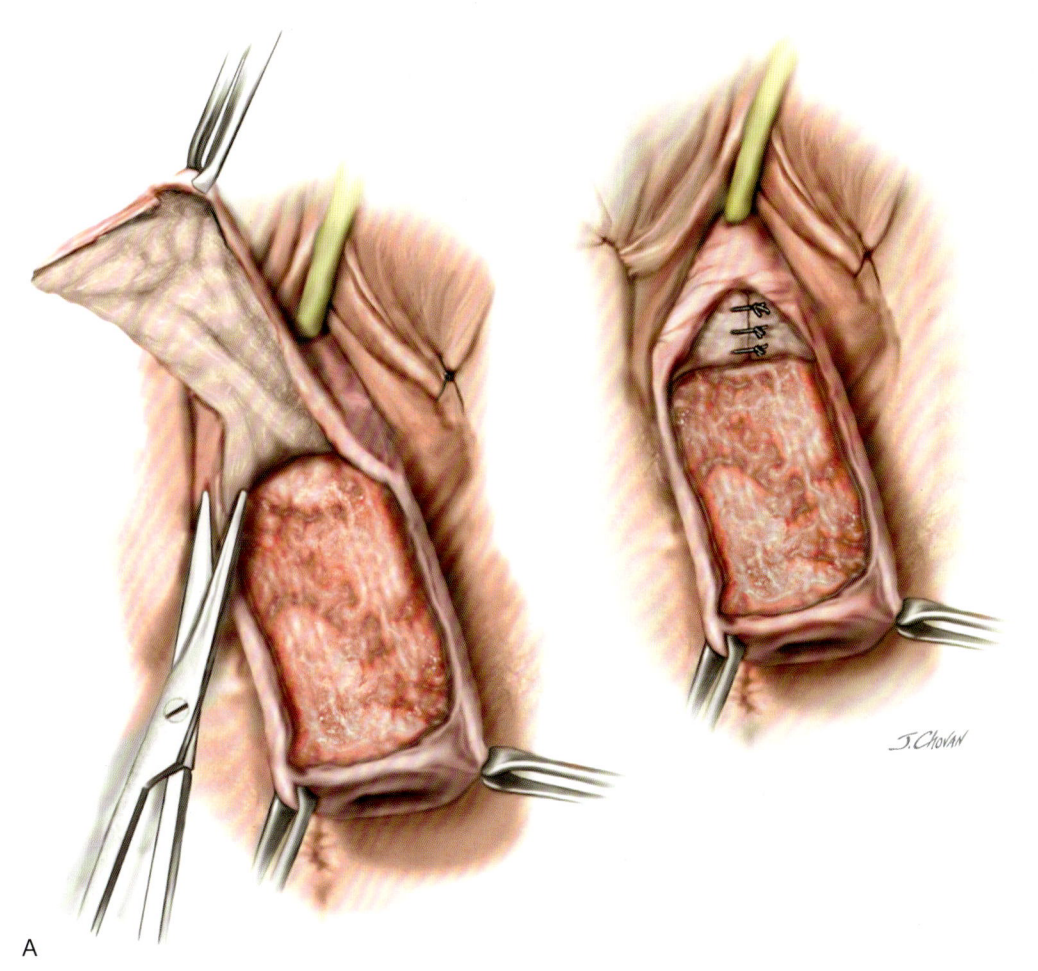

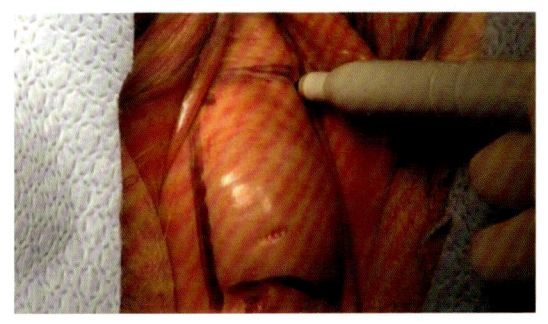

图 54-2　LeFort 部分阴道闭合术。A. 切除一矩形阴道前壁黏膜。注意插图所示，两侧的分离达尿道远端水平，进行 Kelly-Kennedy 缝合，希望能为膀胱颈提供预防性支撑，从而防止隐匿性或潜在的压力性尿失禁

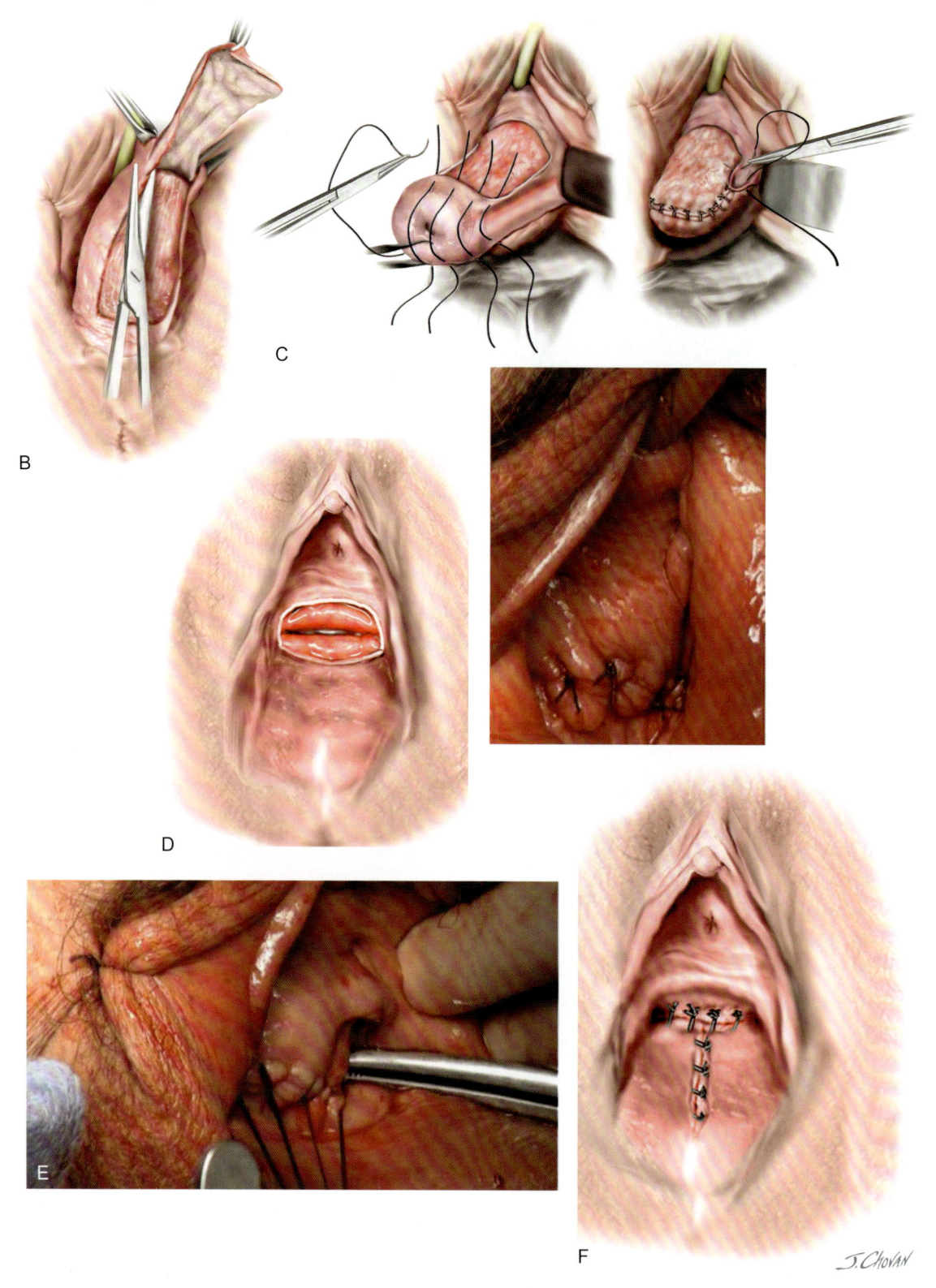

图 54-2 续 B. 切除一块类似矩形的阴道后壁黏膜，部分阴道后壁通常紧邻肠疝，除非有必要，尽量避免进入腹膜腔；C. 子宫颈水平阴道前壁切缘，用 2-0 延迟可吸收缝线间断缝合阴道后壁远端切缘（插图），当子宫颈内翻进去后，间断缝合两侧的阴道前后壁切缘；D. 翻转整个阴道，将矩形的上下切缘水平缝合，从而完全闭合阴道的中间部分（插图）；E. 引流通道留在阴道的两侧，以促进任何宫颈分泌物排出；F. 肛提肌成形术通常用于增加后部盆底肌肉支持，并缩小阴道口（经允许引自：Walters MD, Karram MM: Urogynecology and Reconstructive Pelvic Surgery, 4th ed. Philadelphia, Saunders, 2014.）

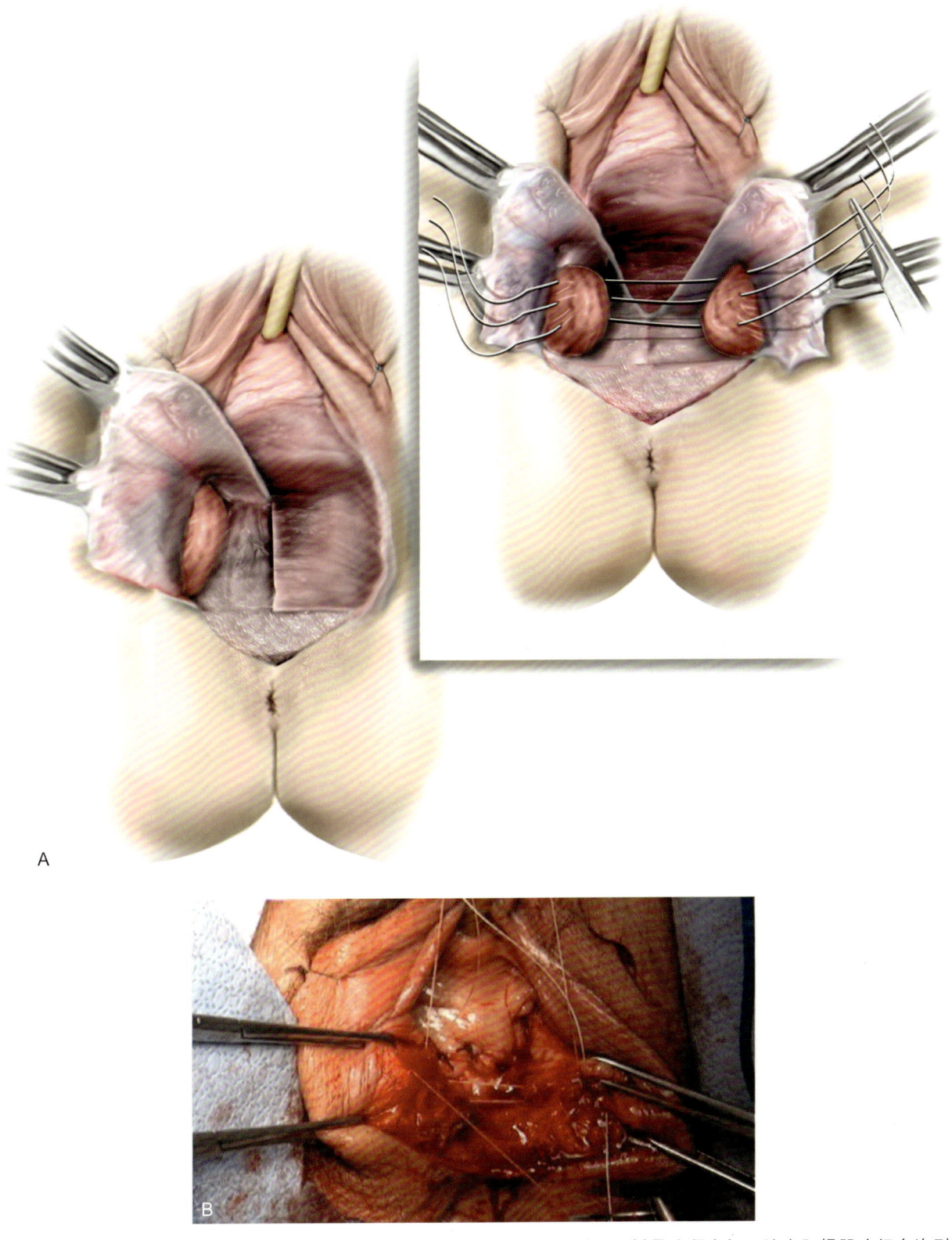

第 54 章 ■ 治疗盆腔器官脱垂的封闭式手术　639

图 54-3　A. 向两侧分离到肛提肌。折叠法顺序加固缝合肛提肌（插图）。B. 折叠法顺序加固缝合肛提肌（经允许引自：Karram MM, Maher CF: Surgical Management of Pelvic Organ Prolapse: Female Pelvic Surgery Video Atlas Series. Philadelphia, Saunders, 2012.）

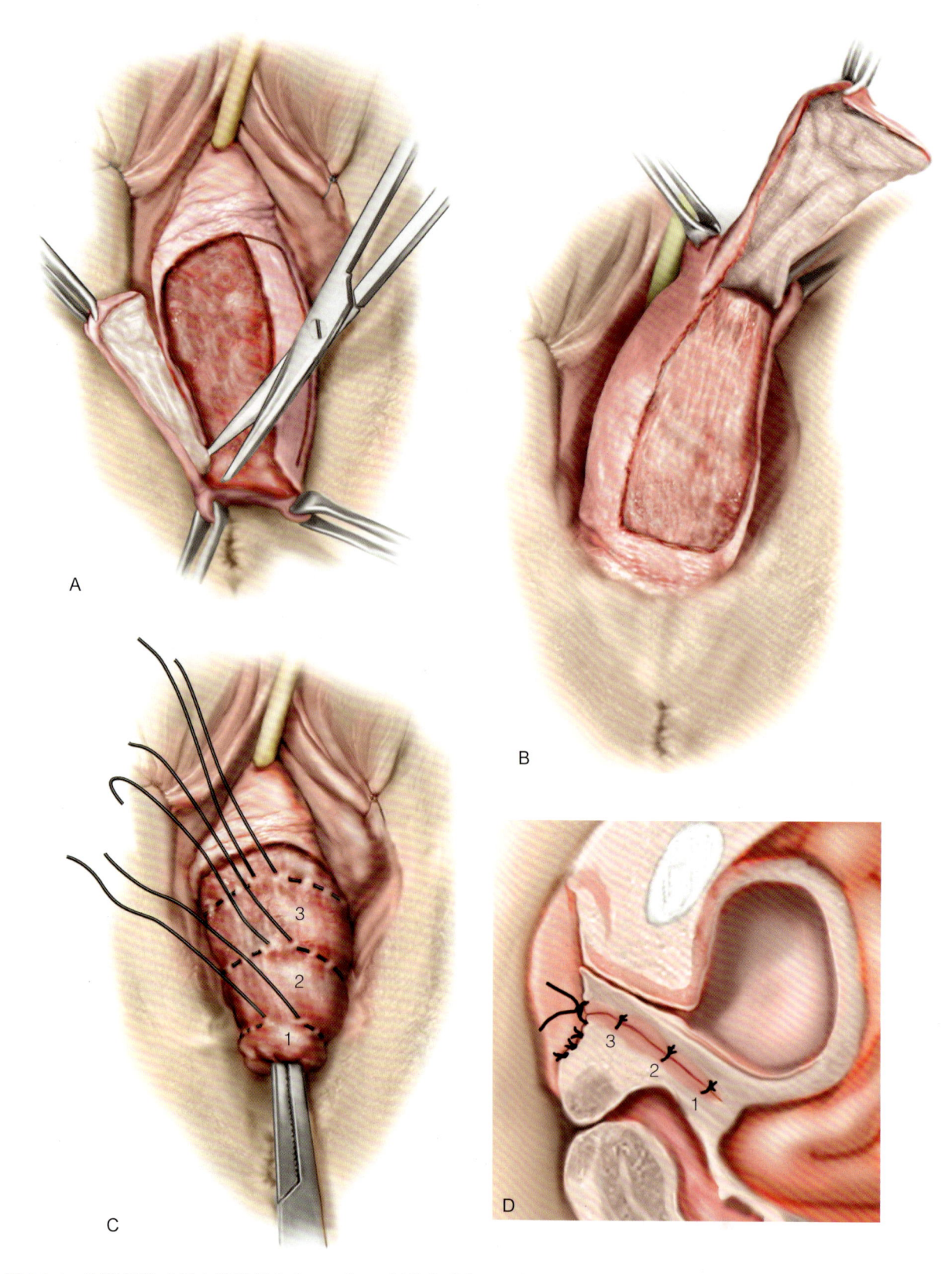

图 54-4　阴道切除术及全阴道闭合术。A 和 B. 沿处女膜缘环形切开阴道黏膜并分 4 个象限标记阴道黏膜。锐性分离切除每个象限内的阴道黏膜。C. 应用延迟可吸收缝线荷包缝合。用钳子尖端将脱垂最远端还纳。依次（1、2、3）将荷包缝线打结。每次结扎前先将外翻的远端还纳。D. 缝合完成后的解剖横断面。通常同时行会阴体成形术（经允许引自：Walters MD, Karram MM: Urogynecology and Reconstructive Pelvic Surgery, 4th ed. Philadelphia, Saunders, 2014.）

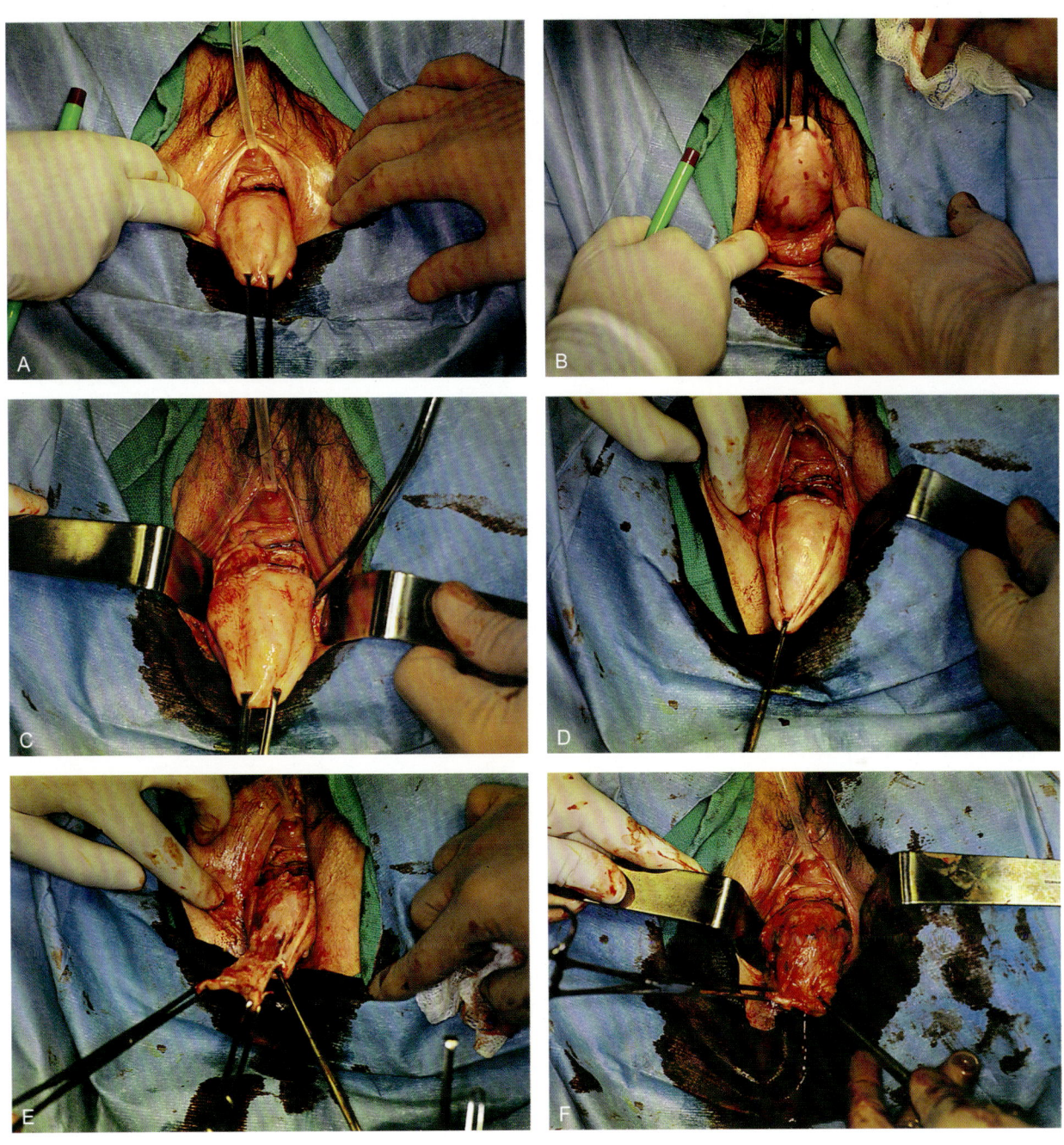

第 54 章 ■ 治疗盆腔器官脱垂的封闭式手术   641

图 54-5　A. 用记号笔标记脱垂的底部；B. 显示阴道后壁切除的水平；C. 在靠近处女膜缘水平切开脱垂的阴道黏膜；D. 切开阴道黏膜，准备切除第一象限的阴道黏膜；E. 将第一个象限的阴道黏膜锐性切除；F. 剩余部分的阴道黏膜依次切除

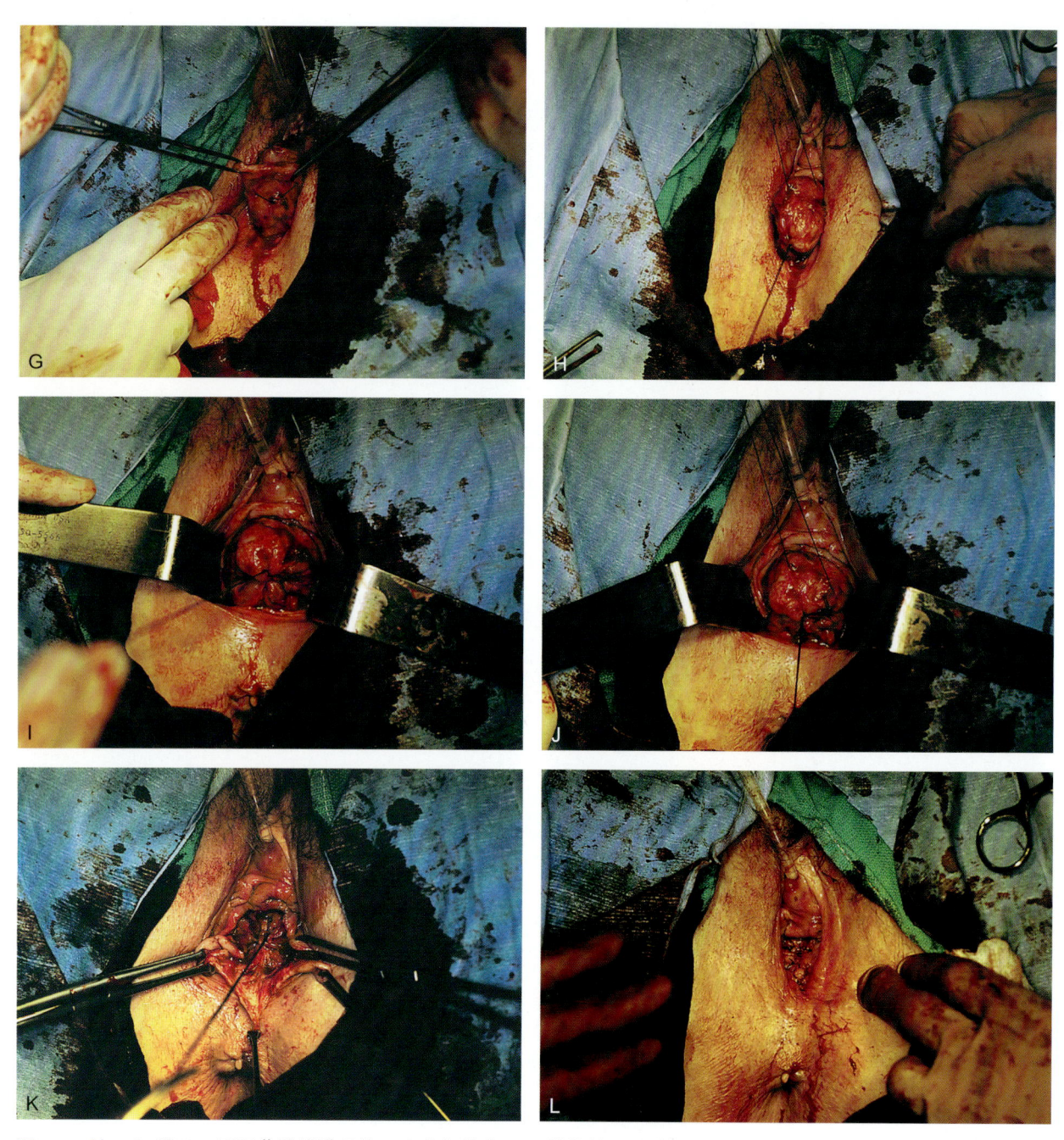

图 54-5 续 G. 用 2-0 可吸收缝线进行第 1 个荷包缝合；H. 结扎第 1 个荷包缝线，进行第 2 个荷包缝合；I. 结扎第 2 个荷包缝线；J. 行第 3 个荷包缝合；K. 结扎第 3 个荷包缝线；L. 关闭阴道黏膜，手术完成

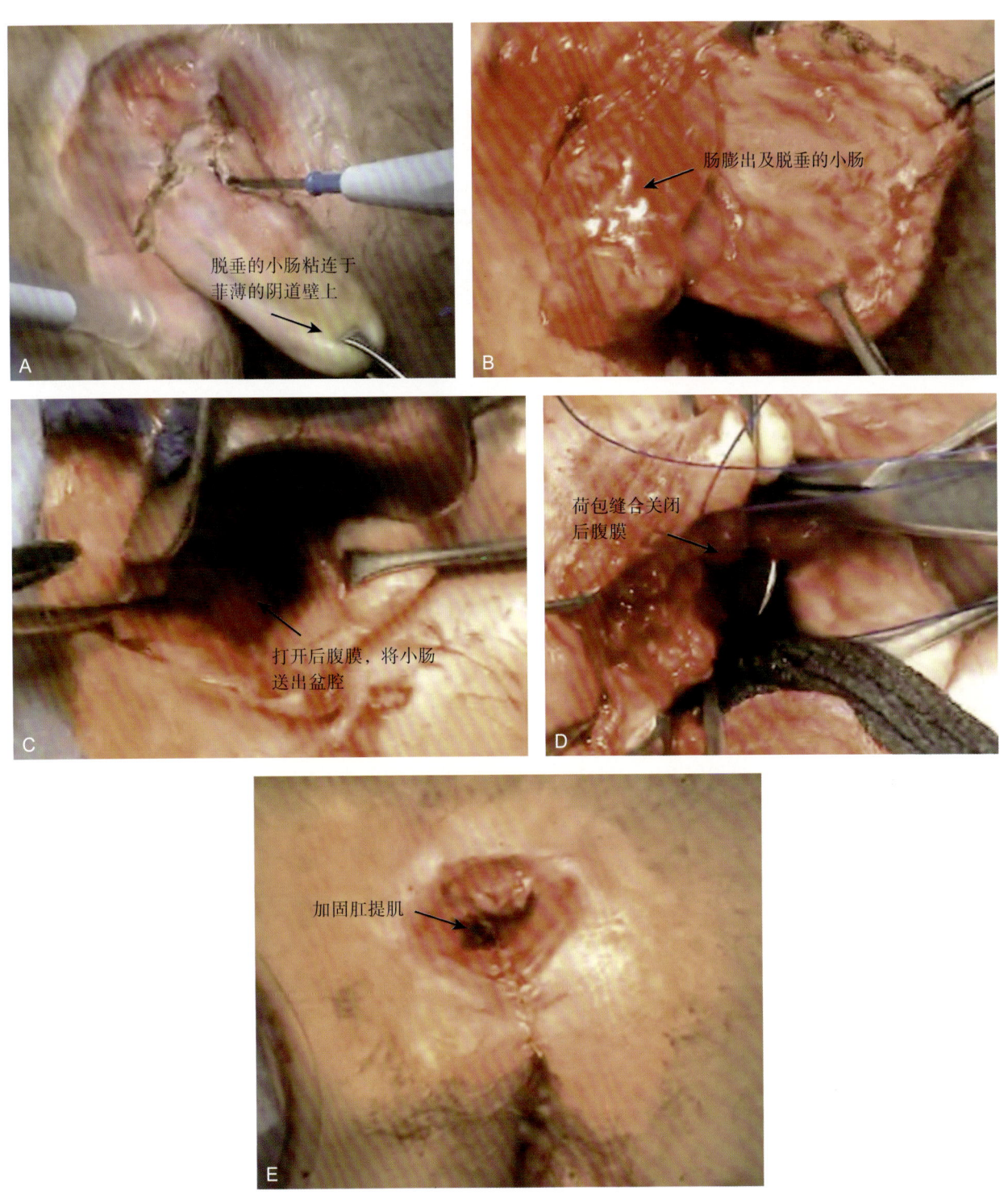

第 54 章 ■ 治疗盆腔器官脱垂的封闭式手术　643

图 54-6　阴道切除术及阴道闭锁手术后的复发性脱垂。A. 发生在阴道顶端的小肠疝，小肠粘连在阴道壁上；B. 将阴道顶端打开，锐性分离阴道壁与腹膜及脱垂段的小肠的粘连；C. 打开腹膜，将小肠还纳至盆腔上方；D. 多层荷包缝合以高位关闭疝囊；E. 切除多余的阴道壁，关闭阴道，并进行肛提肌加固

（程文瑾　译　李晓伟　孙秀丽　校）

第55章

用于纠正压力性尿失禁的尿道中段合成吊带手术

Mickey M. Karram

在1996年，Ulmsten等首次介绍了尿道中段悬吊，并将其命名为无张力吊带（TVT）。该术式引入了将合成材料（聚丙烯）以无张力的状态放置在尿道中段的概念。该项技术因易于学习、阴道切口较小且门诊局部麻醉即可完成的三大优点而迅速得到推广。现在有数项研究将TVT与更传统术式，如Burch阴道悬吊术和自体耻骨阴道吊带相比较，结果显示，二者治愈率相同，但TVT手术并发症发生率低于后者。最初的TVT尿道中段吊带的成功促使许多其他耻骨后尿道中段吊带术的发展（表55-1）。

Delorme首次描述了经闭孔的尿道中段吊带。该项手术的开发是为了减少耻骨后合成尿道中段吊带盲穿所造成的膀胱穿孔和肠管及大血管损伤的风险，随后的研究表明，对于因尿道过度活动症造成原发性压力性尿失禁的患者，经闭孔的尿道中段吊带与耻骨后尿道中段合成吊带同样有效。表55-2列举了市售的经闭孔和尿道的吊带套盒。

最近，已经有了单切口的尿道中段吊带的报道。这种最新款的聚丙烯吊带只需要在阴道上做一个切口，因为此吊带无须穿出点切口。表55-3列举了市售的单切口吊带。本章讨论了放置各种尿道中段合成吊带的解剖，以及现今推荐的手术方式。也讨论了如何更好地管理人工合成尿道中段吊带术后的尿潴留和（或）排尿异常。

一、耻骨后人工合成尿道中段吊带

无张力阴道吊带术（TVT）是第1种耻骨后尿道中段悬吊术。该门诊术式旨在通过特殊设计的连针合成吊带来修复耻骨尿道韧带及尿道下方的阴道吊床。合成吊带由聚丙烯制成，宽1cm，长

表55-1 市售的耻骨后尿道中段吊带包

吊带	厂家	路径
TVT, TVT Exact	Ethicon, Somerville, N.J.	从下到上
SUPRIS	Coloplast, Minneapolis, Minn.	从上到下
Lynx suprapubic	Boston Scientific, Marlborough, Mass.	从上到下
Advantage	Boston Scientific	从下到上
DESARA; Retropubic	CALDERA Medical, Agora Hills, Calif.	从下到上和从上到下

TVT, Tension-free vaginal tape（经阴道无张力吊带）

40 cm。该吊带与两个不锈钢的穿刺针相连，它们分别自尿道侧方盲穿至耻骨后间隙，自预先标记好的耻骨上方穿刺点穿出。图 55-1 显示了最初的 TVT。因为此类吊带需要穿刺针盲穿通过耻骨后间隙，这就需要术者对耻骨后区域的解剖有非常清晰的理解，才能避免潜在的损伤（图 55-2~图 55-5）。除了可能损伤尿道和膀胱外，该手术还可能损伤重要的血管，包括穿出骨盆的闭孔神经血管束及髂外血管（图 55-2~图 55-5）。少数情况下，如果套管针从耻骨后部向头侧移位时，或由于既往手术或感染造成小肠粘连于盆腔下部时，则可能会损伤小肠或感染（图 55-6）。

耻骨后人工合成吊带可通过以下两种方式放置，一种是套管针自阴道切口穿入至耻骨上穿出（从下到上），或从耻骨上方切口穿入至阴道穿出（从上到下）。

表 55-2　市售的经闭孔尿道中段吊带套盒

吊带	厂家	路径
TVT-O	Gynecare, Somerville, N.J.	由内至外
TVT-Abbrevo	Gynecare	由内至外
DESARA-TOT	CALDERA Medical, Agora Hills, Calif.	从内向外或从外向内
Obtryx	Boston Scientific, Marlborough, Mass.	从外至内
Aris	Coloplast, Minneapolis, MinN.	从外至内

TVT, tension-free vaginal tape（经阴道无张力吊带）
经允许引自：Walters MD, Karram MM: Urogynecology and Reconstructive Pelvic Surgery, 4th ed. Philadel-phia, Elsevier, 2014.

表 55-3　市售的单切口尿道中段吊带套盒

吊带	厂家
Solyx	Boston Scientific, Marlborough, Mass.
Altis	Coloplast, Minneapolis, Minn.
DESARA SIS	CALDERA Medical, Agora Hills, Calif.

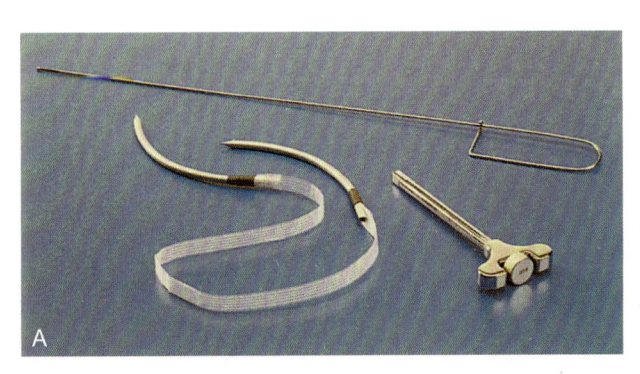

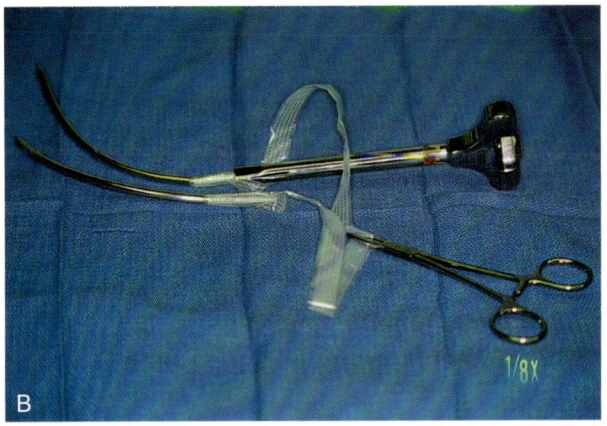

图 55-1　A. 无张力阴道吊带（TVT）装置，包括（从图顶顺时针）Foley 尿管导丝、导引器，以及特殊设计的连接在合成尿道吊带的穿刺针；B. 需要将穿刺针安装在导引器上，已将止血钳钳夹在交叠的塑料鞘上

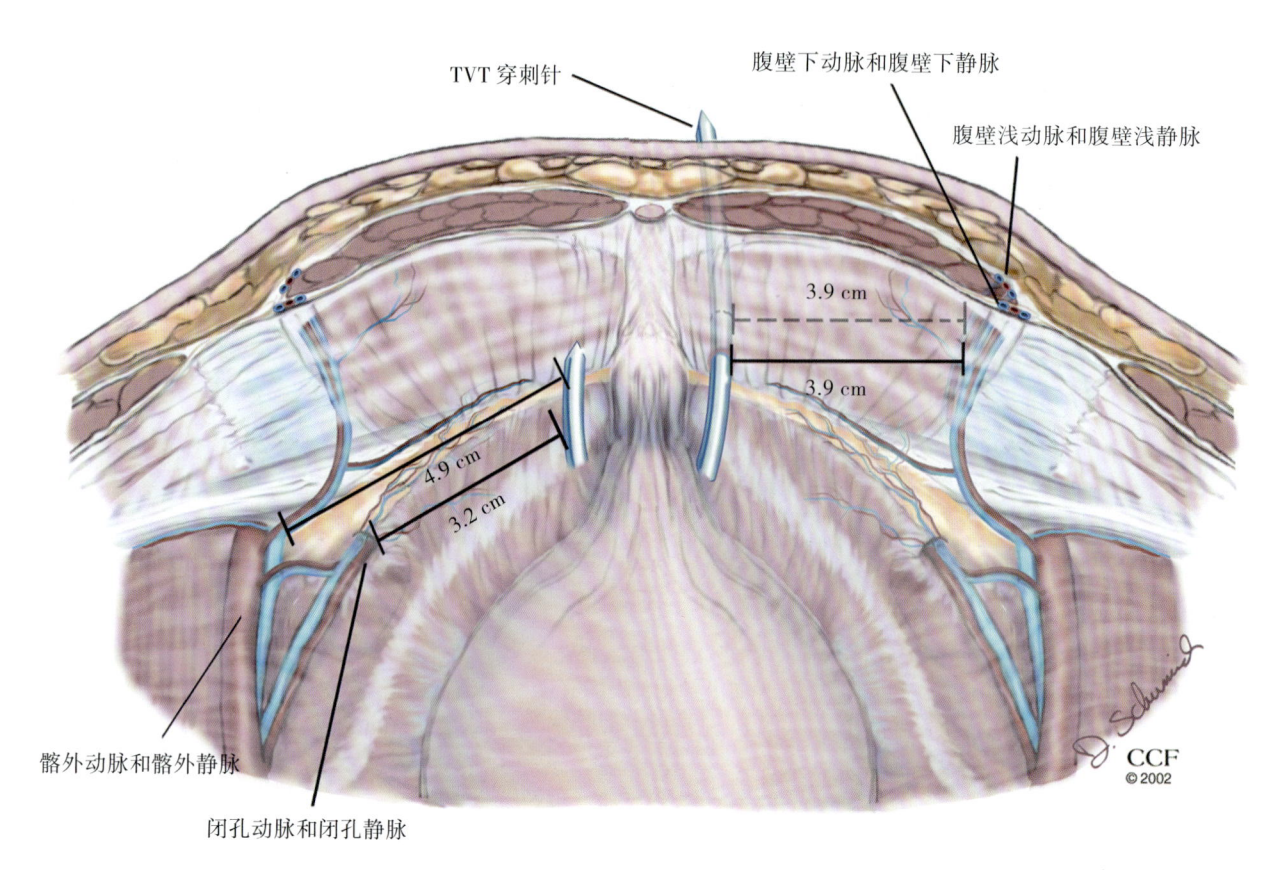

图 55-2 经阴道无张力吊带（TVT）穿刺针与前腹壁血管和耻骨后间隙的解剖关系。数字表示 TVT 穿刺针外侧与血管内缘的平均距离（图片源自：Cleveland Clinic，已经许可）

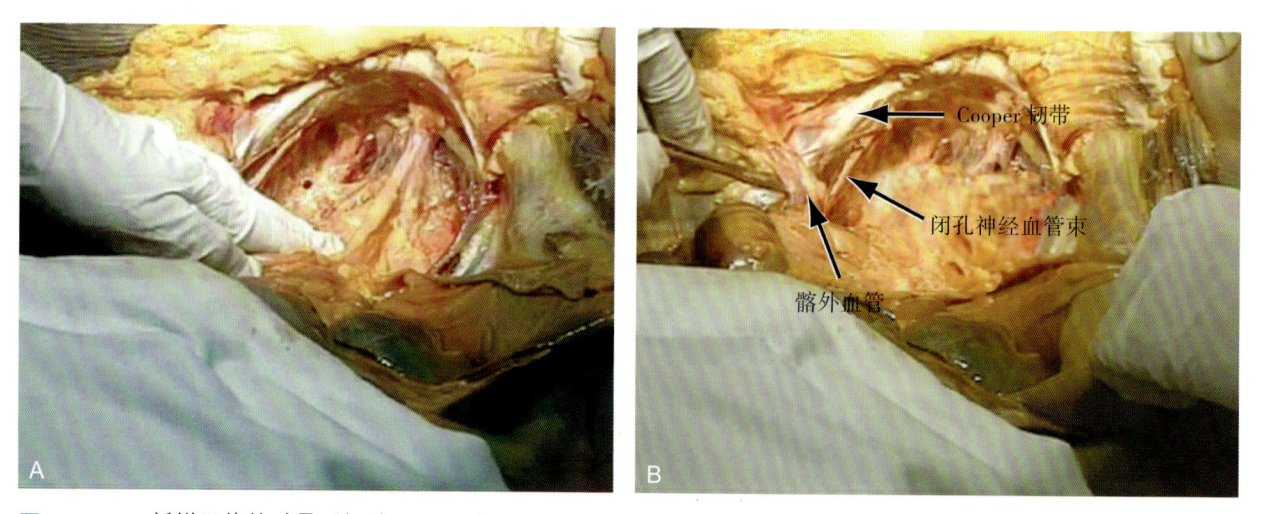

图 55-3 A. 新鲜尸体的耻骨后间隙；B. 图中标记了 Cooper 韧带、闭孔神经血管束自闭孔穿出盆腔的位置，以及髂外血管自腹股沟韧带下方穿出盆腔的位置

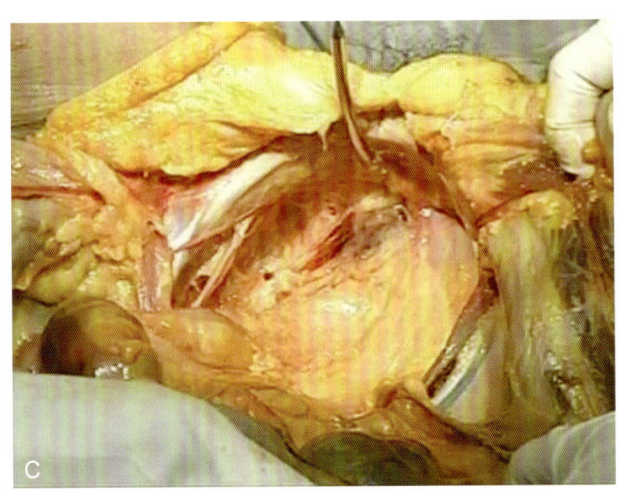

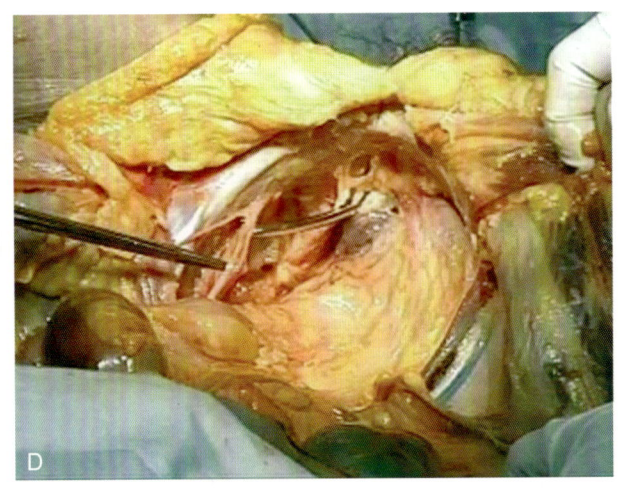

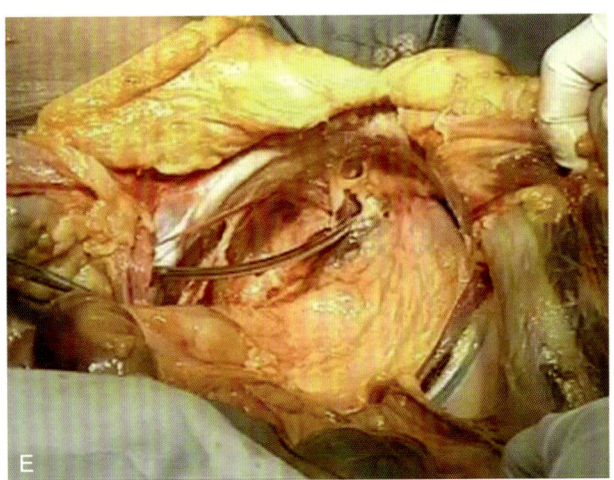

第 55 章 ■ 用于纠正压力性尿失禁的尿道中段合成吊带手术 647

图 55-3 续 C. TVT 穿刺针以恰当的方式从标本左侧穿出；D. TVT 穿刺针特意沿头侧继续，可见它很容易碰触到位于耻骨后间隙的闭孔神经血管束；E.TVT 穿刺针刻意沿此方向继续，可见它可能碰触到髂外血管

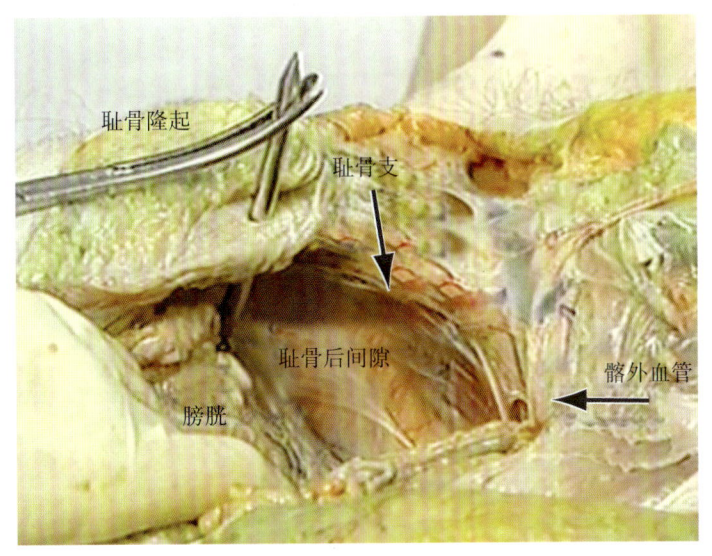

图 55-4 固定后尸体的耻骨后解剖，图中标记了 TVT 穿刺右侧的适宜路径，以及耻骨后间隙的其他正常的解剖结构

648　第三篇 ■ 第十一部分 ■ 阴道手术

闭孔神经血管束

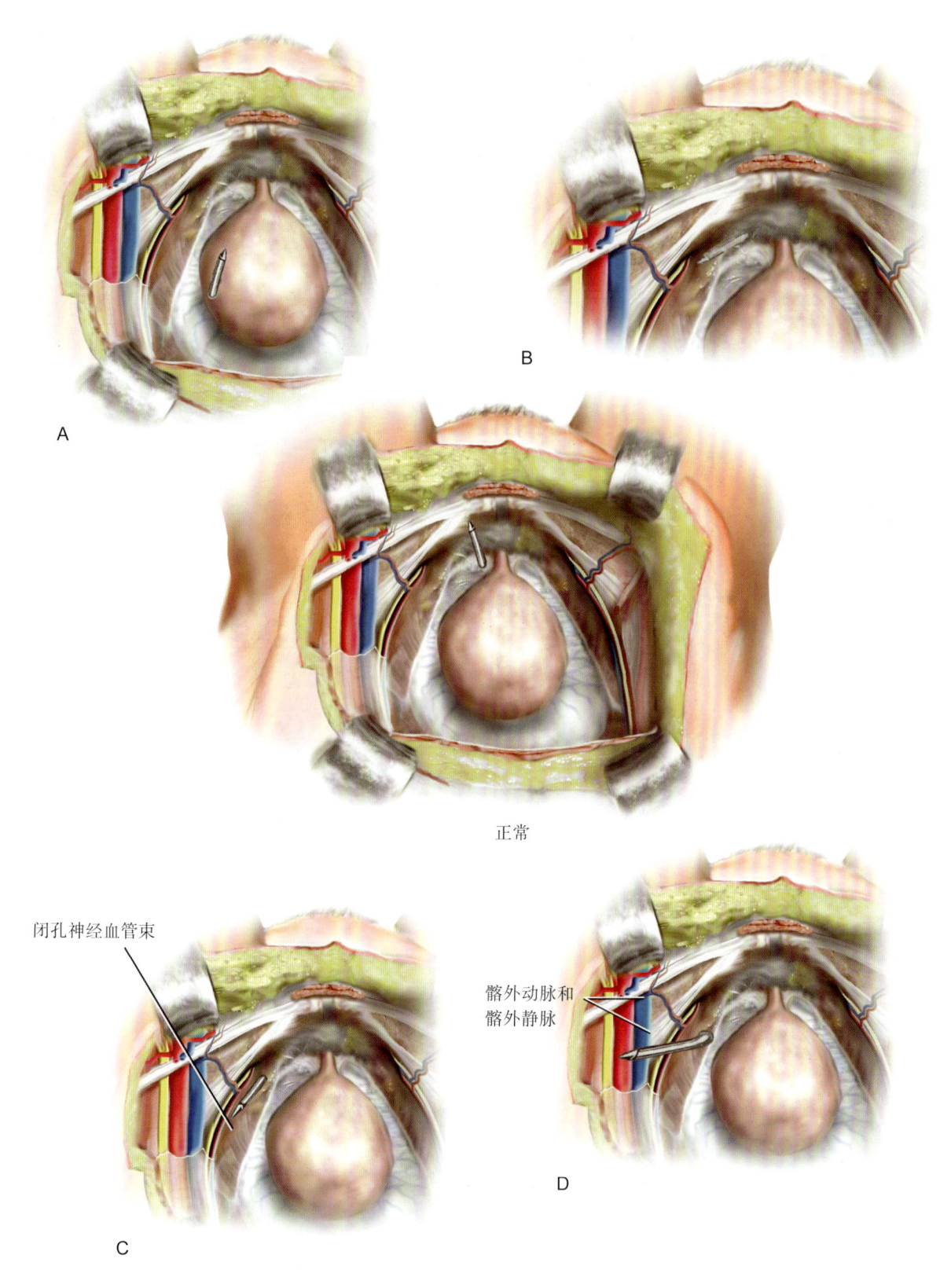

髂外动脉和
髂外静脉

正常

图 55-5　经阴道耻骨后无张力吊带穿刺针的适宜安全穿刺路径（中央图示）。A. 穿刺针自耻骨后向头侧移位是膀胱穿孔的最常见原因；B. 手柄外旋将先导致穿刺针尖端穿过闭孔内肌，并可能损伤骨盆侧壁的变异血管；C. 手柄继续外旋同时穿刺针尖端向头侧移位可能导致闭孔神经血管束或（D）髂外血管损伤

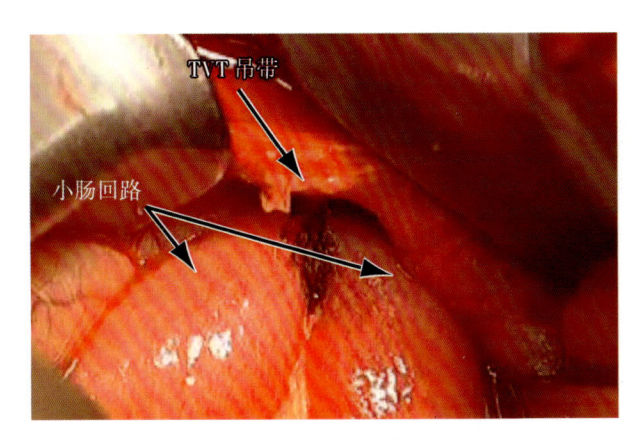

图 55-6 照片显示 TVT 自肠袢穿过

（一）手术步骤：从下到上

1. 麻醉和术前准备。笔者更喜欢使用全身麻醉，一些术者则更喜欢使用静脉镇静加局部麻醉，这样可以在术中进行咳嗽诱发试验以确保吊带合适的张力。因为 50% 的病例是与脱垂修复一块完成的，所以术者必须学会如何在全身麻醉下调整张力。术前通常使用单剂量的头孢菌素。术前需确保患者没有菌尿。笔者通常会在分离阴道之前标记出耻骨上切口的位置（图 55-7）。

2. 分离阴道。阴道前壁需要使用利多卡因和肾上腺素进行水分离，目的是使尿道中段和远段水平的阴道前壁完全变白。用手术刀片从尿道外口正下方开始，直到尿道中段水平取一切口。用深部组织剪即 Metzenbaum 剪自尿道后方锐性分离阴道壁，形成至耻骨下支的小隧道。需要锐性分离的原因是，在此水平（尿道中远段）阴道前壁和尿道后方组织是融合的（图 55-8）。一些医师更喜欢在使用硬膜外穿刺针穿过套管针之前进行穿刺路径水分离，并且在耻骨上方沿耻骨后方进行水分离。

3. 套管针穿刺路径。将导丝置入留置的 Foley 尿管，从而使尿道和膀胱颈在穿刺时远离插入的套管针。将套管针尖端插入事先在尿道两侧分离出来的隧道里，并前进至耻骨的下方。非优势手的示指放入阴道前穹隆，针尖应夹在该示指与耻骨下支下表面之间。将针尖小心穿过盆筋膜进入耻骨后间隙。当有穿过盆筋膜的突破感后针尖到达耻骨后间隙时，将套管针的手柄下压，并且紧贴耻骨后方走行。继而能感受到腹直肌和腹壁前筋膜带来的阻力。将针穿过这些结构，最终由已事先标记的耻骨上切口穿出（图 55-9）。

4. 膀胱镜检查。保持穿刺针在位，使用 30° 或 70° 镜头行膀胱镜检查以评估是否存在膀胱的意外损伤。该类损伤通常可以在膀胱前侧壁看到（通常在左侧的 1 点到 3 点与右侧的 9 点到 11 点的位置）。如果看到套管针或发现任何位置的黏膜褶皱未随膀胱充盈而消失，则应拔出套管针并重新穿刺。膀胱穿孔（发生率为 3%~5%）的发生通常是由于术者使套管针向头侧移位离开耻骨后方（图 55-10）。重新通过套管针时，需特别注意的是，让针紧贴耻骨后方。这种情况下的膀胱穿孔很小，且通常处于膀胱较高且相对游离的位置，因此患者术后可以尝试自行排尿试验而无须留置导尿管出院。如果出现大量血尿，或穿孔部位在膀胱底部或膀胱三角区，则应进行术后持续膀胱引流。引流的时间取决于膀胱损伤的部位和严重程度。

5. 由于吊带的两侧分别与套管针相连，网片及其塑料护套沿穿刺针路径从耻骨联合上的切口中被拉出。

6. 张力。吊带张力依赖于主观判断而非标准化操作。然而，通常情况下，吊带一般会在尿道下方保持松弛（无张力）的状态。可以在尿道后方和处于尿道下方的吊带中间插入一个 8 号 Hagar 扩宫棒或直角钳以确保张力合适。部分术者更喜欢在局部麻醉下进行手术并用咳嗽诱发试验加以判断。在这种情况下，吊带的张力需要调整到咳嗽时仅有极少量漏尿为止。无论采用何种方法，最终目标是使网片足够松弛，这体现在用直角钳从阴道牵拉网片后能向尿道方向弹回，但又不直接与尿道下方接触。随后，撤出吊带外的塑料鞘，并重新检查网片的张力。在耻骨上方的皮肤水平剪断吊带，确保在缝合前皮肤与网片断端有一定的距离（图 55-11~图 55-15）。

7. 充分冲洗阴道切口并用 3-0 可吸收缝线连续缝合。耻骨联合上的切口用可吸收缝线或液体切口黏合剂关闭。如果患者有出血或同时进行脱垂手术，则可以术毕短期阴道填塞。

8. 导尿管和阴道填塞物可以在恢复室取出，在确认排尿正常后可让患者出院。图 55-16~ 图 55-19 进一步说明了以上操作。

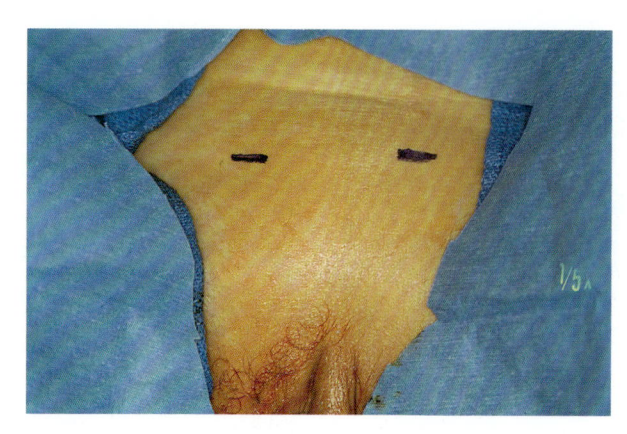

图 55-7 无张力阴道吊带术的耻骨上切口位置

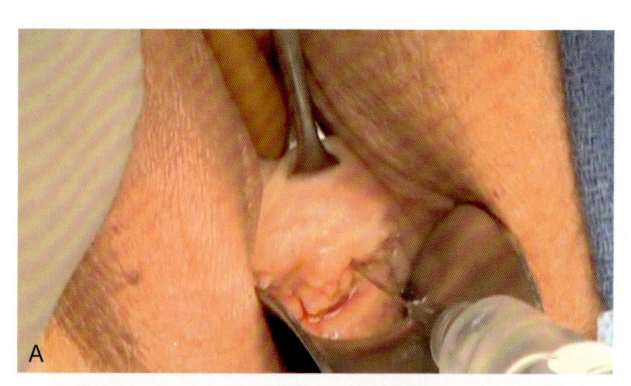

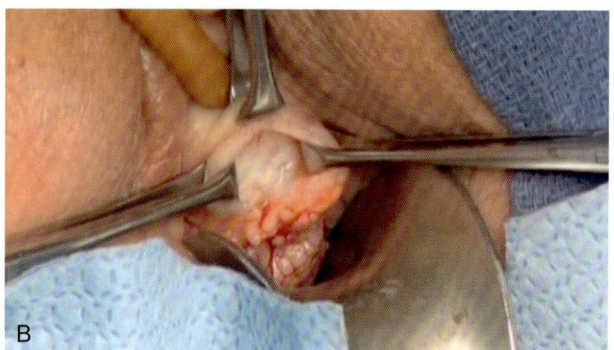

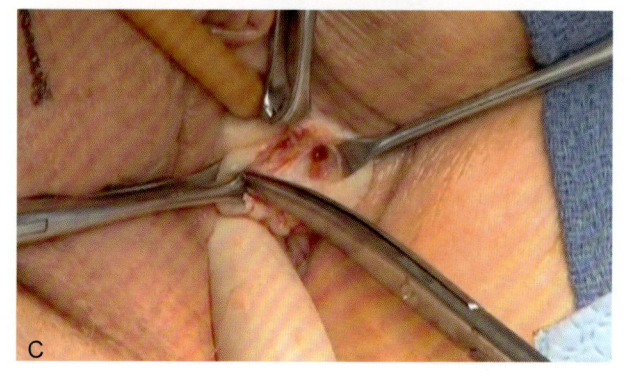

图 55-8 A. 用 Allis 钳钳夹尿道外口 6 点的位置；B. 在尿道中段水平取一正中小切口；C. 用 Mayo 剪或 Metzenbaum 剪分离间隙至耻骨下支，分离过程中不穿透泌尿生殖膈

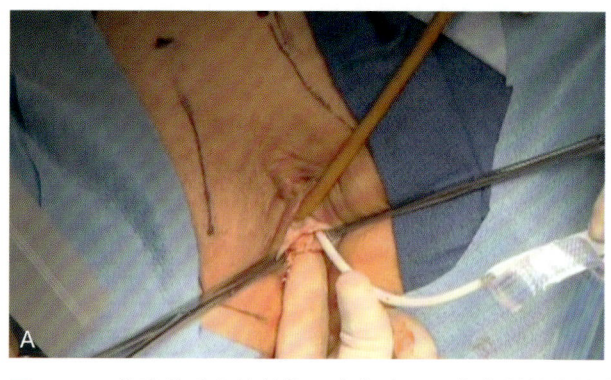

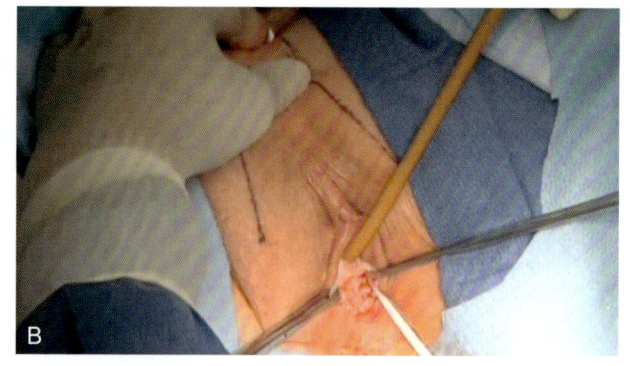

图 55-9 穿耻骨后套管针的正确方法。A. 将穿刺针的针尖置入事先分离好的隧道内，应与耻骨下支直接接触，方向指向同侧肩膀。术者非优势手的示指置于阴道内，拇指则置于针体上，针尖被推穿过泌尿生殖膈。B. 当有穿透泌尿生殖膈的突破感后，向下压手柄，将穿刺针向中线、上方移动，直至与耻骨后方直接接触。注意避免向头侧移位。随后可在耻骨上触及针尖，并自实线标记的切口出针

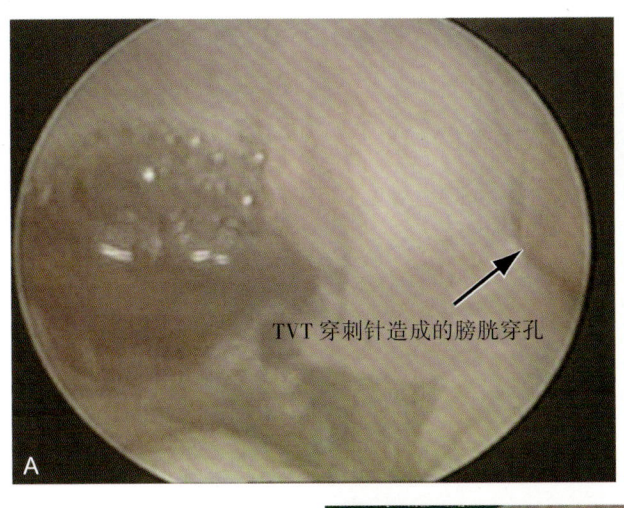

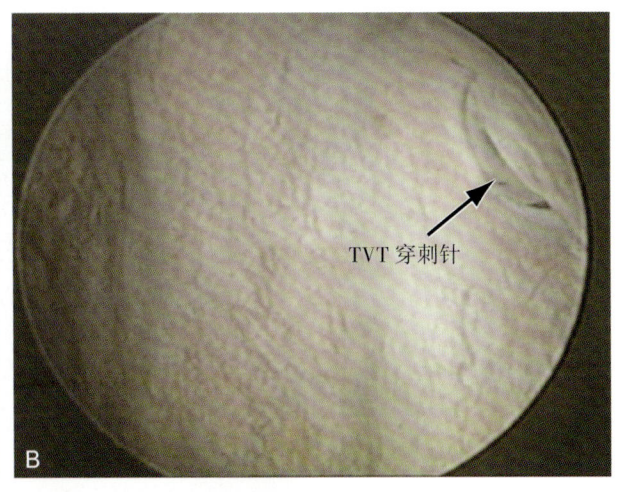

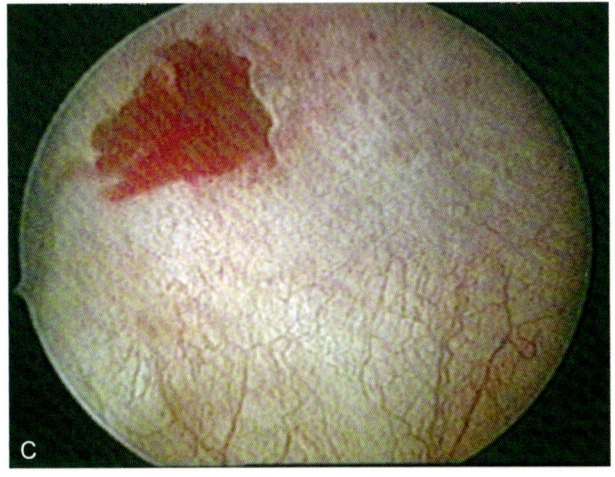

第55章 ■ 用于纠正压力性尿失禁的尿道中段合成吊带手术 651

图 55-10　A. TVT 造成的患者膀胱左侧穿孔；B. 穿刺针向后退至阴道后可见针体；C. 留在的膀胱内的损伤

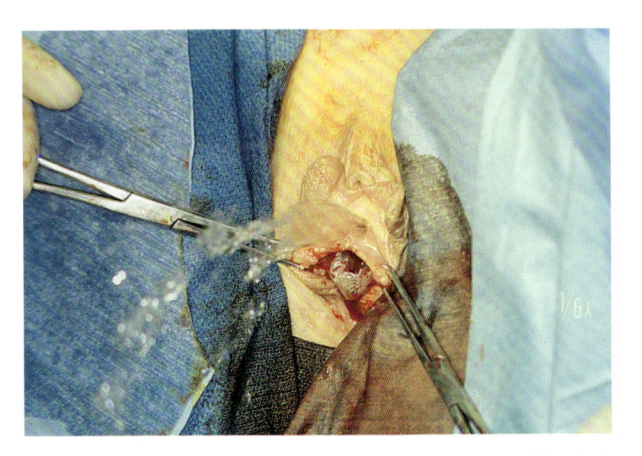

图 55-11　吊带已自双侧耻骨上穿出，在咳嗽诱发试验后患者仍有漏尿情况，提示仍需对吊带进行调整

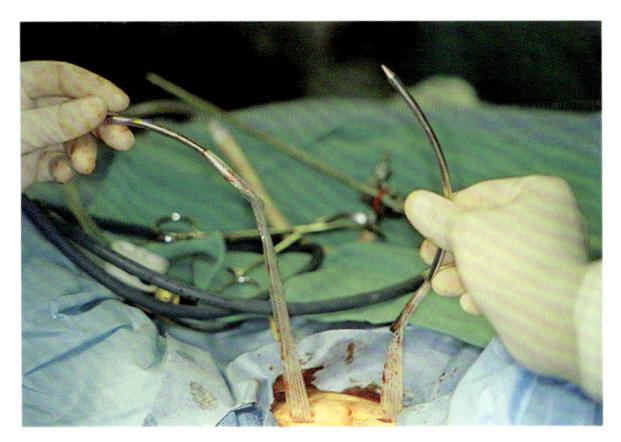

图 55-12　TVT 穿刺针及包有塑料鞘的聚丙烯吊带自耻骨上穿刺口穿出

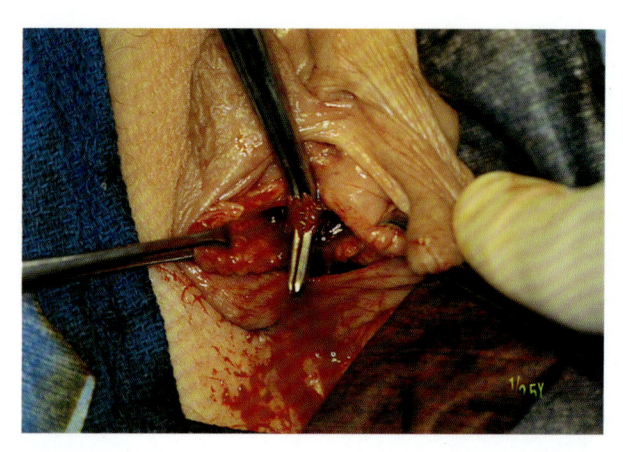

图 55-13 当从耻骨上撤出塑料鞘时,以直角钳固定聚丙烯吊带

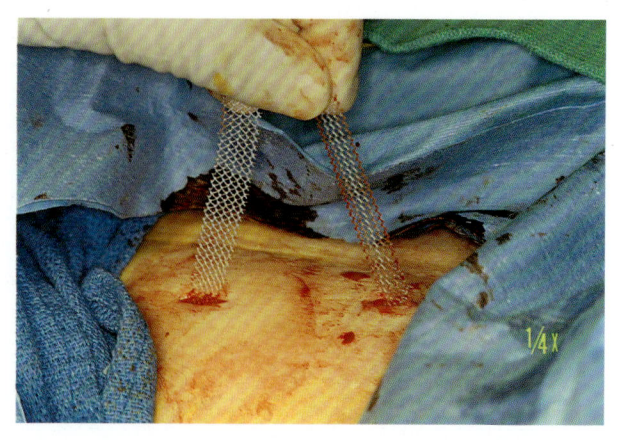

图 55-14 去除塑料鞘后的聚丙烯吊带

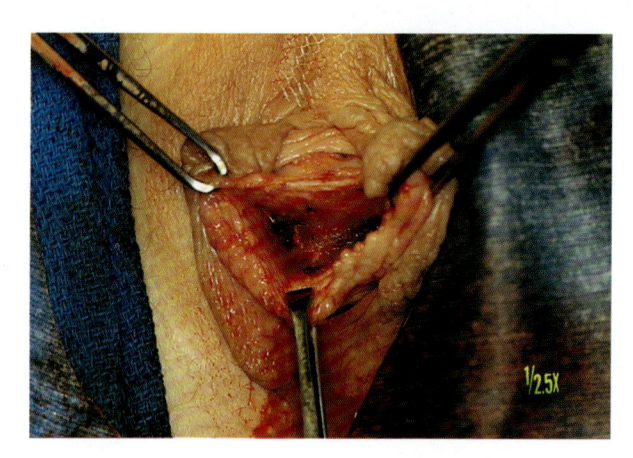

图 55-15 在尿道中段水平的无张力聚丙烯吊带

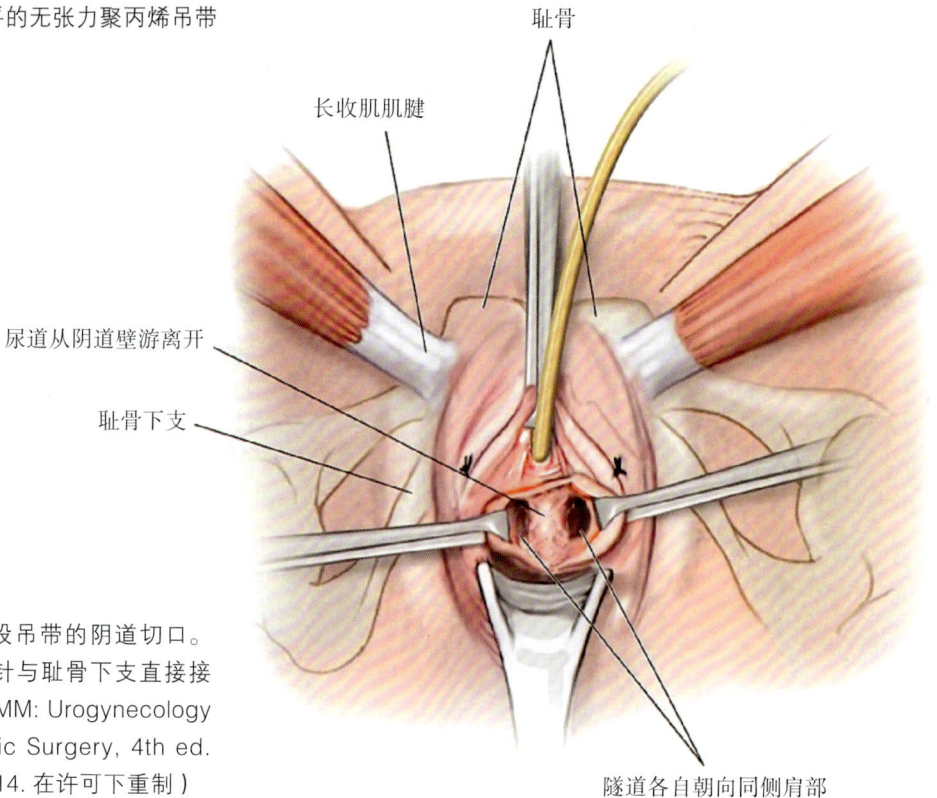

图 55-16 耻骨后尿道中段吊带的阴道切口。向双侧打隧道以便让套管针与耻骨下支直接接触(Walters MD, Karram MM: Urogynecology and Reconstructive Pelvic Surgery, 4th ed. Philadelphia, Elsevier, 2014. 在许可下重制)

耻骨

长收肌肌腱

尿道从阴道壁游离开

耻骨下支

隧道各自朝向同侧肩部

第 55 章 ■ 用于纠正压力性尿失禁的尿道中段合成吊带手术　653

Foley 尿管内的导丝将尿道牵引向穿刺针的相反方向

TVT 套管针夹在耻骨下支与位于阴道前穹隆的非优势手的示指中间

针指向同侧肩部并穿过泌尿生殖膈

置于阴道的手指保护下方的尿道

耻骨下支

图 55-17　初始阶段套管针穿过阴道切口至耻骨后间隙。TVT. 无张力吊带（Walters MD, Karram MM: Urogynecology and Reconstructive Pelvic Surgery, 4th ed. Philadelphia, Elsevier, 2014. 在许可下重制）

针从耻骨上切口穿出

下压手柄，针紧贴耻骨后方

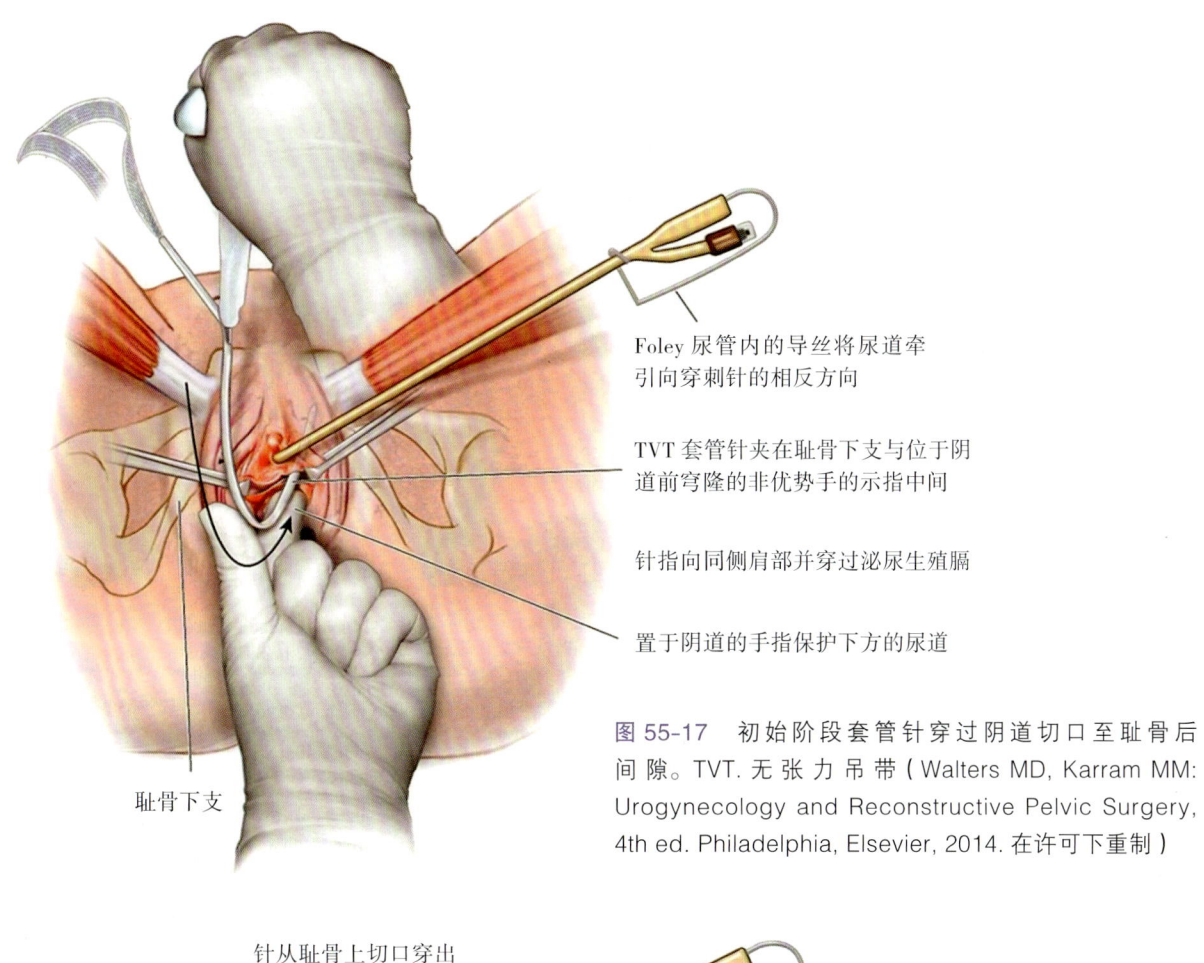

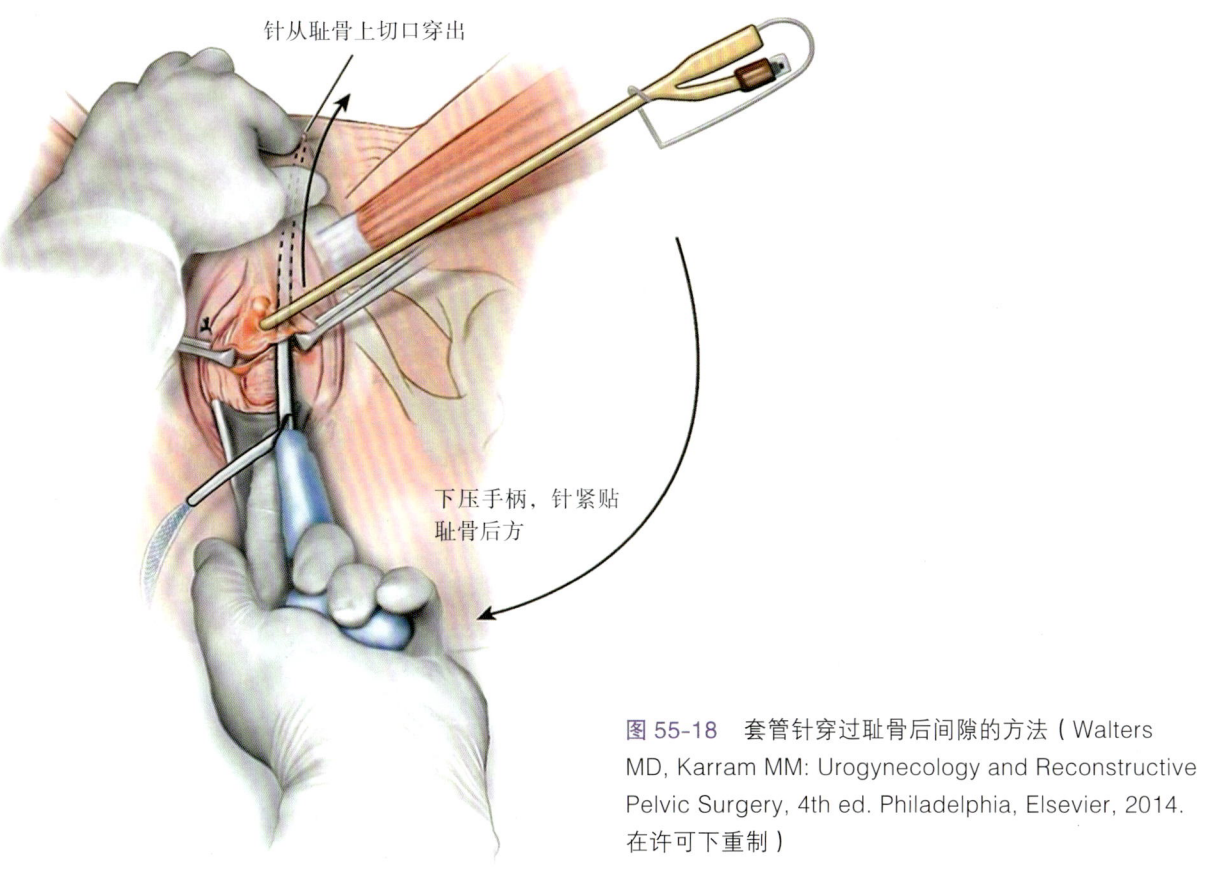

图 55-18　套管针穿过耻骨后间隙的方法（Walters MD, Karram MM: Urogynecology and Reconstructive Pelvic Surgery, 4th ed. Philadelphia, Elsevier, 2014. 在许可下重制）

剪除穿刺针

确定适当的张力，然后去除塑料鞘

松弛放置尿道中段吊带

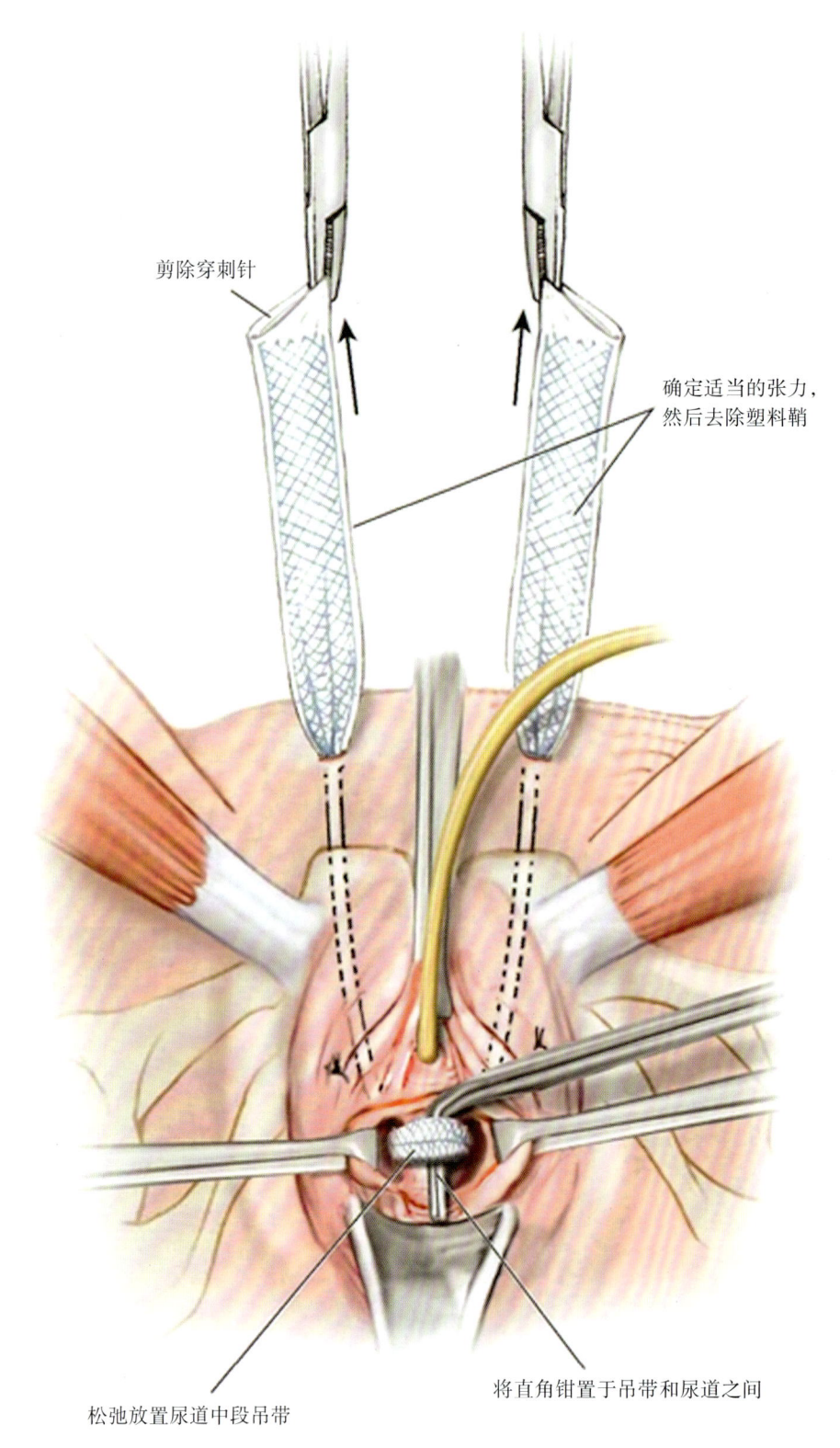

将直角钳置于吊带和尿道之间

图 55-19 耻骨后吊带张力调整的方法（Walters MD, Karram MM: Urogynecology and Reconstructive Pelvic Surgery, 4th ed. Philadelphia, Elsevier, 2014. 在许可下重制）

（二）手术步骤：从上到下

1. 分离阴道。阴道切口应比从下到上所描述的大，因为术者的非优势手示指要放入切口中以指示穿刺器间断走行至阴道切口。

2. 从上到下的穿刺套管针。在穿入套管针之前应确认膀胱完全排空。在标记的耻骨联合上两侧的穿刺点刺出切口。切口应刚好在双侧耻骨结节内侧。将套管针插入第一个耻骨上切口，并平行于身体矢状面小心穿过腹直肌前鞘。套管针与尾侧成角并沿耻骨后上缘进入耻骨后间隙，并始终保持紧贴耻骨后表面。同时，术者的手指插入之前分离的同侧尿道周间隙以控制套管针的远端针尖。在控制下继续推进套管针，直到能在阴道切口看到针尖为止。图 55-20～图 55-22 描述了从上到下的套管针路径。与之前描述得类似，需要用膀胱镜确认针没有穿透膀胱。同法处理对侧。

3. 放置吊带。将吊带与套管针相连，应将套管针从之前的耻骨上穿刺口拔出。吊带张力调整与从下到上手术中描述的类似（图 55-23）。

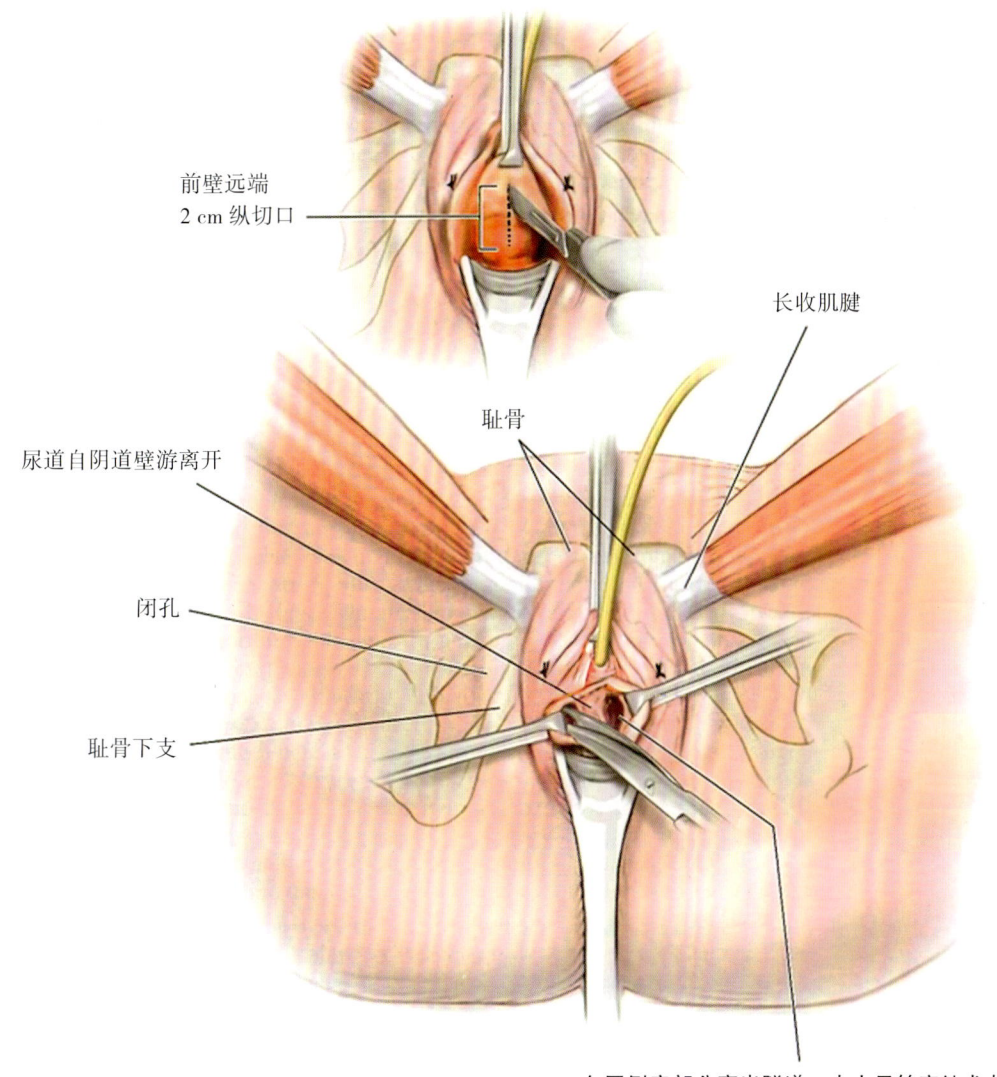

（图中标注：前壁远端 2 cm 纵切口；尿道自阴道壁游离开；闭孔；耻骨下支；耻骨；长收肌腱；向同侧肩部分离出隧道，大小足够容纳术者示指）

图 55-20 从上到下耻骨后尿道中段吊带的阴道切口和分离方法（Walters MD, Karram MM: Urogynecology and Reconstructive Pelvic Surgery, 4th ed. Philadelphia, Elsevier, 2014. 经许可后重制）

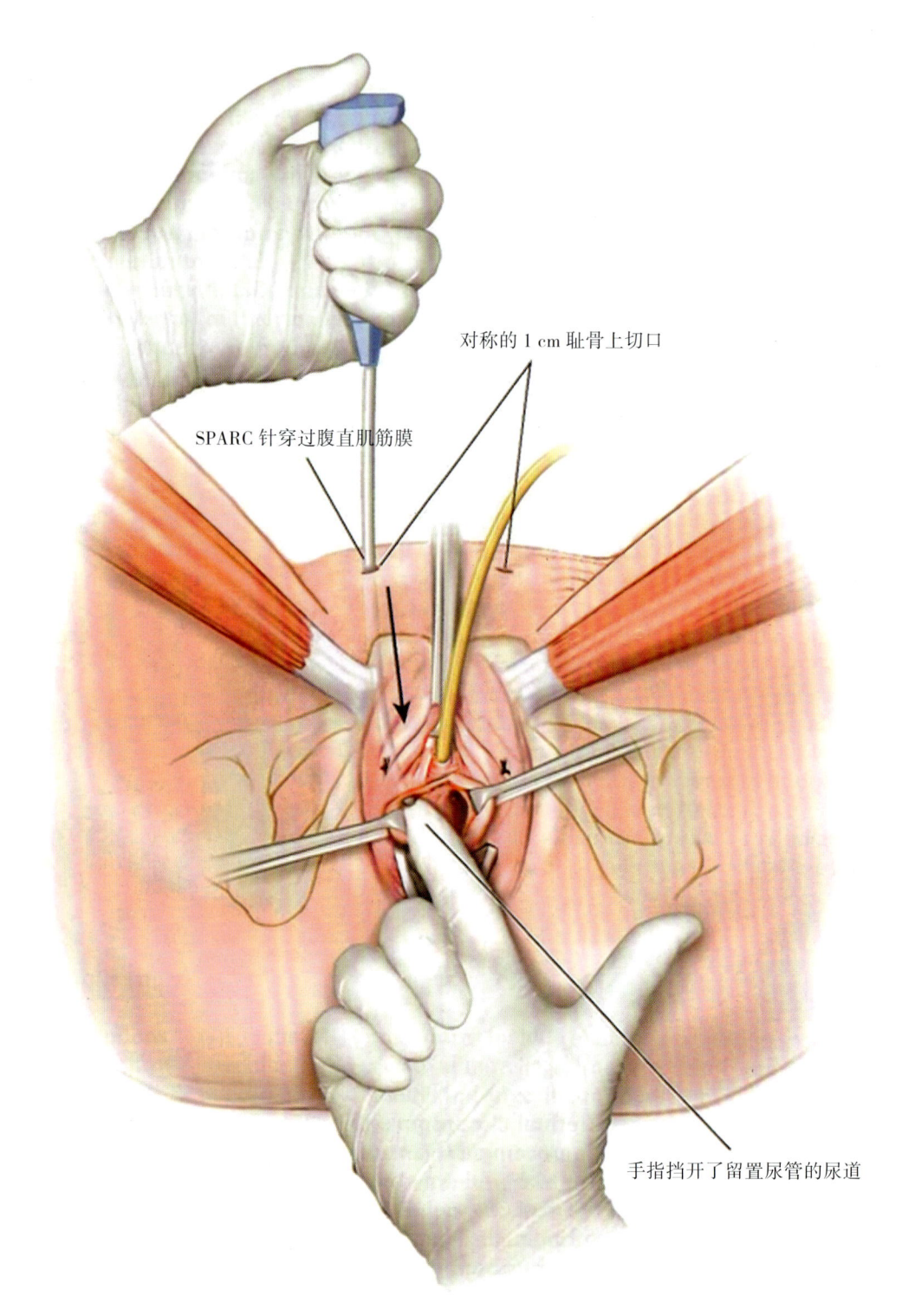

图 55-21 通过阴道切口从上至下穿入套管针的技术（Walters MD, Karram MM: Urogynecology and Reconstructive Pelvic Surgery, 4th ed. Philadelphia, Elsevier, 2014. 经许可后重制）

第 55 章 ■ 用于纠正压力性尿失禁的尿道中段合成吊带手术　　657

图 55-22　侧面观展现从上到下路径的套管针如何紧贴耻骨后方（经允许引自：Walters MD, Karram MM: Urogynecology and Reconstructive Pelvic Surgery, 4th ed. Philadelphia, Elsevier, 2014.）

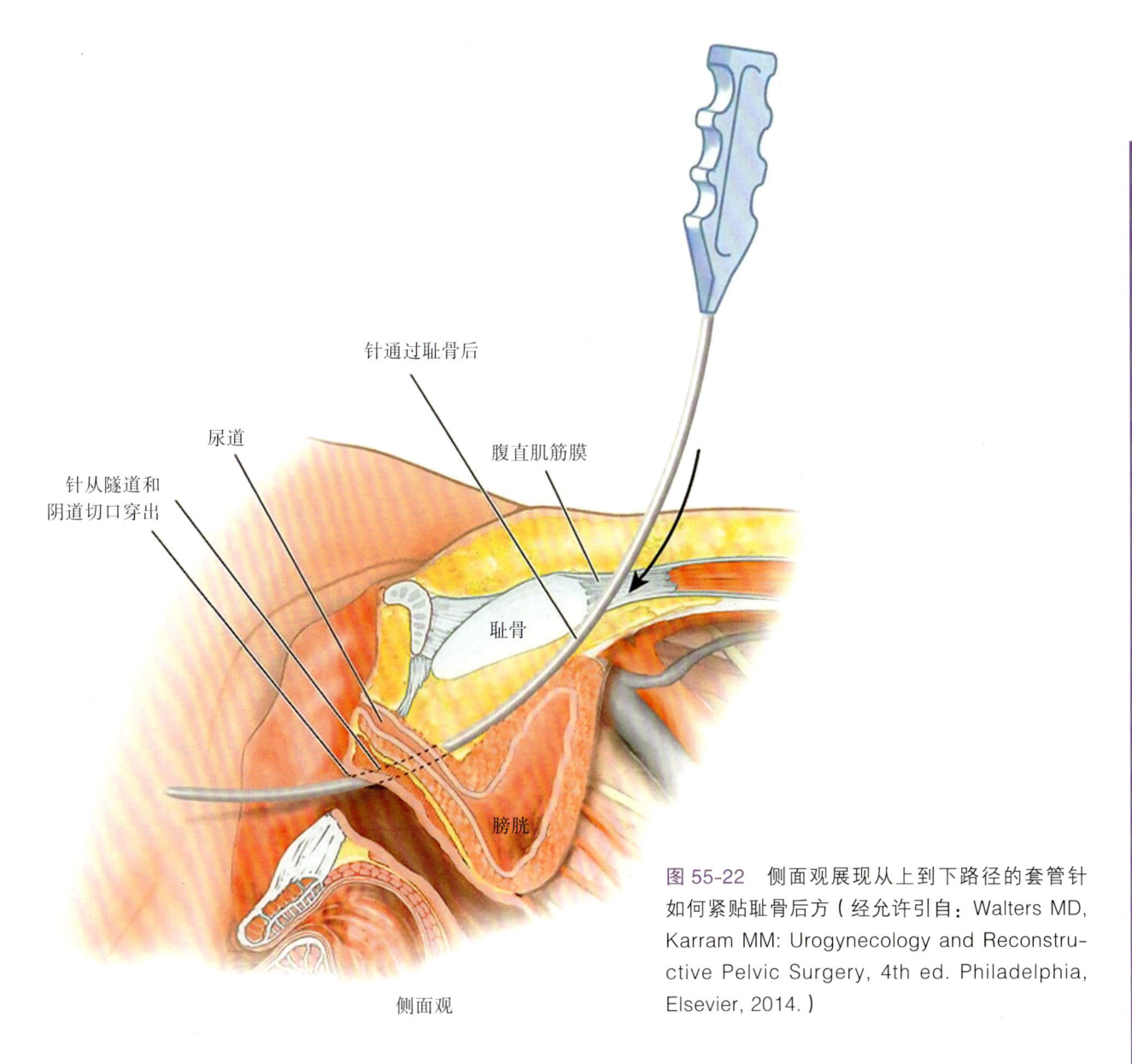

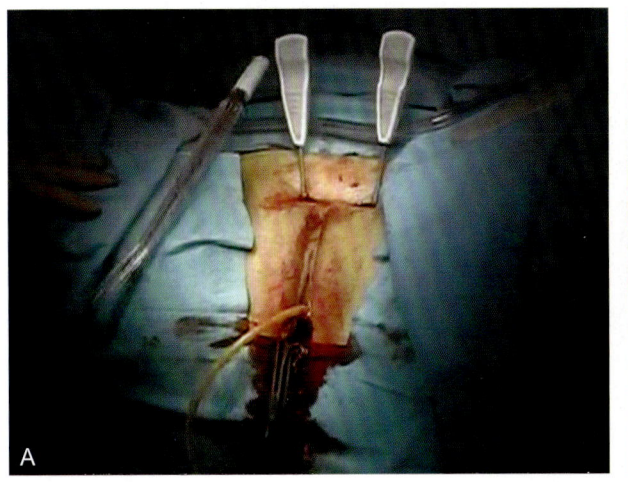

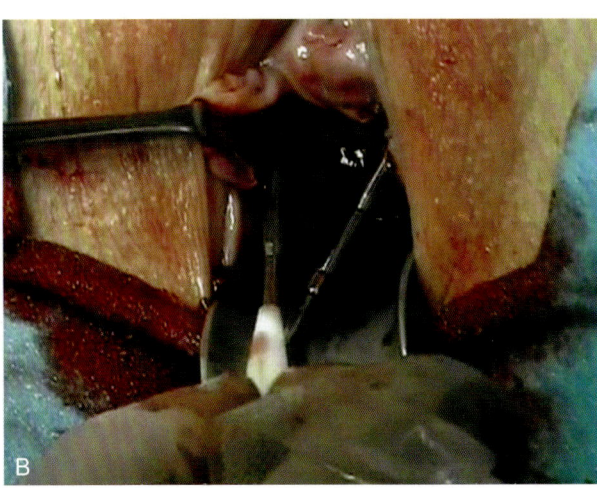

图 55-23　A. SPARC 手术（Amercican Medical Systems, Minneapolis, Minn）是耻骨上路径的耻骨后尿道中段悬吊带术；B. SPARC 的引导器传送吊带至耻骨上区域

二、经闭孔的尿道中段合成吊带

如上文描述，经闭孔吊带的理论优势是减少膀胱损伤，因为该术式在操作过程中避开了Retzius间隙，并且降低了潜在的血管损伤和肠管损伤风险。这类吊带穿过一系列大腿内侧肌群，特别是股薄肌肌腱、短收肌及闭孔外肌等。图55-24描述了上述肌肉及其他大腿内侧肌群的起止点。现有两种放置经闭孔吊带的方法，都需要特殊设计的穿刺针，能从闭孔区域穿刺至阴道或反方向而行。图55-25～图55-32通过尸体解剖描述了该区域的解剖。当采用由外至内的路径，吊带由阴蒂旁、长收肌腱下缘的小切口进入，穿过闭孔，绕过坐骨耻骨支在尿道中段水平进入阴道前壁。吊带穿刺路径中的解剖结构依次为股薄肌腱、短收肌、闭孔外肌、闭孔膜，以及闭孔内收肌或其内缘、尿道周围的结缔组织，最终经阴道切口穿出。在由内至外的路径中，经过的解剖结构同上仅是逆向而行。图55-33和图55-34描述了由内至外及由外至内两个途径放置经闭孔吊带的过程。

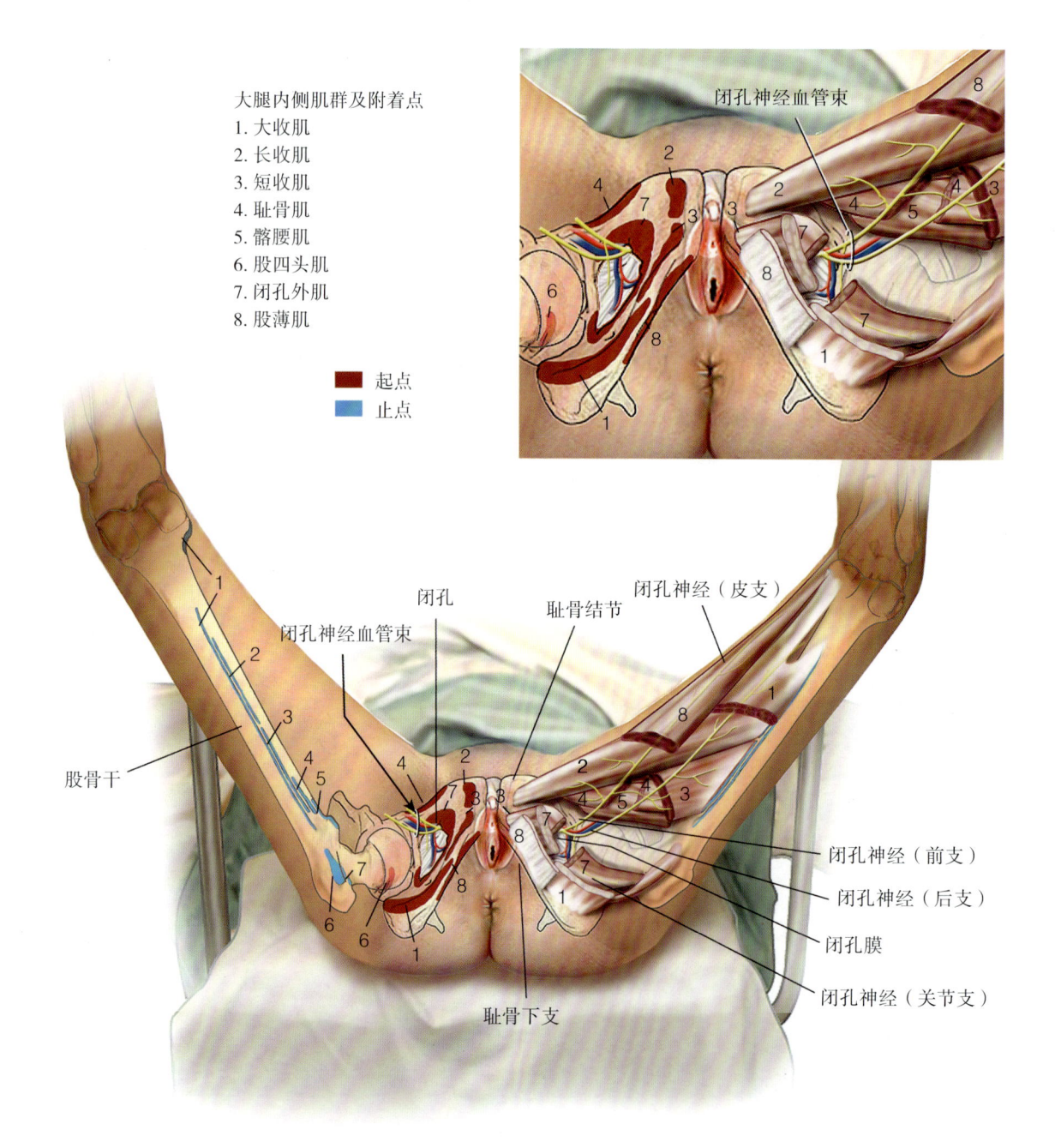

大腿内侧肌群及附着点
1. 大收肌
2. 长收肌
3. 短收肌
4. 耻骨肌
5. 髂腰肌
6. 股四头肌
7. 闭孔外肌
8. 股薄肌

■ 起点
■ 止点

图 55-24　大腿内侧解剖，注意大腿内侧肌群的起止点

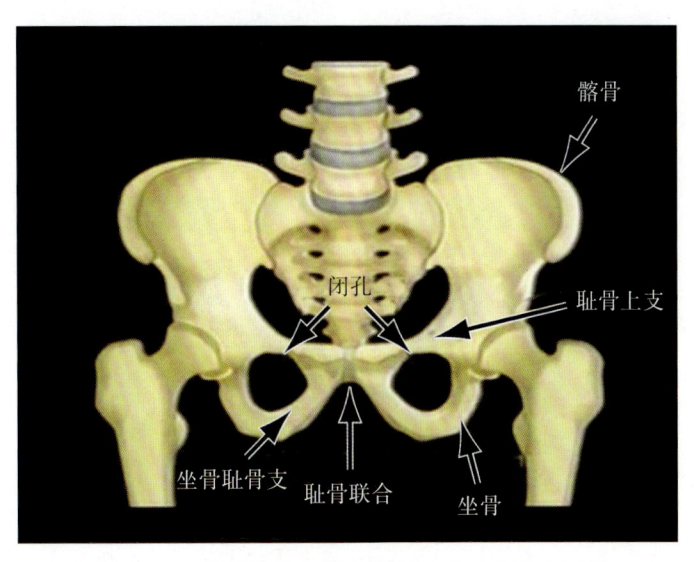

图 55-25　骨性骨盆。注意耻骨上支及闭孔窝结构

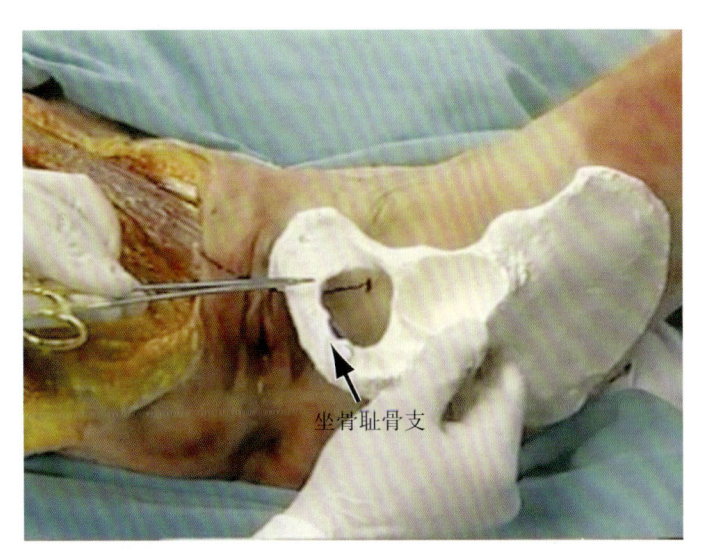

图 55-26　在尸体前放置的骨性骨盆以显示坐骨耻骨支及闭孔的解剖位置

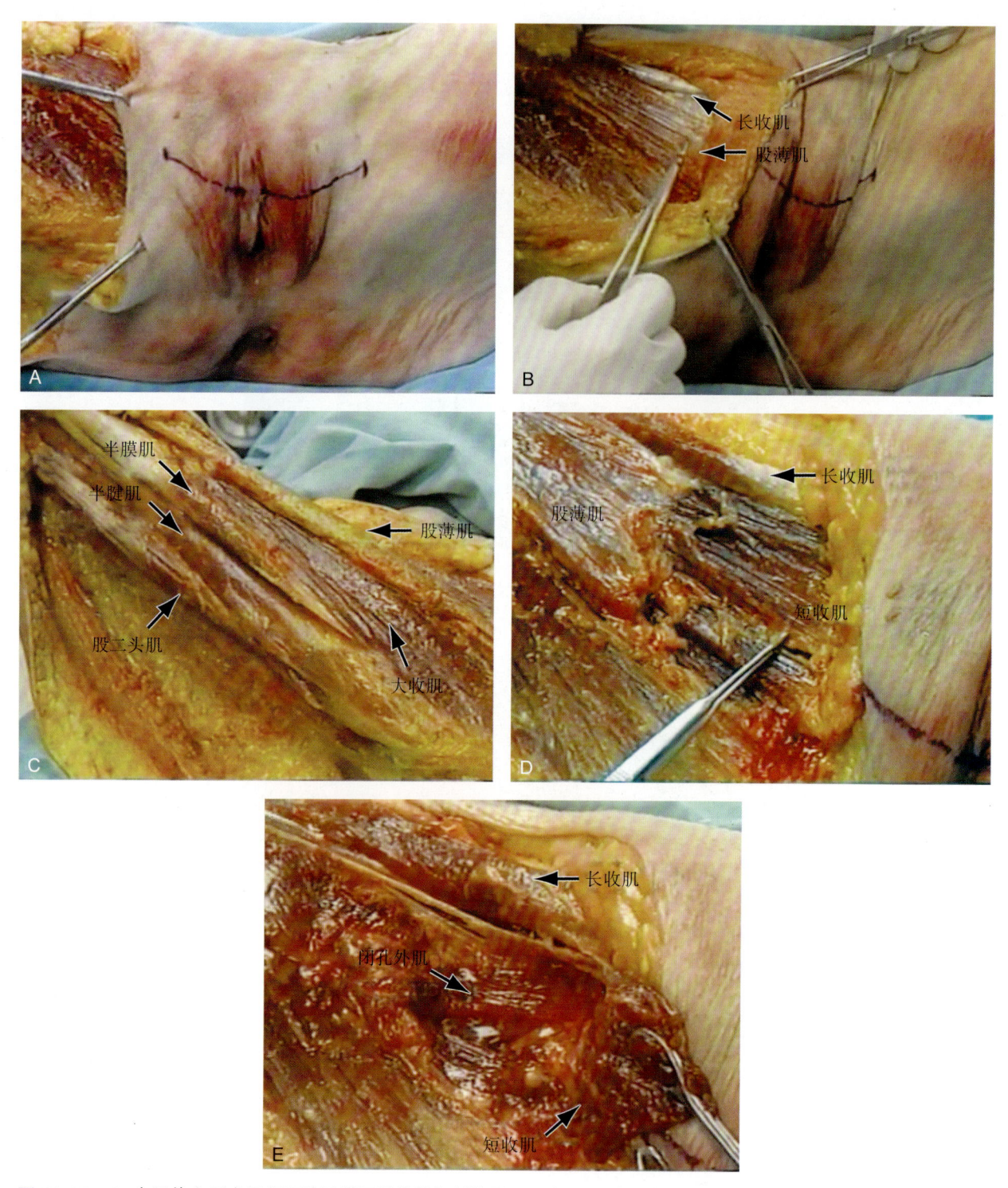

图 55-27　A. 在尸体上画出了经闭孔尿道下吊带的解剖位置；B. 打开尸体左侧的闭孔区，以展示股薄肌及长收肌的解剖位置；C. 大腿内侧肌群；D. 股薄肌被切断后显露出内收肌；E. 移开内收肌，显示出闭孔外肌位于闭孔膜上

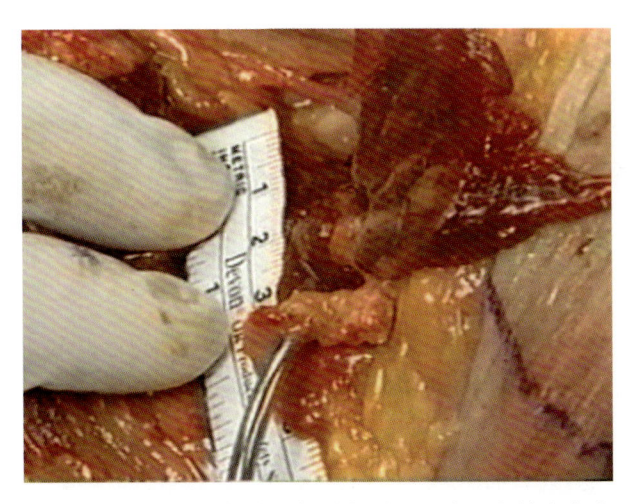

第 55 章 ■ 用于纠正压力性尿失禁的尿道中段合成吊带手术　661

图 55-28　从闭孔穿刺针穿刺点到闭孔神经血管束穿出闭孔管的距离

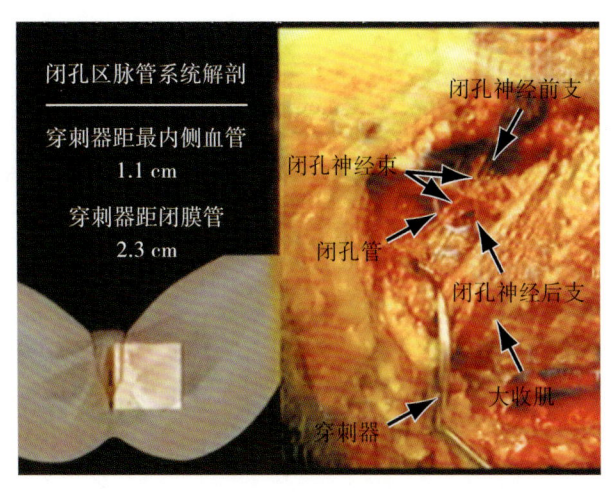

图 55-29　闭孔区的解剖示意。显示在 6 具新鲜冰冻尸体上测量的 Monarch 穿刺器与闭孔血管之间的平均距离

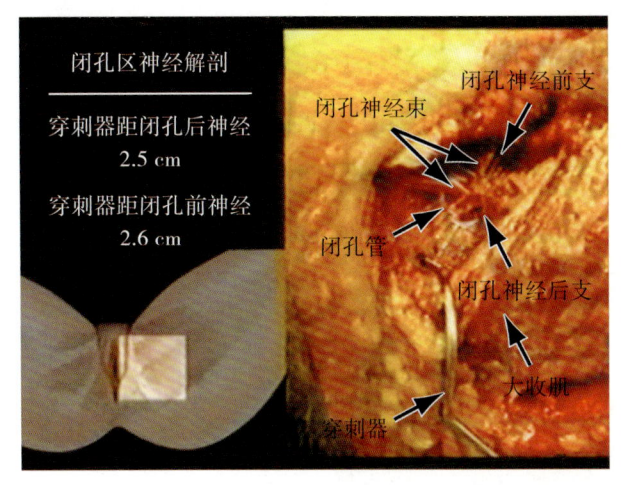

图 55-30　闭孔区的解剖。显示在 6 具尸体上测量的 Monarch 穿刺器与闭孔神经之间的平均距离

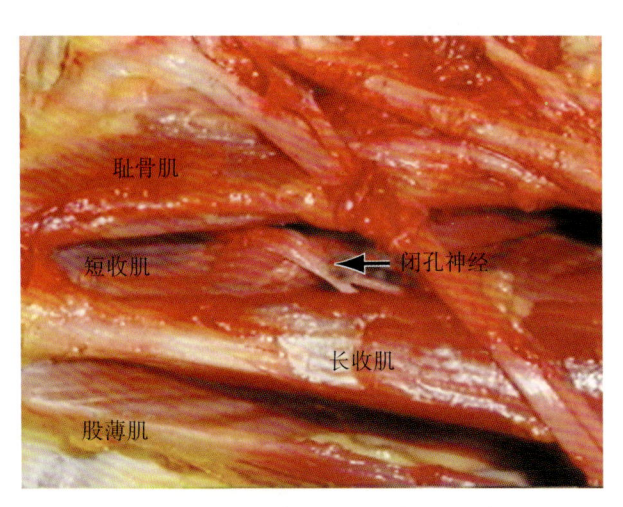

图 55-31　闭孔神经与闭孔区肌群的解剖位置关系

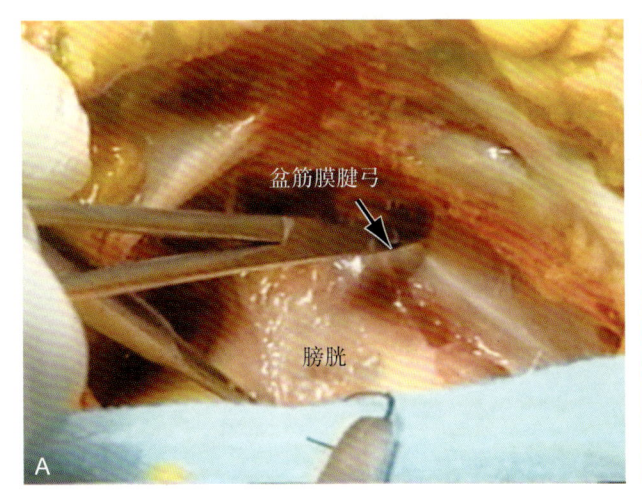

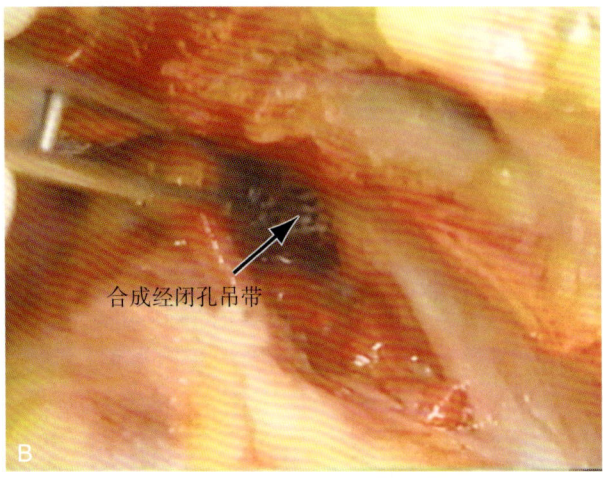

图 55-32　A. 耻骨后间隙的尸体解剖。钳子指示的是盆筋膜腱弓和闭孔内肌；B. 打开此区域，显示经闭孔吊带周围的正常解剖标志。注意：吊带不应进入耻骨后间隙，而应走行于盆筋膜腱弓和闭孔内肌的深部

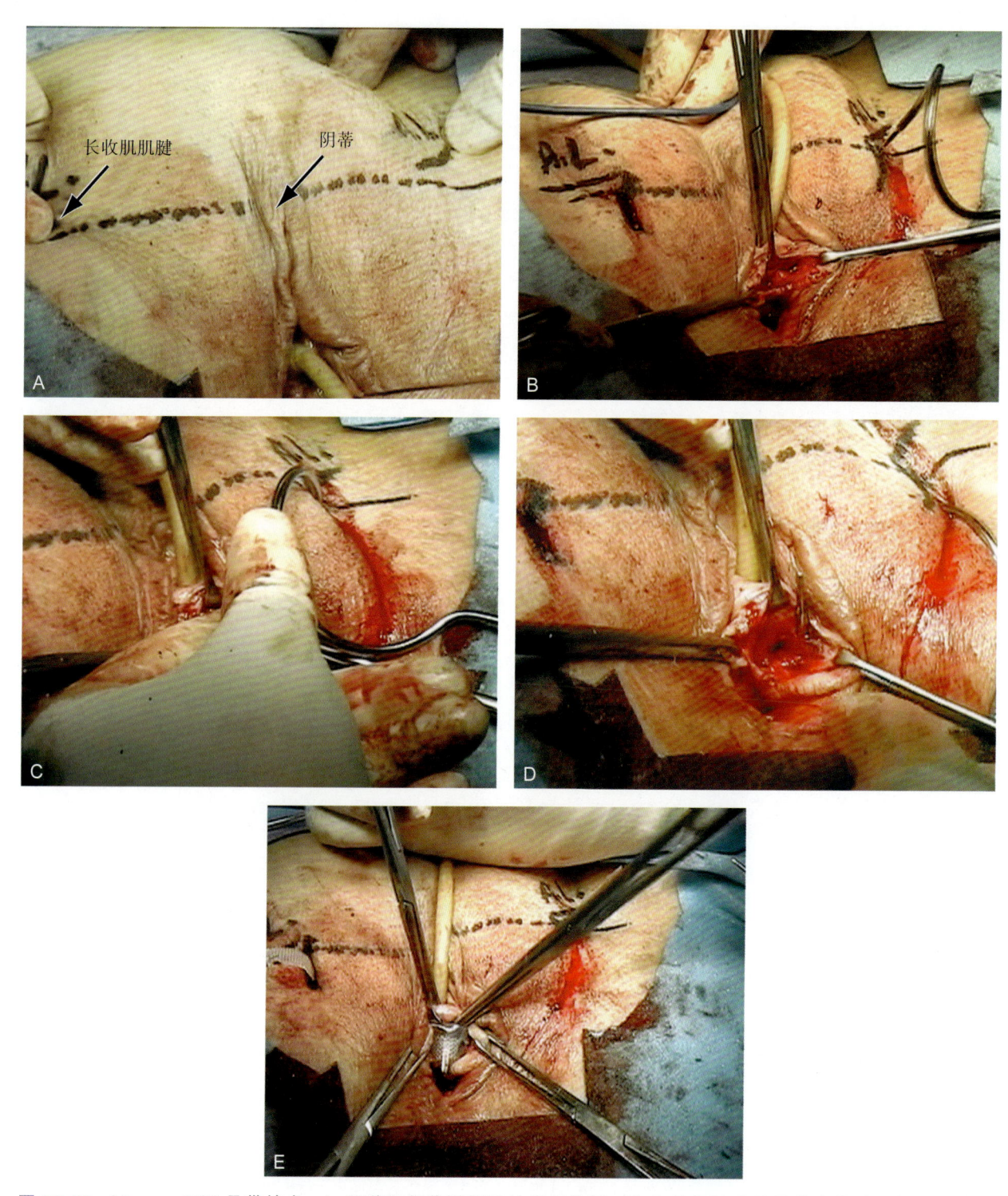

图 55-33 Monarc TOT 吊带技术。A. 阴蒂和长收肌肌腱的解剖位置。它们是经闭孔悬吊带术的重要解剖标志。B. Monarch 针自闭孔区域穿过。C. 将非优势手以适宜姿势持穿刺针的弯曲部，以便施加向下的压力使其穿透闭孔膜。D. 图片显示穿刺针在坐骨耻骨支附近穿过闭孔膜，并经阴道内切口穿出。E. 将吊带放置好后，以直角钳固定网片的同时撤除塑料鞘

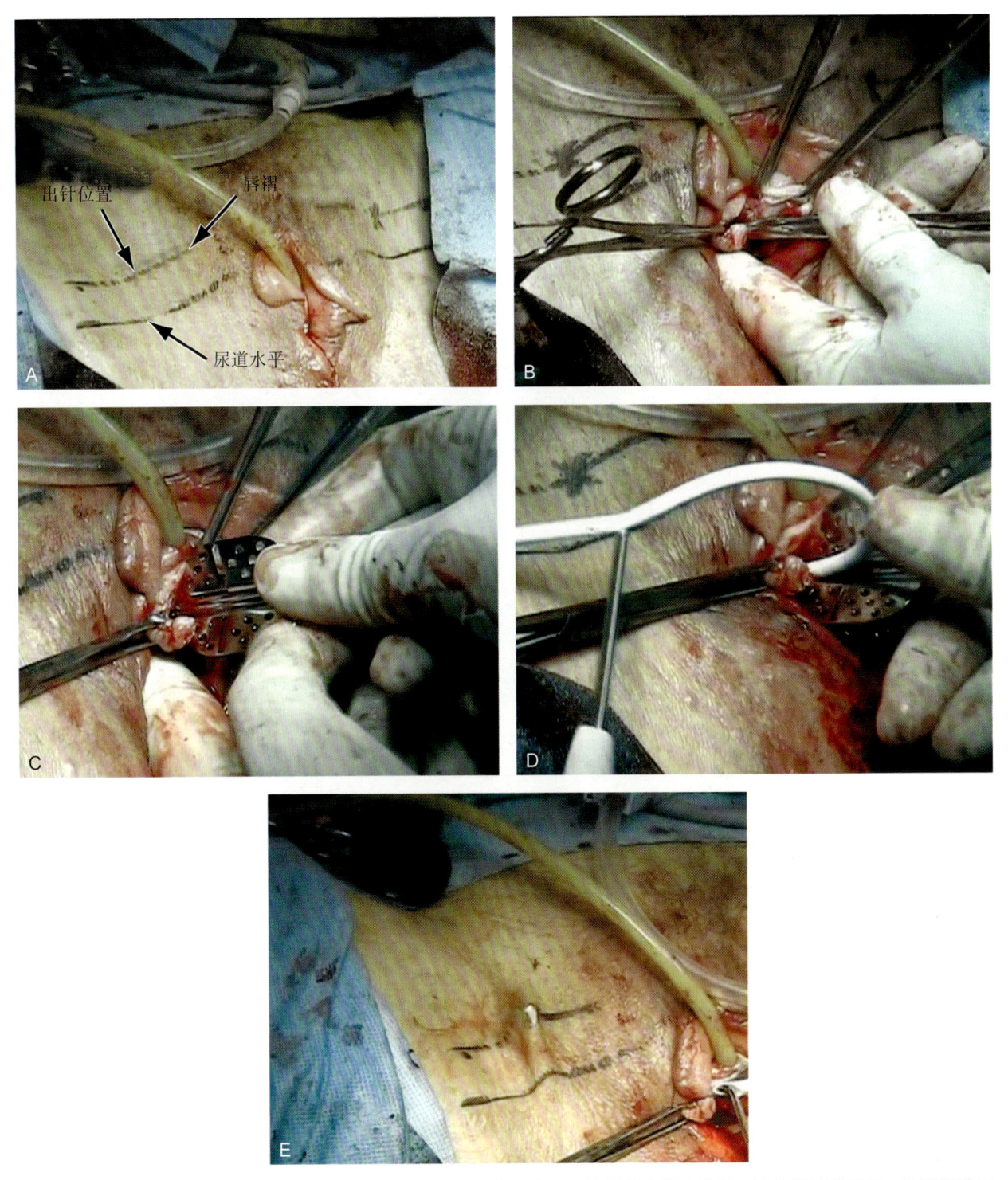

第 55 章 ■ 用于纠正压力性尿失禁的尿道中段合成吊带手术 663

图 55-34 TVT-O 手术步骤（GyneCare Somerville, NJ）。该术式使用特殊设计的针，使其通过阴道切口达到闭孔区域。A. 图中标记了出针点。出针点位于尿道水平上 2 cm 及唇褶侧方 2 cm。B. 采取阴道前壁正中切口，用 Metzenbaum 剪以 45° 在耻骨下支向闭孔区分离隧道。剪刀的尖端应穿透闭孔膜并感受到明显的突破感。C. 将引导器放入剪刀分离出的隧道中。D. 在引导器的引导下，特殊设计的穿刺针穿过闭孔膜。E. 移除引导器后，穿刺针经过闭孔区域，经预先标记的出针位点穿出

（一）手术步骤：由外至内

1. 术前准备、患者体位、麻醉与耻骨后吊带类似。

2. 套管针穿刺点标记在腹股沟内侧，长收肌肌腱正下方，阴蒂外侧。将示指放入阴道穹隆，拇指在腹股沟内侧以确保针穿刺到合适的位置（图55-35）。

3. 阴道切口。用Allis钳向前牵拉以显露阴道前壁黏膜。笔者更喜欢用肾上腺素加利多卡因或注射用生理盐水分离阴道前壁。用手术刀取阴道前壁远端切口。

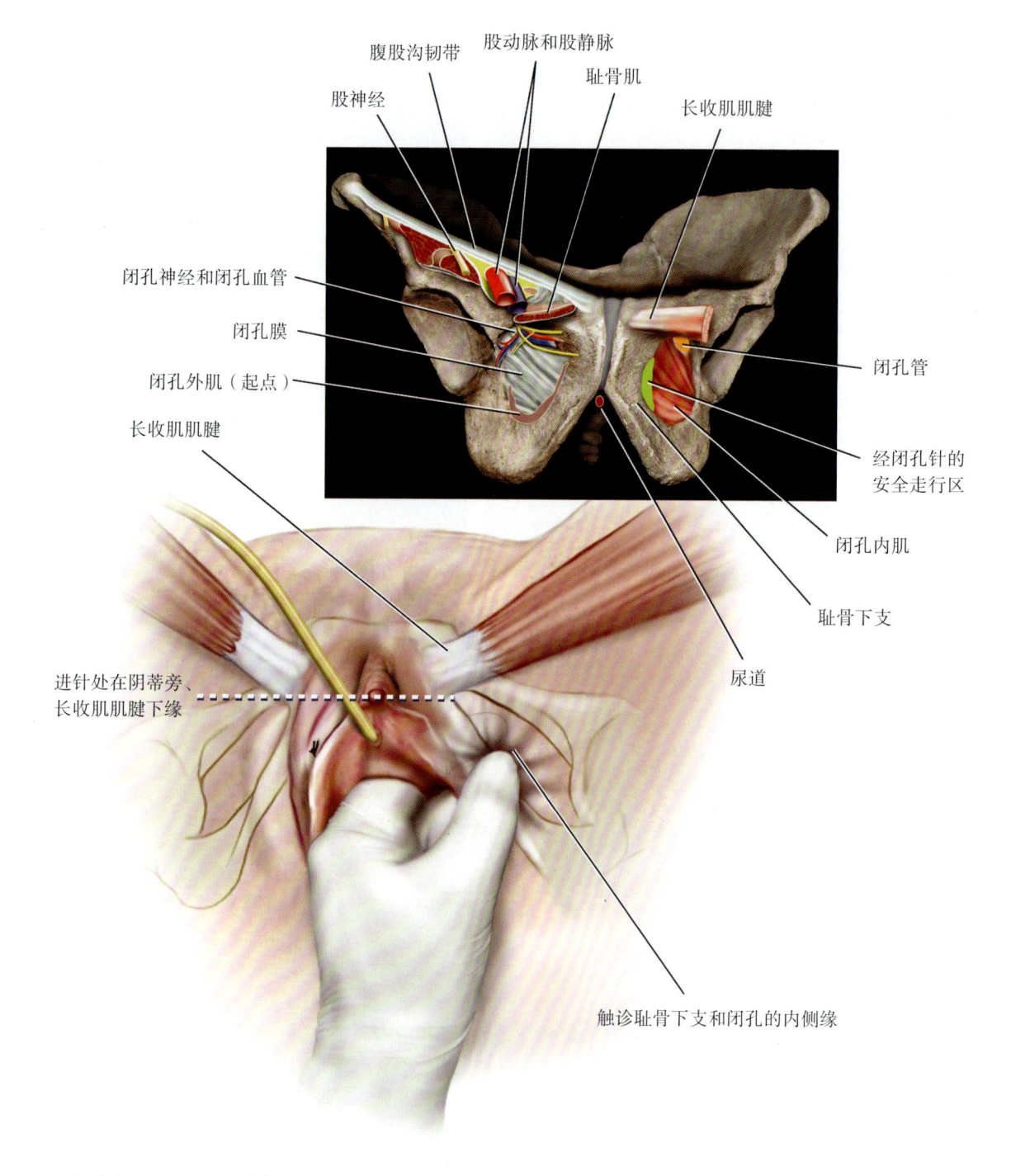

图55-35 由外向内TOT的穿刺点。套管针应在阴蒂水平，在长收肌肌腱插入点下方，将示指置于阴道前穹隆，拇指在腹股沟内侧可扪及此位置（Dmochowski RR, Karram MM, Reynolds WS: Surgery for Urinary Incontinence: Female Pelvic Surgery Video Atlas Series. Philadelphia, Elsevier, 2013. 经许可后重制）

第 55 章 ■ 用于纠正压力性尿失禁的尿道中段合成吊带手术　665

4. 分离阴道。在尿道两侧朝向闭孔膜分离组织。使用锐性分离方法将阴道前壁与其前方尿道游离开。笔者更喜欢把 TOT 和单切口吊带的切口做得比耻骨后尿道中段吊带所需要的切口稍大。切口的大小应足够使示指能到达耻骨下支水平。

5. 穿入套管针。使用手术刀切开在腹股沟区先前标记的穿刺点，将套管针尖端插入切口中。将手柄持于近乎水平或与地面平行的位置，穿透闭孔膜和股薄肌腱，旋转手柄，顺着耻骨下支继续前进，使针从之前做的阴道切口穿出。旋转手柄时应下压使其与地面垂直。此时应下压手柄从最初的近水平位变为近垂直位，小心控制角度并避开骨质，使针能顺利绕过耻骨下支（图 55-36）。

6. 膀胱镜检查。与之前描述的由内至外技术类似，应行膀胱尿道镜检查。

7. 放置网片。将吊带与套管针相连，拔出针，将吊带及塑料鞘自腹股沟切口拔出（图 55-37）。

8. 调整张力。张力调整需使用直角钳，方法与由内至外技术相似（图 55-38）。

9. 冲洗切口，用 3-0 可吸收缝线连续缝合阴道黏膜切口。腹股沟切口用可吸收缝线或液体切口黏合剂闭合。

10. 导尿管可在恢复室拔除，确保并记录患者排尿正常后可以出院。如果患者不能自行排尿，可以教患者间歇性自行导尿或患者出院时留置 Foley 尿管。

将拇指置于针的弯曲部，推动针尖通过皮肤切口直至穿透闭孔膜

穿刺针保持紧贴耻骨降支

旋转穿刺针使其通过阴道侧的隧道

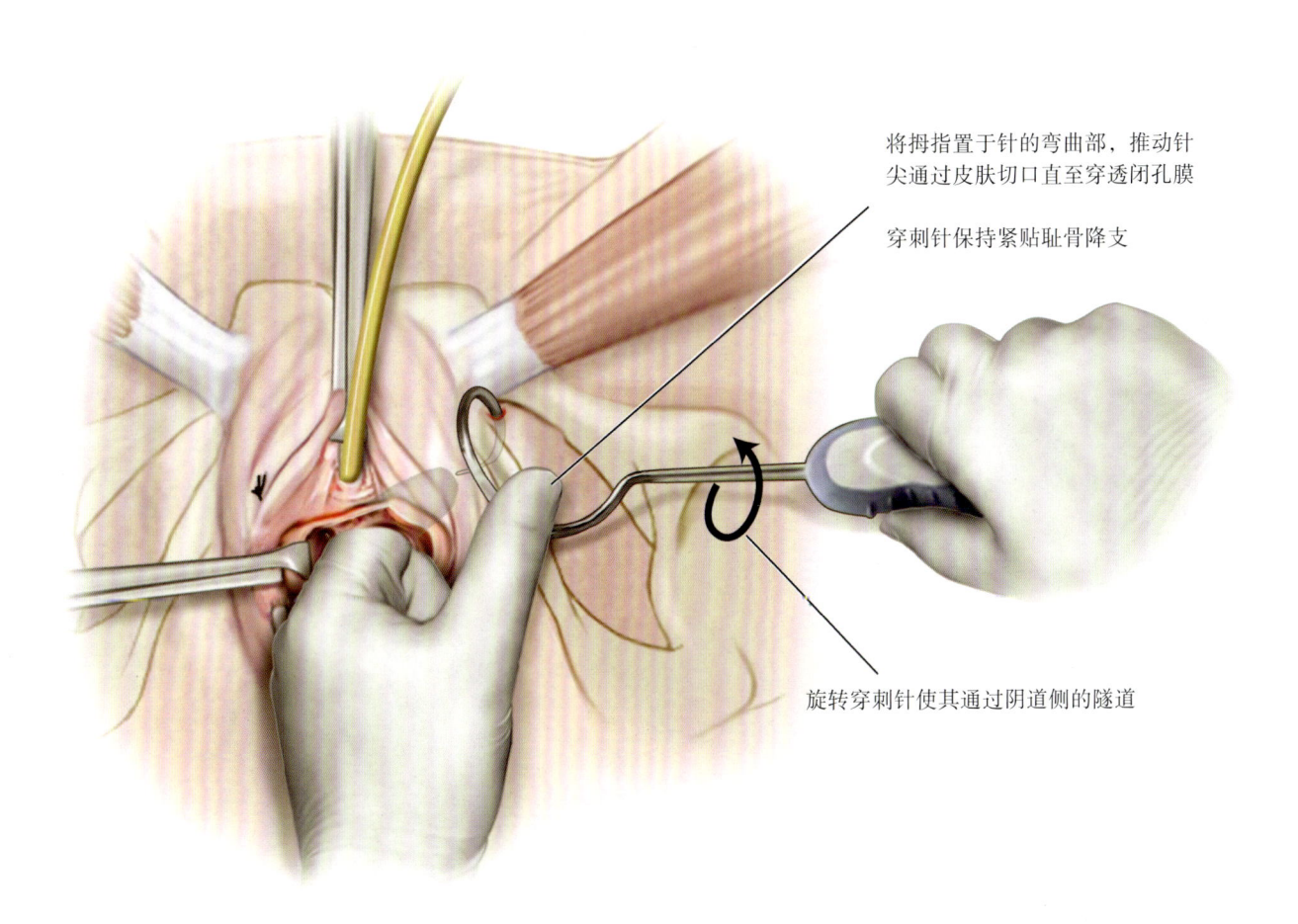

图 55-36　套管针从外至内穿过闭孔膜的技术。当闭孔膜被穿透后，应适当旋转手柄使针紧贴耻骨下支后方（Dmochowski RR, Karram MM, Reynolds WS: Surgery for Urinary Incontinence: Female Pelvic Surgery Video Atlas Series. Philadelphia, Elsevier, 2013. 经许可后重制）

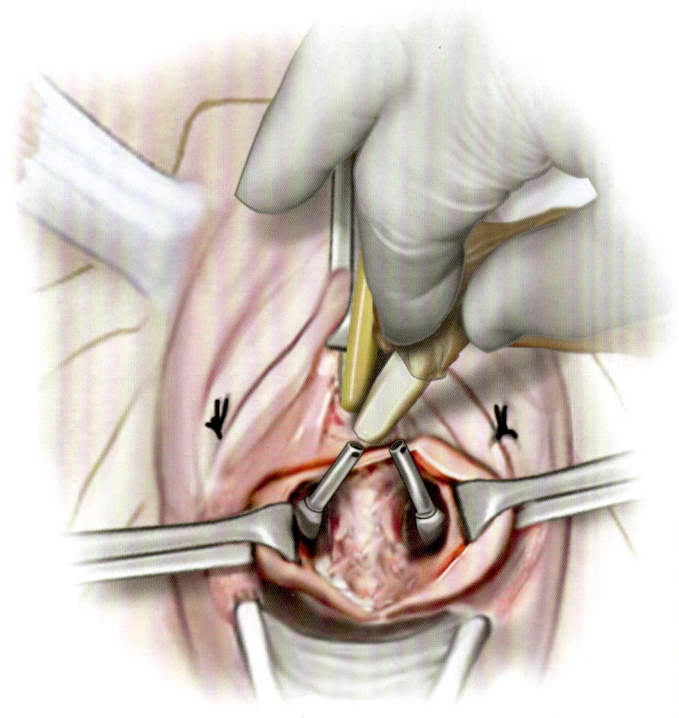

666 第三篇 ▪ 第十一部分 ▪ 阴道手术

图 55-37 当两侧由外至内的针都穿好后，将吊带与针相连。通常在把吊带拉到腹股沟区之前进行膀胱镜检查（Dmochowski RR, Karram MM, Reynolds WS: Surgery for Urinary Incontinence: Female Pelvic Surgery Video Atlas Series. Philadelphia, Elsevier, 2013. 经许可后重制）

将网片与两侧针相连

剪除针

调整张力后，然后去除吊带的塑料套

吊带在尿道中段松弛放置　　直角钳置于吊带和插入尿管的尿道之间

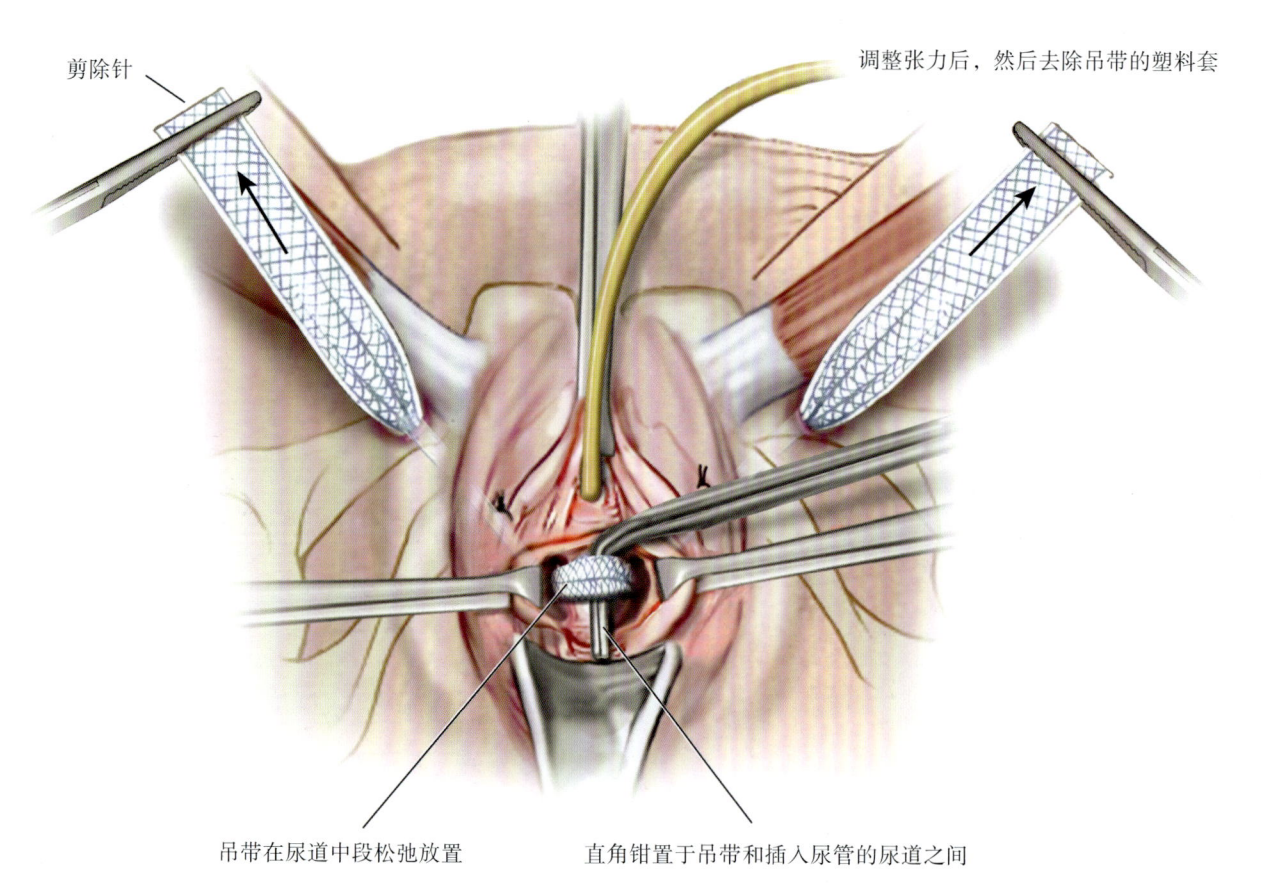

图 55-38 由外至内 TOT 吊带的张力与由内至外 TOT 吊带的张力相同（Dmochowski RR, Karram MM, Reynolds WS. Surgery for Urinary Incontinence: Female Pelvic Surgery Video Atlas Series. Philadelphia, Elsevier, 2013. 经许可后重制）

(二)手术步骤：由内至外

1. 术前准备、患者体位、麻醉与之前描述的类似。

2. 标记套管针出针点，应在尿道水平上 2 cm，唇褶外侧 2 cm。

3. 阴道切口和分离与由外至内技术中描述的类似（图 55-39）。

4. 穿过套管针。将套管针尖端插入之前分离的阴道切口，在尿道旁一边缓慢前进一边旋转套管针手柄。插入时紧贴耻骨支，因为包含闭孔神经和闭孔血管的闭孔管在闭孔的前外侧缘。针尖需在之前标记的出针点穿出，位置大约在阴蒂水平。检查阴道旁沟以确保未发生穿孔或黏膜损伤。一些吊带套盒［TVT-O（Gynecare, Somerville, N.J.）、TVT-Abbrevo（Gynecare）］和 Desara TOT（Caldera）中有带侧翼的导引器，可以帮助穿刺针正确地穿过闭孔膜并到达正确的位置。一些术者更喜欢用 Metzenbaum 剪穿透闭孔膜后再穿套管针（图 55-40）。当针尖突破闭孔膜后，术者将手下移或向患者下方下压以使螺旋形的套管针能围绕耻骨下支旋转并从大腿内侧穿出（图 55-41）。

5. 膀胱镜检查。应仔细检查尿道和膀胱，以排除膀胱穿孔。如果穿刺针穿透膀胱则可以在膀胱的前外侧壁看到（通常在左侧的 3 点到 5 点方向和右侧的 7 点到 9 点方向）。如果在膀胱中看到穿刺针，需要拔出并重新穿刺。在 TOT 手术中膀胱和尿道穿孔或损伤的概率极低。

6. 调整张力。应将吊带在尿道后方展平，使直角钳能轻松穿过尿道后壁和吊带之间。笔者更喜欢让 TOT 吊带的张力略高于耻骨后尿道中段吊带的张力（图 55-42）。

7. 充分冲洗阴道切口并用 3-0 可吸收缝线连续缝合。腹股沟区的切口用可吸收缝线缝合或用液体切口黏合剂关闭。可根据需要在术毕使用暂时性阴道填塞（如果患者出血或同时行脱垂手术）。

8. 导尿管（如使用阴道填充，可同时取出）可在恢复室拔除，患者可在记录排尿正常后出院。如果不能自行排尿，可以教患者间歇自我导尿或留置 Foley 尿管。

TVT-Abbrevo 是一种最新款的由内至外 TOT 吊带。它与之前吊带的不同在于吊带只有 12 cm 长（传统的 TOT 吊带长达 20 cm）。这种更短的吊带只穿过闭孔内肌、闭孔膜和闭孔外肌，避开了所有其他腹股沟内侧的肌群。不可吸收的聚丙烯（Prolene）缝线与吊带的侧缘相连，可用于调整网片张力。同时，中线处的 Prolene 袢则作为参照物使网片位置居中。术者将吊带调整到合适的张力后可以去除侧边缝线和中央的 Prolene 袢（图 55-43）。Caldera Medical（Agora Hills, CA）是市场上唯一一种可重复使用的进行经阴道、耻骨后和闭孔吊带的套管针（图 55-44）。

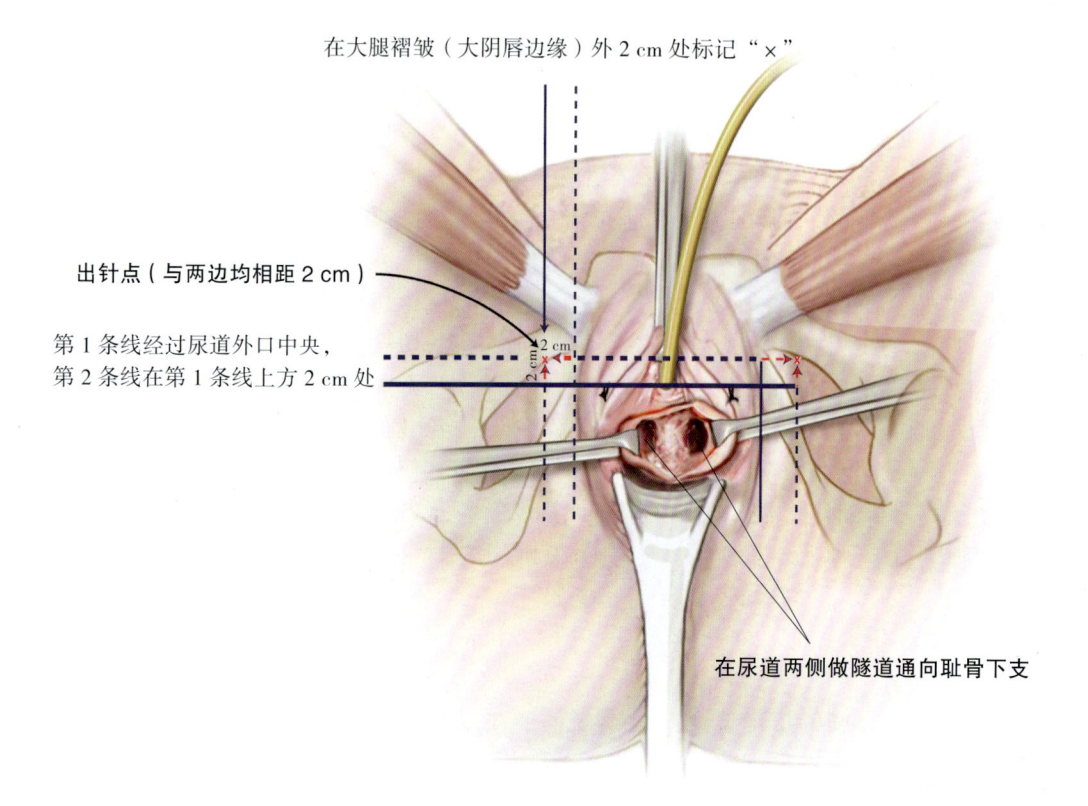

图 55-39 阴道切口和由内向外经闭孔吊带的出针点（Dmochowski RR, Karram MM, Reynolds WS. Surgery for Urinary Incontinence: Female Pelvic Surgery Video Atlas Series. Philadelphia, Elsevier, 2013. 经许可后重制）

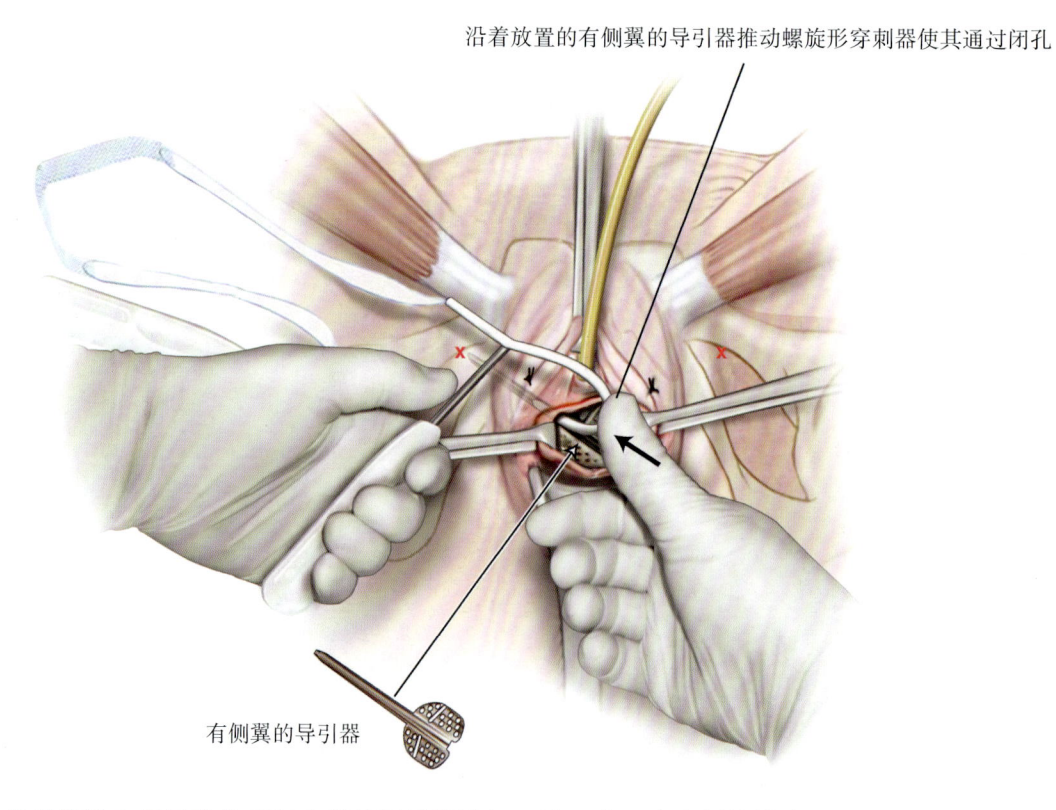

图 55-40 利用阴道内导引器使 TOT 套管针通过阴道切口进入腹股沟内侧的技术（Dmochowski RR, Karram MM, Reynolds WS. Surgery for Urinary Incontinence: Female Pelvic Surgery Video Atlas Series. Philadelphia, Elsevier, 2013. 经许可后重制）

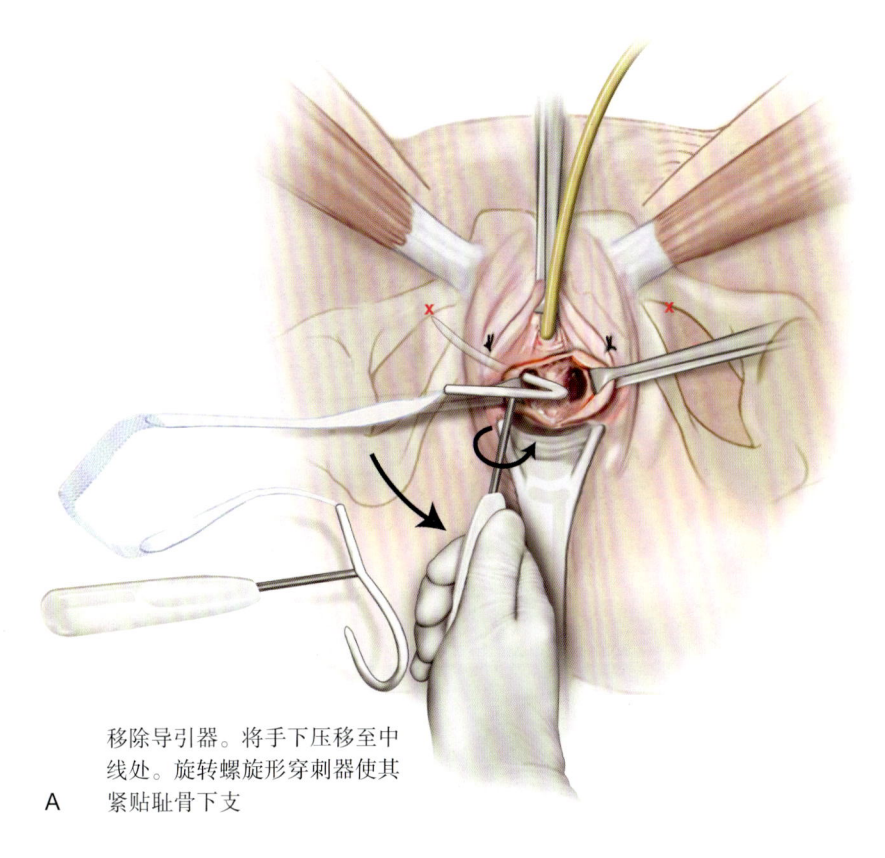

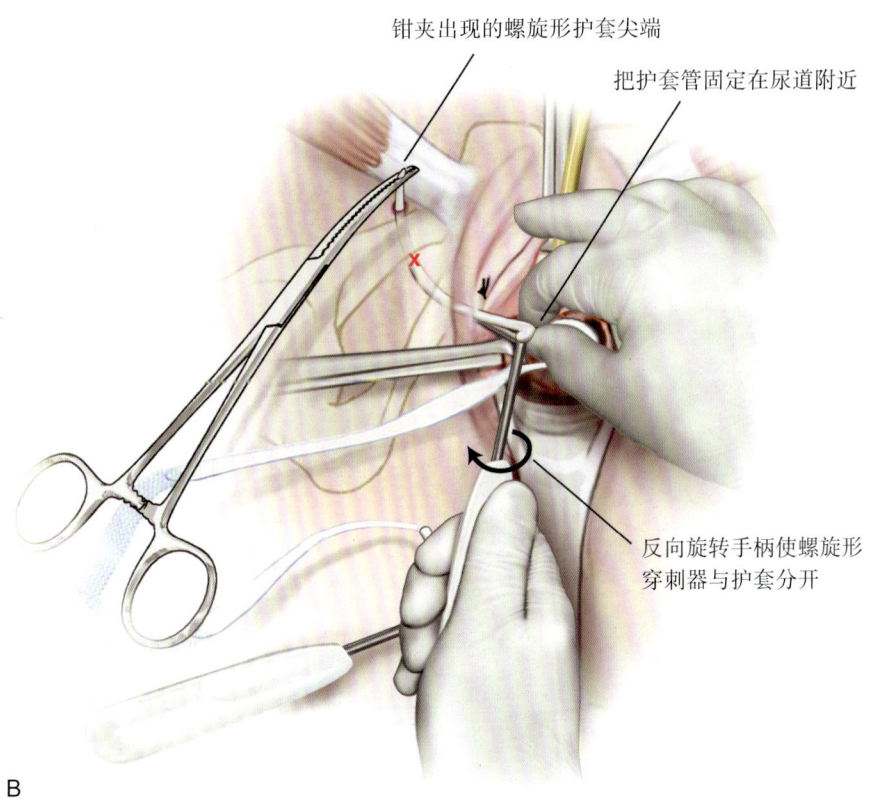

第 55 章 ■ 用于纠正压力性尿失禁的尿道中段合成吊带手术　　669

A. 移除导引器。将手下压移至中线处。旋转螺旋形穿刺器使其紧贴耻骨下支

钳夹出现的螺旋形护套尖端

把护套管固定在尿道附近

反向旋转手柄使螺旋形穿刺器与护套分开

图 55-41　A. 旋转由内至外 TOT 套管针手柄使其通过闭孔膜并绕过耻骨下支的技术；B. 在 TOT 吊带手术中，完美地将螺旋形套管针从护套中拔出的技术（Dmochowski RR, Karram MM, Reynolds WS: Surgery for Urinary Incontinence: Female Pelvic Surgery Video Atlas Series. Philadelphia, Elsevier, 2013. 经许可后重制）

剪断针　　　　　　　　　　　　　　　　　　　　　　　　　　调整适当张力，去除塑料套

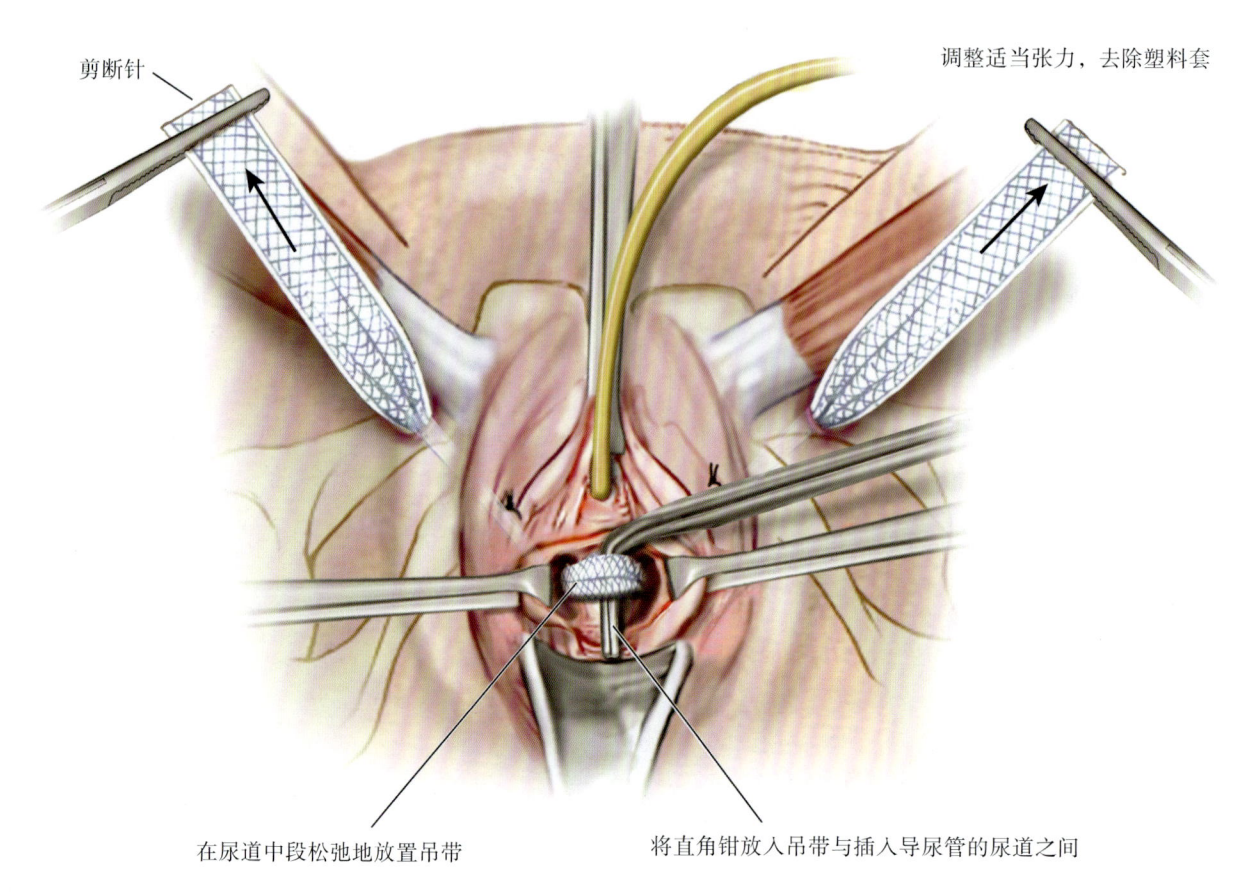

在尿道中段松弛地放置吊带　　　　　将直角钳放入吊带与插入导尿管的尿道之间

图 55-42　调整由内至外 TOT 吊带张力的技术（Dmochowski RR, Karram MM, Reynolds WS: Surgery for Urinary Incontinence: Female Pelvic Surgery Video Atlas Series. Philadelphia, Elsevier, 2013. 经许可后重制）

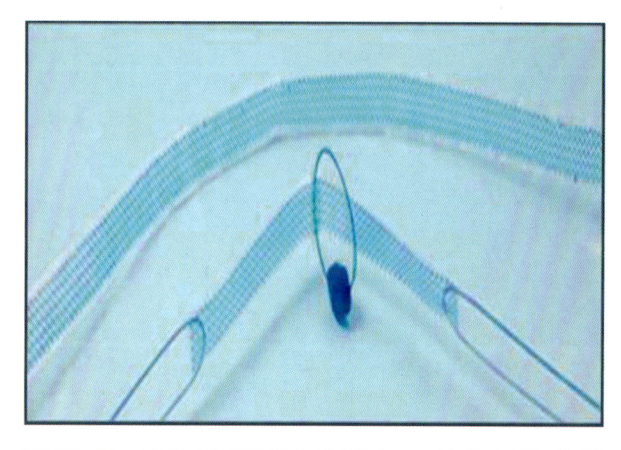

图 55-43　TVT-ABBREVO 吊带与传统 TOT 吊带的对比（Dmochowski RR, Karram MM, Reynolds WS: Surgery for Urinary Incontinence: Female Pelvic Surgery Video Atlas Series. Philadelphia, Elsevier, 2013. 经许可后重制）

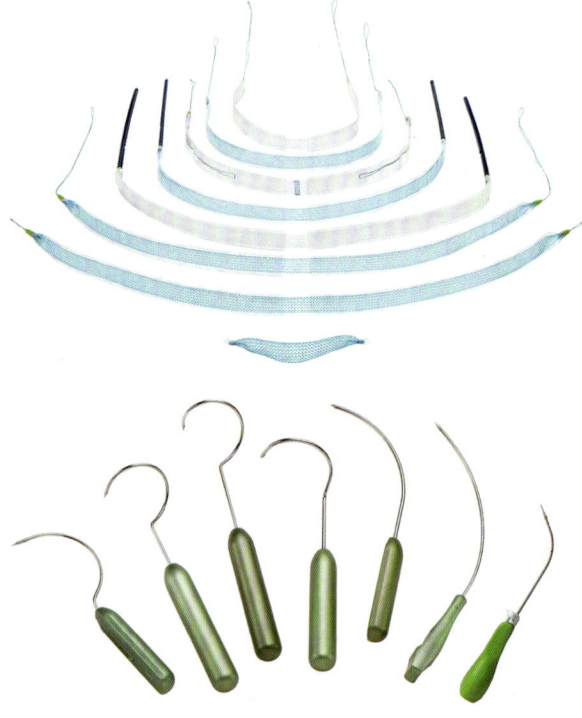

图 55-44　Caldera Medical 可重复使用的套管针和吊带

三、单切口尿道中段悬吊

2006 年，单切口尿道中段合成吊带（single-incision synthetic midurethral sling，SIMS）作为传统耻骨后和经闭孔尿道中段吊带的改进术式被报道出来。这种吊带需要在尿道中段区域做的分离更少，且不需要在耻骨上或腹股沟区做切口。它们可以完全通过阴道切口放入，而不需要出针点。该设计能最大程度降低膀胱穿孔的风险，与需要穿过闭孔膜和内收肌群的经闭孔吊带手术相比，该设计引起腹股沟区不适或大腿内侧的其他并发症的概率更低。根据术者对吊带种类的选择，单切口"迷你吊带"可被固定在闭孔内肌或耻骨后盆内筋膜的结缔组织上。近期研制出了可穿过闭孔膜的 SIMS，它可被固定在闭孔复合体上，使术者能在术中调整吊带的张力。

近期对美国的一项针对泌尿科和妇科泌尿医师的调查显示，20% 的医师已经在原发性压力性尿失禁（srtess urinary incontinence, SUI）患者中常规使用这一技术。然而，美国食品药物管理局（Food and Drug Administration）则要求单切口吊带的生产厂家针对其远期疗效和安全性进行进一步研究。接下来 2 年内将进行的这些研究将决定该技术的未来。

现在在美国可购买的单切口"迷你吊带"有 3 种（表 55-3）。

Solyx SIS 系统包括一个聚丙烯网片吊带（长 9 cm），尖端有自固定倒刺钩和一个金属与塑料制成的引导器或套管针（图 55-45）。该吊带的两端均与套管针的尾部相连接，并可在穿刺后取出。吊带中央 4 cm（广告中称为尿道下段）的边缘黏合在一起，可以减少刺激性和网片显露侵蚀或挤出的可能。

Altis 单切口吊带系统是一种单丝大孔编织聚丙烯吊带（7.75 cm），可跨越闭孔膜复合体（图 55-46）。该吊带的弹性较小，为 7.5%，与胶原纤维类似。在吊带两端连接着单丝缝线。吊带上的固定装置既可以保证最大程度上抵抗拉力，因其直接穿透锚定于闭孔膜上，又能保证放置的活动性。吊带两端的张力缝线则充当可去除的固定装置，并可以双向调整。这在理论上可以防止愈合过程中吊带发生移位。

Desara One（Caldera Medical）（图 55-47）是一款单切口吊带，它有独特的双向可调节抗旋转锚定系统，可以最大程度降低分娩时吊带扭曲。这款吊带由蓝色聚丙烯大孔经网片制成，锚栓与吊带完全一体。

手术步骤

1. 术前准备和患者体位与经闭孔吊带相同。

2. 经阴道切口。在尿道外口下方 1 cm 处开始标记一个 1~1.5 cm 的中线切口，并用注射用生理盐水或 1% 利多卡因加肾上腺素对尿道周围组织进行水分离。用 Allis 钳钳夹切口远端作为标记并协助显露，注意不要损伤尿道外口。用手术刀做锐性切口（图 55-48）。

3. 分离阴道瓣。用标准方法分离两侧的阴道瓣，保证厚度和血供适当，但不牺牲尿道旁组织的厚度。将阴道瓣向两侧并向前分离直到显露出盆内筋膜，但不进入耻骨后间隙（图 55-49 和图 55-50）。

4. 准备吊带。将传送装置或针的尖端插入网片设备的自粘末端，以确保网片位于传送针的外侧。

5. 置入吊带。选用 Solyx SIS 或 Desara One 时，将附有网片传送针的尖端插入先前分离好的阴道间隙，路径指向中线旁开 45° 的方向。放置应紧贴耻骨下支后方，并使针离开骨面后侧，但仍保持较近的距离。继续进针，直到吊带中线达到尿道中段的下方。将针与吊带分离，与吊带装置另一端连接，然后用同法置入对侧，确保网片在尿道下方展平，直至调整到合适的张力。将传送装置与网片分离并取出。由于不存在出针点，该操作可能将吊带紧贴尿道或于其侧方（图 55-49）。术者应尽力使吊带通过中线旁开 45° 的方向置入（图 55-50~图 55-53）。

放置 Altis 可调整单切口吊带的前几个步骤（步骤 1~4）与前面所述相同。正确分离后，将锚定装置推入组织，直到它稍微超出耻骨下支后方。将手柄转向闭孔内肌和闭孔膜。推进套管针的金属尖端使其超过锚定头，使其更易固定在闭孔膜上。推动固定的锚定头使其穿过闭孔内肌和闭孔膜。小心拉动尿道下方的吊带使其固定在合适的位置。

6. 调节吊带张力。由于单切口吊带没有出针点，因此其张力应比经闭孔或耻骨后单切口吊带更大。图 55-54 归纳了不同尿道中段吊带所适合的张力。

7. 膀胱镜检查。行膀胱镜检查以评估膀胱损伤。

8. 关闭阴道。用之前描述的方式关闭前壁切缘，关闭阴道切口。

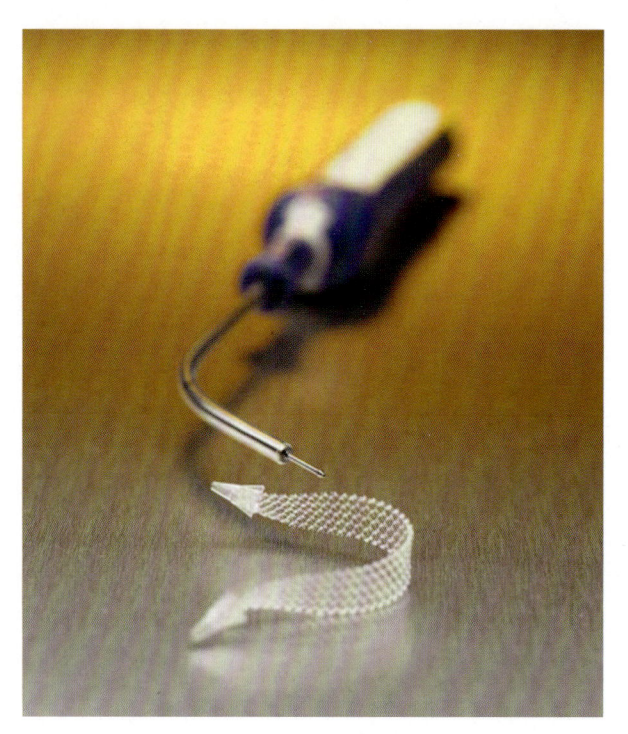

图 55-45 Solyx 吊带（Boston Scientific, Marlborough, Mass）（图片来源：Boston Scientific Corporation.）

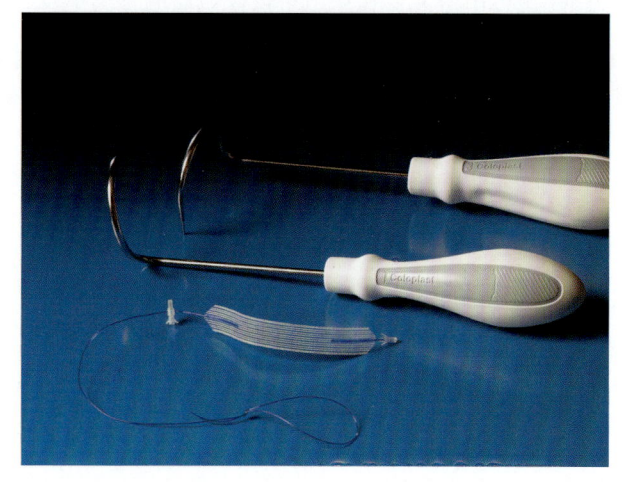

图 55-46 Altis 单切口吊带系统（图片来源：Coloplast, Minneapolis, Minn.）

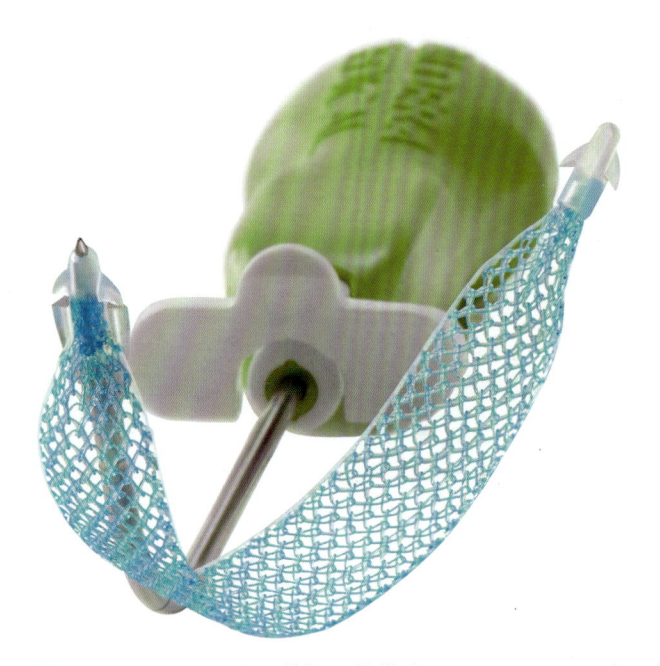

图 55-47 Desara One 单切口吊带（Caldera Medical）

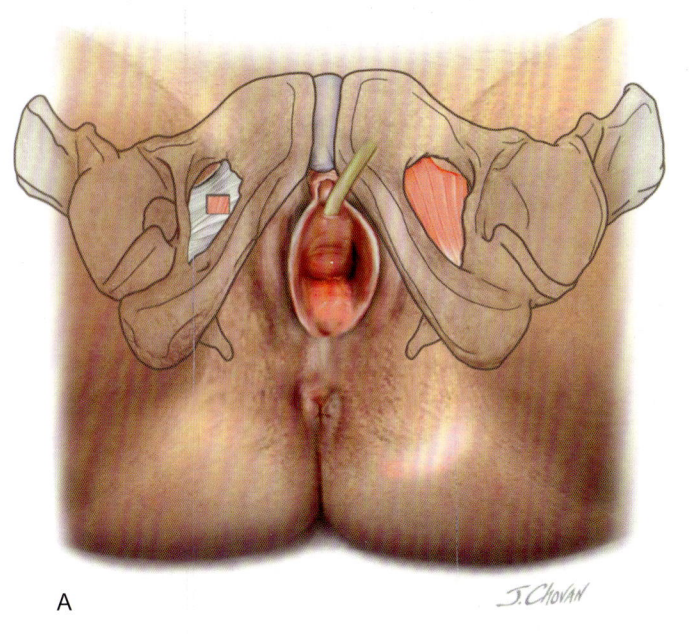

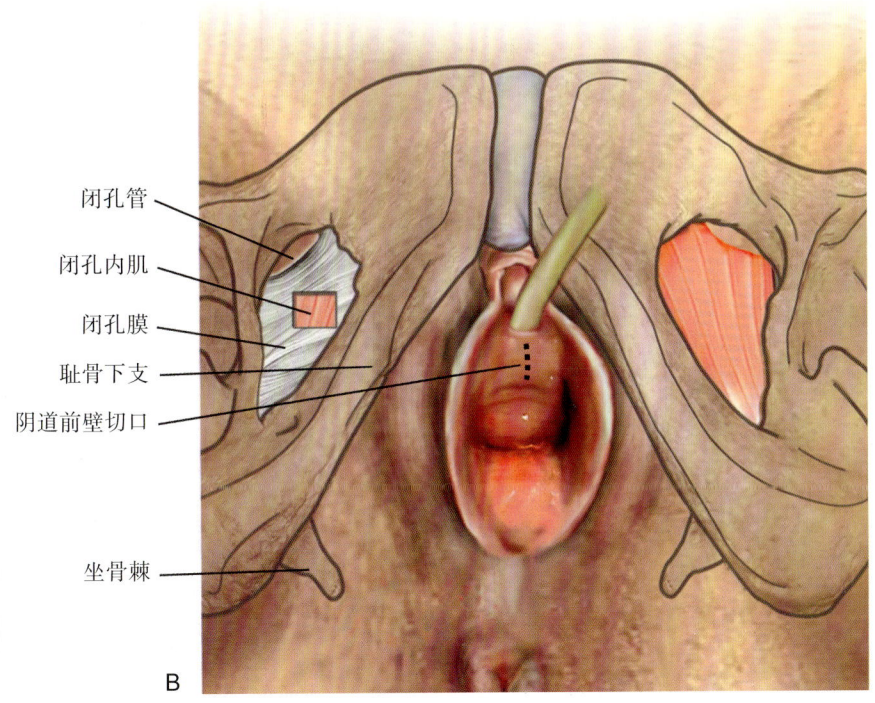

第 55 章 ■ 用于纠正压力性尿失禁的尿道中段合成吊带手术 673

图 55-48 A. 阴道前壁与闭孔膜及闭孔内肌的关系；B. 阴道前壁切口的位置

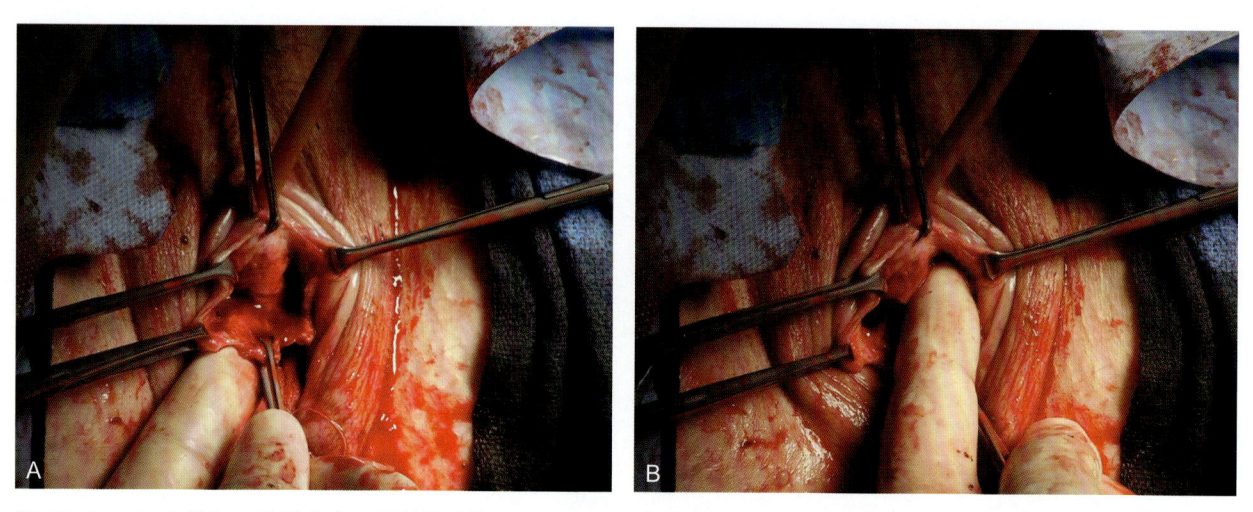

图 55-49　A. 在单切口吊带术中，阴道前壁的切口应使阴道前壁远端完全与尿路后方分离；B. 切口大小应足以放入术者的示指

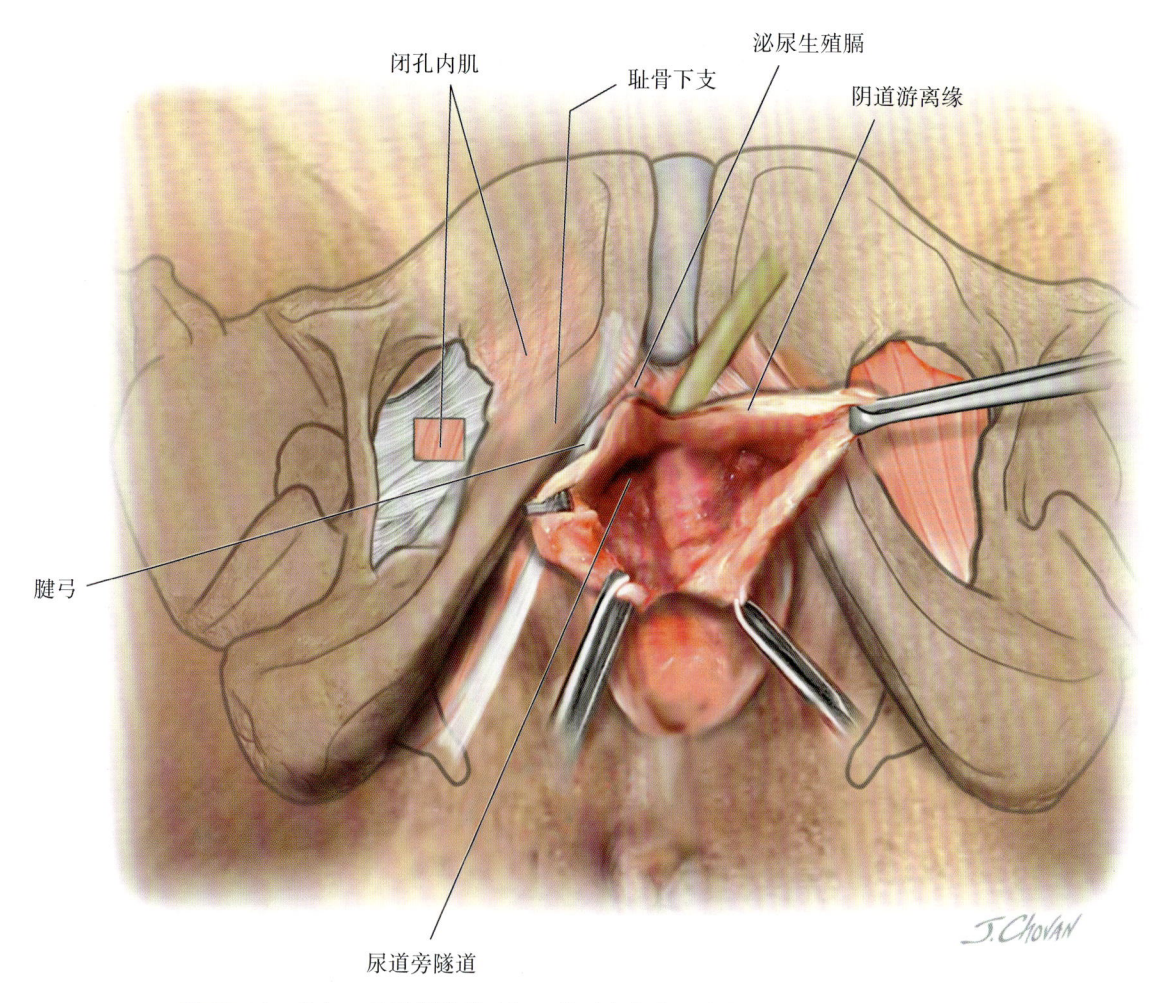

图 55-50　单切口吊带阴道前壁切口的适宜位点。注意：应从尿道旁分离至耻骨下支

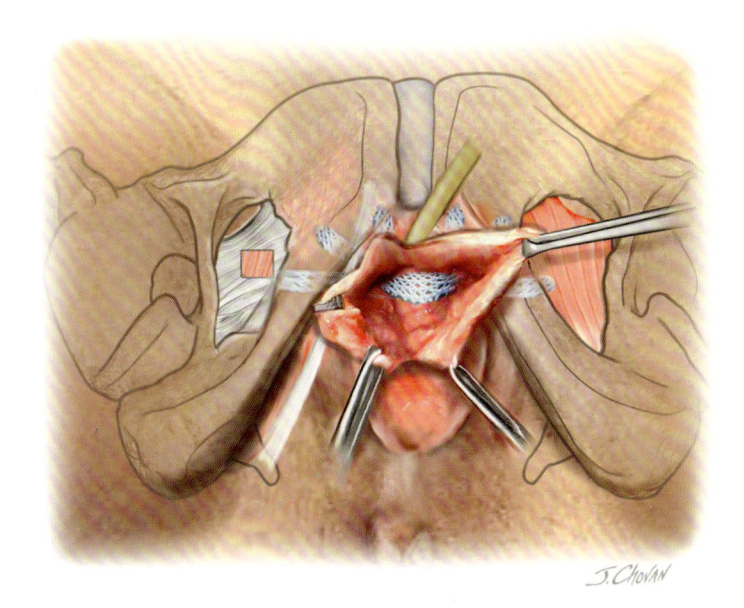

图 55-51 多种单切口吊带的放置方式。注意：应将吊带放在尿道中线旁开 45°的位置。应避免放得太靠近尿道或太靠近侧边，以减少手术失败和尿道损伤

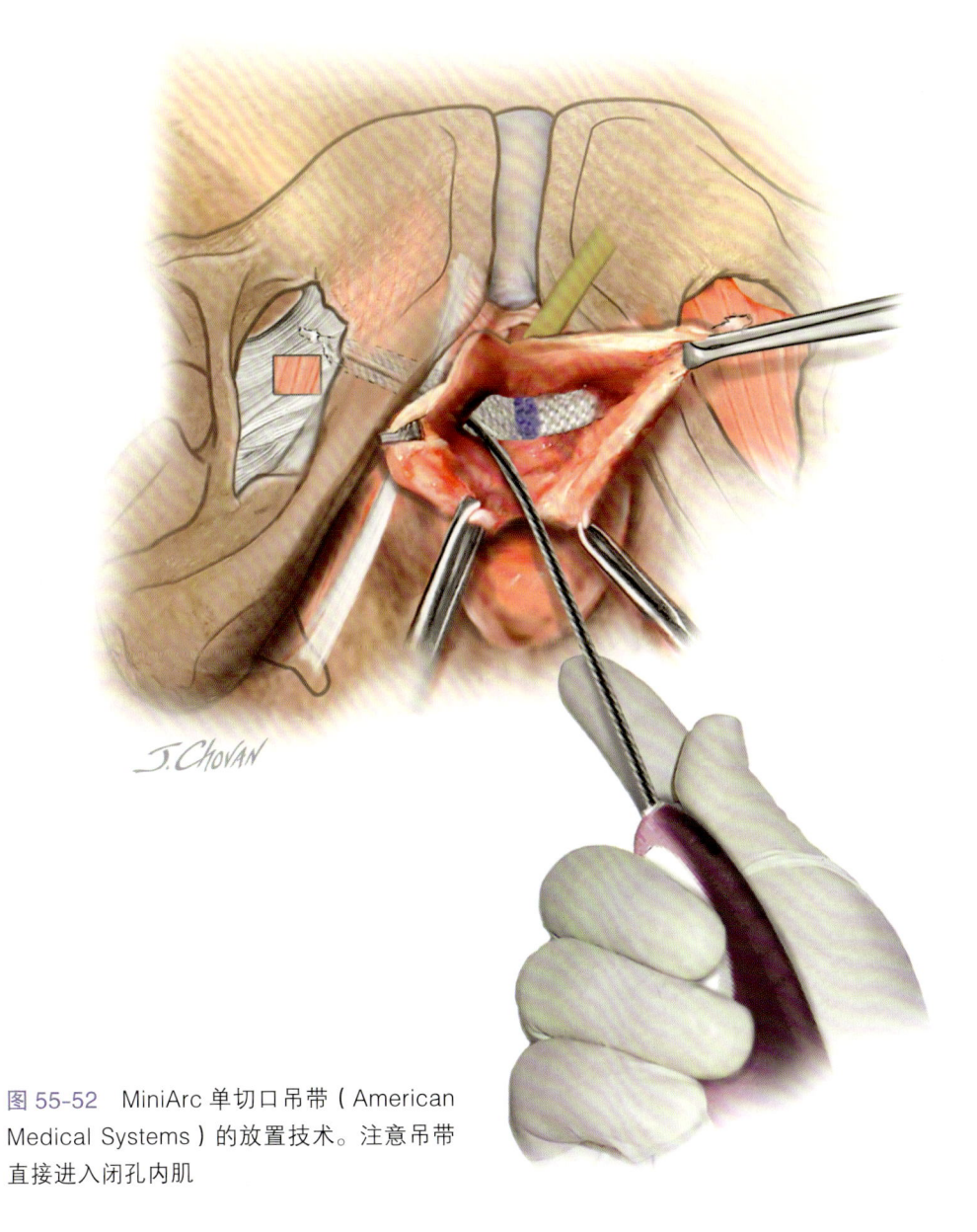

图 55-52 MiniArc 单切口吊带（American Medical Systems）的放置技术。注意吊带直接进入闭孔内肌

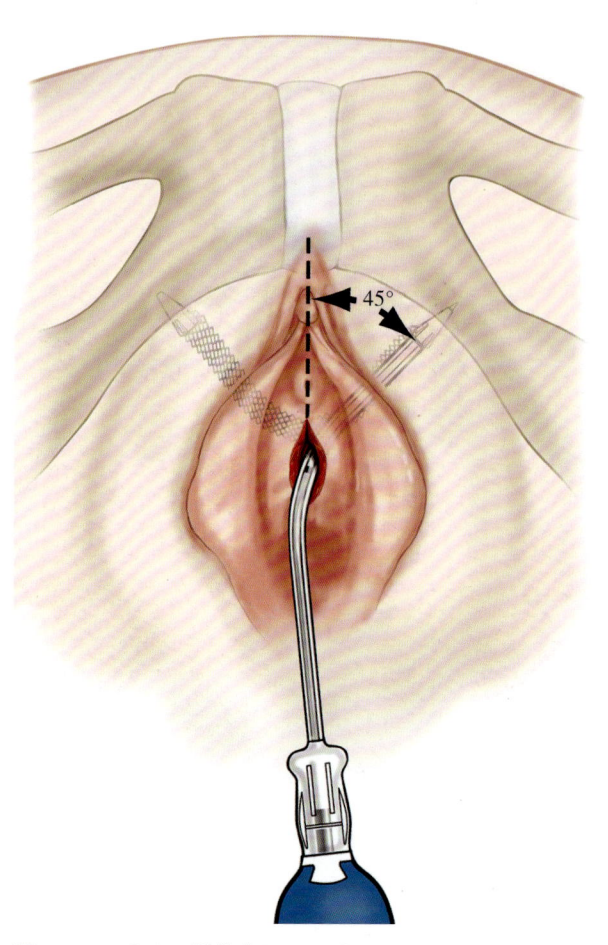

图 55-53 Solyx 吊带（Boston Scientific, Marlborough, Mass）的放置技术（图片由 Boston Scientific Corporation 提供）

A 合成耻骨后吊带

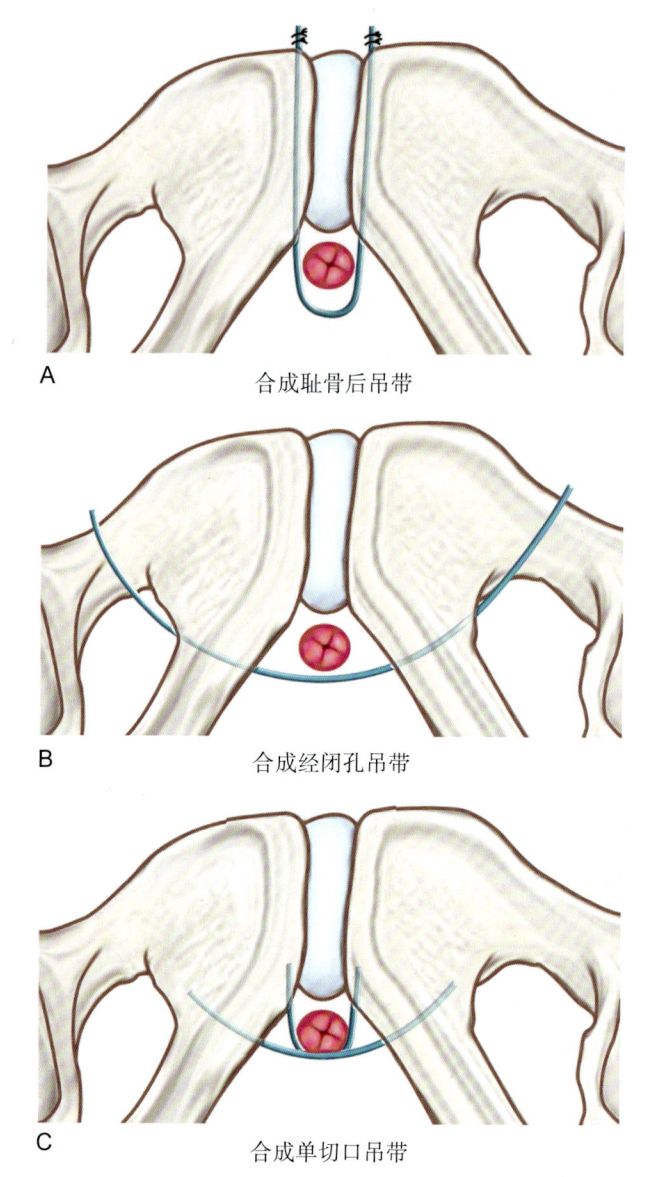

B 合成经闭孔吊带

C 合成单切口吊带

图 55-54 合成尿道中段吊带的张力。A. 合成耻骨后吊带通常很松弛放置，使器械可以轻松通过吊带和尿道后壁之间；B. 经闭孔尿道中段吊带通常比耻骨后吊带张力稍高；C. 单切口吊带需保持较大张力以直接贴合尿道后壁，使得器械很难在吊带和尿道后壁之间通过

四、术后排尿功能障碍的手术治疗

合成尿道中段吊带术后排尿功能障碍包括不同程度的膀胱出口梗阻（完全或部分尿潴留）、新发逼尿肌过度活动或原有的逼尿肌过度活动加重。在大多数情况下，单独进行过合成尿道中段吊带手术的患者可在术后立即或短时间内进行排尿。因为聚丙烯网片的固定性，加上成纤维组织大量长入，术后2周内未恢复的完全或部分尿潴留患者将难以自行恢复。另外需要注意的是，术后2周内进行干预，可以在无须剪断或取出聚丙烯吊带的情况下放松或拉紧吊带，这对于术者而言是难能可贵的。其优势在于以最小的压力性尿失禁复发的风险纠正出口梗阻。如果必须剪断合成吊带或需要去除尿道下方的部分，患者再发尿失禁的风险将有显著的提高（高达50%）。

（一）急性期（7~14天）松解合成吊带张力的技术

1. 患者取截石位，消毒阴道。
2. 再次行尿道膀胱镜检查，以确保吊带未穿入尿道或膀胱。
3. 用局部麻醉药浸润阴道前壁。
4. 术者切开阴道前壁切口缝线并打开前壁切口。
5. 术者找到吊带并用直角钳或其他小止血钳将其钩住。
6. 术者张开钳子或向下牵拉，使吊带松弛1~2cm。
7. 用可吸收缝线连续缝合阴道切口。

该技术可在患者配合的情况下在治疗室进行。然而，当患者非常焦虑或疼痛难以忍受时，可在手术室在轻度静脉镇静和局部麻醉下进行此操作。最好在术后14天内进行此操作，因为超过14天，组织长入从而无法松解，此时最好的方式是剪断吊带。

（二）取出合成尿道中段合成吊带的步骤

1. 在手术室再次行膀胱镜检查时，以确保吊带未侵入尿道或膀胱。
2. 如前所述，在阴道前壁远端进行水分离（图55-55）。
3. 用手术刀在阴道前壁中线做切口，深度达阴道前壁全层（图55-56）。通过手术刀感到沙砾状触感即提示到达合成吊带的位置。如果通过手术刀无法感知，可直接用手指触诊该区域，感受合成聚丙烯纤维。通常，吊带被瘢痕组织包裹且张力极大，因此难以感知。也可以利用膀胱镜或尿道探针，将其置于尿道内并向上牵拉，可以使张力的轴心与两侧分开，在尿道下方形成凹陷，以显露吊带的准确位置。
4. 找到吊带后，笔者通常用剪刀在中线将其剪断，然后将其从尿道锐性分离，直至两侧的耻骨下支后方。另一种方法是将直角钳穿入尿道和吊带之间，用止血钳夹住显露的吊带两端并从中线切断，然后完成分离的过程（图55-57~图55-60）。如果吊带过紧，则可以将其从尿道的两侧分离以避免尿道损伤。因此吊带的分离范围最多仅能到盆内筋膜水平，以这保留尿道外侧的支持力因其并未进入耻骨后间隙，以期减少复发性SUI的发生（图55-61）。
5. 每次操作均应将分离的合成吊带送病理检查，以确认切除的确实是一段吊带，因为这可以记录切除吊带，以防操作失败、不能完全缓解排尿功能障碍（图55-62）。
6. 注意探查尿道，避免其发生损伤。有时吊带处于尿道旁筋膜深层，它可能会向尿道壁内生长，切除吊带可能会导致意外的尿道切口。发生此种损伤时，应用细的延迟吸收缝线逐层缝合，术后保持尿管持续引流7~10天。

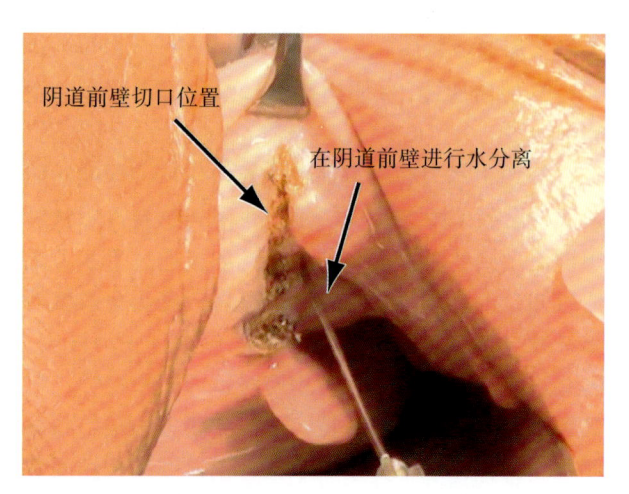

图 55-55　在阴道前壁远端进行水分离,然后做中线切口

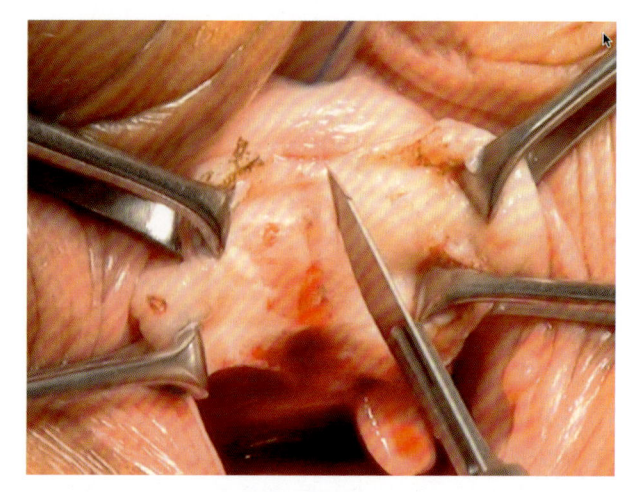

图 55-56　用手术刀做阴道前壁中线切口。持续向下切开直到手术刀与聚丙烯吊带接触,此时会出现沙砾样的触感

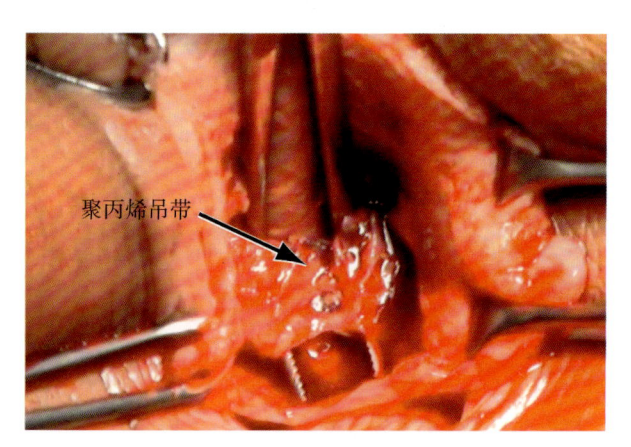

图 55-57　找到吊带后,用直角钳穿过吊带后尿道后壁

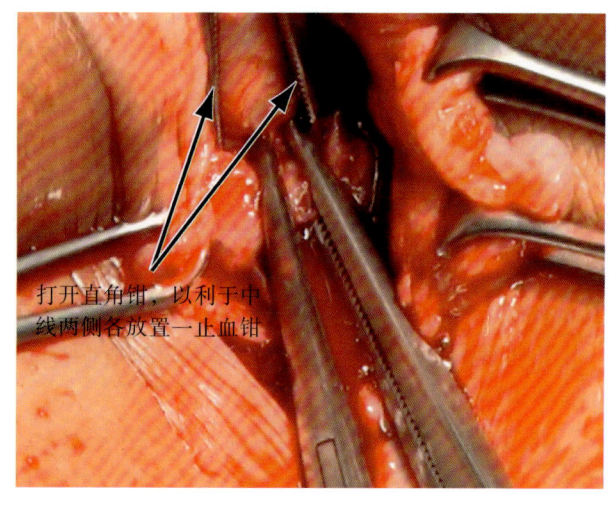

图 55-58　打开直角钳,并在中线两侧分别用一把止血钳钳夹吊带

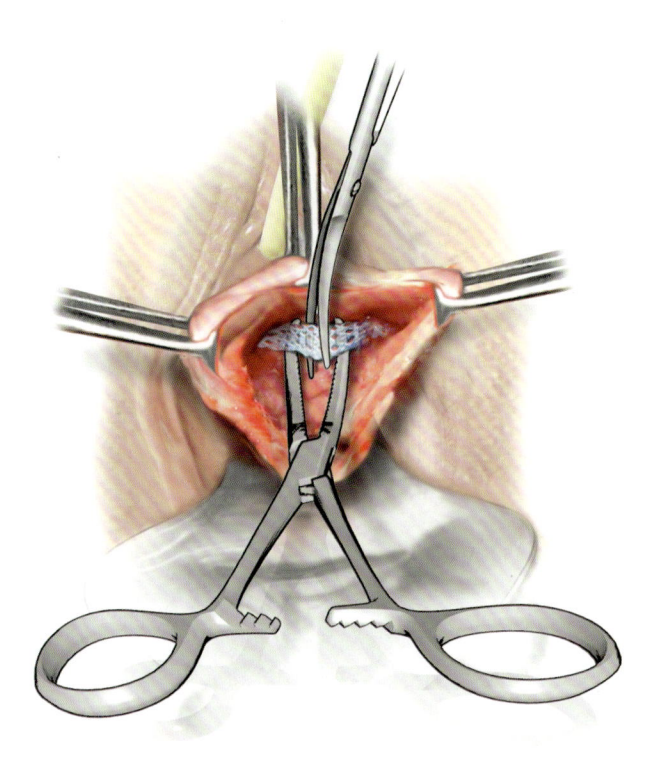

图 55-59　切断合成尿道中段吊带的技术。显露吊带后，在吊带和尿道之间放置一把直角钳，在中线剪断吊带（重绘自：Dmochowski RR, Karram MM, Reynolds WS: Surgery for Urinary Incontinence: Female Pelvic Surgery Video Atlas Series. Philadelphia, Elsevier, 2013.）

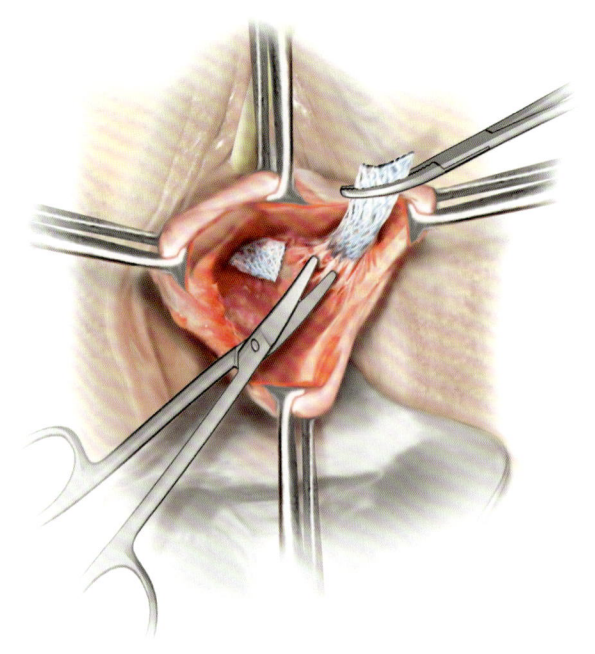

图 55-60　从尿道后壁锐性分离吊带的方法。合成吊带有时与尿道后壁紧密结合，难以安全地将止血钳从吊带和尿道之间穿过。从中线剪断吊带，然后将其从尿道锐性分离（重绘自：Dmochowski RR, Karram MM, Reynolds WS: Surgery for Urinary Incontinence: Female Pelvic Surgery Viedo Atlas Series. Philadelphia, Elsevier, 2013.）

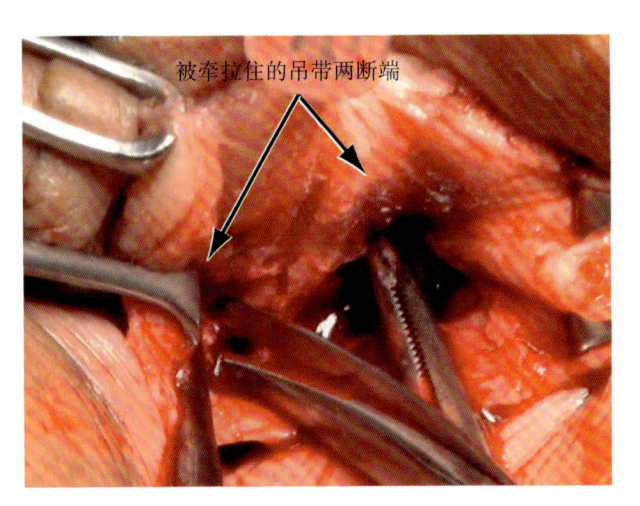

被牵拉住的吊带两断端

图 55-61　从中线剪开吊带，用剪刀将吊带从尿道和阴道前壁锐性分离

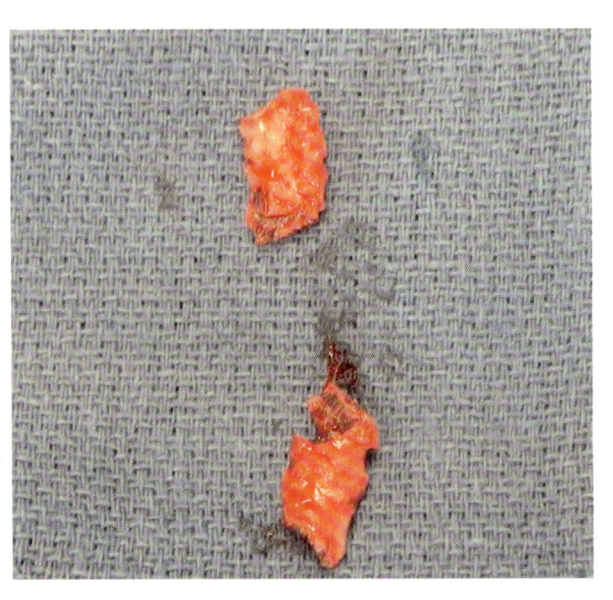

图 55-62　尿道下方的聚丙烯吊带已从尿道两侧去除

（洪凡凌　译　谢冰　孙秀丽　校）

第56章

尿失禁和盆腔器官脱垂手术后合成网片并发症的规避和处理

Mickey M. Karram

1998年，合成尿道中段吊带在美国上市。与悬吊法相比，这些方法是可靠的，而且耻骨阴道吊带被发现具有较低的侵入性和类似的长期结果。这些吊带经受了时间的考验，被大多数人认为是外科治疗压力性尿失禁（SUI）的"黄金标准"（第55章）。2001年，第一个用于修复盆腔器官脱垂的阴道网片套盒已经上市。

虽然腹部骶骨合成网片阴道固定术（见第41章）是一种被广泛接受和认可的手术，但在某些脱垂病例中，有一系列的合成和生物网片阴道固定术也被使用与提倡。

阴道网片的广泛使用发生在2005—2010年，主要是因为市场上可获得的网片套盒逐渐增多。2008年，在制造商和用户设备体验数据库（MAUDE）中收集了超过1000份安全问题的自愿报告，之后，美国食品药物管理局（FDA）发布了一份关于并发症和不良事件的公共卫生通知，内容关于在脱垂和压力性尿失禁手术中网片的使用。2011年，美国FDA发布了一个关于骨盆健康的公共卫生安全通知，并总结道"与盆腔器官脱垂阴道修复手术相关的严重并发症并不少见"和"目前尚不清楚经阴道盆腔器官脱垂网片修复是否比传统非网片修复更有效"。美国FDA进一步建议，阴道网片手术应该在权衡了网片手术与所有外科和非外科手术的风险和益处后再进行选择。2016年，美国FDA将用于纠正盆腔器官脱垂的阴道网片装置由Ⅱ类装置改为Ⅲ类装置，因此相关装置必须在上市前进行522项相关安全与有效性监测。2018年7月，美国FDA下令用于经阴道修复后盆腔器官脱垂（脱肛）的网片外科产品停止销售和发行。2019年4月，美国FDA下令所有用于经阴道修复前盆腔器官脱垂（膀胱膨出）的网片外科产品停止销售和发行。用于SUI治疗和骶骨阴道固定术的合成网片产品不受FDA这一命令的影响。

历史上，也有各种各样的生物组织可供使用，包括自体移植物、同种异体移植物和异种移植物。目前很少有阴道网片被用于阴道脱垂修复。然而，超过1000万女性已经放置了某种经阴道网片，因此，对于外科医师来说，全面了解这些网片放置方式有利于其处理任何与补片放置相关的并发症。

一、骶骨阴道固定术后的网片相关并发症

骶骨阴道固定术是一种经腹、腹腔镜或使用机器人手术的方法，它需要在阴道前、后壁上贴附Y网（一般是合成网片）以确保它附着在骶骨的前纵韧带上（第43章）。经腹的骶骨阴道固定术后网片并发症非常少见，主要是网片或组织侵蚀（图56-1）。一篇对经腹的骶骨阴道固定术的综述报道网片总体侵蚀率为3%~10%。

研究者已经发现很多骶骨阴道固定术后网片和缝线侵蚀的危险因素。一项研究发现有3个危险因素：①同时行子宫切除，将网片侵蚀率从4%增加到14%。②使用更多的聚四氟乙烯（ePFTE；GoreTex；GORE Medical, Newark, N.J.），与不使用聚四氟乙烯相比，危险达4倍（19% vs. 5%）。③吸烟会使网片侵蚀的发生率增加5倍。

骶骨阴道固定术后网片侵蚀的处理，可能仅需

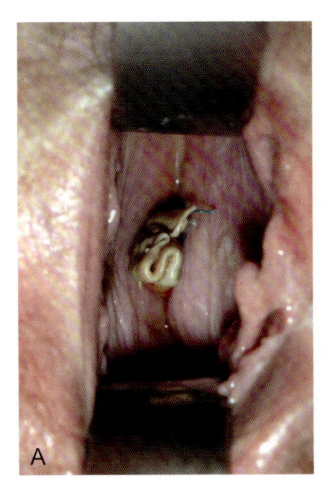

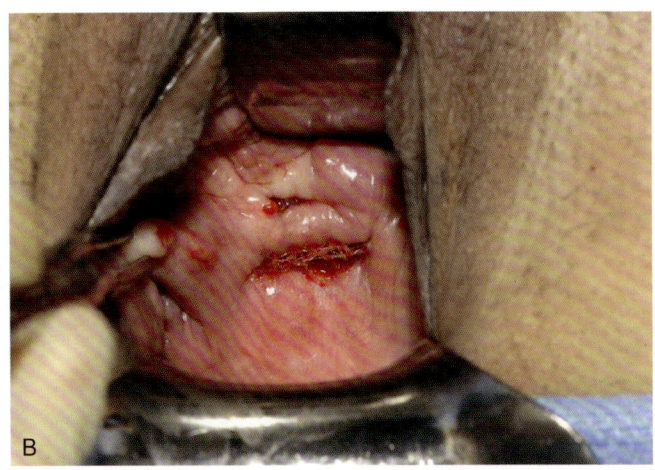

图 56-1 经腹骶骨阴道固定术后的阴道网片侵蚀。A. 经腹骶骨阴道固定术后经阴道可看见 Gortex 网片侵蚀；B. 经腹骶骨阴道固定术后经阴道可看见聚丙烯网片侵蚀（经 Walters MD, Karram MM 允许得以重新印刷：Urogynecology and Reconstructive Pelvic Surgery, 4th ed. St. Louis, Elsevier, 2014.）

要观察和局部雌激素治疗；然而，根据笔者的经验，基本上还需要手术切除。手术处理网片侵蚀从技术层面充满挑战，一部分是因为它在阴道内位置高，用于这个过程中的网片数量大，以及周围网片组织的生长，这都使手术切开变得困难。经阴道和经腹方法用于网片切除一直都有。根据笔者的经验，如果没有感染或盆腔脓肿，大多数网片显露可以成功处理，经阴道从周围组织切开并将显露网片向下牵引。尽可能高地切除网片，修补阴道缺损（图 56-2）。从阴道进入腹膜有利于成功取出网片，同时也有利于阴道顶端的再次悬吊。

二、合成尿道中段悬吊吊带术后网片并发症

（一）阴道侵蚀

阴道侵蚀发生率在合成尿道中段悬吊材料中约占 3%（图 56-3）。阴道侵蚀的症状是阴道排液、阴道出血、患者或其伴侣性交疼痛及反复性尿路感染。处理阴道网片侵蚀的数据大多来源于个案报道，手术和非手术处理的成功率不同。局部雌激素治疗是小面积显露的初始治疗方法，通常后续仍需网片切除。可以在诊室或手术间取出显露网片，要思考取出网片的时间和取出多少网片这两个重要问题。根据笔者的经验，如果网片侵蚀小于 1cm，在诊室取出网片通常能够成功，使用诊室仪器也很容易看见并取出网片，这样患者也保留有健康的阴道组织。在诊室修剪或对合阴道上皮时必须局部麻醉。笔者更喜欢使用 1% 利多卡因而不用肾上腺素。应使用无菌手套和仪器，除助手外，还经常使用的仪器包括窥器、剪刀、齿钳、注射器和缝合线等。在诊室可以取出一部分网片，然而，要移动网片周围的阴道上皮需要无张力缝合。

侵蚀组织周围的阴道上皮应该用好的手术剪（Metzenbaum）进行修剪。如果准备取出网片，则应在网片和下面的组织之间放一把直角钳，轻轻打开直角钳以分离组织。对侵蚀组织周围的阴道上皮进行修剪后，将血供丰富的正常组织缝合。经阴道取出侵蚀网片后 SUI 的复发率为 30%~50%。

（二）膀胱穿孔

据报道，在放置合成尿道中段吊带期间，由于套管针穿刺意外导致的膀胱穿孔发生率为 0.3%~8.5%，经耻骨后的合成吊带或单切口吊带发生率更大（图 56-4）。如果未被发现，膀胱内的合成网片通常会引起反复性尿路感染、尿血、尿急、尿频和（或）尿痛。由膀胱内网片逐渐发展为膀胱内结石并不常见。以往，需要开腹从耻骨后取出膀胱内网片，通过进行膀胱部分切开术加膀胱重建术来取出网片。最近，为了避免并发症，术者使用微创技术，比如内镜下经尿道切除，虽然成功率尚不稳定。

（三）尿道侵蚀

很少在尿道发现合成网片（图 56-5）。术者放置悬吊材料时，应保证足够长度以确保阴道前壁切

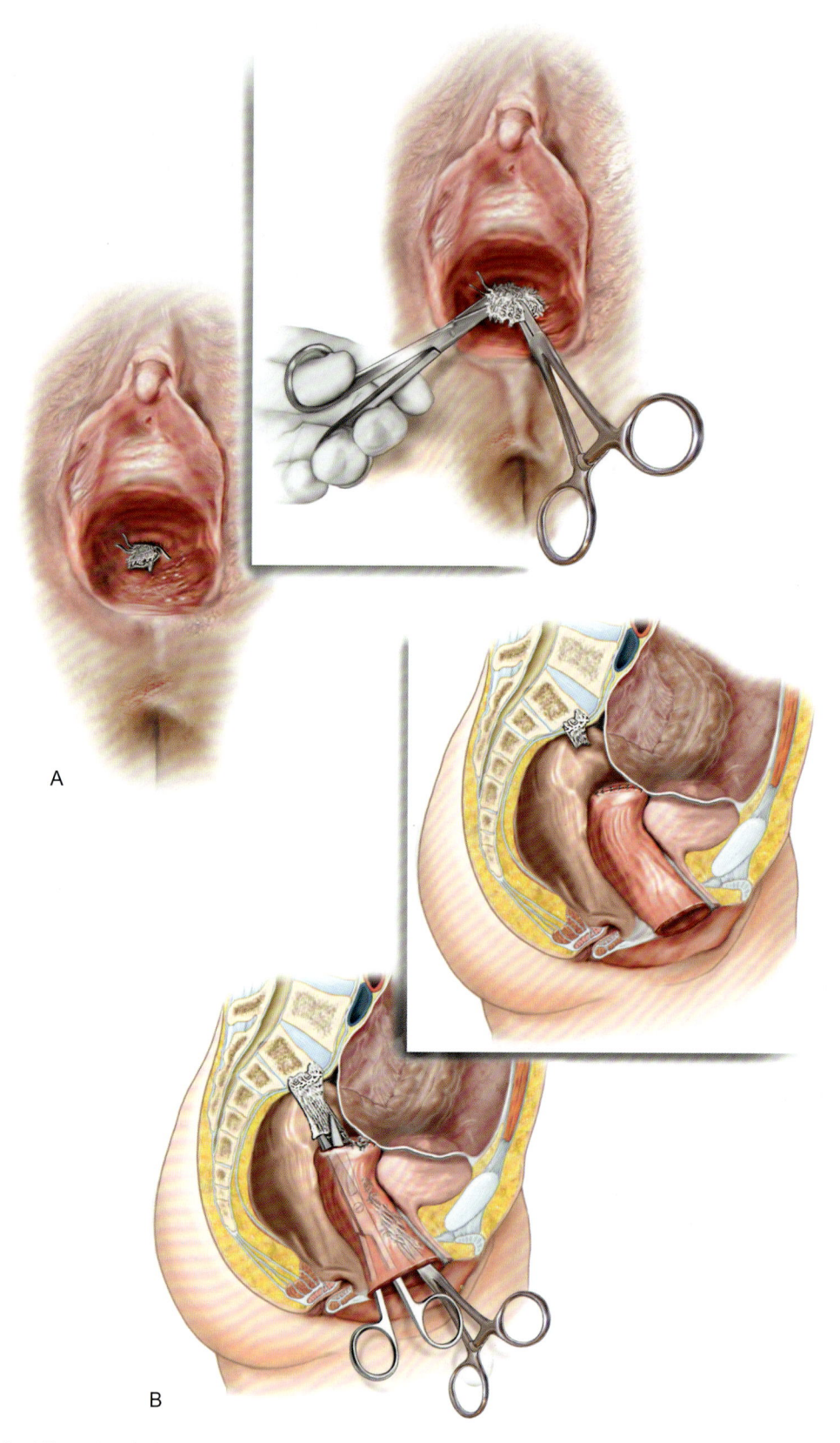

图 56-2 经腹骶骨阴道固定术后经阴道取出侵蚀的合成网片。A. 注意网片已被破坏并用 Kocher 钳钳夹，把网片用力向下牵引；B. 网片已经与阴道组织和其他附着组织严重分离，用力向下牵引并尽可能高位切除。目标是使闭合的阴道断端和网片切缘（看见嵌入口）之间的距离尽可能远（经 Walters MD, Karram MM 允许得以重新印刷：Urogynecology and Reconstructive Pelvic Surgery, 4th ed. St. Louis, Elsevier, 2014.）

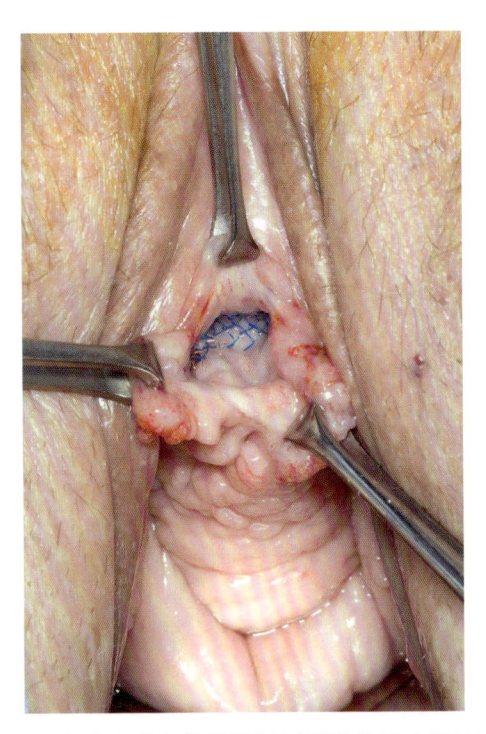

图 56-3 合成尿道中段悬吊材料阴道侵蚀（经 Walters MD, Karram MM 允许得以重新印刷：Urogynecology and Reconstructive Pelvic Surgery, 4th ed. St. Louis, Elsevier, 2014.）

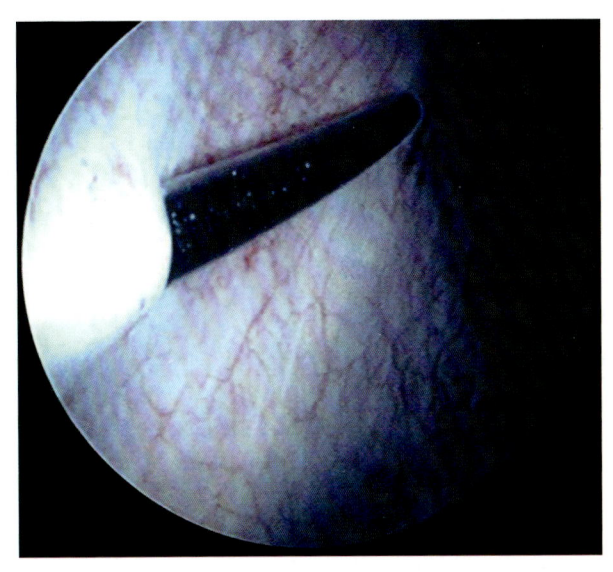

图 56-4 无张力阴道吊带穿刺针。注意针穿透膀胱（经 Walters MD, Karram MM 允许得以重新印刷：Urogynecology and Reconstructive Pelvic Surgery, 4th ed. St. Louis, Elsevier, 2014.）

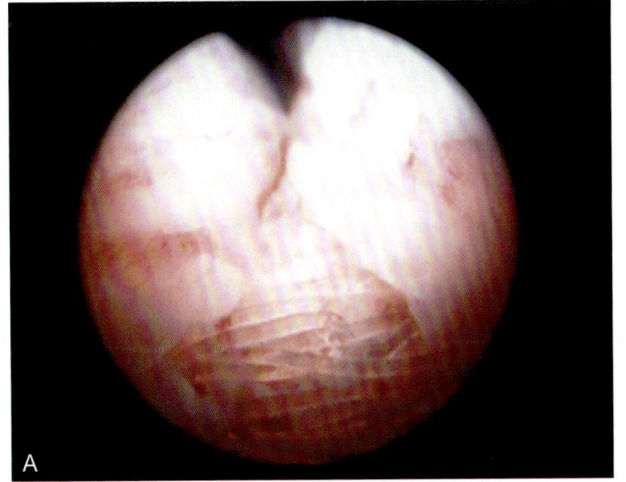

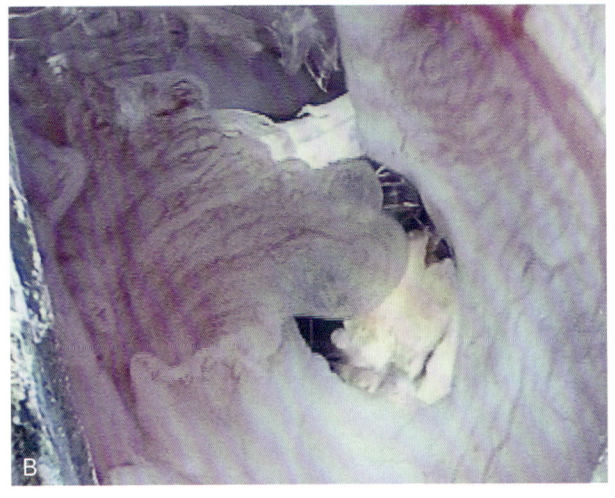

图 56-5 A 和 B. 尿道内的合成吊带（聚丙烯）

口不会太深。在阴道前壁中段和远端，以及尿道后壁之间没有一个确定的解剖平面。如果分离平面过深，可能会将吊带置入尿道壁，甚至进入尿道。此前接受过盆腔放射治疗，或有尿道阴道瘘、尿道憩室的患者，也不应使用合成吊带。如果在分离阴道前壁时意外切开阴道，也应放弃使用合成吊带。如果在尿道中发现合成网片，基本上需要手术切除，并行尿道重建。根据笔者的经验，经尿道切除通常无法成功，最好在阴道前壁行一倒 U 形切口，将阴道从尿道后壁分离出来。然后，从尿道的任意一边找到合成吊带，将其同尿道锐性分离。尿道缺损（尿道切开术）（图 56-6）需用延迟可吸收缝线分两层缝合。如果血供不足，可考虑 Martius 脂肪垫移位术，如果需治疗 SUI，可同时放置耻骨后自体组织吊带。

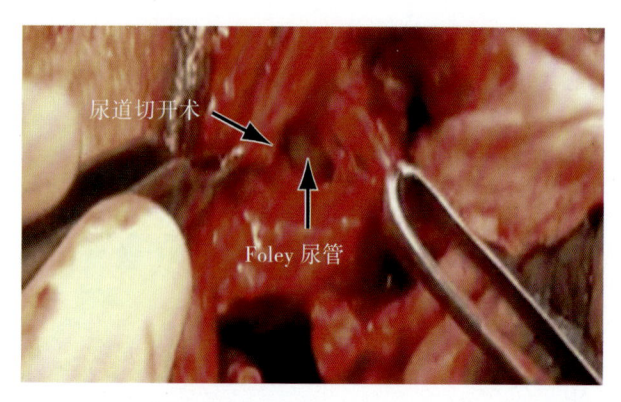

图 56-6 从尿道壁上取出合成吊带后进行尿道造口术

（四）疼痛和性交困难

网片放置部位的疼痛是很难量化的合成吊带放置的一个并发症。简而言之，如果网片卷动到自身上方，患者的疼痛可能发生在悬吊位置的阴道远端。另外，对于经闭孔的吊带，如果网片自身"扭曲"，当吊带穿过耻骨下方时，疼痛可能发生在阴道穹窿远端。疼痛也可能发生在腹股沟内侧（经闭孔吊带放置后）或耻骨上区域（耻骨后吊带放置后）。一般来说，笔者更喜欢在治疗这些患者时先给他们注射一种混合类固醇溶液的长效麻醉药（Marcaine）。笔者通常混合 9 ml 的 Marcaine 和 1 ml 的类固醇溶液，并将 5~10 ml 溶液直接注射到疼痛的部位。这些注射的目的是为了诊断和治疗。有时只需要注射一次。如果疼痛最初缓解并复发，则可以进行重复注射或尝试手术切除部分网片。从阴道前壁取出网片非常简单和直接，但如果需要从腹股沟内侧或耻骨上切口取出补片，则非常具有挑战性。

三、盆腔器官脱垂患者经阴道补片放置后的并发症

市售的用于修复盆腔器官脱垂的阴道网片可大致归为基于套管针的工具包。网片臂在前方通过闭孔后（图 56-7），沿着直肠后方的任意一侧，直接将网片臂固定于阴道旁组织和尾骨肌 - 骶棘韧带复合体（图 56-8）。

使用经阴道网片治疗盆腔器官脱垂具有潜在的益处和风险。益处是可能会改善解剖结果。应权衡潜在并发症和优势。这些并发症包括阴道网片侵蚀、盆腔疼痛和性交困难。也有膀胱和肠道穿孔和（或）损伤的报道，不过很少。

疑有网片相关并发症的所有患者都应进行完整的病史询问和检查。在盆腔检查中，医师应尝试识别以下问题：泌尿生殖器官萎缩，视诊、触诊显露网片，注意网片张力，网片臂的位置，网片局部是否有触痛（注意位置），网片是否有褶皱，触诊上皮下是否有异常，盆底肌肉是否有触痛，是否有瘘。也应该进行直肠检查，在某些情况下可能需要进行膀胱镜检查和直肠镜检查。对于有泌尿生殖器官萎缩的患者，笔者更喜欢对患者采取更为积极的治疗，在手术干预之前局部给予雌激素乳膏。

（一）网片侵蚀

这是盆腔器官脱垂患者经阴道网片放置术后最常见的并发症（图 56-9 和图 56-10）。常见的症状包括阴道排液（流血）、盆腔疼痛和性交困难。在检查中可能发现，触诊网片出现疼痛、肉眼可见的网片侵蚀和阴道缩短（变紧）。网片侵蚀在公布的数据中发生率为 3%~30%，大量的综述表明总体发生率为 10%~15%。危险因素包括同时行子宫切除术、吸烟、网片体积大、年轻患者、过早恢复性生活、糖尿病和外科手术史。在网片的位置局部注射利多卡因和肾上腺素并不会增加网片侵蚀概率。可以尝试用局部雌激素和（或）局部抗生素来进行非手术治疗；然而，很少量有证据表明这种治疗有效。通常需要部分或完全切除网片才能改善症状。在诊室或手术间切除均可供选择。对一些很小的显露（通常 <1 cm）可以选择在诊室切除，要充分处理显露网片和健康的阴道组织。和诊室处理尿道中段合成吊带显露的过程相似，在膨出周围局部注射麻醉药，移动相邻阴道上皮。切除网片，间断无张力缝合阴道上皮。

手术室给外科医师提供了更好的手术视野、更好的患者麻醉效果和更广泛的用于处理网片膨出的仪器。一直较难的问题是，如何切除？切除多少？这中间存在一种平衡：部分切除可能需要反复切除，而完全切除可能导致脱垂复发或并发症。如果侵蚀很小、很浅表，通常只需要移动周围上皮来覆盖网片或简单切除小部分网片并覆盖上皮即可。如果存在疼痛和大面积侵蚀，那么通常需要积极切除。手术切除的技巧主要是从网片上移开覆盖的阴道上皮，接下来是将网片从邻近器官（膀胱或直肠）上移除（图 56-11）。图 56-12 显示从阴道后壁移除网片的技巧。一旦从阴道上皮中分离出网片，

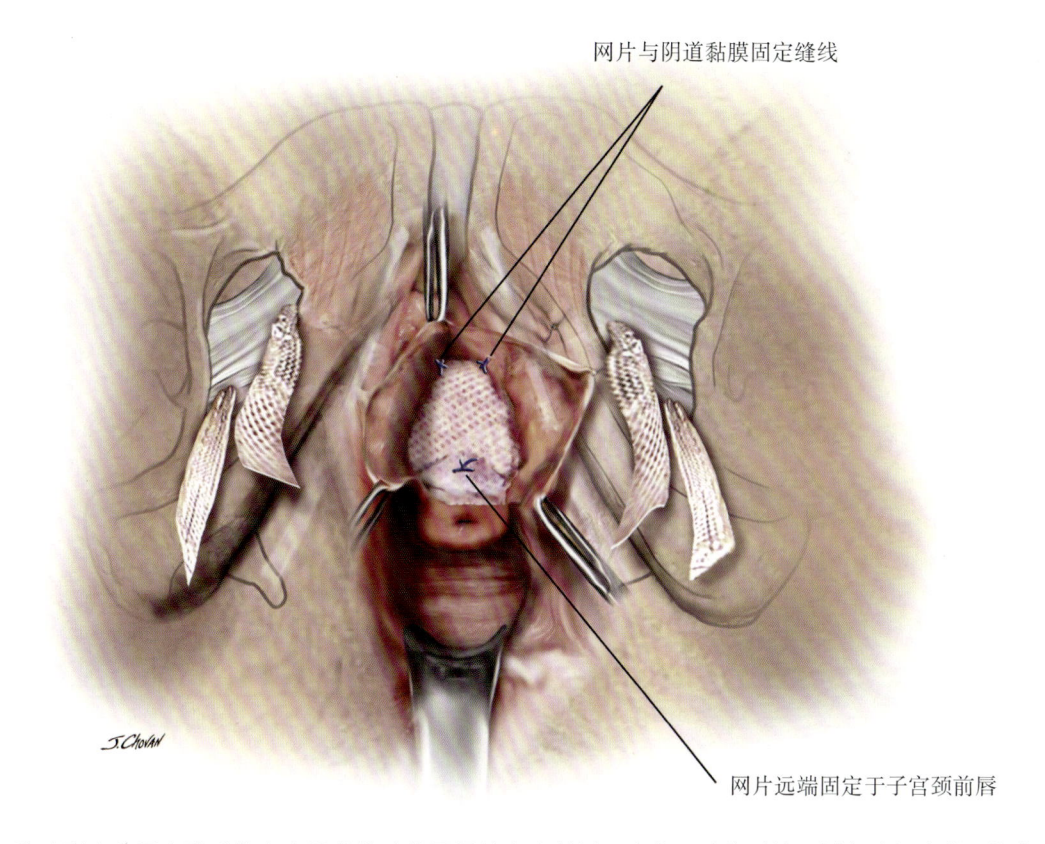

第 56 章 ■ 尿失禁和盆腔器官脱垂手术后合成网片并发症的规避和处理　685

图 56-7　膀胱膨出和子宫脱垂的患者阴道前壁放置网片套盒举例。注意两臂分别从两侧穿过闭孔膜，从腹股沟内侧穿出

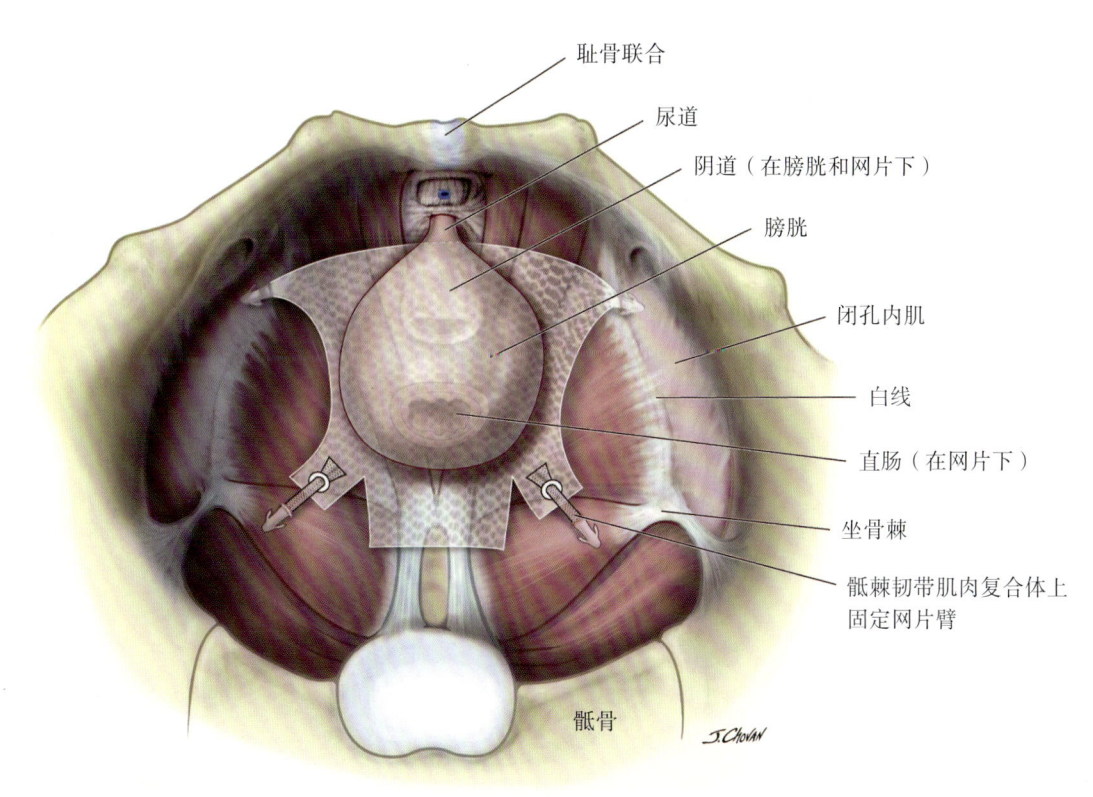

前壁放置网片（从盆腔上面观）

图 56-8　膀胱膨出患者直接在阴道前壁放置网片举例。注意，网片有锚定点，位于闭孔内白线或筋膜的远端，靠近尾骨肌 - 骶棘韧带复合体（C-SSL）

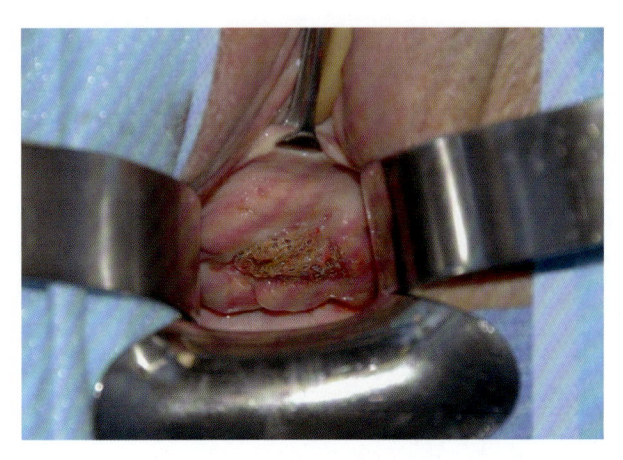

图 56-9　经阴道网片放置后合成网片发生的阴道侵蚀（经 Walters MD, Karram MM 允许得以重新印刷：Urogynecology and Reconstructive Pelvic Surgery, 4th ed. St. Louis, Elsevier, 2014.）

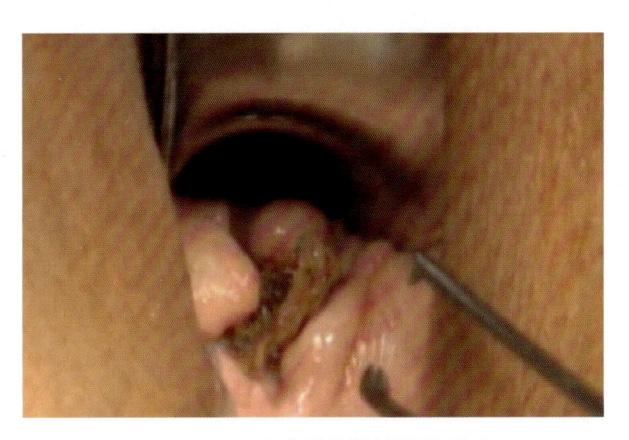

图 56-10　合成网片侵蚀阴道后壁

就在中线切开，然后将其从阴道前壁锐性分离。许多网片包括网片体和网片臂，网片臂用于固定网片。网片植入后，这些网片臂就会血管化。如果需要更完整地切除网片，并且网片体也满意地移除了，为了减少出血的风险，笔者认为最好在分离网片臂前先钳夹网片臂，同时打结。取出网片后，缝合中线部位下方的结缔组织，以帮助重新支持脱垂组织，并可能减少复发的风险。此外，如果合适，可以用自体组织把阴道顶端悬吊在子宫骶韧带或骶棘韧带上。如果阴道上皮无法无张力对合，则可以使用猪膀胱的黏膜下层进行修补（ACell Inc, Columbia, Md.）（图 56-11 和图 56-13）。它可以作为一个支架，激发自体反应诱导治愈。换句话说，它可以作为补片缝合阴道缺损。如果血供充足，在大多数情况下，ACell 移植物最终会转化为正常上皮。

（二）性交困难和盆腔（阴道）疼痛

盆腔器官脱垂患者，经阴道网片放置术后可能会出现性交困难或性交疼痛。一篇系统综述报道，经阴道放置网片后新发性交困难的总体发生率为 9.1%（范围在 0~67%）。盆底肌肉痉挛或疼痛可以表现为慢性盆腔痛，并可能与网片相关性疼痛相混淆。尽管它们之间不易区分，但它们可能都能通过非手术方式（如盆底物理治疗）得到改善。笔者推荐用非手术方法治疗网片相关的盆腔疼痛，因为手术切除网片的患者常会有持续性疼痛。此外，疼痛触发点注射长效麻醉药，比如混合有类固醇激素的 Marcaine，可有助于减轻那些部位明确的疼痛。在所有网片相关并发症中，疼痛对药物或手术治疗不太敏感。在切除网片后症状能改善，但也可能永远都不会完全消失。因此，在手术前，告知患者网片相关风险，咨询患者意见至关重要。这些风险包括出血、感染、周围器官损伤、新发（持续）疼痛及复发性脱垂。

（三）内脏损伤

经阴道放置网片术中也可能损伤膀胱和肠管，但是发生率很小。特别强调一点，放置网片需要更深的解剖平面（例如，经过阴道上皮全层以防止阴道侵蚀）。然而术者也需要保证足够的长度，避免医源性的直肠、膀胱修补，避免将网片放入膀胱直肠壁。图 56-14 显示如果在阴道前壁放置过深，阴道网片是如何引起膀胱阴道瘘的。通过膀胱镜很容易看到膀胱黏膜下的网片。

如果膀胱或肠管损伤是在去除阴道上皮时发生的，笔者推荐放弃放置网片，而选择自体组织缝合修补。当使用套管针放置网片时，应常规进行直肠检查和膀胱检查，检查套管针是否放在正确位置（在放置网片臂之前）以确保没有内脏损伤。手术后在膀胱或直肠内发现网片并不常见，通常还需要手术来取出网片。如果在直肠内发现网片，那么在取出网片之前可能需要进行结肠造口。

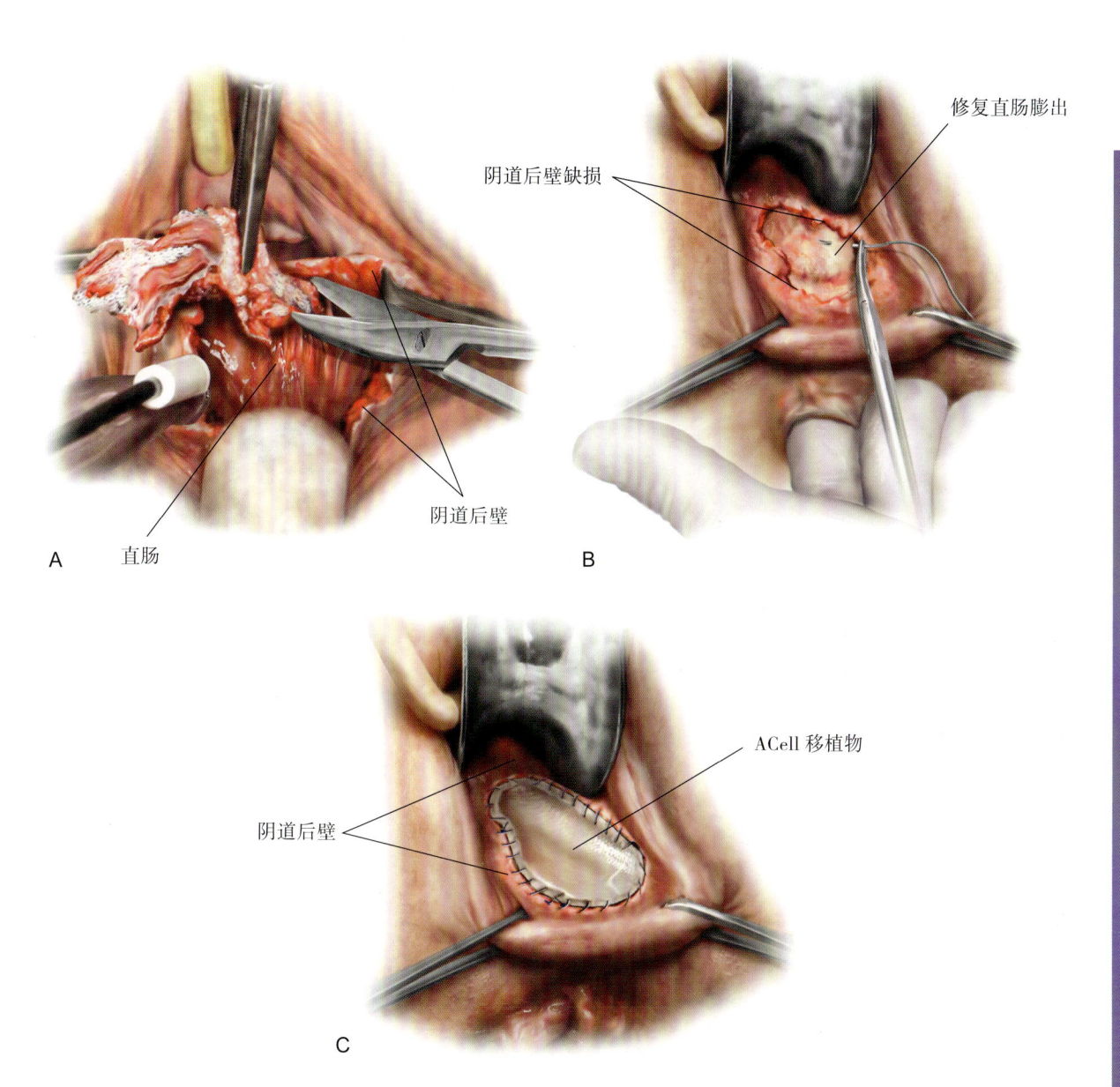

第 56 章 ■ 尿失禁和盆腔器官脱垂手术后合成网片并发症的规避和处理　687

图 56-11　从阴道后壁取出网片的技巧。A. 从直肠前壁取下合成网片；B. 用自体组织缝合修补直肠膨出；C. 把 ACell 移植物缝合在正确的位置上以填补阴道后壁的缺损

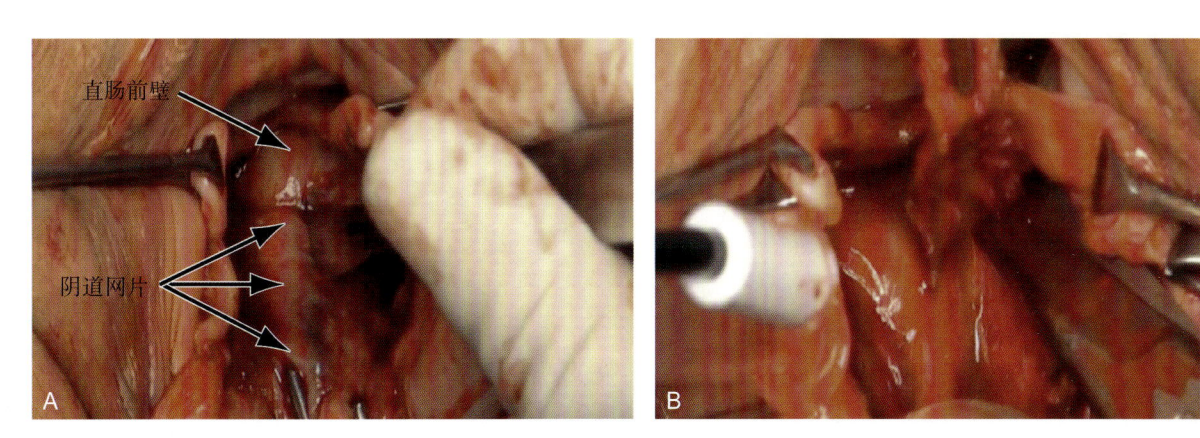

图 56-12　从阴道后壁取出网片的技巧。A. 从阴道后壁上锐性分离阴道上皮。手指在直肠中，在中线上切开网片。B. 手指在直肠中，锐性分离，从下面的直肠内切除网片

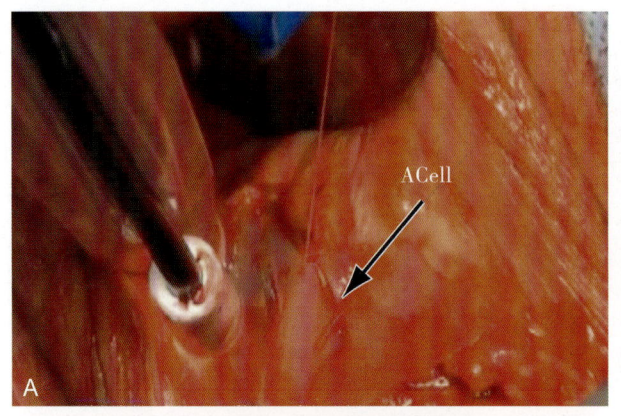

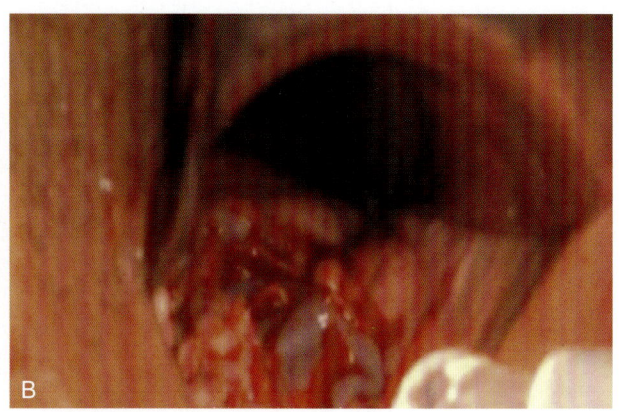

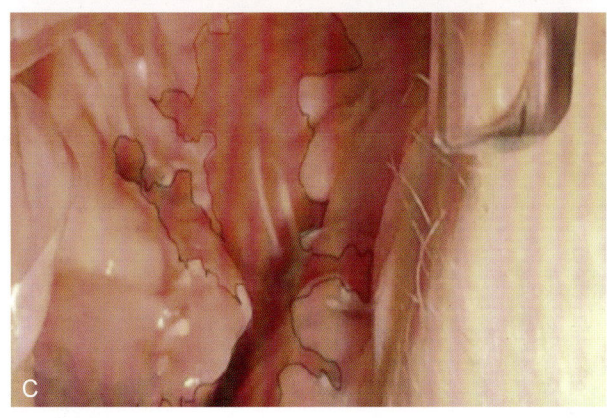

图 56-13 用 ACell 移植物替换已被切除的阴道上皮。A. 把 ACell 移植物放在阴道上皮的缺损处缝合。B. 已经完成了 ACell 移植物的缝合固定。C. ACell 移植物放置后 3 周的阴道后壁；注意 ACell 移植物转化为正常的阴道上皮

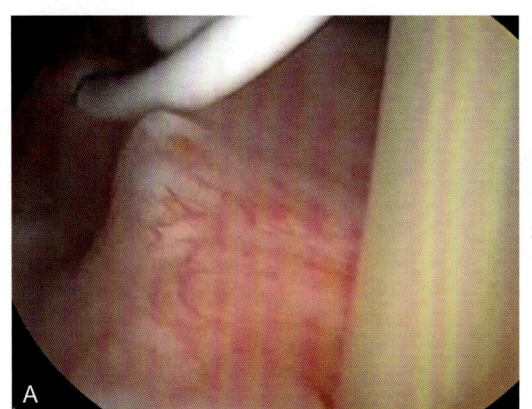

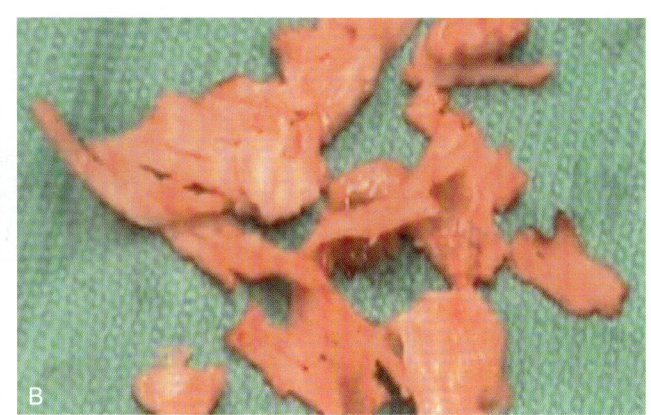

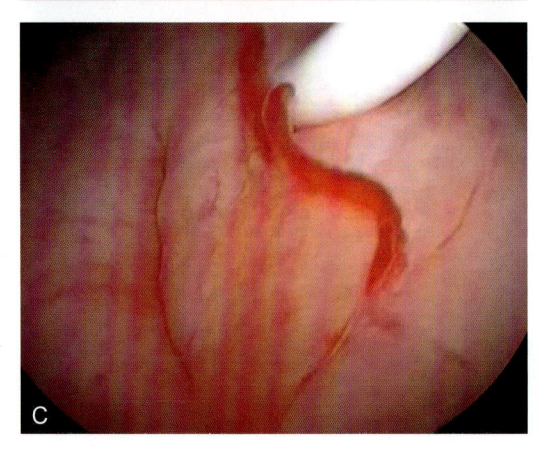

图 56-14 患者接受了用移植物扩大的膀胱膨出修补术，导致膀胱阴道瘘。A. 膀胱镜检查：注意瘘管和阴道网片里的导管就在膀胱黏膜下；B. 生物网片从阴道前壁取出；C. 取出网片和修补瘘管后的膀胱镜检查

（程文瑾　王　青　译　王世言　孙秀丽　校）

第57章

生物材料耻骨阴道吊带治疗压力性尿失禁

Mickey M. Karram

耻骨阴道吊带已被广泛用于治疗压力性尿失禁。耻骨阴道吊带所用材料多为生物材料，置于尿道近端和膀胱颈。近年来用于制作耻骨阴道悬吊术的生物材料分为①自体组织：取自接受吊带手术治疗的患者本人；②同种异体移植物：最常用的是尸体阔筋膜；③异种移植物：从不同种的生物获取。传统的耻骨阴道吊带是将吊带材料U形放置，这样吊带两端可与腹前壁筋膜相连（图57-1）。然而，现行耻骨阴道悬吊技术多为"sling on string"（吊带在绳子上），即将吊带材料穿过耻骨后间隙，然后在两端通过游离缝线进行悬吊，可与腹壁肌肉直接相连，或应用更多的则是在腹壁表面将两端打结。尿控是由重建的平台或吊床实现的，这使得腹压增加传导至此可以将尿道压迫。对于尿道固定、无高活动性的更严重的尿失禁患者，则需要直接加压尿道来实现控尿。虽然该技术最开始主要用于由固有括约肌功能障碍（intrinsic sphincter deficiency，ISD）导致的复发性尿失禁的手术治疗，其适应证目前已经扩大，可用于各种压力性尿失禁的手术治疗。适应证包括：尿道高活动性或ISD导致的SUI的首选治疗，严重复发性尿失禁的补救治疗，膀胱和尿道重建的补充治疗，甚至可以功能性"关闭"尿道以彻底阻断其与膀胱的连接。由于当前对于合成吊带的争议和顾虑，更多的患者要求使用耻骨阴道生物吊带作为治疗SUI的首选方式。

已经尝试和研究了几种不同类型的吊带材料用作耻骨阴道吊带。最常用的自体组织是阔筋膜和腹直肌筋膜。这两种材料都经过了广泛的研究，并被证实是有效和可靠的。然而，更多的术者更喜欢使用腹直肌筋膜，因为它更容易和更快地获取。其他被使用过的生物材料包括多种同种异体移植物（尸体阔筋膜和尸体脱细胞真皮）和异种移植物（猪和牛的脱细胞真皮及猪小肠黏膜下层）。虽然这些材料通常可作为自体组织的良好替代品，但一些研究报道其与自体组织相比疗效欠佳。

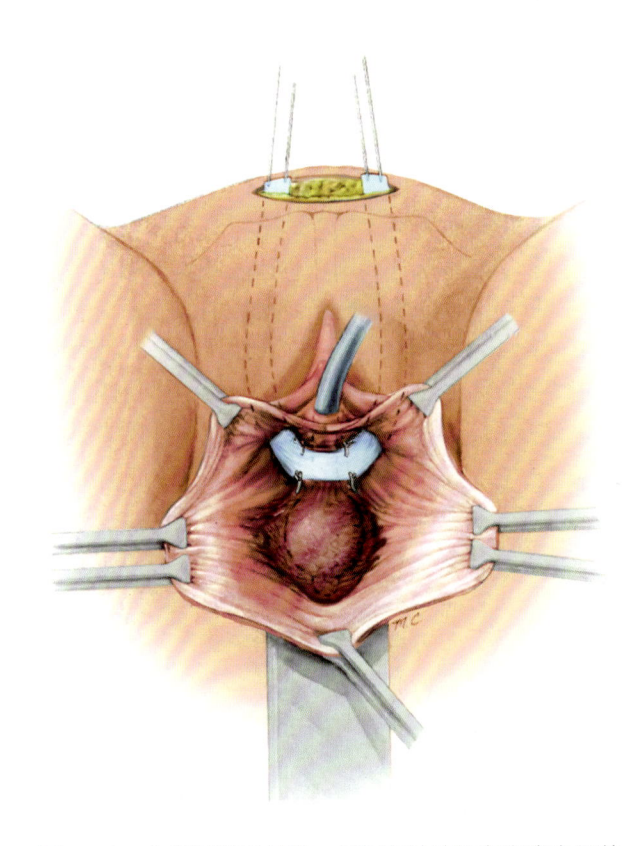

图57-1 全长尿道下吊带，吊带穿过并固定在腹直肌前鞘上方

以下是笔者行腹直肌筋膜耻骨阴道悬吊术的步骤。

1. 术前准备。耻骨阴道悬吊术通常在全身麻醉下进行，但也可以在脊髓麻醉或硬膜外麻醉下完成。虽然无须全身麻醉，但可能有助于取完腹直肌筋膜后关闭切口。围术期预防应使用可覆盖皮肤和阴道菌群的抗生素（如头孢类或氟喹诺酮类）。目前，吊带手术预防性使用抗生素已成为美国评价医疗服务质量的一项强制指标。

2. 将患者置于低位截石位双腿置于马镫中，消毒会阴及腹部并铺巾，露出阴道和下腹部。留置 Foley 尿管。

3. 做一个 8~10 cm 的下腹横切口（在耻骨上方 3~5 cm 处），用电刀和钝性分离相结合的方法向下分离至腹直肌筋膜水平，清除腹直肌筋膜的脂肪和皮下组织（图 57-2）。

4. 纵向或横向获取腹直肌筋膜，其通常大小为至少长 8 cm、宽 1.5 cm。用手术标记笔或电刀标记出取用范围，并用手术刀、剪刀或电刀沿着标记锐性切开。虽然完好无瘢痕的筋膜更好，但已瘢痕化的腹直肌筋膜也可以使用。横向切开时，建议留 2~3 cm 与耻骨相连，实现无张力下关闭切口。使用小号的双头甲状腺拉钩（Army-Navy retractors）可以有力地牵拉皮缘，以更小的切口进行获取（图 57-3）。

5. 使用粗的延迟可吸收缝线（1 号或 0 号）以连续或间断缝合方式关闭筋膜切口。游离腹直肌筋膜切缘以实现接近无张力的关闭。注意关闭切口时充分地麻醉肌肉放松或麻痹。

6. 用 1 号不可吸收缝线（如聚丙烯或爱惜邦）8 字缝合一针并固定在筋膜两端，从而将筋膜制作成吊带备用，如有必要，此时需剔除筋膜的脂肪（图 57-4）。

7. 取正中切口或倒 "U" 形阴道切口，注射生理盐水或肾上腺素和利多卡因混合溶液可用于对上皮下组织进行水分离。充分游离阴道壁以保证其能在吊带上方无张力地闭合。向两侧前方分离直至盆内筋膜。打开盆内筋膜并贴耻骨后表面分离，从而进入耻骨后间隙。有时可以采取钝性分离方式，但在大多数情况下，特别是复发性病例中，需要用 Mayo 剪锐性分离（图 57-5）。

8. 用 Stamey 或 Pereyra 针（图 57-6 和图 57-7）或长钳从两侧腹壁切口紧贴耻骨后方穿入，相距约 4 cm。一旦针穿过腹壁筋膜，利用手指直接引导其穿过耻骨后间隙并从膀胱颈两侧穿出（图 57-6 和图 57-7）。应排空膀胱，以尽量减少对膀胱的伤害，因为膀胱可能紧密附着于耻骨上，尤其是在之前做过耻骨后手术的患者。

9. 穿刺后应行详细的膀胱镜检查，以排除膀胱意外损伤或 Stamey 针穿透膀胱。充分充盈膀胱以使黏膜展平。移动针或止血钳以帮助确认其与膀胱壁的相对位置。

10. 将固定在吊带上的缝线线尾穿至 Stamey 或 Pereyra 针尾，或用止血钳夹住，然后分别将两缝线通过耻骨后间隙牵拉至腹前壁。注意保持吊带的方向使其居中且平展于尿道近端的下方（图 57-8）。一些术者更喜欢使用延迟可吸收缝线将吊带中线与相对应的尿道周围组织固定，而另一些术者则喜欢将吊带旷置于尿道和膀胱颈下方（图 57-8）。

11. 有许多技术可用于调节吊带的张力。为确保充足的"松弛度"，笔者更喜欢在中线较松弛地进行缝合，同时在吊带与尿道之间放置一把直角钳（图 57-8）。调整吊带张力时也可以使用硬性膀胱镜直视近端尿道，同时轻轻牵拉吊带缝线的线尾（图 57-9）。这同时也确保了吊带被正确地放置在膀胱颈下方。

12. 腹壁皮肤切口用 3-0 和 4-0 可吸收缝线缝合。阴道黏膜用 3-0 可吸收缝线缝合。笔者通常在调整张力后关闭阴道切口，但也有术者在调整张力之前完成此步骤。

13. 留置尿管，并且在阴道填塞纱布。尿管和在阴道填塞的纱布可在术后 24 小时去除。如果患者出现排尿困难，可以教她间歇性自我导尿的方法或留置 Foley 尿管 1 周。

图 57-10 用照片再次描述了整个操作的过程。

在某些难以获取腹直肌筋膜的情况下，例如病理性肥胖的女性或多次经腹手术史或经历多次腹部手术的患者，此时术者可转而采用阔筋膜。获取阔筋膜采用何种技巧取决于术者是否更喜欢使用完全耻骨阴道悬吊术还是放置网片型吊带。采用完全耻骨阴道悬吊术时阔筋膜需要从一侧前腹壁筋膜绕过尿道近端至另一侧前腹壁筋膜。放置补片型吊带时，仅需要获取一块腹直肌筋膜或阔筋膜。

获取阔筋膜需采取与阴道操作完全不同的体位、备皮和铺巾方式。为了在大腿远端外侧进行操作，应将大腿内旋内收。在髌骨正中向上 8 cm 处做一个 3~4 cm 的横向皮肤切口，钝性分离显露其下方的阔筋膜，取下一块阔筋膜用作吊带。取出移植物后，无须修补筋膜缺损，直接用可吸收缝线缝合皮下组织和皮肤（图 57-11）。

如果使用全长耻骨阴道吊带，则需要使用 Walson 或 Crawford 筋膜剥离器来获取一长条阔筋膜。方法与前相似，从大腿外侧向大转子方向取横向的皮肤切口，钝性分离皮下组织，使用筋膜剥离器剥离一条长 20 cm、宽 1 cm 的阔筋膜，同法剥离另一条相似的阔筋膜。将两条阔筋膜缝合，重合约 1 cm 的长度，制成一块长 30~35 cm 的吊带以供手术使用（图 57-12）。

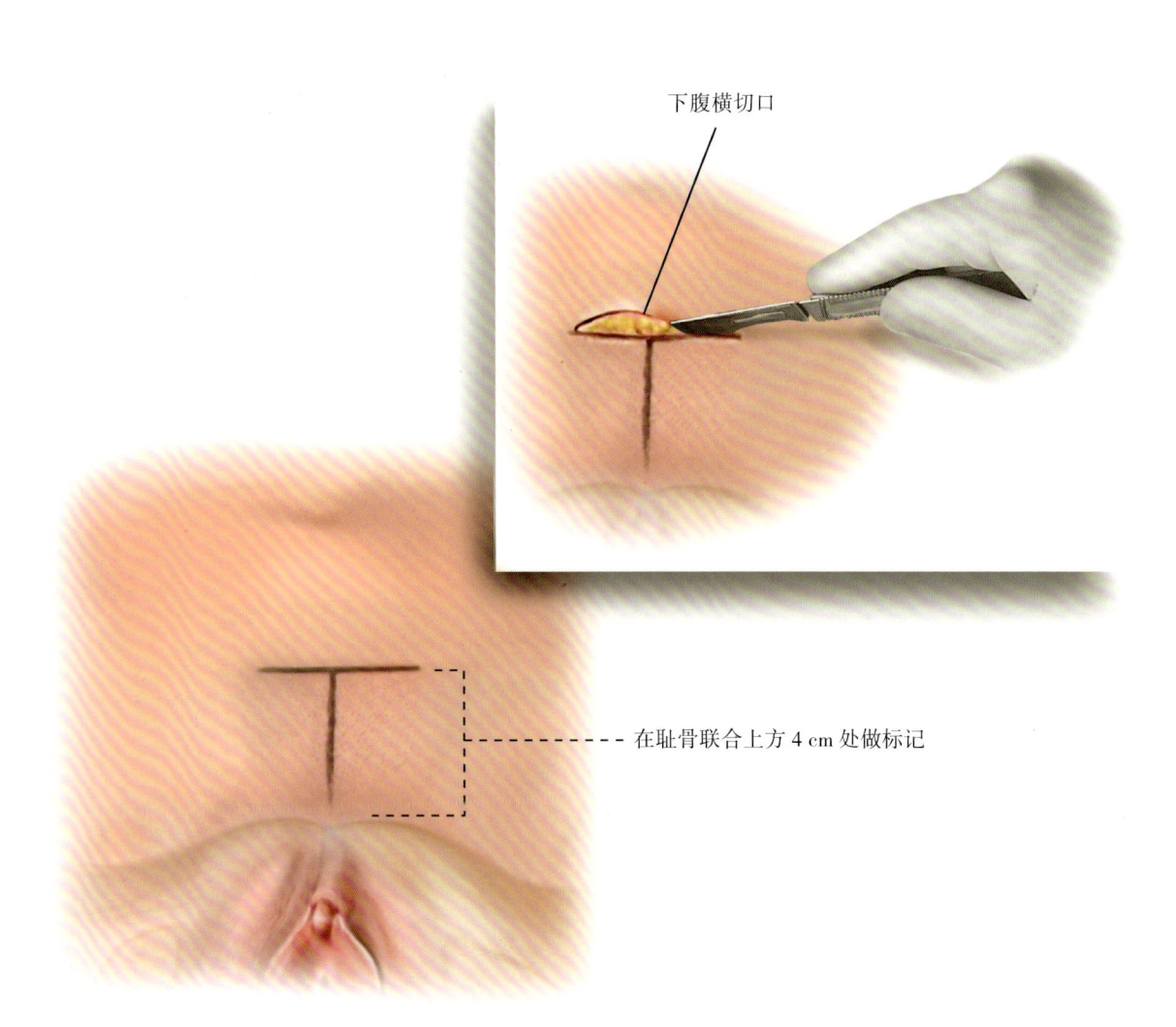

图 57-2　在开始手术之前标记出皮肤切口位置。切口应处于耻骨联合上方约 4 cm 处，长 8~10 cm。也可采用纵向切口，但通常不太美观（Dmochowski RR, Karram MM, Reynolds WS: Surgery for Urinary Incontinence: Female Pelvic Surgery Video Atlas Series. St. Louis, Elsevier, 2013. 经许可后重制）

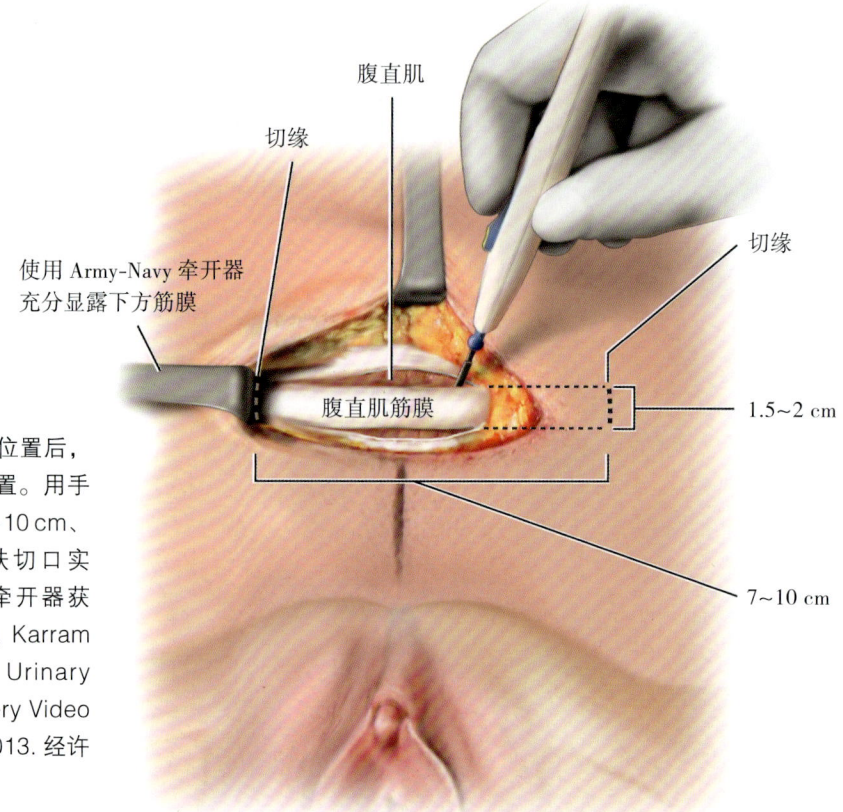

图 57-3 获取筋膜条。决定好切口位置后，用电刀或手术用标记笔画出切口位置。用手术刀或电刀切出筋膜条。其长 8~10 cm、宽 1~2 cm。如果想用更小的皮肤切口实现这一过程，则可用 Army-Navy 牵开器获取更好的显露（Dmochowski RR, Karram MM, Reynolds WS: Surgery for Urinary Incontinence: Female Pelvic Surgery Video Atlas Series. St. Louis, Elsevier, 2013. 经许可后重制）

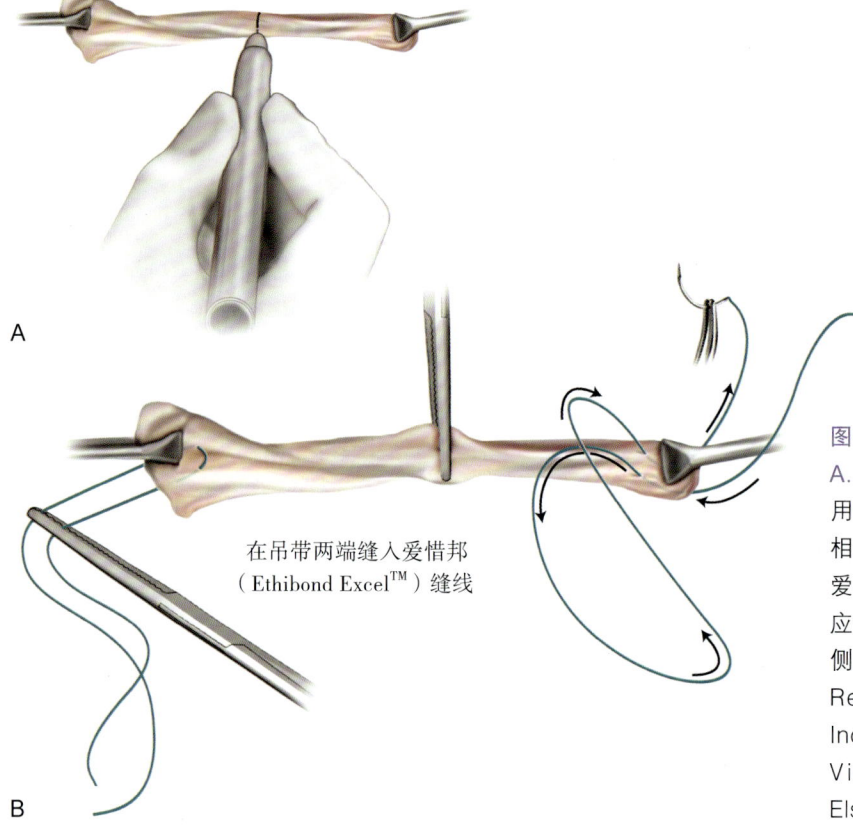

图 57-4 在筋膜吊带两端连接悬臂。A. 用标记笔标出筋膜吊带的中线，并用止血钳轻轻夹起；B. 去除吊带上相连的脂肪组织后，使尼龙线（例如爱惜邦缝线）与吊带两端相连。术者应注意缝线的进出点在吊带的腹直肌侧（Dmochowski RR, Karram MM, Reynolds WS: Surgery for Urinary Incontinence: Female Pelvic Surgery Video Atlas Series. St. Louis, Elsevier, 2013. 经许可后重制）

第 57 章 ■ 生物材料耻骨阴道吊带治疗压力性尿失禁 693

阴道切口

沿着耻骨联合后方用示指钝性分离

A

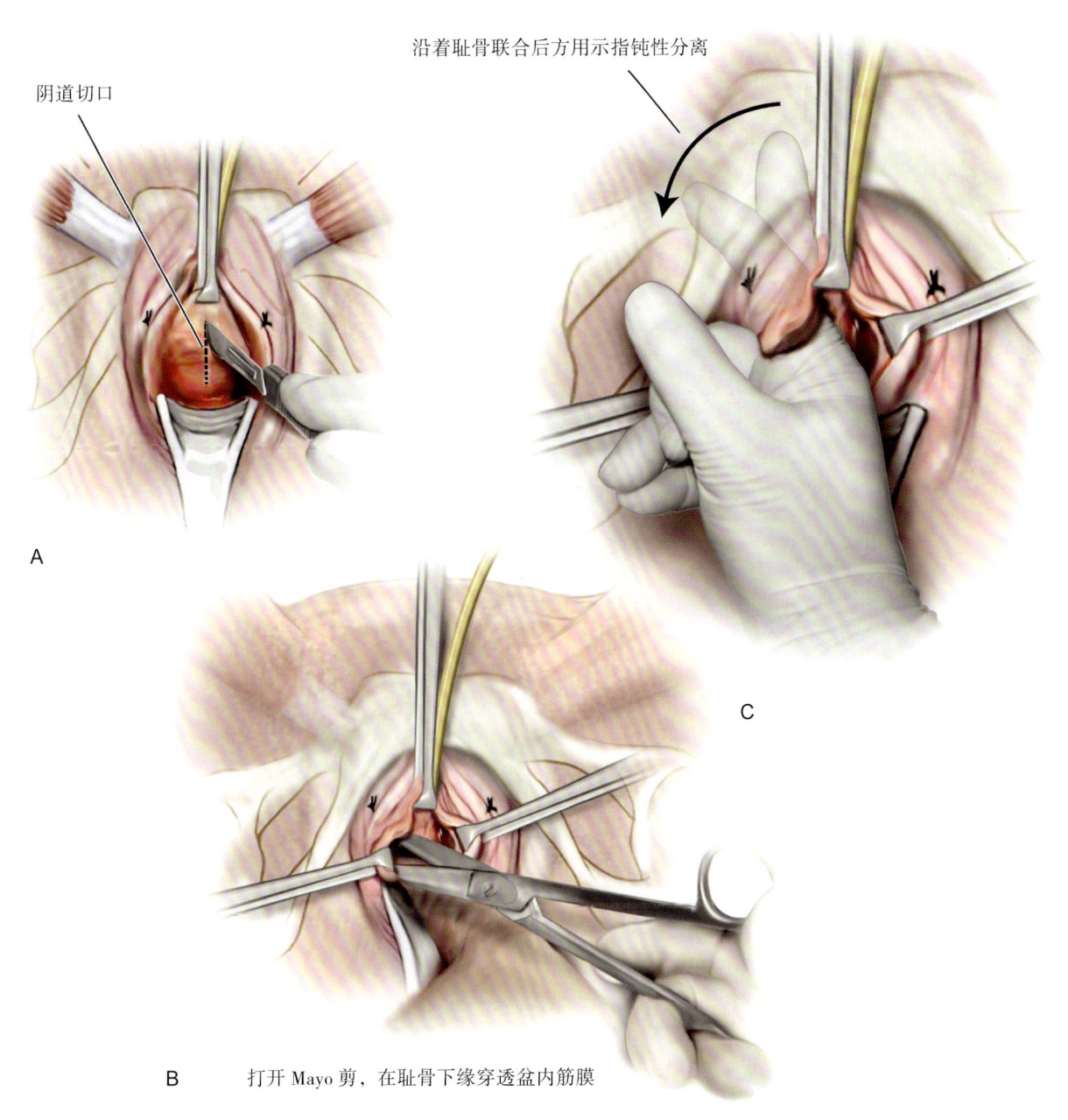

B　打开 Mayo 剪，在耻骨下缘穿透盆内筋膜

C

图 57-5　分离阴道。A. 在尿道中段和膀胱下方的阴道黏膜做垂直或倒 U 形切口。B. 向两侧小心分离至耻骨支，直到尿生殖膈，在 Mayo 剪的帮助下锐性穿透尿生殖膈。C. 示指深入切口并在耻骨联合后方滑动，打开手术间隙。同法处理对侧。在对侧进行类似的操作（Dmochowski RR, Karram MM, Reynolds WS: Surgery for Urinary Incontinence: Female Pelvic Surgery Video Atlas Series. St. Louis, Elsevier, 2013. 经许可后重制）

用手指将 Stamey 针和引导器从耻骨上方切口穿入达到阴道切口

爱惜邦缝线穿过 Stamey 针尾的孔

A

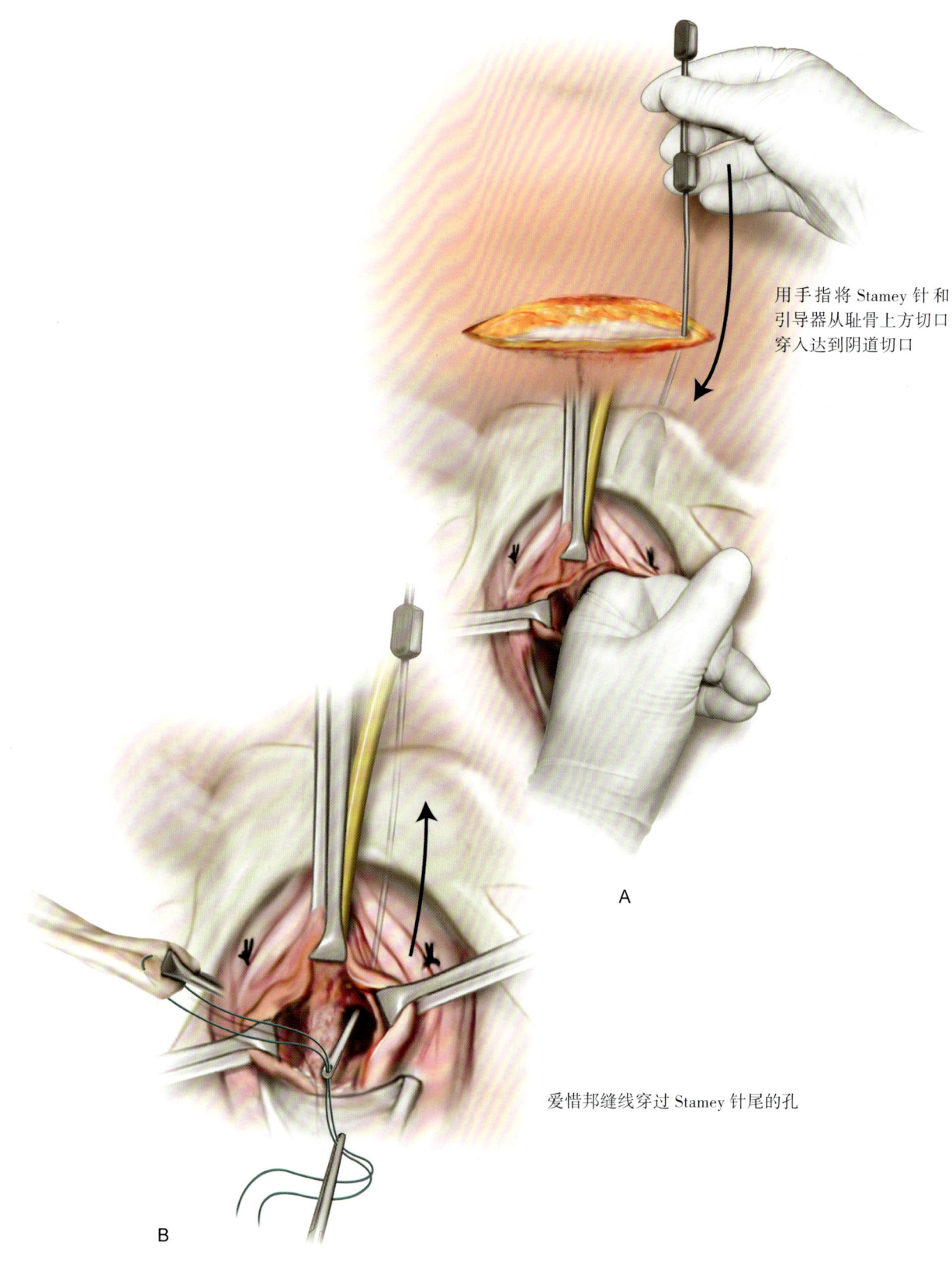

B

图 57-6 放置吊带。A. Stamey 针穿过腹直肌筋膜,用示指引导针尖进入阴道;B. 爱惜邦缝线的双线线尾都穿过 Stamey 针,然后将针从耻骨后间隙向上拉回,并自腹壁筋膜水平穿出(Dmochowski RR, Karram MM, Reynolds WS: Surgery for Urinary Incontinence: Female Pelvic Surgery Video Atlas Series. St. Louis, Elsevier, 2013. 经许可后重制)

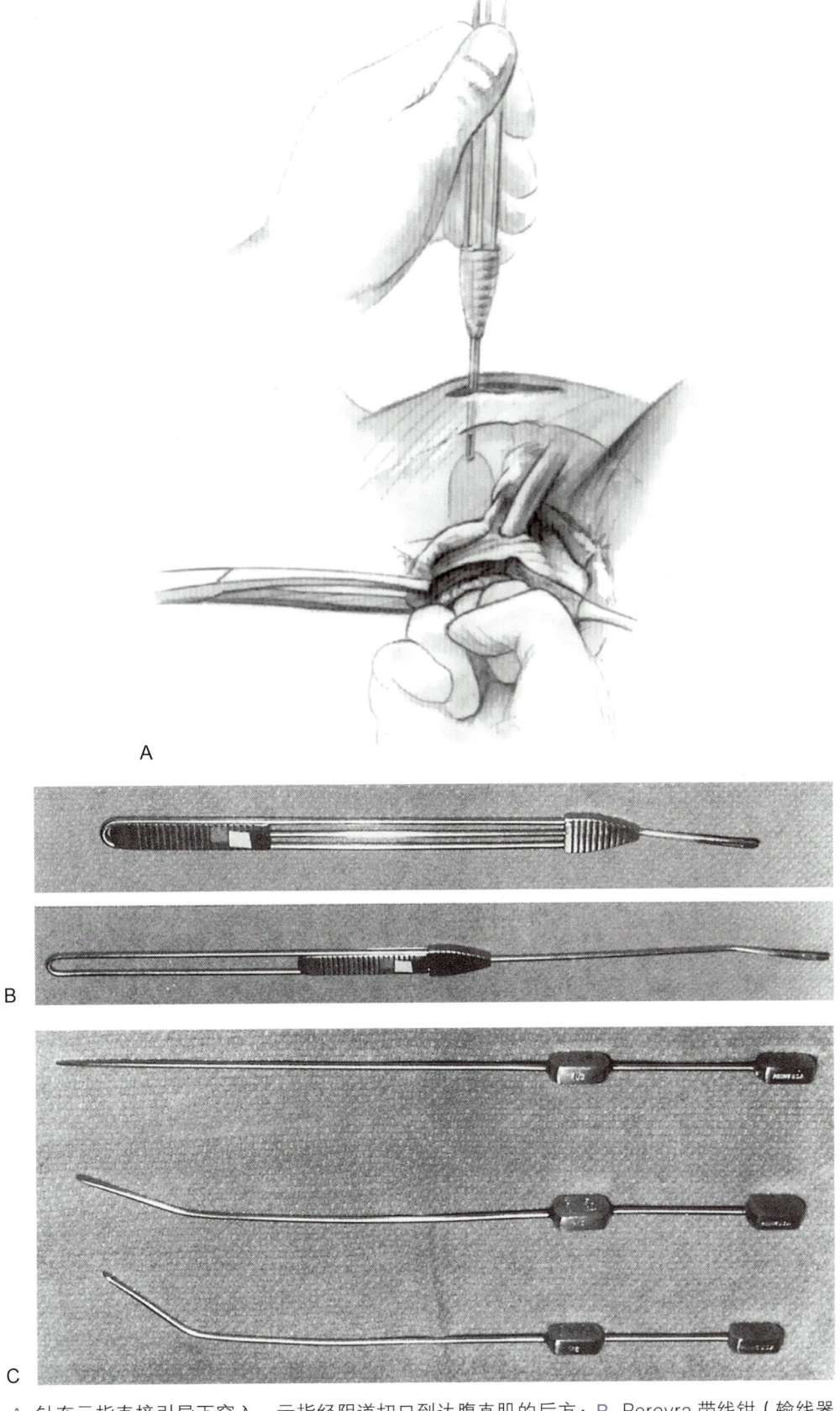

图 57-7 A. 针在示指直接引导下穿入，示指经阴道切口到达腹直肌的后方；B. Pereyra 带线钳（输线器）（由 El Ney Industries, Inc., Upland, Calif 供图）；C. Stamey 针系列：直针（上），15°角针（中）和 30°角针（下）（由 Pilling Company, Fort Washington, Pa 供图）

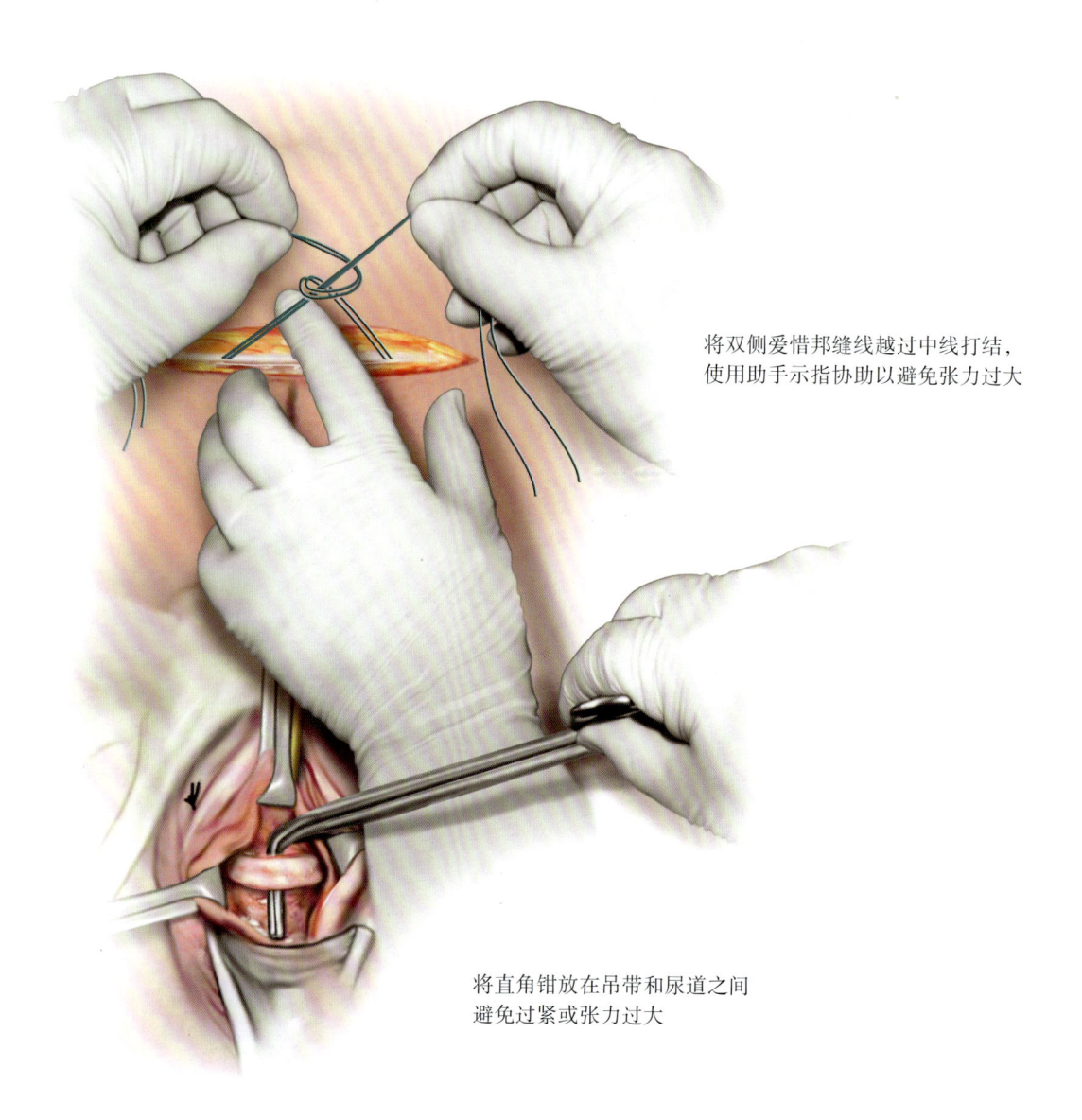

将双侧爱惜邦缝线越过中线打结，使用助手示指协助以避免张力过大

将直角钳放在吊带和尿道之间避免过紧或张力过大

图 57-8 调整吊带张力。在缝合的筋膜切口上方将悬吊缝线打结以提供给吊带张力。跨过助手示指打结，同时在耻骨阴道吊带和尿道之间放入直角钳以避免张力过大（Dmochowski RR, Karram MM, Reynolds WS: Surgery for Urinary Incontinence: Female Pelvic Surgery Video Atlas Series. St. Louis, Elsevier, 2013. 经许可后重制）

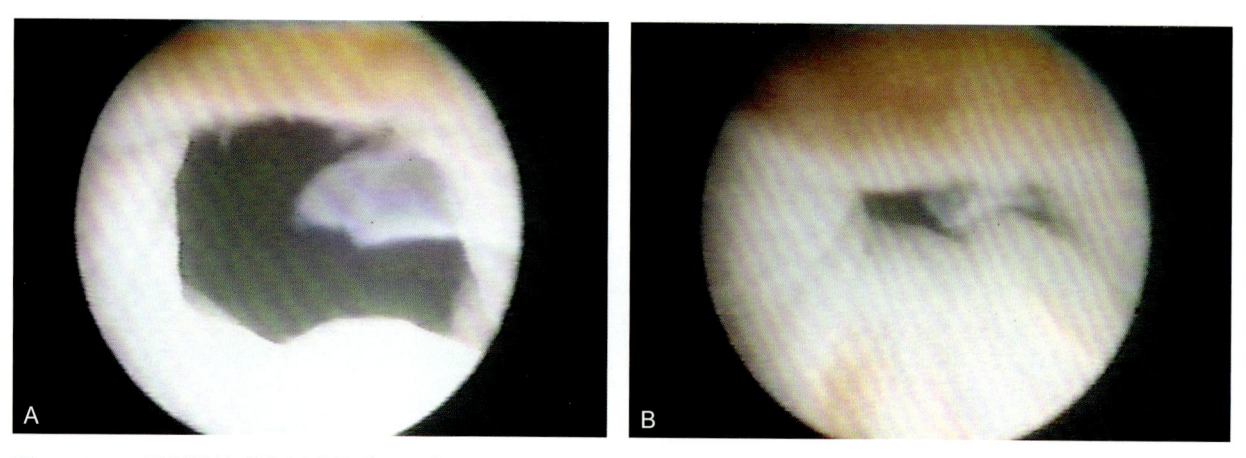

图 57-9 A. 用尿道镜观察近端尿道，以确认尿道下吊带是否正确放置。图为提起吊带之前的近端尿道和膀胱颈。B. 提起吊带关闭膀胱颈。该操作可确保吊带被正确放置于近端尿道下方

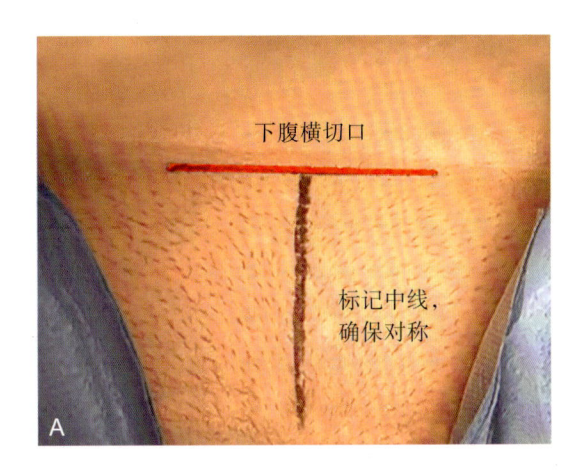

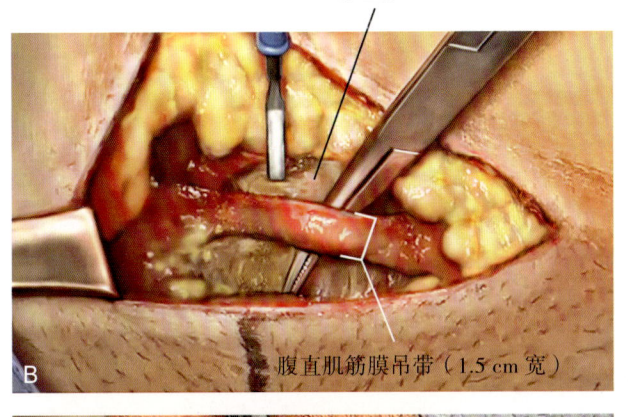

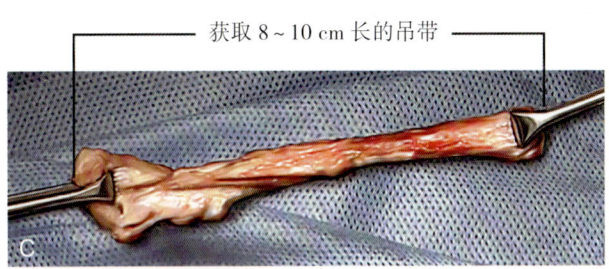

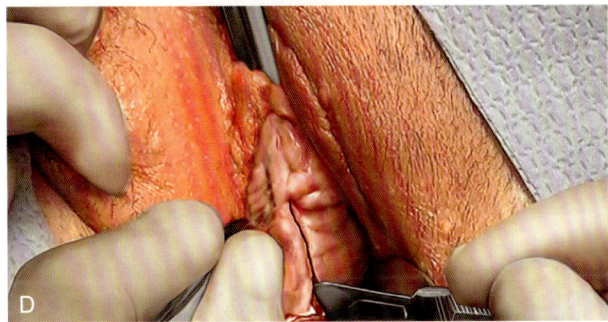

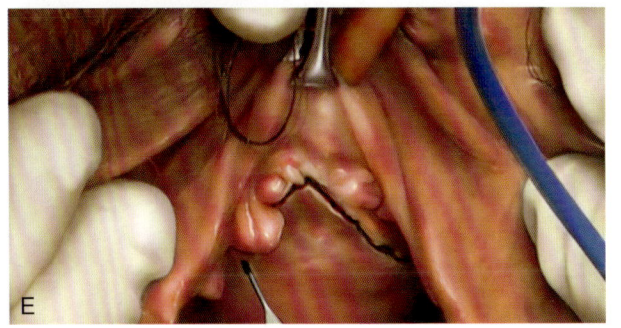

第 57 章 ■ 生物材料耻骨阴道吊带治疗压力性尿失禁 697

图 57-10 A. 下腹横切口的位置；B. 在中线分离 1.5 cm 宽的腹直肌筋膜；C. 获取 8~10 cm 长的腹直肌筋膜吊带；D. 做中线；E. 倒"U"形切口

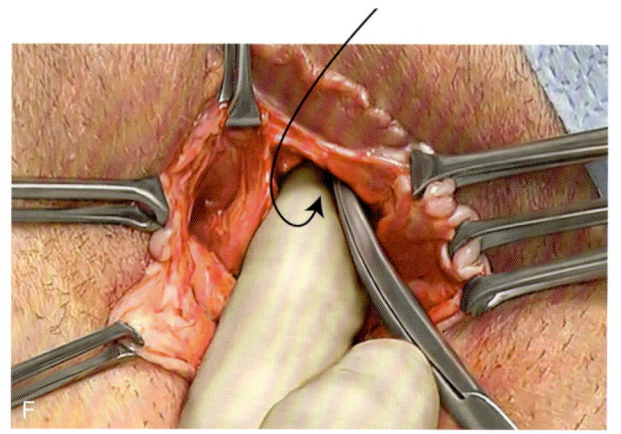

进入患者左侧耻骨后间隙　　　　　　　　　　　　　打开剪刀尖端扩大耻骨后间隙

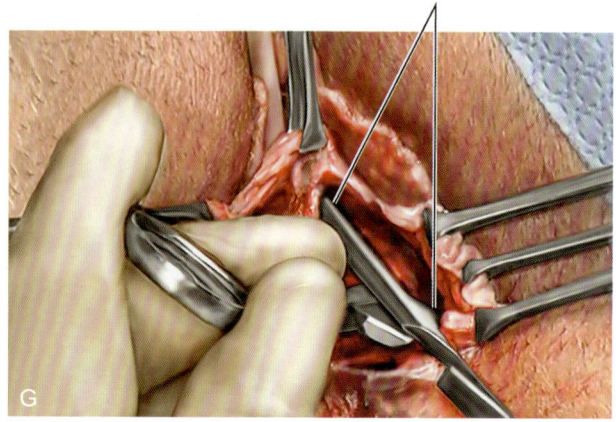

在示指引导下剪刀尖端穿过尿生殖膈，
同时保持紧贴耻骨下支下方

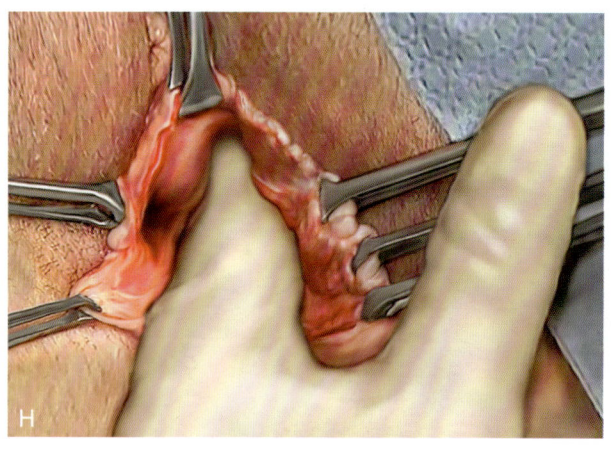

用示指彻底游离膀胱颈　　　　　　　　　　　　　在吊带两端固定不可吸收缝线

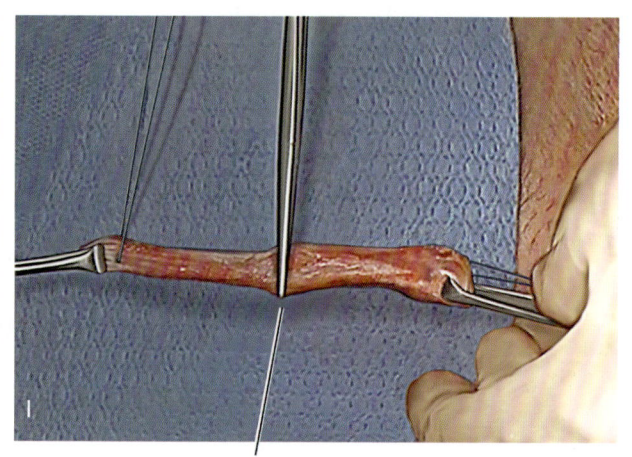

在中线标记并夹住吊带

图 57-10 续　F. 自阴道进入耻骨后间隙的技术，使组织剪与耻骨下支直接接触，尖端穿透尿生殖膈；G. 张开剪刀以扩大分离面，从而可以直接触到耻骨后侧；H. 术者示指插入扩大空间，从而完全游离膀胱颈同时引导 Stamey 针穿入；I. 将吊带两端缝系上永久性缝线

第 57 章 ■ 生物材料耻骨阴道吊带治疗压力性尿失禁　699

Stamey 针在示指直接引导下从耻骨上切口穿入阴道切口

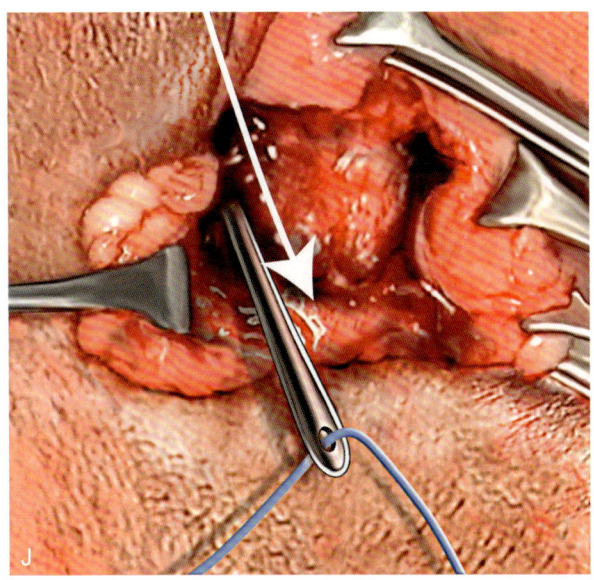

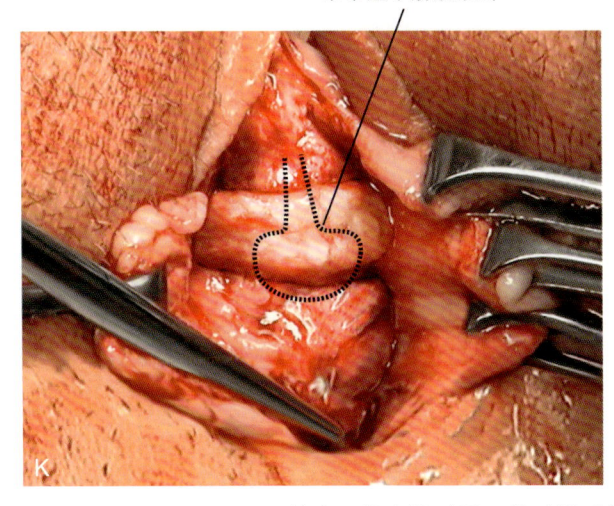

以最小的张力在中线处打结

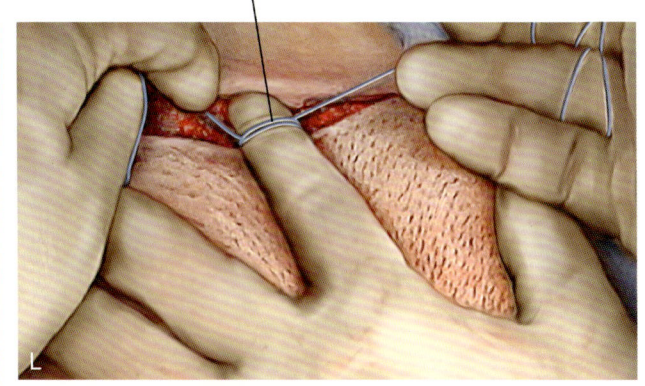

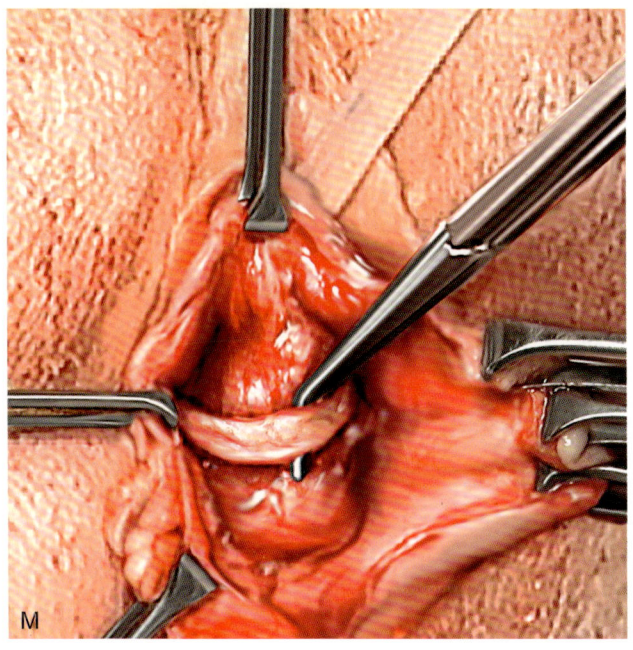

吊带缝线穿过 Stamey 针针眼

吊带置于膀胱颈部

直角钳轻松穿过吊带和尿道

图 57-10 续　J. Stamey 针在示指直接引导下从耻骨后切口穿入阴道切口，同时连接于吊带的吊带缝线穿过 Stamey 针；K. 当缝线传至耻骨上方时，吊带应松弛地置于膀胱颈下方；L. 在中线无张力地打结；M. 直角钳轻松穿过吊带和尿道后壁之间

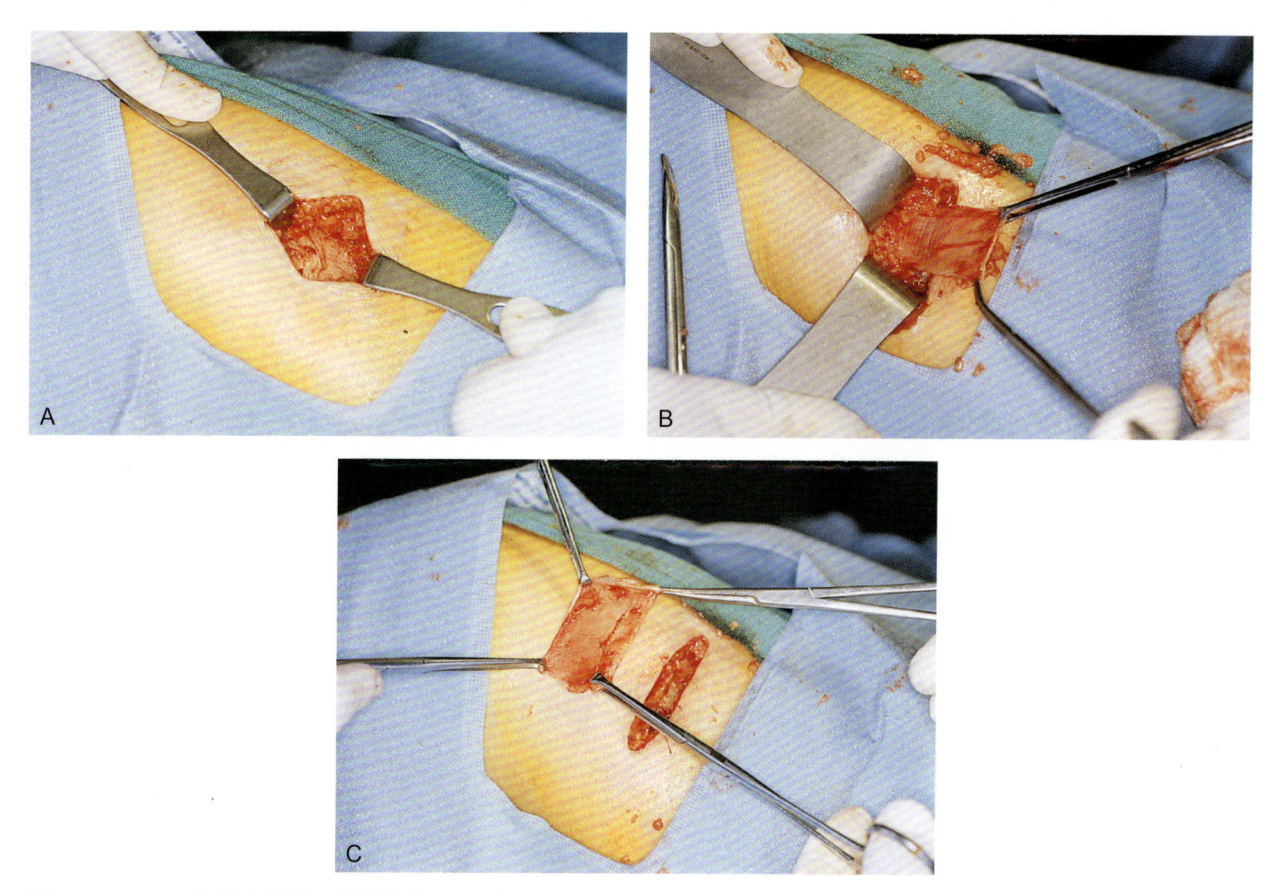

图 57-11 A. 在膝关节外侧、髌骨上方 8cm 处切开小腿，显露阔筋膜；B. 正在切除一块阔筋膜；C. 一块阔筋膜已被切除

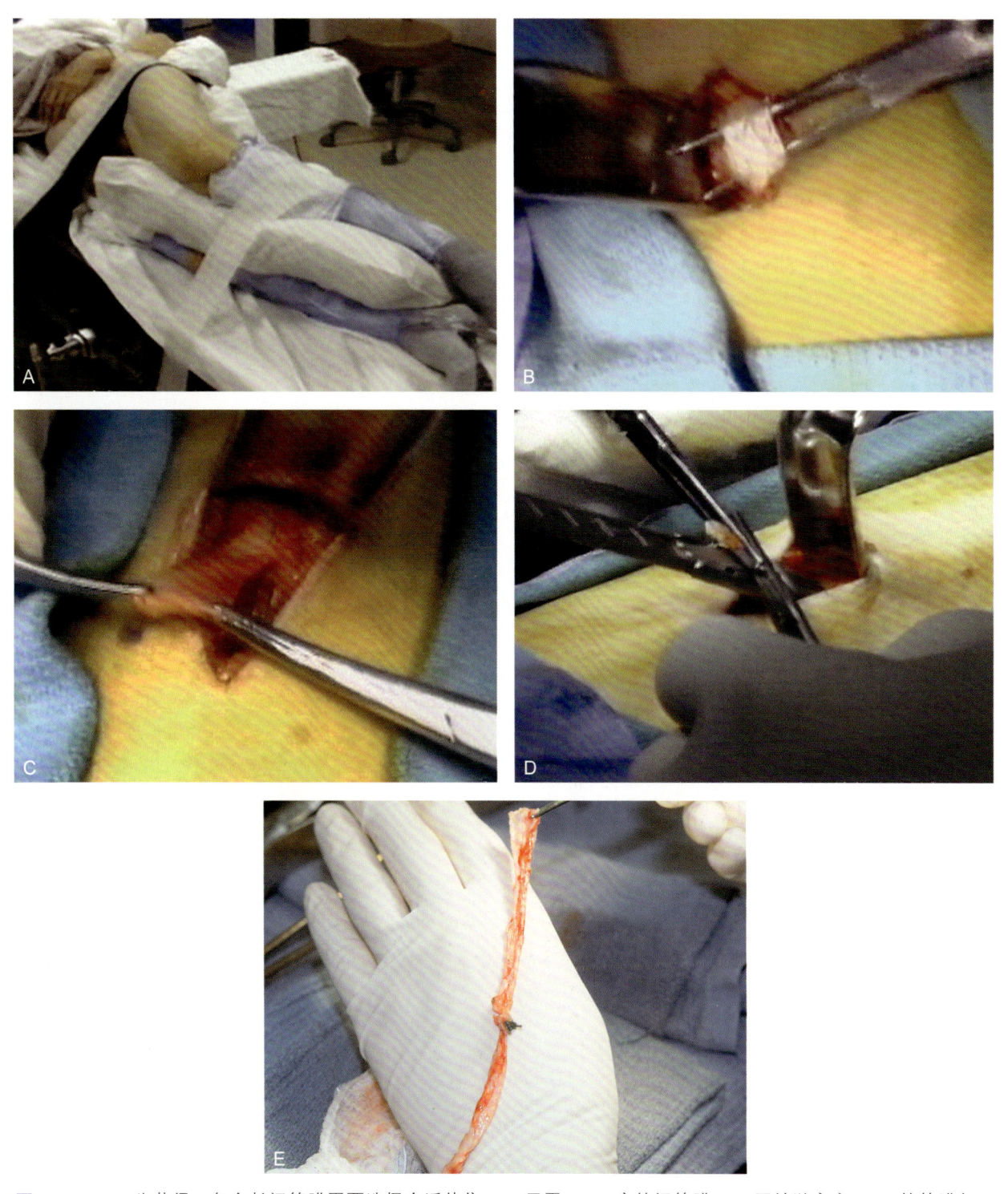

第 57 章 ■ 生物材料耻骨阴道吊带治疗压力性尿失禁   701

图 57-12 A. 为获得一条全长阔筋膜需要选择合适体位；B. 显露 1 cm 宽的阔筋膜；C. 开始游离宽 1 cm 的筋膜条；D. 使用剥离器完成筋膜剥离；E. 阔筋膜条全长（感谢 Alfred Bent 教授提供照片 A~D）

术后排尿功能障碍的管理

耻骨阴道悬吊术后排尿功能障碍的发生率高于合成尿道中段吊带。暂时性尿潴留的发生率高达20%，需要间歇性自我导尿直至缓解（通常2~4周）。高达25%的患者可出现不同程度的持续性（持续>4~6周）的术后排尿功能障碍，包括新发尿急、急迫性尿失禁或梗阻性排尿症状。然而，只有不到3%的患者需要取出吊带或行尿道松解术。治疗术后排尿功能障碍的方法包括阴道尿道松解术（图57-13）或取出吊带（图57-14），应根据吊带材料是否可被辨识并从尿道游离而定。在这种情况下，剪断吊带之后可在切缘缝入另一块生物材料，以减少SUI复发的机会（图57-14）。

A

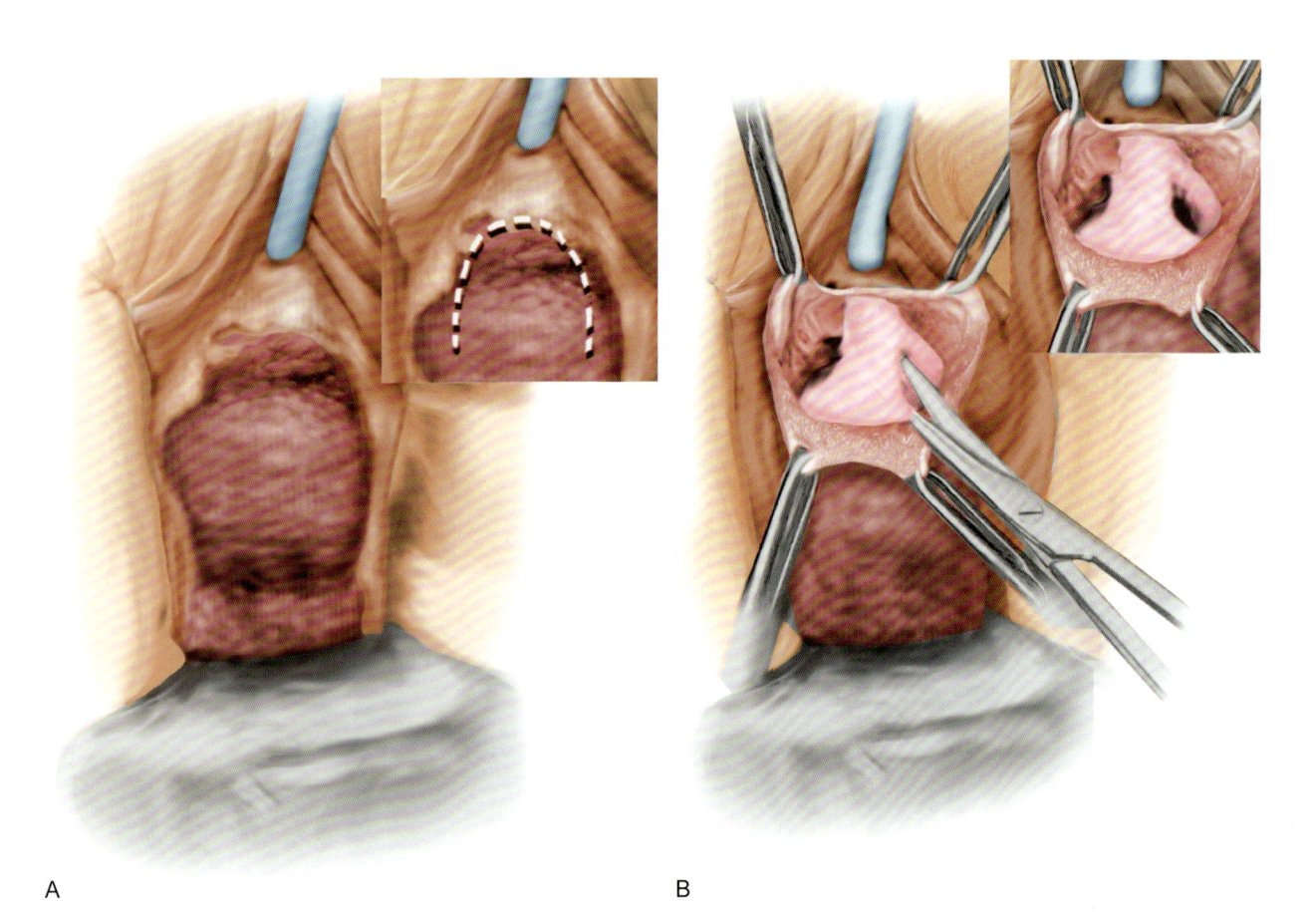

B

图57-13 阴道尿道松解术。A. 在阴道上做一个倒U形切口；B. 锐性分离膀胱颈两侧并穿过尿生殖膈，可以进入耻骨后间隙以增加尿道活动度

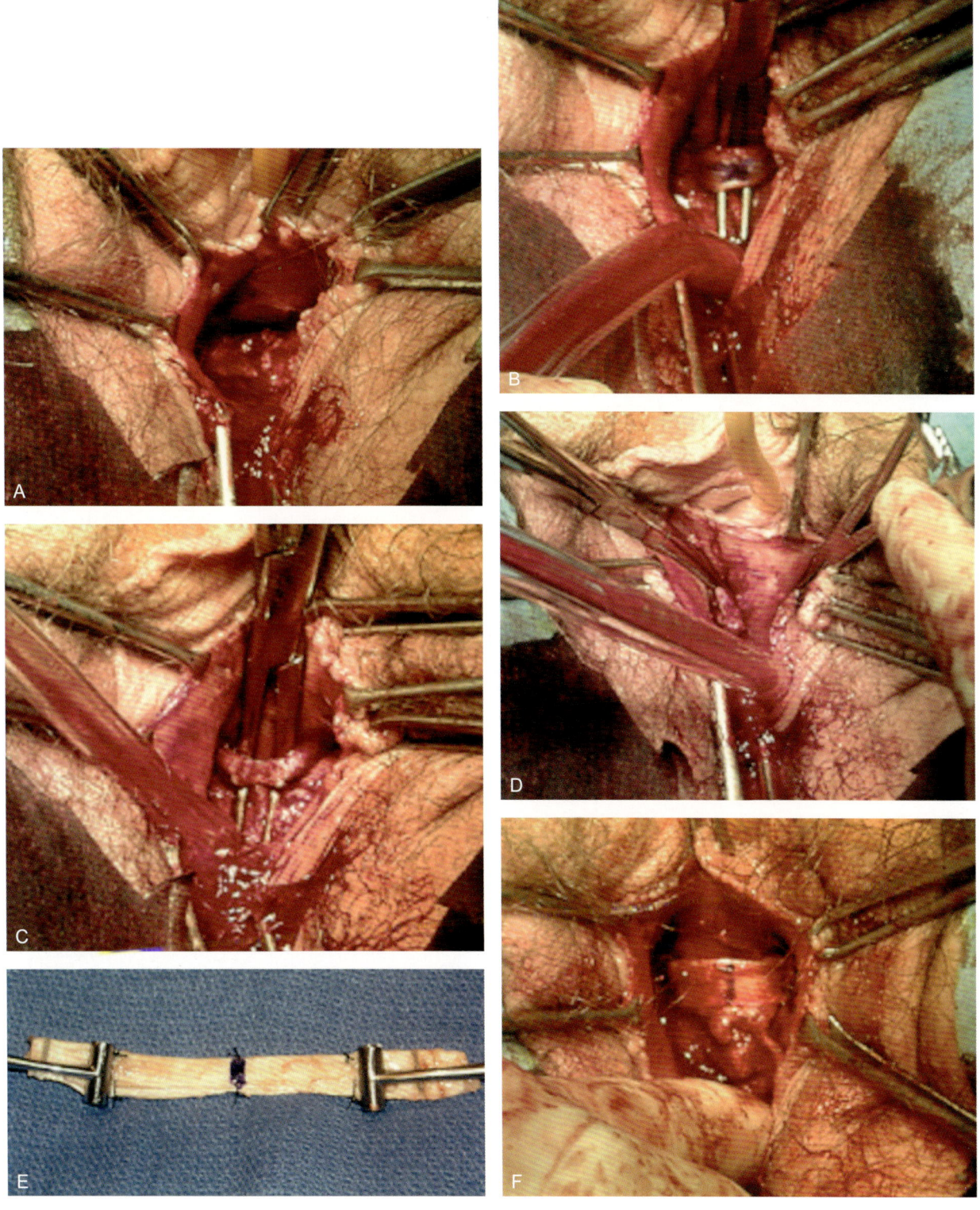

第 57 章 ■ 生物材料耻骨阴道吊带治疗压力性尿失禁 703

图 57-14 A. 尸体阔筋膜吊带导致尿道梗阻；B. 直角钳穿过吊带和尿道之间；C. 切断吊带；D. 切断吊带后，用止血钳夹住回缩的两端；E. 两断端间接一段尸体筋膜；F. 接一段尸体筋膜后。注意正确放置以确保张力合适

（洪凡凌 译 谢冰 孙秀丽 校）

第58章

阴道壁良性病变

Michael S. Baggish

在正常情况下，阴道没有任何腺体。然而，当阴道腺病存在时（自然产生的或因产前己烯雌酚显露所致），阴道黏膜及黏膜下的黏液分泌腺就可能出现（图58-1A和B）。这些病变可表现为颗粒状、裂口、小洞或囊肿（图58-2A和B）。每当怀疑有阴道腺病时，都应对病变组织进行活检以除外腺癌（病变及其周围）。此外，由于鳞柱状上皮交界形成，加上性交等多种刺激因素，鳞状上皮内瘤变的发生风险增加。

一、活检

阴道活检在某种程度上与宫颈活检相似（如用长柄活检钳）（图58-3）。阴道病变的显露是个问题，用人工拉钩可以让检查者正确地将病变显示在阴道镜下（图58-4A和B）。

二、囊肿

2 cm以上的病变需要在局部麻醉或全身麻醉下在手术室切除。这些病变包括黏膜内包涵体（腺病）、鳞状上皮内包涵体、加特纳（Gartner）管囊肿（中肾管残余）。在阴道内发现囊肿很难判断其来源及潜在风险。有一种罕见的疾病为"气肿性阴道炎"，形成直径1~1.5 cm的小囊肿。这种疾病与局部空间充气有关（图58-5A~D）。

Gartner管（来源于中胚层）位于阴道外侧壁的深部，虽然它可能偏向前或后，但Gartner管囊肿可向颈侧延伸穿过整个阴道，并穿过子宫颈进入子宫阔韧带（图58-6A~E）。在开始手术切除囊肿之前，妇产科医师应尽可能多地获得与囊肿及其相邻组织结构有关的信息（图58-6F~H）。切除任何阴道壁囊肿的方法都是相似的。必须了解囊肿与膀胱及输尿管的关系（图58-6I），必要时行输尿管插管。

向下延伸达阴道下段的Gartner管囊肿应行影像学检查以明确其上界。图58-7~图58-10显示了左侧阴道前外侧壁囊肿及其与膀胱的关系。

处理此类囊肿的一个简单、可靠的技术如下所述。

向囊肿注射1：100稀释的血管升压素溶液（图58-11）。接下来，用CO_2激光示踪器勾勒出将要切除囊肿的轮廓（图58-12）。切除基本上是打开囊性肿物（图58-13）。这时可见囊肿的内部结构（图58-14）。CO_2激光束的直径扩大至2.3 mm，可以将囊肿内部完全气化破坏（图58-15）。蒸汽显露了囊肿菲薄的上皮层（图58-16）。囊壁塌陷并迅速彼此相互粘连。开窗处用3-0薇乔线连续锁边缝合收拢（图58-17）。术后6~8周，囊肿及创口均消失（图58-18）。切除的囊肿壁送病理检查以明确诊断。

有时Gartner管囊肿可能会长得很大（直径＞5~10 cm），甚至可向上延伸达子宫颈侧面。图58-19显示了阴道后壁一个大的Gartner管囊肿，其上界位于阴道右侧穹隆。在这种情况下，切除整个囊肿或其关键部分对患者应该是有好处的（图58-20~图58-25）。如果部分囊肿未被切除，则应气化破坏其内部以减少复发概率（图58-26~图58-28）。在整个手术过程中小心修复阴道壁，以避免瘢痕形成。

三、溃疡

阴道溃疡可能来自于有毒物质的使用、压迫、手术及创伤。溃疡面被阴道细菌感染后可扩大或持续存在（图 58-29A~C）。首要治疗是对溃疡进行活检以排除肿瘤，同时行细菌培养，包括真菌及病毒。阴道冲洗应每天 2~3 次，并每天应用数次外用抗生素（克林霉素乳膏）（图 58-30A~G）。根据特殊微生物的药敏试验结果加用全身性抗细菌、抗真菌及抗病毒药物。如果溃疡是由于血供缺乏引起的则不会自行痊愈，则应将其切除。识别溃疡的边缘，向外周注射 1∶100 稀释的血管升压素溶液。如果溃疡面积大，应在术前进行移植。如果病变直径 < 2 cm，通常可以在不收缩阴道的情况下将其闭合（图 58-31A~C）。

四、实性肿物

阴道内可能存在实性肿物，多位于穹窿、膀胱阴道间隙及直肠阴道间隙。这些病变会引起疼痛，必须切除。它们多是子宫内膜异位病灶侵犯阴道引起的。该类手术需要应用显微镜及一些其他设备才能完成，如 CO_2 激光器及长的切腱剪。此时，正常组织及子宫内膜异位灶之间的界线很难辨别，因此需要广泛切除皮下肿块。必须随时注意邻近结构（输尿管、膀胱、直肠），以免损伤（图 58-32A~D）。

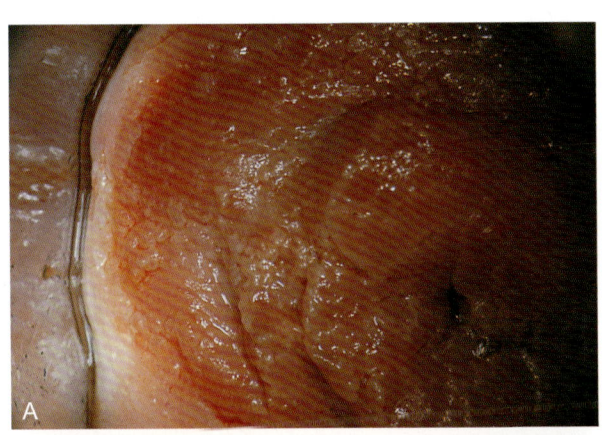

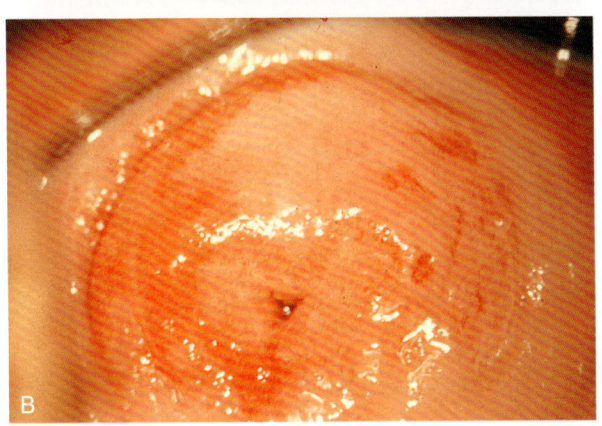

图 58-1 A. 显露于己烯雌酚女性的子宫颈及阴道，显示子宫颈阴道部鳞状上皮的完全缺失。阴道穹窿同样只有腺体组织。B. 另一位暴露于己烯雌酚女性的子宫颈及阴道部广泛的鳞状上皮化生（粉红）点缀着腺体组织（红色）

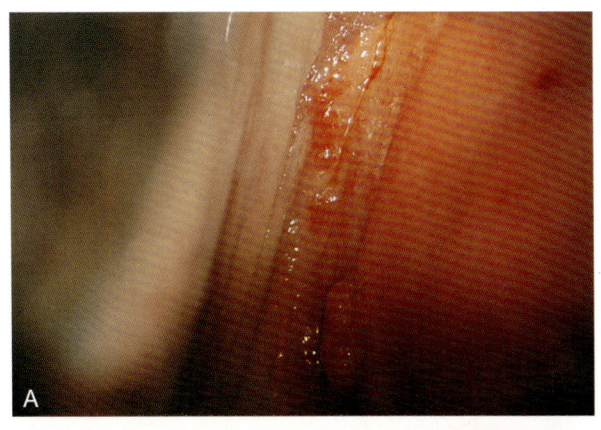

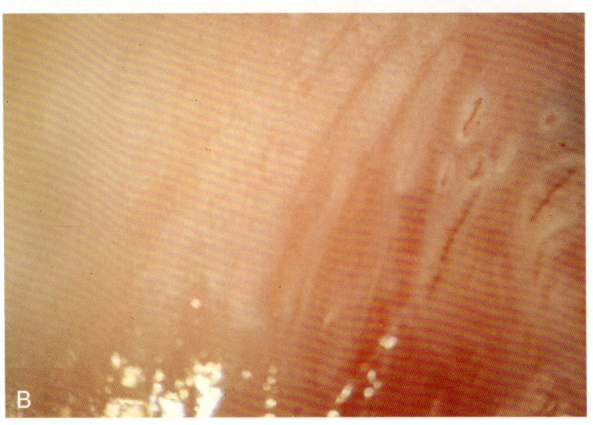

图 58-2 A. 颗粒状的腺体组织位于外侧阴道穹窿，被诊断为阴道腺病；B. 在该患者的阴道中，裂口及腺体开口都清晰可见。该处的活检显示黏膜腺体位于表面鳞状化生的上皮下方

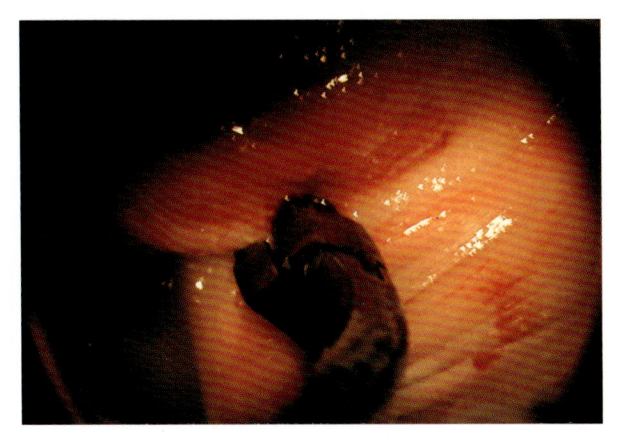

图 58-3 在阴道镜下进行直接阴道活检。如果用锋利的活检钳及时取活检，患者几乎不会感觉到任何不适

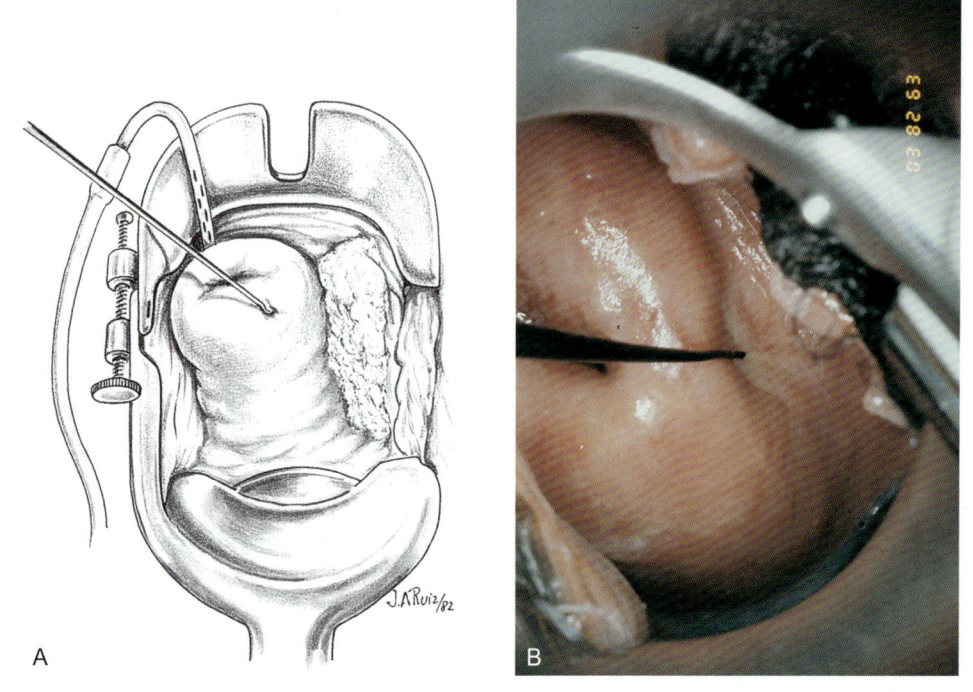

图 58-4 A. 显露阴道穹窿便于活检，用长柄钛钩向外牵拉子宫颈；B. 如果没有拉钩的帮助，要获得足够的外侧穹窿阴道镜视野将非常困难

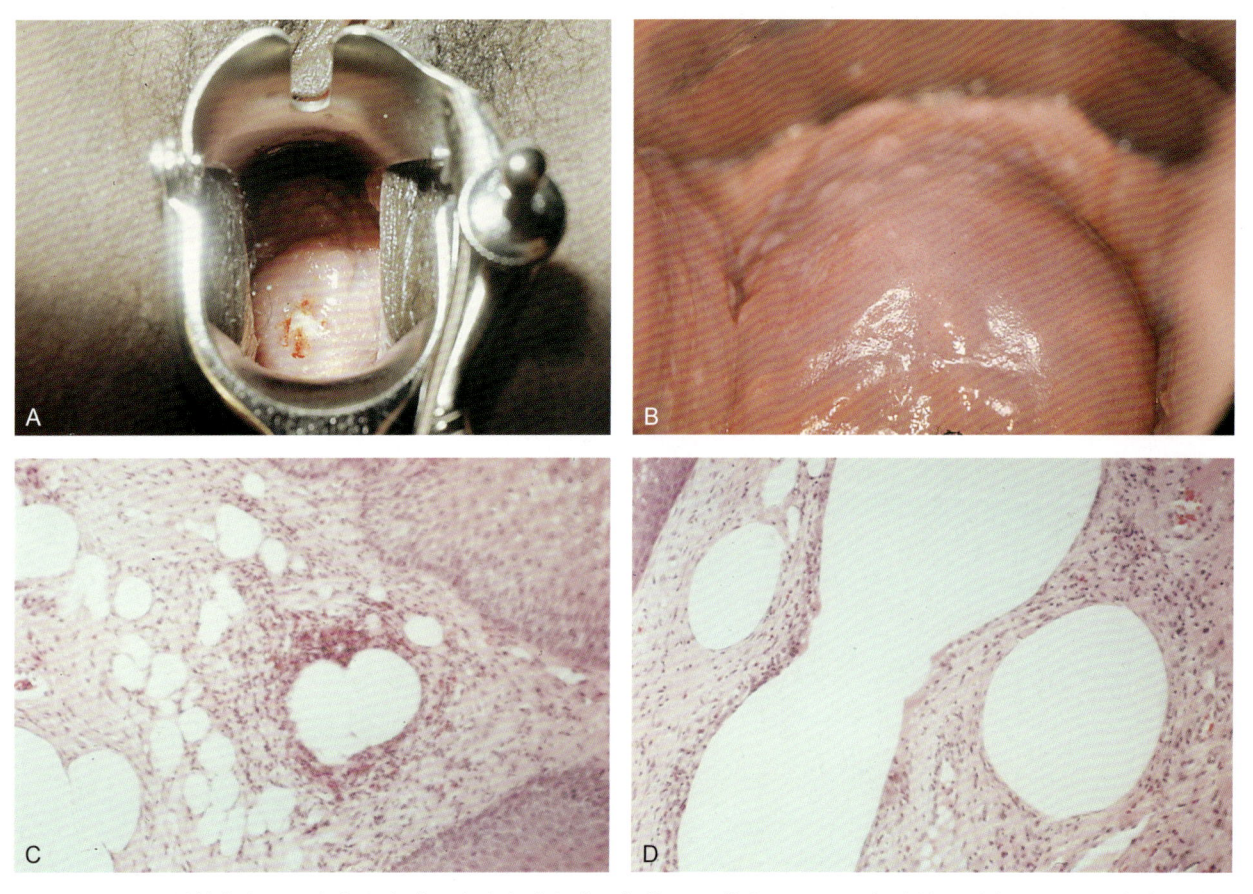

图 58-5 A. 阴道前穹窿可见许多小囊肿。这些囊肿充满了气体；B. 放大 A 图显示气肿性阴道炎；C. A 图中的阴道壁在显微镜下显示上皮层下方的气腔；D. 气肿性阴道炎以被多核巨细胞围绕的充气气腔为特征

第 58 章 ■ 阴道壁良性病变　707

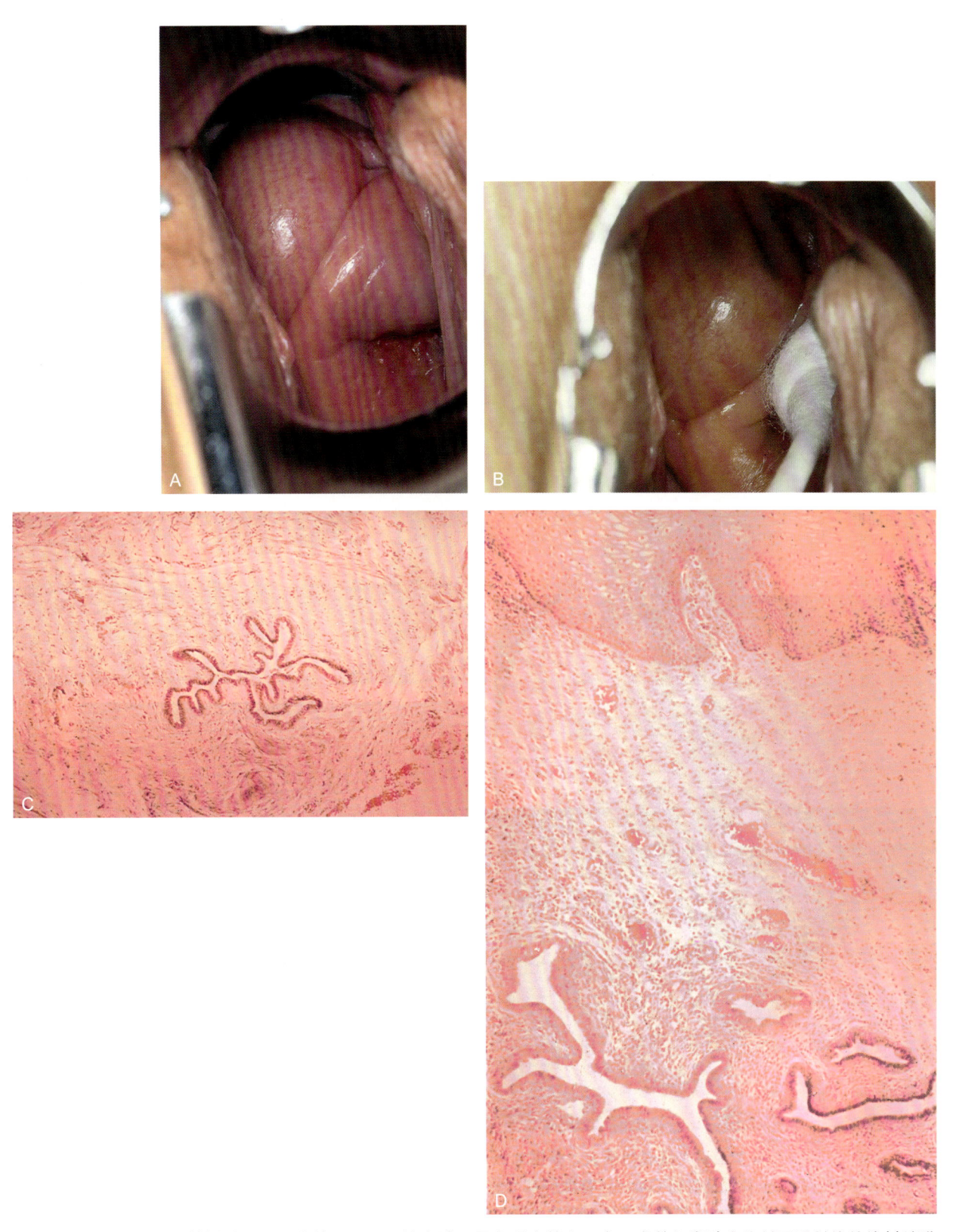

图 58-6　A. 在阴道右前侧壁可见一大的 Gartner 管囊肿。子宫颈在其左下方。术前向囊肿内注射不透射线的染料并进行 X 线检查。为了确定膀胱及输尿管与囊肿之间确切的相对关系，应行静脉肾盂造影及膀胱镜检查。如果要切除囊肿，则推荐行输尿管插管。B. 用大棉签显露子宫颈以更好地描述 Gartner 管囊肿与膀胱的关系。C. 正常阴道侧壁中肾管残留的显微镜下表现。该导管的阻塞导致 Gartner 管囊肿。D. 上图为阴道鳞状上皮的分层。阴道壁内腺体结构为中肾管及小管残留

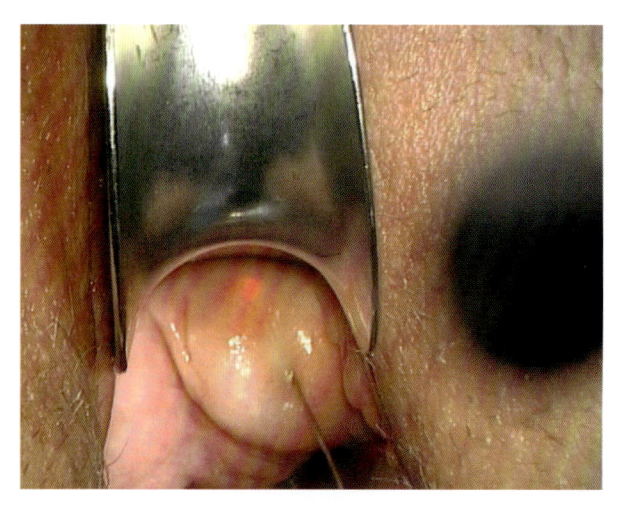

图 58-11 向囊壁注射 1:100 稀释的血管升压素溶液以止血

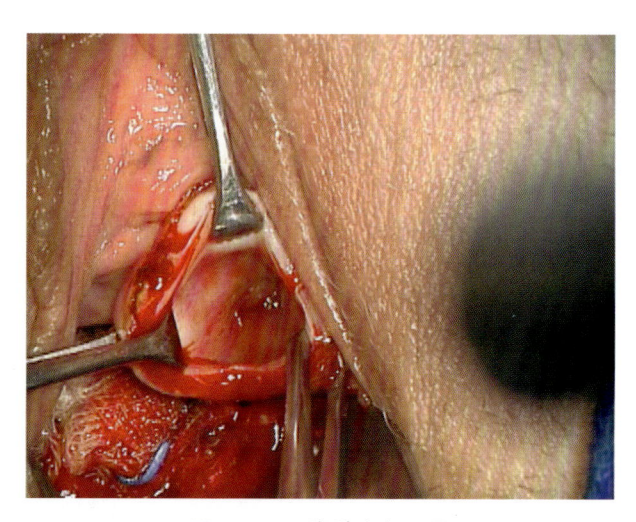

图 58-14 囊肿内部可见

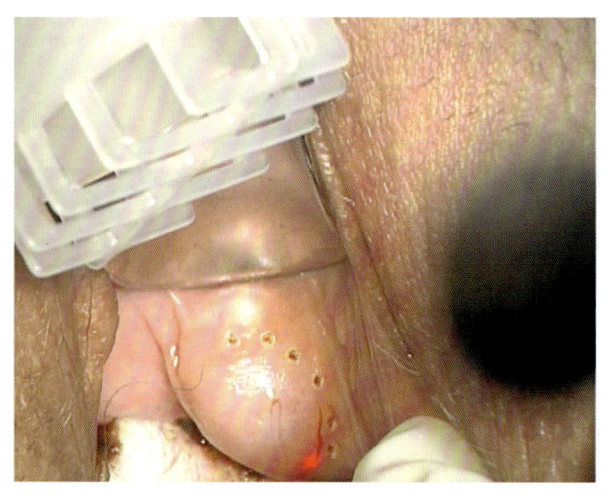

图 58-12 囊肿上的 CO_2 激光点位

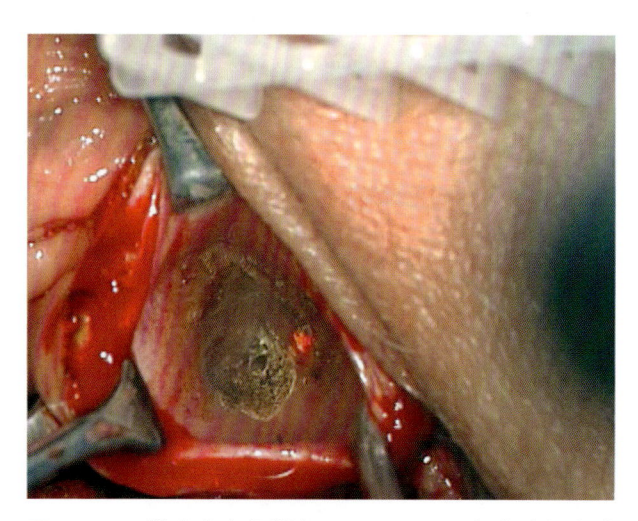

图 58-15 激光束直径增加至 2~3 mm，气化破坏囊肿内壁

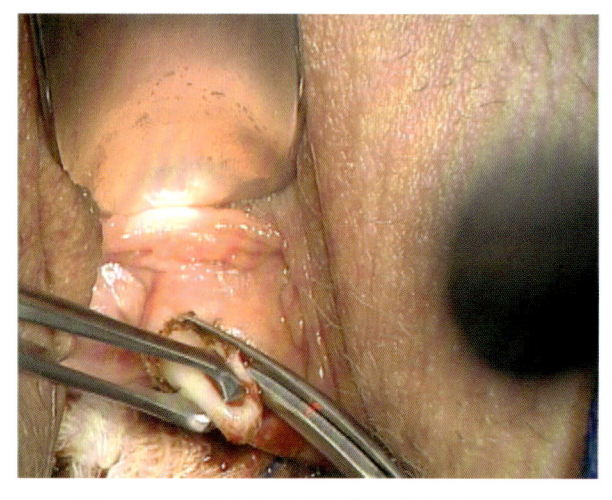

图 58-13 用 CO_2 激光切割或剪刀打开囊肿

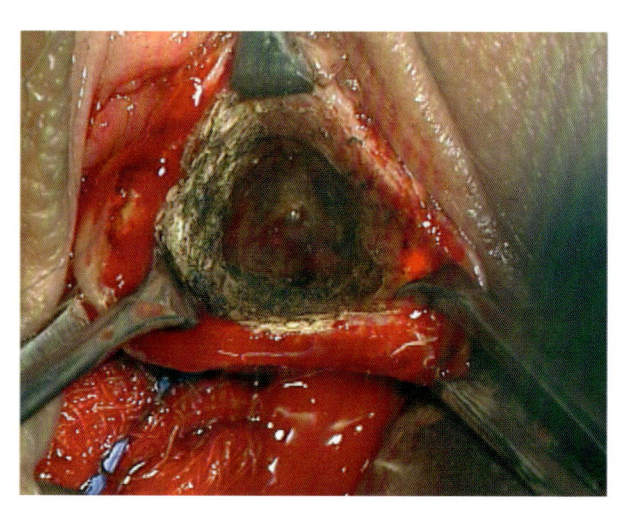

图 58-16 将囊肿上皮完全气化破坏

第 58 章 ■ 阴道壁良性病变

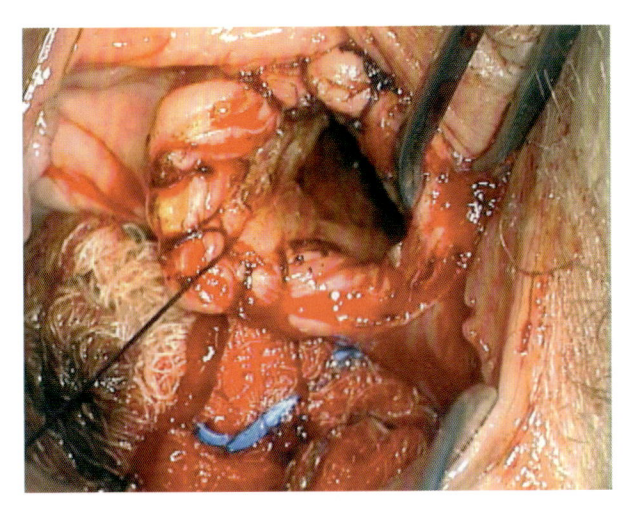

图 58-17　用 3-0 薇乔线缝合囊肿打开部分的边缘

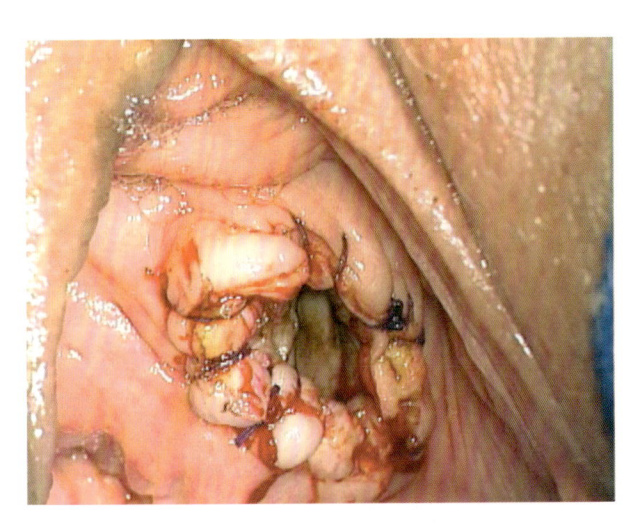

图 58-18　术毕，术野止血

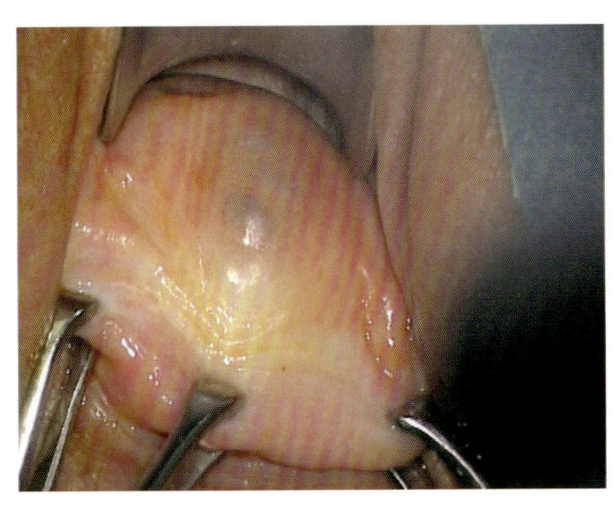

图 58-19　一个大的累及阴道后壁的 Gartner 管囊肿，向上延伸到子宫颈水平。囊肿向右可达阴道右侧穹窿

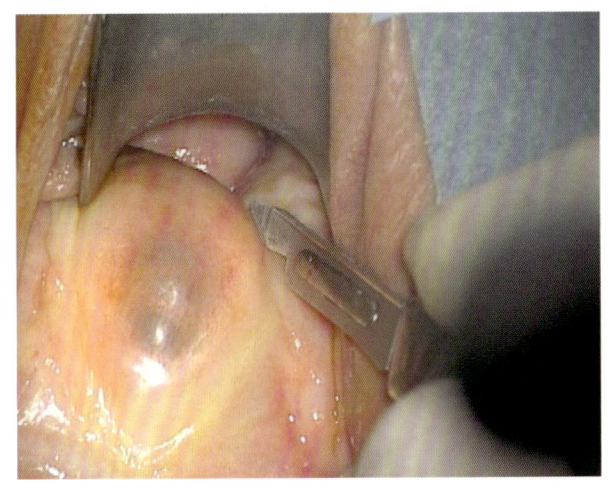

图 58-20　注射 1 : 100 稀释的血管升压素溶液后用刀切开阴道左后壁

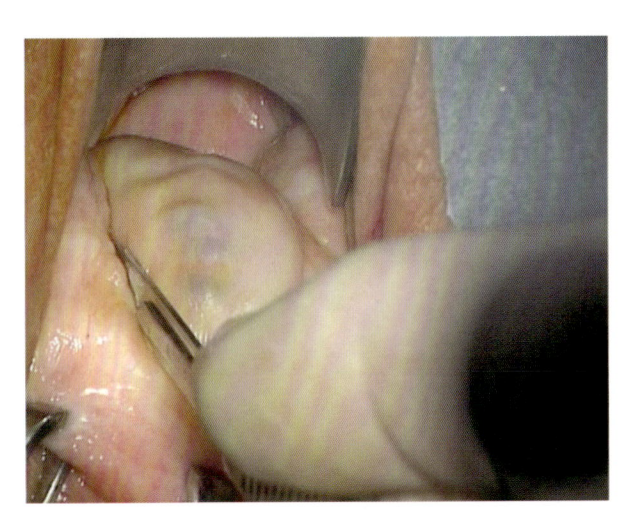

图 58-21　在阴道右后壁做一个类似的切口

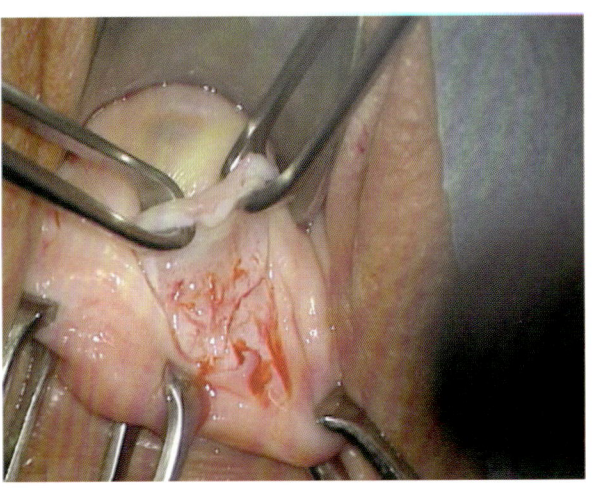

图 58-22　分离并切除囊壁及与其粘连的阴道后壁

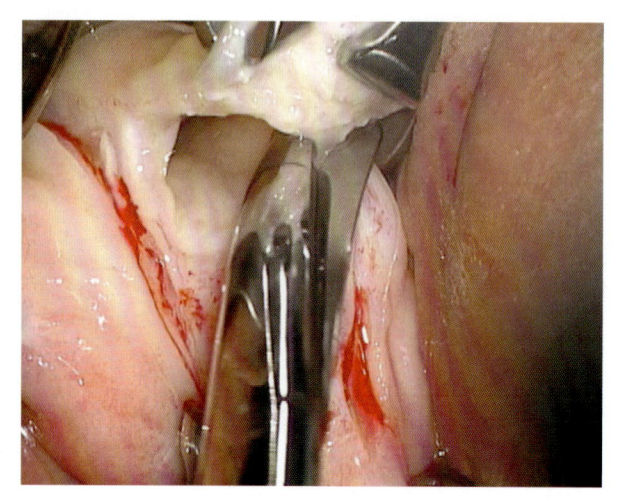

图 58-23 进入并打开囊肿

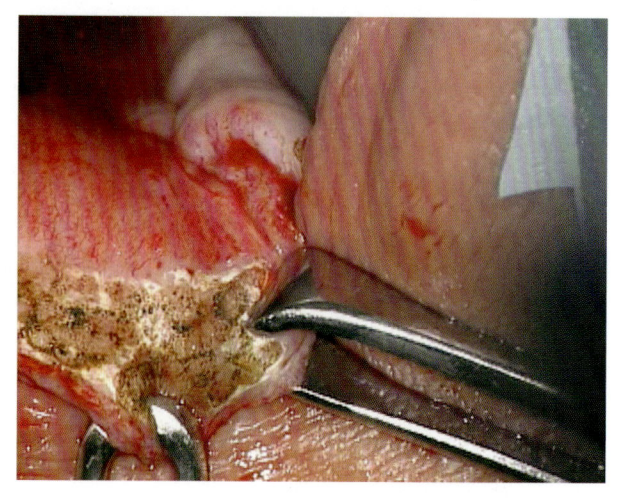

图 58-26 开始用激光气化破坏囊肿后壁的内皮

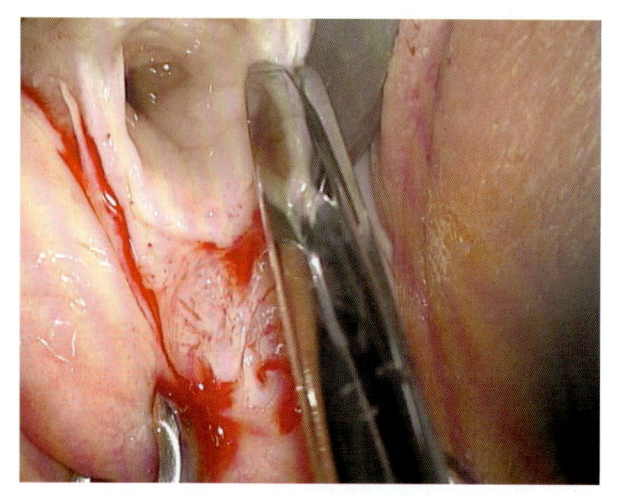

图 58-24 可见囊肿内部，确定其上界

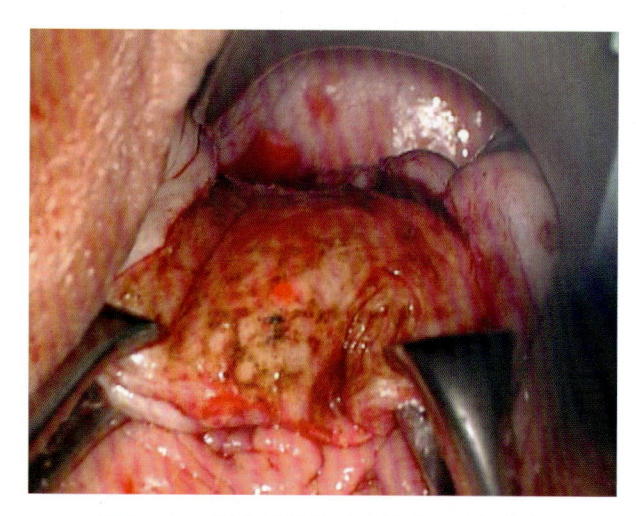

图 58-27 整个囊肿后壁消失（完全气化）

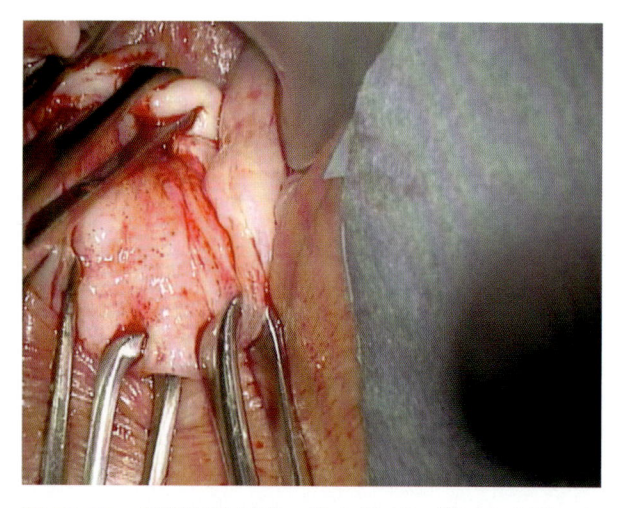

图 58-25 保留囊肿后壁。用 3 把 Allis 钳固定牵引。上面的 2 把 Allis 钳位于阴道后部的残留切缘上

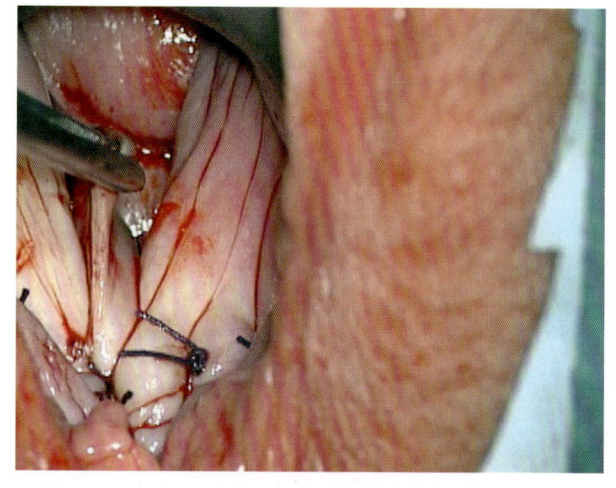

图 58-28 用 3-0 薇乔线垂直间断缝合阴道后壁。注意：当切口向上延伸至右侧阴道穹隆时用镊子夹住打开的阴道切缘。子宫颈恰位于镊子末端的上方

第 58 章 ■ 阴道壁良性病变　713

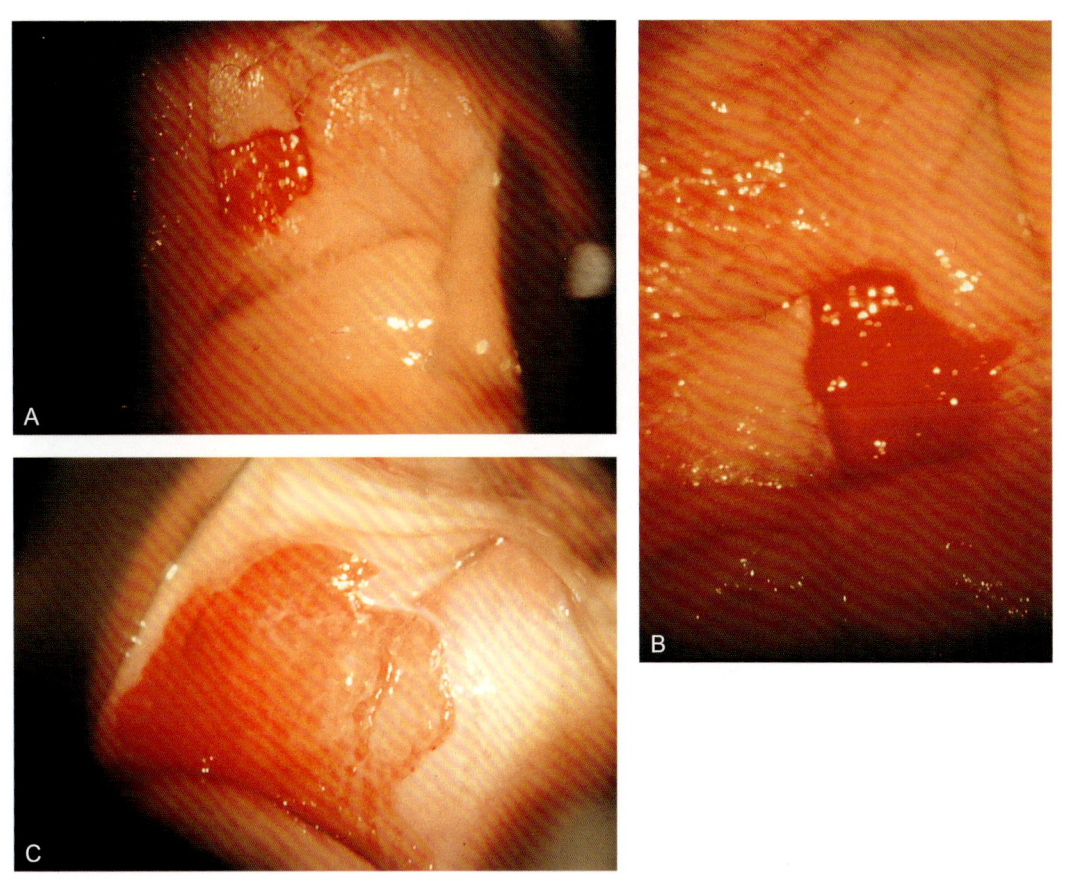

图 58-29　A. 该患者主诉性交时针刺样疼痛不适。注意其阴道前壁的溃疡。B. 该溃疡很可能由压迫引起。首选治疗是局部应用抗生素。C. 阴道上皮内瘤变行激光汽化后形成的溃疡，它是失去活力的组织，应被切除

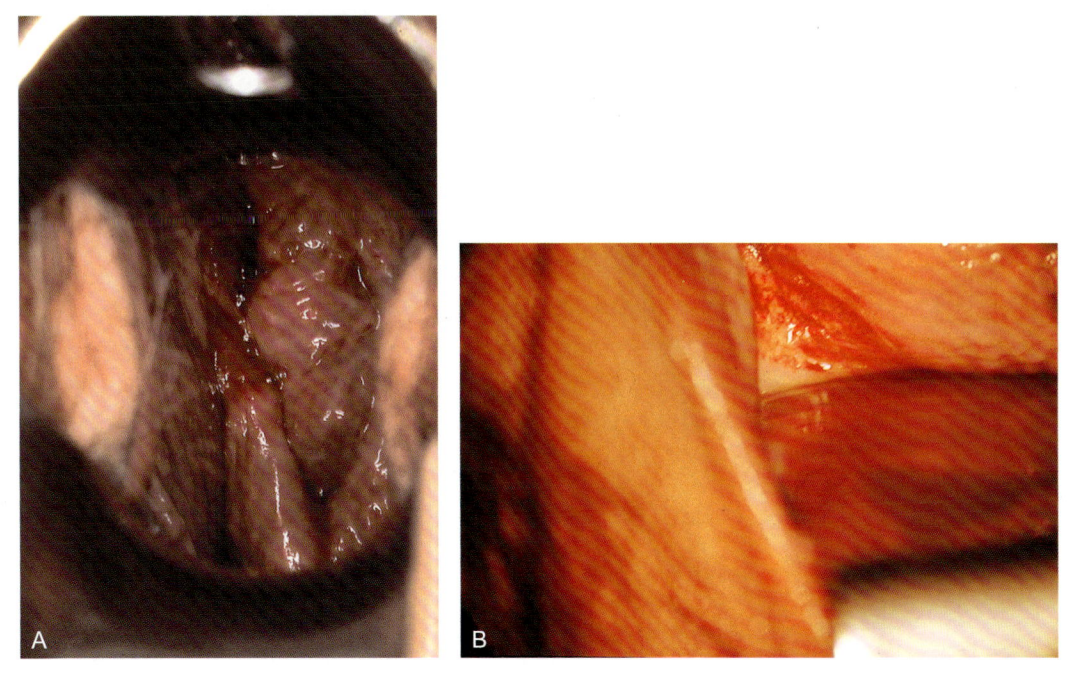

图 58-30　A. 该患者阴道右侧壁及右侧穹窿可见一较大的溃疡。该图片是在一次体检中拍的；B. 术中充分显露溃疡。用 1.5 英寸的 25 号针注射 1∶100 稀释的血管升压素溶液。注意溃疡下方变白。将牵引线置于溃疡的边缘

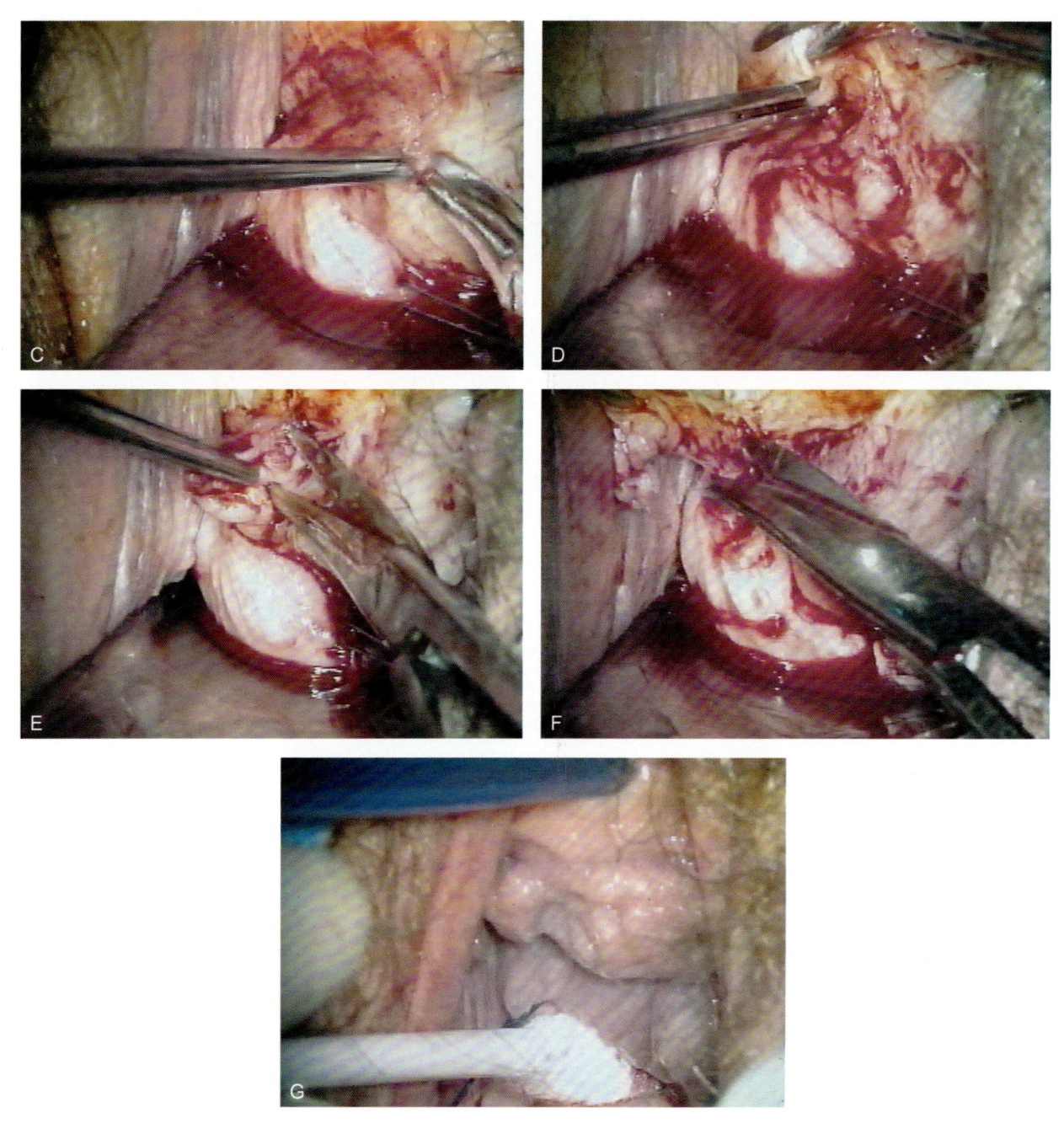

图 58-30 续　C. 首先用 Stevens 剪于溃疡的左侧边缘开始切除。病变本身占据阴道的右前侧穹窿。D. 从溃疡上方（右前侧穹窿）开始切除，恰位于膀胱的下方。建立一个平面，将剪刀的一边置于切除的一面。E. 用镊子将大部分溃疡提起，同时用 Steven 剪将其从阴道上分离下来。F. 从溃疡的右侧缘将其完全切除下来。G. 行膀胱插管并注射亚甲蓝染料。将棉球置于溃疡面，以检查是否有染料经膀胱漏出（膀胱底部破裂）

第 58 章 ■ 阴道壁良性病变　715

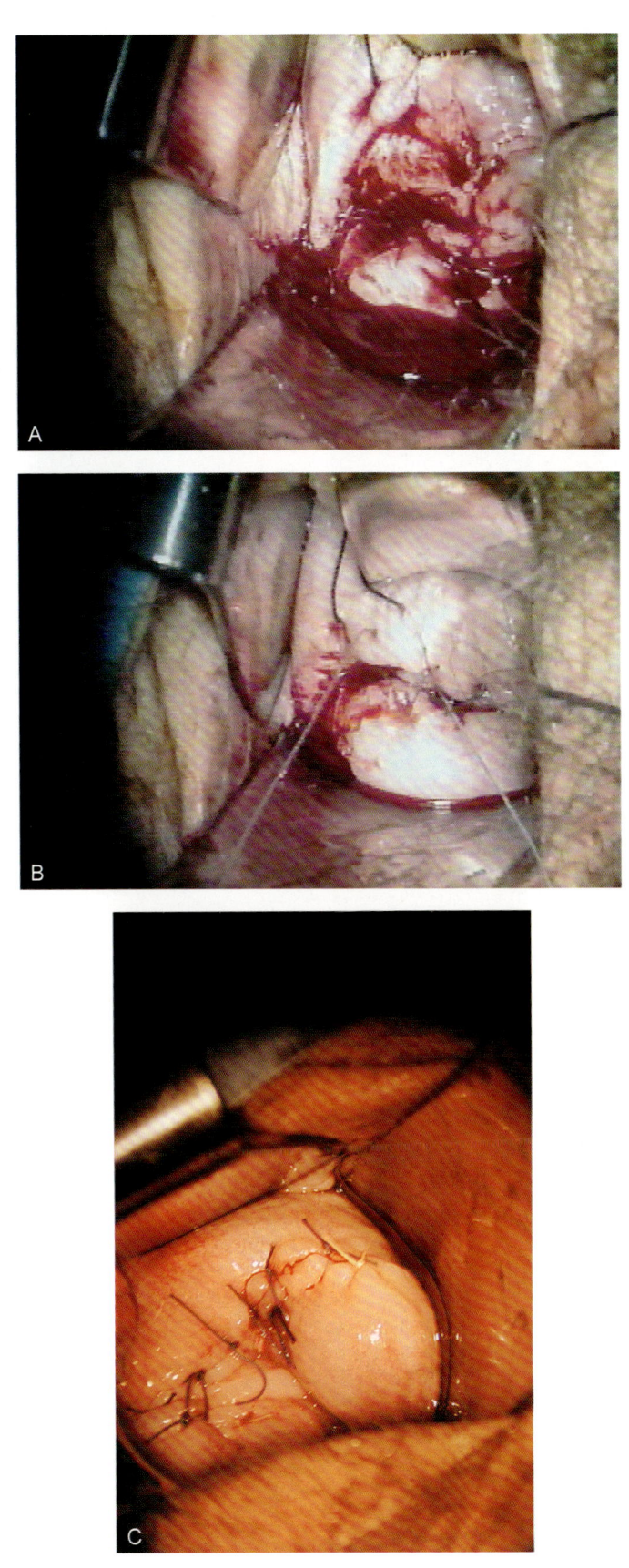

图 58-31　A. 已切除溃疡的创面（图 58-30A～G）显露于右前侧阴道穹窿；B. 用 3-0 薇乔线间断缝合手术创面以闭合阴道壁；C. 阴道穹窿被一期缝合已完全闭合。用生理盐水冲洗切口

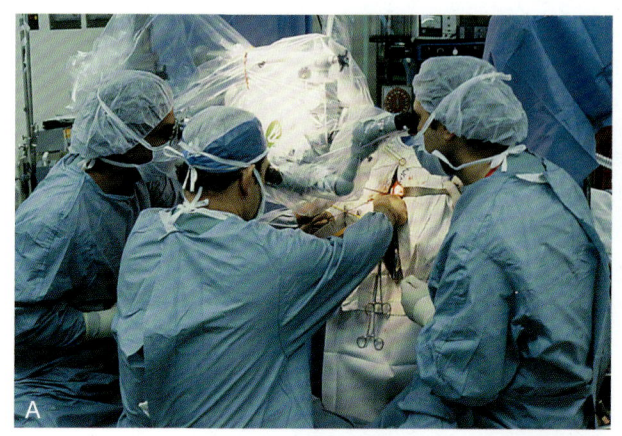

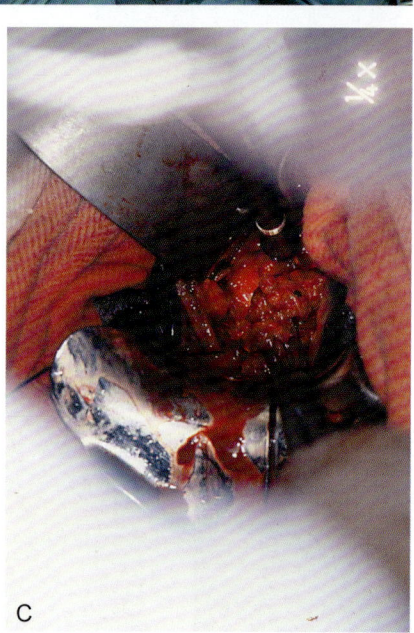

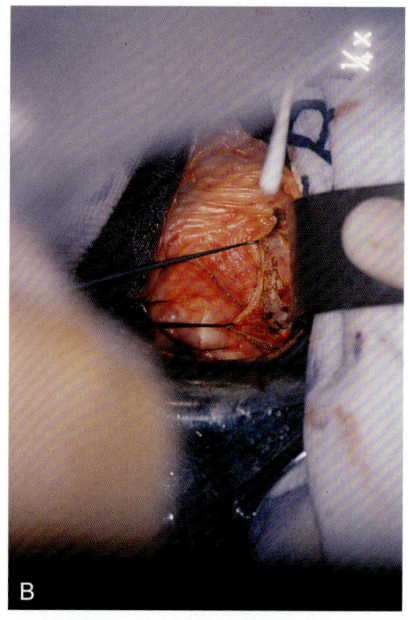

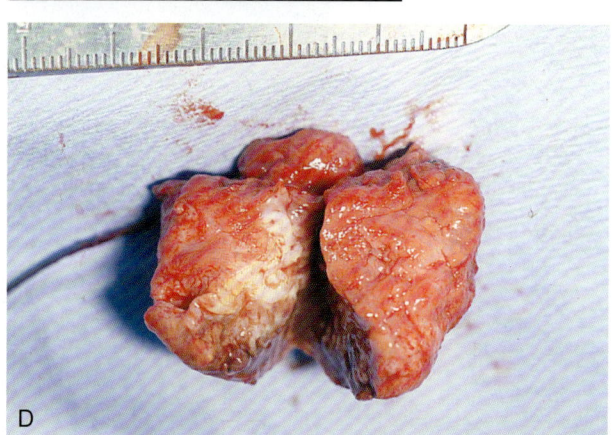

图 58-32 A. 任何情况下阴道壁的实性肿块都应手术切除。对这种有难度的切除而言，解剖显微镜是最好的工具；B. 自阴道左前侧穹窿切除直径约 3 cm 硬如石头的痛性肿块。CO_2 激光对准切口下缘，阴道拉钩位于切口的上缘及中缘；C. 可触及肿块，并将其从膀胱底部分离。左侧输尿管置入导管；D. 被切除的肿块看上去为阴道壁的子宫内膜异位病灶。注意棕褐色的组织及含铁血黄素沉积的液性物质

（程文瑾 译 郑诗雯 孙秀丽 校）

第59章

先天性阴道畸形

John B. Gebhart, Lesley L. Breech, Bradley S. Hurst, Ashley M. Eskew

一、阴唇融合（粘连）

新生儿阴唇膜状粘连很常见，并且通常不予处理。阴唇融合通常与先天性肾上腺增生相关，可能需要进一步评估和检查，尤其是遗传学为女性但外阴性别不明的患者。对阴唇粘连的妇女，局部雌激素是主要治疗方法。如果非手术治疗阴唇融合失败，则成熟后即需要手术干预。

在麻醉状态下查体有助于确定融合（粘连）的程度（图59-1A），以及进一步评估下泌尿生殖道。把Kelly钳插入开口处，可见组织已经融合，但很薄弱（图59-1B）。用手术刀或电刀做正中切口，并向下延伸到阴唇系带。上皮缘使用3-0薇乔线间断缝合（图59-1C）。可以局部使用雌激素，建议在术后6周进行1~2次随访，以评估是否完全治愈。根据笔者的经验，很少需要扩张。

二、处女膜闭锁

儿童或青少年时期处女膜闭锁表现为疼痛，处女膜成为一个被血液和黏液充盈膨胀的半透明薄膜。治疗处女膜闭锁，通常需要在镇静下或全身麻醉下进行手术。

首先，在处女膜中央做一切口，排出血液和黏液。将切口横向延伸到闭锁处女膜的两边（图59-2A和B）。然后，再做一个切口，使之成为十字形。最后切除多余的无血管组织（图59-2C）。

切除闭锁的处女膜后应尽量减少出血。用浸湿的海绵压迫可以控制大部分出血点。如果切除范围过大，不能通过少量使用Monsel（硫酸亚铁）溶液或轻加压的方法来控制出血，这时应使用3-0聚乙醇酸缝线做单纯间断缝合。应避免单纯连续缝合，因为这样可能会引起处女环的挛缩。最理想的结果是阴道口宽松且性生活体验较舒服（图59-3A）。

其他类型的处女膜发育畸形，如筛状处女膜（图59-3B）和处女膜纵隔（图59-3C），可能也需要手术干预。正如之前提到的，手术目的是形成一个张力合适、有功能的阴道结构。用电刀（图59-3D）或扩宫棒可以很容易在处女膜纵隔或筛状处女膜上开个小口。一旦使用了最大号扩宫棒，那么就需要用4-0聚乙醇酸缝线在底部结扎处女膜的多余部分并切掉。如果在缝合过程中撕裂了薄弱组织，通常直接按压2~5分钟或采用前文讨论过的措施后出血均可停止。

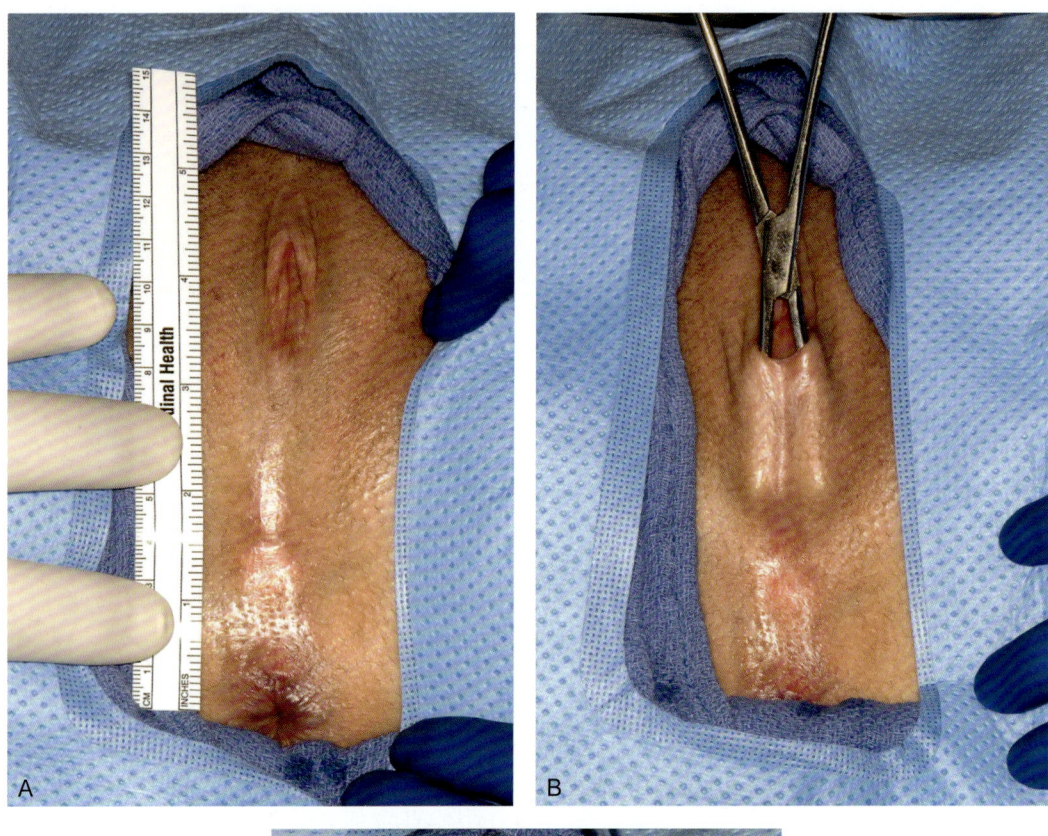

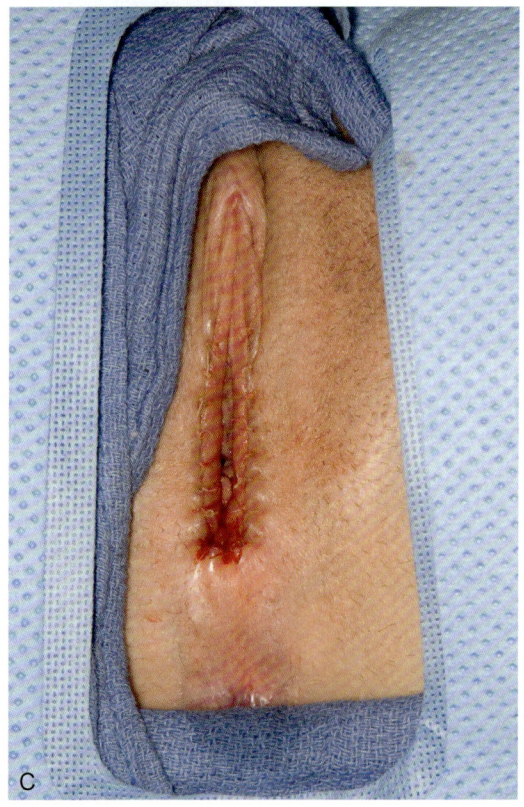

图 59-1 A. 阴唇融合。融合并不妨碍尿液或经血流出，但却不能使用卫生棉条和性交。B. 用 Kelly 钳来证实组织融合并显露正中切口。C. 间断缝合组织切缘

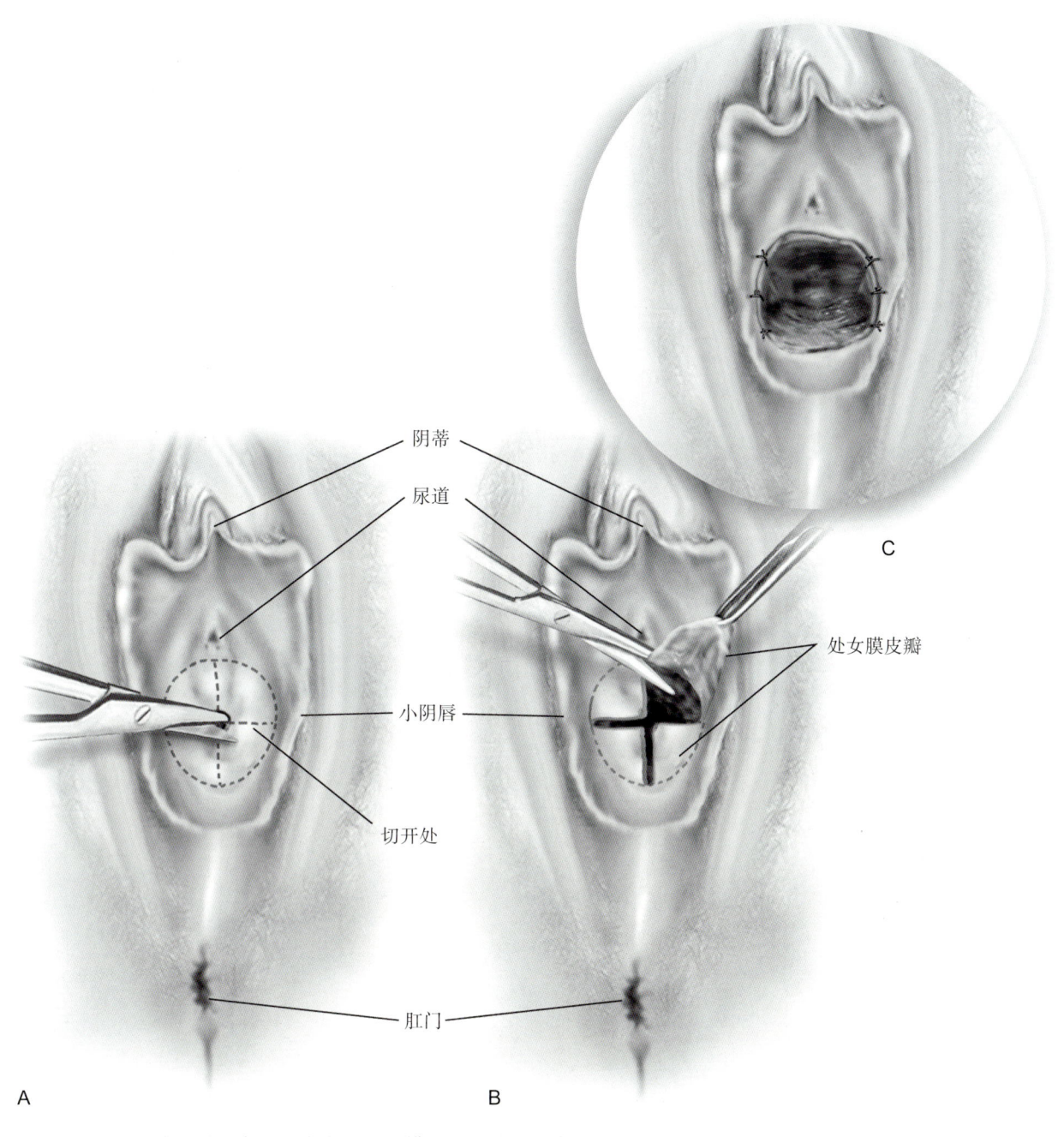

图 59-2 A. 沿处女膜 3 点至 9 点方向做一横切口，然后沿中线从 12 点至 6 点方向切开；B. 切掉处女膜的无血管区即完成了处女膜闭锁切除术；C. 切除处女膜的闭锁部分后，在 1~5 点和 11~7 点之间的区域用 3-0 薇乔线间断缝合到阴道前庭边缘

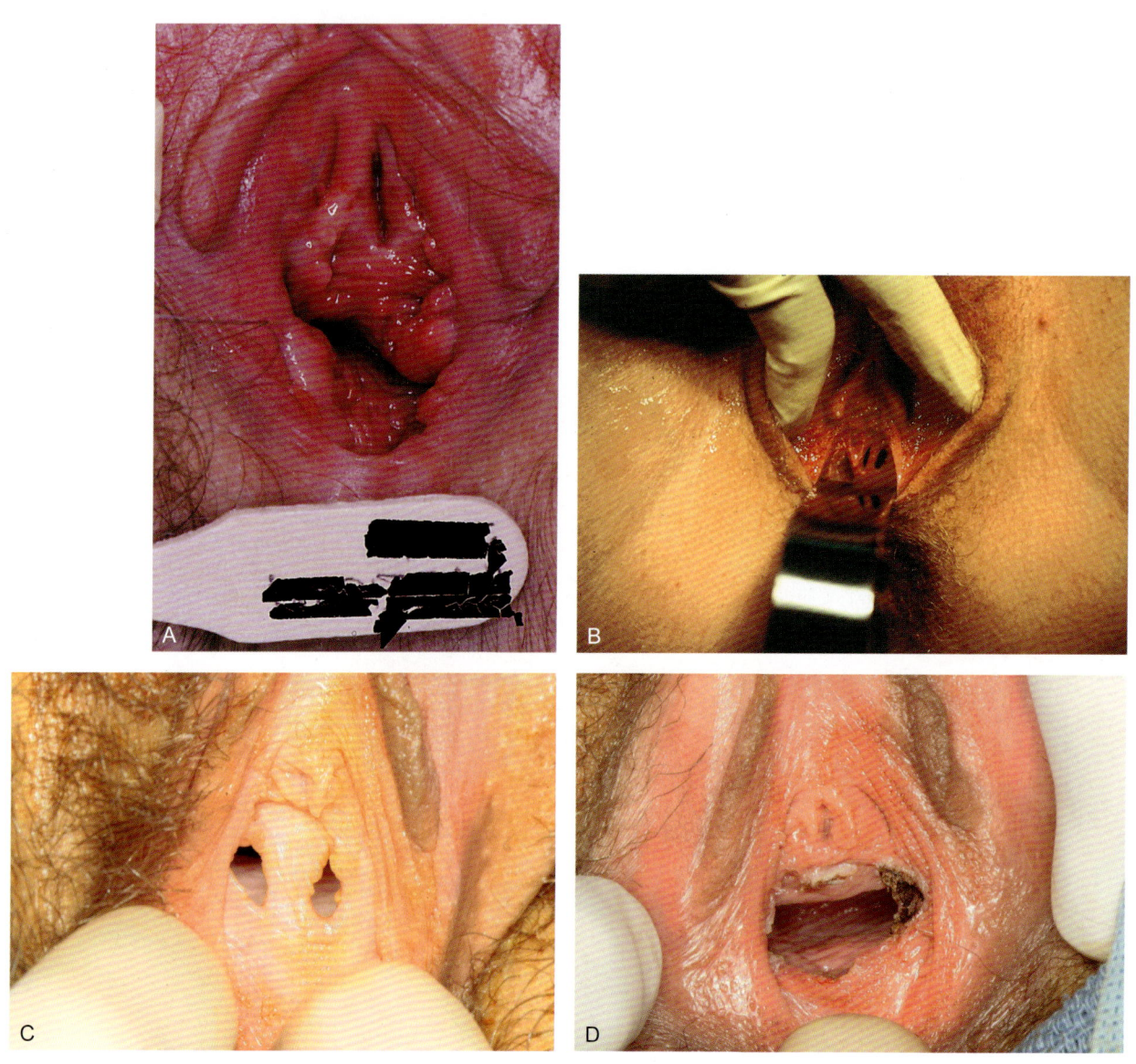

图 59-3 A. 处女膜切除术后 8 周，阴道是敞开的。B. 这是一名年轻女性的筛状处女膜。按照处女膜闭锁的手术方式做类似的切除（图 59-2A~C）。C. 处女膜纵隔。D. 使用电刀切除处女膜纵隔

三、阴道发育不全

在新生儿中出现米勒管发育不全的比例为1/（4000~5000）。先天性阴道缺失综合征（Mayer-Rokitansky-Küster-Hauser syndrome）的典型表现是阴道小袋和发育正常的会阴结构（图59-4A）。男性假两性畸形中也会出现阴道发育不全。生殖器的外观差异取决于病因。偶尔也能出现"平坦的"会阴（图59-4B）。

当存在阴道通道时，为了可以正常进行性生活，首选治疗方法是使用Ingram方法进行阴道扩张。可以逐步增加扩张器大小（图59-4C）。指导患者放置扩张器来抵住会阴，并慢慢将身体的重量放在一个固定在凳子上的自行车座上。鼓励患者在扩张几周后进行性交。90%以上的女性经此治疗后能够获得解剖学和功能学的成功。

如果扩张疗法失败或无法进行，McIndoe阴道成形术是阴道发育不全手术的首选治疗方法。患者必须从生理和心理上为手术做好准备，并且必须在术后尽快进行性生活。

图为外生殖器的正常形态（图59-4D）。首先，在先天性米勒管发育不全患者的阴道顶端做一横切口（图59-5A）。如果会阴平坦，在阴唇系带后部、肛门括约肌前方做一个3~4cm长的切口（59-5B）。阴道成形间隙先向两边然后向中间做钝性分离。一根手指放在直肠中进行引导（图59-5C）。

如果46XY DSD患者的残留前列腺黏附在直肠上，必须进行锐性分离。在阴道成形穹窿部位，膀胱和直肠之间形成一条致密的结缔组织带——中缝，需要进行锐性分离（图59-5D）。该间隙应能轻松容纳术者的示指和中指。如有需要，可以向两边分离肛提肌，以让切口有更大的空间。需要仔细止血。

然后，用剪刀裁剪一块10 cm×10 cm×20 cm的无菌海绵橡胶（图59-6A）。将裁剪好的模具放在无菌避孕套内，然后压紧（图59-6B）。将压好的模具完全插入阴道内（图59-6C）。然后展平模具1~2分钟。避孕套的外端用无菌丝线结扎，然后取出模具。再拿一个避孕套套在模具上，用无菌丝线结扎。

然后，取下一个分离较厚的皮片。患者取侧卧位，清洁取材部位，臀部涂抹无菌液状石蜡。使用10 cm长的Padgett电刀片并设置在0.017英寸（0.45厘米），尽量从臀部的比基尼（棕褐色）线内取下一个长20 cm的皮片（图59-7A）。取材部位覆盖无菌塑料胶片。然后患者取截石位。

用5-0可吸收无反应性缝线间断缝合移植物和阴道模具，皮肤表面接触模具（图59-7B），并使用4-0可吸收缝线连续缝合以加固侧缘（图59-7C）。在准备移植物时，可能需要经耻骨上插入导尿管。耻骨上导尿管可避免移植物发生压迫性坏死，而Foley尿管不能避免。

缝合边缘后，把移植物和模具放进阴道内。用5-0聚乙醇酸线缝合皮瓣和皮肤，可以保留约1 cm的针距，以便血液或黏液排出（图59-7D）。在会阴放置起支撑作用的海绵垫并将其缝合在阴唇上（图59-7E），或使用粗线缝合阴唇（图59-8A）。

术后，患者卧床休息1周。患者可以伸臂翻身，但应进行单方向被动锻炼，以避免在阴道壁对移植物产生"剪切力"。这期间患者应留置导尿管，同时进食少渣饮食。通常在几天后就能出院。最不舒服的地方一般就是取材部位。

1周后患者返回手术室。取出阴道模具并进行阴道冲洗。拔出经耻骨上或经尿道放置的导尿管。对皮瓣进行仔细检查并评估其活力（图59-8B）。小片无活力组织可以切除，然后由肉芽组织修复。然而，如果有大片坏死或整个皮瓣坏死，则需要重新移植。

术后最好能遵嘱进行扩张，模具应每天取出2次并用温水冲洗。坚持使用3~6个月，且仅在夜间使用。治疗完成后，必须严格进行阴道扩张直至患者开始有性生活。术后4~8周可以开始性生活。接受McIndoe阴道成形术后，有接近80%的女性长期感到满意。90%的女性性生活活跃，75%的女性能达到性高潮。近年，随着美容行业介入移植物获取的过程，该技术可能会突飞猛进（图59-8C和D）。

推荐几种皮瓣替代品，包括防粘连产品（Interceed）、人造皮肤、自体移植的口腔黏膜，这些替代品都可以让阴道成形达到二期愈合。在阴道形成后，使用黏合剂来覆盖阴道模具，避免使用皮瓣。然而，笔者在使用黏合剂的患者中发现阴道严重挛缩及瘢痕形成，因此不推荐使用这些替代品。在这些替代品中，最有前景的是口腔黏膜，并且已被证明具有令人满意的长期功能和解剖结果（图

59-8E，图 59-9A~D）*。

从双颊的黏膜下脂肪上方切下两条长 5~6 cm、宽 2~3 cm 的口腔黏膜带，并间断缝合取材部位。用 MR2000（Wangcahng 机器交易有限公司，北京）将移植片切成 0.5~1 mm 的小块，并放置在 5 个 2.5 cm×6 cm 的明胶海绵表面的微黏膜移植物上。一块海绵放在阴道顶端，然后在阴道的前、后壁和侧壁各放一块。将一个长 12 cm、直径 3 cm 的可缩性硅移植片固定模具放入阴道以将海绵固定到位，这个模具沿着阴道轴向有很多孔，以便引流。在固定模具上填塞几块碘仿纱布，以保持阴道压力。然后把固定模具缝合在会阴上，在住院卧床休息 7~8 天后取出移植物并检查。固定模具连续使用 3 个月，然后间歇性使用，直到患者开始有性生活。使用口腔黏膜的好处是其与自体阴道组织相似性、易获取且治疗效果好，并且不形成瘢痕+。

Vecchietti 手术可以代替被动扩张和 McIndoe 阴道成形术，并且在一些欧洲医疗中心被认为是最好的方法。Vecchietti 手术是在腹部缝线上给予渐进式张力，并将这些腹部缝线连接到会阴处的橄榄形装置上。这种方法最开始是开腹完成的，但是腹腔镜下效果更好，恢复也快。与 McIndoe 阴道成形术一样，Vecchietti 手术应仅在被动扩张失败时进行，且需要患者在生理和心理上做好手术准备，并能在术后尽快开始性生活。然而，当出现盆腔疼痛等需要腹腔镜或开腹手术时，Vecchietti 手术也可以考虑作为首选。

Vecchietti 手术需要特殊器材，包括一个 2.2 cm×1.9 cm 丙烯酸材料的"橄榄"、一个腹部牵引装置和一个长的会阴缝合穿引器（图 59-10A）。Alligator-jaw 的穿针器也很有用。腹腔镜通过脐部放置。一个额外的端口放置在耻骨联合上 2~3 cm 处。将 2 号聚乙醇酸缝线穿过橄榄，并将缝线的两端放在一个长穿针器上（图 59-10B）。进行膀胱镜检查，并将一手指放在直肠中，以避免术中损伤膀胱和肠道。在腹腔镜直视下将长针穿入会阴和膀胱直肠间隙，进入腹膜腔（图 59-10C）。使用经耻骨弓放置的抓钳从针中去掉缝线的游离末端，然后从会阴处取出针。

将 Vecchietti 牵引器置于耻骨联合上 2~3 cm 处，用记号笔标记腹部右下象限和左下象限，缝线将从此处穿出腹壁（图 59-10C）。暂时取下牵引器，将穿针器通过标记的区域置入腹腔。用穿针器抓紧缝线一端，并从皮肤拉出（图 59-10C）。在左下腹重复此过程，以便通过腹部移除缝线的两端。

将缝线系在 Vecchietti 牵引器上（图 59-11）。施加牵引力以使橄榄型装置下移 1 cm，并具有反向牵引力。装置两侧的压力要保持平衡。过度牵引可能会导致组织坏死，而牵引不足将无法实现阴道拉长。

患者住院 2~3 天，然后在出院后每天或每隔 1 天检查 1 次，直到达到足够的深度。牵引器上的缝线张力每 24~48 小时调整 1 次，平均每天最多调整 1~1.5 cm。在大多数情况下，使用恒定压力可以在 7~9 天创建一个 7~10 cm 的阴道。早期活动通过腹直肌收缩增加橄榄上的牵引力来加快阴道扩张。随着缝线张力增加，所有患者都需要服用镇痛药来缓解会阴部疼痛。在这一阶段，由橄榄上张力牵引导致的血性分泌物是正常的。

在阴道扩张深度至少 7 cm 后，需在大剂量镇静药或全身麻醉下取出缝线。在术后的第 1 个月，每天持续使用直径 1.5 cm 软乳胶、10 cm 的扩张器 8~10 小时。患者阴道可以逐渐进一步扩张，从最开始的 2.0~2.5 cm。性生活可以在取出橄榄 20 天后进行。采用这种方法，性生活的长期满意率高于 80%，可与被动扩张和 McIndoe 阴道成形术相媲美。

---

* 引自 Zhao M, Li P, Li S, Li Q: Use of autologous micromucosa graft for vaginoplasty in vaginal agenesis. Ann Plast Surg 63:645-649, 2009 and from Fengyong L, Xu Y, Zhou C, Zhou Y, Li S, Li Q: Long-term outcomes of vaginoplasty with autologous buccal micromucosa. Obstet Gynecol 123(5):951-956, 2014.
+ 引自 Teng Y, Zhu L, Chong Y, et al: The modified McIndoe technique: a scarfree surgical approach for vaginoplasty with an autologous micromucosa graft. Urology 131:240-244, 2019.

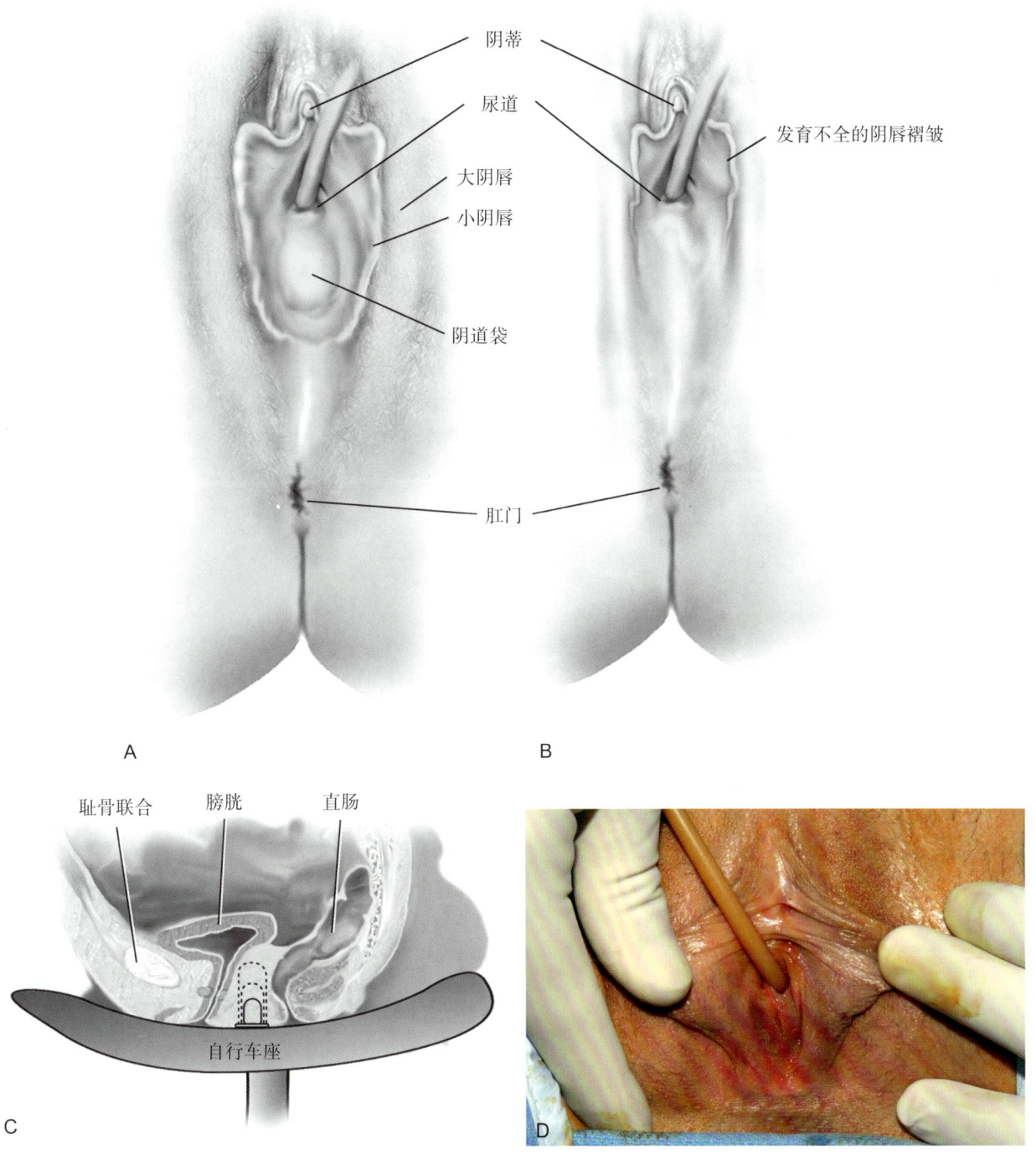

图 59-4 A. 米勒管发育不全。会阴结构正常，但有一个明显的阴道盲端。B. 男性假两性畸形患者也可能存在一个平坦的会阴。没有发现明显的阴道盲端。如果有阴唇折叠，在尿道口附近就会终止。C. 依次加大扩张器型号进行阴道扩张。借助自行车座，患者慢慢地坐在扩张器上。几周内，借助体重作用与扩张器上的压力来实现阴道完全扩张。D. Mayer-Rokitansky-Küster-Hauser 患者外生殖器的典型表现

724　第三篇 ■ 第十一部分 ■ 阴道手术

切口　　　　　　　　阴道袋

球海绵体肌　　　　切口

肛提肌　　　　　　会阴浅横肌

直肠

A　　　　　　　　　B

阴道成形间隙

中间结缔组织

阴道成形间隙

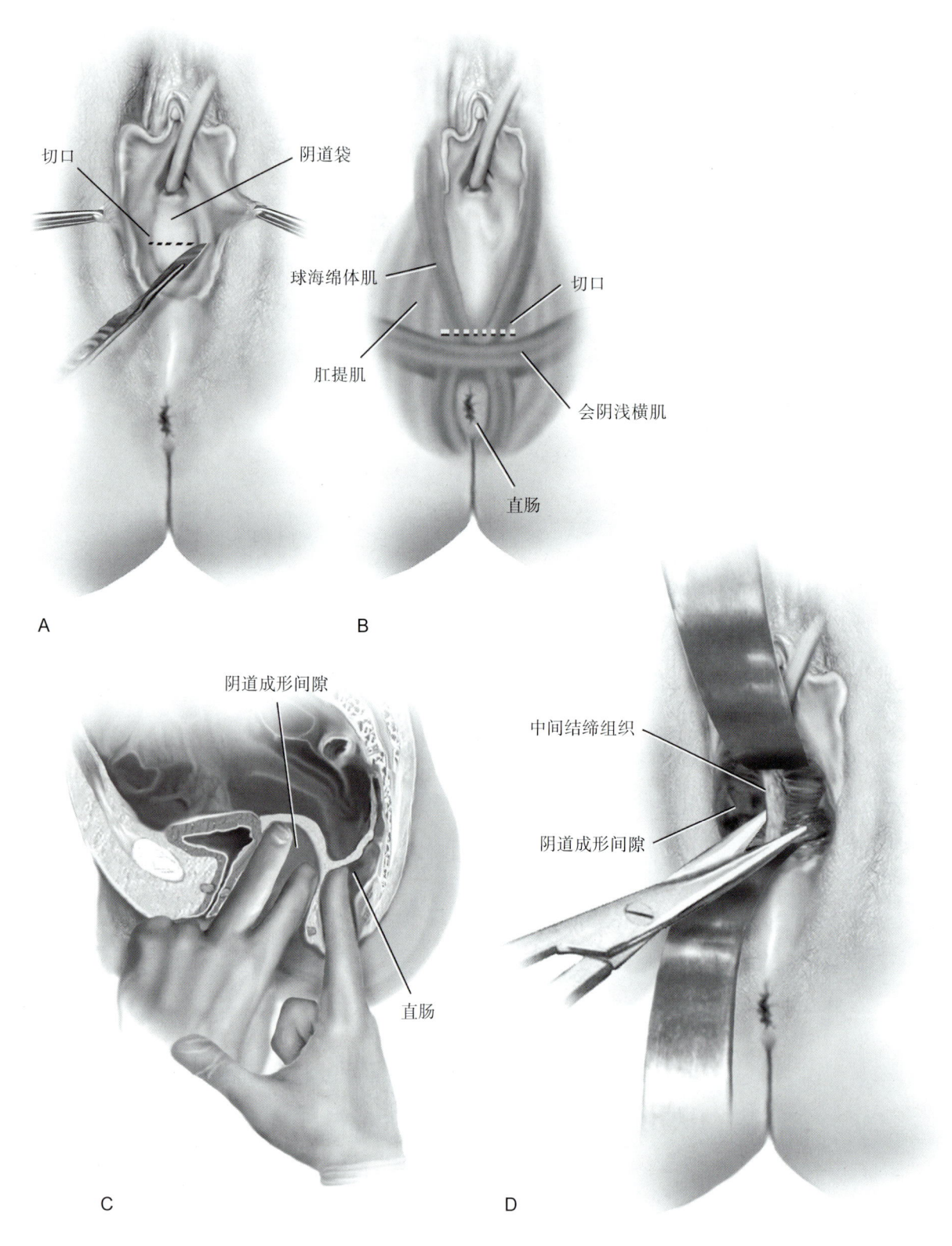

直肠

C　　　　　　　　　D

图 59-5　A. 在阴道发育不全女性的阴道袋顶端先做一横切口，初始切口应至少为 3~4 cm。B. 如患者会阴平坦，则先做一个位于会阴浅横肌前面的横切口。图片显示尿道、阴唇、直肠和深层肌肉组织之间的关系。C. 钝性分离阴道成形间隙。先向两边分离，然后再从中间分离。如果患者是 46XY，可能需要锐性分离前列腺，以避免损伤直肠黏膜。需要注意邻近腹膜区域不要分离太多，避免形成疝。D. 在阴道成形间隙放置拉钩。锐性分离中间较厚的结缔组织带

第 59 章 ■ 先天性阴道畸形　725

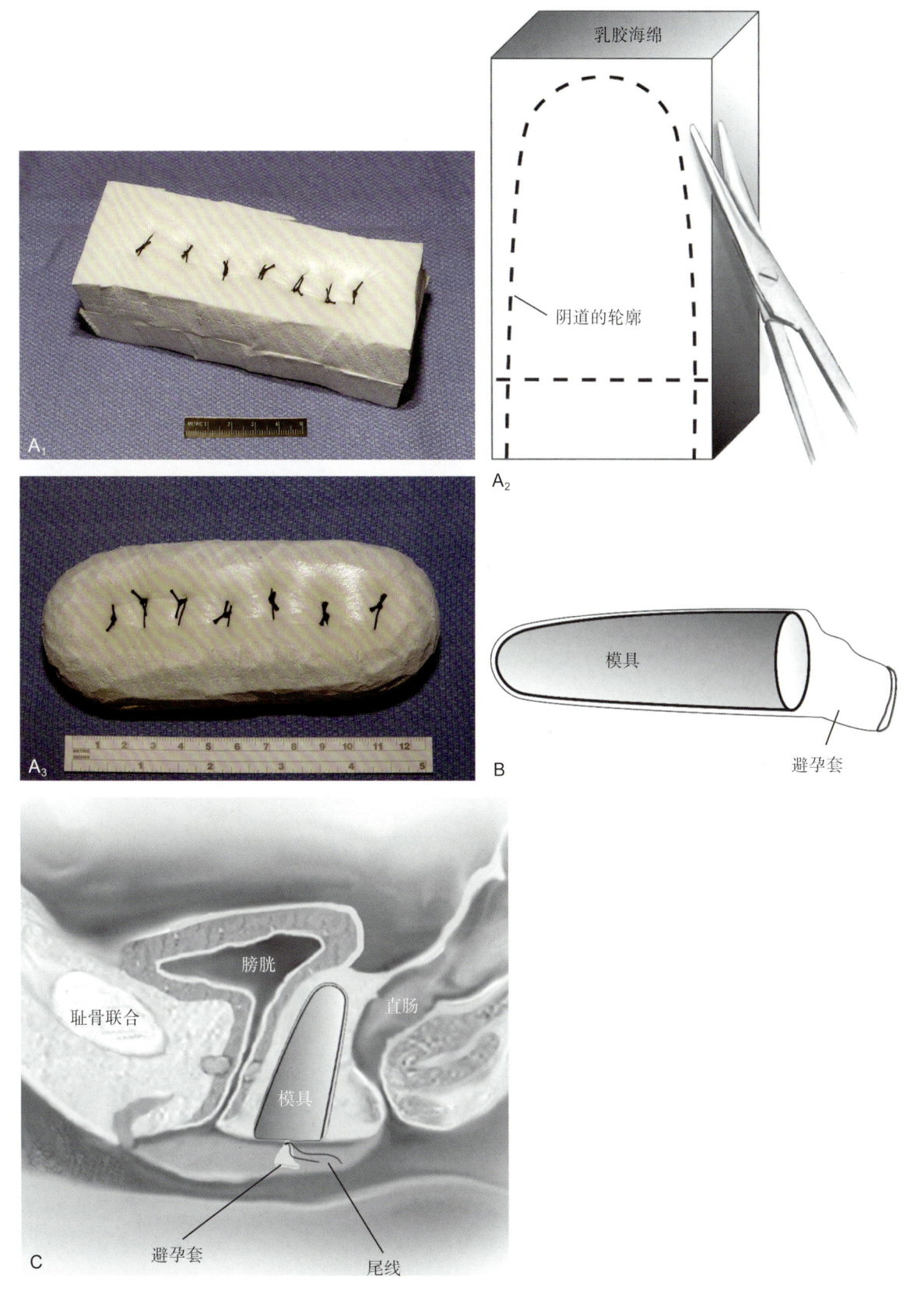

图 59-6　A₁. 根据轮廓裁剪一个 10 cm × 10 cm × 20 cm 的无菌海绵软胶块。A₂. 底部依据阴道长度裁剪。A₃. 保留末端，之后可用于保护成形阴道。B. 在裁剪好的阴道模具上套一个无菌避孕套。C. 压紧模具和避孕套，将它们放置在阴道内并展平约 1 分钟。用 2-0 丝线缝合避孕套，然后取下模具。将第 2 个避孕套套在第 1 个避孕套上，末端用 2-0 丝线结扎

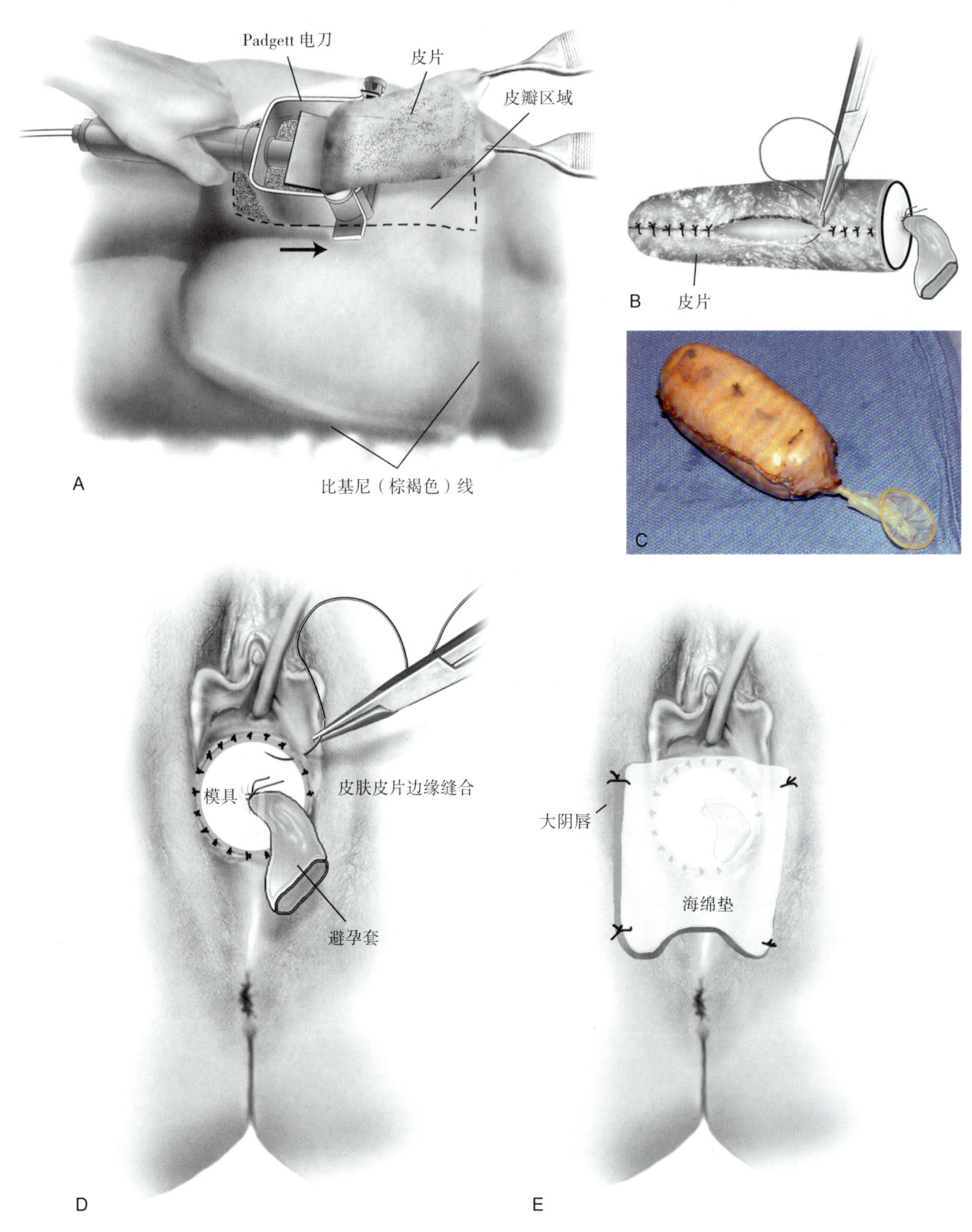

图 59-7 A. 患者取侧卧位。臀部消毒铺巾，然后涂抹无菌液状石蜡。如果可能的话，使用带有 10 cm 刀片的 Padgett 电刀取下一个厚 0.45 mm 的移植物，尽量位于比基尼（棕褐色）线 20 cm 内。B. 移植物的边缘用 5-0 聚乙醇酸线间断垂直褥式缝合和 4-0 缝合线连续缝合。C. 准备好皮片和模具以便插入。D. 将模具和移植物放入阴道，移植物的边缘用可吸收缝线间断缝合到会阴皮肤上，针距约 1 cm，以利分泌物排出。E. 将海绵垫放置在会阴上并用 0 号丝线缝合固定到小阴唇上。在肛门附近做一切口，以避免在排便过程中污染海绵垫

第 59 章 ■ 先天性阴道畸形 727

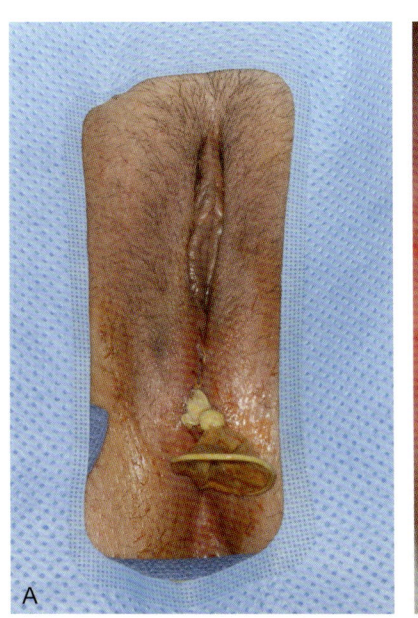

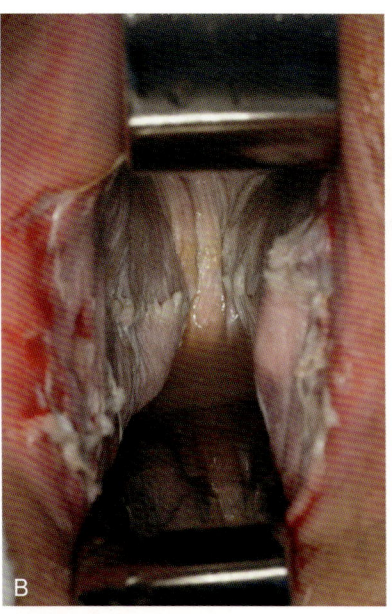

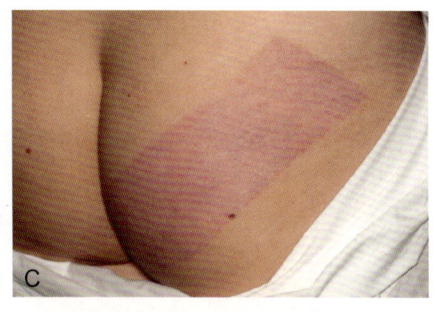

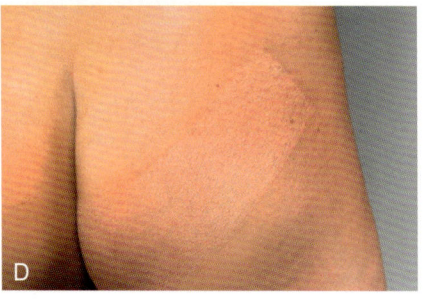

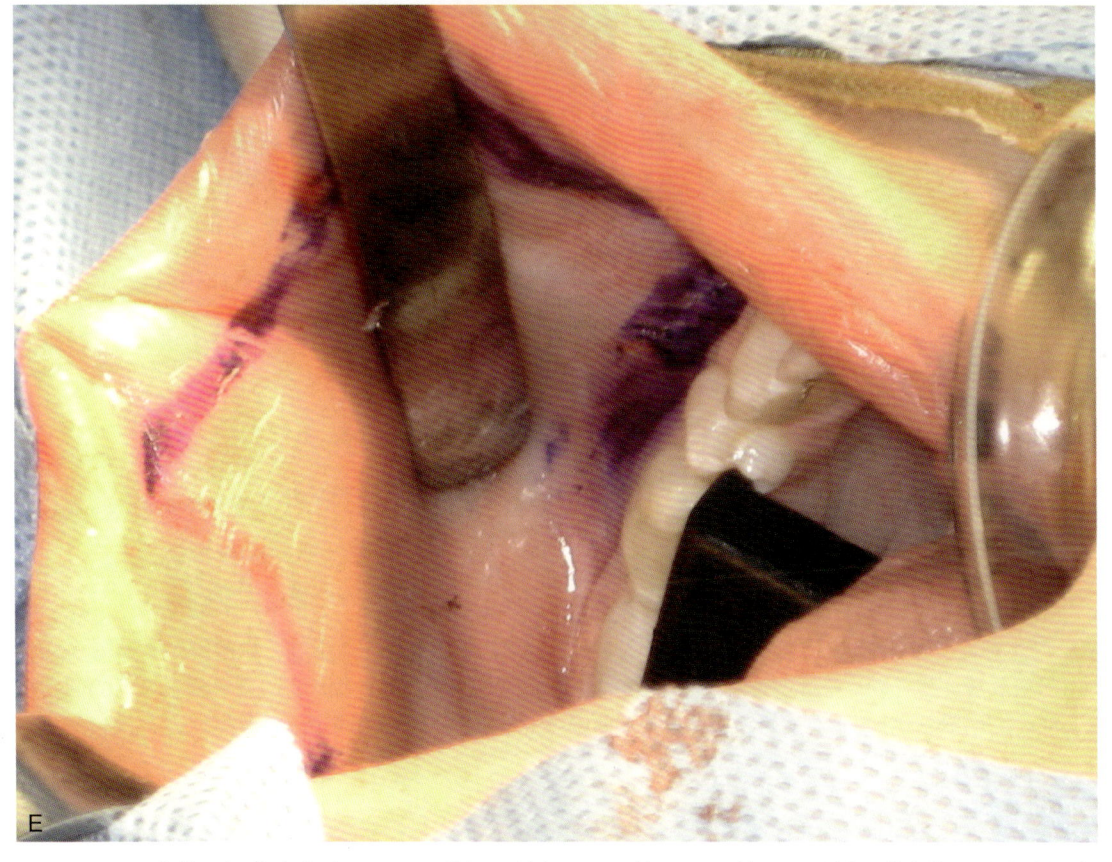

图 59-8　A. 或使用粗线缝合关闭阴唇，并经尿道留置导尿管。B. 取材 7 天后新阴道中的阴道移植物外观。C. 6 个月后的移植物取材部位。D. 1 年后的移植物取材部位。E. 如果将口腔黏膜用于阴道成形术，那么要在口内放置拉钩以面颊为入路。该图显露的是右侧面颊，靠近右上侧（接近下牙边界）标记出 Stensen 管

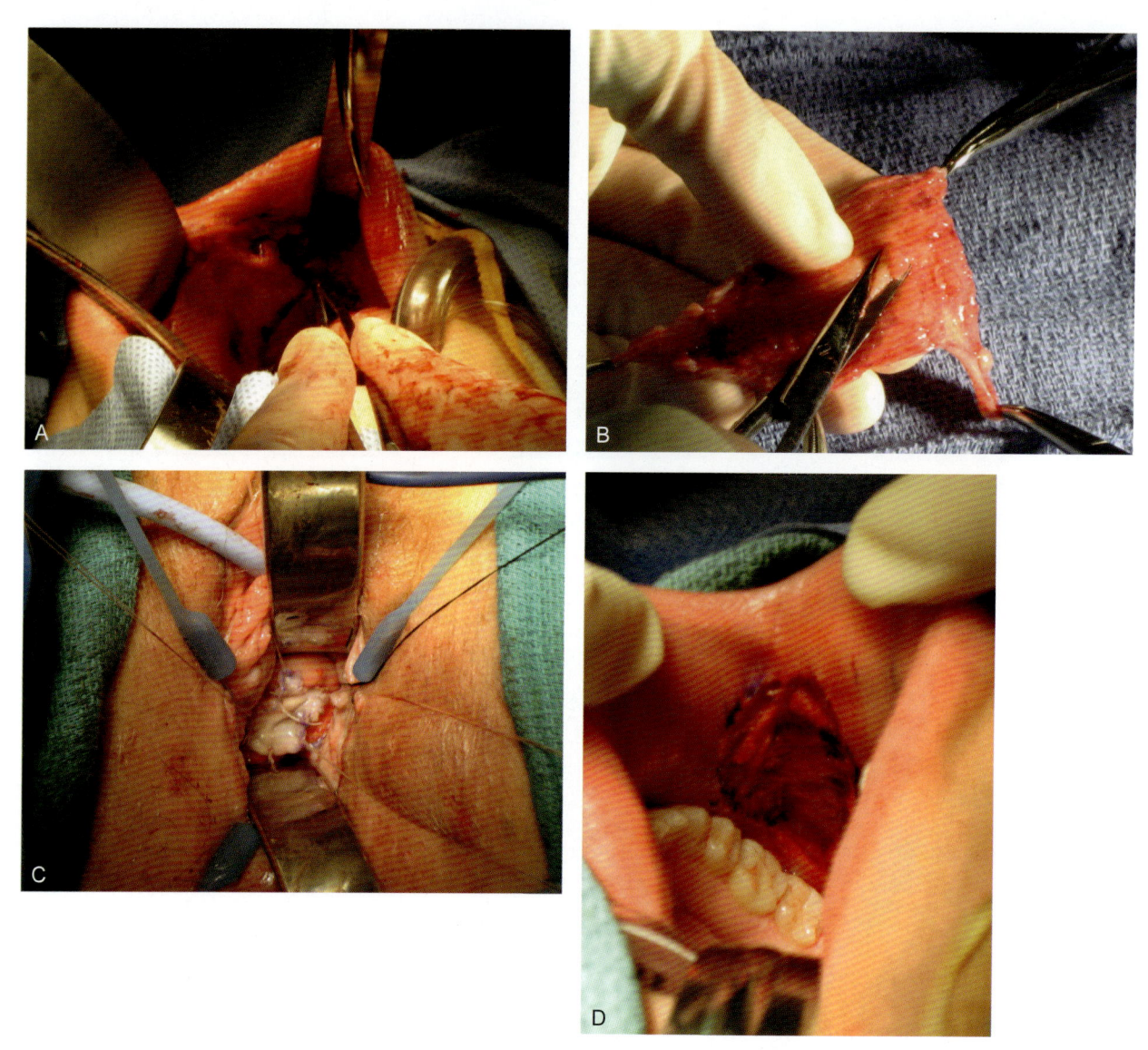

图 59-9　A. 黏膜下注射肾上腺素溶液，锐性分离全层移植物；B. 根据需要去除皮片脂肪，如图所示来修剪皮片；C. 用 4-0 或 5-0 可吸收缝线缝合皮片于适当位置，患者住院卧床休息 5~7 天，在此期间一定要确保易弯曲的固定模具仍位于阴道内；D. 取出用肾上腺素浸泡过的纱布，检查取材部位并止血。如果面积太大，就要等上皮再次自然生长或用 4-0 可吸收聚羟基乙酸线缝合关闭伤口

第 59 章 ■ 先天性阴道畸形 729

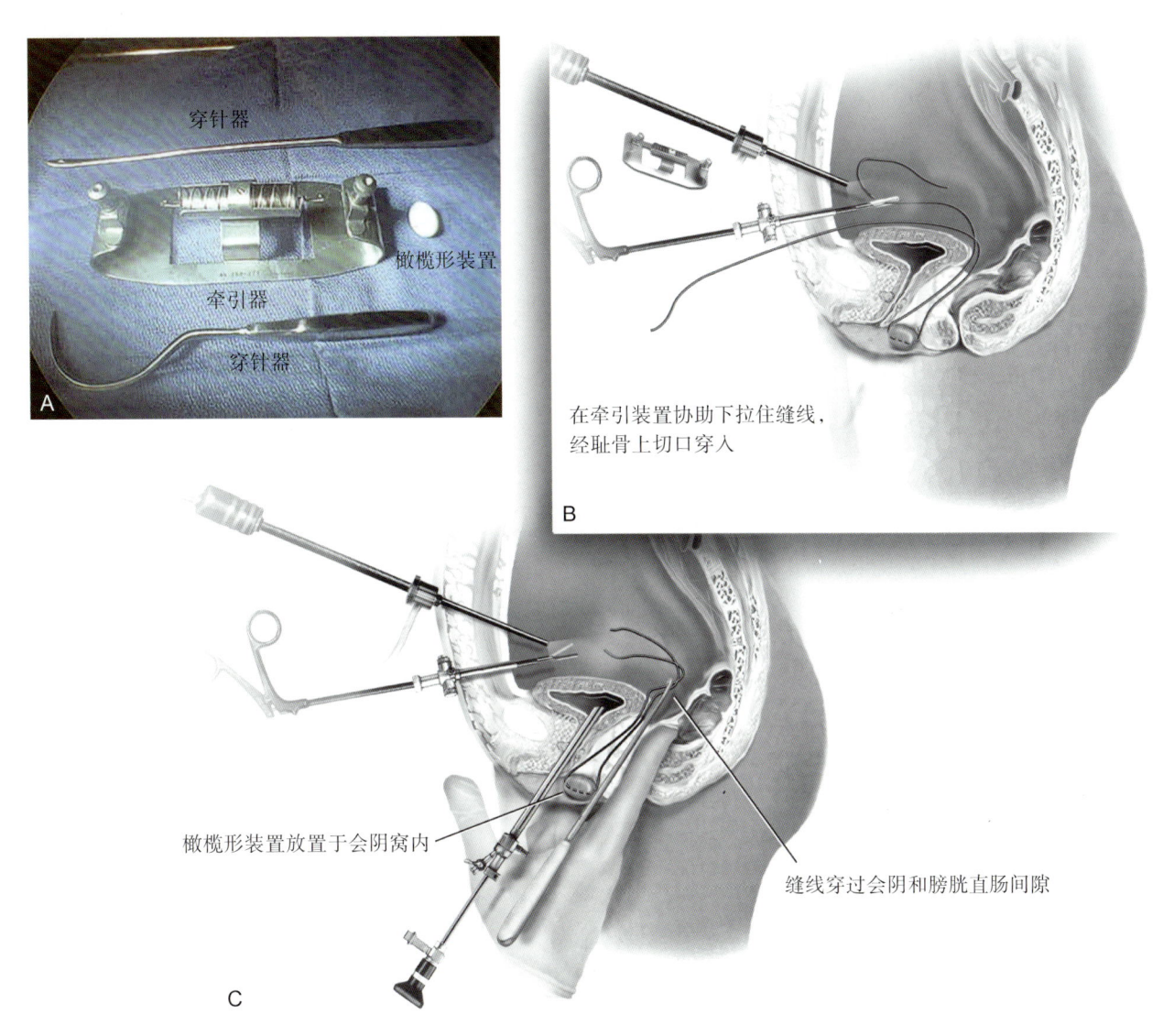

穿针器
橄榄形装置
牵引器
穿针器

在牵引装置协助下拉住缝线，经耻骨上切口穿入

B

橄榄形装置放置于会阴窝内

缝线穿过会阴和膀胱直肠间隙

C

图 59-10　A. Vecchietti 阴道成形术所需的器械包括一个 2.2 cm×1.9 cm 丙烯酸材料"橄榄"、一个腹部牵引装置、一个会阴缝线穿引器和一个利齿抓钳穿针器；B. 将 2 号聚乙醇酸缝线穿过橄榄，并将缝线的两端置于穿针器上；C. 通过脐部放置腹腔镜，并在耻骨联合上方各打两个孔，同时进行膀胱镜检查，并将一根手指放在直肠内来辨认膀胱或肠道是否损伤。在腹腔镜直视下，长针穿针器从会阴进入腹膜腔。将缝线穿引器穿过皮肤进入右下腹部，即耻骨联合上 2~3 cm 处。拉紧缝线一端并拉出皮肤。通过左下腹重复此过程，以便通过腹部去除缝线的两端

Vecchietti 牵引器

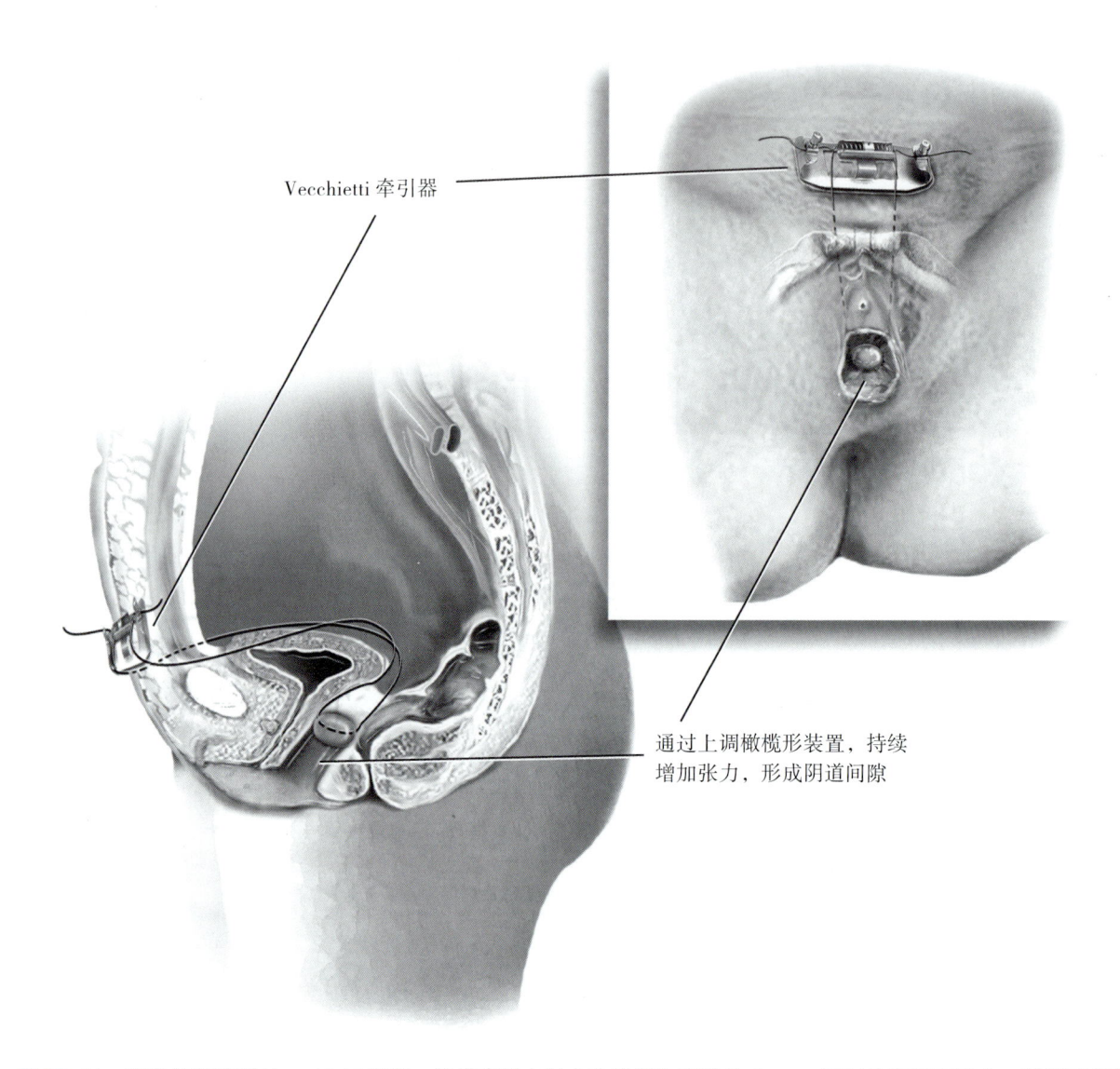

通过上调橄榄形装置，持续增加张力，形成阴道间隙

图 59-11　将缝线连接到 Vecchietti 装置，设定牵引力以允许橄榄向下移动 1 cm，同时具有反牵引力。装置两侧的张力要相等。7~9 天会形成 10~12 cm 长的阴道

四、阴道横隔

具有阴道横膈的患者通常在月经来潮后出现进行性加重性疼痛和闭经。通过肛查可发现患者会阴结构正常，有阴道袋盲端及明显包块（阴道积血）。

术前应进行磁共振检查以确定阴道横隔的宽度，确认子宫颈和子宫（图 59-12）。明确诊断后需要手术切除横隔。

如果磁共振证实阴道横隔位置较高，可以采取非手术治疗以缓解疼痛和减少阴道积血。阴道积血可以在手术室腹部超声引导下抽出。预防性使用抗生素后，在超声直视下用大孔（12~14 号）针穿刺抽取阴道内积血（图 59-13）。抽出液体特别黏稠，可能需要反复进行生理盐水冲洗以排出积血（图 59-14）。或在阴道超声指导下用 16 号的 IVF 吸针在会阴部穿刺吸出积血，但液体很难通过此针吸出。持续抽吸，则会将血凝块弄碎并最终完全排空积血。然后开始减少经血的治疗，如 Depo-Provera、长期口服避孕药或促性腺激素释放激素类似物。紧急减压可立即缓解疼痛，实现阴道扩张、做好手术准备。阴道下段扩张术可以实现阴道上、下壁黏膜直接吻合。

对没有经验的术者来说，手术切除阴道横隔可能会出现意想不到的挑战。首先，在阴道口做一个十字形切口，向积血处钝性分离结缔组织。有时会很难定位阴道上段。如果难以定位，可利用腹部超声来确认阴道积血（图 59-15）。一旦在超声下看到阴道上段，就可以用针穿刺阴道上段（图 59-16A）。如果阴道上段较窄，那么阴道积血可以撑开阴道上端。沿着针穿刺进入阴道上端的方向做一切口。

如果仍无法辨认阴道上端，则需要进行开腹手术。将探针从宫底刺入子宫颈，然后到达阴道上段（图 59-16B）。使用该探针作为引导，可以很容易辨认阴道上段，在没有膀胱和肠道损伤的风险下打开阴道上段。

一旦打开阴道上段，在扩宫棒的作用下将横隔逐渐扩张。做横切口来增加阴道的宽度。然后用 3-0 无反应可吸收缝线横向间断缝合阴道上、下段黏膜使之再次吻合（图 59-16C）。如果需要，可以破坏阴道上下段黏膜边缘并切除多余组织，减少吻合处的张力，并降低狭窄的风险。

如果阴道上、下段之间有一个很大的间隙，则行 Z 形修补术更好（图 59-16D）。这种方式可尽可能避免阴道的缩短。如前所述，必须辨认清楚阴道上段（图 59-15、图 59-16B）。在阴道上、下段做一切口后，在阴道上段放置球形导管以提供牵引力和定位。在阴道下段顶端做一个 X 形切口。X 形切口可以避免切口向膀胱或直肠延伸。皮缘用 3-0 无反应可吸收缝线标记。通过剪切黏膜处的结缔组织来松动阴道下段皮瓣。接下来，横向切除阴道上、下段之间的结缔组织。做 X 形切口，移动并打开阴道上段黏膜。阴道上段皮缘用缝线标记。Z 形成形术是指缝合标记好的下段皮缘和上段皮瓣底部，接着缝合上段皮缘和下段皮瓣底部。剩下的阴道黏膜用可吸收缝线间断缝合。

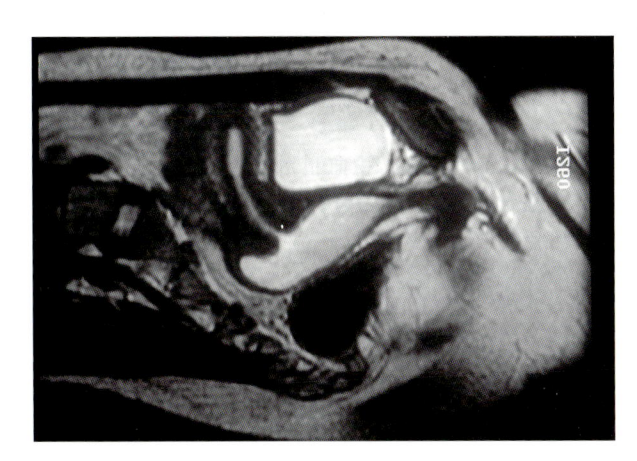

图 59-12 一个具有较大的阴道横隔患者的磁共振图像。阴道积血是白色的部分。阴道与子宫相通，能明显看到子宫腔积血

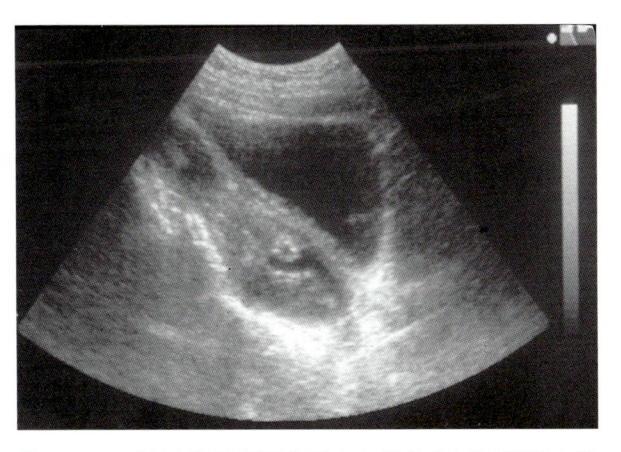

图 59-13 通过腹部超声（正中矢状位）可以看到由阴道横隔引起的积血。在超声引导下从阴道下段穿刺大口径针头，持续冲洗、减压。这种方法可能会增加生殖道上行感染的风险。该方法可能仅适用于：①阴道横隔较大；②切除横隔和阴道上下壁黏膜吻合前，进行阴道下段扩张术对患者有益

当阴道上、下段之间的间隙太大而无法缝合时，可能需要从臀部获取皮肤移植物。移植片的准备过程与 McIndoe 阴道成形术部分的描述一样，但长度取决于上、下段阴道边缘之间的间距。用 4-0 聚乙醇酸线单纯间断缝合皮瓣和阴道上段，然后缝合皮瓣和阴道下段，去除多余的组织。

或者阴道上、下段之间存在小间隙而无法对合时，可以在阴道放置中空的氯丁橡胶扩张器，以便子宫颈分泌物流出。最终，鳞状上皮细胞覆盖裸露区域。

五、阴道纵隔

虽然有些女性主诉性交困难或使用卫生棉条时渗漏，但是阴道纵隔通常是没有症状的，经阴道分娩时纵隔可能会撕裂。阴道纵隔的发生是由于阴道远端发育不良，通常会存在两个子宫颈。患者如果无症状则无须治疗。然而，一些女性会为了能够使用卫生棉条，以及避免在分娩过程中膈膜破裂而要求切除纵隔。

通过在阴道纵隔的两侧放置两根手指或两个小拉钩来显露膈膜以进行手术（图 59-17）。将 Haney 或 Kelly 钳穿过阴道前后壁膈膜。通过去除阴道前壁的一小部分膈膜来避免膀胱损伤。如果膈膜较窄，则切除中心部分，阴道侧壁用可吸收缝线缝合。或使用 LigaSure 钳或 Harmonic 刀封闭并切掉组织来分离纵隔。如果膈膜很宽，可能会切除多余的组织，直到阴道上段靠近子宫颈的部分被分开为止。然而，通常不需要将阴道上段膈膜全部切除。

六、阴道梗阻

OHVIRA 代表同侧肾发育不全的阴道梗阻。具有双子宫和子宫颈的青少年，典型表现是阴道梗阻引起的剧烈疼痛。这种梗阻是由阴道发育异常和阴道膈膜吸收不全引起的。肾发育异常者患有阴道梗阻的概率更高。阴道梗阻患者的阴道积血在月经初潮时形成，每次同侧子宫出血都会加重胀痛（图 59-18）。内诊和肛查能发现盆腔包块。在窥器检查中，可能会看不见未梗阻一侧的子宫颈，尤其是在阴道被对侧阴道积血而严重扭曲时。阴道超声检查的结果可能会令人困惑，因为阴道积血在没有梗阻的子宫颈下方。可以通过腹部超声诊断，必要时可通过 MRI 确诊。

要安全切除阴道梗阻，第一个切口最重要。窥器撑开阴道后，做一个深部横切口，紧接着排出暗红色的阴道积血。通过触诊扩张的囊性包块和凸向阴道的部分很容易辨认包块，但也可以使用腹部超声检查来确认切口是否进入积血内。排出阴道积血后，冲洗阴道。类似前面切除阴道纵隔，切掉切口上方的阴道膈膜。将阴道膈膜边缘完全切除，以避免阴道囊肿的形成。残留的阴道囊肿可能会阻碍经血和子宫颈分泌物的排出，引起棘手的经间期出血和分泌物问题。

七、膀胱外翻

作为尿道上裂外翻的一种，膀胱外翻在新生儿中的发生率很低，为 1/（3 万～5 万）。膀胱外翻的特点是：①腹壁前下正中线的缺陷；②膀胱前壁缺陷导致膀胱后壁和输尿管开口直接位于腹壁缺陷处；③腹直肌分离；④耻骨联合缺失，通过纤维组织桥连接的耻骨支发生分离；⑤阴蒂分成两部分，阴部的毛发和隆起开分；⑥膀胱颈难以辨别，尿道短粗；⑦阴道位置靠前、会阴短，以及盆底肌肉组织缺陷。这些缺陷被认为是由于泄殖腔膜的过度发育，使前腹壁中胚层移行失败。泄殖腔膜失去支持，随后破裂，导致下腹壁发育缺陷。以上情况需要儿童时期手术重建，以获得膀胱功能和控尿能力。在过去，有很多方法用于促进尿道转接，其中输尿管乙状结肠吻合术是最常见的（图 59-19A）。然而，不管是否需要切开骨质，应先行膀胱闭合，然后行膀胱颈重建及同侧输尿管乙状结肠吻合术，是目前最常见的泌尿外科手术操作顺序。这些女性有相当一部分发展为较明显的盆腔器官脱垂，尤其是那些有过分娩史者。图 59-19B~D 显示一个膀胱外翻女性子宫切除术后发生阴道穹窿脱垂。同时可以看到前面提到的阴道发育畸形。

第 59 章 先天性阴道畸形　735

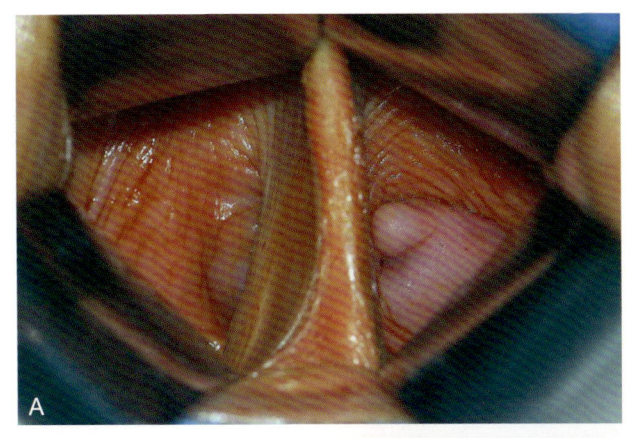

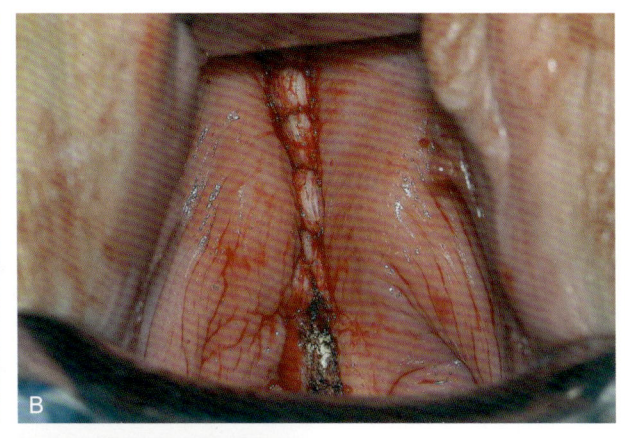

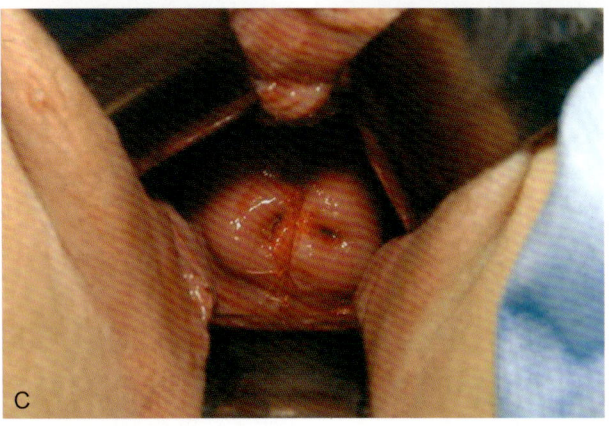

图 59-17　A. 将两个窄弯钩放在阴道膈膜两侧并向后拉。放一把 Kelly 钳穿过阴道前后壁的膈膜。B. 切掉膈膜，用可吸收缝线缝合侧壁。如果膈膜较宽，可能会切除多余的组织。C. 继续分离直到阴道上段邻近子宫颈的部分。然而，没有必要将阴道上段膈膜全部切除

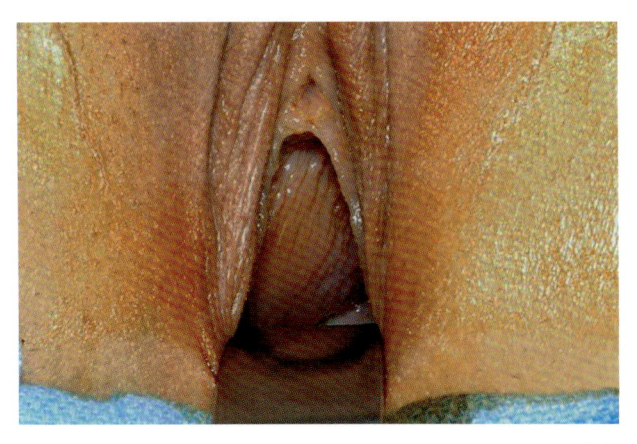

图 59-18　该患者有双子宫和右侧阴道包块，表现为右半阴道梗阻。她在月经规律的情况下出现阴道疼痛和腹痛（由患者左半阴道和子宫引起）。术前评估显示右肾缺失

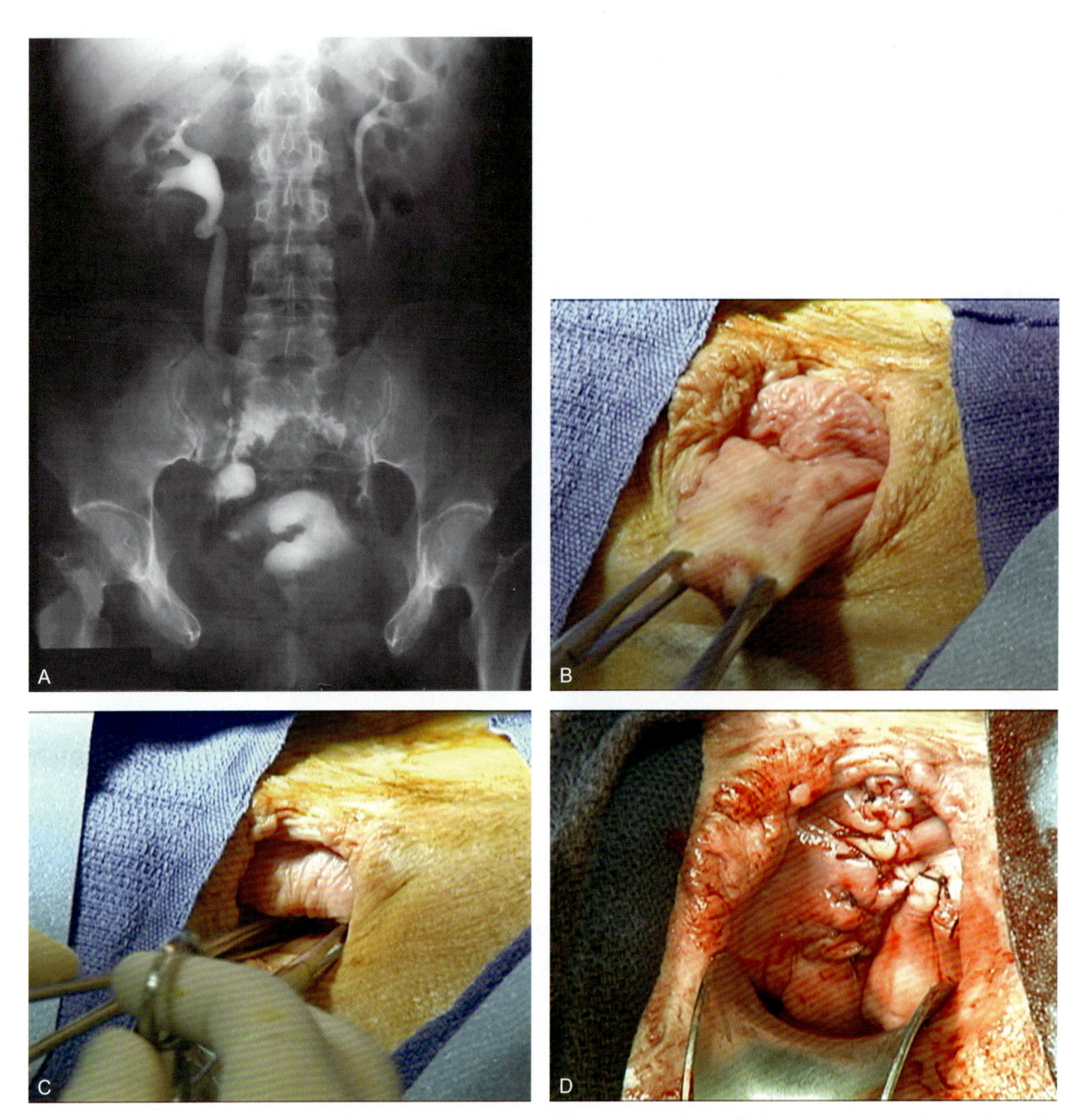

图 59-19 A. 膀胱外翻患者接受双侧输尿管乙状结肠吻合后的静脉肾盂造影；B. 膀胱外翻患者在完全子宫切除术后发生穹窿脱垂；C. 用两把 Allis 钳钳夹后壁使脱垂减轻；D. 手术治疗脱垂

（王　青　程文瑾　译　安　方　孙秀丽　校）

第 60 章

医源性阴道狭窄

John B. Gebhart, Mickey M. Karram

阴道狭窄可能会继发于阴道炎症状态、阴道手术、会阴切开术后或放射治疗后。手术治疗狭窄的方法取决于狭窄的解剖位置、原因和严重程度。对于阴道口或阴道狭窄，该方法可治疗阴道上段和下段的狭窄，或只改善阴道下段的狭窄。矫正上段阴道和下段阴道狭窄的手术包括：切除阴道紧缩环或褶皱、阴道提升、Z 形成形术、游离皮肤移植会阴或腹部的皮瓣。这些干预措施后的再狭窄风险升高。因此，术后护理必须包括在术后立刻开始的刚性扩张。

一、切口

对于阴道狭窄，最简单的治疗方法是在收缩的瘢痕或褶皱上做一个中线切口。中线切口做好后，将阴道黏膜从瘢痕下面分离出来（图 60-1）。彻底切除多余的瘢痕组织，增加阴道和阴道口的直径。止血成功后，等待伤口二次愈合，阴道组织可能被破坏或推进，切口以无张力的方式横向关闭（图 60-2）。当单独的中线切口横向闭合不充分时，需进行许多纵向切口（图 60-3）。在移动周围的阴道组织之后，横向关闭单独的纵向切口，以获得足够的阴道前庭或阴道直径（图 60-4）。

图 60-5A 显示一个过分狭窄的阴道前后壁缝合术后阴道中部的紧缩环。狭窄的部位用 Hegar 扩张器从阴道下段到阴道上段进行扩张。当阴道被扩张至至少 10 mm 时，在狭窄部位外侧沿着阴道轴做两侧的纵向切口（图 60-5B）。右侧的纤维条索被完全切除，继续分离，直到在坐骨直肠间隙遇到疏松的结缔组织（图 60-5C）。一些外科医师喜欢将这个空间开放，另一些人则喜欢将其关闭，在横向和垂直于原切口的位置，用 3-0 可吸收缝线间断缝合。

二、Z 形成形术

Z 形成形术的技术包括两个相互交叉的三角形皮瓣移植。Z 的方向可以是垂直的或横向的，这取决于狭窄程度。狭窄的程度决定切口皮瓣臂的长度和皮瓣角度。通常情况下，皮瓣长 2 cm，成 60°。通过增加角度来获得额外的直径。中点或狭窄最严重的位置是确定的，做一个横切口（此切口成为 Z 形成形术一个共用的边）。Z 的上臂延伸入阴道，下臂伸向会阴（图 60-6）。如果存在瘢痕组织，可能需要切除，并用间断的 3-0 或 4-0 可吸收缝线将皮瓣重新对合（图 60-7）。

阴道出口的狭窄可能适合横向的 Z 形成形术。这种技术会导致中线缝线的缺失。在阴道前庭 4 点和 8 点位置重复皮瓣可使阴道前庭的直径增加（图 60-8）。必须小心接近切口的顶点，从而获得最大的横向直径。应修剪"狗耳"，并使用可吸收缝线以产生平滑的组织（图 60-9）。

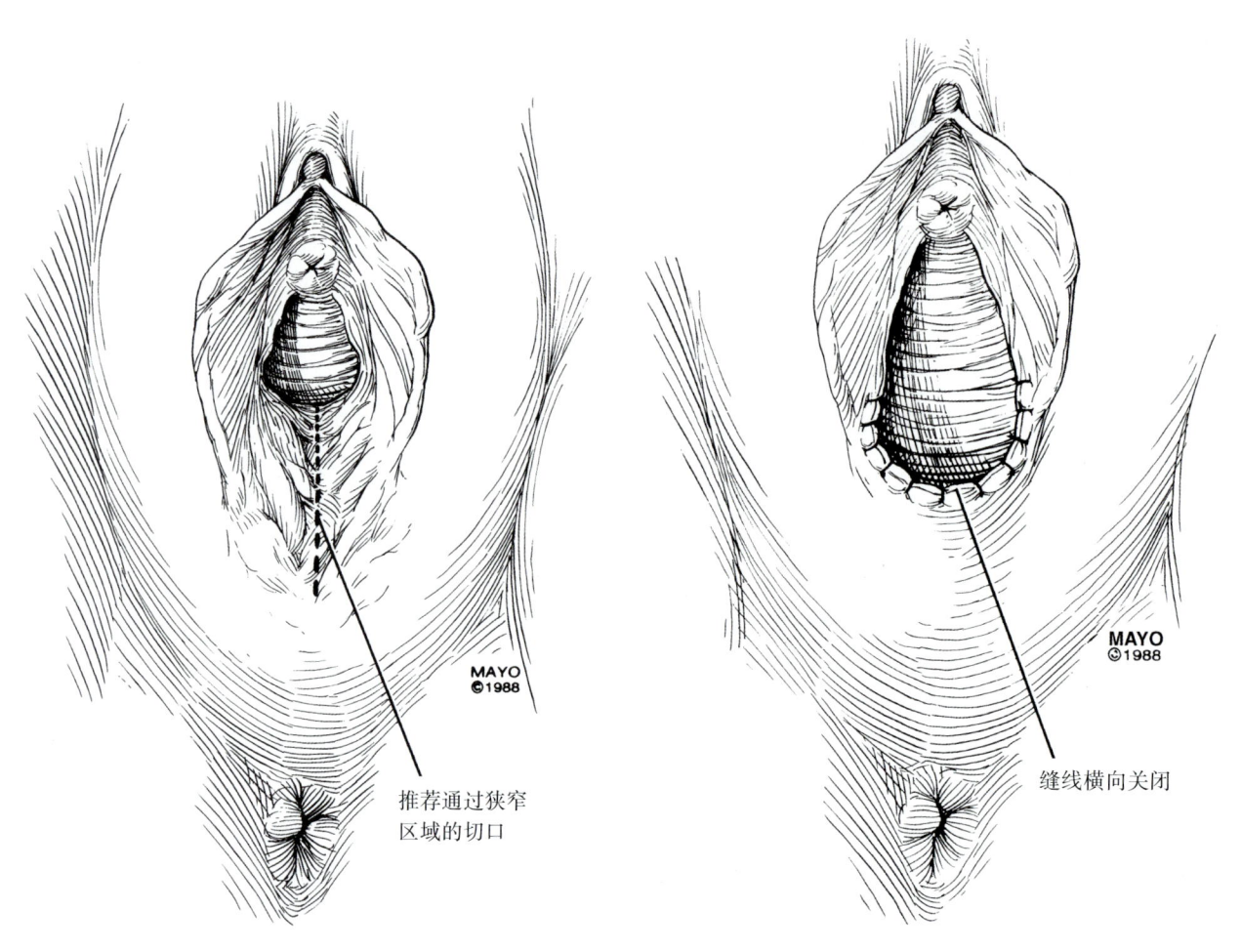

图 60-1 做一个中线切口，阴道黏膜被广泛地分离开备用，根据需要切除下面的瘢痕组织（改编自：Lee RA: Atlas of Gynecologic Surgery. Philadelphia, WB Saunders, 1992. 在梅奥基金会许可应用于医学教育和研究的情况下使用）

图 60-2 为了增加阴道直径，手术开始时的纵向切口横向关闭（改编自：Lee RA: Atlas of Gynecologic Surgery. Philadelphia, WB Saunders, 1992. 在梅奥基金会许可应用于医学教育和研究的情况下使用）

第 60 章 ■ 医源性阴道狭窄 739

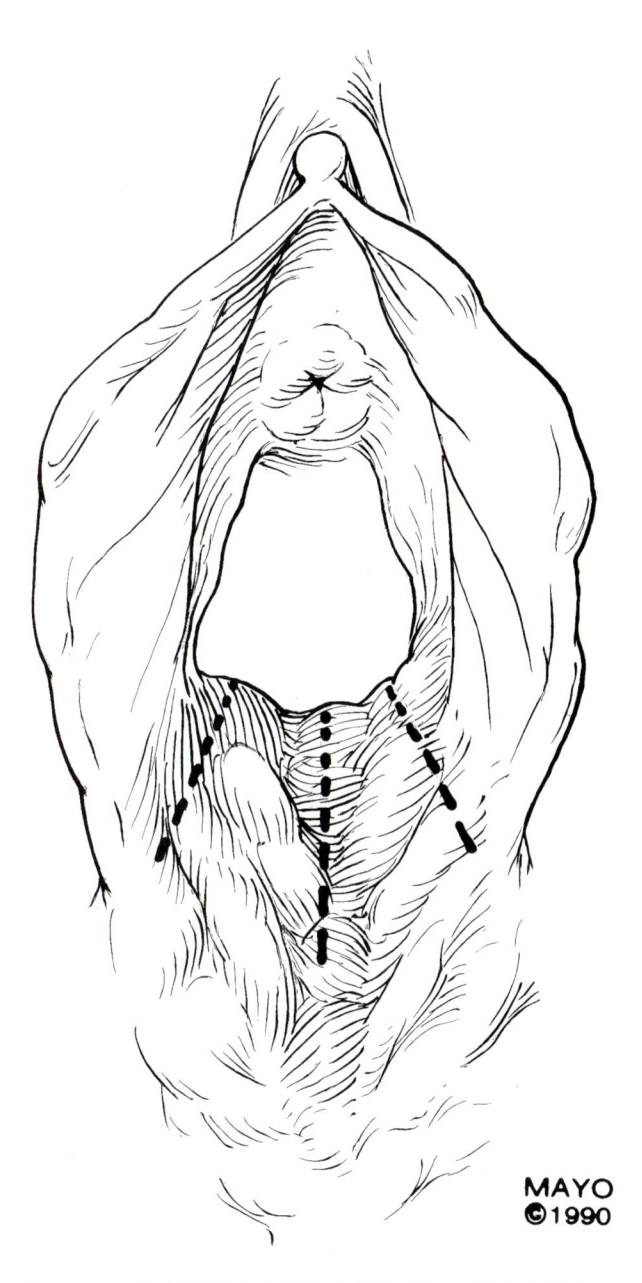

图 60-3 在大面积瘢痕和狭窄的情况下，做多个纵向切口。周围组织被分离备用，切除过多的瘢痕组织（改编自：Lee RA: Atlas of Gynecologic Surgery. Philadelphia, WB Saunders, 1992. 在梅奥基金会许可应用于医学教育和研究的情况下使用）

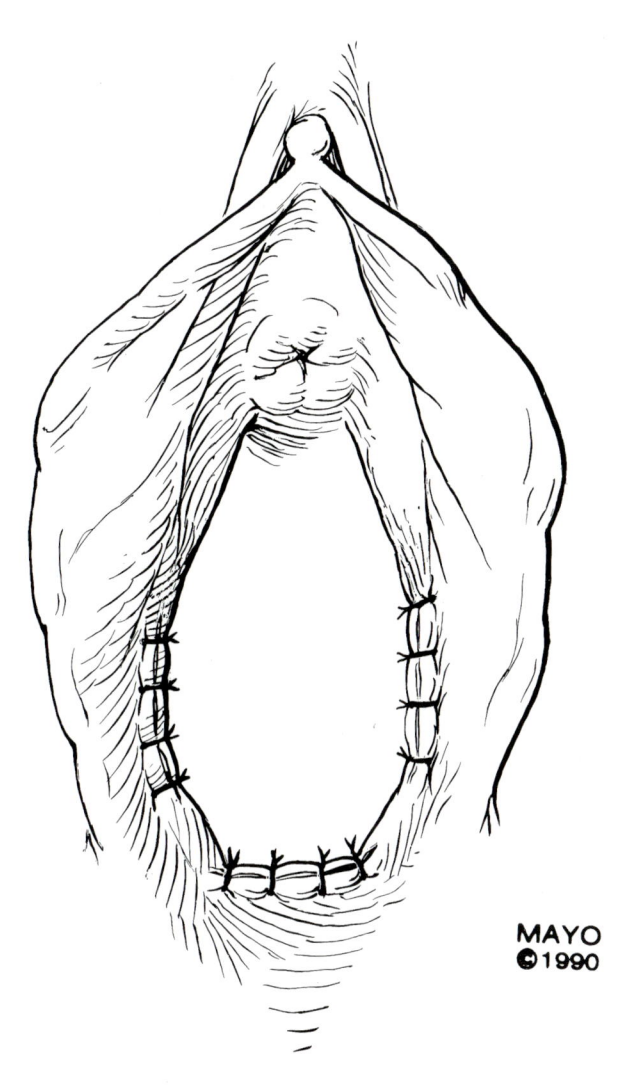

图 60-4 多个垂直切口可以被转换成多个横向闭合的切口，从而增加狭窄区域的直径（改编自：Lee RA: Atlas of Gynecologic Surgery. Philadelphia, WB Saunders, 1992. 在梅奥基金会许可应用于医学教育和研究的情况下使用）

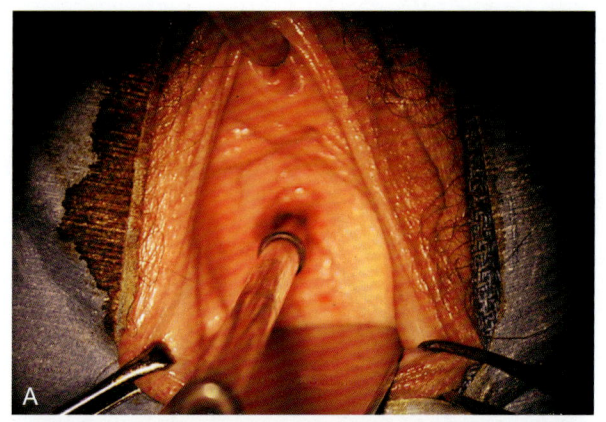

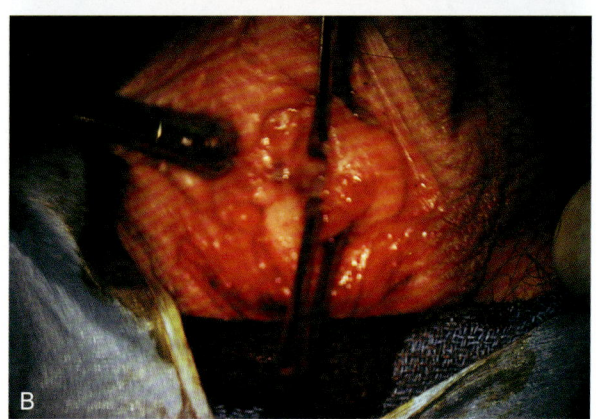

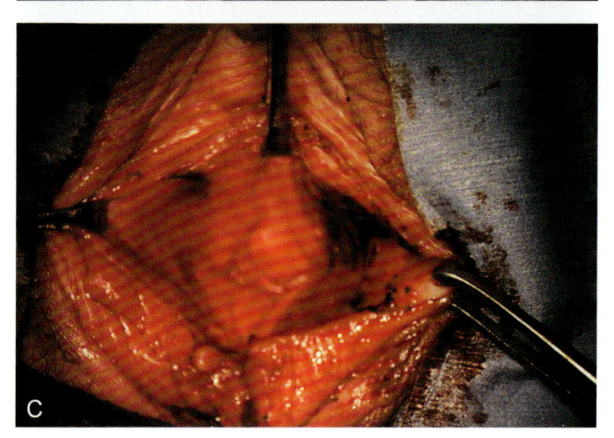

图 60-5　A. 过分紧缩的阴道前后壁缝合术后阴道中部的紧缩环。图片显示一个小开口内的 Hegar 扩张器。B. 由于在紧缩环上面的阴道空间足够，在两边做松弛切口以重新打开阴道。用 Allis 钳夹住紧缩环，为切口做准备。在 4 点和 7 点位置做切口。C. 沿切口继续切开，直到条索状组织被完全分开并遇到松散的网状组织。敞开切口，等待二次愈合

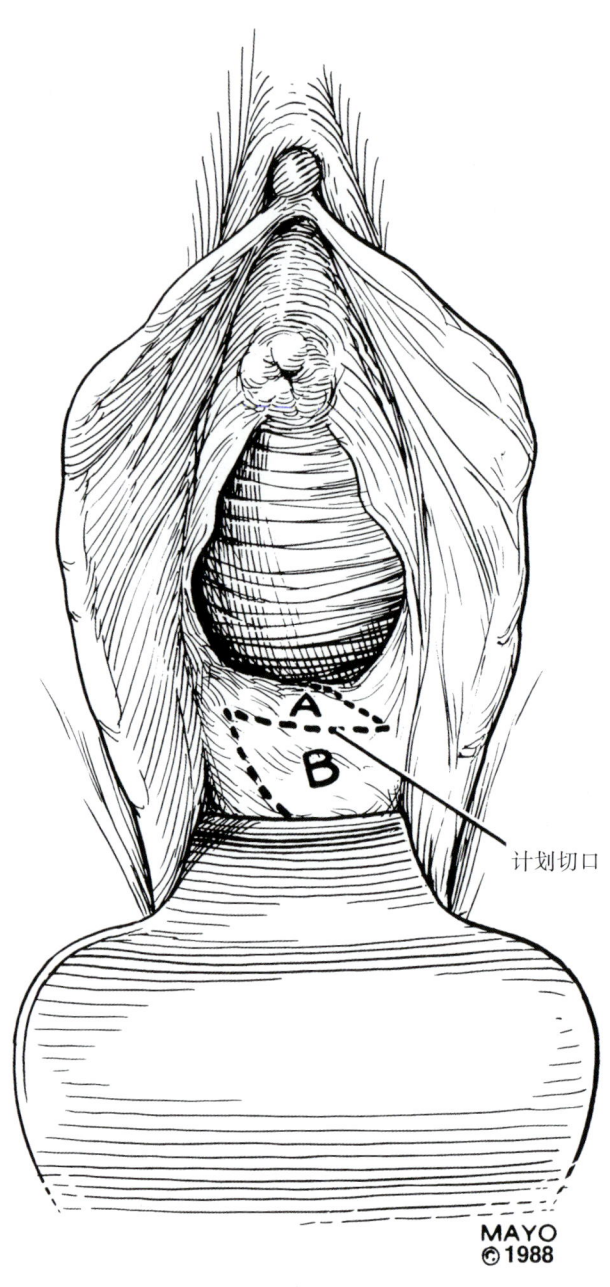

图 60-6　标记瘢痕的中点并进行横向切口。切口成为 Z 形成形术的共用边。Z 形上臂延伸至阴道上部。Z 形下臂延伸至会阴体。狭窄区域决定了切口的长度和角度（改编自：Lee RA: Atlas of Gynecologic Surgery. Philadelphia, WB Saunders, 1992. 在梅奥基金会许可应用于医学教育和研究的情况下使用）

第 60 章 ■ 医源性阴道狭窄 741

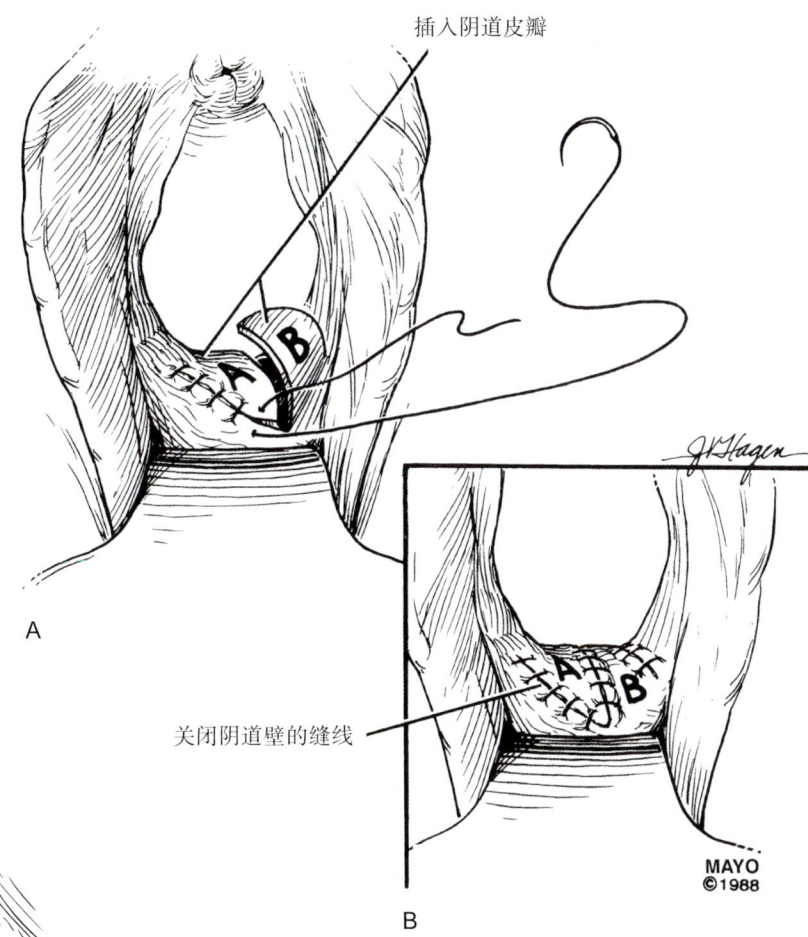

插入阴道皮瓣

关闭阴道壁的缝线

图 60-7 A. 移位之后，切除瘢痕组织并插入皮瓣；B. 无张力间断缝合移植的皮瓣（改编自：Lee RA: Atlas of Gynecologic Surgery. Philadelphia, WB Saunders, 1992. 在梅奥基金会许可应用于医学教育和研究的情况下使用）

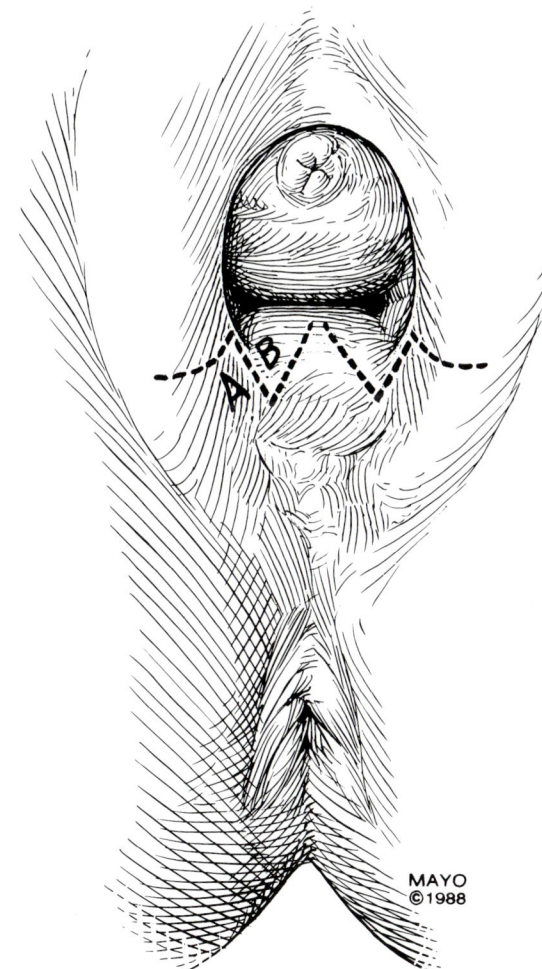

图 60-8 阴道前庭开口的任何一侧都可以做 Z 形成形术，两侧切开缝合，无中线缝合（改编自：Lee RA: Atlas of Gynecologic Surgery. Philadelphia, WB Saunders, 1992. 在梅奥基金会许可应用于医学教育和研究的情况下使用）

图60-9 A.切口做好后，逐一分离皮下组织；B.用4-0延迟可吸收缝线间断缝合上面覆盖的黏膜（改编自：Lee RA: Atlas of Gynecologic Surgery. Philadelphia, WB Saunders, 1992. 在梅奥基金会许可应用于医学教育和研究的情况下使用）

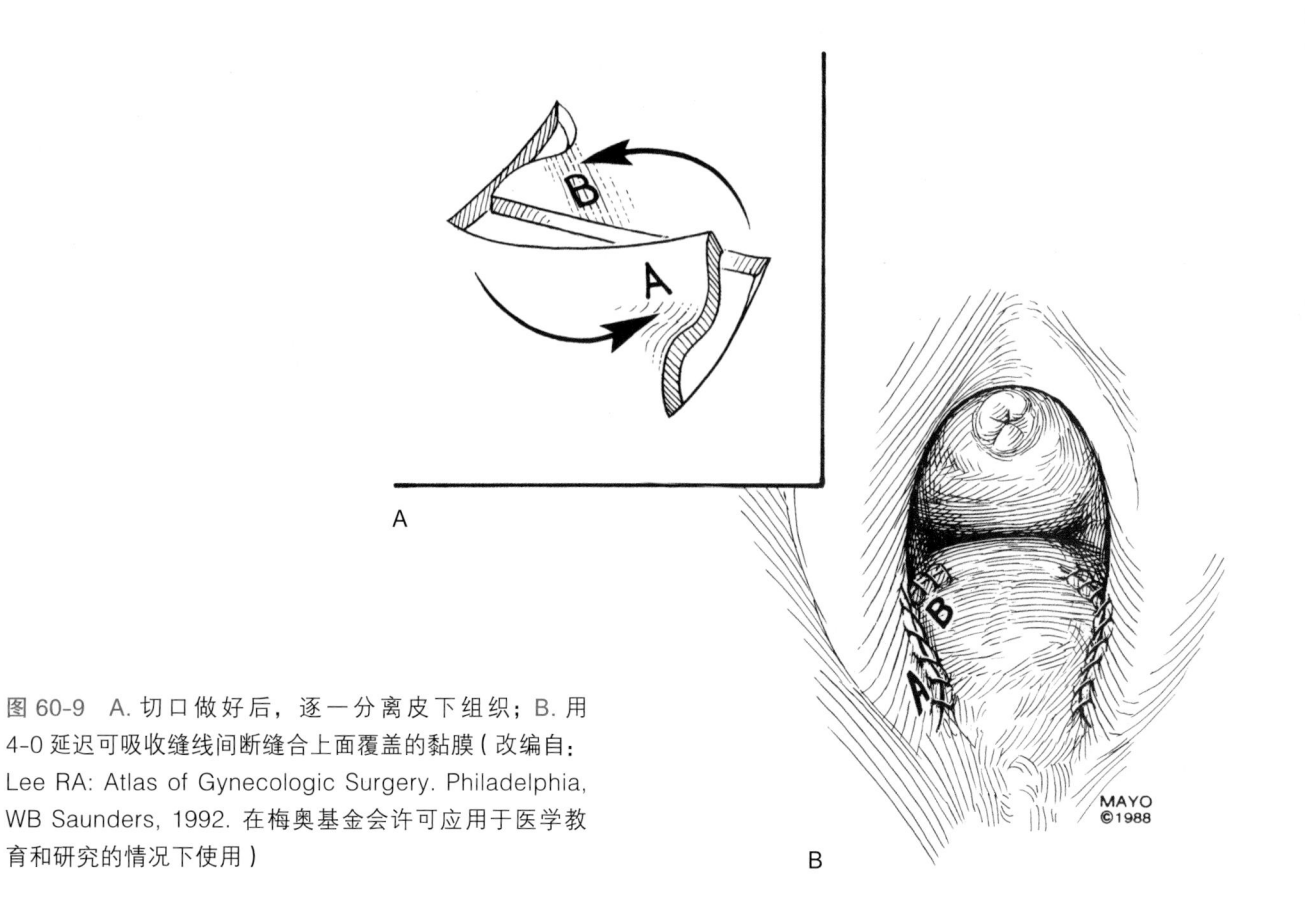

三、游离皮肤移植物

全层的皮肤移植物可用来修补阴道狭窄或阴道缩短。这些移植物与分层的皮肤移植不同，手术后阴道狭窄发生较少。全层皮肤移植物包括真皮和表皮层（去除所有的脂肪），可以从身体的任意部位获取。在阴道狭窄区域行松弛切口，用可吸收缝线将移植物缝合在此处。手术后应用湿纱布填塞阴道至少24小时。

分层皮肤移植物通常耐受更好，因为和全层移植物相比，需要的新生血管更少。这些通常在重建新阴道时使用（如McIndoe手术治疗阴道发育不全，详见第59章）。所有用于阴道重建的游离皮肤移植物都会发生挛缩。因此必须术后使用阴道模具或每日扩张，以维持阴道的深度和直径（图60-10）。

四、异种移植物

异种移植物是非细胞胶原提取物，带或不带有多余的细胞外基质成分，非人体来源。它们的不同在于原料种类（牛和猪）和获取部位（心包、真皮或小肠黏膜下层），以及在制作材料过程中是否使用化学交联。

异种移植材料包括Surgisis Biodesign，一种来自猪小肠黏膜下层的细胞外基质材料。它包含以组织特异性方向排列的结构和功能蛋白，直接帮助组织愈合或组织重塑。在患有腿部皮肤全层慢性溃疡和颗粒化的开放性真皮伤口的患者中，Surgisis Biodesign已经成为分层皮肤移植物的替代材料。它有各种尺寸和厚度可供选择。

我们已成功使用4层Surgisis Biodesign来弥补阴道上皮和会阴皮肤中的间隙，以防缝合组织会导致狭窄和缩短。周围的阴道表皮下层被清除，将移植物平坦地放在阴道表皮的下面并用缝线固定到位（图60-11）。移植物通常融合度良好，并且重新调整成与周围组织无法区分。它基本上用于代替皮肤移植物。猪的小肠黏膜下层比猪的真皮层更适合用在表皮缺损的替换和修补。

第 60 章 ■ 医源性阴道狭窄　743

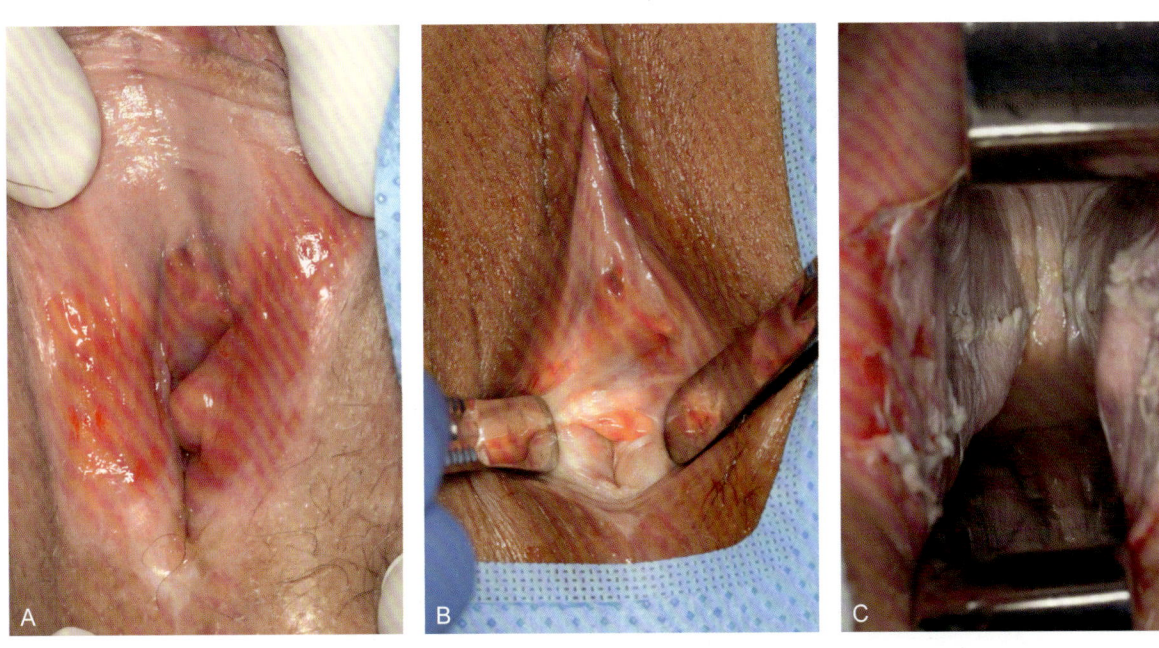

图 60-10　A. 由于未确诊的扁平苔藓，尽管之前进行过 5 次阴道狭窄手术，该患者仍阴道完全闭塞。B. 经过几个月的类固醇和甲氨蝶呤治疗后，组织看起来有明显好转。笔者进行了 McIndoe 治疗。C. 在组织分离 8 天后，放置了一个分层皮肤的移植物，如图所示为暂时去除阴道模具后，可以看到形成了令人满意的深度和直径

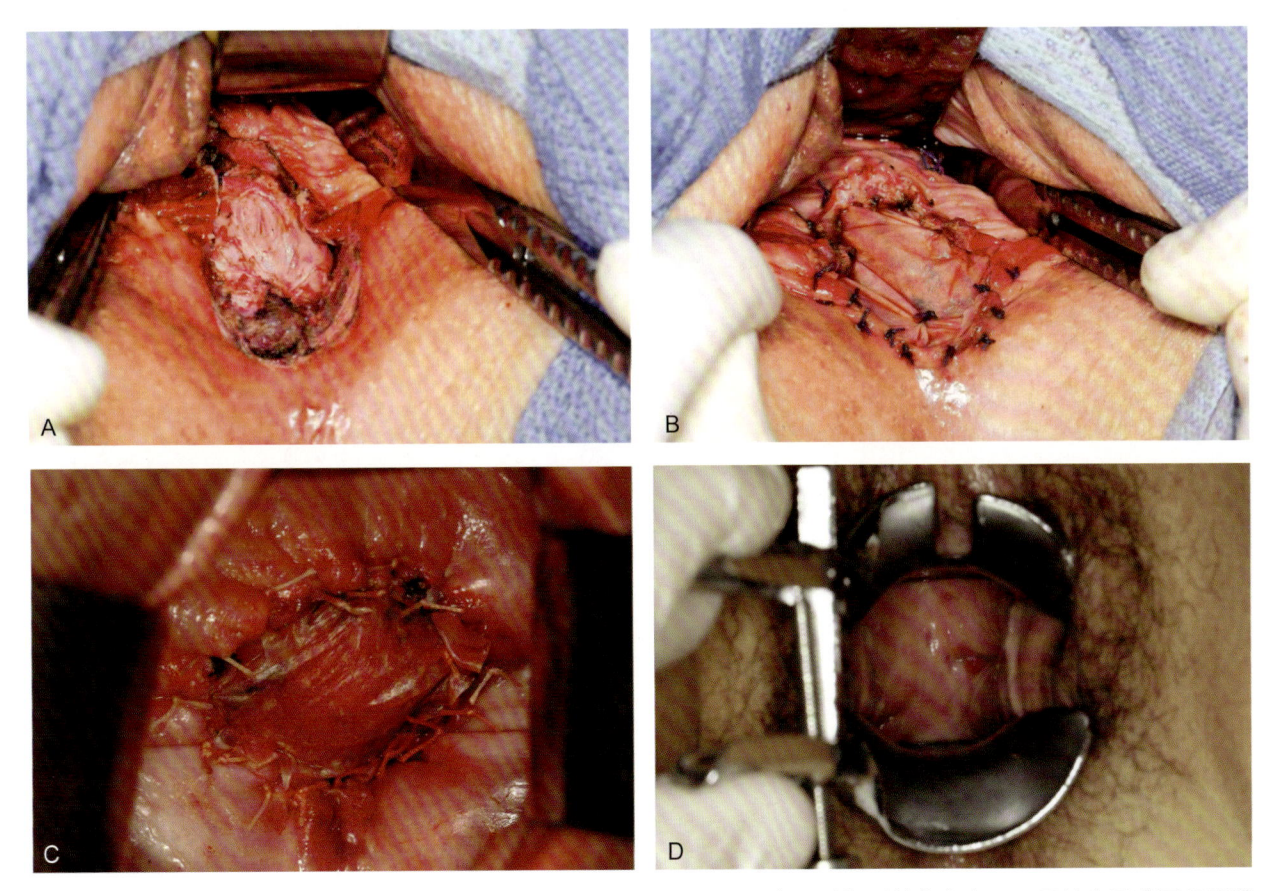

图 60-11　使用 4 层血管外基质材料（Surgisis Biodesign）在阴道和会阴重塑后替代表皮。A. 因性交困难而行阴道网片切除后的阴道后壁外侧端和会阴体出现大的缺损；B. 移植网片缝合；C. 切除阴道顶端有疼痛感的瘢痕，用移植片补充缺损；D. 6 周后的阴道顶端

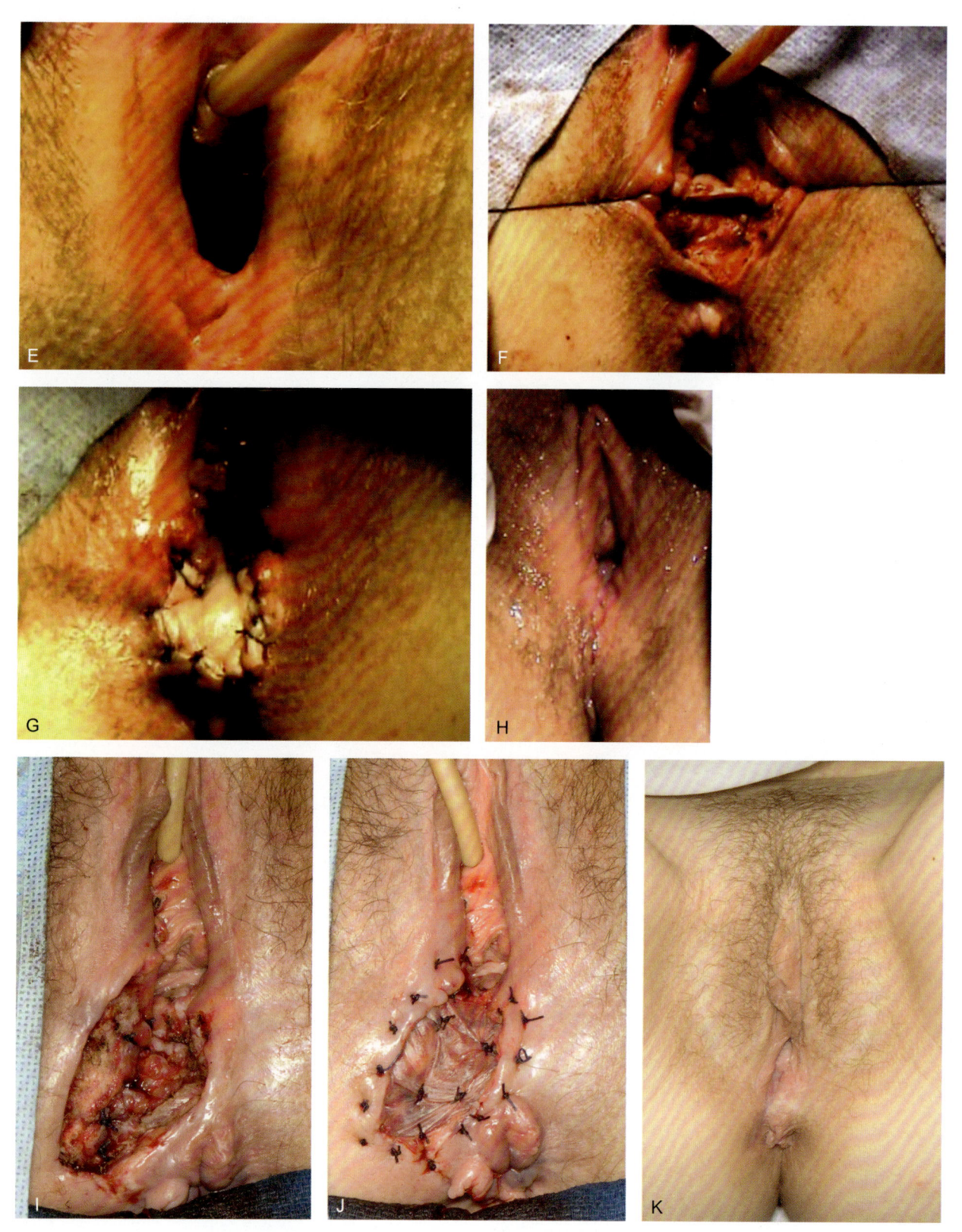

744　第三篇　第十一部分　阴道手术

图60-11续　E. 会阴切开术后的会阴瘢痕，引起性交困难；F. 切除瘢痕组织后，会阴部大面积缺损；G. 将移植片缝合到位以弥补缺损；H. 手术后6周的会阴部；I. 右前侧外阴切开；J. 局部覆盖移植网片；K. 手术后9周

五、会阴皮瓣

阴道口附近或阴道更远处的外侧狭窄可能导致性交困难或功能性阴道缩短。另外，炎症状态（如皮肤扁平苔藓、白塞病）可能会导致阴道闭塞。会阴皮瓣提供了一个大的带有血管的潜在组织来源，以帮助处理阴道狭窄或闭塞的情况。

在阴道口和阴道瘢痕的整个纵向范围内进行切口（图 60-12）。分离这个区域，彻底打开挛缩。测量评估需要的皮瓣长度后，在位于大阴唇的侧面紧缩的一侧立刻制作一个铰链式的会阴皮瓣（图 60-13）。一个皮瓣的长度是皮瓣基底部宽度的数倍。皮瓣上保留一部分皮下脂肪以维持血液供应，并在之前的紧缩部位提供一个柔软的支撑。充分止血后，将皮瓣旋转到阴道前庭内并用精细的、可吸收的缝线间断缝合固定在适当的位置。将引流管放在皮瓣下面，通常 24~48 小时后取出（图 60-14）。

偶尔需要用双侧皮瓣（图 60-15）来充分地覆盖一个较大的狭窄或完全闭合阴道。可以调整阴道和阴道口的直径和深度，使其没有任何紧缩带和瘢痕（图 60-16）。

图 60-17 显示一个因白塞病导致阴道闭塞的病例。之前尝试的几个治疗方法均未成功。小心分离阴道后，在 4 点和 8 点位置做一无张力切口，测量并移动左侧的会阴皮瓣（图 60-17A），缝合进入分离的区域（图 60-17B）。放置引流管后，间断缝合皮瓣并固定到位。然后测量右侧并移动右侧的会阴皮瓣（图 60-17C）。同样，在活动皮瓣下方放置引流管后，间断缝合固定皮瓣（图 60-17D）。Deaver 和直角 Heaney 拉钩用于显露阴道顶端和缝合最接近的间断缝合线（图 60-17E）。腹股沟周围的皮肤被分离后可行无张力缝合（将患者的下肢从截石位放下可能有助于此操作）。然后将腹股沟的切口分两层闭合：第一层皮下间断缝合以减小张力，第二层皮下缝合对合皮肤伤口（图 60-17F）。冰敷以减轻肿胀，同时留置 Foley 尿管。

六、腹部皮瓣

当其他更传统的方法失败或病情决定必须使用一个新的组织材料时，可选用腹部皮瓣。腹部皮瓣经常被使用在其他手术操作中，例如乳房重建，腹部皮瓣也同样可以用在妇科的重建手术中。垂直的腹直肌肌皮瓣和横向腹直肌肌皮瓣可用于先前手术不成功阴道狭窄患者的阴道重建和妇科恶性肿瘤患者的阴道重建。

图 60-18 展示说明一个垂直腹直肌肌皮瓣的使用。这位患者在年轻时进行了会阴横纹肌肉瘤根治性切除术。随后的几次手术未能创建一个有功能的阴道。图 60-18A 显示一个多次手术后的会阴和一个 S 形重塑阴道，随着时间的推移，狭窄逐渐加重（应用双侧的阴唇皮瓣和 Singapore 皮瓣手术失败）。在计划手术切口位置时，术前做好标记（图 60-18B）。进行 S 形的阴道重塑，从顶端分离阴道（图 60-18C）。将 S 形重塑的阴道外翻（图 60-18D）并在会阴处切除（图 60-18E）。左侧的腹直肌皮瓣、皮肤和脂肪组织（如垂直腹直肌肌皮瓣）被分离（图 60-18F），满足上游的血供，同时提供下游的血供（如下游的上腹部动脉）。以螺旋方式放置皮瓣，用延迟可吸收缝线间断和连续缝合（图 60-18G 和图 60-18H），主要使用延迟可吸收缝线间断缝合至会阴上（重塑阴道的容积是重塑阴道过程中具有挑战性的一步）。修补筋膜的缺损可直接缝合或使用移植物闭合（图 60-18I）。

应用腹部皮瓣进行阴道重塑的优势包括尺寸大，血供丰富，一般不受组织来源的干扰，通常不需要术后扩张。缺点包括有部分移植皮瓣坏死的潜在可能，这可能需要进一步的手术治疗和移植。另外，这些组织皮瓣通常体积较大（取决于患者的体型），可能难以插入膀胱和直肠之间并附着于会阴。

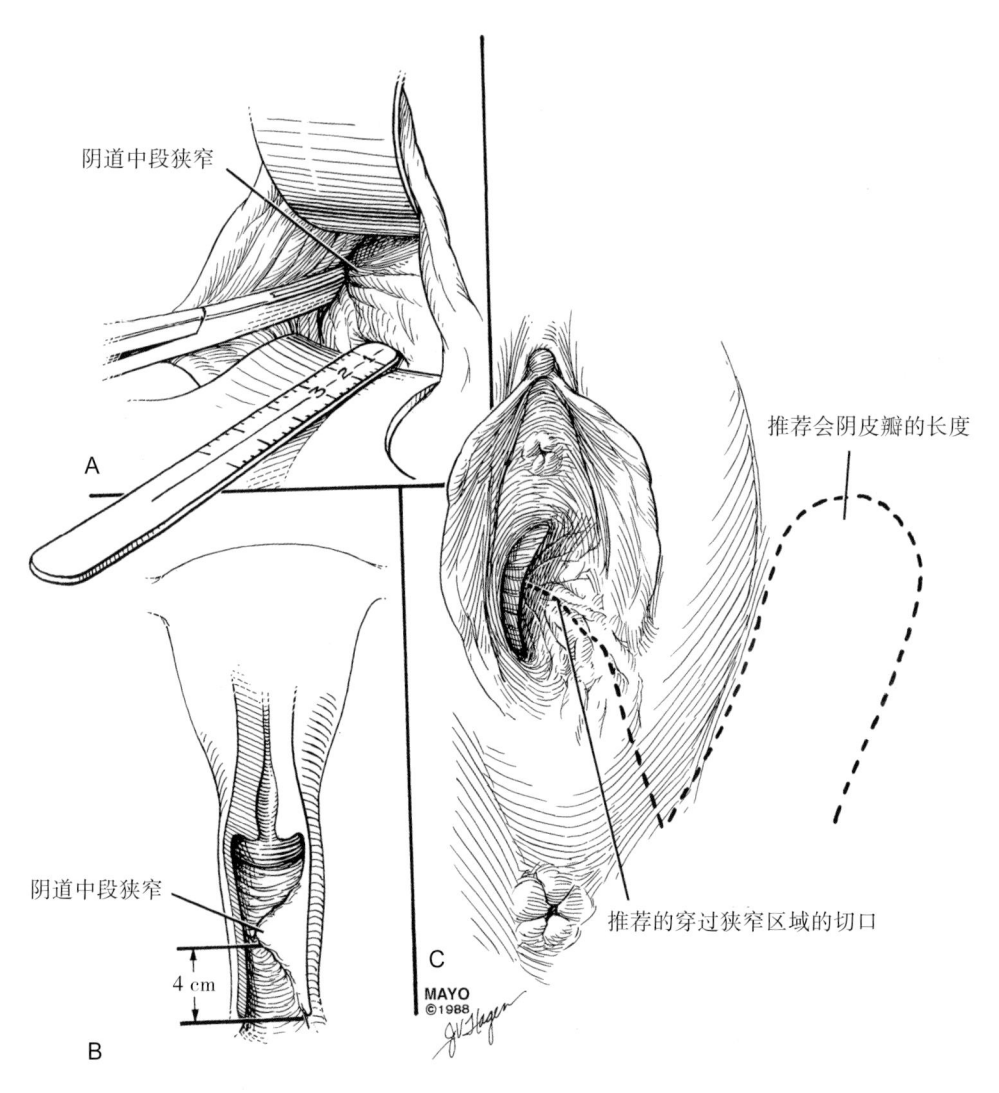

图 60-12 A. 尺子和组织弯钳用于确定狭窄区域并估算移植范围；B. 纵向视图中，一个狭窄的阴道中部挛缩，显示出阴道上段和下段之间有一厚的瘢痕和狭窄通道；C. 建议的切口和会阴皮瓣。从阴道进入切开，穿过狭窄部位。切开瘢痕并完全切除，周围的组织被充分的调动起来为阴道皮瓣做准备。阴道挛缩的大小和程度决定了所需会阴皮瓣的大小（改编自：Lee RA: Atlas of Gynecologic Surgery. Philadelphia, WB Saunders, 1992. 在梅奥基金会许可应用于医学教育和研究的情况下使用）

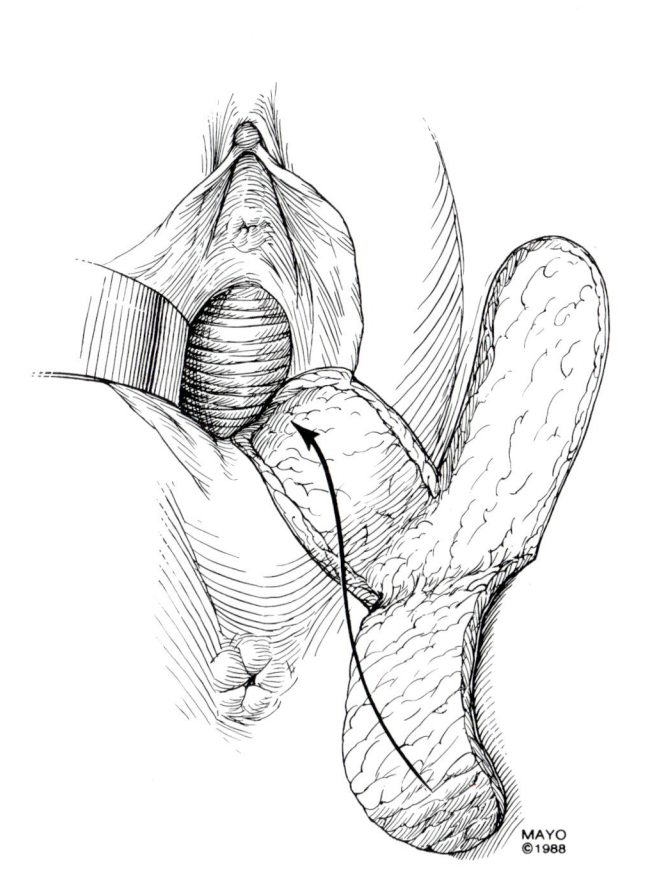

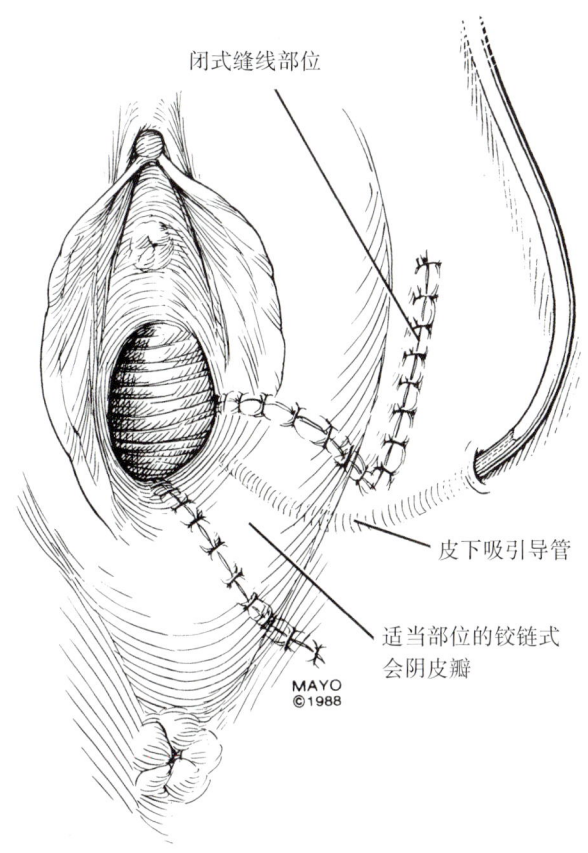

图 60-13　切除挛缩组织后，结合周围的组织测量，决定所需移植物的大小。然后在挛缩一侧的大阴唇外侧创造一个铰链的皮瓣。必须保留铰链区域的血供。建议将皮瓣的远端做成圆形而不是尖头，减少皮瓣远端脱落的风险（改编自：Lee RA: Atlas of Gynecologic Surgery. Philadelphia, WB Saunders, 1992. Used with permission of Mayo Foundation for Medical Education and Research. ）

图 60-14　将引流管放置在伤口床上并横向向外延伸。将皮瓣旋转后置于缺损部位并间断缝合。第 1 针将皮瓣固定在阴道顶端，然后朝着阴道口缝合，注意避免不对称。大阴唇外侧的皮瓣在移动后要保证最终组织缝合后无张力（改编自：Lee RA: Atlas of Gynecologic Surgery. Philadelphia, WB Saunders, 1992. Used with permission of Mayo Foundation for Medical Education and Research. ）

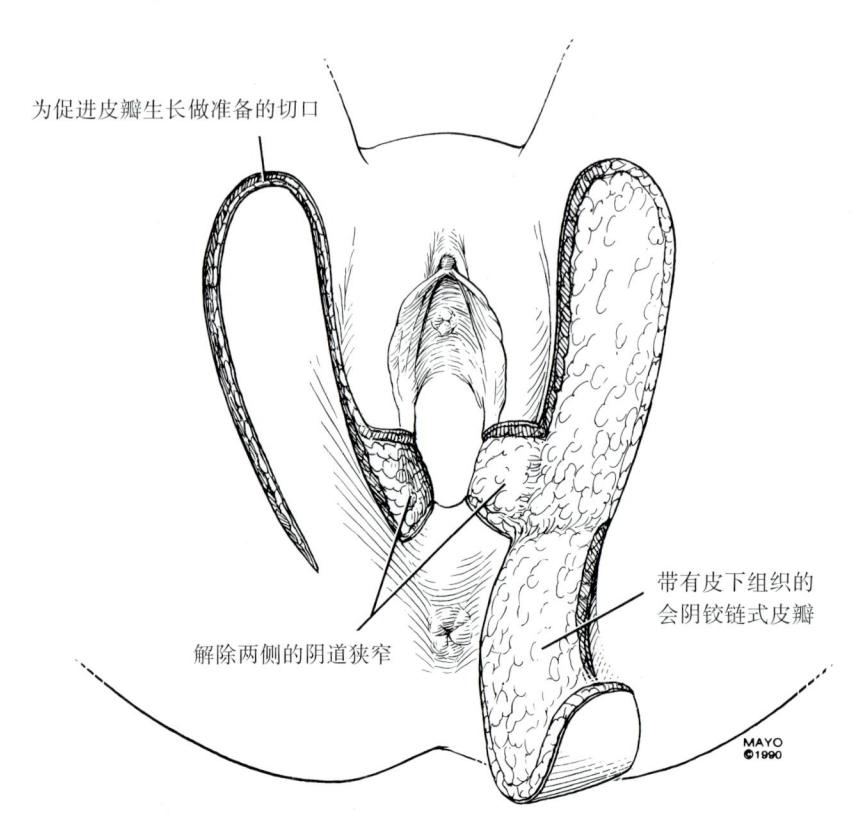

图 60-15 当遇到周围的组织收缩或阴道闭塞，可能需要双侧的会阴皮瓣（改编自：Lee RA: Atlas of Gynecologic Surgery. Philadelphia, WB Saunders, 1992. 在梅奥基金会许可应用于医学教育和研究的情况下使用）

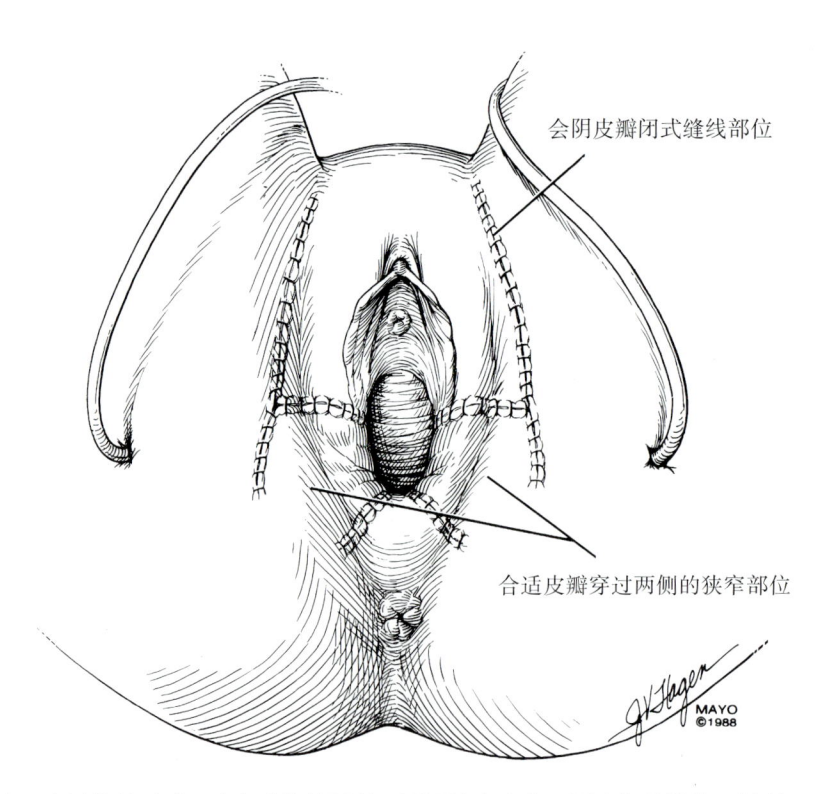

图 60-16 双侧的会阴皮瓣能够形成一个有功能的阴道。需要认真止血。要确保移植物足够长及无张力缝合，建议获取的移植物比阴道切口长约 1 cm（改编自：Lee RA: Atlas of Gynecologic Surgery. Philadelphia, WB Saunders, 1992. 在梅奥基金会许可应用于医学教育和研究的情况下使用）

第 60 章 ■ 医源性阴道狭窄　749

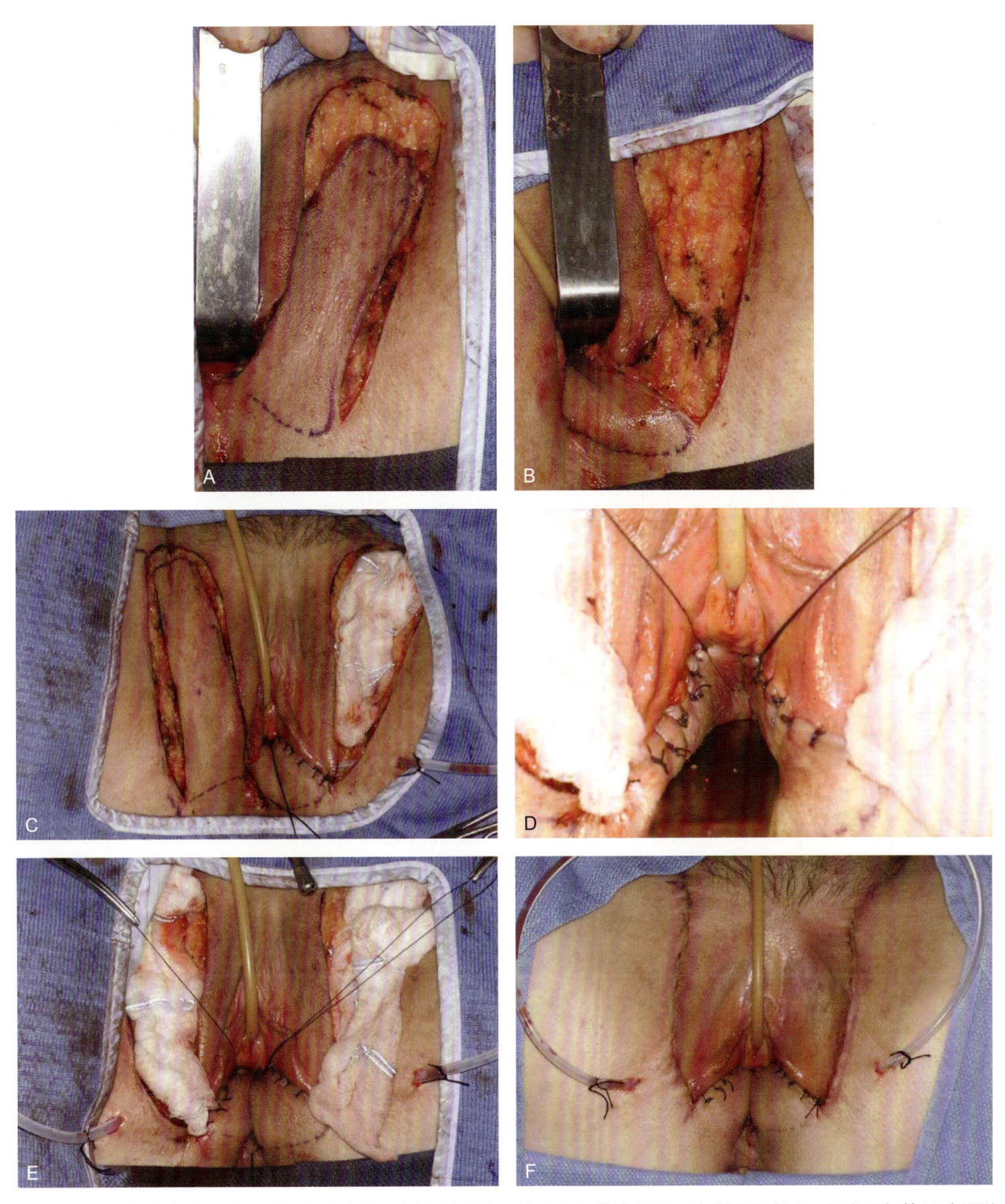

图 60-17　一名白塞病导致阴道闭塞患者的双侧会阴皮瓣。该患者之前进行了 2 次阴道分离术，但术后很快导致阴道再狭窄。该患者目前白塞病病情已经充分控制，且患者需要一个有功能的阴道，加之多次手术失败，故建议使用双侧会阴皮瓣进行重建。A. 阴道切开完成后，测量所需移植片的大小。移动左侧会阴皮瓣，宽基底的铰链充分保证血供，皮瓣顶端为圆形。B. 将左侧会阴皮瓣旋转进入缺损部位并间断缝合固定到周围组织。C. 左侧的会阴皮瓣缝合完成后，切开右侧皮瓣，进行对合，操作同左侧。D. 将皮瓣从阴道顶端开始向阴道口进行间断缝合，以保证皮瓣对称和无张力。E. 缝合皮瓣后，移动大阴唇切口外侧的组织，通常外侧组织的移动范围要大于内侧组织，避免影响周围阴唇和会阴前庭组织。F. 第一层间断缝合以对合外侧切口的皮下组织，这层缝合可以帮助减少皮肤对合时的张力。然后用延迟可吸收缝线皮内缝合皮肤。留置 Foley 尿管，冰敷以减少水肿。会阴皮瓣的组织水肿并不少见，注意监测皮瓣缺血情况

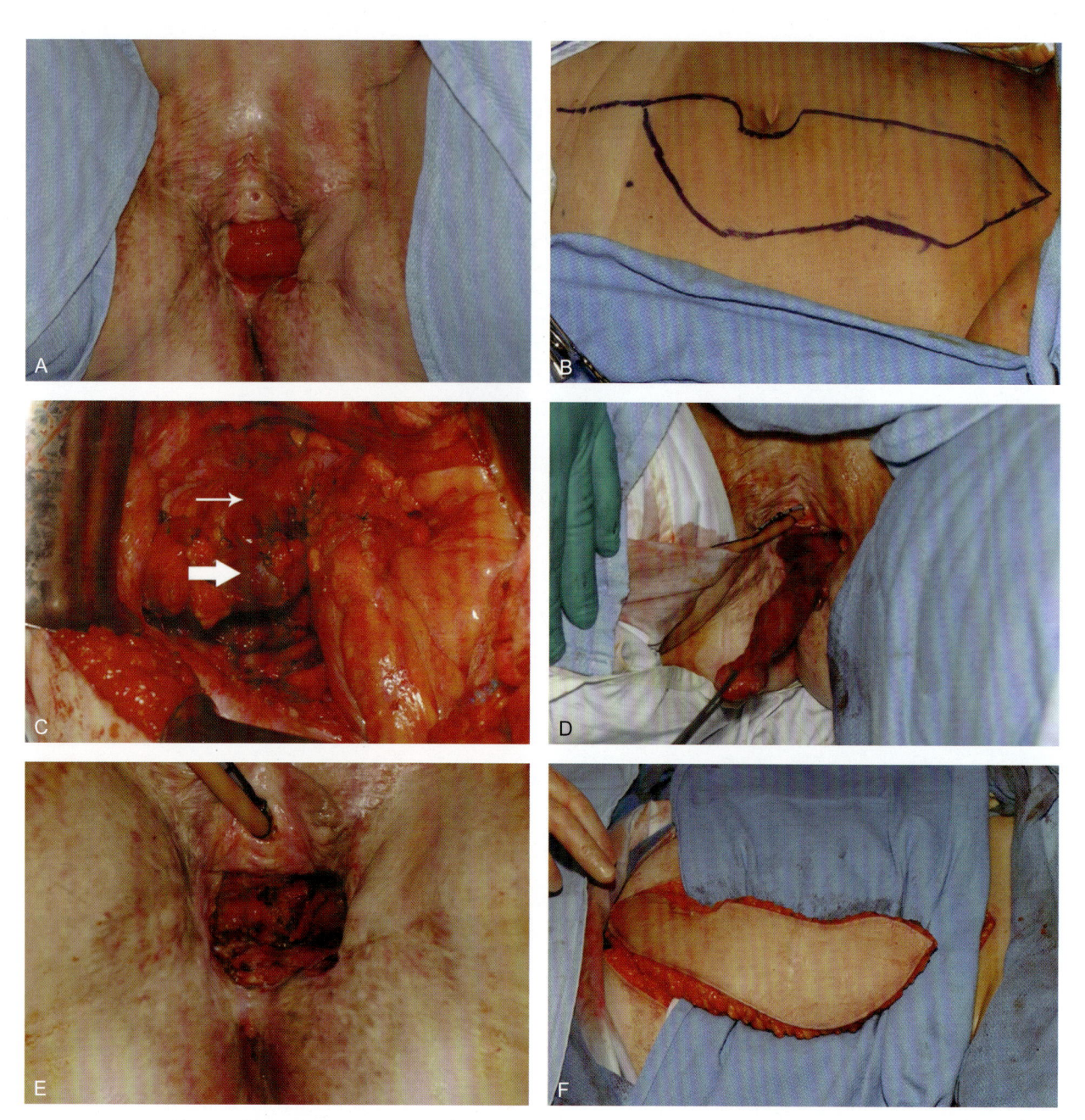

图 60-18 用垂直腹直肌肌皮瓣进行阴道重建。该患者在年轻时进行了会阴横纹肌肉瘤根治性切除，术后进行了盆腔放射治疗。出现阴道狭窄和结肠出血。患者进行了子宫切除术，双侧会阴皮瓣、双侧 Singapore 皮瓣重建，重建了一个 S 形阴道，而后发生了阴道狭窄。A. 会阴区因之前的手术和盆腔放射治疗出现大面积瘢痕，由于长时间放射治疗，S 形阴道的黏膜发红。B. 标记左腹直肌以备将来取用。C. 装有 Lucite 扩张器（粗箭头）S 形新阴道出现狭窄，并从左侧骨盆侧壁和相近直肠（细箭头）移动。D. 在腹腔分离 S 形新阴道后，将其从阴道翻出并切除。E. 锐性分离、电凝，将 S 形阴道从上覆的膀胱、尿道及直肠下方分离。术前放置左侧输尿管支架以帮助术中辨别和分离左侧输尿管。F. 分离左侧垂直腹直肌肌皮瓣，阻断丰富的血供

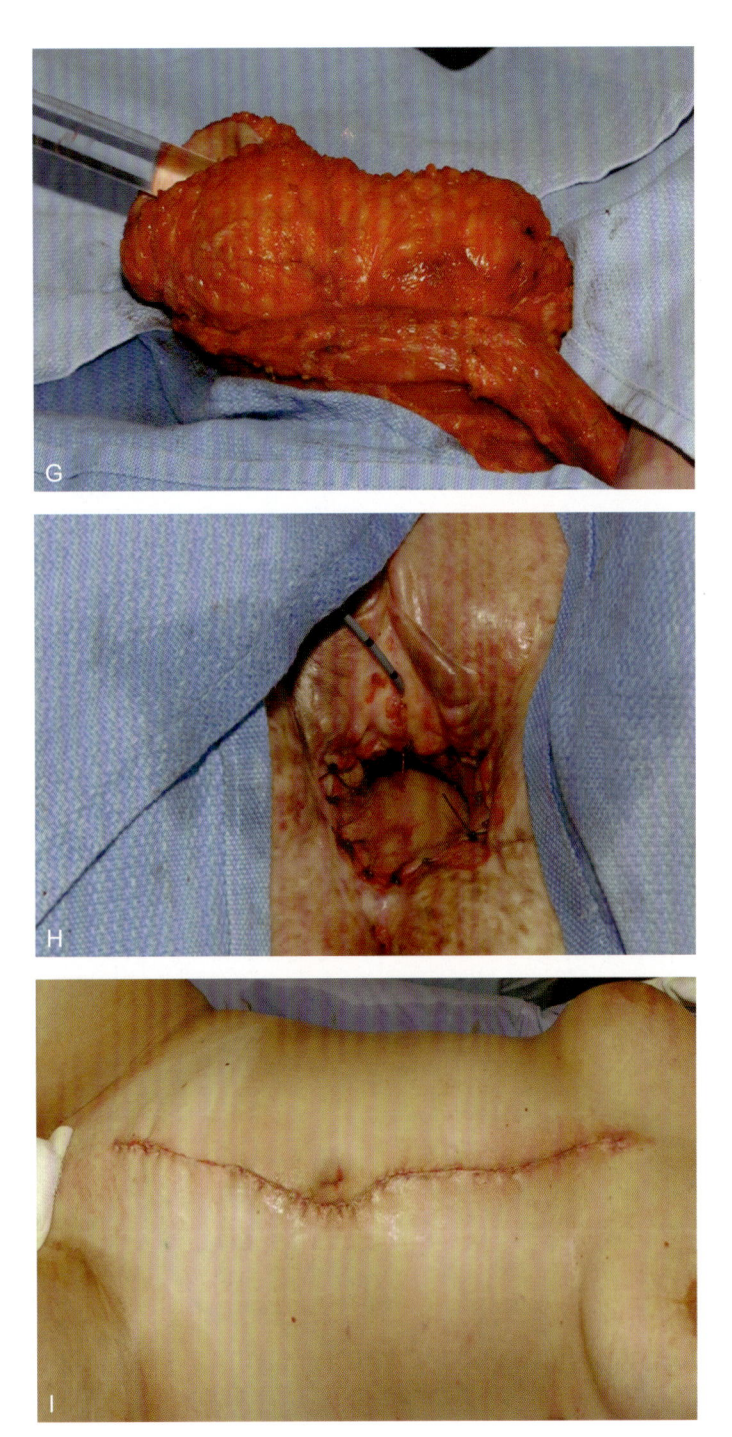

图 60-18 续　G. 垂直腹直肌肌皮瓣以螺旋的方式卷起来重建一个阴道，皮肤边缘用可吸收缝线间断和连续缝合；H. 垂直腹直肌肌皮的皮瓣阴道被旋转进入盆腔，用间断缝合线缝合到会阴；I. 将筋膜的边缘对合后，关闭皮肤，留下腹部一条垂直的中线长瘢痕

（程文瑾　曹婷婷　译　安方　孙秀丽　校）

第61章

阴道切除术

Michael S. Baggish

部分或全部阴道切除术主要用于阴道上皮内瘤变的治疗。对于诊断而言，非典型细胞学报告是不确切的。阴道上皮内瘤变（vaginal intraepithelial neoplasia, VAIN）可以是一处新发病变，也可继发于宫颈上皮内瘤变（cervical intraepithelial neoplasia, CIN）或外阴上皮内瘤变（vulvar intraepithelial neoplasia, VIN），也可与之共存。事实上，阴道切除术也可用于治疗尖锐湿疣。阴道切除术的治疗目的在于：①切除病灶；②保留具有功能的结构。第2个目的意味着需要在术后维持阴道的柔顺性、适当的松紧程度及适当的长度。阴道切除术后导致阴道畸形及性交困难的最重要因素是瘢痕形成。正如第50章所提到的，阴道周围的器官在术后进一步贴近阴道黏膜（2~4mm）。阴道本身是一个相当简单的结构，其前后壁在体内相互紧贴并形成潜在的腔隙。阴道下缘与外阴相邻，上缘与子宫相续，与子宫的支持组织毗邻。阴道侧方与肛提肌相接，并形成完整的结缔组织支撑盆底器官（盆膈）。周围松散的组织连接保证了各个固定点的移动性及弹性。阴道前壁与膀胱和尿道相邻，直肠与阴道后壁相邻。按照组织结构共同的定义来看，阴道是一个存在皱褶、包含少量肌肉组织和血供丰富的管腔。

从阴道横截面来看，缺乏腺体的上皮内瘤变不超过1mm。更深地切除阴道来治疗疾病并不能提高治愈率，反而可能对术后功能的恢复产生不良影响。不幸的是，阴道上皮内瘤变的病灶通常是多部位的。因此，为了降低手术残留及术后复发的概率，必须在可见病变周围进行广泛地切除。因此将阴道分为3段，切除范围最少1/3段，最多为阴道全长，即阴道全切。

一、手术切除

由于阴道血供丰富，尤其是在尿道下方及阴道前庭，切除该部分阴道组织会引起快速的出血。大部分出血来源于组织结构内的血管窦或海绵状血管腔隙。针对这些部位的出血，局部缝合止血效果优于填塞压迫。如果需要切除大部分阴道壁，则应在阴道手术前准备好皮瓣（图61-1）。经阴道手术前应行阴道镜检查，以了解阴道壁及子宫颈的情况，并绘制病损范围（图61-2A和B）。

将1∶100的垂体后叶素溶液注射到阴道黏膜下，这样有利于止血和分清楚解剖层次（图61-3A和B）。沿阴道横轴切开阴道前后壁黏膜，分别自阴道中线向两侧分离阴道壁黏膜下组织（图61-4）。解剖显微镜（阴道镜）可以提供很好的光源，并具有放大作用，可用于术中观察。Stevens切腱剪适用于此类组织分离（图61-5）。阴道两侧为阴道旁沟，使阴道从俯视角度呈现为"H"形。阴道旁沟与阴道壁之间为肛提肌附着点。肌肉组织周围覆盖着脂肪组织，其内有血管、淋巴管及神经通过。自肛提肌附着处分离阴道壁浅层黏膜（保留完好的黏膜下组织）（图61-6）。已分离的阴道前、后壁在两侧阴道旁沟汇合后，切除阴道壁（图61-7和图61-8）。分离阴道穹窿时必须小心，切勿损伤输尿管，其非常靠近阴道前穹窿和前外侧穹窿。

第 61 章 阴道切除术　753

根据切除的阴道壁组织的大小，缝合阴道壁切缘或植入替代物。大量切除阴道壁组织可能导致狭窄，一般选择植入替代物，尤其是缝线张力大时。通常选择臀部或大腿分层皮瓣作为填充阴道的替代组织。阴道切除术完成后，需要测量阴道缺损区的大小以便切取足够的移植物。使用生理盐水浸泡的海绵辊取下移植组织，然后用生理盐水浸泡，并覆盖于创面（图 61-9）。用 4-0 薇乔线将其缝合到位，并用细网格纱布覆盖创面（图 61-10A 和 B）。大腿或臀部的移植区创面使用聚氨酯敷料。虽然很明显，但必须指出，在将移植物植入手术创面之前需严密止血。同时手术创面尽量避免手术电刀止血，因为电刀加重局部组织损伤，并增加组织感染风险。相反，应将出血区域反复冲洗干净并采用可吸收缝线缝合止血（例如 3-0 或 4-0 薇乔线）（图 64-11）。

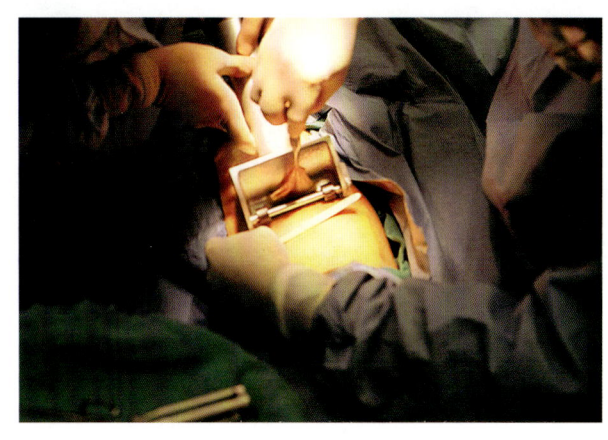

图 61-1　阴道上 1/3 及中 1/3 切除术（阴道部分切除术）术前准备，从大腿取皮肤作为移植物

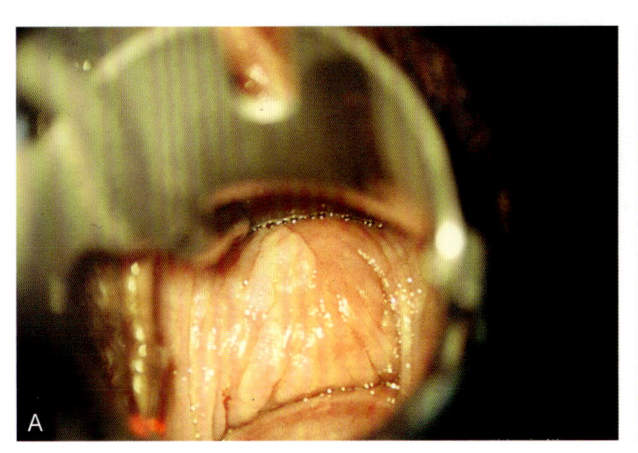

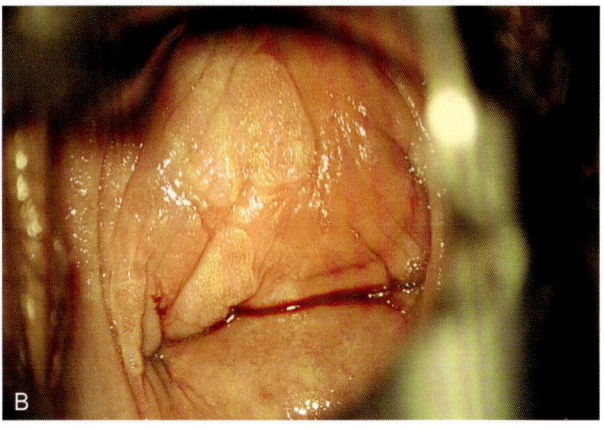

图 61-2　A. 阴道前壁和侧壁可见广泛的阴道上皮内瘤变；B. 近距离观察图 A 所示的阴道上皮内瘤变的扁平、疣状图案

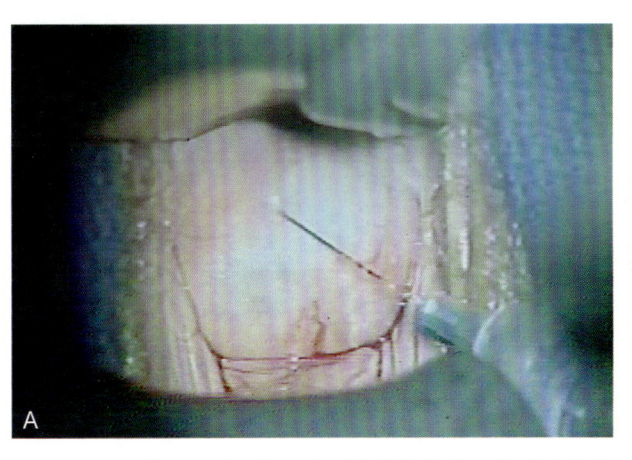

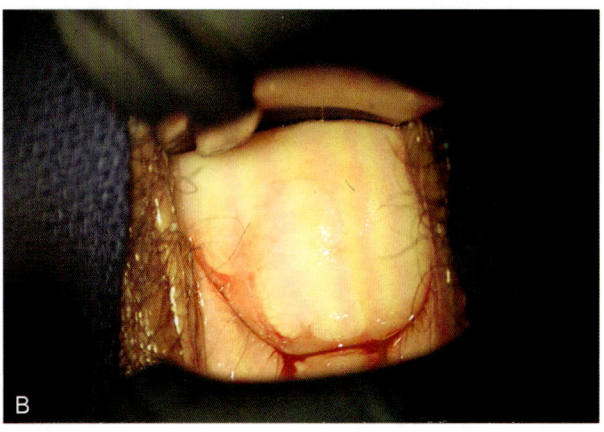

图 61-3　A. 将 1∶100 的垂体后叶素溶液注入拟手术区域的阴道黏膜下。垂体后叶素能减少局部出血，该解决方案有助于确定阴道切除术的平面。B. 注意阴道黏膜下注入垂体后叶素后极度发白，同时能更清晰地显示病变部位，明确病变边缘

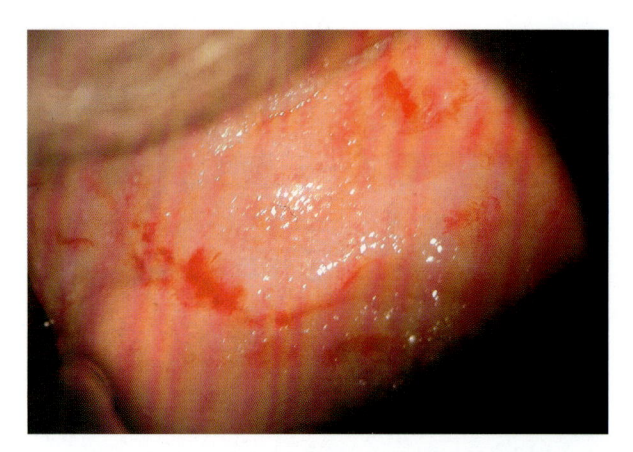

图 61-4　在肉眼病变区域外 3 mm 确定切除范围

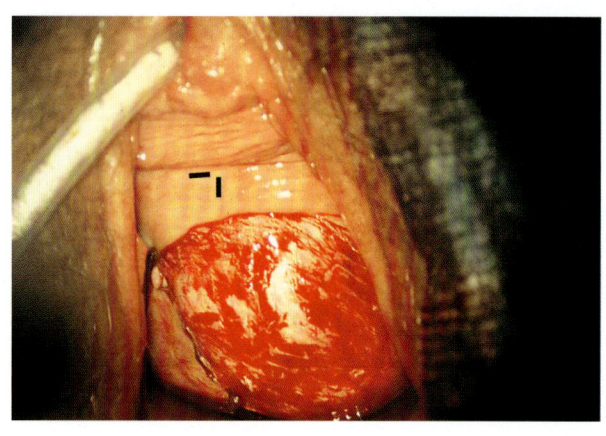

图 61-7　切除阴道前壁大部分组织。黑色标记位于膀胱颈（膀胱尿道连接部）下方的阴道前壁

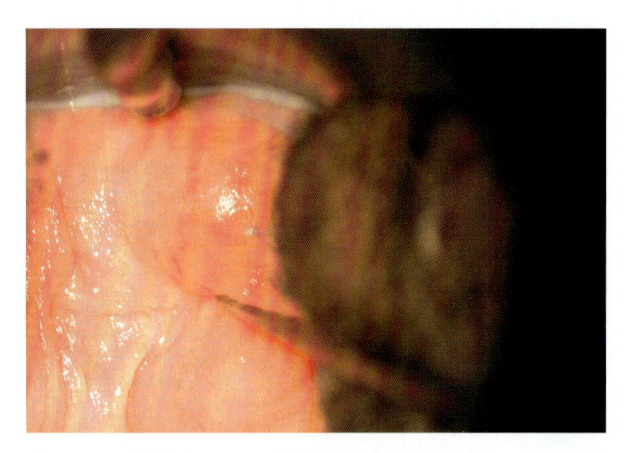

图 61-5　使用 Stevens 切腱剪和解剖显微镜，在病变区域远端边缘外侧开始切除阴道壁组织

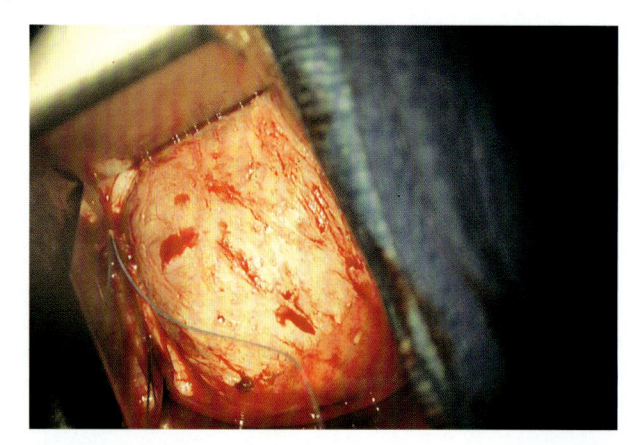

图 61-8　先缝合阴道侧壁以关闭切除后的缺损。因为缝合阴道前壁后会使阴道缩窄，失去缝合空间

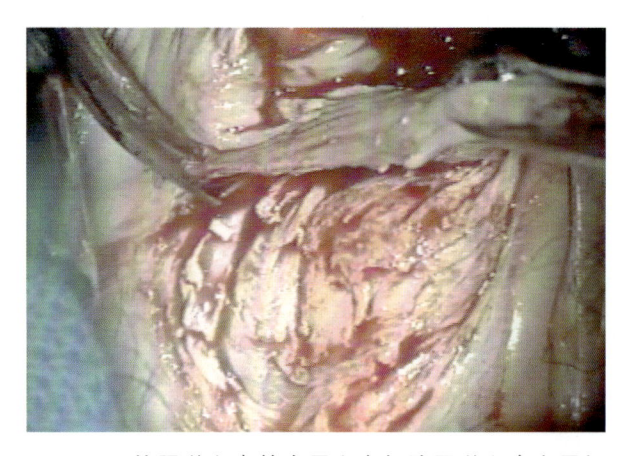

图 61-6　从阴道上皮基底层上方切除阴道上皮全层组织。事实上，由于阴道上皮脚会伸展入阴道上皮基底层，因此需要切除一部分阴道上皮基底层

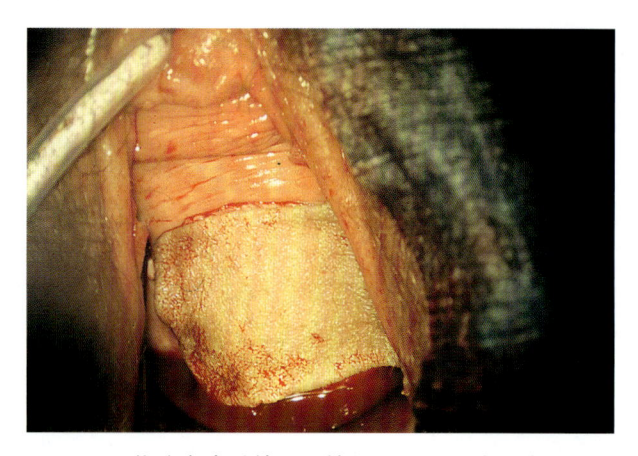

图 61-9　将分离皮瓣放置于缺损区，从头端至膀胱尿道交界处延伸到阴道前穹窿

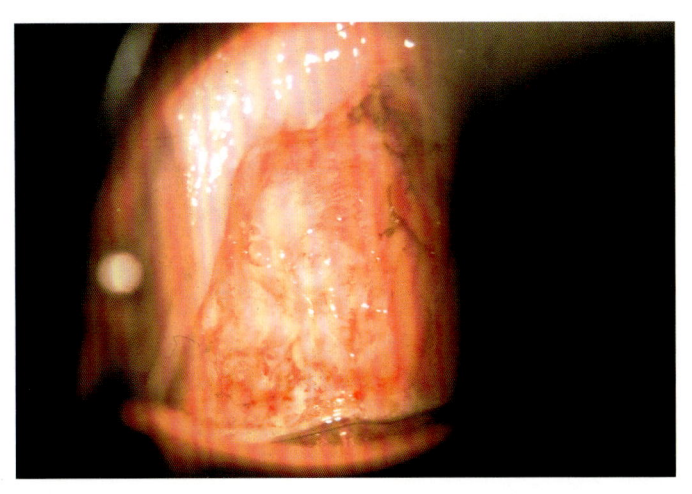

图 61-10　不要使用电刀止血，应采用 4-0 薇乔线缝合止血

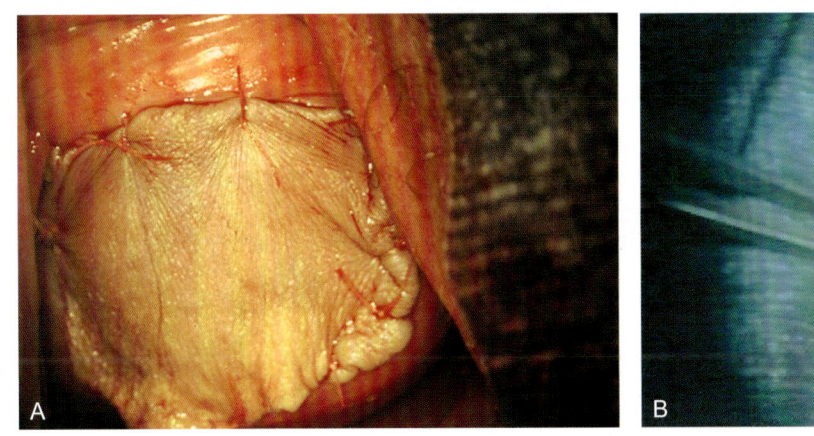

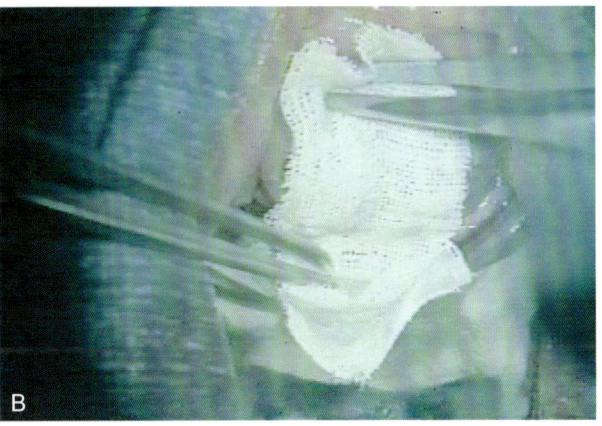

图 61-11　A. 将轻微拉伸的皮瓣缝合在止血彻底的阴道创面上；B. 将细网格敷料覆盖在移植物表面

二、CO₂ 激光

唯一能用于治疗阴道疾病的激光是通过显微镜和显微操作仪输出的 CO₂ 激光。该消融技术通过控制适当的激光斑块大小来避免深部组织穿透和使用超速脉冲来避免过度热传导。调整功率使激光束穿透深度不超过 1 mm。

典型的阴道上皮内瘤变表现为白色、扁平、疣状病损（图 61-12）。瘤变区域与正常组织分界清楚（阴道上皮内瘤变可表现为多中心性）（图 61-13）。进行治疗前，需进行多点活检以明确病变性质为上皮内瘤变(如明确病变范围）。进行消融手术时，无须使用垂体后叶素。要事先通过阴道镜勾勒激光气化区边缘（图 61-14）。然后连接激光斑点，便于清楚地定位需要气化的区域（图 61-15）。下一步，将激光斑点直径扩大至 2.5 mm，在目标区域内将阴道壁组织气化（图 61-16）。功率设置取决于手术医师在激光方面的技能和经验，范围为 15~40 W，治疗目标是气化组织深度不超过 1 mm。使用 4% 的醋酸冲洗创面（图 61-17）。如果需要气化阴道穹窿，则需用钛钩拉起子宫颈，以完全显露阴道穹窿（图 61-18A~C）。

对于既往有子宫切除术手术史的患者，如果阴道上 1/3 段存在阴道上皮内瘤变，则需气化阴道穹窿，方能有效治疗疾病。阴道穹窿病变有发展成浸润性疾病的高风险。因此，在治疗前及手术中，尤其需要注意。穹窿和隧道必须多点活检和映射。在治疗过程中，需使用钛钩充分显露阴道穹窿深处（隧道），显露清楚后进行气化（图 64-19A 和 B）。术后，阴道壁组织可能粘连，因此必须使用阴道膏剂涂抹以使其分离，可以每天 1 次或 2 次。可以使用磺胺类阴道膏剂或克林霉素磷酸酯阴道膏剂。

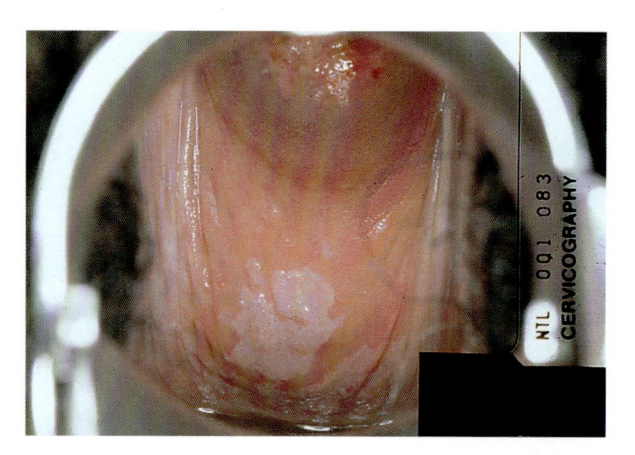

图 61-12 阴道后壁可见广泛的白色、尖锐湿疣病变，为阴道上皮内瘤变的典型表现

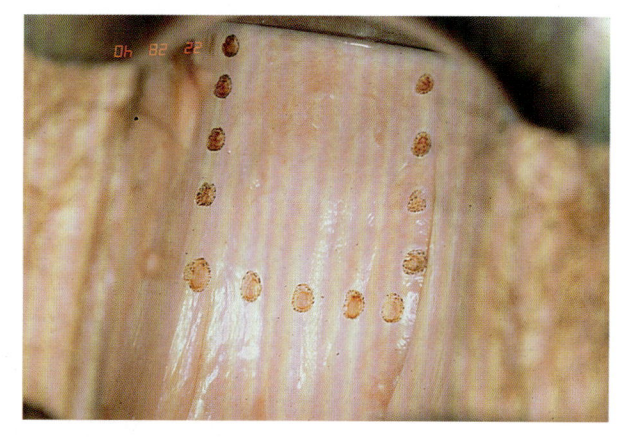

图 61-14 （手术显微镜放大 2 倍）降低 CO₂ 激光密度，通过气化斑点描绘病变边界

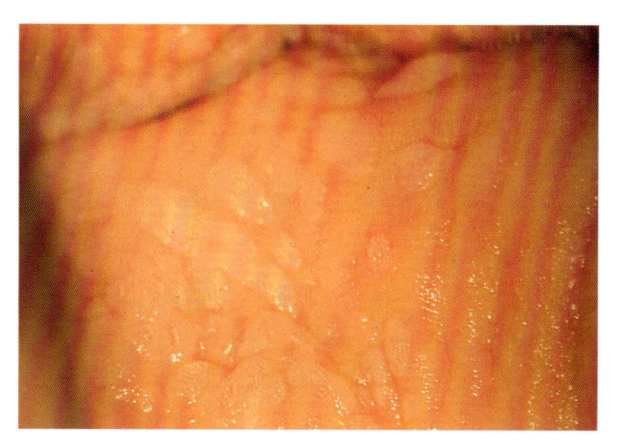

图 61-13 放大后的 VAIN 病变，说明该疾病的多灶性

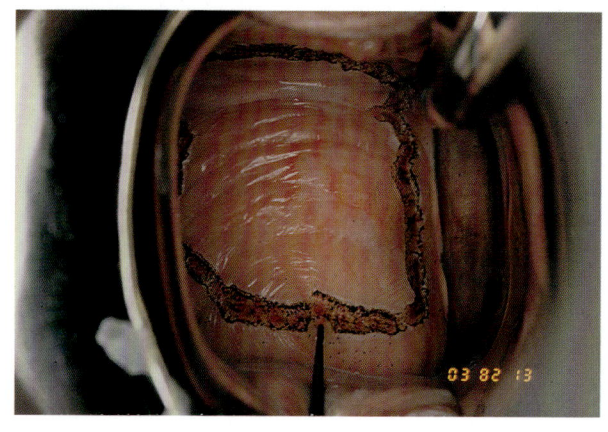

图 61-15 将气化斑点连接成线，进行浅层切除

第 61 章 阴道切除术 757

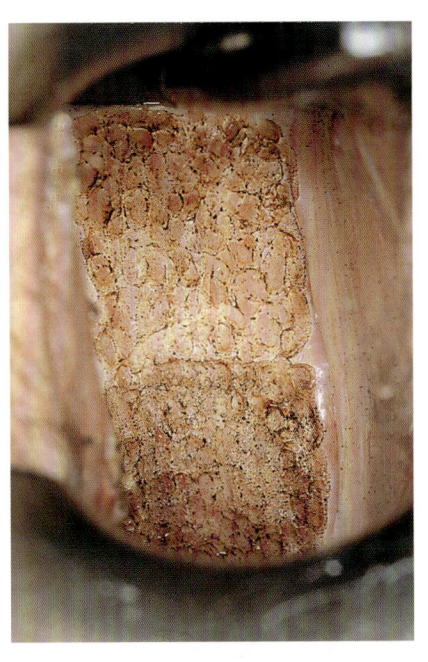

图 61-16 完全气化阴道后壁组织，深度不超过 1 mm

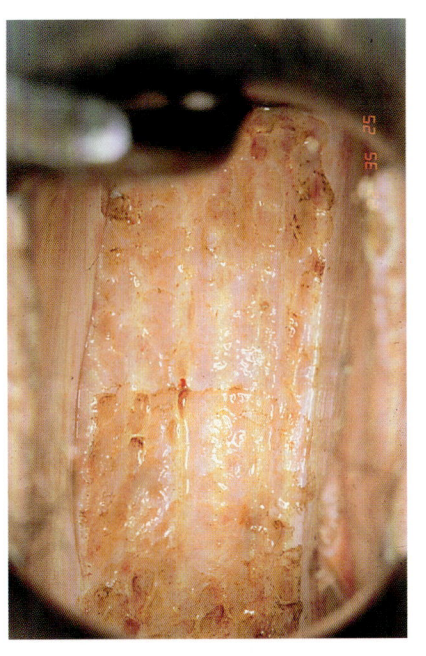

图 61-17 超脉冲激光产生最少量的炭化组织。使用氯化钠溶液擦拭激光创面产生的所有碎屑

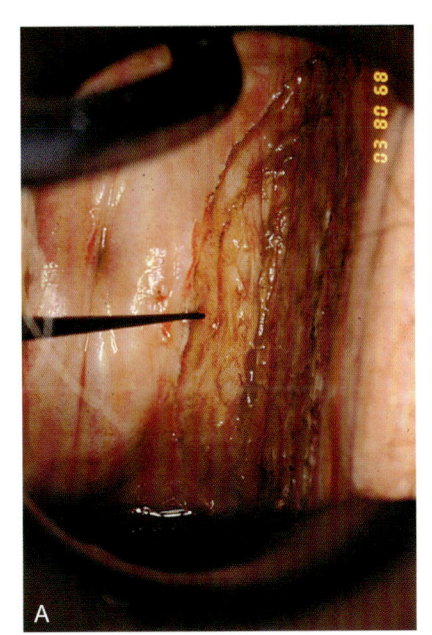

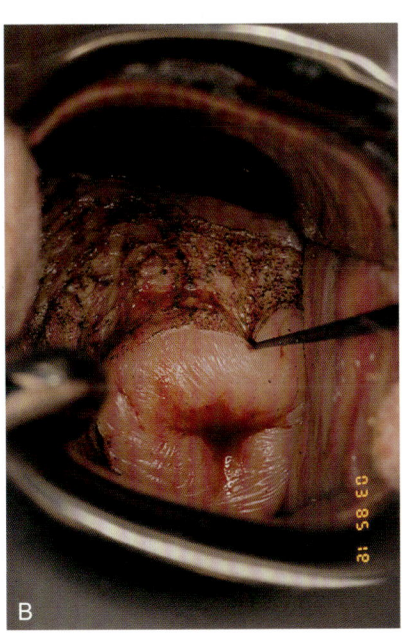

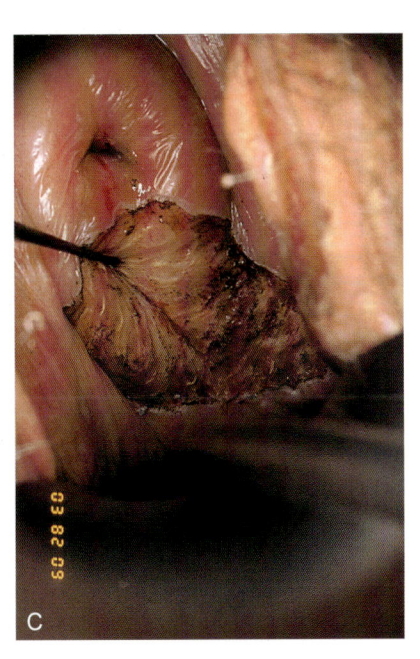

图 61-18 A. 用钛钩牵拉子宫颈以显露外侧穹隆。外侧穹隆已被气化。B. 将子宫颈向后下方牵拉，显露阴道前穹隆。此处前穹隆已被气化。C. 将子宫颈向前下方牵拉，显露阴道后穹隆。此处后穹隆已被气化

显露阴道隧道

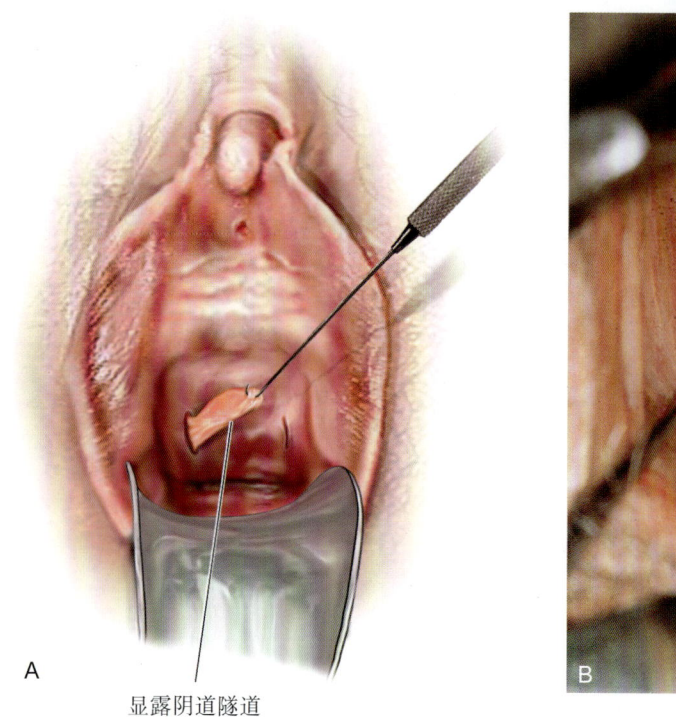

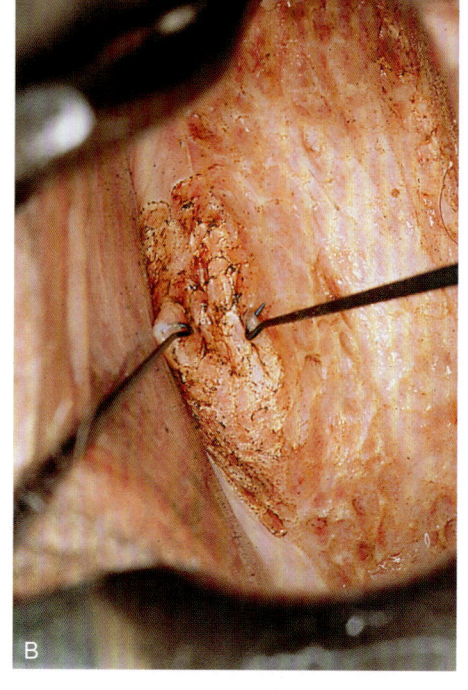

图61-19　A. 在治疗子宫切除术后的阴道上皮内瘤变时，显露阴道断端的隧道并气化隧道内阴道壁组织至关重要；B. 使用两个钛钩显露阴道壁隧道。隧道内阴道壁组织已被激光气化

（曹婷婷　译　孙小惠　孙秀丽　校）

第十二部分

外阴及会阴部手术

第 62 章　外阴及会阴解剖 / 760

第 63 章　外阴疾病 / 776

第 64 章　前庭大腺囊肿和脓肿 / 820

第 65 章　外阴前庭炎综合征（外阴痛）手术治疗 / 824

第 66 章　广泛切除术与皮肤移植 / 831

第 67 章　激光切除和消融术 / 839

第 68 章　腹股沟和股三角解剖 / 846

第 69 章　外阴切除术 / 852

第 70 章　根治性外阴切除术和"隧道"式腹股沟淋巴结切除 / 868

第 71 章　外阴血肿 / 875

第 72 章　阴蒂包皮过长矫形术 / 877

第 73 章　处女膜切开术（处女膜切除术）/ 880

第 74 章　会阴重建术（会阴缝合术）/ 882

第 75 章　腹股沟和 Nuck 管良性病变 / 887

第 76 章　其他外阴良性病变手术 / 894

第 77 章　治疗性注射 / 907

第 78 章　会阴切开术 / 910

第62章

外阴及会阴解剖

Michael S. Baggish

女性的外生殖器与男性外生殖器在结构上同源。区别在于：前者未融合，而后者融合。

大阴唇与阴囊同源；小阴唇与阴茎和阴囊的中线同源。阴蒂头、阴蒂体、阴蒂脚与阴茎相应部分直接同源。阴蒂包皮与阴茎包皮也有相似的起源。

大阴唇由皮肤及其附属器官（毛囊、皮脂腺及汗腺）组成，由皮下脂肪组织堆积在外阴两侧形成突起（图62-1A和B，图62-2）。随着年龄的增长及脂肪组织逐渐萎缩，大阴唇逐渐减小。阴部动脉浅支为大阴唇供血。阴部神经、髂腹股沟神经、生殖股神经和股外侧皮神经支配相应部位（图62-3A~E）。

小阴唇参与阴蒂系带和阴蒂包皮的构成（图62-4A和B）。这些结构不含毛囊，但富含皮脂腺和汗腺。小阴唇中富含特异适应性大汗腺和顶浆腺体，这些腺体同样存在于会阴和肛周皮肤中。

外阴前庭由阴蒂系带、小阴唇内侧、舟状窝及后联合构成（图62-1B~图62-5A）。尿道外口和阴道开口于前庭。处女膜环组成阴道开口，同时参与前庭后部的构成（图62-5B）。此外，若干黏液性腺体开口于前庭［巴氏腺（前庭大腺）、前庭小腺、Skene管、尿道旁腺］（图62-1B和62-5C、D）。

外生殖器下方（尾部），介于肛门与大阴唇下部和后联合之间（图62-6）的平坦区域被称为会阴部。"会阴"的另一种定义是从阴阜到肛门，以及臀部内侧和两股连接处的全部组织。肛周皮肤及肛门构成部分会阴，与外阴其他部分有很多共同之处（图62-7）。

从阴阜顶端穿过左（右）侧大阴唇间的间隙至肛周皮肤前的会阴部，切除上层覆盖组织来显露下层的解剖结构。自中间向一侧切除上层覆盖组织，并向旁侧掀开（图62-8）。大阴唇95%的皮下组织为脂肪，其中穿行浅层血管和神经（阴部及阴部内分支）（图62-9）。大量压缩的脂肪组织局限于泌尿生殖膈菲薄的肌肉下。这就是Colles筋膜，用手指可以轻易地将其向上分离，越过耻骨联合及腹股沟韧带，到达前腹壁Scarpa筋膜。球海绵体肌（图62-10A和B）正好位于外阴皮肤下方的处女膜环的外侧和并列位置。同大多数解剖教科书中的示意图相比，活体解剖所见的此肌肉更加菲薄（图62-11A~C）。会阴浅横肌（从球海绵体肌的交界处向前外侧延伸至坐骨结节）也是如此（图62-12A和B）。位于会阴浅横肌下方的是多分隔和充满脂肪坐骨直肠窝。坐骨直肠窝在内侧与肛管及直肠毗邻（图62-13A~F）。肛提肌下行并穿过坐骨直肠窝，到达肛门外括约肌和直肠（图62-14A~C）。坐骨海绵体肌直接附着在坐骨上支，部分叠压在阴蒂海绵体上。与阴蒂海绵体相比，坐骨海绵体肌显得较小（图62-15）。阴蒂脚、前庭球和阴蒂体由硬膜包裹。硬膜紧密附着在海绵体血管结构上，构成生殖球、阴蒂和海绵体（图62-16）。事实上，深层筋膜像是一个血管湖，上述海绵状血管结构是会阴部最明显的结构。由于静脉窦充满静脉血，海绵状结构呈淡蓝色（图62-17A和B）。生殖球靠近阴道侧壁，其中密布呈蜂窝状的海绵体和静脉窦。肛提肌组成筋膜肌肉复合结构，位于生殖球侧界、耻骨与坐骨之间（图62-18）。类似地，源于前庭球的海绵体组织呈雨伞样覆盖尿道（图62-19A和B）。尿道、阴道和海绵体结构在尿道膀胱连接处紧密相邻（图62-20）。

第 62 章 ■ 外阴及会阴解剖　761

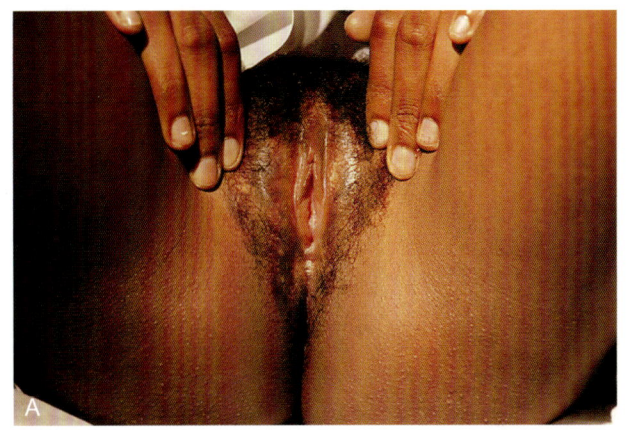

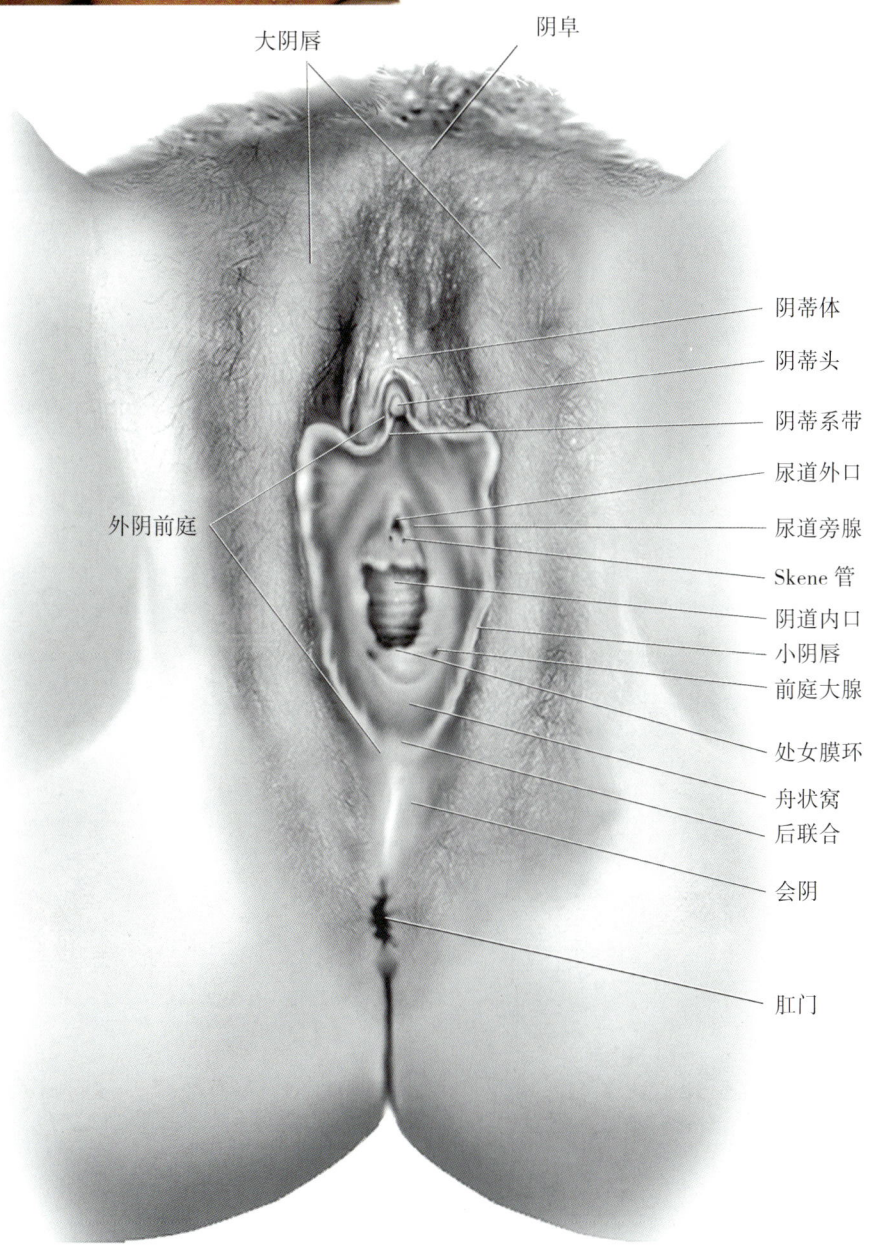

图 62-1　A. 外阴两侧的突起构成大阴唇。突起由脂肪沉淀在皮肤和 Colles 筋膜间形成。阴毛所覆盖的区域富含毛囊、皮脂腺及汗腺。B. 此全景图详细展示了外阴的外部，其组成包括：阴阜（前部），大阴唇（外侧），会阴（后部）。内部构成包括：小阴唇、前庭、处女膜环、阴蒂头、阴蒂脚。阴蒂体位于阴蒂头深面，借助韧带与耻骨联合相连

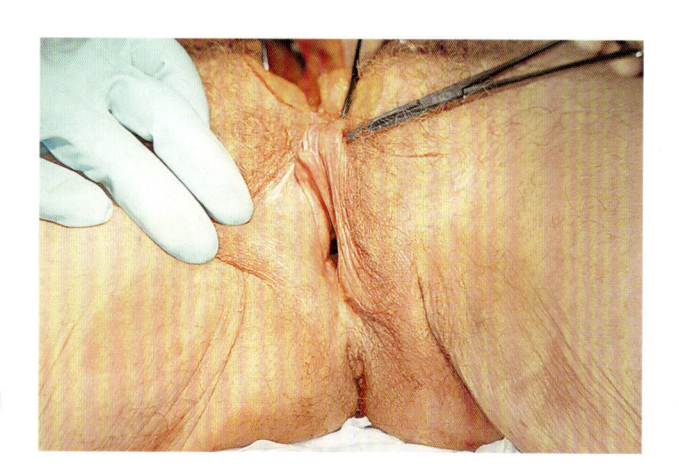

图 62-2 新鲜的尸体标本可见：绝经后脂肪组织转移和退化，造成大阴唇萎缩

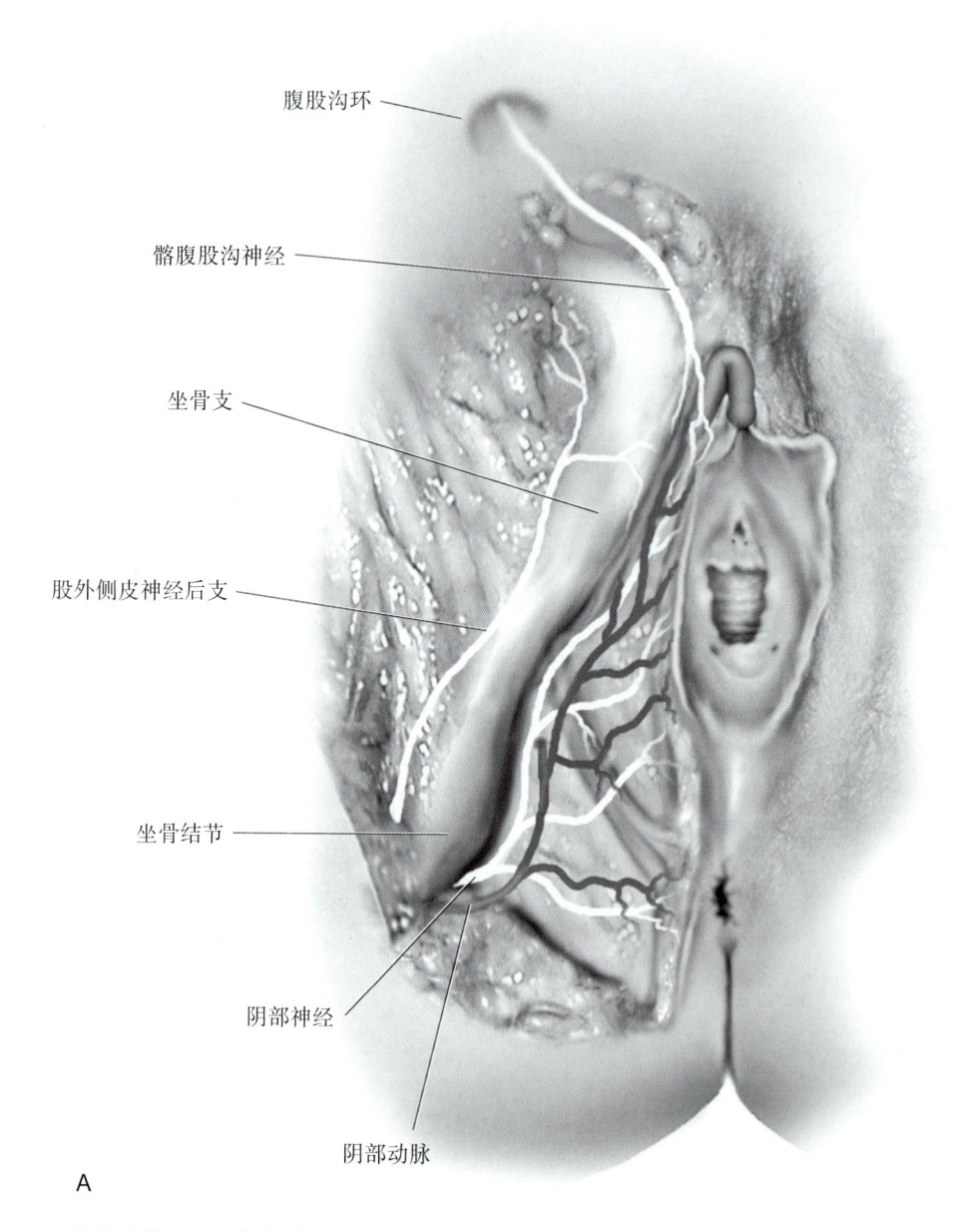

图 62-3 A. 外阴血供源于阴部内动脉（会阴支）。神经支配起自阴部神经，从 Alcock 管和坐骨结节下方穿出。股外侧皮神经后支、髂腹股沟神经及生殖股神经支配会阴相应部分

第 62 章 ■ 外阴及会阴解剖 763

■ 髂腹股沟神经
■ 股外侧皮神经后支
■ 阴部神经

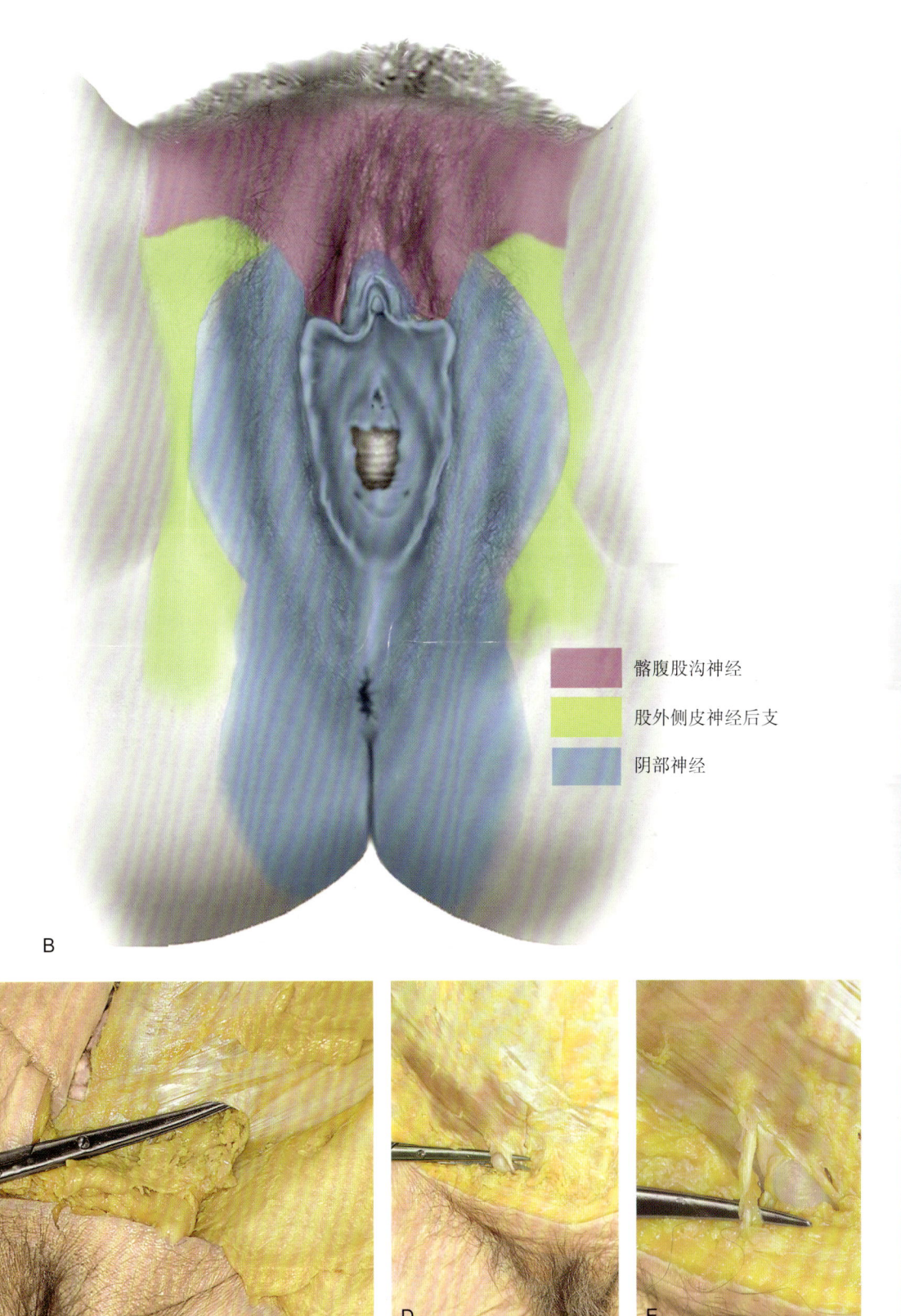

图 62-3 续 B. 图中粉色区域（阴阜、大阴唇上部）由髂腹股沟神经和生殖股神经支配；黄色脚状区域由股外侧皮神经后支支配；外阴和肛周皮肤的其余区域由阴部神经支配。C. 剪刀尖端所指部位为腹股沟外环。生殖股神经（生殖神经分支）和髂腹股沟神经与子宫圆韧带伴行，穿行在脂肪中。子宫圆韧带延伸至大阴唇。此图中腹股沟外环因脂肪从其中脱出而呈凸起状。D. 剪刀在子宫圆韧带下方张开。子宫圆韧带穿行于阴阜脂肪中，终止于大阴唇脂肪内。E. 髂腹股沟神经已从子宫圆韧带及其周围脂肪组织中分离出来。其神经分支支配阴阜皮肤和大阴唇上部

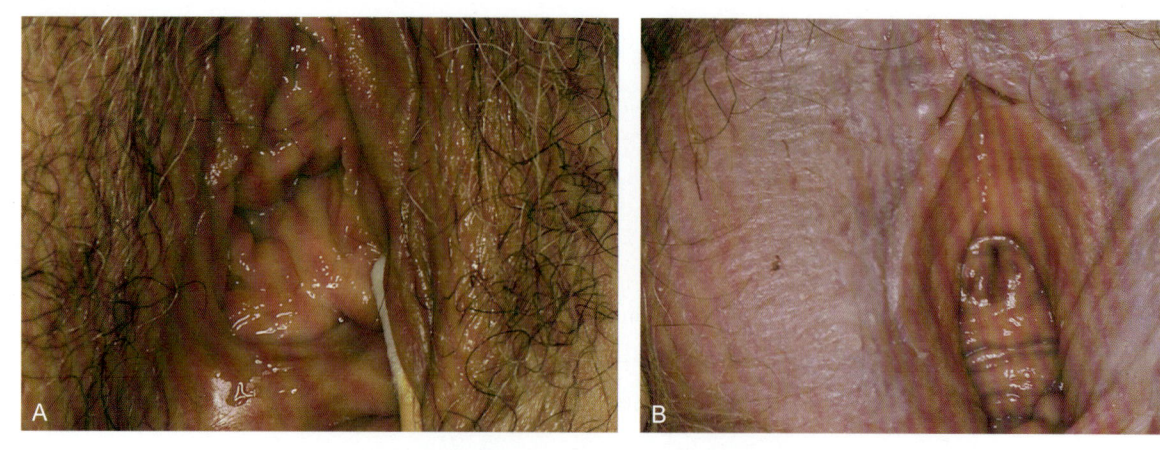

图 62-4　A. 小阴唇覆盖前庭。其表面皮肤细腻无毛，富含神经末梢和血供，与大阴唇相比对触觉更敏感。B. 小阴唇参与阴蒂系带和阴蒂脚的构成。阴唇在阴蒂头下方（后方）汇合，构成前庭上界。注意尿道外口开口于前庭

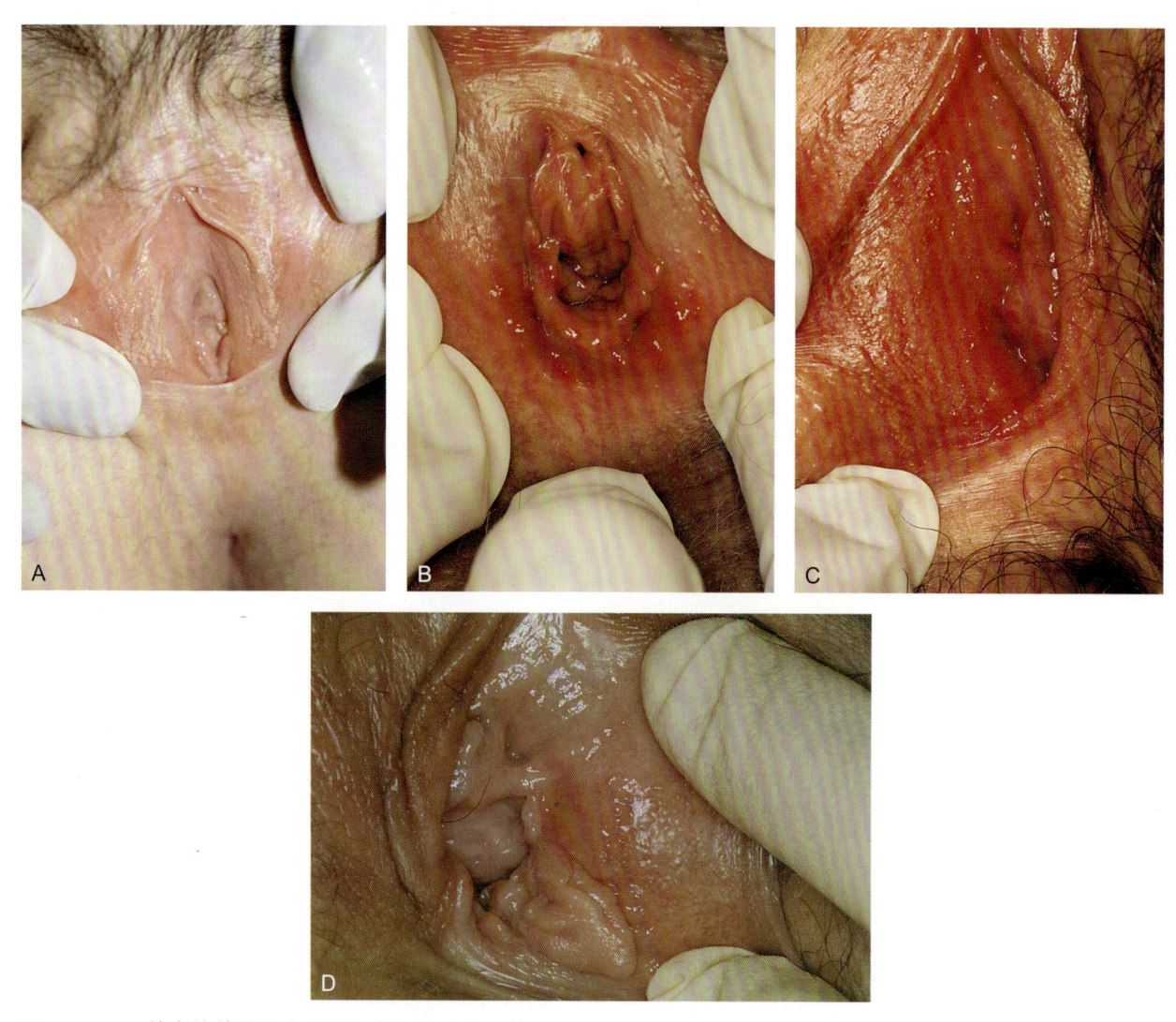

图 62-5　A. 前庭的前界为小阴唇汇合处和阴蒂系带。在外侧，前庭边缘与小阴唇的内侧表现重合。后界由舟状窝和后联合构成（图 62-1B 中亦可见）。B. 处女膜环从尿道下区延伸至舟状窝上方，成为前庭和阴道口的分界。C. 尿道旁腺管口隆起于尿道开口两侧（图 62-1B 中亦可见）。D. 左前庭大腺导管的开口与处女膜的下外侧相邻。腺体距离皮肤表面约 12 mm，在腺管开口后侧方

第 62 章 ■ 外阴及会阴解剖　765

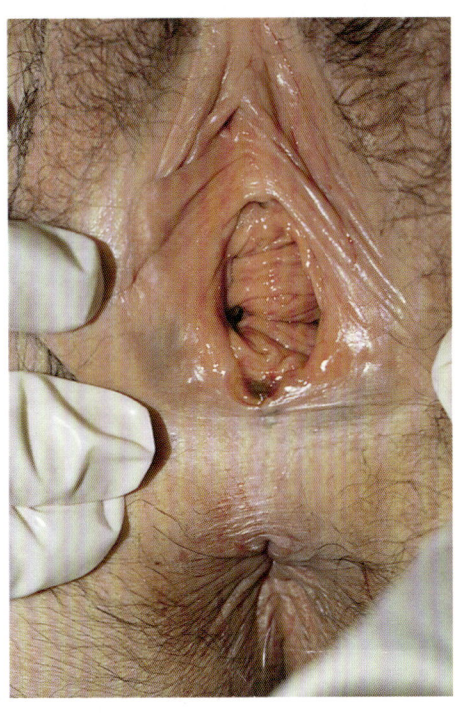

图 62-6　会阴是外阴的构成部分，位于后联合与肛周皮肤之间。皮肤深处为"会阴体"和肛门外括约肌

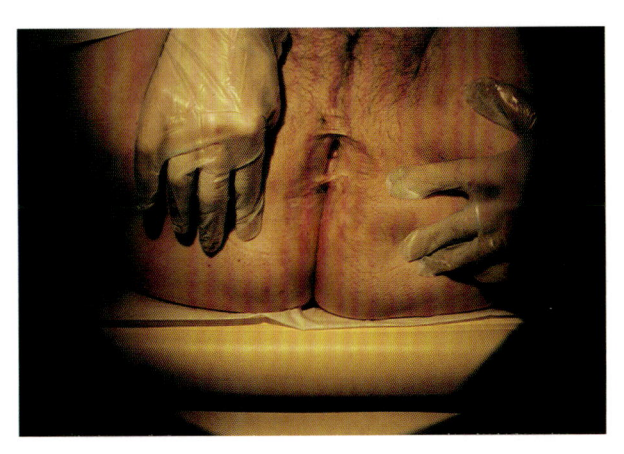

图 62-7　会阴皮肤紧邻肛门，如果不保持清洁和相对干燥，就容易被排泄物污染而引起炎症。此处皮肤色素沉着比周围皮肤重

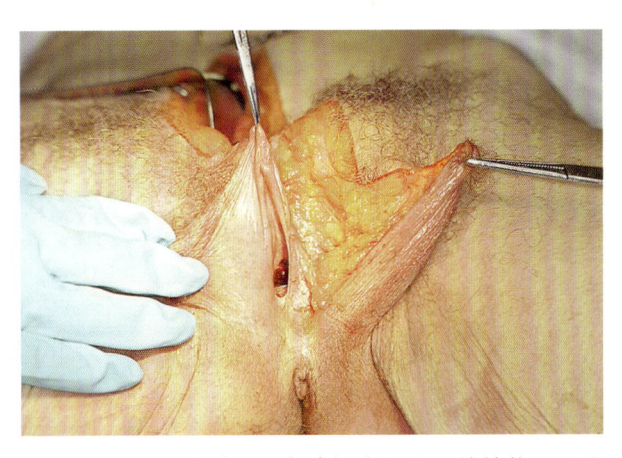

图 62-8　自左侧大阴唇皮肤切除上层覆盖结构。可见下方 95% 的成分是脂肪，切口底部显而易见的白膜是 Colles 筋膜

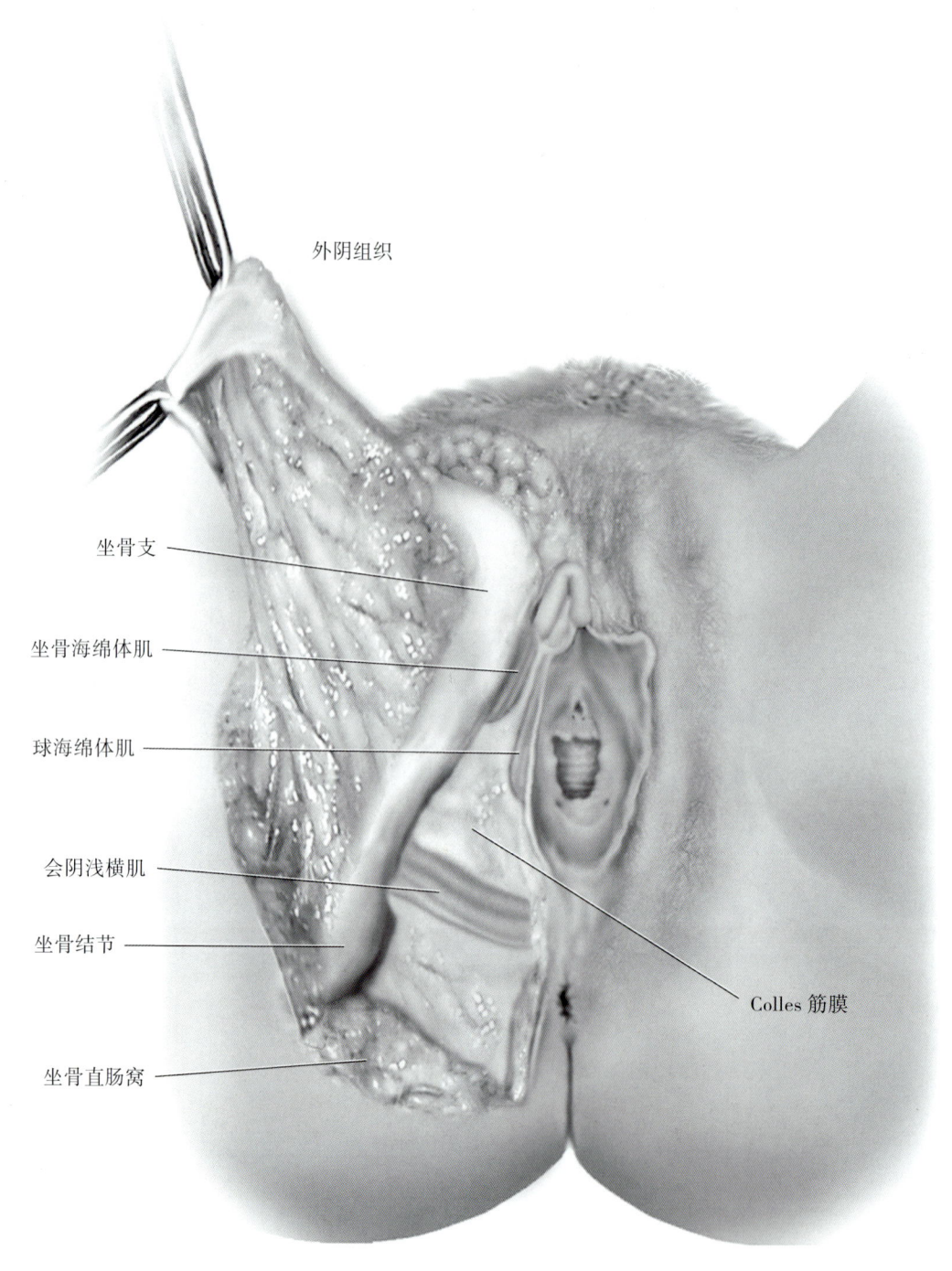

图 62-9　筋膜已从 3 块会阴浅表肌肉切除。在尸体解剖时发现这些肌肉结构十分菲薄，如图所示。在肌肉表面及肌肉之间是坚韧的 Colles 筋膜。有些研究者认为在 Colles 筋膜下方还存在其他筋膜，但笔者并未发现其他独立完整的筋膜存在

第 62 章 ■ 外阴及会阴解剖 767

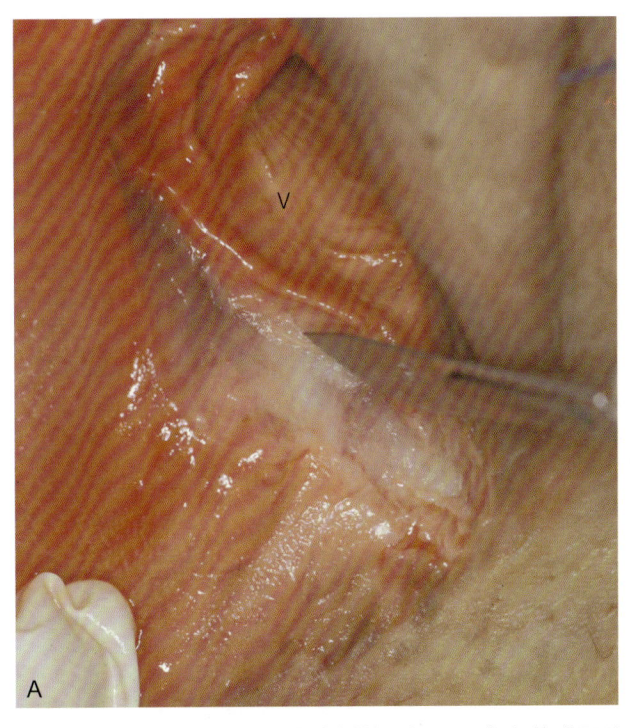

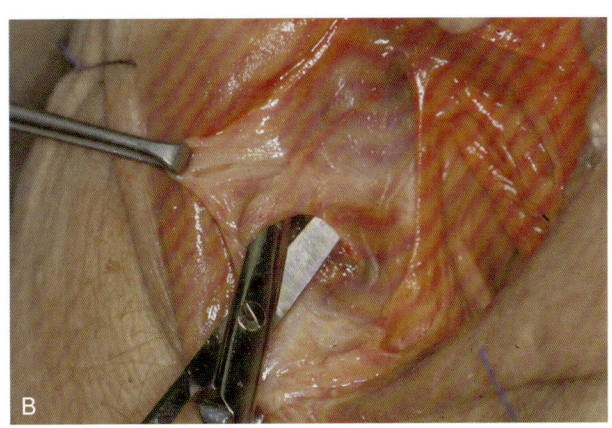

图 62-10 A. 在处女膜环的外侧做一切口。白色筋膜即为 Colles 筋膜，切口内侧为阴道（V）；B. 切除 Colles 筋膜，游离球海绵体肌

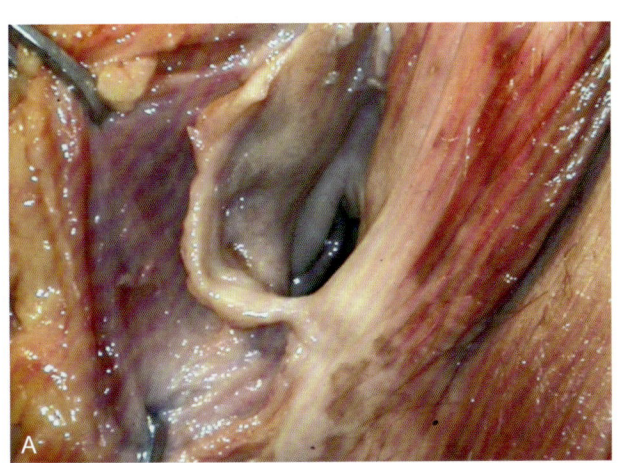

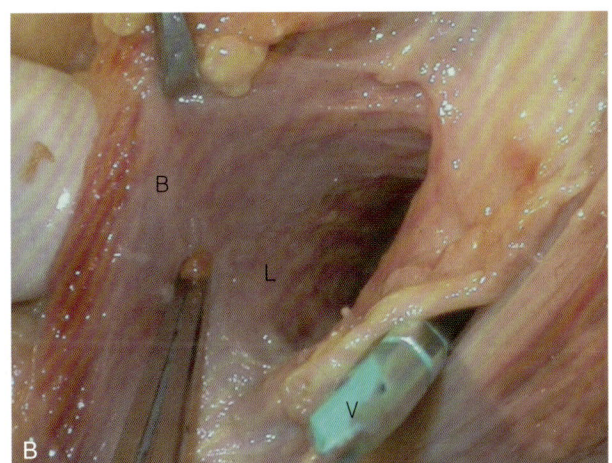

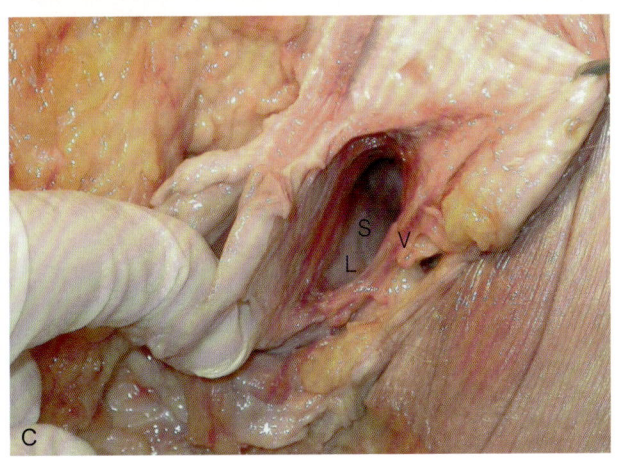

图 62-11 A. 用两把 Allis 钳在两侧边缘固定球海绵体肌。B. 将绿色手术刀柄置于阴道（V）内，剪刀所指之处为球海绵体肌（B）与深层的肛提肌（L）交界处。术者手指位于球海绵体肌的后外侧。C. 术者手指位于右侧球海绵体肌的外侧。沿右侧阴道壁（V）向内游离间隙（S），以显露肛提肌（L）

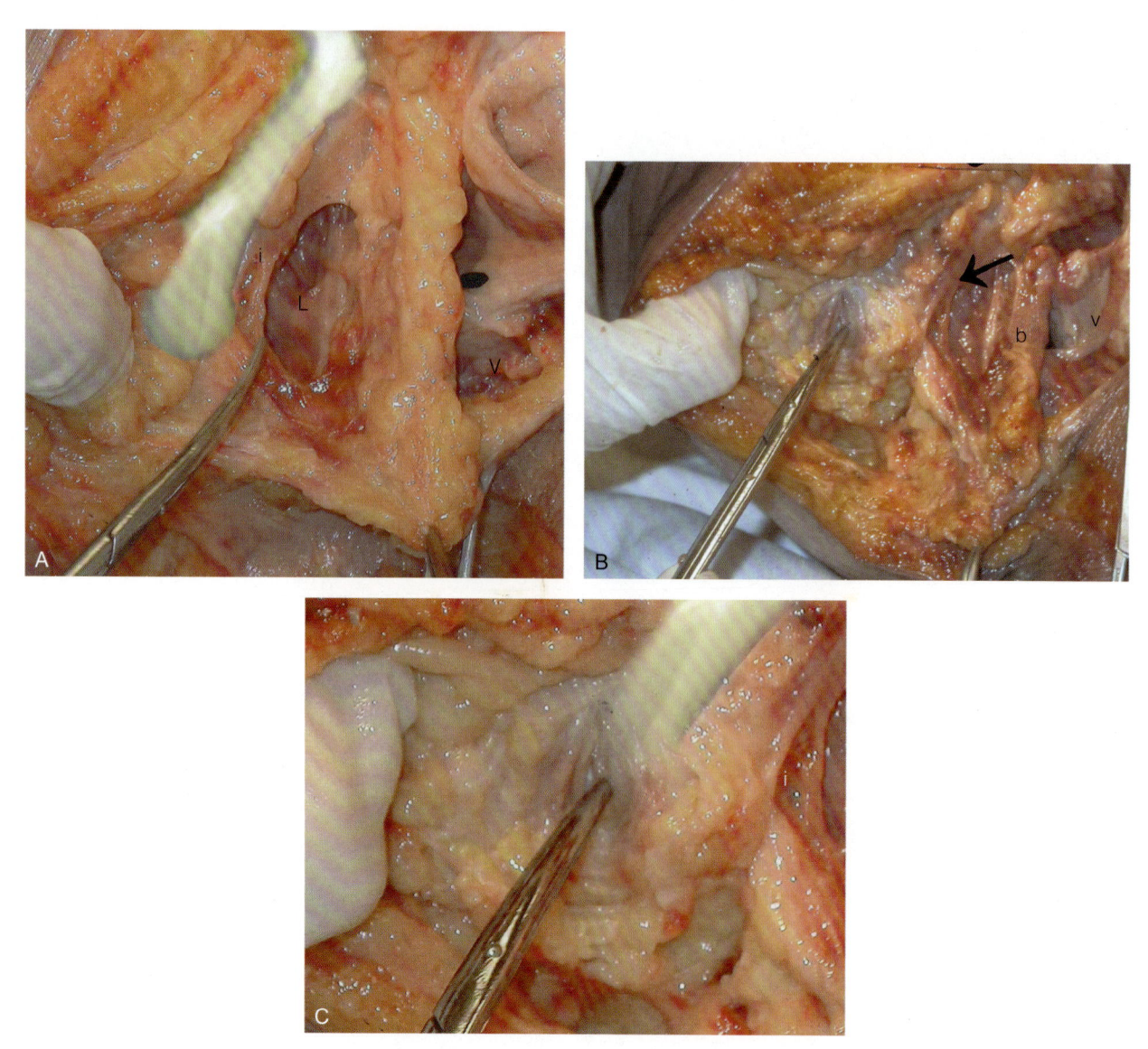

图 62-12　A. 剪刀所指之处为会阴浅横肌。坐骨海绵体肌（i）附着在耻骨弓和坐骨支。分离会阴薄膜，显露深部的肛提肌（L）。阴道（V）已向前游离，在前壁造口。B. 剪刀所指之处为坐骨结节。箭头所指之处为坐骨海绵体肌，坐骨海绵体肌（b）位于阴道（v）右侧。C. 同 B 图，但进一步显露坐骨支。可见坐骨海绵体肌（i）附着在坐骨支

第 62 章 • 外阴及会阴解剖 769

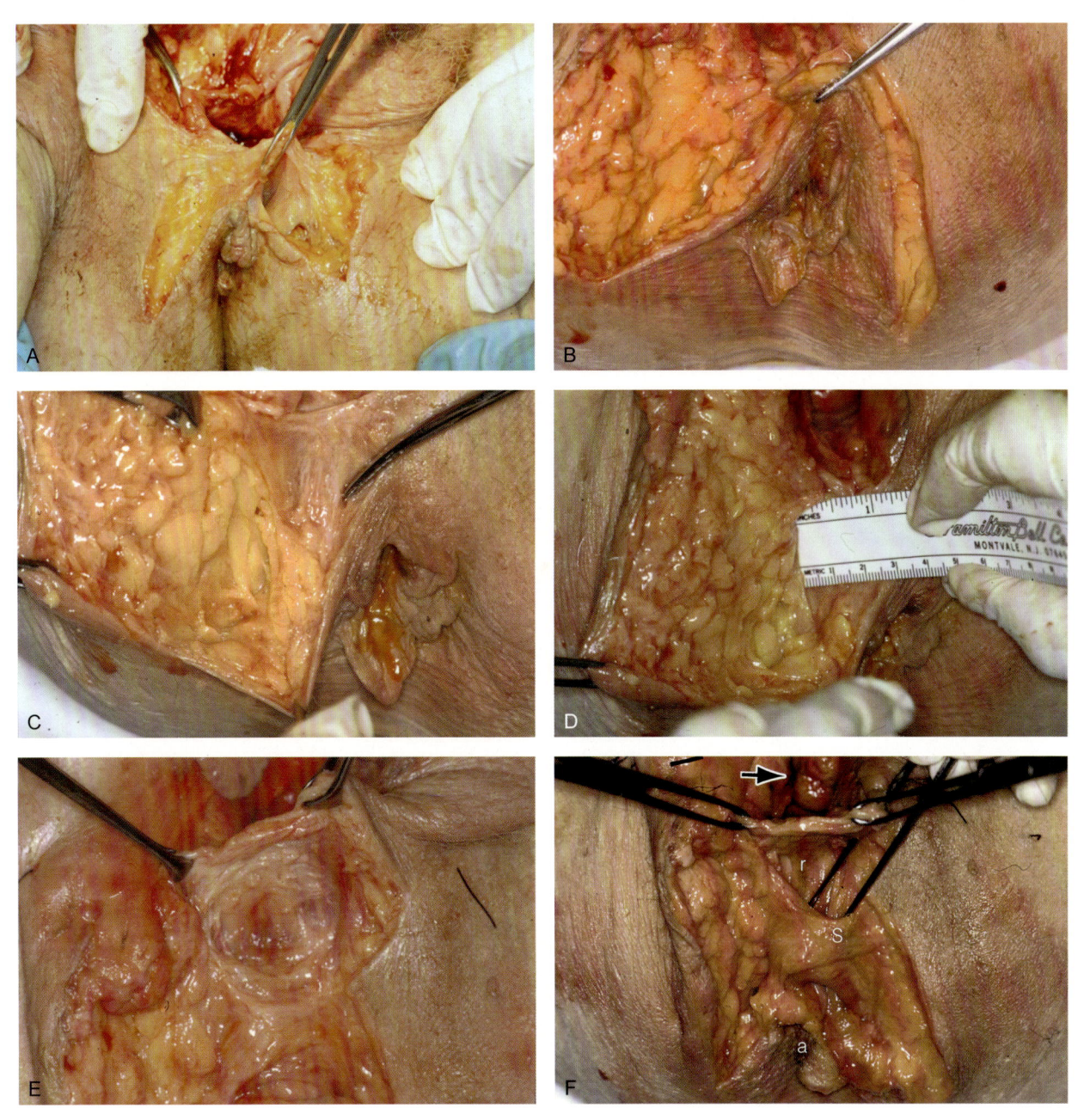

图 62-13 A. 在会阴和肛周皮肤上做一倒 U 形切口，显露坐骨直肠窝的脂肪。B. 放大图 A，可见肛门括约肌位于肛周脂肪中，其宽度约为 1 英寸。C. 镊子所指之处为粉红色的肛门外括约肌的右侧缘。D. 用直尺测量肛门外括约肌右侧部分的宽度。E. 阴道后壁厚约 4 mm，已从直肠中分离出来。F. 箭头所指之处为阴道。用 Allis 钳固定游离的阴道后壁。直肠（r）外壁构成肛门内括约肌结构，肛门外括约肌（S）已同直肠（r）部分分离。图片底缘可见肛门（a）开口

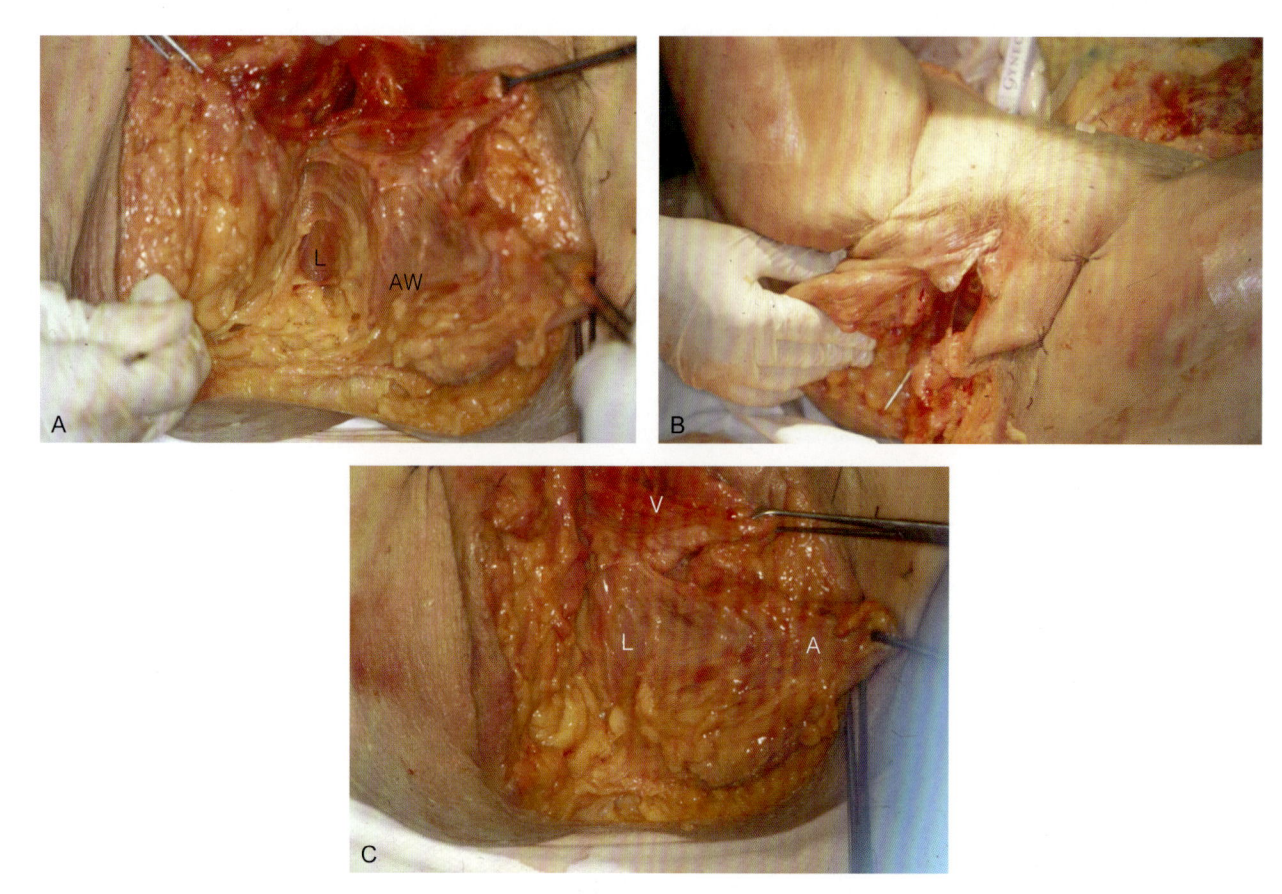

图 62-14 A.肛提肌（L）与肛门括约肌和肛门直肠内侧壁（AW）相邻。B.用针标记肛提肌的位置。针尾标记阴阜上耻骨后间隙。针尖固定于肛提肌与肛门直肠壁交界处，在此处其与肛门外括约肌相交错。C.合拢右侧肛提肌（L），上方的 Allis 钳固定在阴道（V）后壁边缘，下方的 Allis 钳固定在肛门（A）边缘

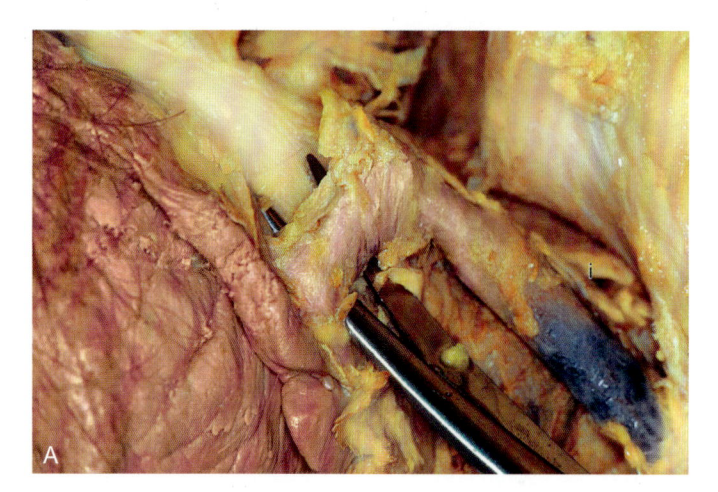

图 62-15 A.剪刀在阴蒂体下方撑开。左侧阴蒂附着在耻骨支，比坐骨海绵体肌（i）隆起得更高

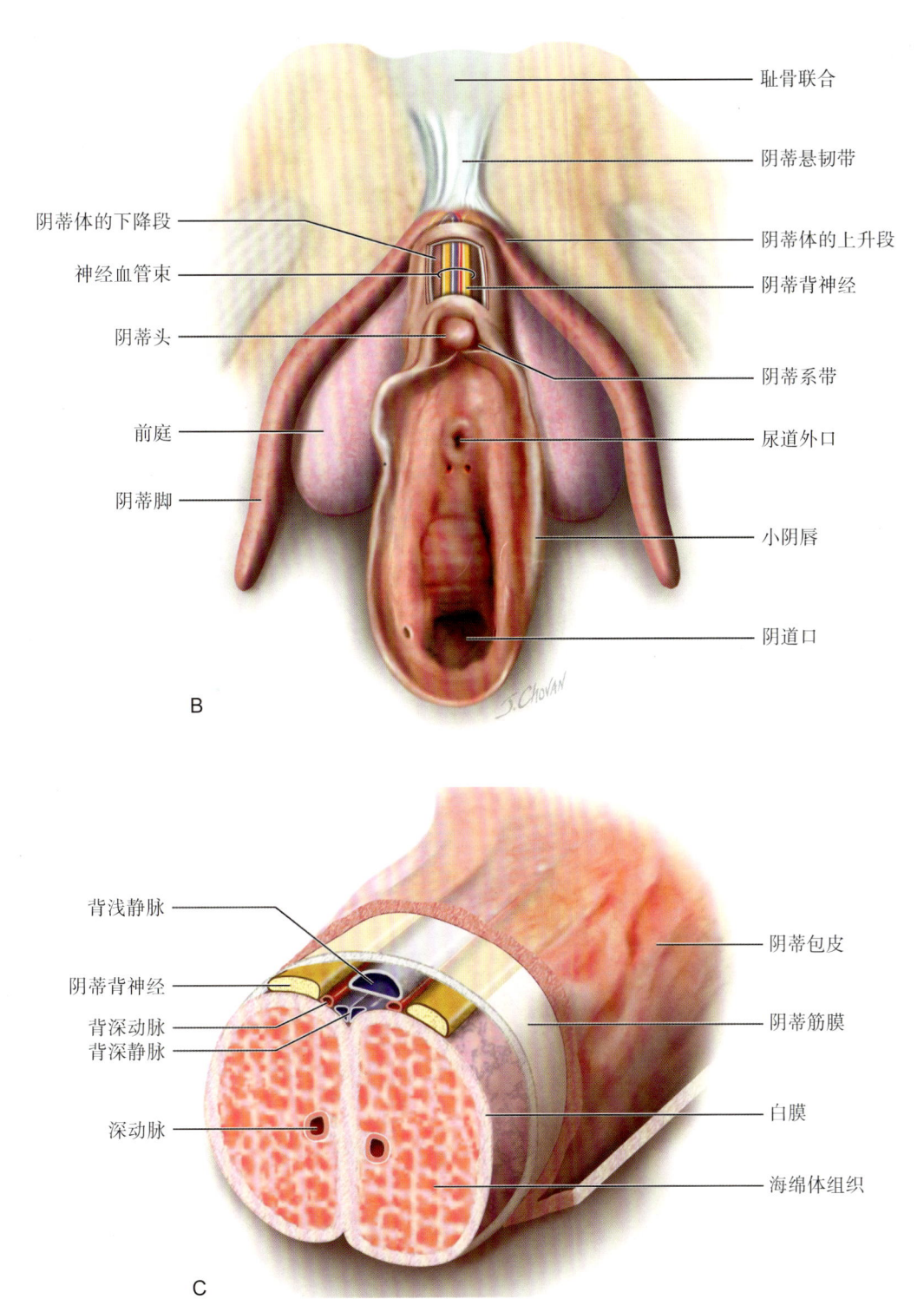

图 62-15 续 B. 分离阴蒂包皮后可见阴蒂体及阴蒂的神经血管束,包括阴蒂背神经;C. 横截面放大图可见阴蒂包皮下的神经血管结构(B 和 C 授权自 Kelling JA, Erickson CR, Pin J, Pin PG: In Aesthetic Surgery JOURNAL; 26 November 2019; Oxford University Press.)

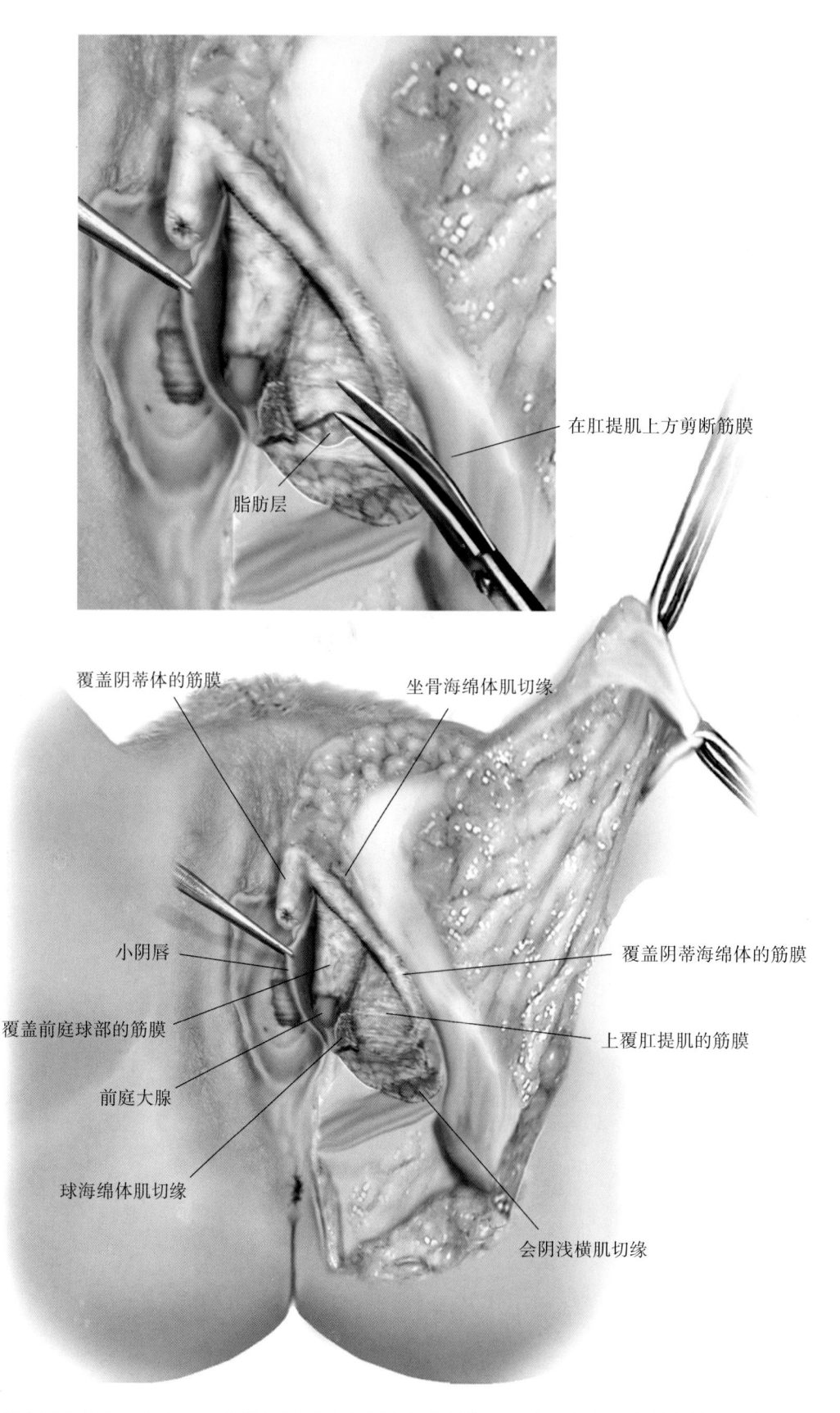

图 62-16 位于会阴浅层肌肉和 Colles 筋膜下的深层结构组成"血管湖",由覆盖在海绵状血管间隙表面的一层结实的结缔组织膜组成。这些结构包括阴蒂脚、前庭球部和阴蒂体。前庭球部与尿道共用一个壁(前壁及侧壁)。在前庭球部和阴蒂脚之间的深层,以及两者之间是覆盖在肛提肌表面的筋膜,在筋膜和肌肉之间是一薄层脂肪

第 62 章 ■ 外阴及会阴解剖 773

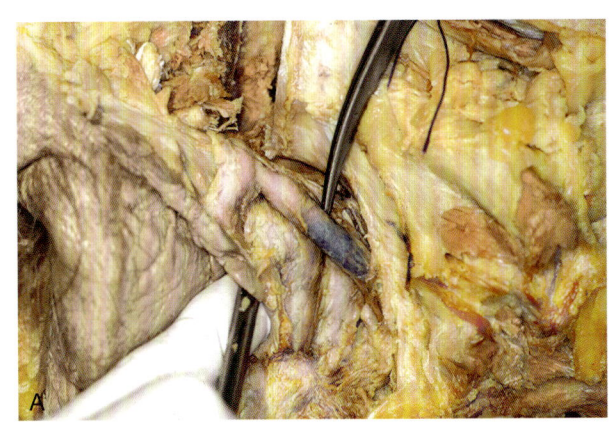

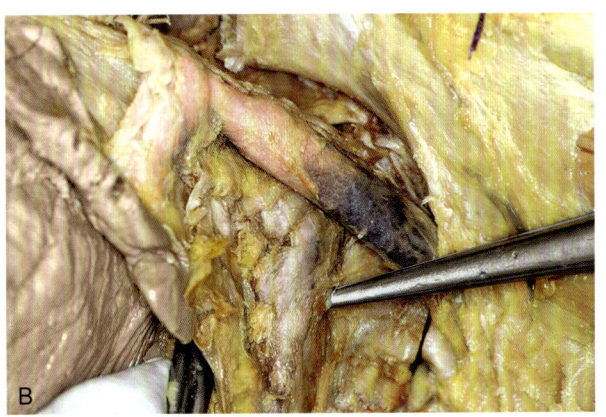

图 62-17 A. 从左侧阴蒂体（海绵体）剥离部分筋膜，因海绵体间隙充血，阴蒂体呈深蓝色；B. 剪刀所指之处为前庭球

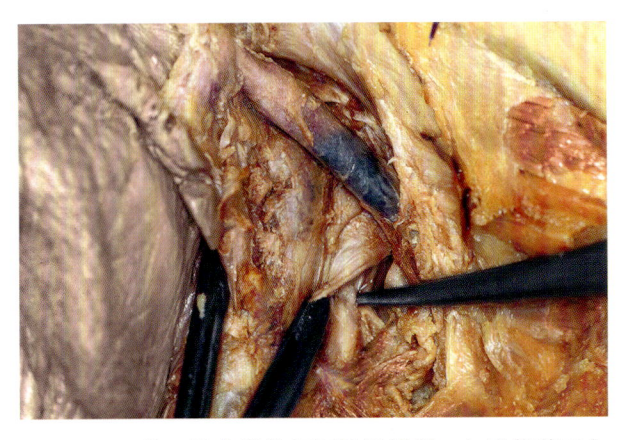

图 62-18 剪刀的尖端挑起肛提肌筋膜。如果将剪刀向上推，剪刀的尖端将进入耻骨后间隙

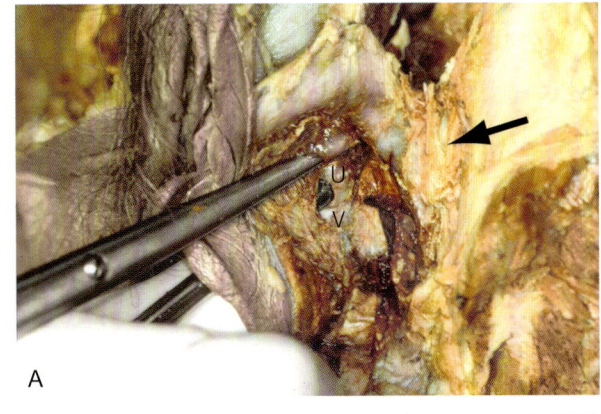

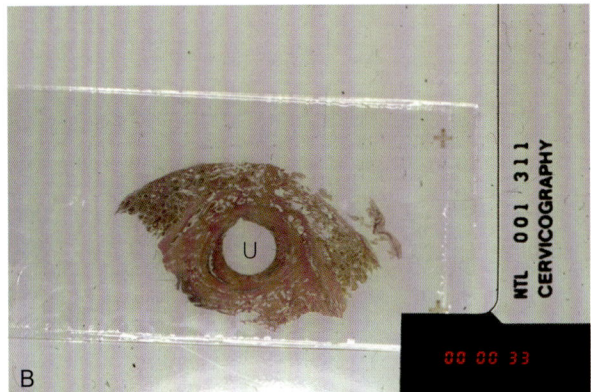

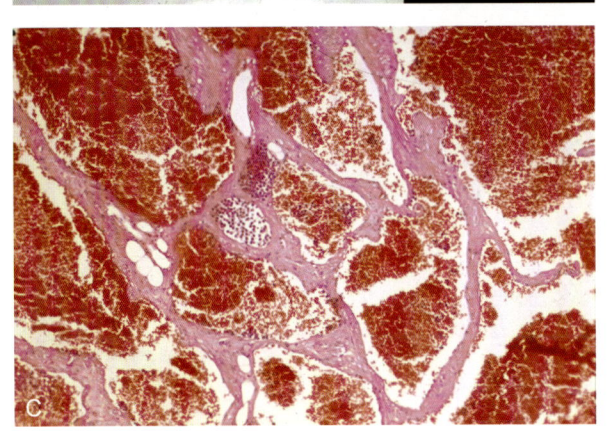

图 62-19 A. 术者手指伸入尸体的阴道内。尿道内置入金属管，前庭球部已用剪刀游离，打开尿道侧壁（U）。在金属尿道插管下方，可见少许戴着白手套（V）的手指。箭头所指之处为左侧阴蒂体和耻骨支。B. 显微切片显示尿道位于由海绵体和前庭球充血间隙所构成的伞状结构之下（VVG 染色）。尿道腔内标记"U"。C. 图 B 在高倍镜下所见（HE 染色）

肛管开口于会阴下方。肛门（直肠）向上（向头侧）走行，自肛门括约肌和会阴水平起，行至舟状窝和阴道下部以下 3~4 mm。直肠位于会阴下部的后中线（图 62-20）。会阴、前庭皮肤表面和直肠之间间隙的大小取决于会阴体和肛门括约肌的发育、大小及其完整性（图 62-21）。直肠与阴道仅相距几毫米，其平行于阴道向后方、头侧走行（图 62-22）。如果从下方向上小心切开、分离阴道直肠隔，或者从上方分离直肠子宫间隙，可将阴道与直肠完全游离。

舟状窝

会阴体和肛门外括约肌

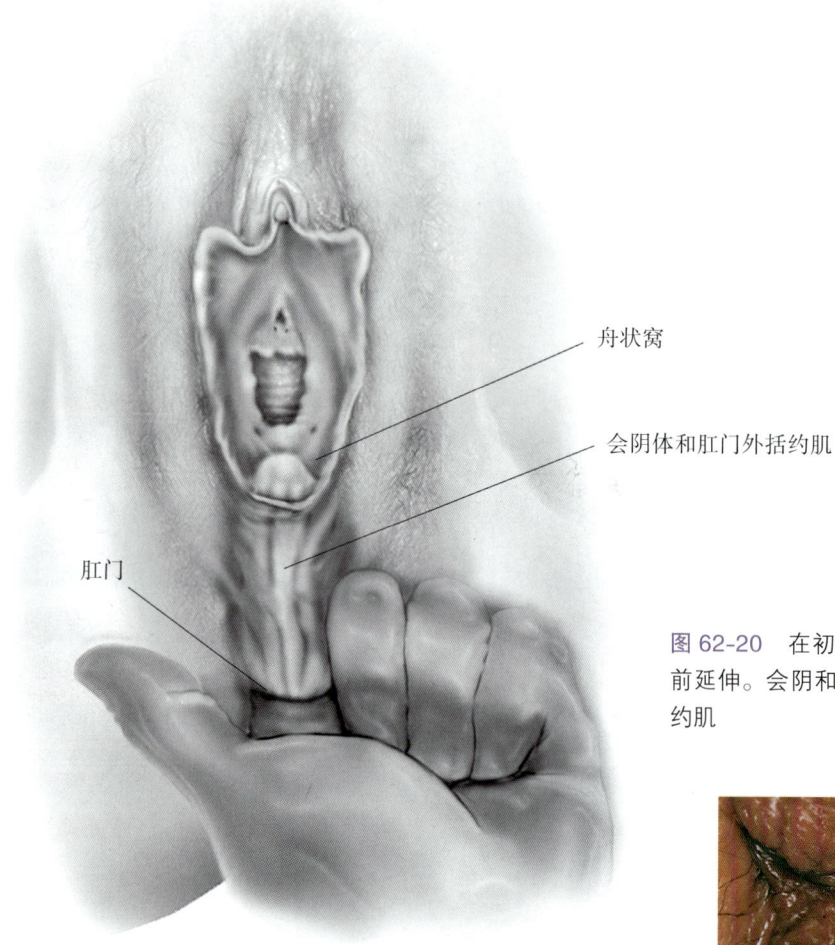

肛门

图 62-20　在初始前向引导后，肛门沿着阴道轴线向前延伸。会阴和肛门直肠壁之间的大块组织为肛门括约肌

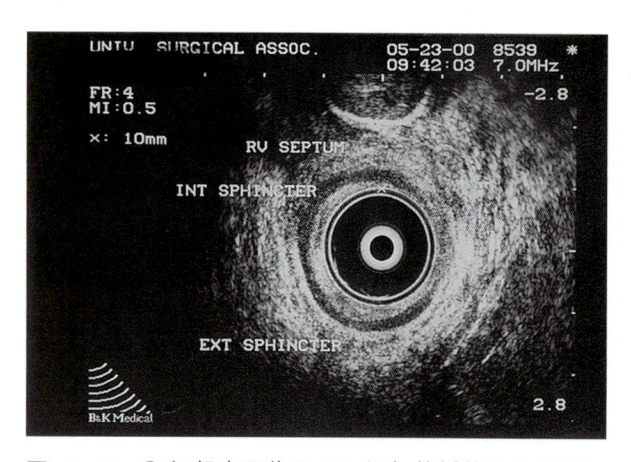

图 62-21　肛门超声图像显示肛门与其括约肌和阴道后壁的关系

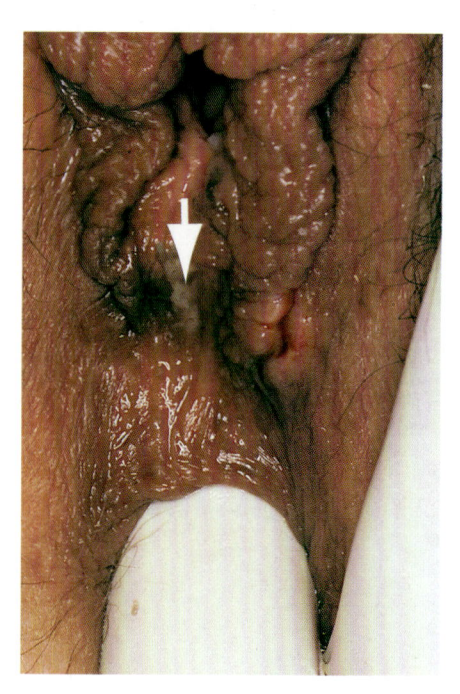

图 62-22　该患者患肛门阴道窦，注意图中肛管的方向，白箭头标记的是阴道后壁下段

外阴的显微解剖本质上是特异性的显微解剖。上皮由复层和角化的鳞状细胞组成。表皮与下层的间质相邻，具有真皮乳头的特征结构。真皮乳头包括向下陷入的手指形钉状体和向上延伸的真皮突起。在结缔组织的间质内有皮脂腺、普通汗腺、大汗腺，即顶浆分泌腺。毛囊和发干同皮脂腺十分接近，毛囊可能延伸（3~4 mm）至深层脂肪。真皮本身分为较小的乳头状真皮层和较大的网状真皮层（图62-23）。

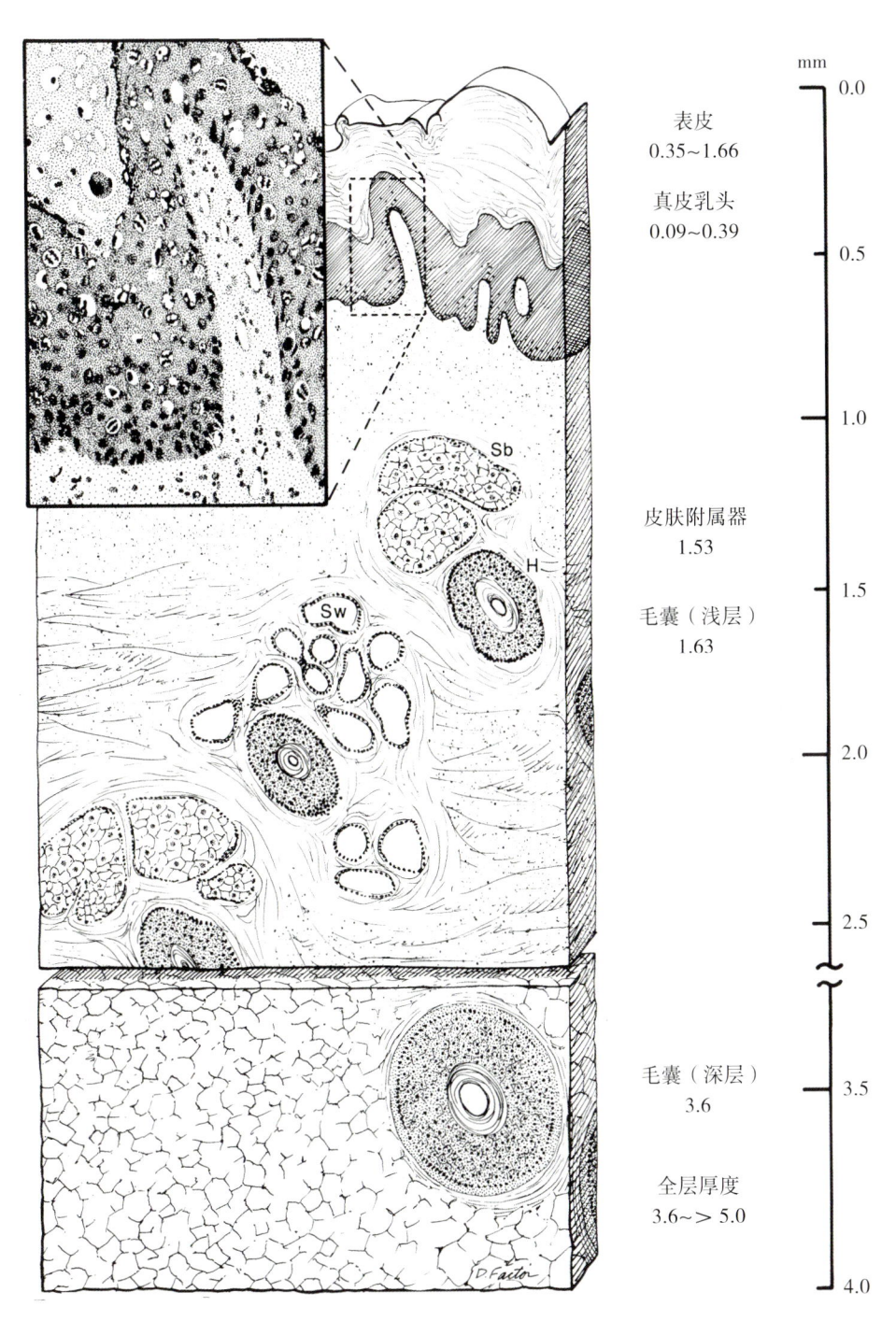

图 62-23　外阴皮肤截面显微解剖示意图。数据来自实体病理标本的显微检测。真皮乳头层直接位于上皮钉下层。真皮网状层可向下延伸至皮下组织。H. 毛囊或发干；Sb. 皮脂腺；Sw. 汗腺

（杨　帆　译　刘继红　校）

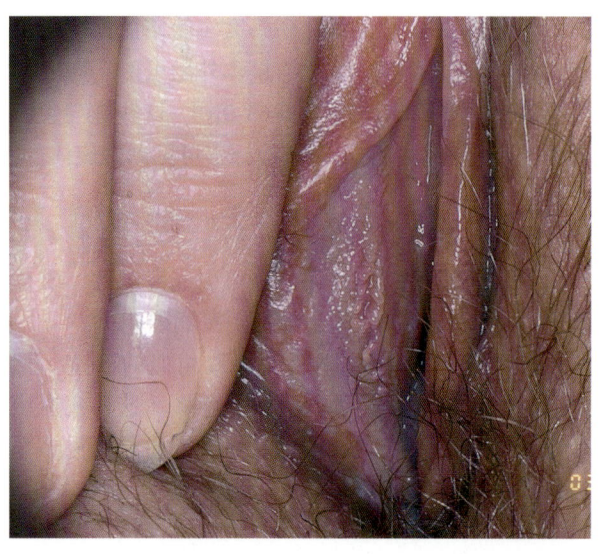

778　第三篇 ▪ 第十二部分 ▪ 外阴及会阴部手术

图 63-2　在小阴唇内侧可见一边缘锐利、不规则的线条。这条齿状线称为 Hart 线，为小阴唇与前庭的分界线

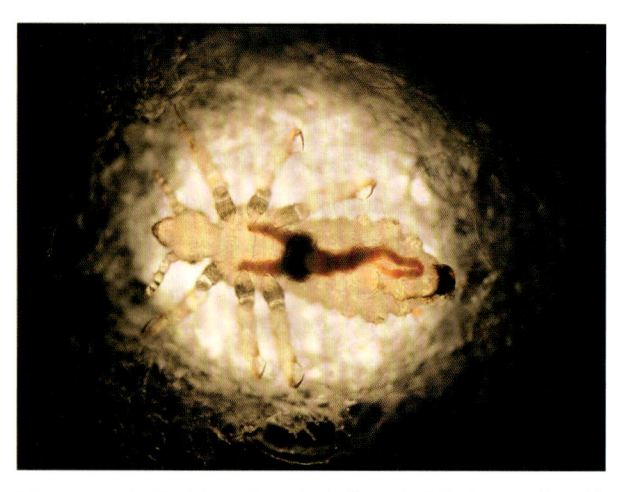

图 63-3　在阴毛上可见一个小的、移动的白色小点。放大后显示为阴虱

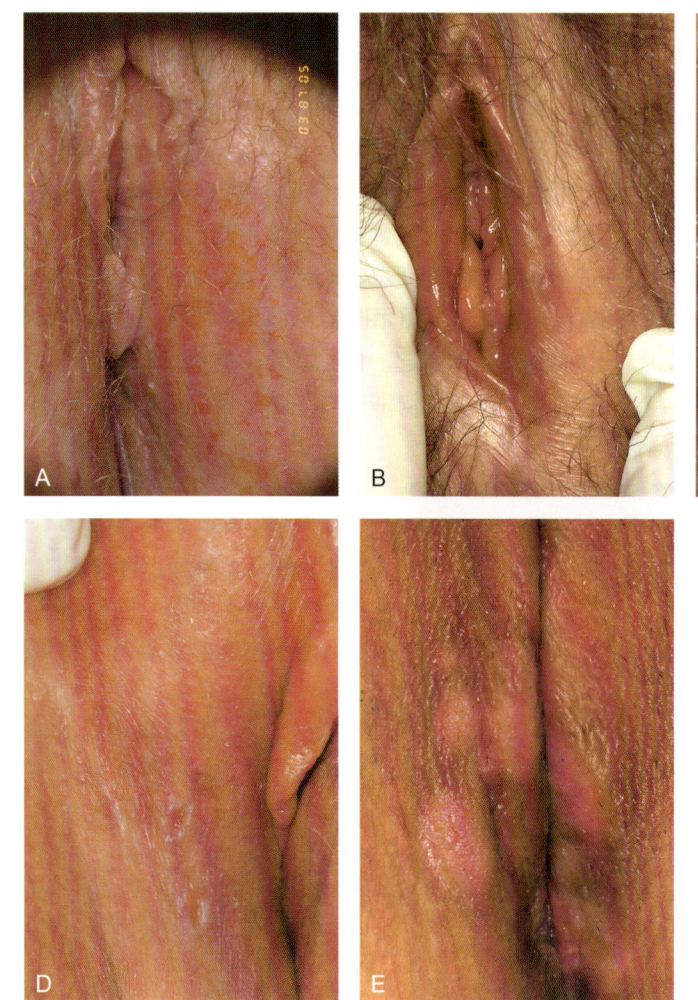

图 63-4　A. 明显的红色炎症性皮肤改变广泛累及整个外阴部，为典型的急性外阴炎表现。B. 图片显示累及小阴唇、大阴唇和前庭的深酒红色的皮肤改变与接触性外阴炎相关。这些病变引起瘙痒，并逐渐进展为烧灼感。C. 大的、边缘锐利、鲜红色的溃疡可导致剧烈的外阴瘙痒。培养显示主要是葡萄球菌感染。应与天疱疮相鉴别。D. 为图 C 所示患者治疗 1 周后的表现。E. 为图 C、图 D 所示患者治疗后 2 周的表现。病变已明显愈合，红肿及溃疡均有消退

第 63 章 ■ 外阴疾病   779

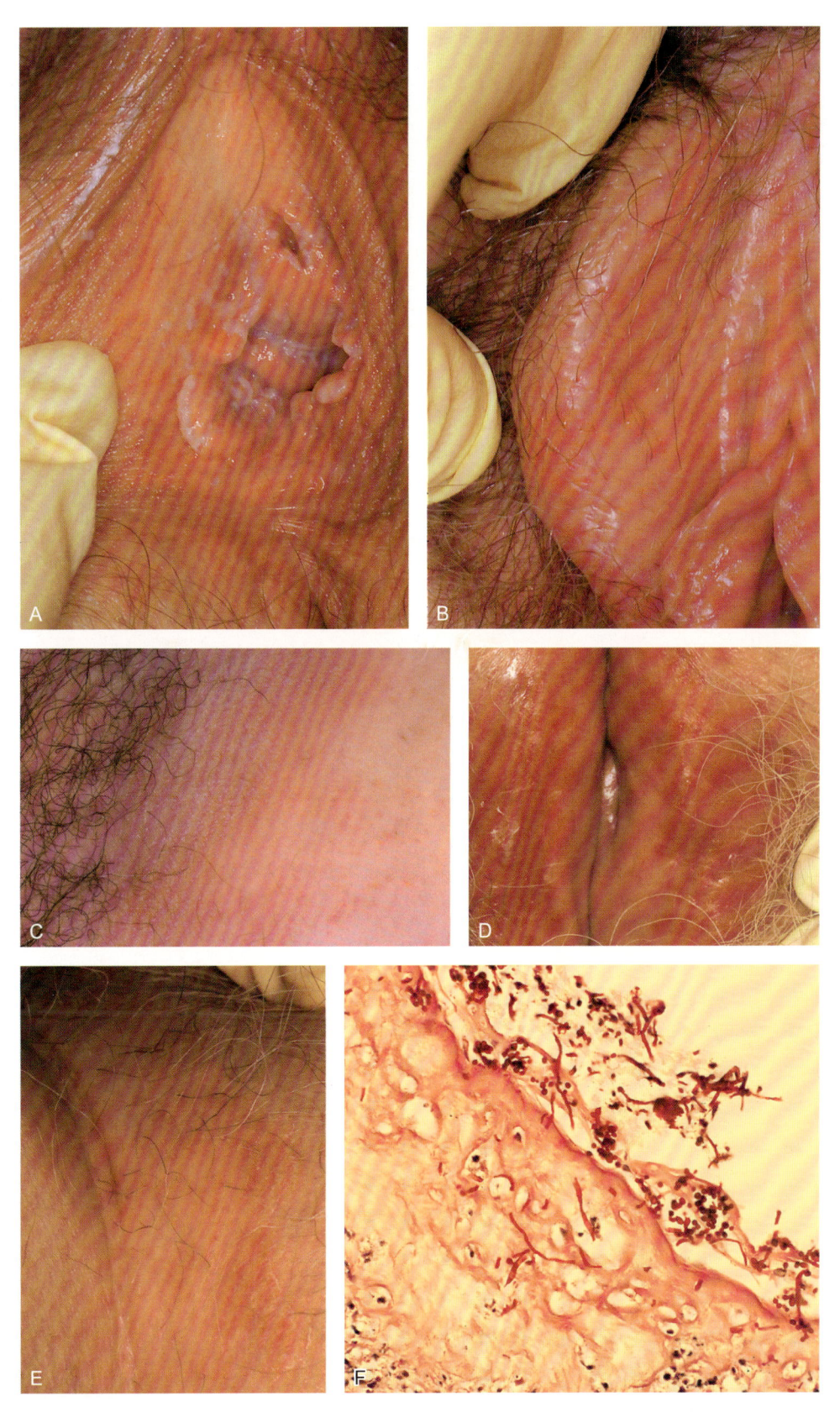

图 63-5　A. 外阴前庭和小阴唇中间潮红。大量白色分泌物覆盖阴道口、处女膜环及尿道口。B. 大阴唇发炎。毛囊周围发红。在真菌性或细菌性外阴炎时可见毛囊炎。C. 毛囊炎和与红斑相关的脱屑是慢性真菌感染的特征性表现。D. 急性真菌性外阴炎引起瘙痒及烧灼不适感。E. 出现裂痕和鳞屑的病变应刮取组织并置于真菌培养基上，以明确诊断。F. 外阴活检可用于诊断真菌性外阴炎。过碘酸雪夫染色后在角质层中可见真菌菌丝

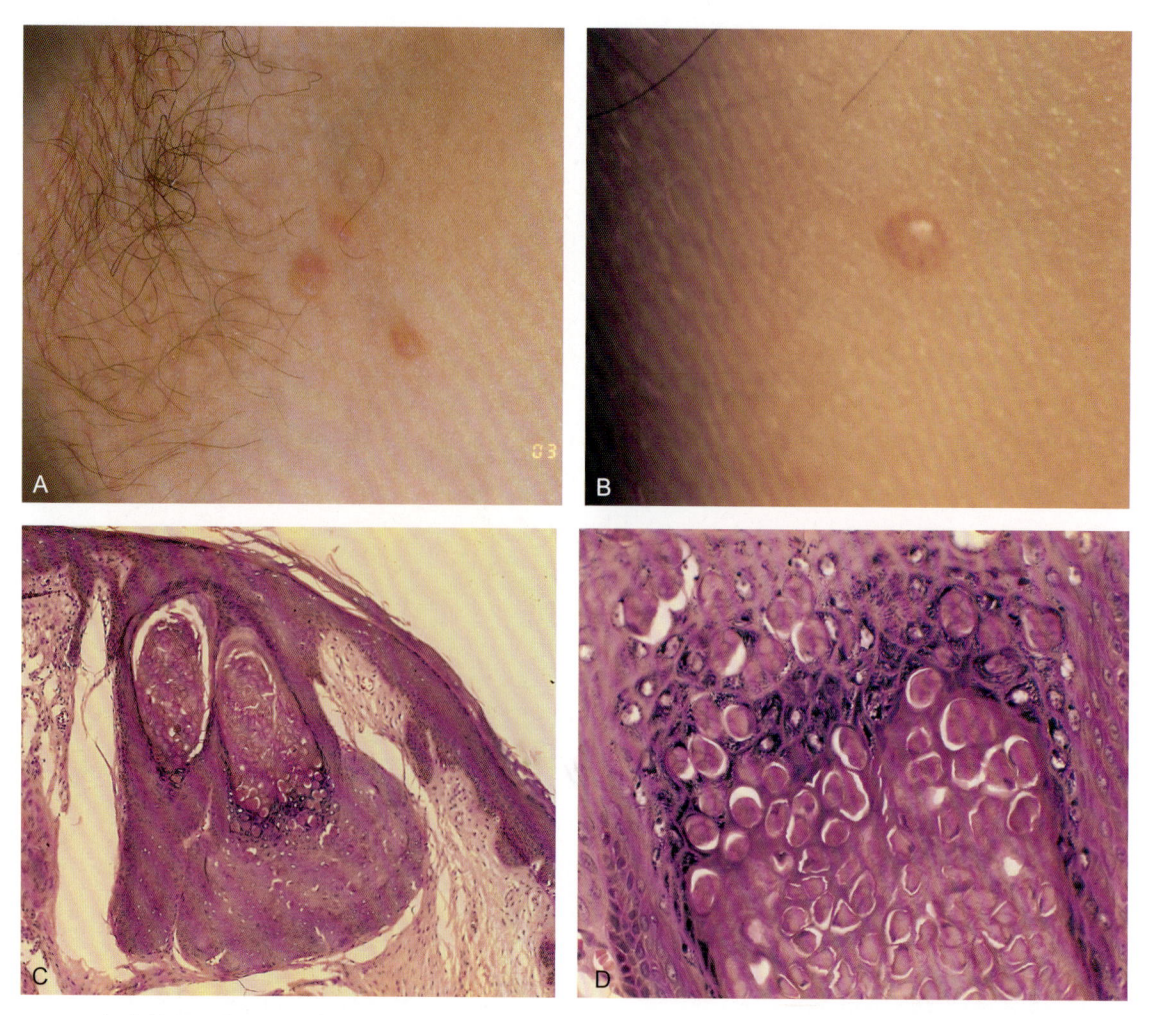

图 63-6　A. 多发粉色丘疹累及阴阜及附近大腿内侧皮肤。B. 高倍阴道镜检查可见图 A 中病变为蜡滴样、脐状表现，与传染性软疣相符。C. HE 染色显示表皮内有大的软疣小体或病毒包涵体。D. 进一步放大图 C，可见嗜酸性的病毒包涵体，可诊断为传染性软疣

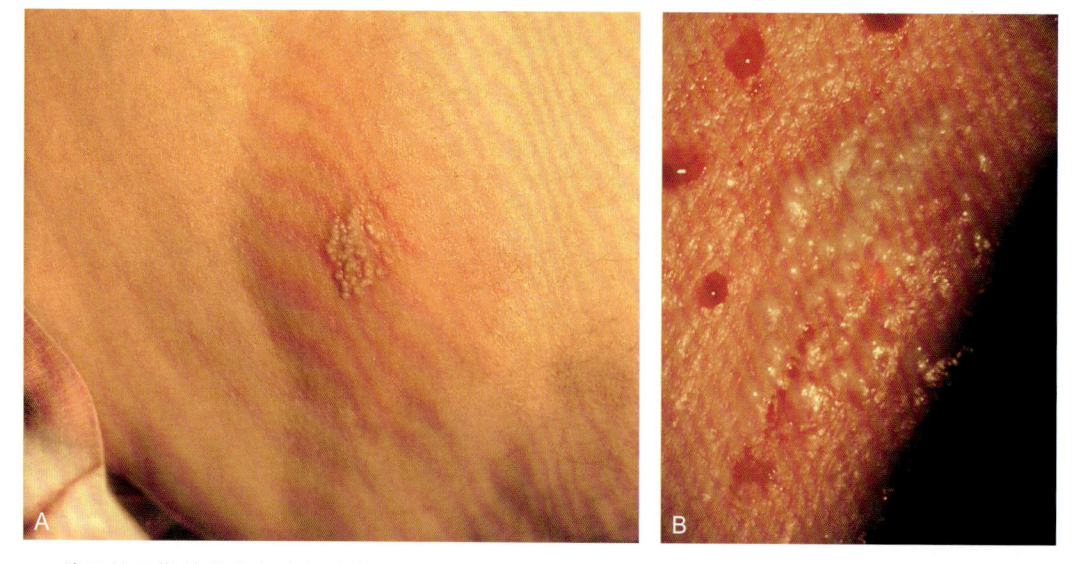

图 63-7　A. 外阴的早期单纯疱疹病毒感染表现为水疱形成。水疱周围可见广泛的炎症性红斑。B. 高倍阴道镜下可见病毒性水疱

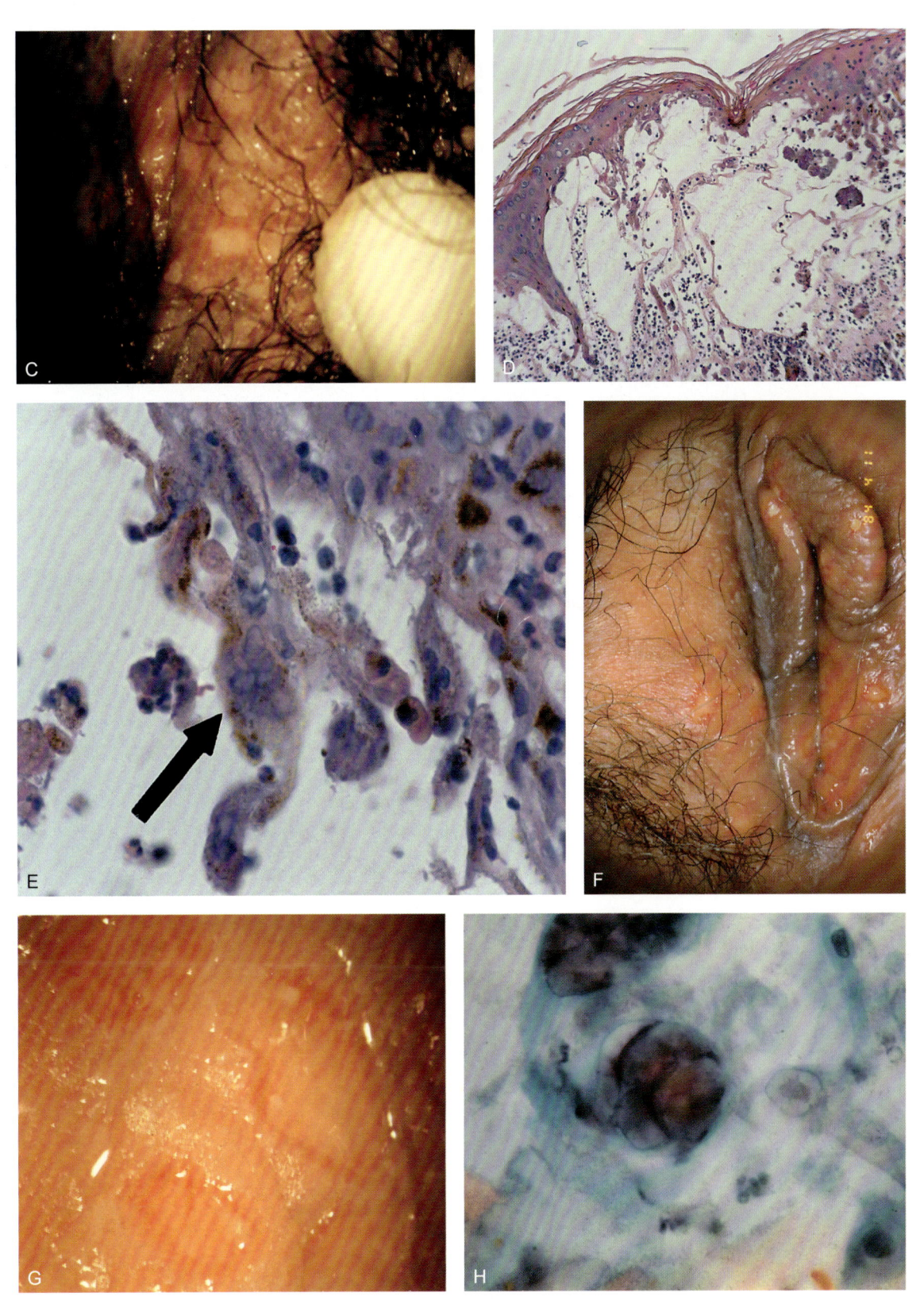

图63-7 续 C. 与单纯疱疹病毒感染相关的多发性、各阶段的外阴溃疡。D. 与单纯疱疹病毒感染相关的外阴皮肤细胞病理学改变，可见细胞破坏（右侧）和急性炎症反应（底部）。E. 放大图D可见多核细胞及其内的病毒包涵体（箭头所示）。F. 阴唇、前庭及会阴部的急性单纯疱疹病毒感染。典型的疱疹性溃疡，边界为红色，中央为黄色（纤维蛋白）。G. 在高倍阴道镜下可见图C中单纯疱疹性溃疡的边界锐利、色红。H. 从疱疹性溃疡中刷取的细胞，可见一形状怪异、增大的细胞内含有4个细胞核，核内可见病毒包涵体

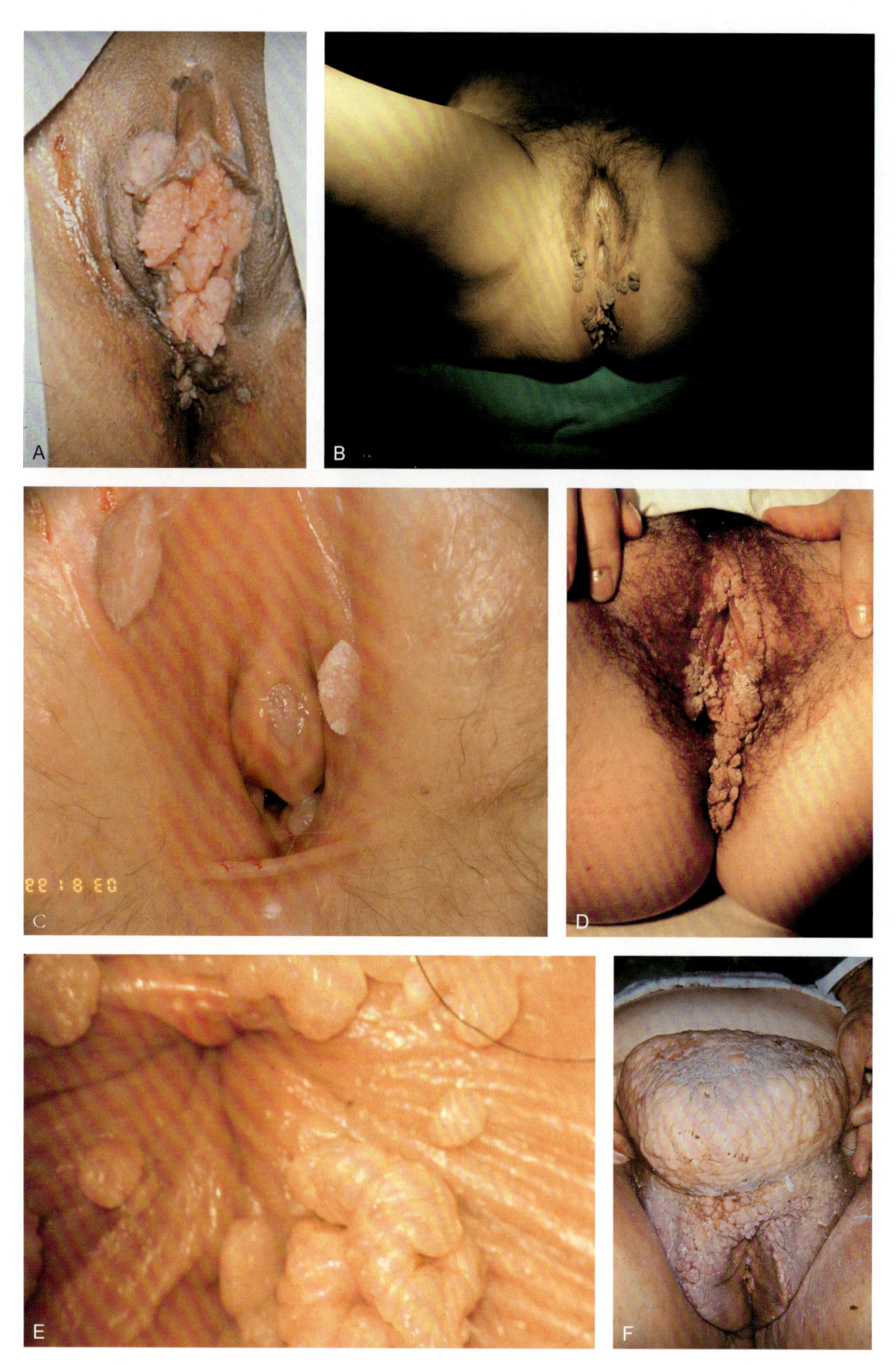

图 63-8 A. 双侧小阴唇之间的区域充满尖锐湿疣。外阴其他部位亦可见卫星病灶。B. 一位女性患有外阴和肛周湿疣 9 年。在她丈夫的压力下，她要求切除这些病灶。C. 湿疣可累及周围区域，如尿道、阴道、肛门。D. 由于妊娠期免疫抑制，可发生巨大的尖锐湿疣。此患者现妊娠 24 周，外阴已长满湿疣。E. 如发现肛周湿疣，即可确定在肛门内亦有湿疣出现。肛门窥器与阴道镜相结合可协助诊断直肠或肛门湿疣。F. 这种非典型的巨大疣状病变提示为疣状癌。该巨大肿块应锐性切除并多点活检

第 63 章 ■ 外阴疾病　783

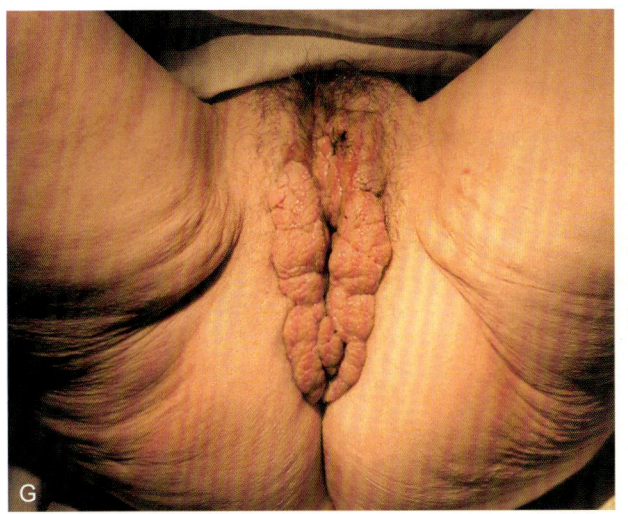

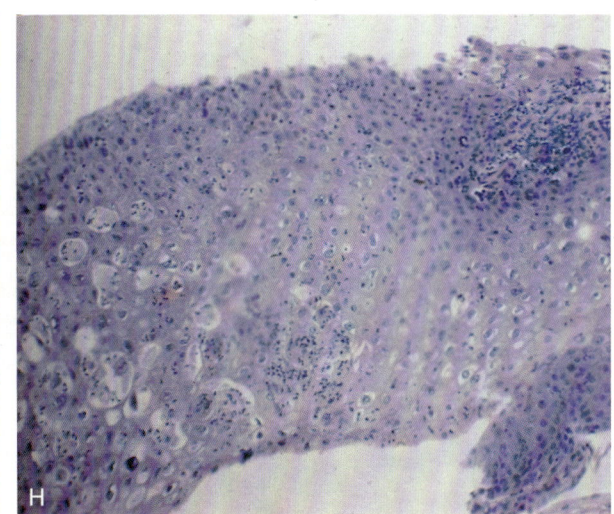

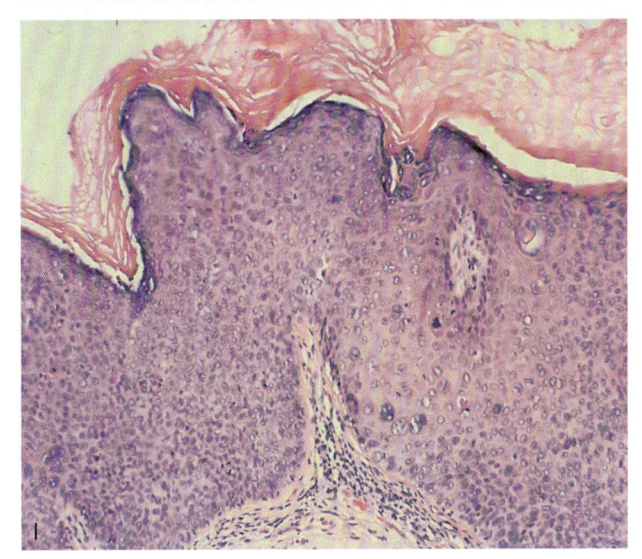

图 63-8 续　G. 大阴唇肉红色湿疣样病变为原位癌和不典型湿疣样改变，并有挖空细胞形成。H. 此玻片中上皮表现为棘皮征、角化不全及大量挖空细胞。上皮内可见急性炎症细胞浸润。I. 图片显示在湿疣样改变中出现原位癌。该标本取自图 G 中患者外阴的活检标本。可见典型的尖锐湿疣表现，包括乳头瘤样病变、棘皮征及过度角化或角化不全，同时有细胞不典型病变（左侧）

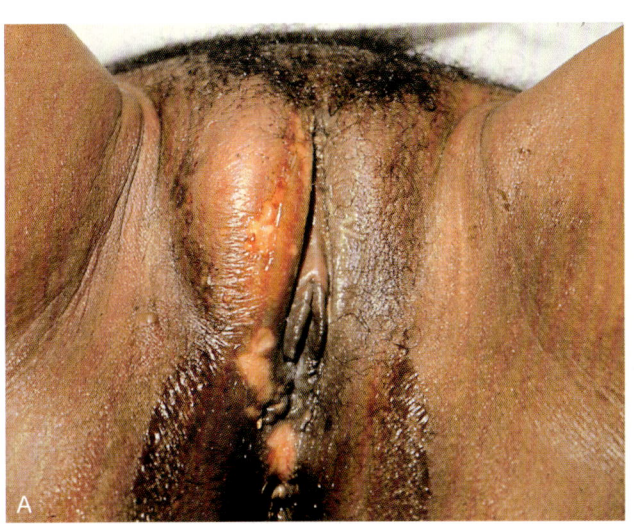

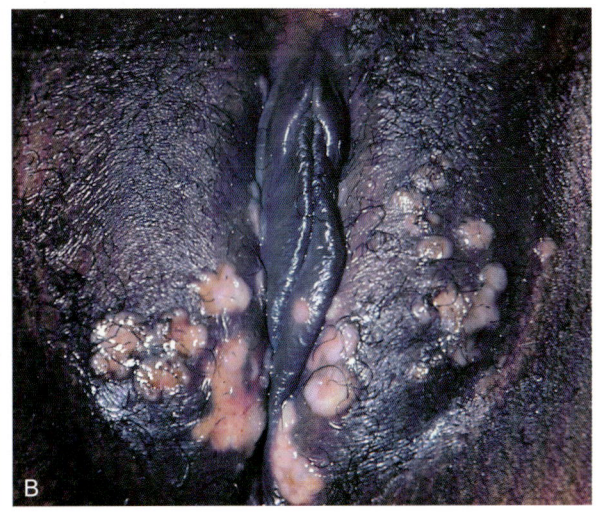

图 63-9　A. 该患者表现为不规则溃疡、外阴肿胀及单侧腹股沟淋巴结肿大。鉴别诊断应考虑原发性梅毒。对该硬下疳的暗视野显微镜检查证实有螺旋体存在。B. 这种扁平疣状的病变符合扁平湿疣或继发性梅毒。病变处充满了螺旋体。梅毒血清学检测结果呈阳性

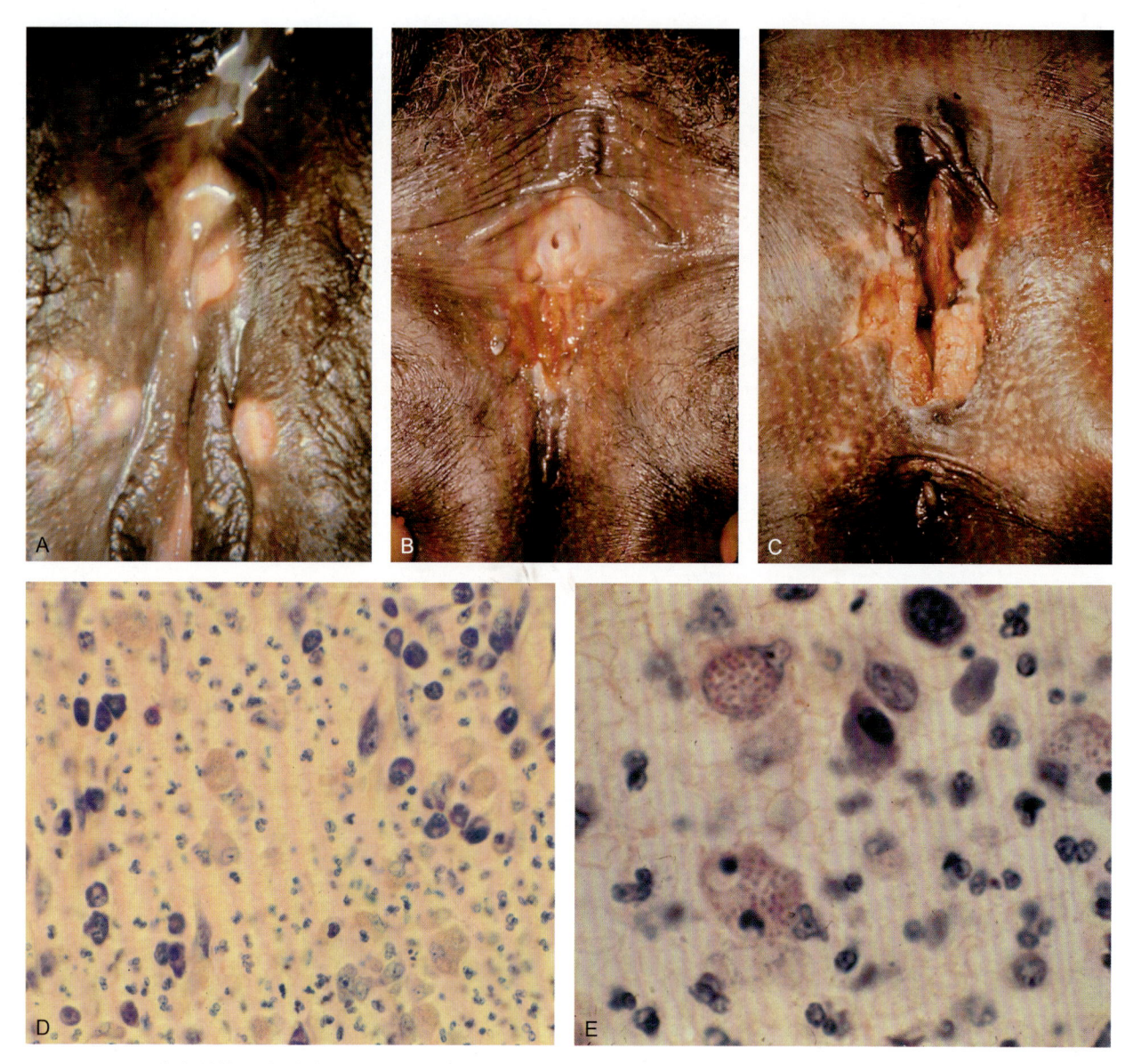

图 63-10　A. 多发的软下疳样溃疡须与单纯疱疹和梅毒引起的溃疡相鉴别。软下疳样溃疡引起的不适可能与腹股沟淋巴结肿大有关。通过从溃疡中培养出杜克嗜血杆菌进行诊断。B. 腹股沟肉芽肿可出现溃烂、菜花样病变。必要时需行多点活检以排除浸润癌。浸润性鳞状细胞癌可与腹股沟肉芽肿同时存在或继发于腹股沟肉芽肿。C. 慢性腹股沟肉芽肿。D. 在腹股沟肉芽肿中，Giemas 染色可于巨噬细胞内见到多诺万小体。E. 放大图 D 可见大的细胞内包含红染的多诺万小体（红点）

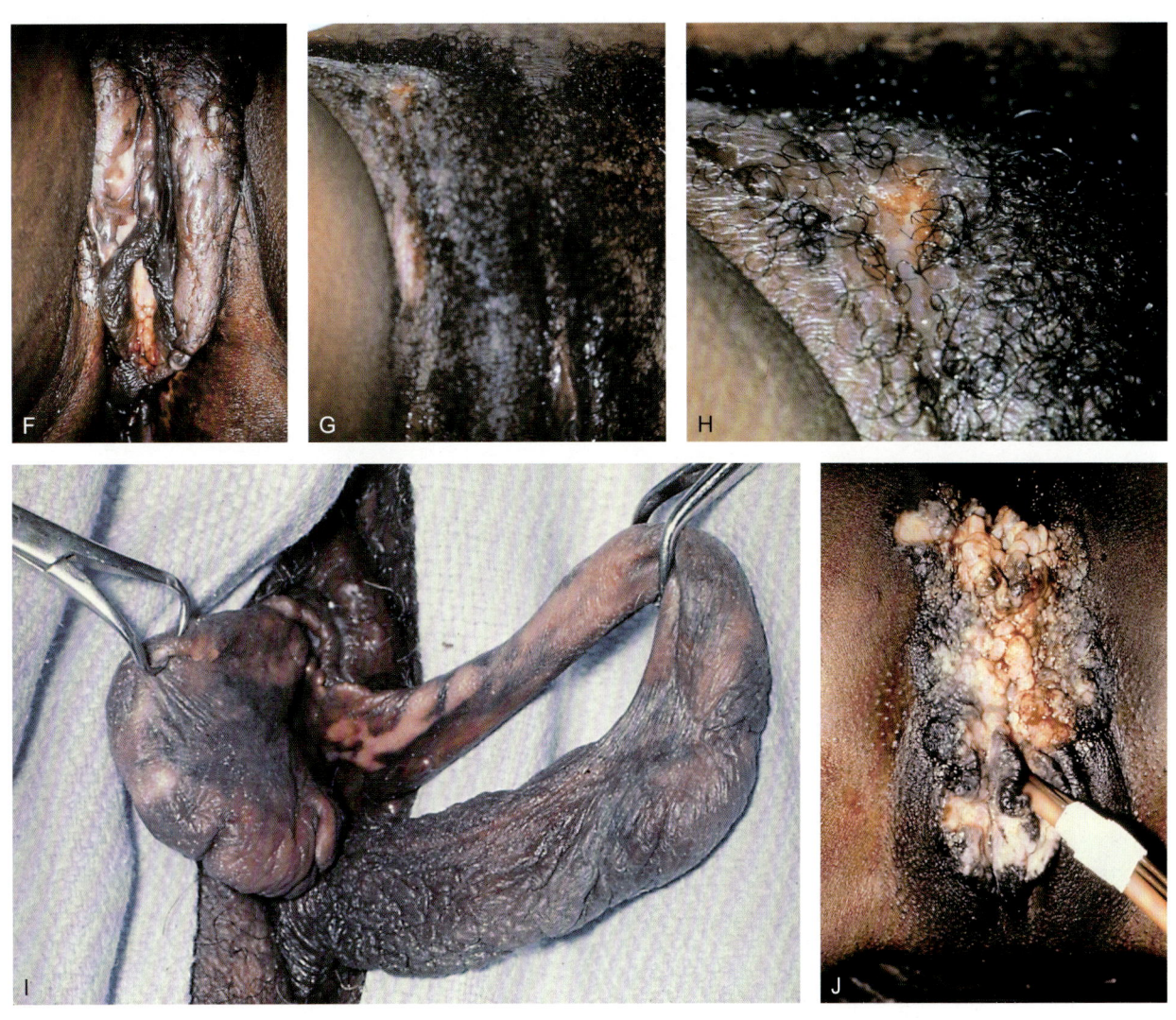

图 63-10 续 F. 性病淋巴肉芽肿或称腹股沟淋巴肉芽肿，导致外阴无痛性溃疡。在右侧大阴唇可见巨大溃疡，左侧大阴唇可见一稍小病变。G. 性病淋巴肉芽肿也可导致腹股沟淋巴结肿大，形成溃疡并排出脓液（淋巴结炎）。H. 放大图 G，显示性病淋巴肉芽肿相关性淋巴结炎。I. 慢性期的特点是外阴畸形，包括穿孔、象皮肿及系统性后遗症，如直肠狭窄。J. 浸润性鳞状细胞癌可与性病淋巴肉芽肿同时存在

三、非感染性炎症病变

非感染性炎症病变包括接触性皮炎、湿疹和外阴前庭炎（图63-11A～C）。外阴前庭炎表现为位于前庭大腺导管开口的正上方或周围的局灶性红斑，在处女膜环的后侧方（5点和7点方向）。阴道镜下可见血管异型，表现为大的点状血管（图63-11D和E）。患者首发症状为瘙痒，并进展为前庭部烧灼样不适感，主要表现为生硬、干燥、易激惹。起初，疼痛主要由性行为时摩擦处女膜环引起。由于穿着紧身牛仔裤或连裤袜、擦拭外阴，以及性交时牵拉前庭大腺是引起疼痛的主要原因。前庭部活检并不能帮助诊断，通常仅提示慢性炎症。

接触性皮炎与接触化学品、药品或化妆品有关，引起瘙痒、易激惹和红斑。去除有害物质后出现非特异性红斑（图63-11F和G）。

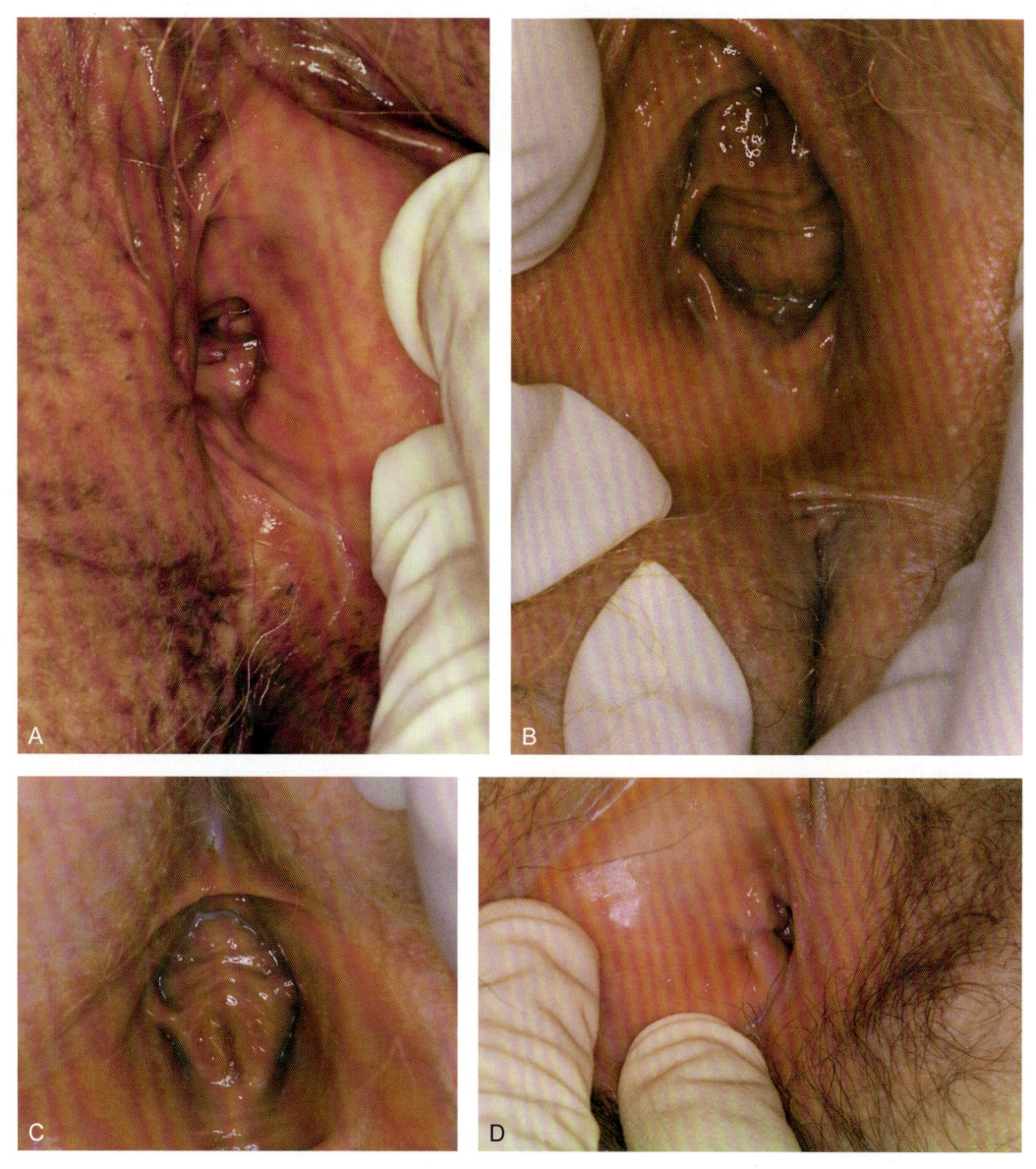

图63-11 A.该患者出现进行性加重的烧灼感，前庭发红、皮肤变薄。牵拉皮肤可出现皮肤裂缝。这种病变可由阴道除臭剂过敏或接触性前庭炎引起。B.外阴前庭炎综合征会引起红斑和烧灼样不适。前庭大腺开口附近的红斑最为严重。C.前庭部位的其他黏液腺可出现功能异常，累及尿道旁和Skene导管。此图可见非常明显的尿道旁红斑。D.右侧前庭大腺放大视图显示红斑。使用棉签轻触之即出现明显疼痛，疼痛评分10/10

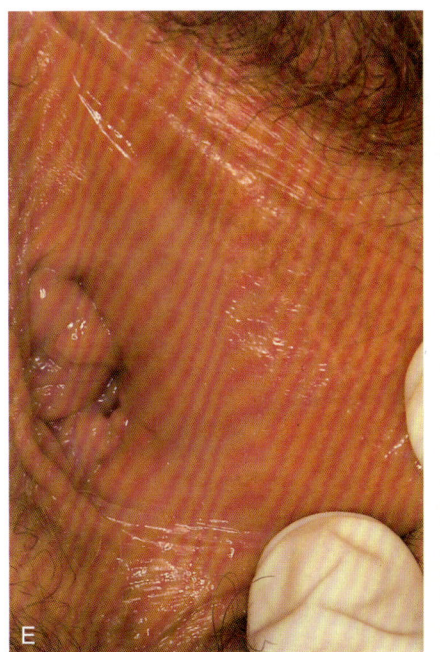

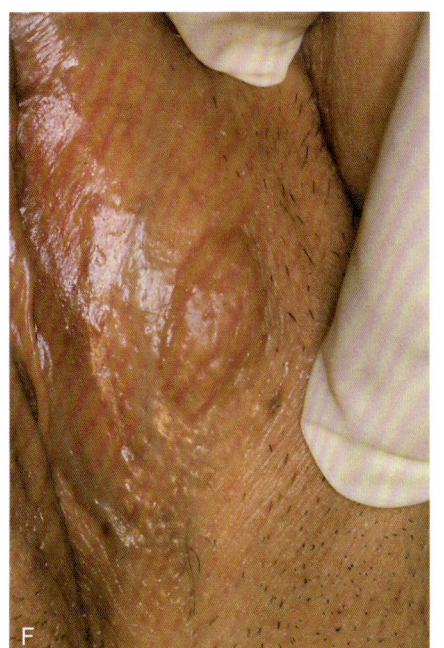

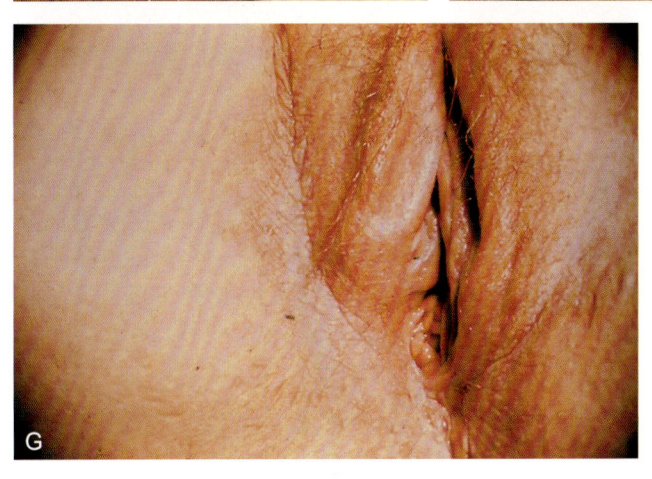

图 63-11 续 E. 前庭大腺导管区域的血管异型是外阴前庭炎综合征均有的表现。F. 切除活检时，可见该病变仅表现为慢性表皮下的炎症。此患者因阴道排液每日使用卫生巾，从而出现此病变。G. 红肿的外阴符合接触性外阴炎。此例患者是由于使用新品牌的卫生纸而患病

四、苔藓样硬化疾病

外阴最常见的苔藓样病变是硬化萎缩性苔藓，以前也称萎缩性硬化性苔藓。虽然其病因不明，但患者会出现剧烈瘙痒，通常夜间更为严重。此病引起基质炎症，表现为外阴不可避免地融合（图63-12A）。大阴唇可与小阴唇几乎完全粘连（图63-12B）。阴蒂系带通常完全破坏，阴蒂包皮粘连在阴蒂头上（图63-12C）。阴道镜下可见外阴异常苍白，特别是阴蒂周围和阴唇间沟处（图63-12D和E），亦可累及会阴部、后联合和肛周皮肤。受累皮肤增厚、弹性差（图63-12F）。当皮肤的牵拉较大时，受累皮肤会开裂，形成疼痛性的裂缝。该病自然病程会导致外阴严重萎缩及阴道口闭合（图63-12G）。皮肤瘢痕形成导致会阴部呈白色并起皱（图63-12H）。这种皮肤改变又称为卷烟纸样皮肤，可在阴道镜检查（×10）时观察到（图63-12B）。阴蒂瘢痕形成导致阴蒂包皮过长（图63-12C）。

显微镜下，硬化性苔藓的表现是确定性的。乳突真皮层完全胶原化或瘢痕形成。表皮层菲薄，仅含5~6层细胞。基底层破裂：基底细胞系被破坏和扭曲。部分区域可见过度角化，而在其他区域可见明显的角化不足（图63-12I）。

侵蚀性扁平苔藓可导致剧烈疼痛和功能障碍（图63-13A）。前庭和整个阴道的表皮层可被破坏，从而使下层的真皮连同其神经和血管裸露在外（图63-13B）。阴道镜检查可见一层菲薄的鳞状上皮化生，试图形成裸露的基质床（图63-13C）。基质处

于急性炎症期。网状结构被破坏，修复机制缺失。由于此病疼痛感极强，任何东西触碰阴道都会引发评分 10/10 的疼痛。此病因尚不清楚，但与硬化性苔藓相似，具有特征性的自身免疫功能失调。类似的斑点状病变可见于口腔，尤其是颊黏膜。

显微镜下可见溃疡或糜烂，以及炎症细胞急性间质浸润（图 63-13D 和 E）。网状组织染色可见网状组织形成缺陷。

慢性单纯性苔藓与硬化性苔藓相反。与萎缩不同，可见外阴皮肤出现慢性炎症和极度增厚的白色过度角化区（图 63-14A 和 B）。外阴皮肤增厚，但不是因为皮肤瘢痕形成。

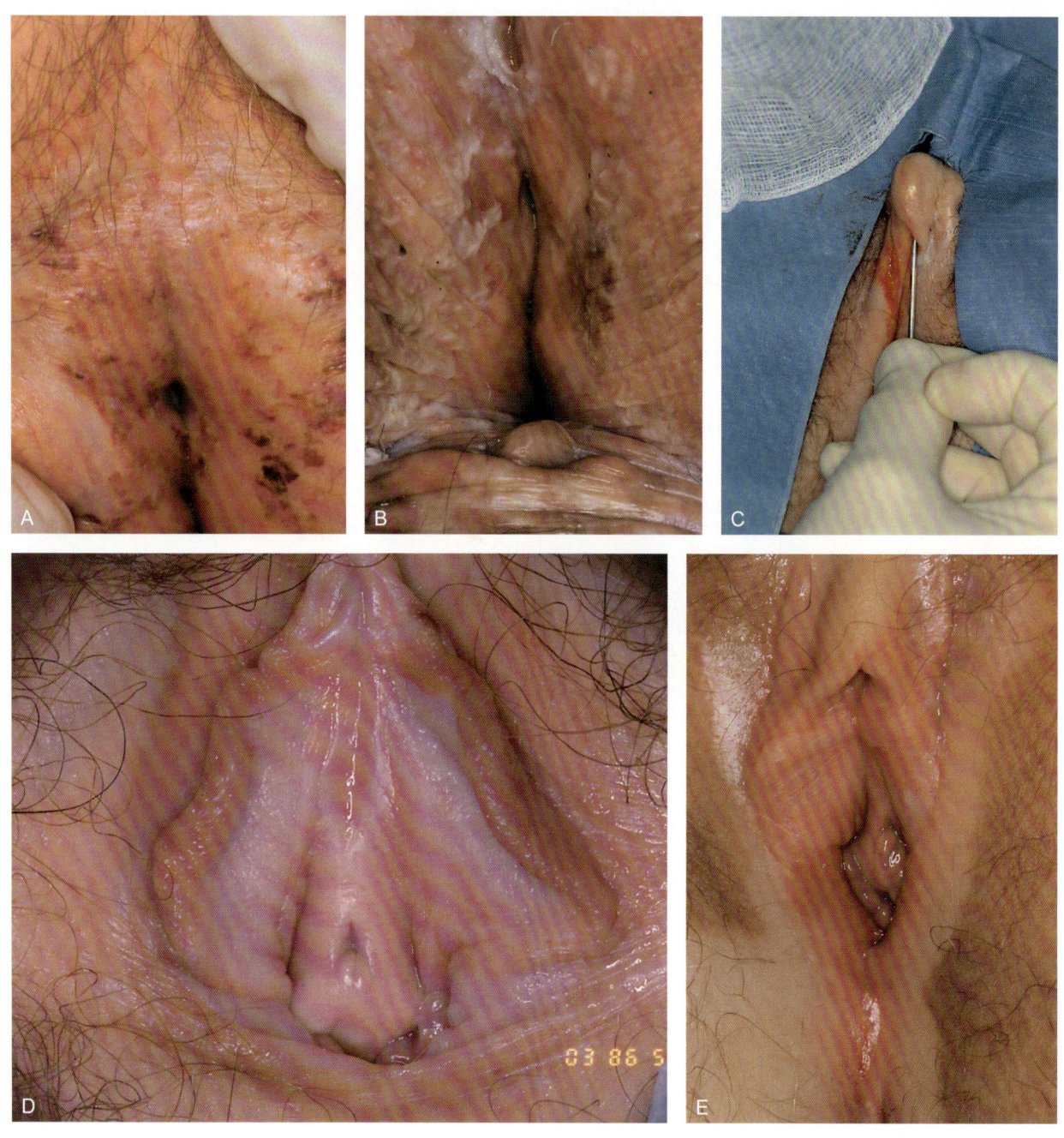

图 63-12　A. 长期未治疗的硬化性苔藓，导致外阴的广泛融合。前庭缩小为铅笔大小的开口。由于尿液聚积于阴道内，该患者有漏尿症状。B. 可见硬化性苔藓的部分特征表现：白斑（苔藓状硬化斑），菲薄、萎缩的皮肤，以及卷烟纸样皮肤改变（褶皱）。C. 阴蒂包皮内部和周围的炎症性瘢痕可能会封闭阴蒂。阴蒂包皮过长可出现肿胀，有时会导致包皮内感染。将细探针置于过长的阴蒂包皮下。D. 硬化性苔藓可发生于任何年龄组。此例患者 24 岁，出现外阴白斑，诊断为硬化性苔藓。E. 此例患者活检证实为硬化性苔藓和白癜风。后联合部位可见皮肤裂痕

第 63 章 ■ 外阴疾病 789

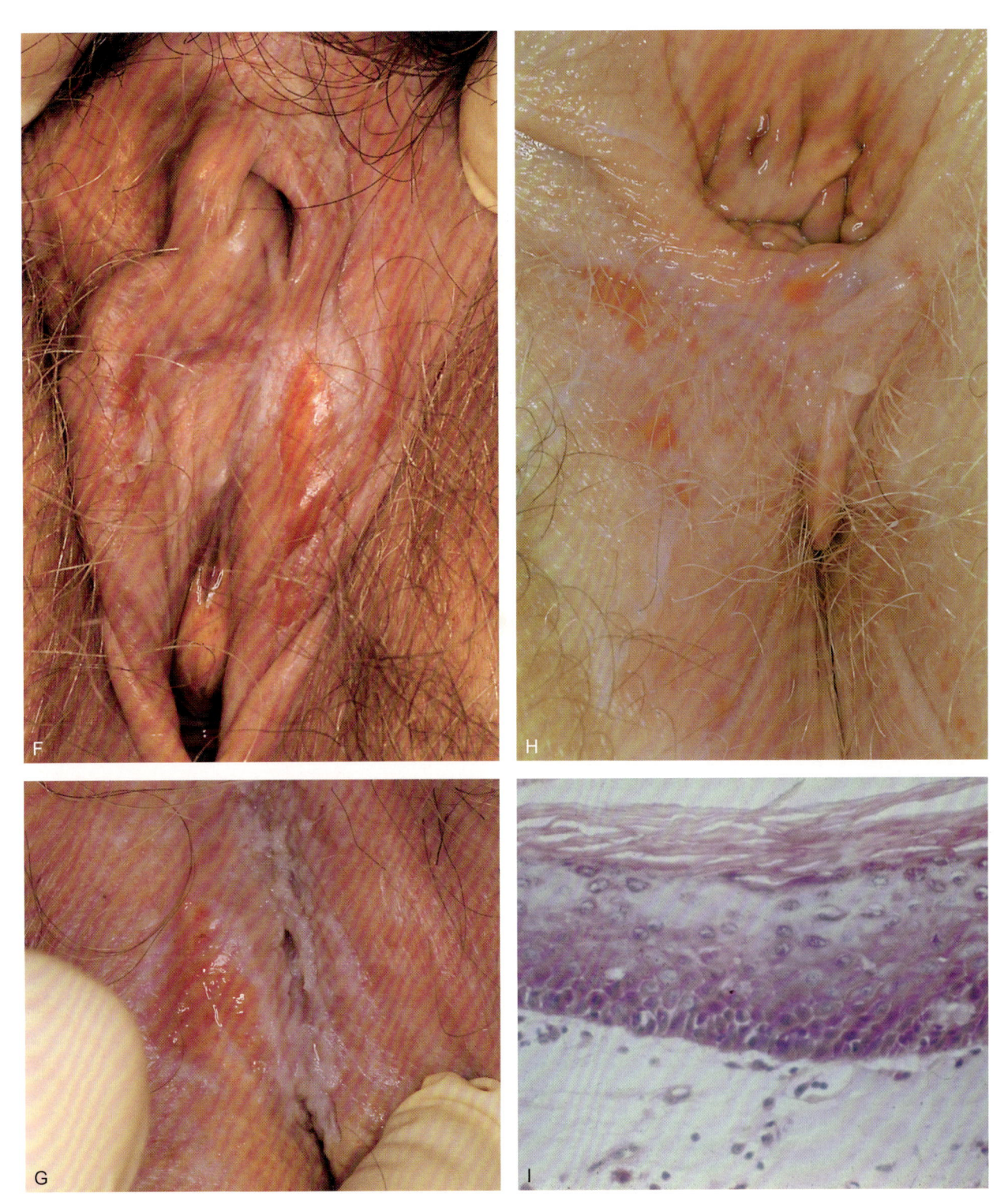

图 63-12 续 F. 该患者患有严重的硬化性苔藓，并有剧烈瘙痒症状。导致她搔抓外阴部，以夜间严重，搔抓导致溃疡形成及浅表的细菌感染。G. 放大 F 图可见溃疡形成、皮肤裂痕，以及炎症性瘢痕性组织的撕裂。皮肤裂开的主要原因是皮肤弹性不足。H. 硬化性苔藓可累及会阴部、肛周皮肤，以及前庭部、阴唇、阴蒂和阴蒂周围组织。I. 硬化性苔藓的诊断可通过直接活检确定。显微镜下诊断标准包括外阴表皮变薄和萎缩，裂痕，基底细胞层杂乱，下方真皮层胶原化，以及过度角化

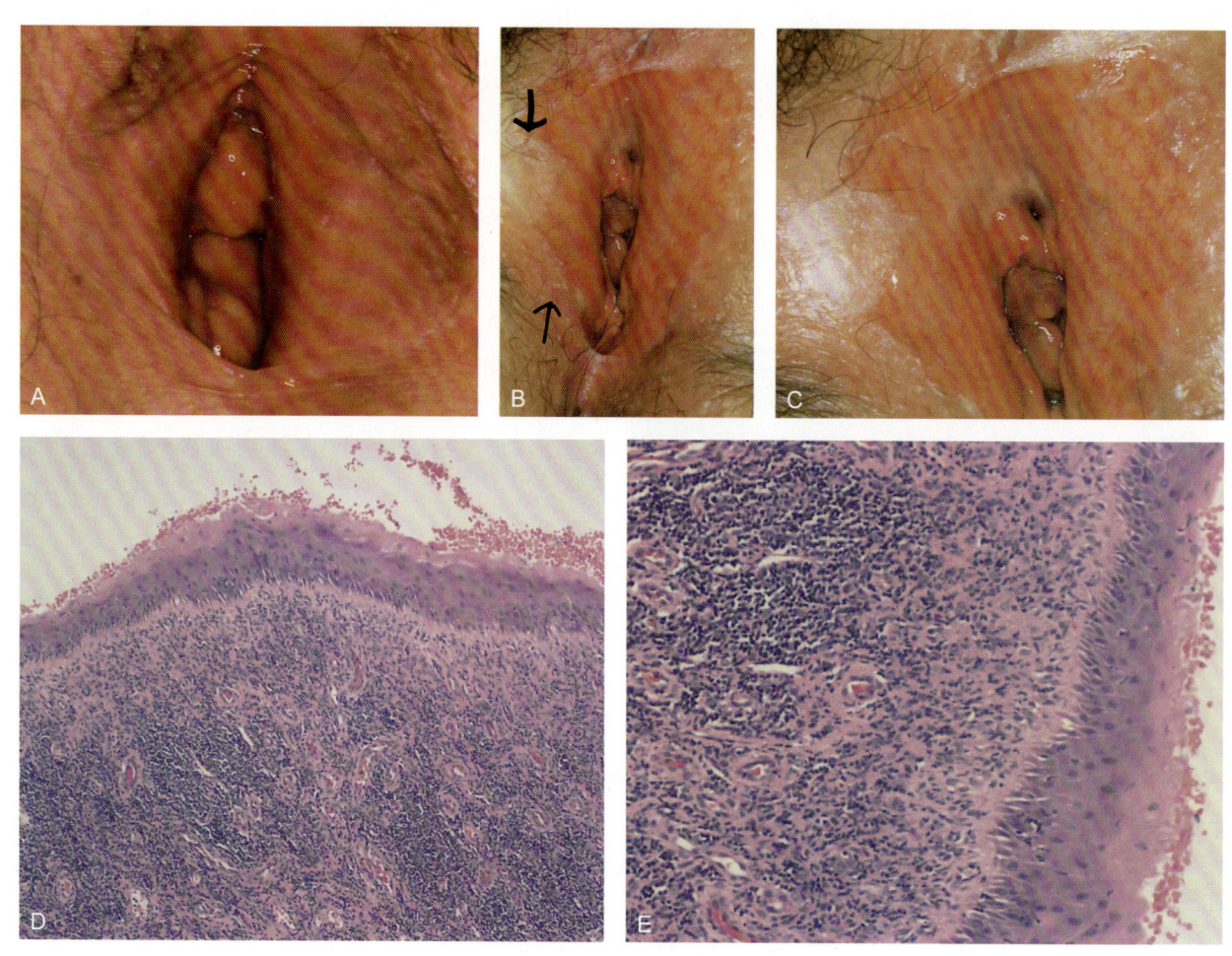

图 63-13 A. 外阴部可见前庭弥漫性发红。阴道下段也有类似表现，患者主诉疼痛。鉴别诊断时首先应考虑扁平苔藓。B. 此例患者为糜烂性扁平苔藓，表面的上皮菲薄或缺失。在患者右侧（箭头所示），可见形成一层菲薄的化生上皮。C. 放大 B 图所示的外阴部，可见糜烂区和薄层鳞状上皮化生区之间有鲜明的对比。D. 扁平苔藓的显微镜切片可见上皮层菲薄和严重的炎症反应。E. 糜烂性扁平苔藓导致上皮层缺失或显著变薄。下方的乳头状真皮层及网状真皮层可见严重的单核细胞炎症反应。真皮层内的网状结构被破坏

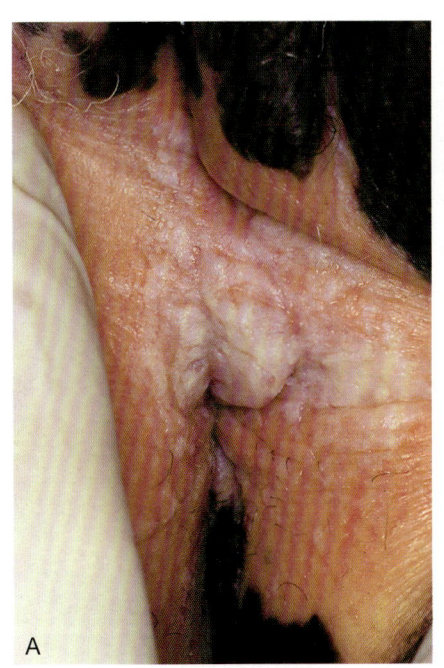

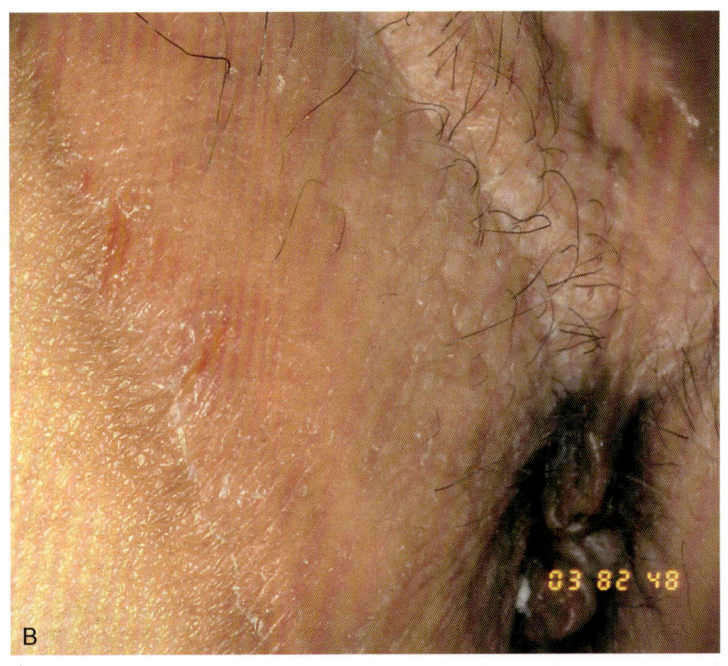

图 63-14　A. 广泛的过度角化病灶引起的瘙痒，是慢性单纯性苔藓的特征性表现。肛周及会阴部皮肤亦可见白癜风病变。B. 图中可见会阴周围皮肤改变表现为裂痕。鉴别诊断包括硬化性苔藓和单纯性苔藓。此例活检结果提示为单纯性苔藓

慢性单纯性苔藓的特征性表现为剧烈瘙痒。搔抓导致继发性细菌感染。显微镜下，可见增厚的角质层和一定程度的棘皮征。增厚的过度角化区域的皮肤中散布着外观正常的皮肤。

五、增生性外阴炎

可为典型性增生或不典型性增生。典型性增生与慢性单纯性苔藓有许多相同的特征，而不典型性增生与外阴上皮内瘤变（vulvar intraepithelial neoplasia, VIN）类似（图 63-15A 和 B）。两者主要的区别在于钉突内的细胞排列和分化程度（图 63-15C~E）。

六、囊性病变

外阴部位最常见的囊肿是包涵囊肿，或称皮脂腺囊肿，它是由一个或多个皮脂腺导管阻塞导致。这些囊肿通常会在大阴唇和小阴唇形成疼痛的结节。感染可导致小脓肿形成（图 63-16A）。

在前庭部位，最常见的囊肿是前庭大腺囊肿。阻塞的导管感染后形成前庭大腺脓肿（图 63-16B 和 C）。

Fox-Fordyce 病导致阴阜及大阴唇部位出现小的囊肿，并伴有剧烈瘙痒。瘙痒可引发继发性溃疡。该病是由于大汗腺导管阻塞引起（图 63-16D）。

淋巴管瘤是一种不常见的囊性病变，主要累及大阴唇并导致微囊肿聚集（图 63-16E~G）。显微镜下见皮下淋巴管扩张可确诊。

七、大疱 - 溃疡性病变，结核病变

白塞病是一种以痛性水疱起病的复发性疾病，易被误诊为疱疹（图 63-17A）。此病出现的水疱通常较疱疹的水疱明显偏大。很快就会发生坏死并导致疼痛性溃疡（图 63-17B~D）。类似地，在患者口腔中，尤其颊黏膜上，可见稍小的口疮性溃疡（图 63-17E）。

虽然外阴部位的结核病在美国十分少见，但在发展中国家，结核仍是一个威胁公众健康的问题。此病的特征性表现为大块的溃疡和干酪样坏死（图 63-18A）。在美国较常见的是结节病，它会导致斑块和浅表溃疡（图 63-18B）。组织病理学检查可见肉芽肿形成，并可见朗格汉斯细胞（图 63-18C）。

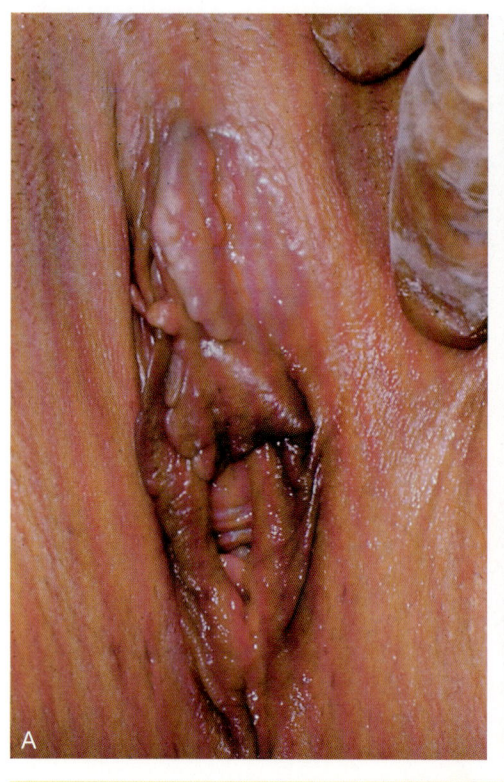

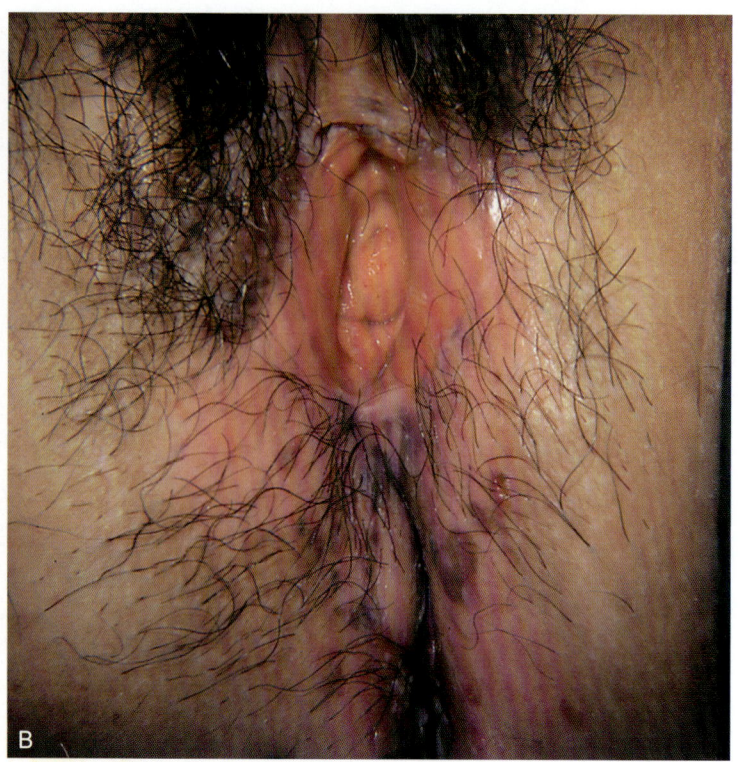

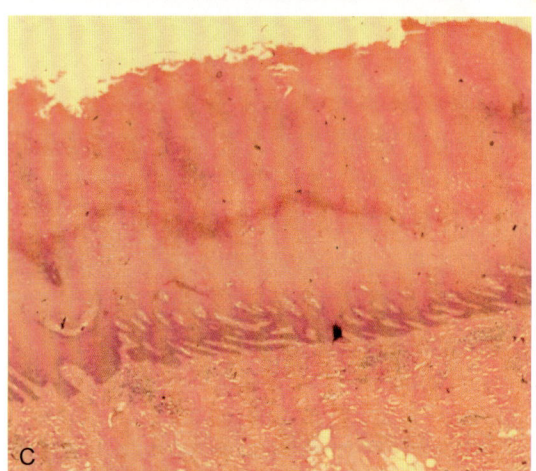

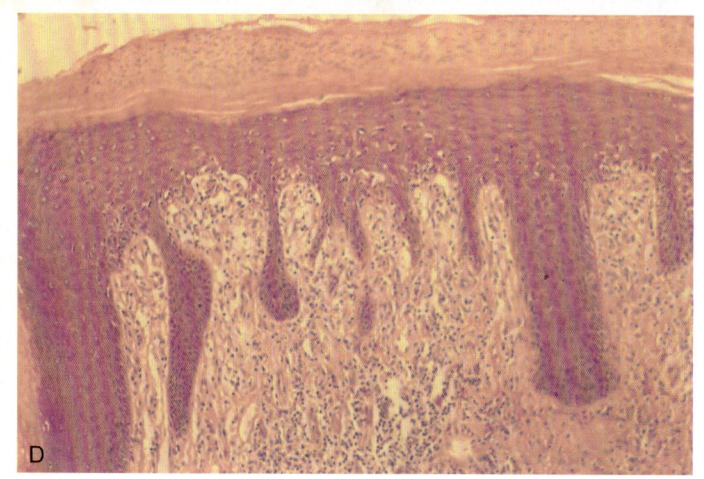

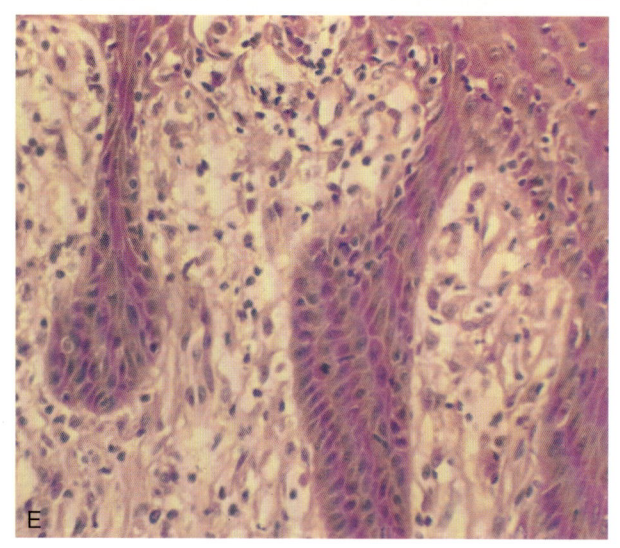

792　第三篇　第十二部分　外阴及会阴部手术

图 63-15　A. 在阴蒂包皮、阴蒂系带和邻近的左侧小阴唇上部可见皮肤异常增厚、变白或过度角化。B. 可见小阴唇下部、会阴、肛周皮肤变白。会阴和肛周皮肤见散在的黑色素改变，提示外阴上皮内瘤变。此例活检仅显示典型的增生性外阴炎。C. 图 B 患者的活检标本显微镜切片显示角化过度。下方的表皮层显示棘细胞层增生，但无异型性。钉突未见异常细胞。诊断为增生性外阴炎。D. 外阴鳞状上皮增生的显微镜下切片显示与慢性单纯性苔藓表现相同。包括过度角化、棘皮征及慢性轻度皮内炎症。E. 高倍显微镜（×100）可见表皮钉突的下层细胞中有少量异型细胞

第 63 章 ■ 外阴疾病　793

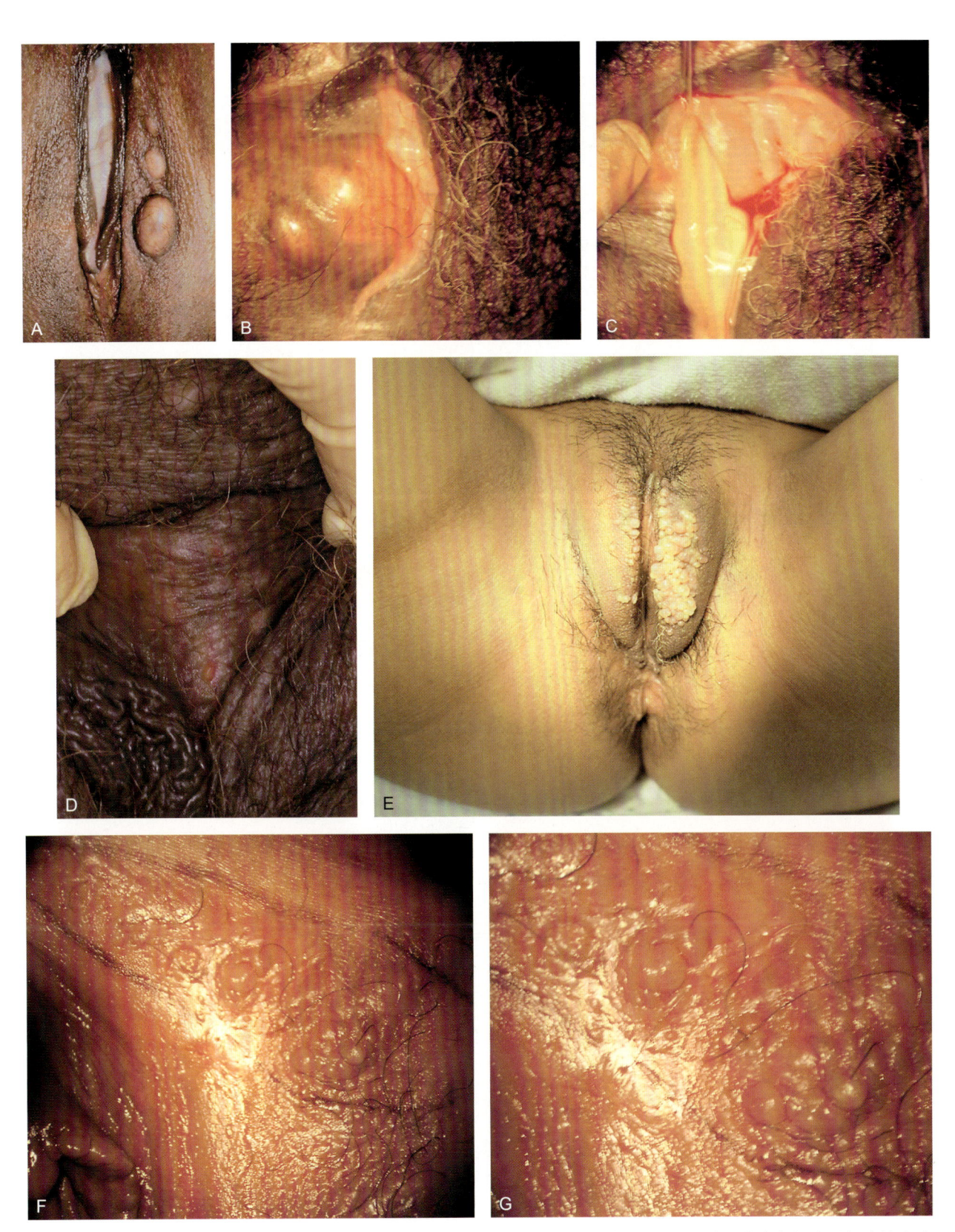

图 63-16　A. 在左侧大阴唇的 3 个囊肿是典型的上皮包涵囊肿（或称皮脂腺囊肿）。通过切除病变行病理切片检查确诊。B. 右侧前庭下部的巨大囊性病变引起阴唇肿胀。此病变是由前庭大腺导管阻塞所致。C. 切开图 B 所示囊肿，可见前庭大腺脓肿。D. 过度角化可阻塞汗腺导管。Fox-Fordyce 病可导致阴阜及阴唇部位的剧烈瘙痒。图中的小型溃疡是由搔抓导致的。E. 在大阴唇上可见许多小水疱。在此例患者，淋巴管瘤被误诊为尖锐湿疣（比较图 63-16E~G 和图 63-8E）。F. 大阴唇上可见水疱。G. 放大图 F，可见由皮下淋巴管扩张引起的圆形水疱

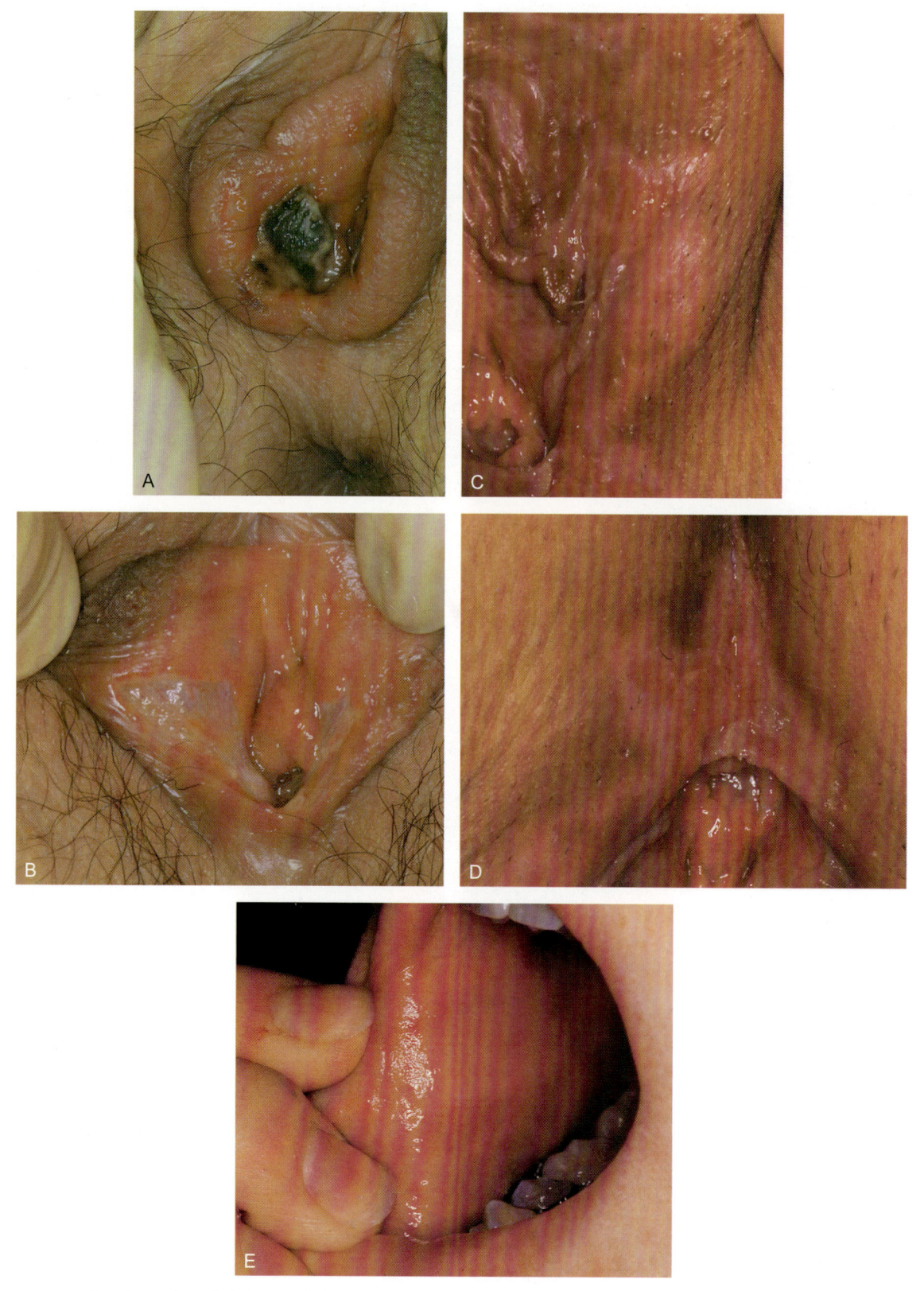

图63-17　A. 在一名14岁女孩的小阴唇内侧可见大型水疱。病变最初诊断为非典型疱疹。水疱破裂后形成坏死性肿块，后更正诊断为白塞病。B. 图A病变治疗5天后表现，给予口服泼尼松，局部海盐坐浴、磺胺嘧啶银软膏外涂。溃疡表面皮肤缺损与正常皮肤之间可见明显的分界。坏死组织消失，创面明显愈合。C. 在尿道与阴蒂之间可见一个大溃疡。病变亦累及阴蒂系带，诊断为白塞病。D. 放大图C，72小时后创面愈合。E. 白塞病患者的口腔颊黏膜可见溃疡。白塞病患者应行口腔及眼科检查

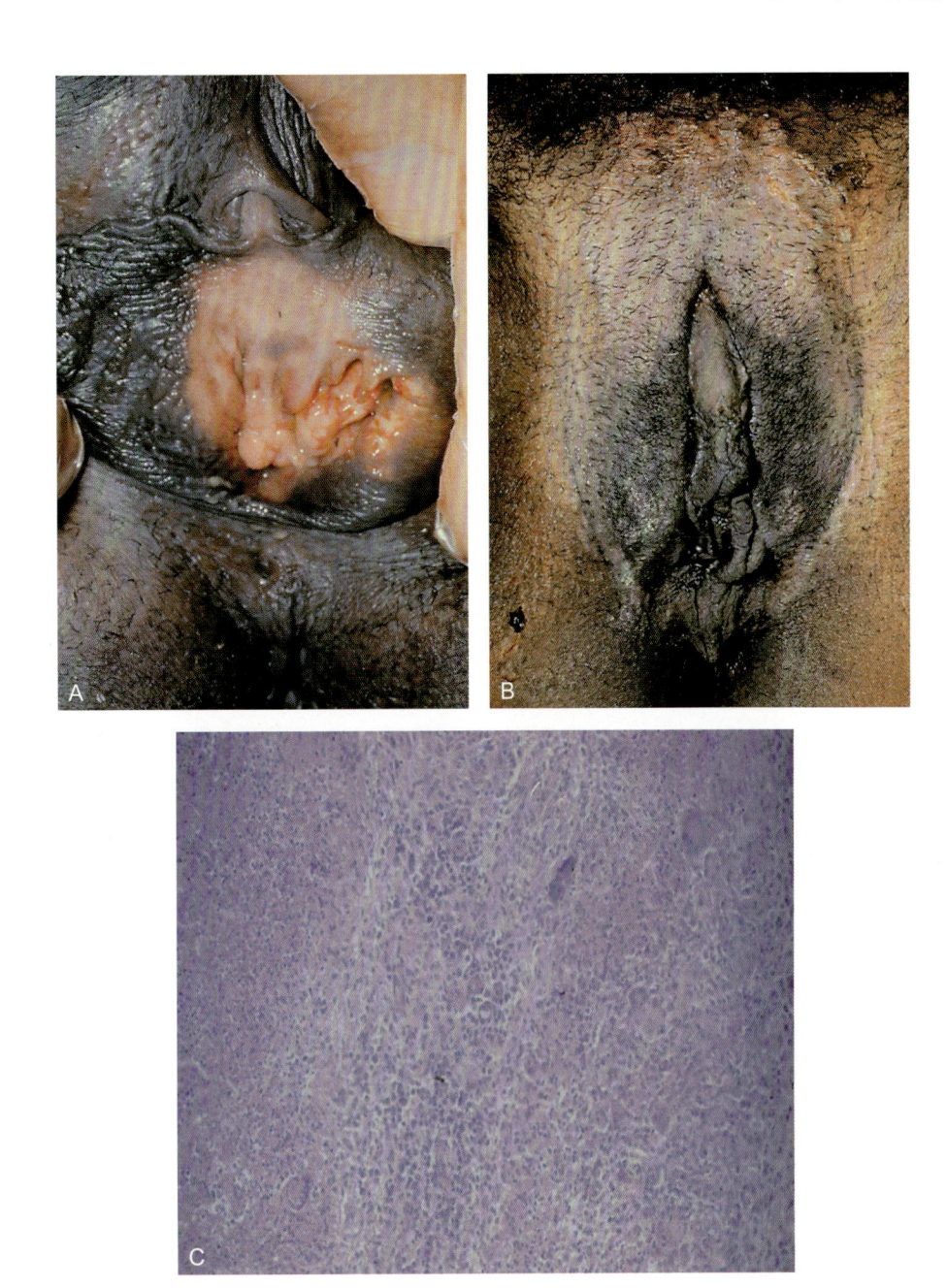

图 63-18　A. 引流瘘管分泌物培养和溃疡性病变的活检结果提示外阴结核；B. 该病变活检见肉芽肿病，很有可能为肉状瘤病，培养结果分枝杆菌呈阴性；C. 图 A 中病变的活检结果，见干酪样坏死和朗格汉斯细胞。显微镜下诊断为肉芽肿性外阴炎和外阴结核

八、上皮内瘤变和浸润癌

（一）大体所见

与子宫颈和阴道上皮内瘤变相同，外阴上皮内瘤变（VIN）分为轻度、中度和重度，对应 VIN 等级 1~3 级。VIN3 级、原位癌、Bowen 病是同一疾病的不同称呼。最常见的外阴上皮内瘤变是 VIN3 级或原位癌。外阴上皮内瘤变容易被误诊为各种良性病变，最常被误认为尖锐湿疣（图 63-19A）。阴道镜检查可能会显示上皮内瘤变的特征性表现（图 63-19B 和 C）。

VIN 可不伴有任何症状，亦可能与慢性瘙痒有关。由于外阴瘙痒常被误认为是真菌感染，因此大多数伴有瘙痒症状的患者未经检查或培养的情况下即接受治疗，结果导致病情延误。

VIN 通常表现为扁平的疣状病变（图 63-

19D）。黑色素沉积提示瘤样病变形成（图 63-19E 和 F）。阴道镜检查见凸起的鹅卵石样表现，这也是疣类病变的特征表现（图 63-19G）。异常血管征不常见。涂抹 3% 醋酸溶液病变部位呈白色改变。和阴道内病变相同，VIN 为多灶性病变，在凸起的肿瘤性病变之间可见正常皮肤（图 63-19H 和 I）。当角化不全（而不是角化过度）时，可出现平整的红色病变（图 63-19J）。与正常皮肤相比，病灶色素沉积程度不同时提示肿瘤形成，医师应详细记录病灶位置、形状、颜色、大小及病灶的重心（图 63-19K）。

外阴 Paget 病是原位癌的一种表现。它并不是鳞状上皮病变，而是大汗腺的异型增生。Paget 病会导致特征性的红色病变（图 63-19L 和 M）。受累的外阴皮肤表现为粗糙、不规则、生硬（图 63-19N 和 O）。

（二）显微镜下所见

外阴上皮内瘤变时，上皮细胞成熟过程改变。棘细胞层的细胞层数增加，形成深而大的钉突（图 63-19P）。有丝分裂活性增加，尤其是在钉突部位。核物质增多，由于核染色质的量及倍数增多，导致核物质染色加深（图 63-19Q 和 R）。上皮深部的细胞的角质化是恶性角化病的常见形式（图 63-19S）。VIN3 级可见圆形小体。这类细胞的特点是透明的细胞质中含有圆形、黑色的细胞核（图 63-19T）。这些细胞的外观类似一个个小型靶标。相比正常的、异型增生的上皮，该病变的上皮明显增厚。在基底细胞层可见色素沉积的深色线条（图 63-19U）。上方的上皮层或是增厚的角质层，或是角化不全（图 63-19V）。

Paget 病的特征是可见大的透明细胞浸润各个上皮内的细胞层（图 63-19W 和 X）。表皮最上层可见角化不全。黏蛋白卡红染色有助于识别 Paget 细胞。Paget 病随时间可进展为具有侵袭性（图 63-19Y）。

真皮层，尤其是皮肤附属器，必须仔细检查，因 38% 的病例可见异型上皮浸润（图 63-19Y）。

对于 50 岁以上的女性，皮肤附属器受累的比例接近 50%（图 63-19Z）。因皮肤附属器可延伸至网状真皮层甚至皮下脂肪层，因此在制订治疗方案时必须考虑到这些部位异型细胞的浸润。受损上皮的修复再生是从未受损的皮肤附属器开始的。受累的皮肤附属器可导致持续性病变。故这些皮肤附属器在 VIN 的角色与子宫颈腺体在 CIN 的角色相同。

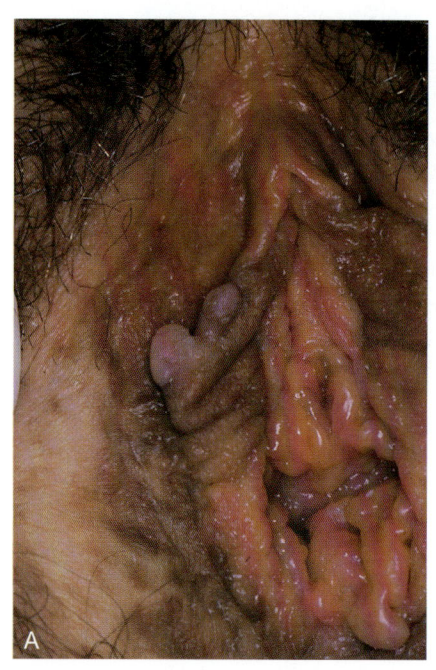

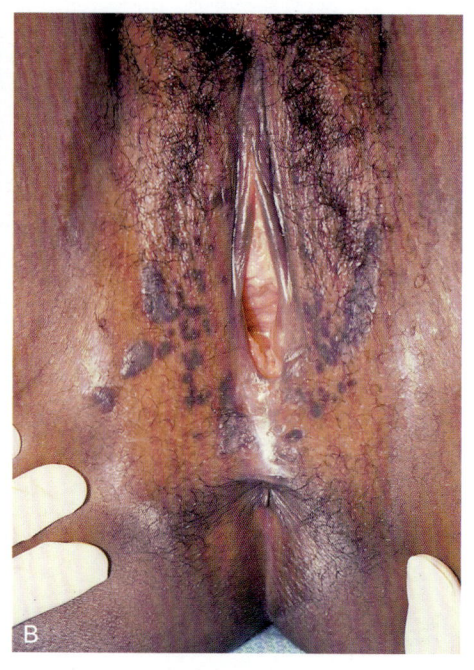

图 63-19　A. 在阴裂中可见色素改变。右侧小阴唇有 2 个疣状病变。小阴唇活检结果提示原位癌，而阴裂部位活检未发现肿瘤性病变。B. 深色、扁平的疣状病变从大阴唇下部延伸至前庭。多点外阴活检标本提示原位癌

第 63 章 ■ 外阴疾病 797

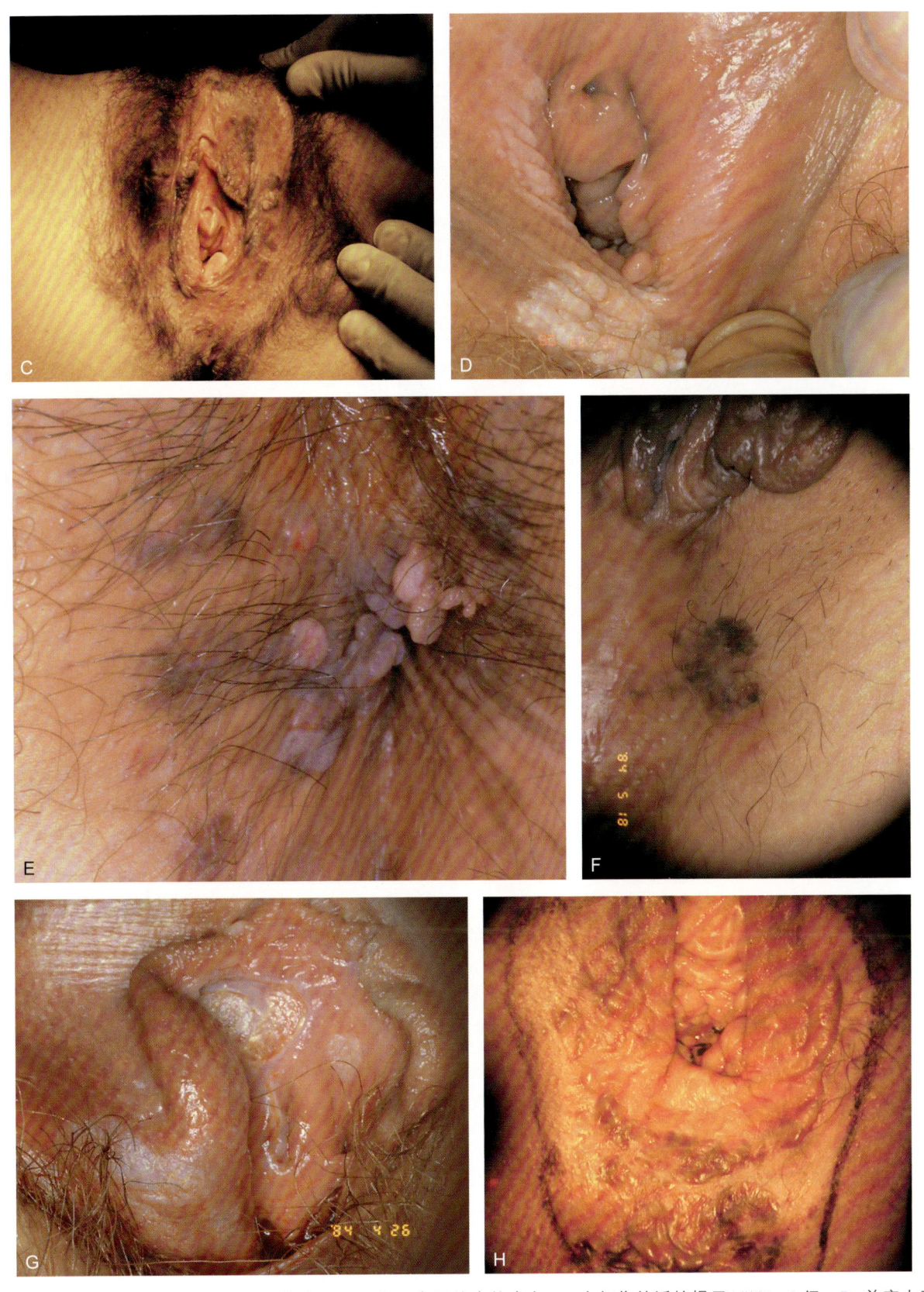

图 63-19 续 C. 右侧和左侧阴唇部位均可见深色、扁平的疣状病变。6 个部位的活检提示 VIN2~3 级。D. 前庭内和阴唇系带后方明显过度角化的白色区域，部位活检提示原位癌。E. 肛周皮肤深色疣状病变，活检结果提示为原位癌。F. 深色的会阴部位病变为原位癌。G. 右侧小阴唇和前庭部位扁平的白色疣状病变为原位癌。H. 在一名患有严重瘙痒的绝经后患者，其阴唇下部、会阴和肛周皮肤可见凸起的深色的多中心病变。活检结果提示 VIN2~3 级

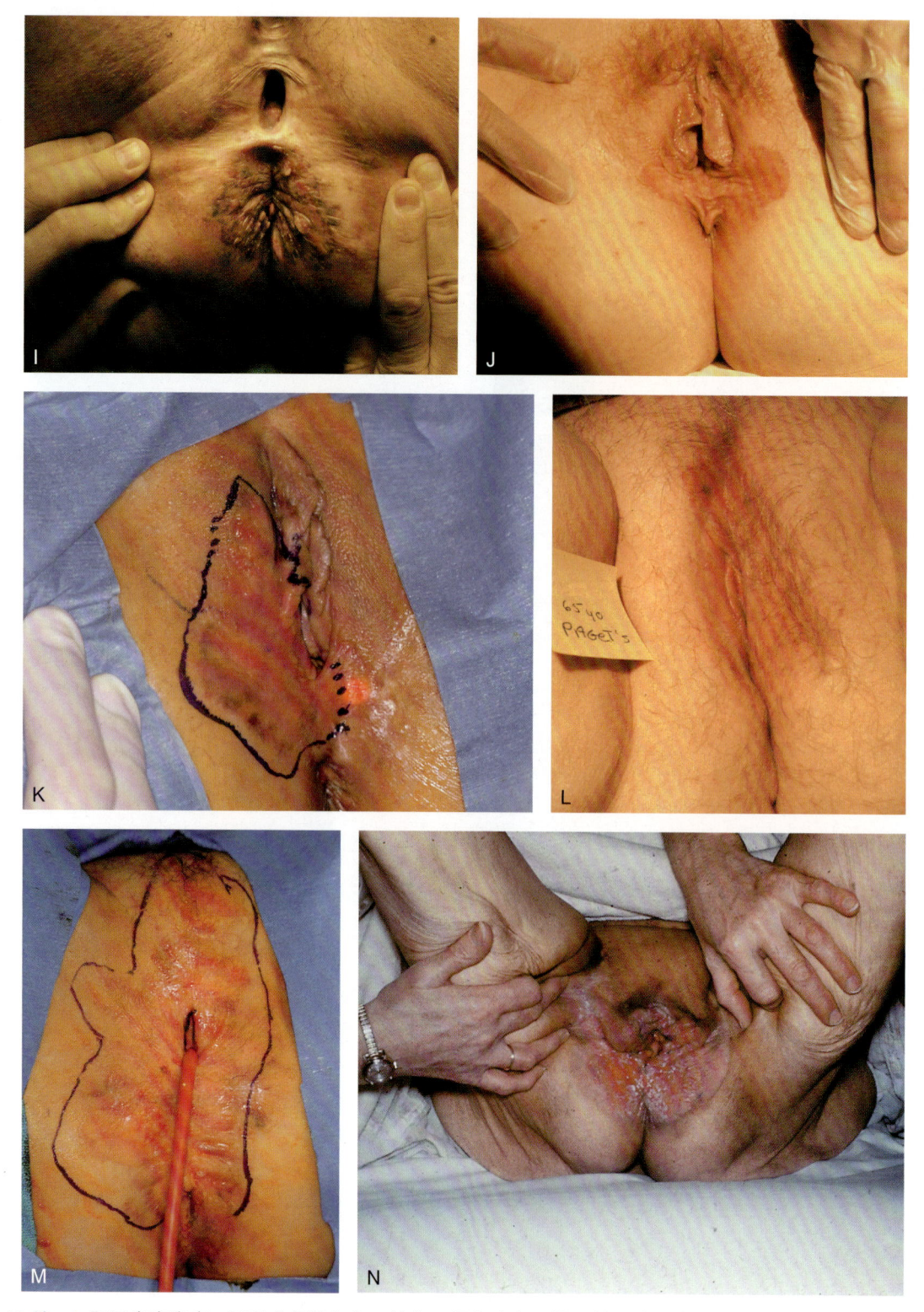

图 63-19 续 I. 肛周瘙痒患者，可见凸起的红色、棕色、黑色病变，提示其为瘤样病变。肛周病灶多点活检提示原位癌。该患者诊断 VIN3 级，接受了外阴切除术。J. 一位伴有瘙痒和外阴不适的患者出现累及会阴、阴唇系带后方和肛周皮肤的红色病变。这些病变提示为角化不全或 Paget 病。活检提示为原位鳞状细胞癌，皮肤上层可见角化不全。K. 如记号笔所示，病变累及右侧大阴唇下部、会阴，并沿中线延伸至左侧会阴部。该病变的特点是外周深棕色色素沉着和鲜红色的角化不全的皮肤改变。活检提示原位癌。L. 持续存在于大阴唇上部、小阴唇及阴蒂周围组织的红色病变，活检提示外阴 Paget 病。M. 复发性外阴 Paget 病。该患者接受了外阴切除术和皮肤移植术。N. 严重的 Paget 病，由阴唇下部、会阴部延伸至双侧臀部

第 63 章 ■ 外阴疾病　799

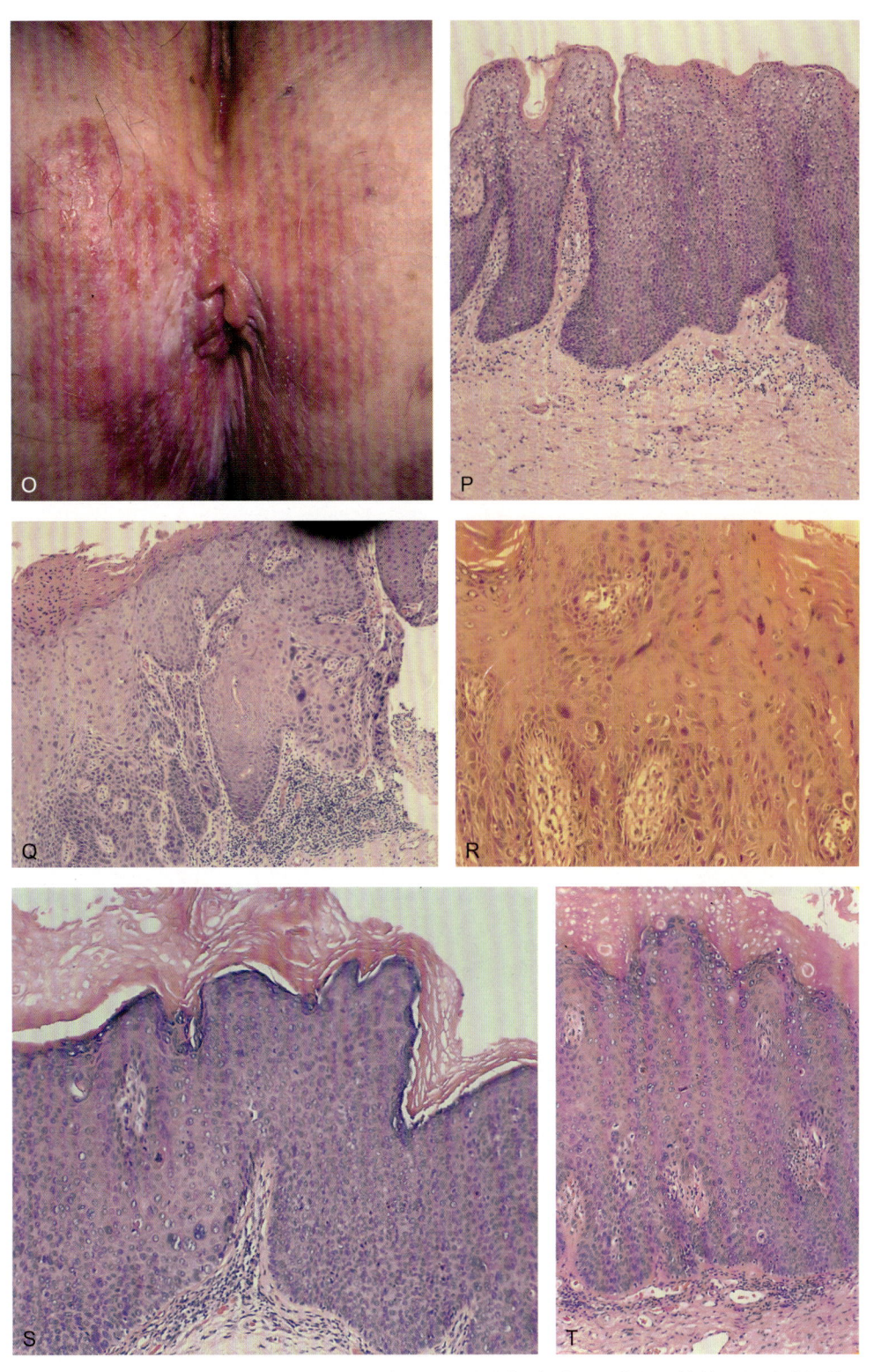

图 63-19 续　O. 严重的肛周 Paget 病可能累及肛门黏膜，因此在切除时必须获得足够的肛门黏膜切缘。P. 低倍显微镜视野下（×2）的 VIN3 级。上皮全层可见细胞组织紊乱，成熟细胞缺失。细胞数量增多，包含许多深染细胞和外形怪异的角化不全细胞。Q. 显微镜下（×4）的 VIN3 级，可见增大的多形细胞。细胞核同样增大并富含核染质。角化不全提示非典型成熟。R. 图 Q 患者另一部位活检切片，显微镜下见类似的细胞改变，提示 VIN3 级。S. 显微镜下（×4）可见图示瘤样病变本质为湿疣。组织学检查提示成熟的原位癌或 Bowen 病。在上皮层可见几个单独的角质细胞，角质层增厚或角化过度。T. 显微镜下（×4）另一个湿疣样病变，提示明确的原位癌。小细胞透明的细胞质内含深色、富核染质的细胞核，称为圆形小体。这种细胞多见于 Bowen 病

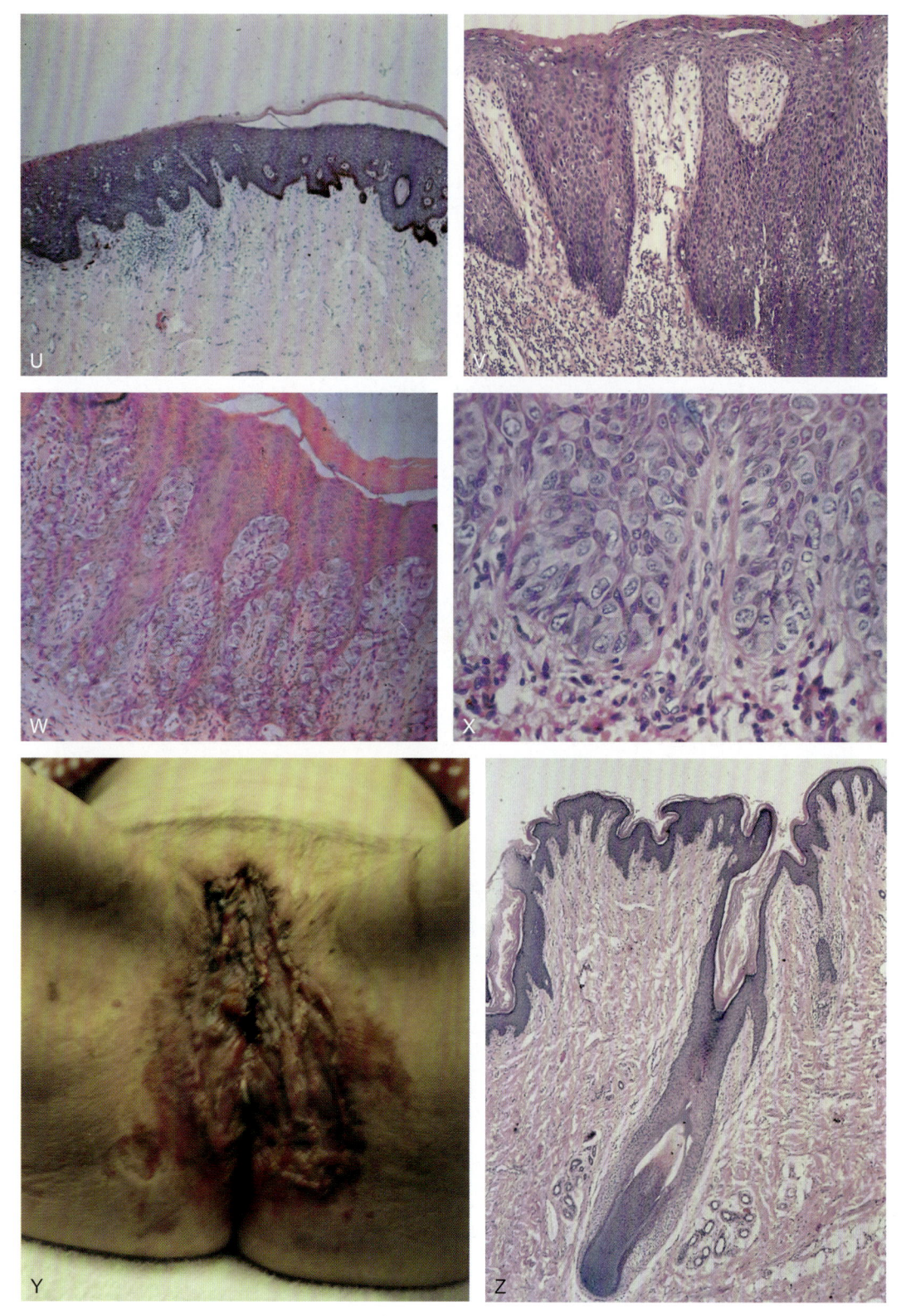

图63-19 续　U. 深色上皮细胞在正常上皮与异型增生上皮之间形成一条明确的界线。V. 厚度增加是在上皮内瘤变时正常上皮变为异型上皮时最开始的表现。受累上皮通常是正常外阴上皮厚度的3倍以上。W. Paget病的显微镜下诊断依据是在基底区域出现大的透明细胞并向上扩散至棘细胞层。X. 高倍显微镜视野下（×16）可见外阴上皮内透明的Paget细胞。这种肿瘤起源于大汗腺细胞，通常为原位癌。Y. 这张阴道镜图片显示一个广泛的红色病灶已占据整个外阴部。活检提示外阴浸润性Paget病。Z. 至少38%的VIN病例通过直接扩散累及皮肤附属器。在这种情况下，病变累及毛囊。皮肤附属器受累是治疗后疾病持续存在或复发的重要因素

九、外阴浸润癌

外阴浸润癌通常起源于鳞状细胞。腺癌较少见，但可能起源于汗腺或前庭大腺。尿道旁腺癌偶见。

出现大的、蕈状生长或溃疡性病变时应考虑浸润癌（图 63-20A 和 B）。有些病变较隐匿（图 63-20C）。如怀疑有肿瘤应立即进行活检。必须通过直接组织活检确定诊断（图 63-20D 和 E）。

外阴部发生恶性黑色素瘤的概率较高（图 63-20F）。痣应予以切除并送组织病理学检查（图 63-20G 和 H）。任何可疑的病变都应取活检，因为该区域可能发生黑色素瘤（图 63-20I 和 J）。显微镜下，浸润癌的特征是细胞巢状或成列浸润外阴间质（图 63-20K 和 L）。偶尔可见由周围（如前庭大腺）或远处原发病灶转移至外阴皮肤的腺癌（图 63-20M 和 N）。

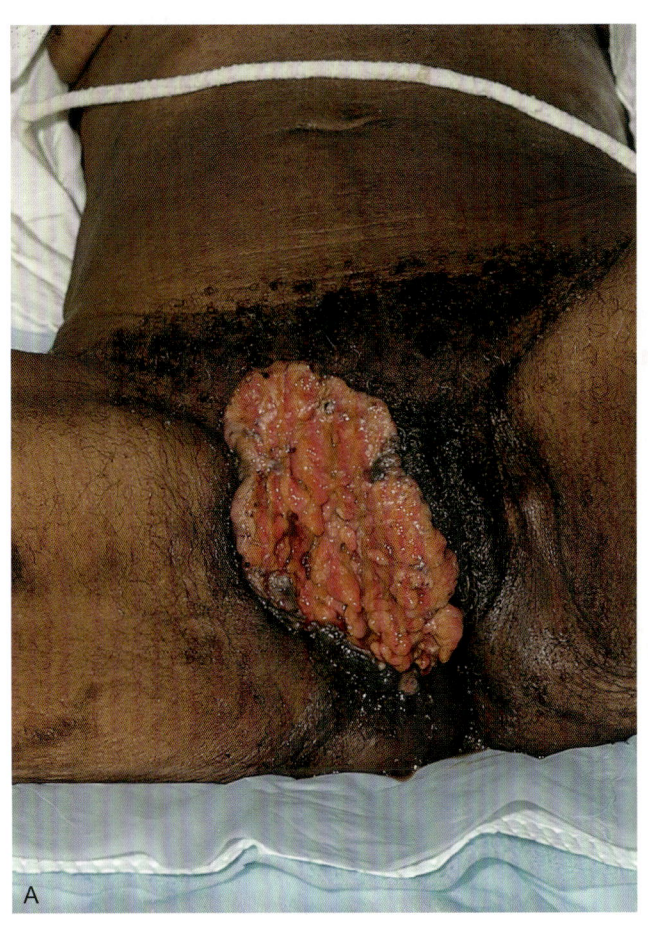

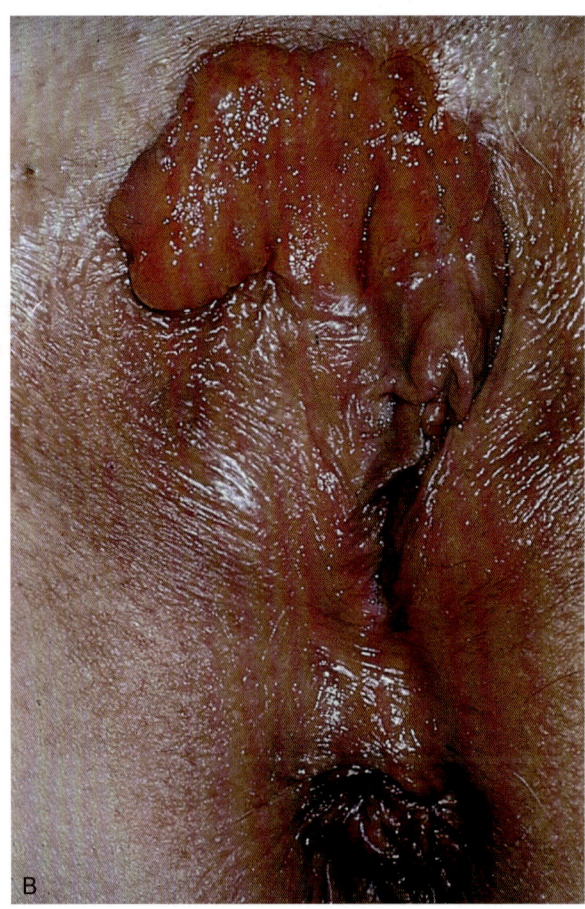

图 63-20 A. 蕈状生长的肿瘤累及整个右侧外阴并延伸至腹股沟。活检证实为浸润性鳞状细胞癌。B. 图片显示红色肉芽肿性病变累及右侧大阴唇和阴蒂包皮。多点活检提示为浸润性鳞状细胞癌

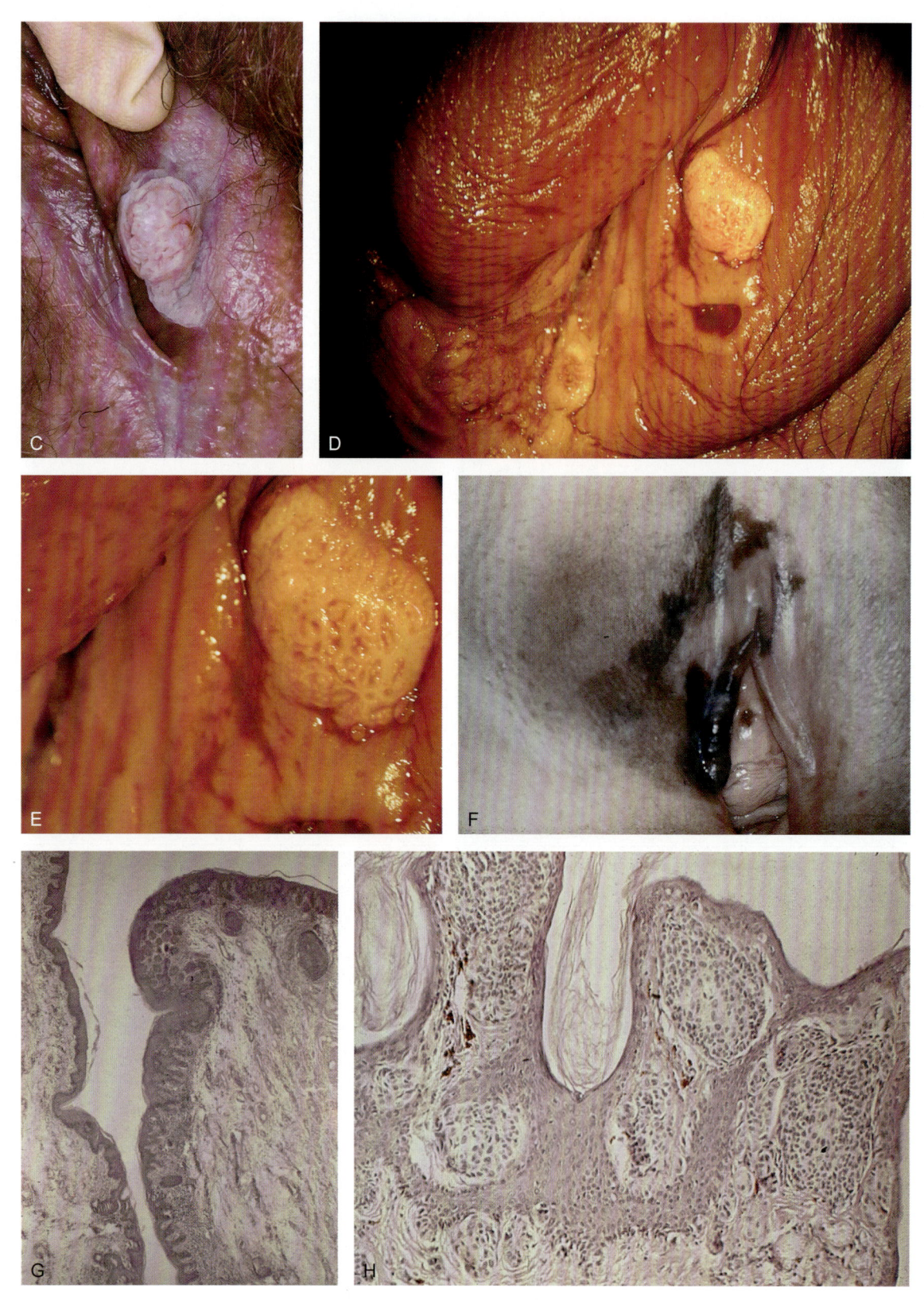

图 63-20 续　C. 该患者之前被诊断为尖锐湿疣，但左侧大阴唇下部的突出白色病灶不是典型的良性疣的表现。活检提示浸润性鳞状细胞癌（过度角化型）。D. 该患者在1年时间内接受了会阴和前庭病变的多次活检。病理学检查一直提示为良性的尖锐湿疣。E. 放大图D，该患者接受了足够广泛及深度的切除活检，活检标本的病理学检查提示浸润性鳞状细胞癌。F. 图示黑色病变考虑为外阴恶性黑色素瘤。切除活检确定诊断。G. 显微镜下见痣细胞和浸润性黑色素瘤。H. 在进展为黑色素瘤（F）之前，该患者曾行外阴的"痣"切除术，病理切片提示交界痣细胞

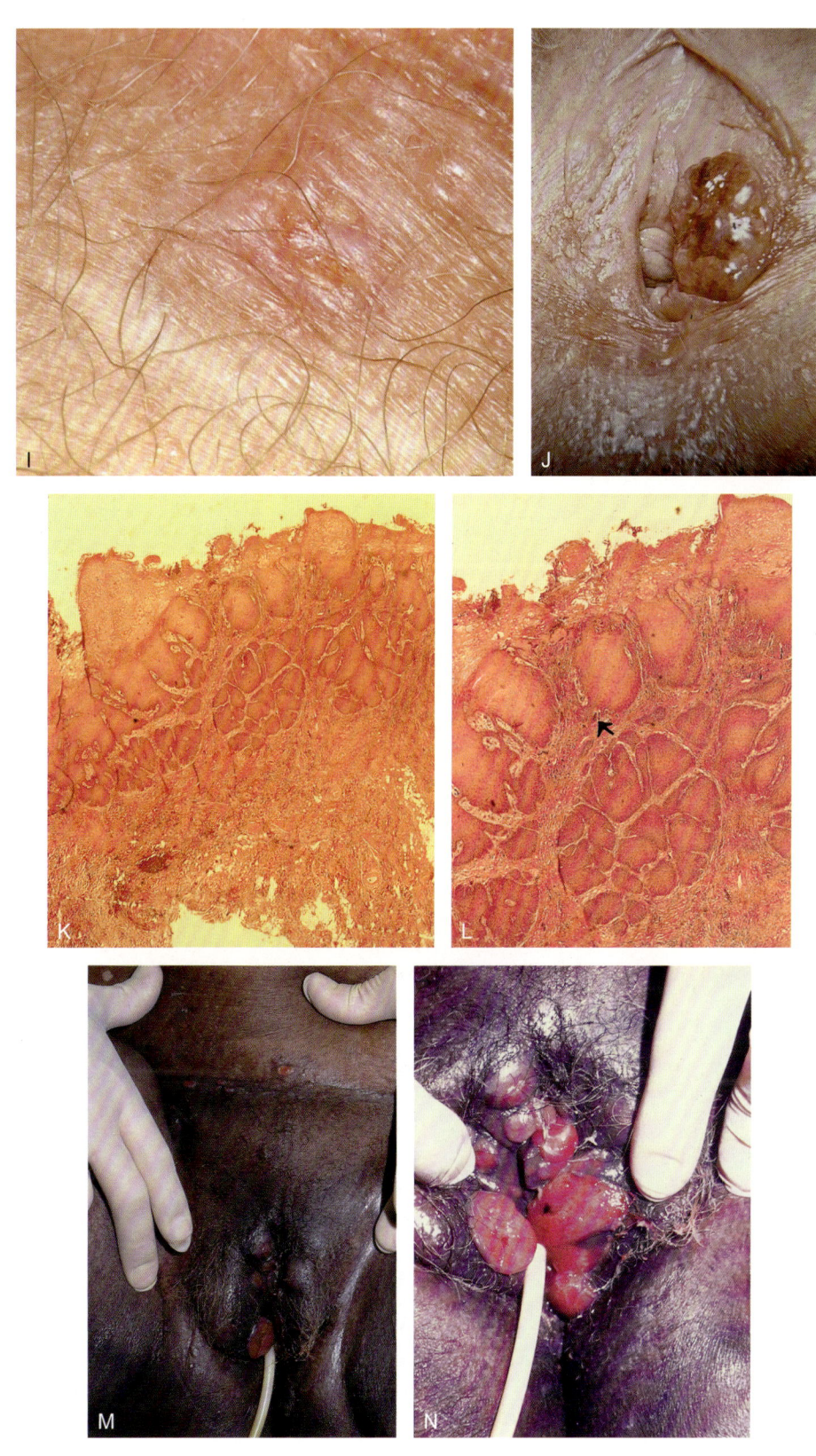

图63-20 续 I.这些平凡无奇的外阴病变被切除并显示无色素性黑色素瘤细胞,病变为无色素性恶性黑色素瘤。J.前庭部位的溃疡性病变,活检提示无色素性恶性黑色素瘤。K.在外阴间质内可见数簇异型鳞状细胞。符合浸润性鳞状细胞癌。L.放大图K所见,表面溃疡形成覆盖了浸润癌。发展为浸润癌的最早征象是恶性上皮细胞突破钉突底部(箭头)。M.这些鲜红色盘状病变提示为恶性肿瘤。活检提示为腺癌,原发病灶在胃肠道。N.放大图M,可见转移瘤侵犯前庭的大部分

十、血管病变

外阴静脉曲张的表现因严重程度不同而不同（图63-21A）。它们可导致皮下或表面血管扩张并呈蓝色。外阴血管瘤导致表面血管呈发绀样变色（图63-21B~D）。由于有过度出血的风险，此类病变活检不应在门诊进行。外阴上小的散在丘疹可由被鳞状上皮黏膜包围的微小扩张血管形成。这种病变被称为血管角质瘤（图63-21E）。

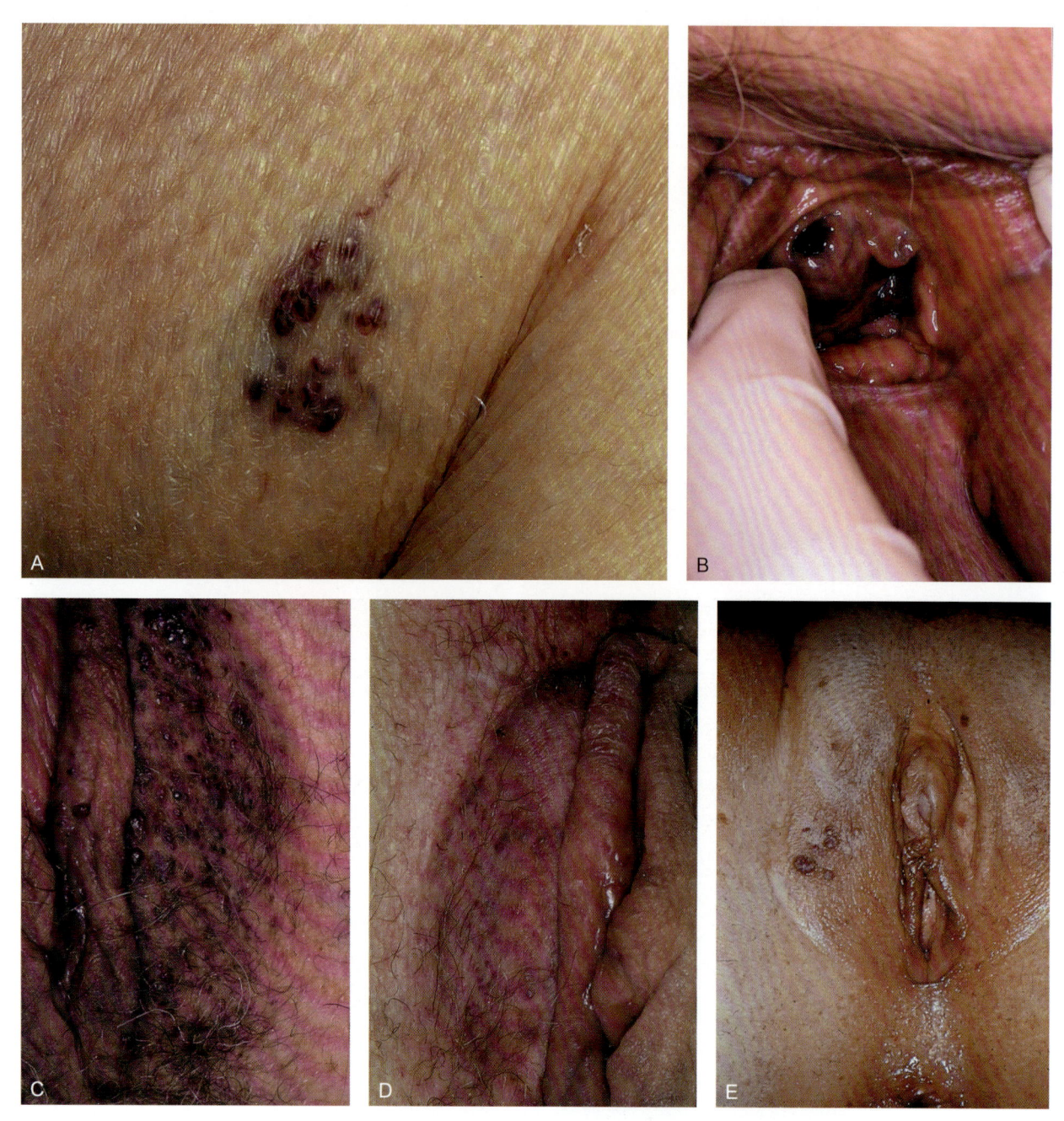

图63-21 A.外阴表面的紫蓝色血管是静脉曲张的特征性表现。这种单发病灶并无临床意义。B.一位老年患者出现间断性的阴道和外阴出血。这些尿道、尿道旁、前庭和阴道的病变是血管畸形的特征性表现。整个阴道下段前壁均扩张并呈发绀样表现。C.此例患者的外阴病变是天生的。除了外观问题，患者的症状还表现为表面脆弱血管的破裂出血。诊断为外阴血管瘤。D.图C所示患者接受3个疗程的Hexascan激光治疗后。曲张的血管已消失，皮肤无瘢痕形成。E.这些小的表面血管为血管角质瘤

十一、活检技巧

皮肤打孔器是一种可方便用于外阴部位以获得满意的组织样本供病理学检查的工具（图63-22）。活检部位皮肤用碘伏消毒，1%利多卡因局部麻醉，术者用手指展平皮肤。用力打孔后向右然后向左扭转2~3次。移开打孔器后，可见其切开一盘状组织，与周围皮肤分离。用组织镊提起该盘状组织，剪断底部的脂肪。固定标本后，用3-0薇乔线缝合皮肤创面。

打孔活检钳亦是可用于外阴活检的一个令人满意的工具（图63-23）。这种方法的优点是工具简单。准备工作和麻醉与使用皮肤打孔器相同。无须使用组织镊，应用活检钳钳夹组织的同时切除组织。获得标本后将其立即固定。然后用棉签蘸取Monsel溶液置于活检创面止血。

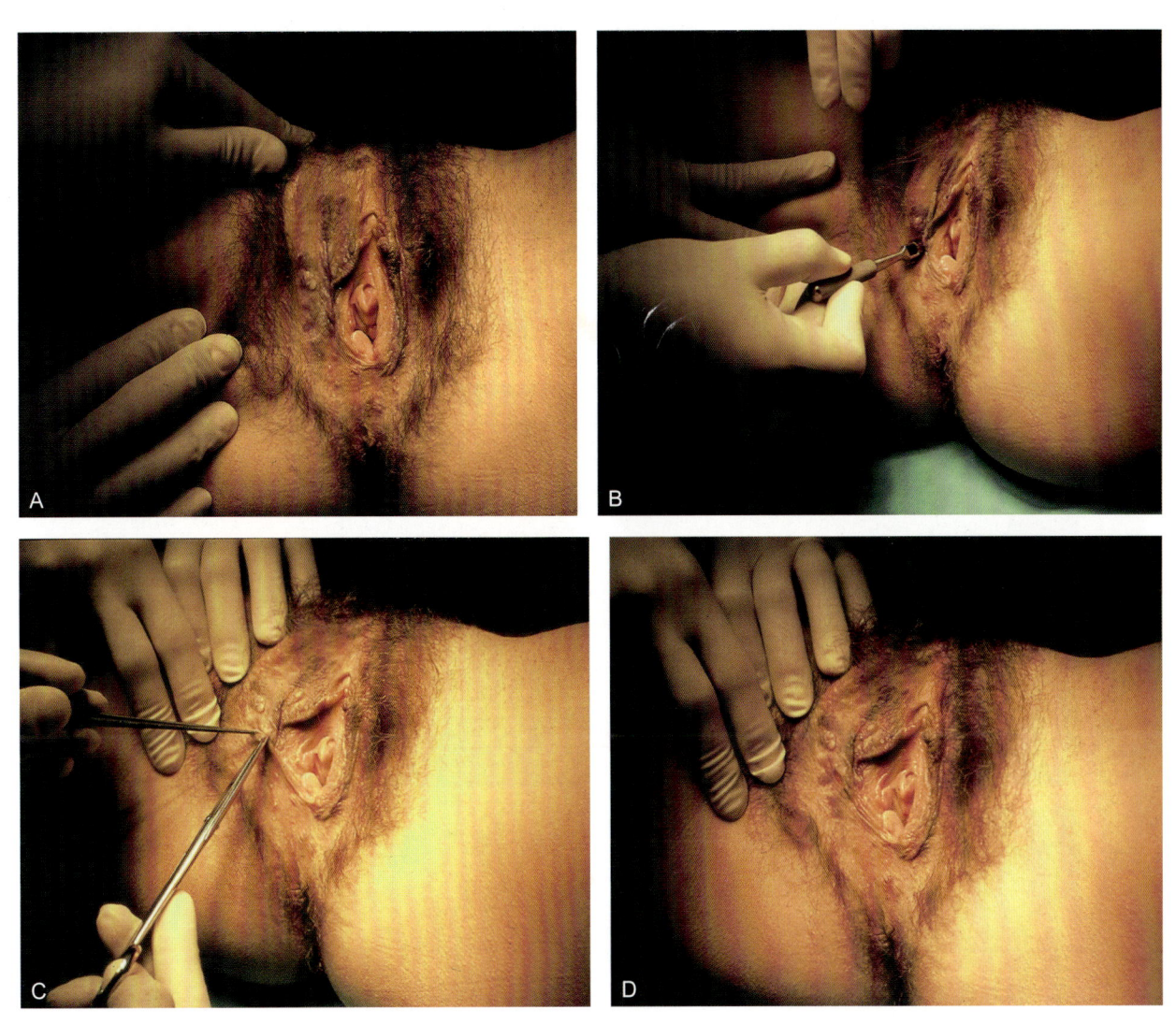

图63-22 A.展平显露外阴后可在阴裂、小阴唇和会阴部见到许多深色的乳头瘤状病灶；B.使用皮肤打孔器在皮肤上打孔并扭转2次；C.用组织镊提起切开的盘状组织并用剪刀剪断其基底部；D.用3-0薇乔线缝合该小圆形创面

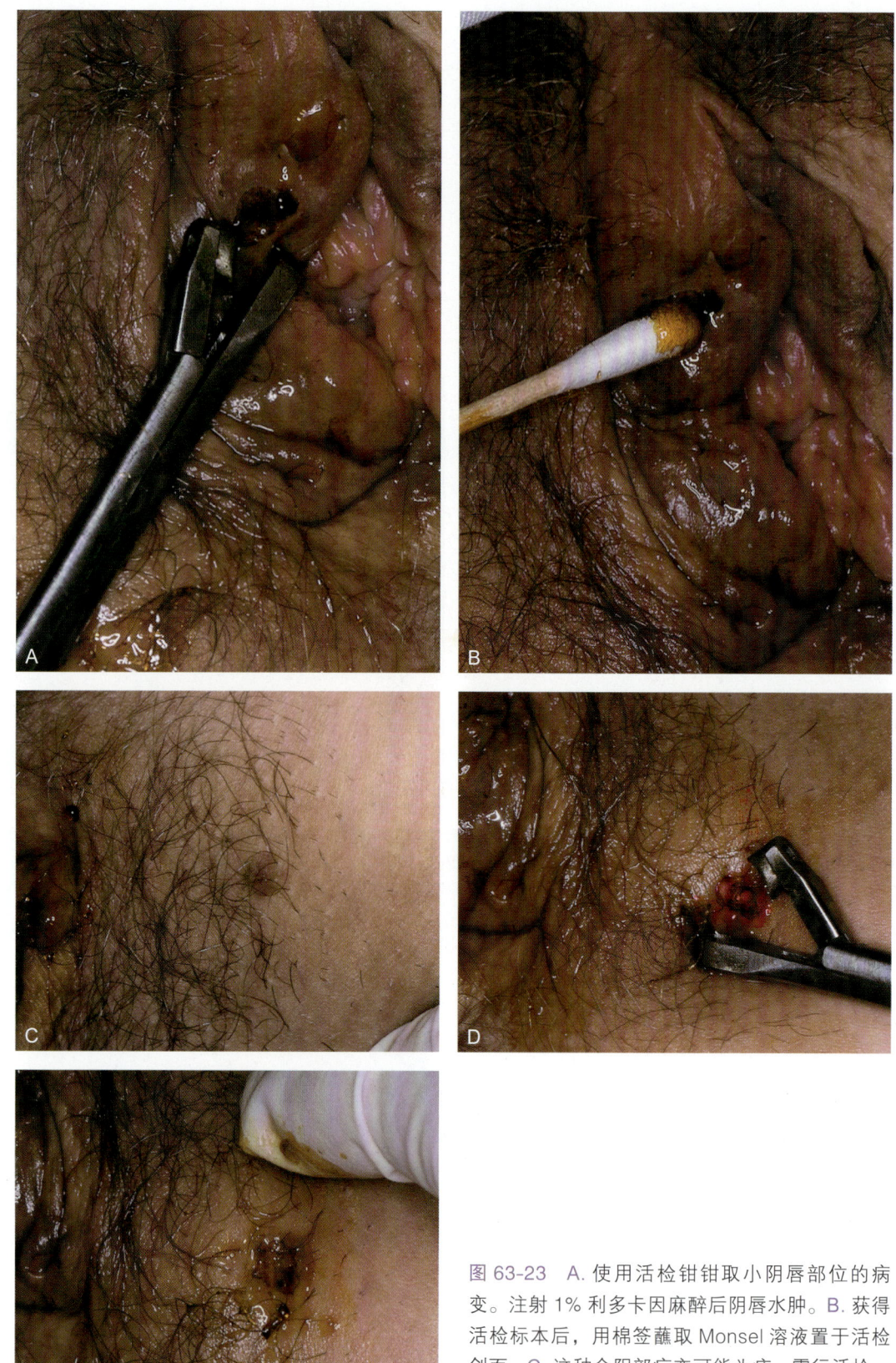

图 63-23 A. 使用活检钳钳取小阴唇部位的病变。注射 1% 利多卡因麻醉后阴唇水肿。B. 获得活检标本后，用棉签蘸取 Monsel 溶液置于活检创面。C. 这种会阴部病变可能为痣，需行活检。D. 活检后发现出血。E. 创面涂抹 Monsel 溶液后获得很好的止血效果

第二部分

第63章的这部分将为大家展示一些外阴病变少见及罕见的案例。对外阴病变的识别和正确诊断是实施适当治疗的关键（图63-24A~F）。而正确诊断的关键在于对多种因素的评估和对病变的仔细观察（图63-25A和B）。疼痛通常是患者就诊的主要原因（图63-26，图63-27A和B）。有时病变会出现接触性出血（图63-28A和B）。严重瘙痒是诊断的最初线索，但应在开始治疗前通过活检确诊（图63-29）。注意硬化性苔藓上皮过薄出现的广泛的苍白色表现，上面覆盖着一层厚厚的过度角化层。后者也与皮下真皮炎症引起的瘢痕形成相一致（图63-30）。可引起明显疼痛的不常见病变包括带状疱疹、家族性良性天疱疮（Hailey-Hailey病）、汗腺炎和外阴炎（图63-31~图63-36）。急性或亚急性外阴炎/前庭炎会出现由强烈炎症反应导致的明显的烧灼样不适感和火红色外阴改变（图63-37~图63-39）。包括单纯疱疹病毒和HPV在内的多种性病感染也会导致多种外阴病变（图63-40~图63-46）。白塞病累及外阴、口腔、眼睛，表现为破坏性溃疡性病变，经常出现被误诊及治疗不充分的情况（图63-47A~F）。图63-48示凸出皮面的白色病变需要定向活检，随后的病理诊断为鳞状细胞癌。图63-49A~D展示了多发性外阴淋巴管瘤非常罕见的表现。外阴癌的表现多种多样，且无明显的症状，这是导致诊断延迟或漏诊的原因（图63-50A和B）。

第二部分的最后8张图片显示了一些有趣的临床-病理结果（图63-51~图63-55）。

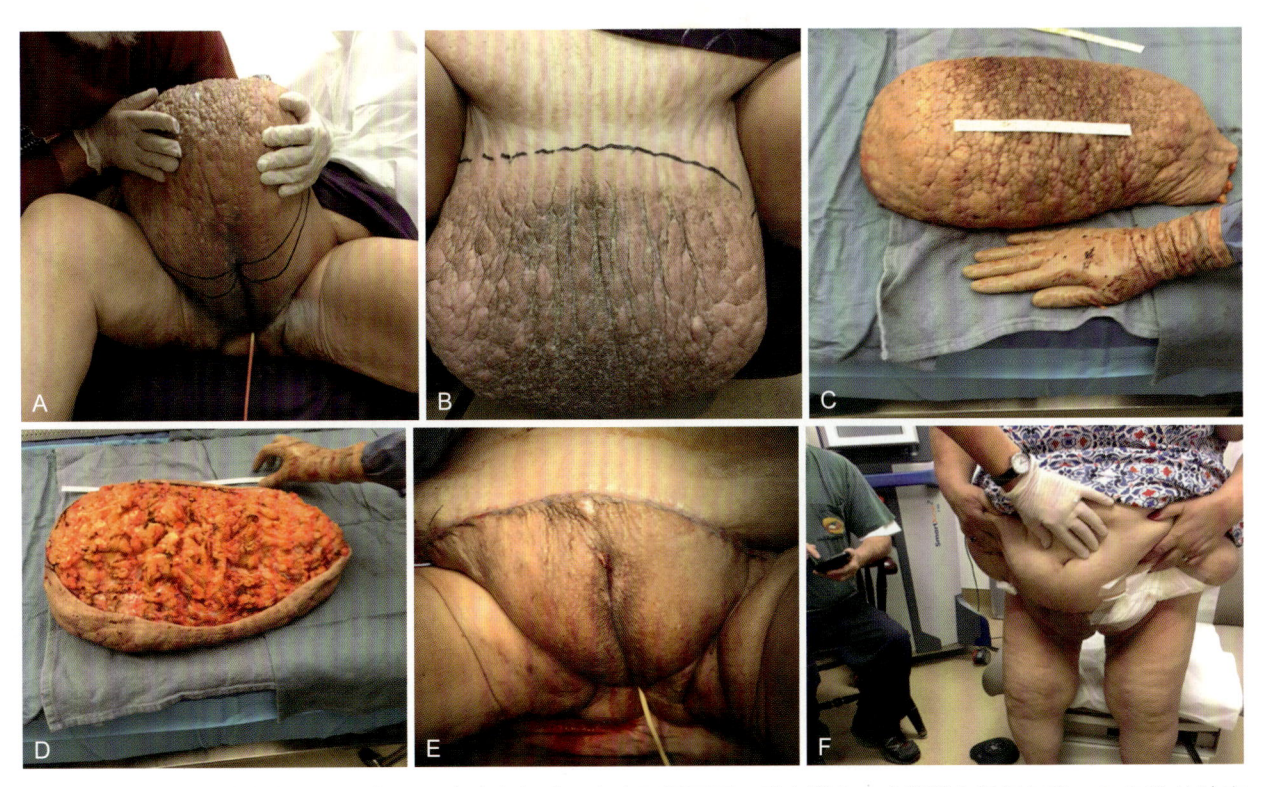

图63-24 A.巨大肿瘤来源于阴阜。B.该肿瘤很重，患者不得不用双手支撑它。术前预先标记切缘。C.切除的肿瘤重25磅。D.切面显示肿瘤由纤维脂肪组织组成。最后的病理报告提示为淋巴管扩张（象皮病）。E.切除-重建手术完成后。F.术后4周，患者能够独立站立和行走

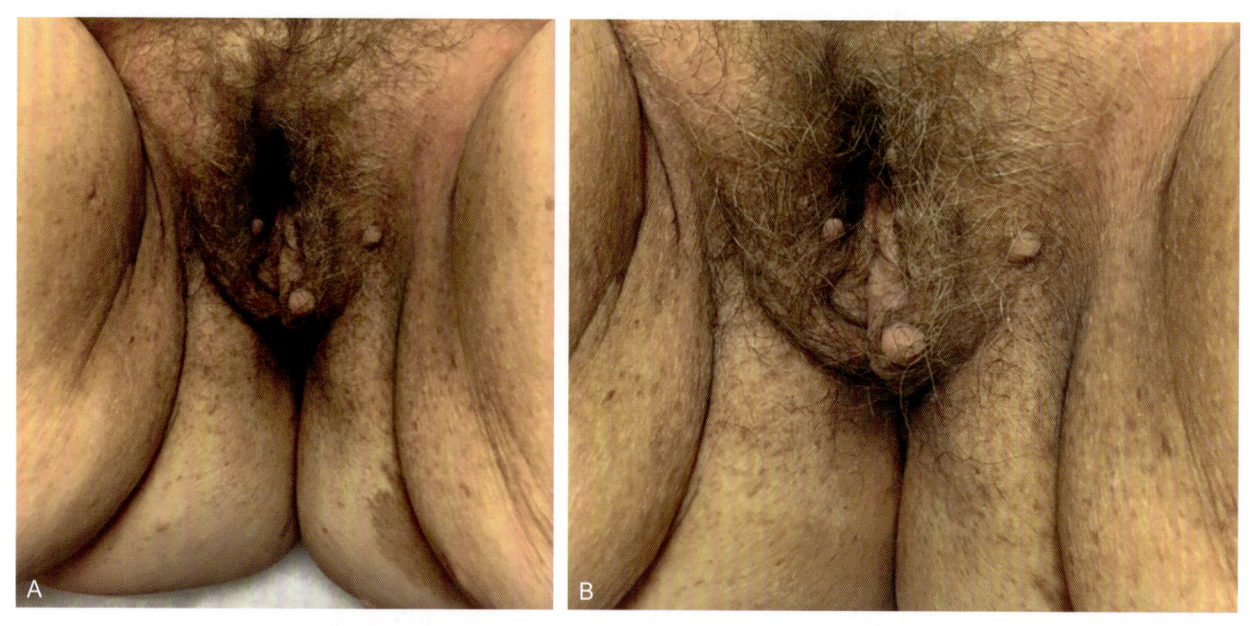

图 63-25　A. 该患者全身皮肤可见散在多个皮肤肉赘，并伴有黄褐色色素斑。B. 放大 A 图确诊为神经纤维瘤病。切除的皮肤肉赘病理检查结果提示为神经纤维瘤

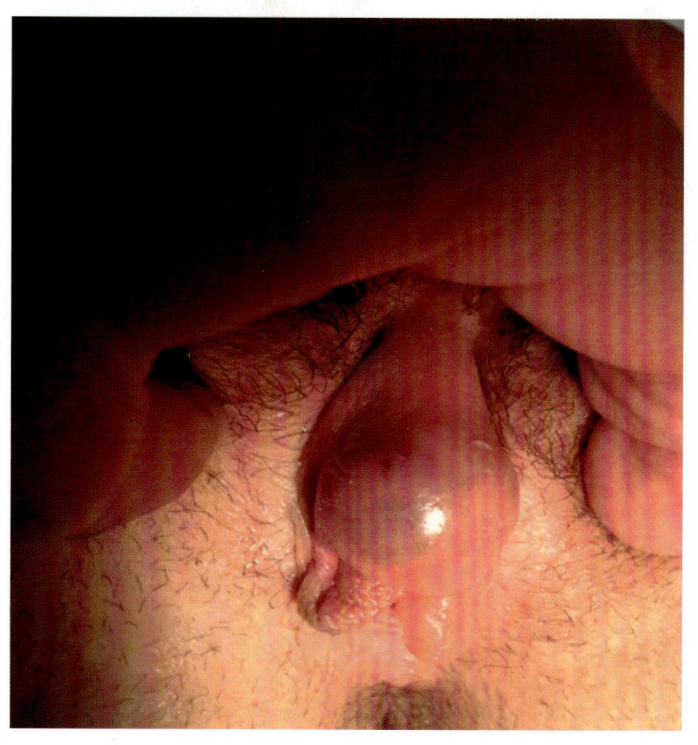

图 63-26　检查发现一个非常疼痛的囊肿累及阴蒂包皮和阴蒂头。病灶被切除，病理检查结果显示为表皮包涵囊肿

第 63 章 外阴疾病 809

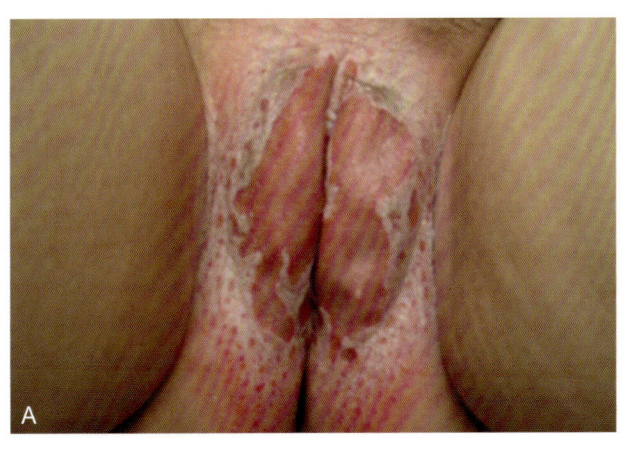

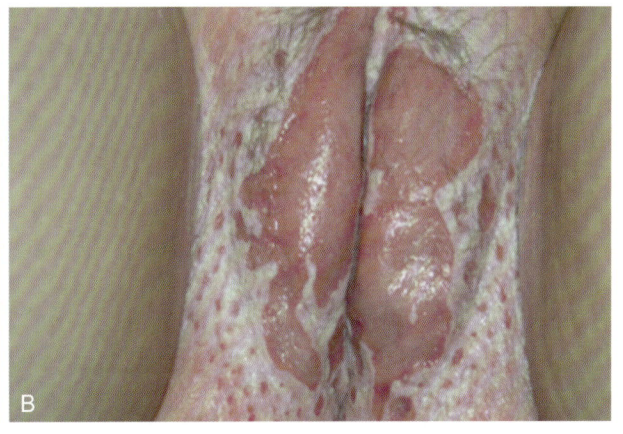

图 63-27 A.此处所见的病变表现为斑片状角化过度和外阴皮肤大面积糜烂。B.放大显微镜（阴道镜）图 63-27A。鉴别诊断为银屑病和天疱疮。需要免疫抑制治疗

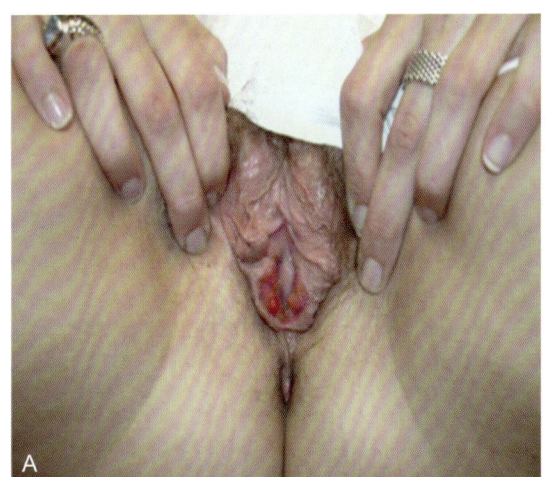

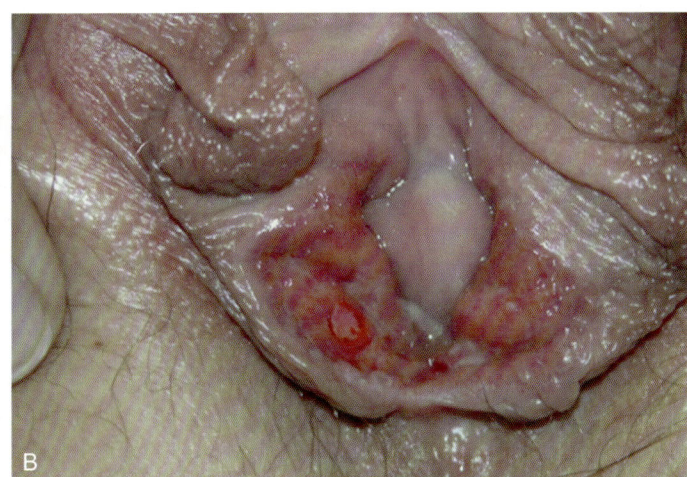

图 63-28 A.病灶初看为肉芽组织。这名患者年近 30 岁，主诉性交时大量出血。B.仔细观察及活检提示为浆细胞外阴炎

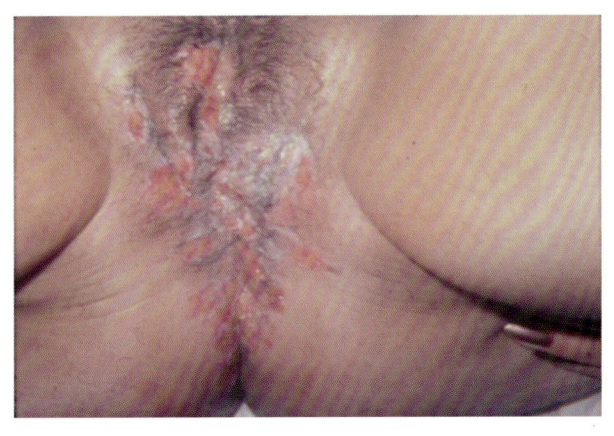

图 63-29 严重瘙痒，夜间尤甚，导致受累的外阴皮肤创伤性撕裂（搔抓所致）。活检证实临床诊断为严重硬化性苔藓

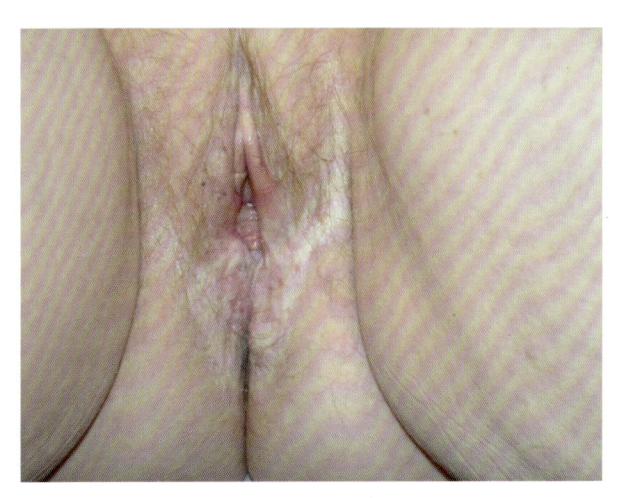

图 63-30 可见硬化性苔藓造成的大面积苍白样表现

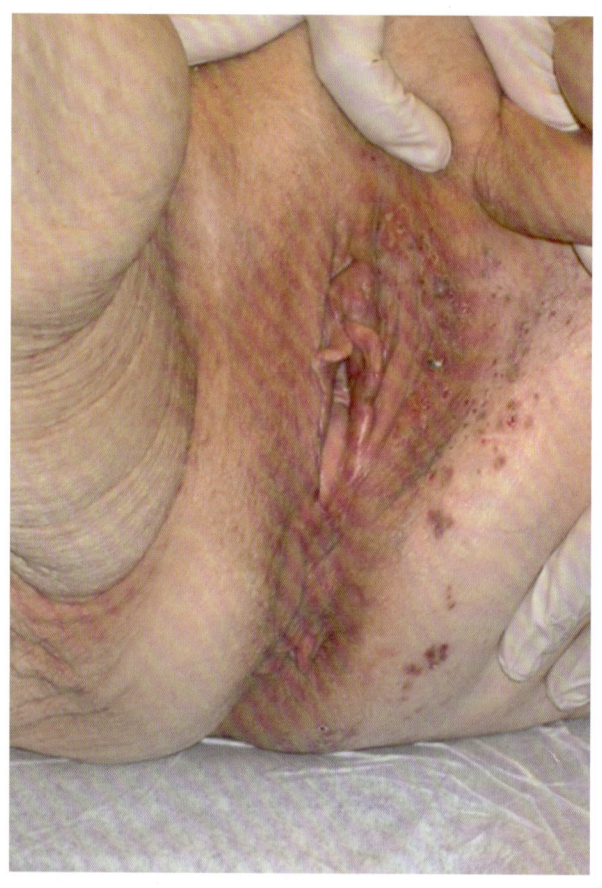

图 63-31 这种疼痛性皮疹与水痘-带状疱疹抗体水平升高有关，可诊断为带状疱疹（蛇盘疮）

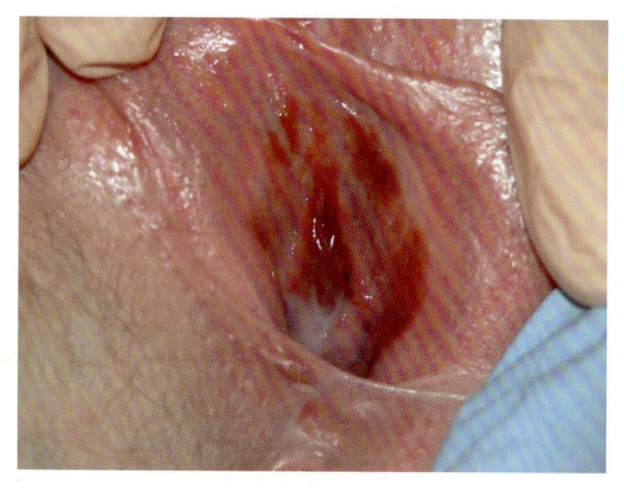

图 63-33 急性外阴炎是由患者自己造成的化学烧伤所致

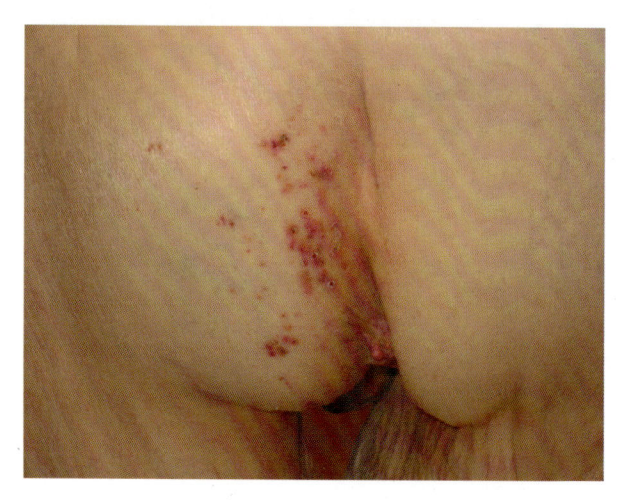

图 63-32 一例类似的疼痛性皮疹累及左侧臀部

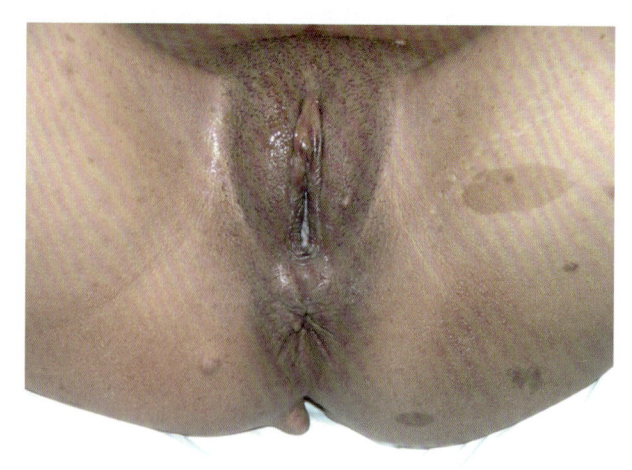

图 63-34 另一例神经纤维瘤病（图 63-25）

第 63 章 ■ 外阴疾病 811

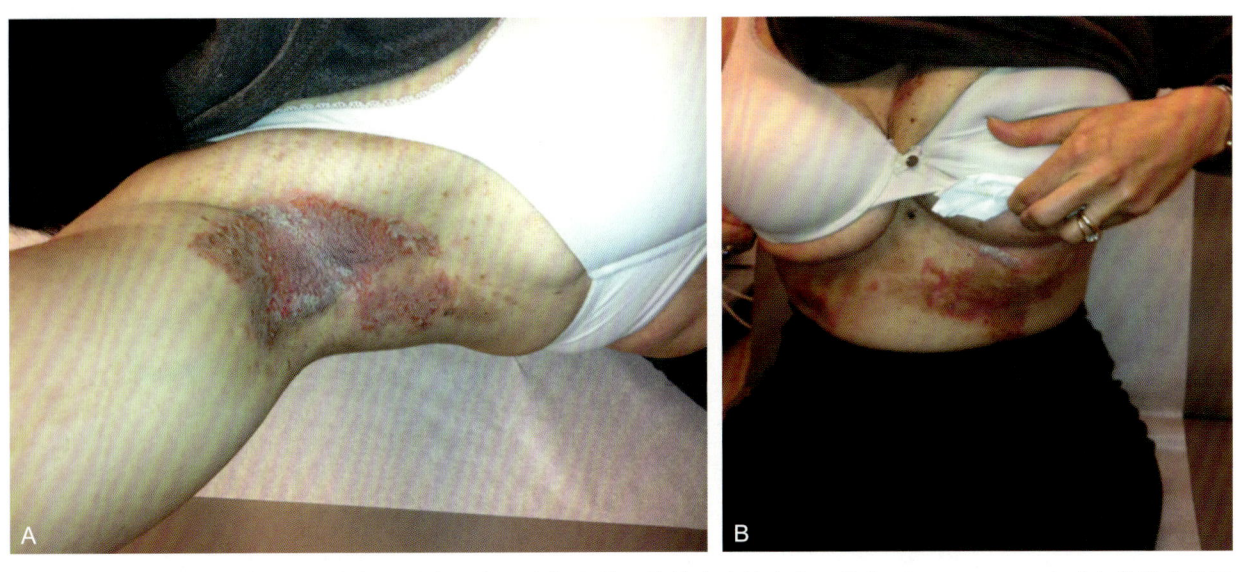

图 63-35　A 和 B. 这种发生在腋窝、乳房下方、腹部和外阴处的疼痛性病变，称为 Hailey-Hailey 病或家族性良性天疱疮

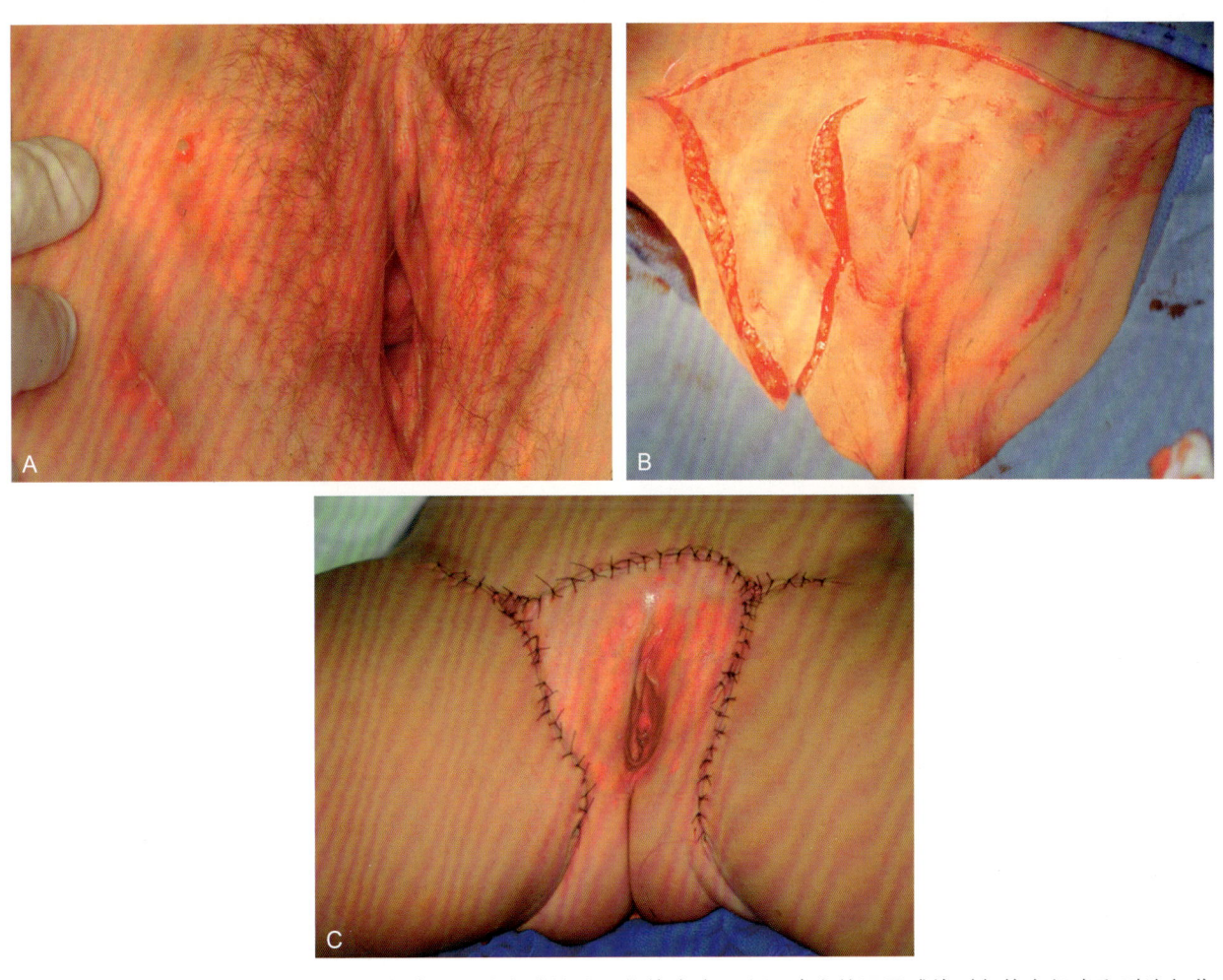

图 63-36　A~C. 本例患者主诉外阴皮肤开口处有脓性分泌物伴疼痛。大汗腺内的深层感染引起蜂窝织炎和引流部位炎症。治疗方法是大范围切除

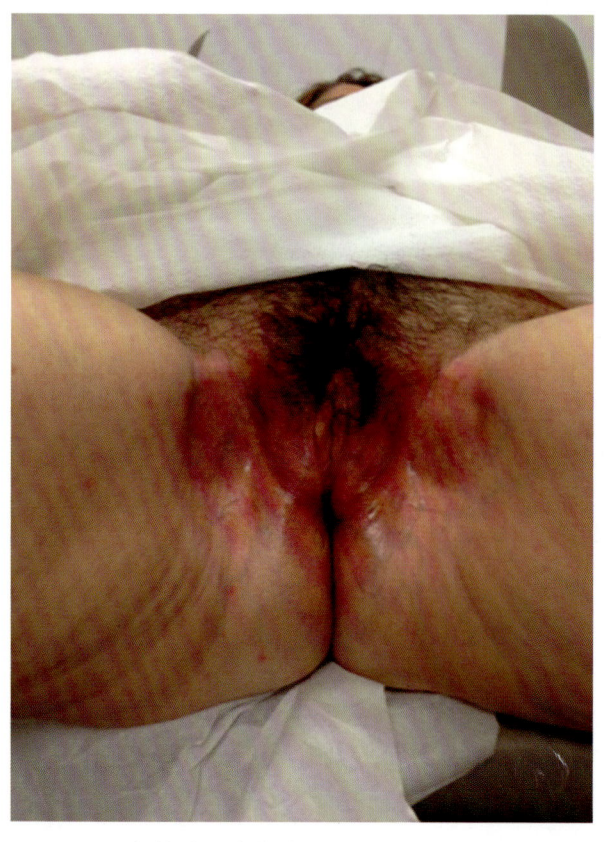

图 63-37 急性外阴炎的特征是火红色、易激惹的外阴表现

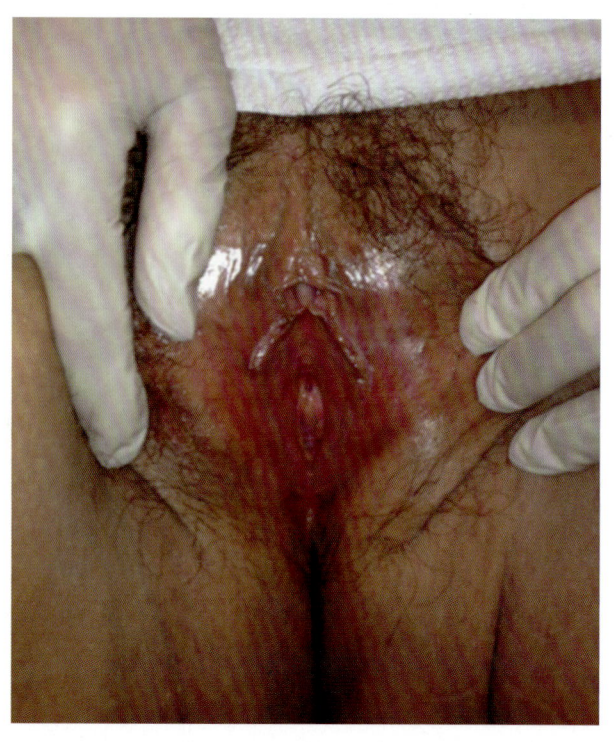

图 63-39 与其他常见的急性外阴炎病例一样，炎症的原因是潜在的病理学。在本例患者，外阴炎症继发于感染。病原体培养和活检显示真菌来源

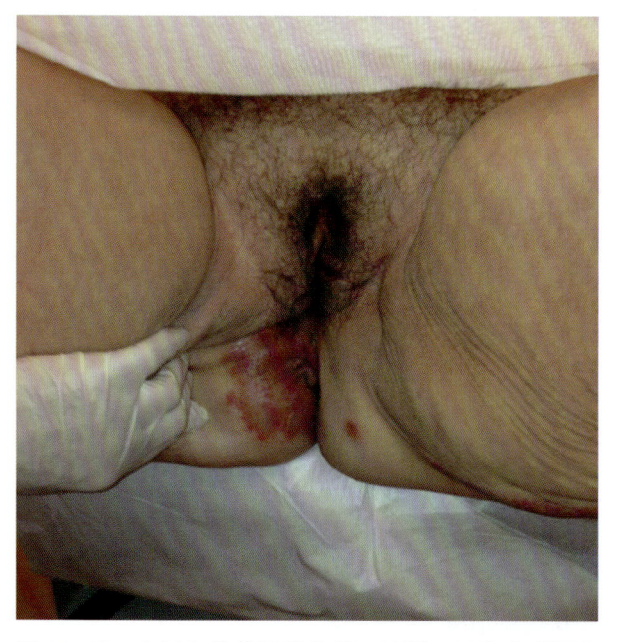

图 63-38 本例急性外阴炎为第二诊断，因为病理检查结果提示为原位癌

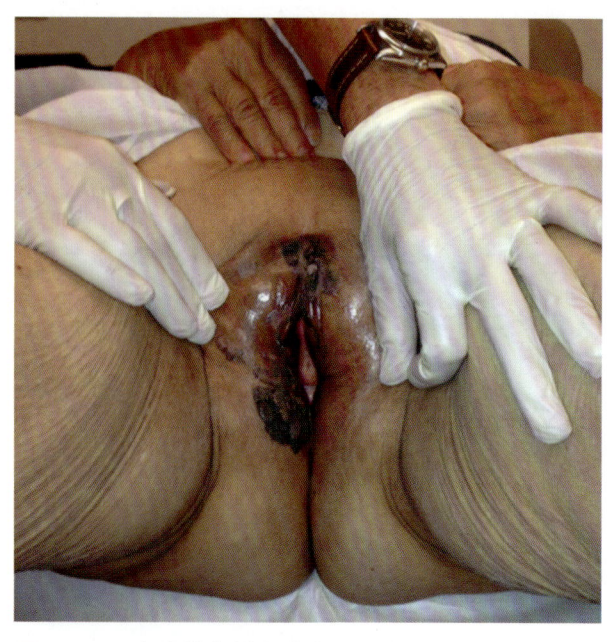

图 63-40 有些性传播疾病会累及外阴，该患者表现出累及大部分外阴的色素性疣

第 63 章 ■ 外阴疾病　813

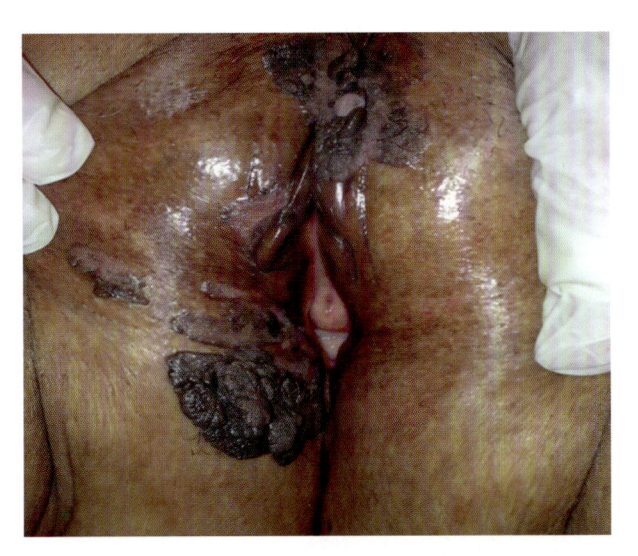

图 63-41　图 63-40 所示病变的高倍显微镜视图

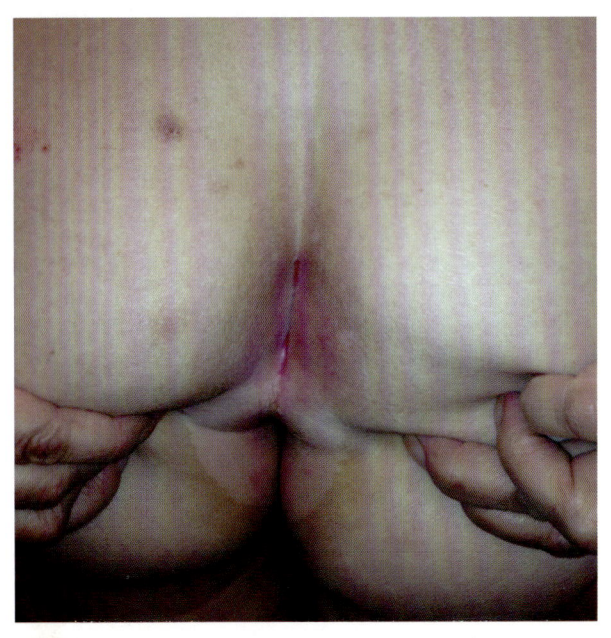

图 63-43　由于真菌感染，患者骶骨后的皮肤出现裂缝

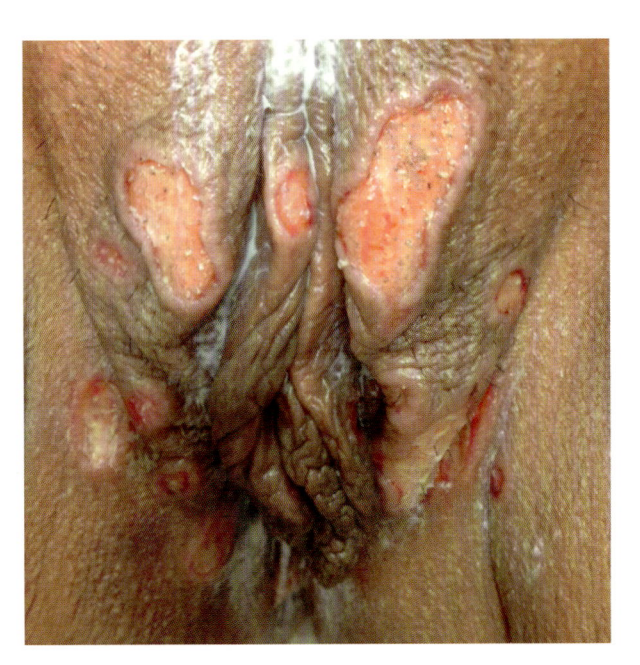

图 63-42　图 63-40 和图 63-41 所示疣体进行 CO_2 激光汽化后

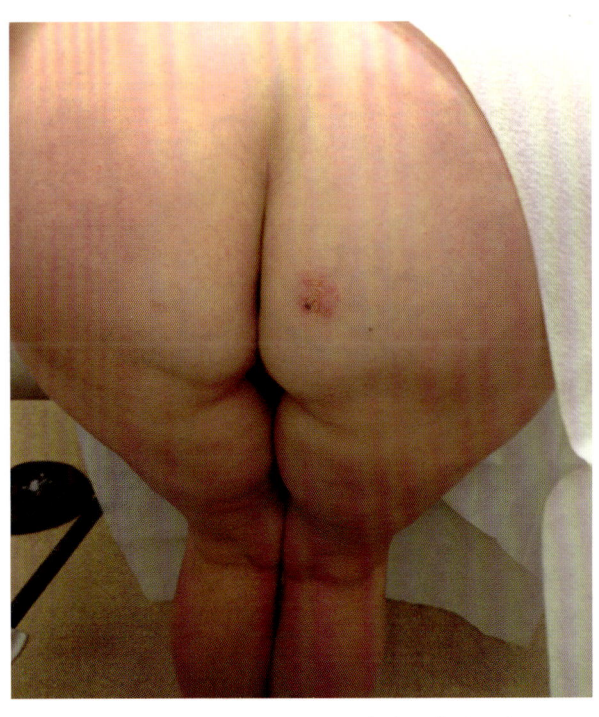

图 63-44　本例患者的单纯疱疹聚集在臀部

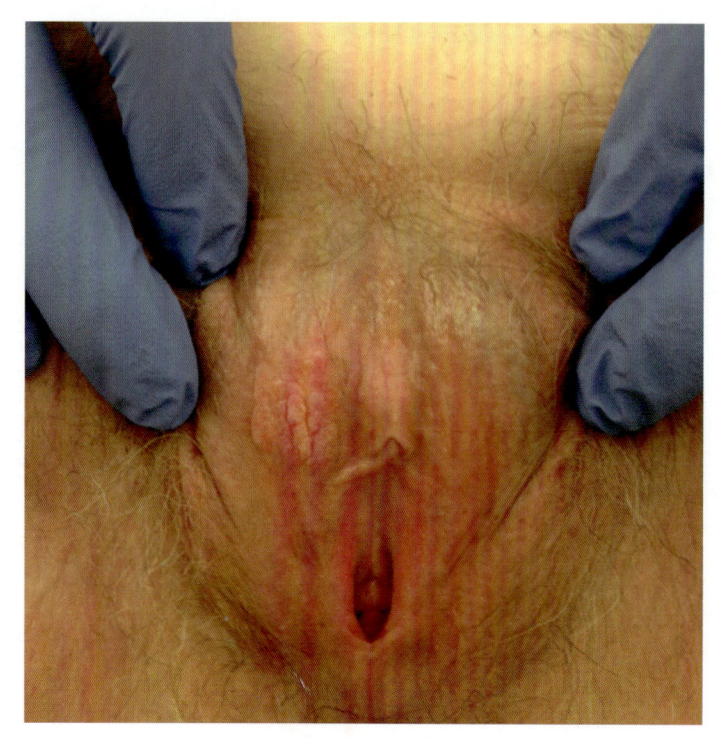

图 63-45　肉色疣体在初诊时可能难以诊断

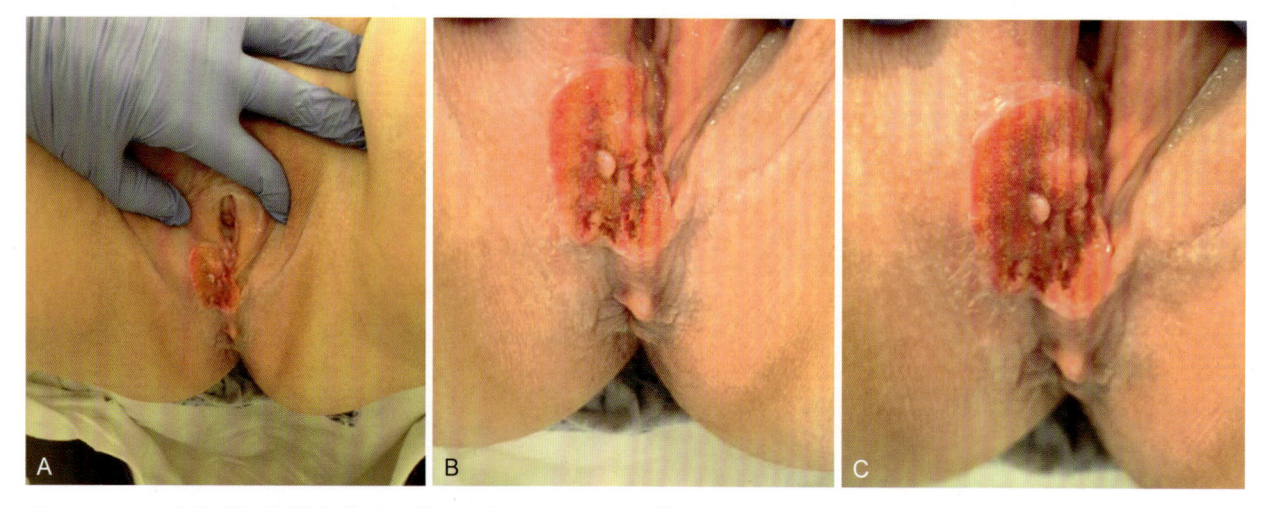

图 63-46　A. 原位癌可表现为外阴皮肤呈不典型的红色。这种组织的红色是由角化不全引起的角化过度位移引起的。B. A 图病灶的放大图。C. B 图病灶进一步放大

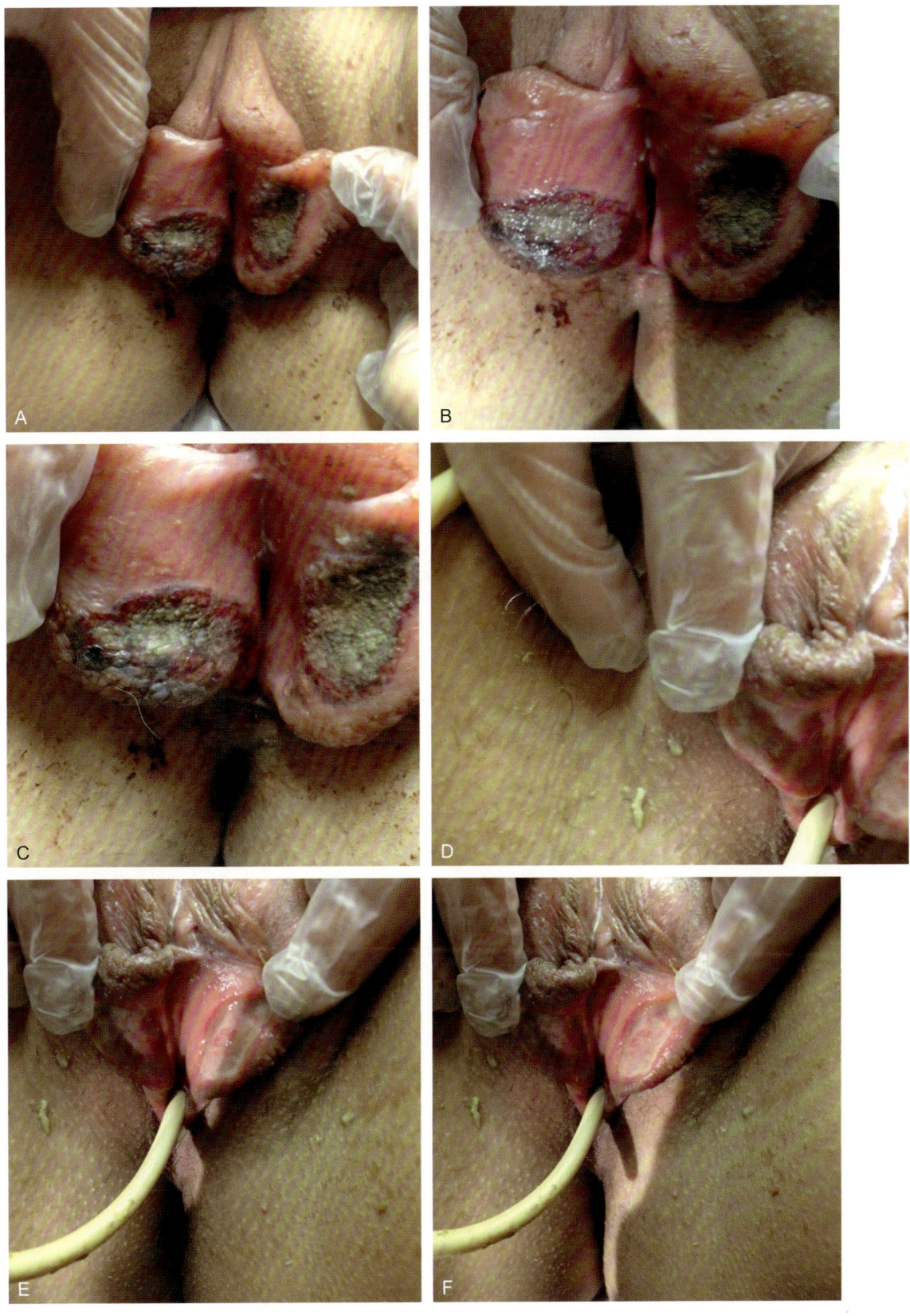

图 63-47　A. 这里所见的溃疡开始是一串小泡，然后被坏死的组织代替，表现为一个被坏死组织覆盖的深坑。这种病变是白塞病的特征性表现。B. 这种溃疡疼痛非常明显，同时口腔和眼部也可出现类似的溃疡。C. 在一两周内坏死组织由溃疡中脱落，留下干净的基底。D. 相对干净的溃疡也同样疼痛明显。E. 治疗旨在防止重复感染和防止复发。F. 大剂量全身性类固醇可缩短白塞病的病程。当骨盆或外阴出现先兆时，重复使用泼尼松 7~10 天可防止复发

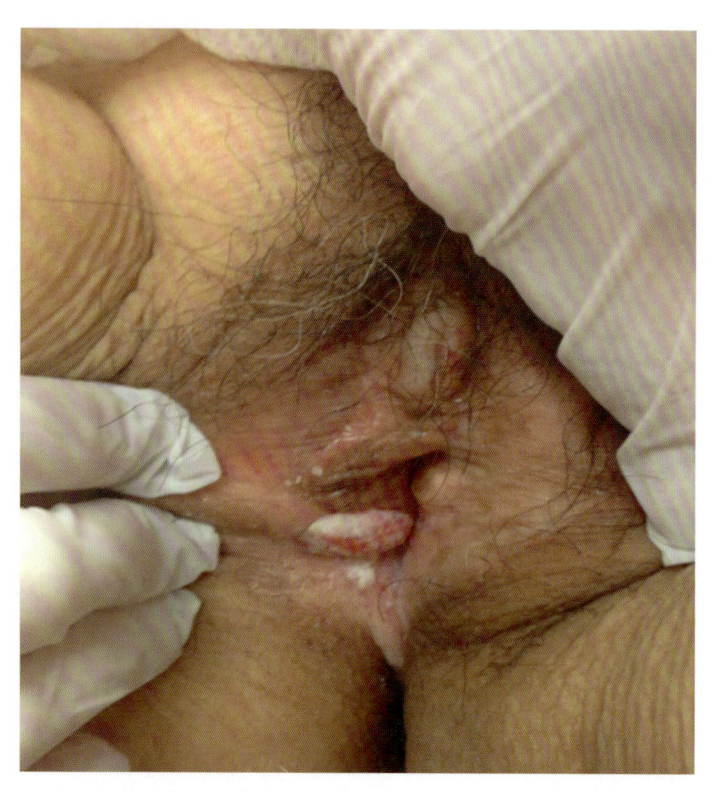

816 第三篇 第十二部分 外阴及会阴部手术

图 63-48 凸出皮面的白色病变需要定向活检。随后的病理诊断为鳞状细胞癌

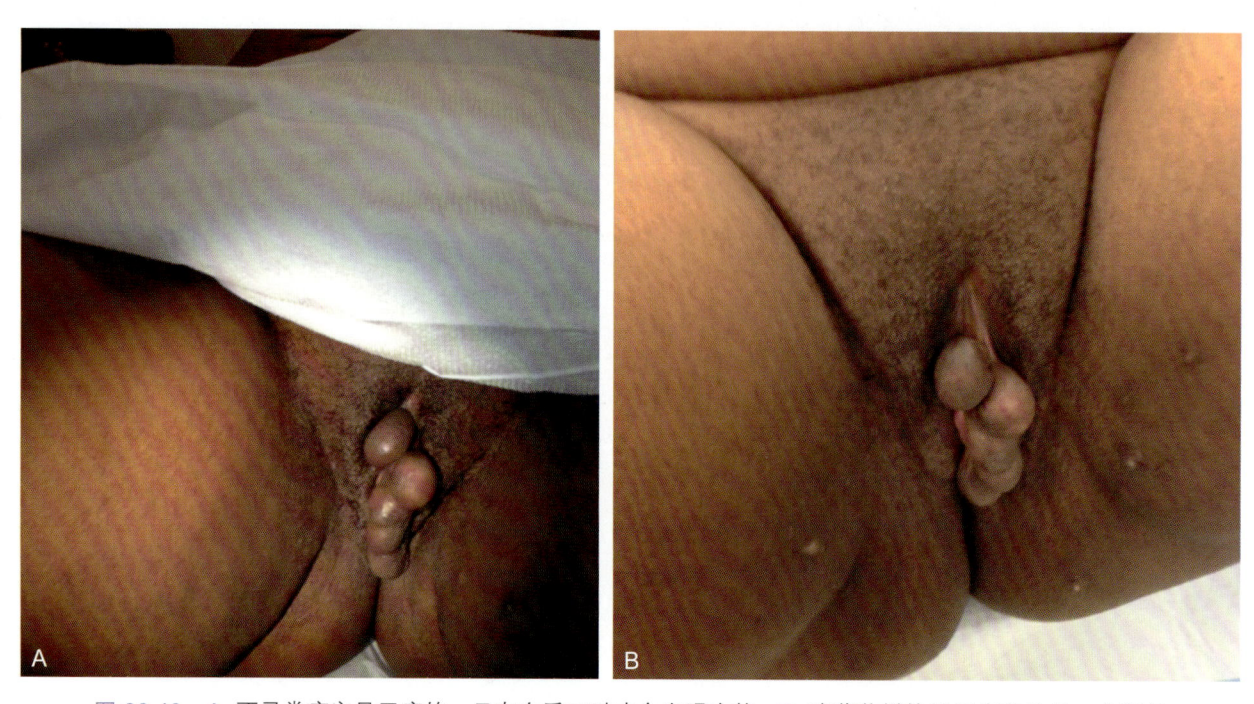

图 63-49 A. 不寻常病变是无痛的，只有在受压时才会出现症状；B. 该葡萄样软组织病变的另一个视角

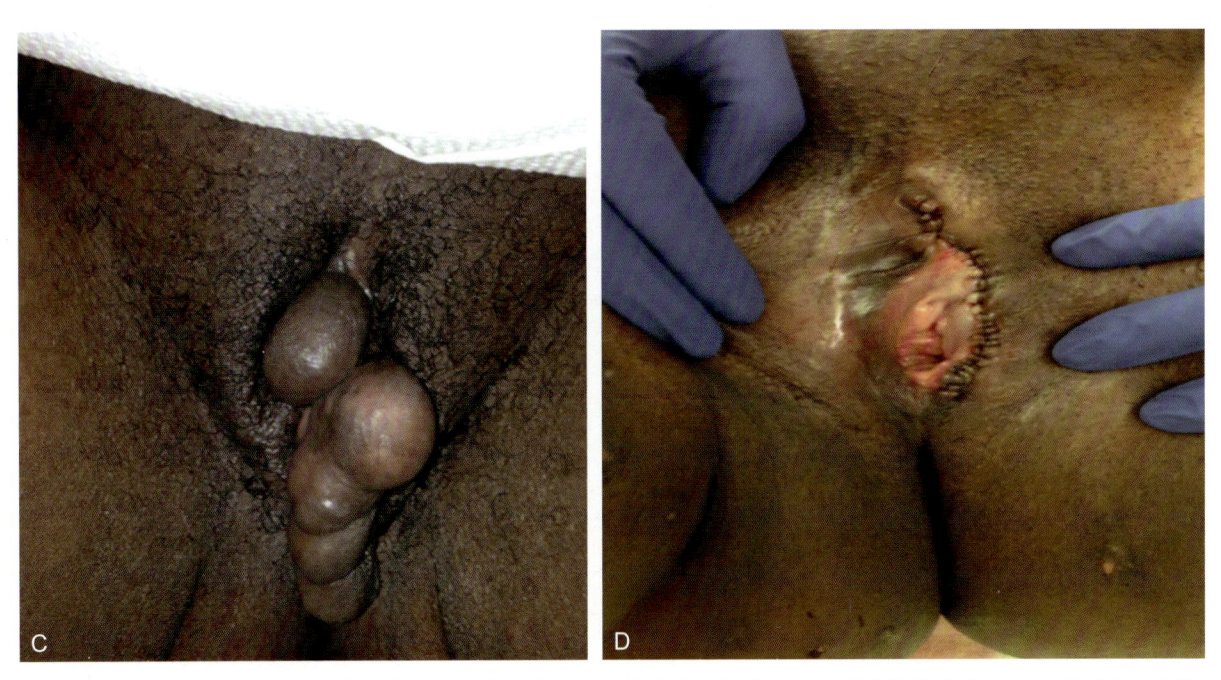

图 63-49 续　C. 图 63-49A、B 病灶放大观。鉴别诊断首先考虑淋巴管瘤。D. 切除阴唇部肿块术后。手术方式为部分外阴切除术

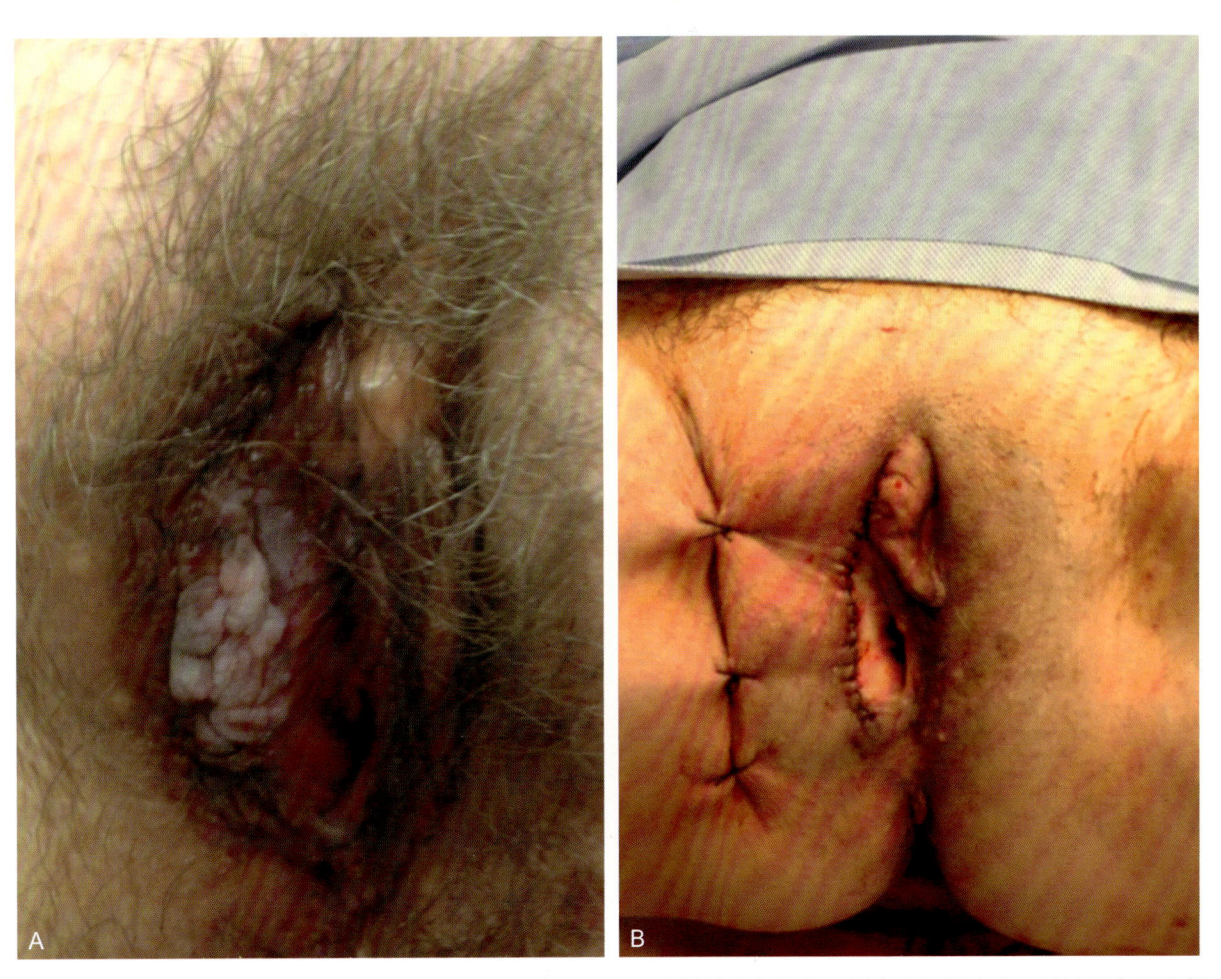

图 63-50　A. 累及右侧前庭、右侧小阴唇、阴唇间沟和大阴唇内侧的白色鹅卵石样病变怀疑为癌。活检证实了诊断。B. 通过右侧外阴切除术切除肿瘤。病理检查结果显示切缘干净

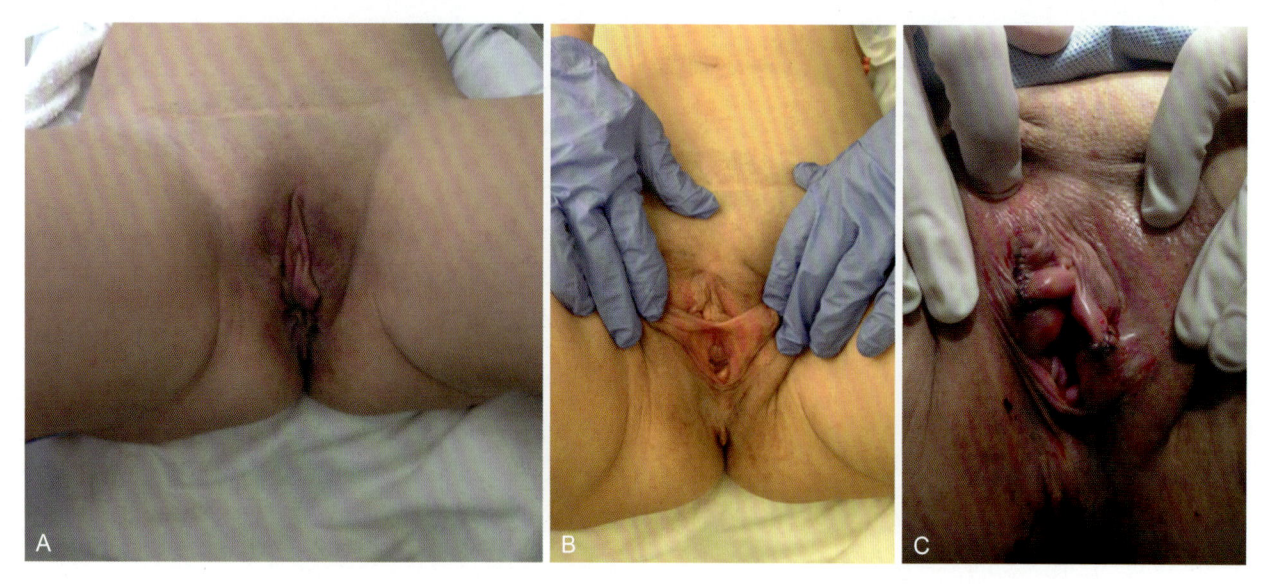

图63-51　A.患者主诉小阴唇过大，引起不适，要求缩小小阴唇。B.在这张照片中小阴唇组织肥厚更明显。C.外阴缩小术后。保留了小阴唇形态，但缩小了。图示所见水肿是由于术中注射了稀释后的血管升压素

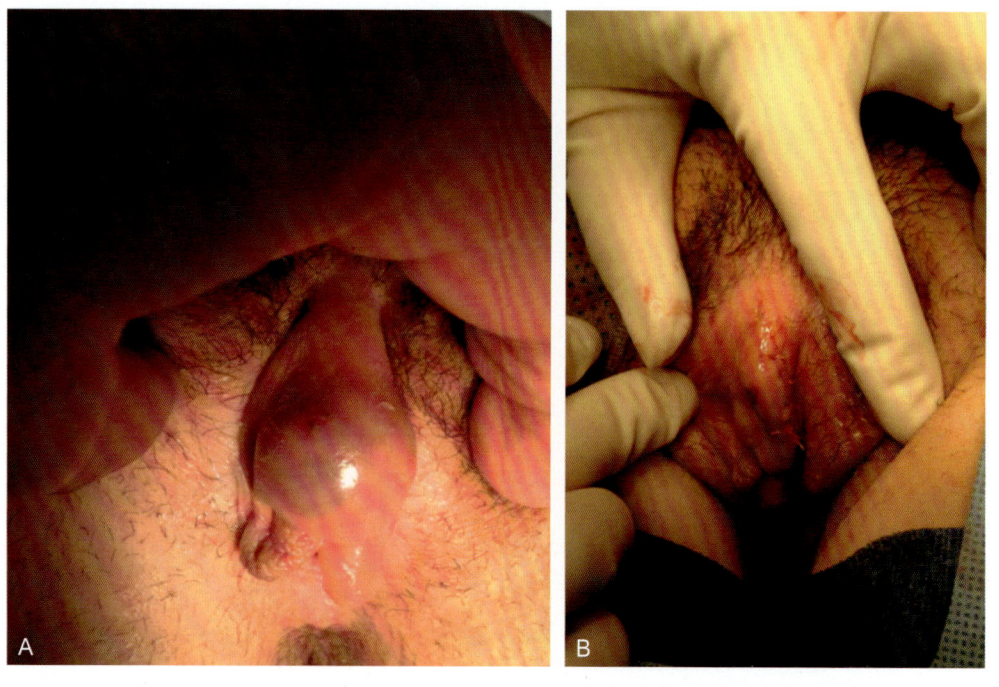

图63-52　A.痛性阴蒂囊肿，似乎有蒂；B.囊肿已切除，保留了阴蒂头

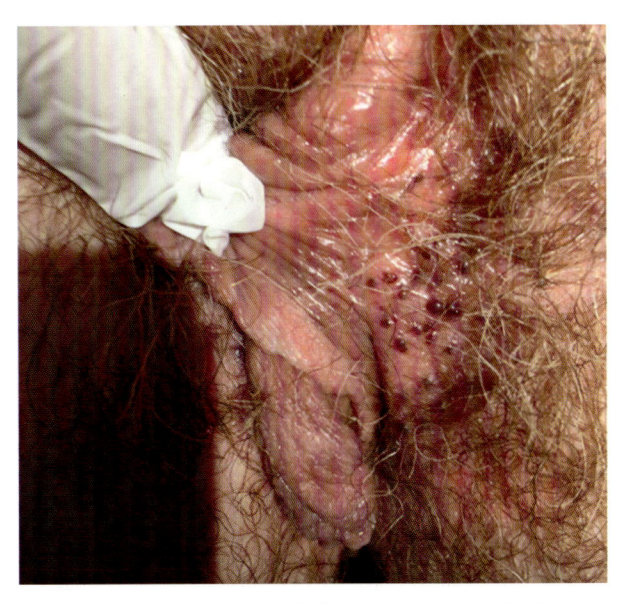

图 63-53　广泛的静脉曲张累及左侧阴唇间沟

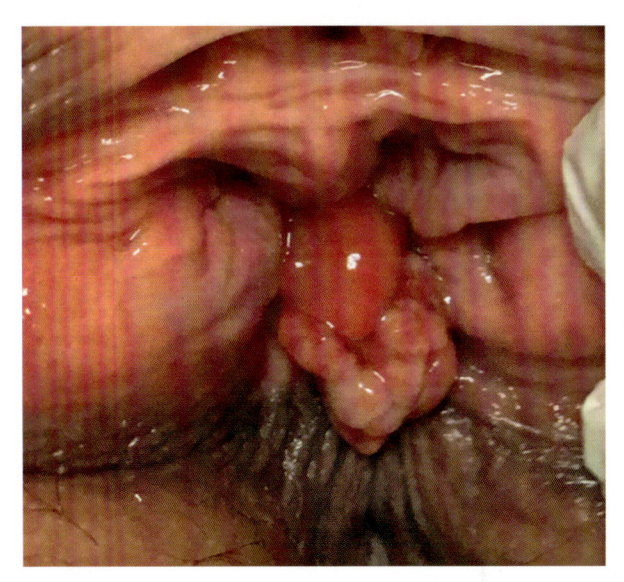

图 63-54　该患者有未修复的四度会阴裂伤，导致肛门阴道瘘。对红色肛门黏膜下方的白色堆积组织进行活检，诊断为鳞状细胞癌

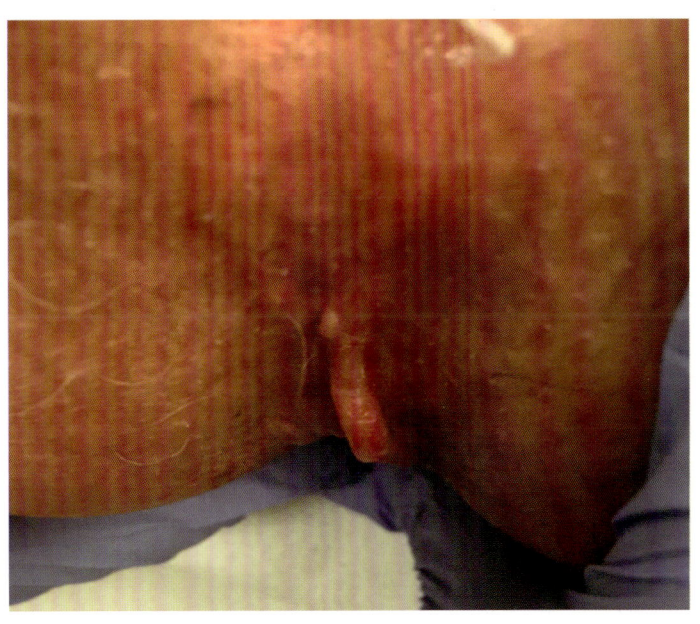

图 63-55　增生的皮肤斑块累及会阴，给患者带来了严重的疼痛。切除后病理诊断为神经瘤

（杨　帆　译　刘继红　校）

第 64 章

前庭大腺囊肿和脓肿

Michael S. Baggish

妇科医师经常将前庭大腺管阻塞诊断为前庭大腺囊肿。梗阻通常发生在表面（前庭），腺体持续分泌黏液，导致封闭的导管进行性扩张。最终，扩张成球形的导管会在前庭区紧邻处女膜环后侧方边界处产生肿胀（图 64-1A）。压力导致肿胀敏感，甚至感到疼痛（图 64-1B）。如果囊肿通过阴道和直肠受累，黏液性囊肿可能发生感染，导致前庭大腺脓肿。这种疾病可表现为蜂窝织炎、红斑和发热。

前庭大腺囊肿和脓肿的治疗首选引流术。为防止切开的囊壁粘连闭合，通常行囊肿开窗术，取大切口，并敞开 1~2 周。可以采用多种术式，如造口术、置入引流条、置入 Word 导管等。最简单的方法通常是最佳的治疗方案（图 64-2A~C）。

可以用全身麻醉、区域麻醉或局部麻醉对患者进行麻醉。用 0 号薇乔线缝合 2~3 针将患侧小阴唇与股部褶皱固定，防止小阴唇遮挡。垂直切开囊肿，将引流液送培养。切除囊壁及周围皮肤，以扩大开口（图 64-3A~E）。采用 3-0 聚对二氧环己酮线（PDS 线）或薇乔线锁边缝合闭合切缘。用 3-0 铬肠线或普通肠线将小引流管固定在囊腔（图 64-4）。告知患者术后每天 2 次盐水（如速溶海盐，每次 2 杯）盆浴，每次 10~15 分钟，持续 1~2 周。盆浴后用清水冲洗干净，用电吹风低温吹干或用毛巾轻轻擦干。

第 64 章 ■ 前庭大腺囊肿和脓肿　821

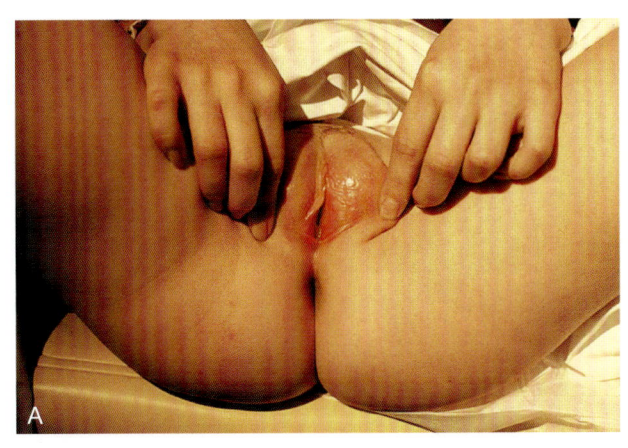

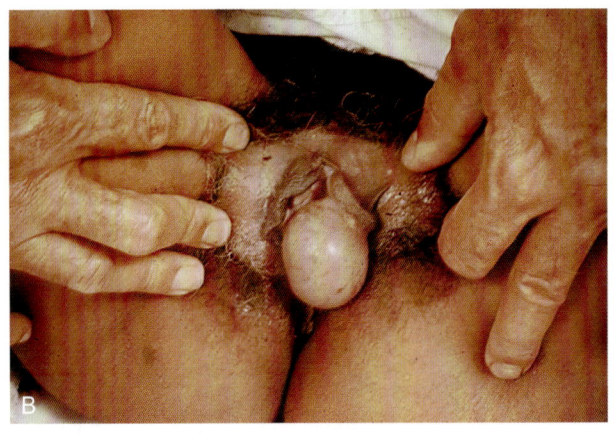

图 64-1　A. 前庭大腺管阻塞导致前庭大腺肿胀，引起患者不适。此例患者无感染证据。B. 图中所见为 Skene 管阻塞所致的继发性囊肿

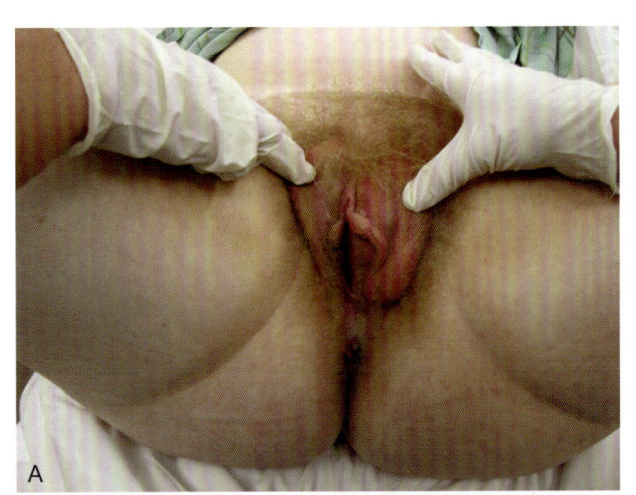

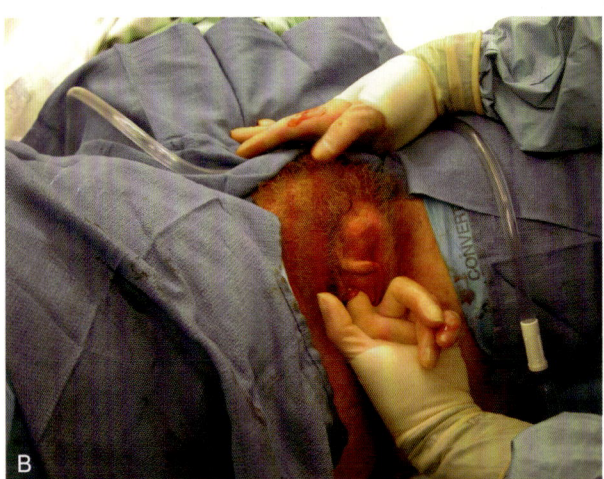

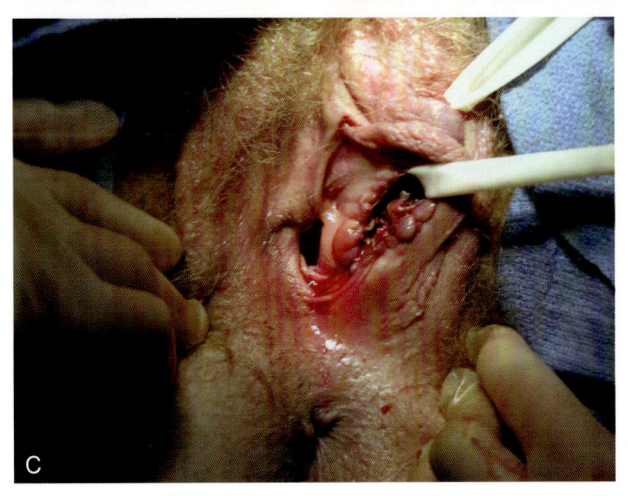

图 64-2　A. 此患者因外阴肿块疼痛入院，口服抗生素治疗无效，既往有前庭大腺囊肿反复发作病史。此图可见左侧外阴巨大肿胀，蜂窝织炎侵及阴阜。B. 在最靠肿块内侧（前庭侧）切开并放置引流管。术者手指插入脓腔，破坏所有分隔，以保证充分引流（注意：手指探查部位达阴阜下部）。C. 切除一块直径为 2 cm 的圆形皮肤，用 0 号薇乔线平针缝合开口边缘，再放置 0.5 英寸的烟卷式贯穿引流

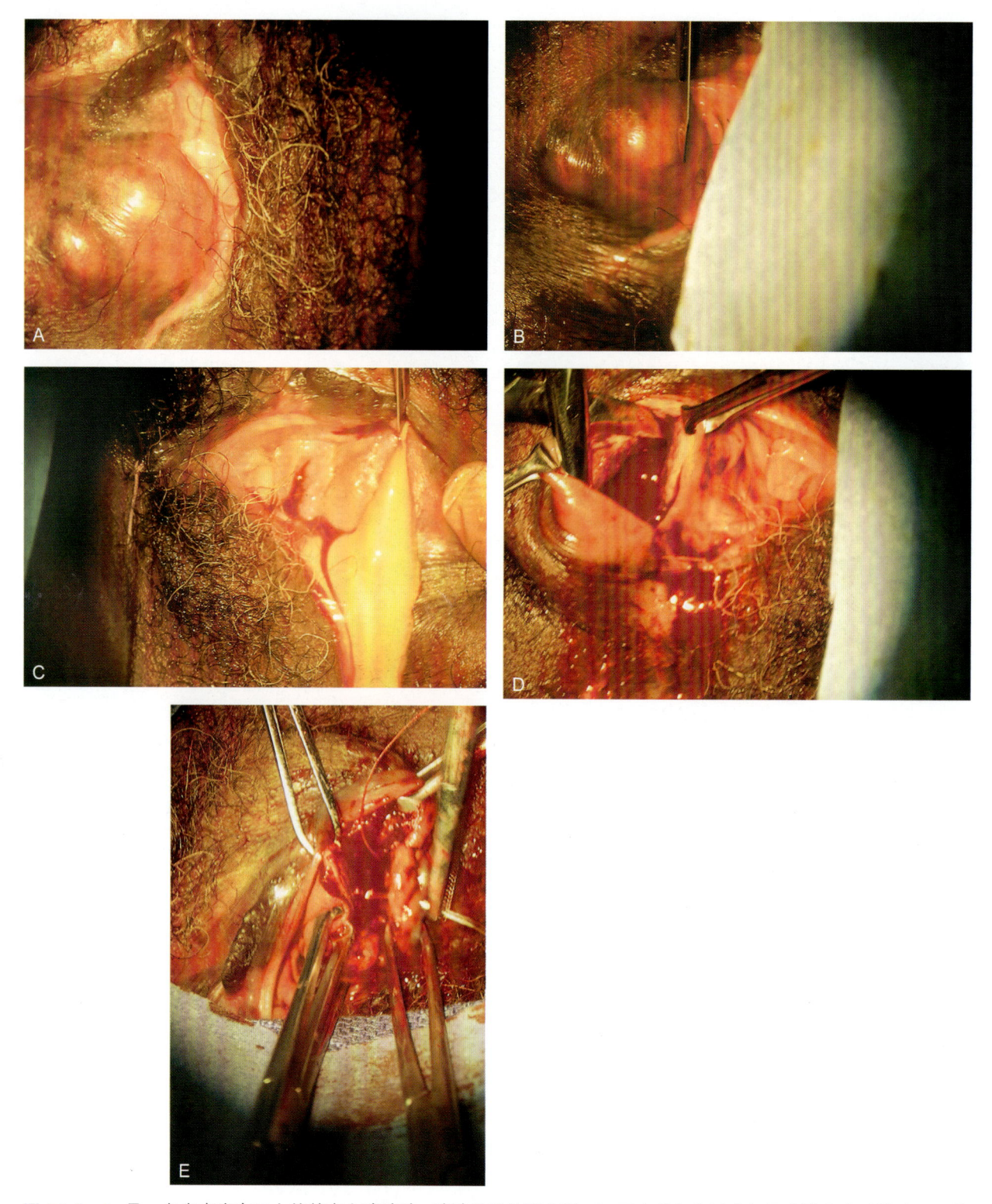

图64-3 A.另一名患者患有巨大的前庭大腺脓肿,脓肿导致外阴变形;B.刀尖准备自正中切开皮肤和穿破脓腔;C.脓液自引流口涌出;D.将剪刀置入脓腔,撑开剪刀,破坏脓腔内分隔;E.用0号薇乔线缝合切口边缘

第 64 章 ■ 前庭大腺囊肿和脓肿 823

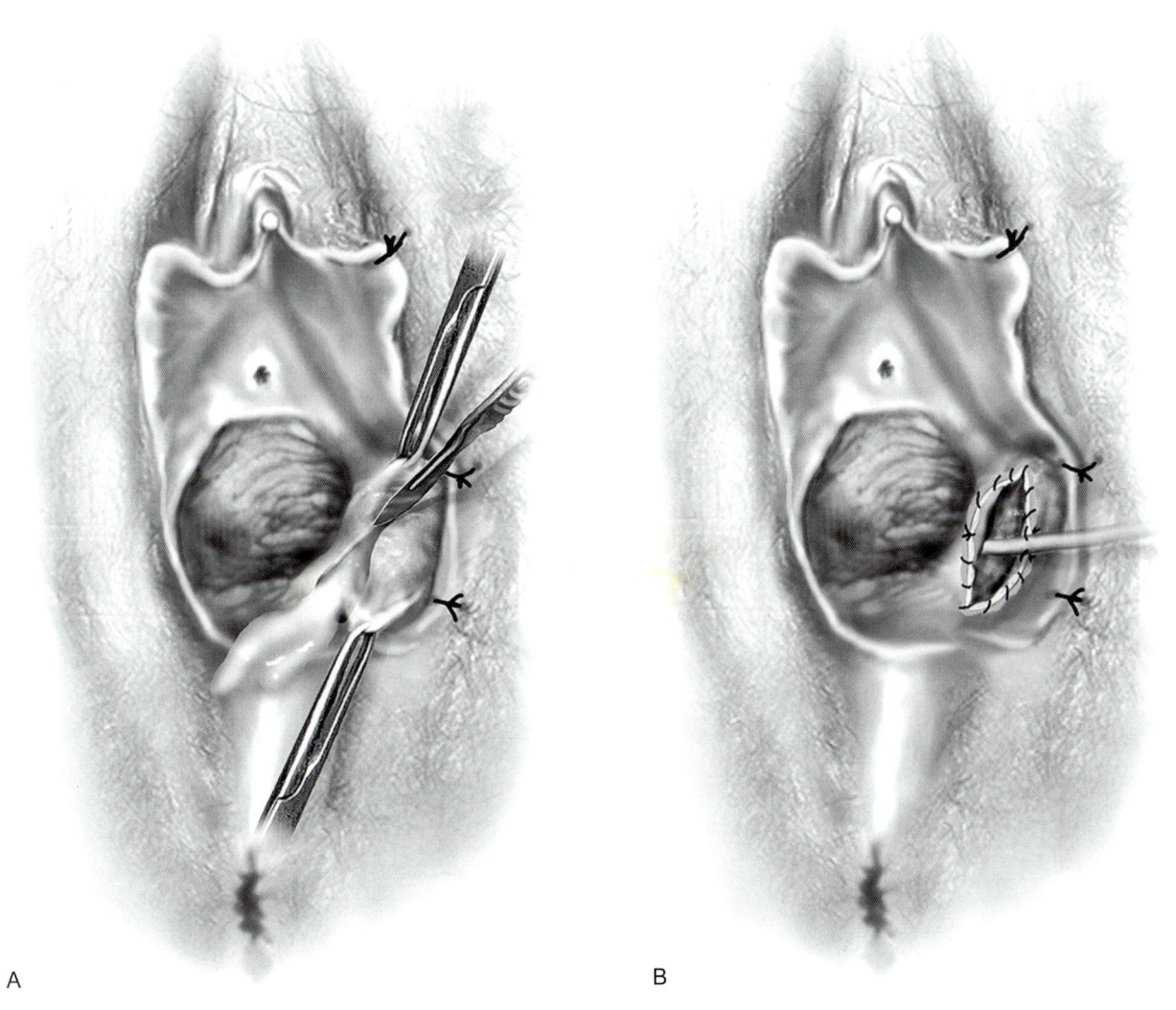

A　　　　　　　　　　　　　　　　　B

图 64-4　A 和 B. 用 0 号薇乔线将患侧小阴唇固定，以充分显露术野。垂直切开囊肿，用镊子和 Allis 钳提起切缘，用手术刀或 Stevens 剪刀将皮肤及部分囊壁广泛切除。沿切缘用 3-0 薇乔线或 PDS 线连续缝合 1 周。切口置入引流管，用 3-0 铬肠线固定。这样就完成了"造口术"

（杨　帆　译　刘继红　校）

第65章

外阴前庭炎综合征（外阴痛）手术治疗

Michael S. Baggish

外阴前庭炎综合征是一种病因不明的疾病，可以引起红斑、感觉过敏，严重的有轻压痛等不适，大多数位于前庭大腺周围或前庭大腺下。尽管外阴其他黏液性腺体（即尿道旁腺和前庭小腺）对接触也很敏感，但主要症状和体征与前庭大腺相关（图65-1A~C）。患者会主诉性生活时或性生活后外阴有烧灼痛，以致不愿性交。所有患者确诊后，都应进行2~4个月的非手术治疗。如果经非手术治疗后，症状未能缓解或红斑、轻压痛体征未减轻，则应建议患者接受手术治疗（图65-1D）。

外阴前庭炎综合征的手术治疗有两种选择。首选的最简单术式为单纯前庭切除术或前庭切除术+尿道旁腺切除术和阴道前移术。手术切除炎性组织，深至Colles筋膜、Hart线边缘，以及1 cm左右的阴道下部。此术式的优点在于手术时间短（≤1.5小时），并且术后阴部神经痛发病率低（图65-2A~E）。

另一种术式包括根治性前庭大腺切除术、前庭切除术和阴道前移术。这种术式需要2.5小时才能完成，并且术后阴部神经痛发病率为15%~20%。目前，该术式适用于前庭炎严重的患者、单纯前庭切除术后复发性囊肿的患者，以及单纯前庭切除术失败的病例。

通过上述手术治疗可以消除90%的性交痛。此外，前庭疼痛不会复发。两种术式均采用低位至中位膀胱截石位。显微镜下手术更加有效，值得推广。

一、单纯前庭切除术

手术的最初步骤与前庭大腺切除术相同。用0号薇乔线固定阴唇以显露前庭，用25号针头将1:100血管升压素溶液注射到前庭的皮下（图65-3A和B）。

显微操作器可以在显微镜下发出CO_2激光束。在病灶周围的300 mm范围内，激光控制器发出激光形成1~1.5 mm的光斑，激光束功率设置为12 W。激光束沿U形的切口方向打点，再切除前庭皮肤，连点成线形成切口（图65-4A和B）。

接下来，采用Stevens肌腱切断术，锐性切除前庭及与其相连的Colles筋膜（图65-5）。此外，切除0.5~1 cm阴道下部（包括处女膜环）。用3-0薇乔线打褶缝合筋膜，以止血和闭合切口（图65-6A）。然后，用3-0薇乔线间断缝合皮肤。从美容角度看，手术效果佳。同时，将阴道口重塑，宽度可达两指（2.5~4 cm），以便于性交（图65-6B）。

二、根治性前庭大腺切除术的前庭切除术

这种术式比较复杂。初始切口入路与单纯前庭切除术相同（图65-7A和B）。再将一把蚊式钳平行于阴道外壁插入，以形成距阴道口2 cm深的间隙（图65-7C）。

然后，将蚊式钳继续向侧方探入1~1.5 cm，在坐骨直肠窝脂肪内分离出一个间隙（图65-7D）。这两个间隙明显不同。中间间隙位于前庭球和阴道壁窦道上面。侧方间隙内含有一些小动脉和静脉，但主要是脂肪组织。在这个层次，可以看到球海绵体肌（图65-8）。海绵球体肌下方即为前庭大腺（图65-9）。分离前庭大腺周围的肌肉、脂肪及结缔组织后，在放大镜下可以看到腺体小叶和纹理（图65-9B和C）。用蚊式钳将前庭大腺前后游离

第 65 章 • 外阴前庭炎综合征（外阴痛）手术治疗　825

（图 65-10）。切除前庭大腺并用 4-0 薇乔线缝扎残端。缝扎所有血管，术野内充分止血冲洗（图 65-11A 和 B）。先前由腺体占据的空间距离前庭表面 1~1.5 cm，切除腺体后，用 3-0 薇乔线间断缝合无效腔。将两指置于肛管内，以确定其与手术区域的相对位置，避免损伤。然后切除前庭皮肤（图 65-12A~C），上拉阴道以覆盖切口，并将其横向与周围会阴皮肤缝合（图 65-13）。以上所有操作实际上是为了扩大阴道口。

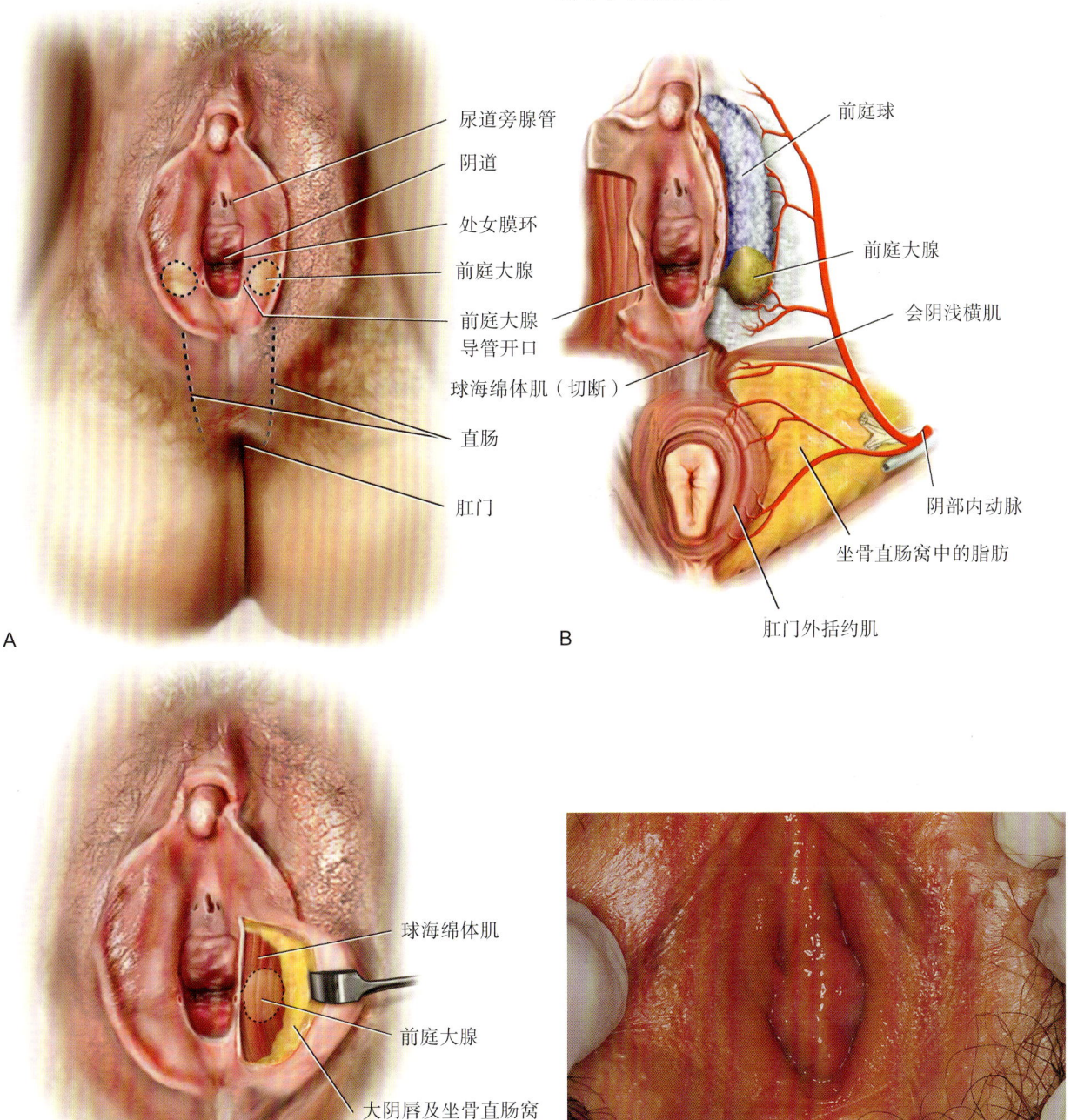

图 65-1　A. 前庭和前庭大腺 / 前庭大腺导管的解剖，也显示了尿道旁腺管与尿道关系。注意肛管与前庭及阴道下段的关系。B. 左侧前庭深层和右侧前庭浅层解剖。切除左侧球海绵体肌，可见动脉血供源于阴部内动脉。阴部血管与阴部神经相伴行，在坐骨结节内侧（即从后侧方）进入会阴。C. 球海绵体肌覆盖前庭大腺，腺体外侧是大阴唇和坐骨直肠窝中的脂肪组织。D. 一位患有外阴前庭炎综合征的女性患者术前前庭的外观，注意前庭大腺管周围的红斑及血管扩张（点状）

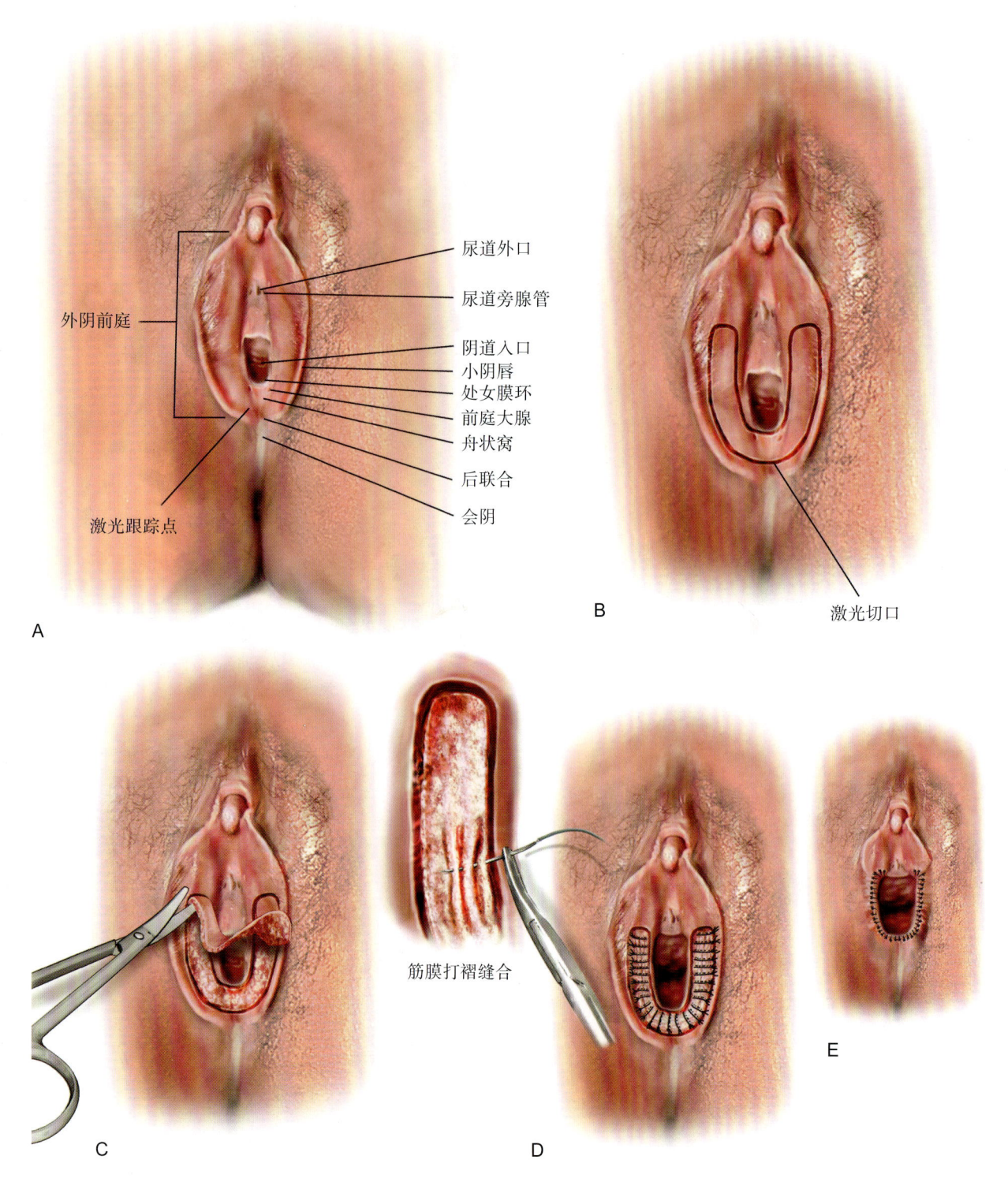

图 65-2 单纯前庭切除术。A. 首先 CO₂ 激光标记 U 形切口的边界；B. 通过高聚焦激光束将各个点连接，连接点用 Stevens 剪加深切口；C. 用剪刀剪除皮肤和部分 Colles 筋膜，将标本送病理检查；D. 将筋膜打褶缝合，以止血和闭合切口；E. 最后间断缝合皮肤，前移阴道及加宽阴道口

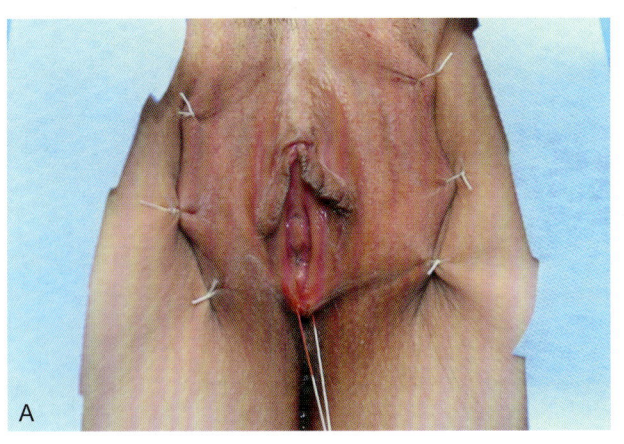

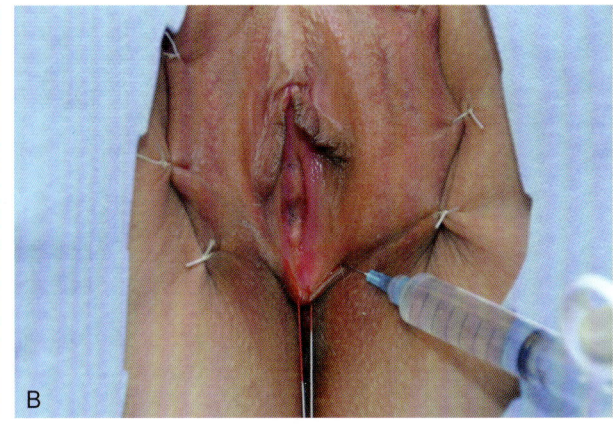

第 65 章 ■ 外阴前庭炎综合征（外阴痛）手术治疗 827

图 65-3　A. 向后缝合固定大阴唇来显露前庭，用线向尾端牵引舟状窝；B. 皮下注射 1∶100 血管升压素溶液以协助止血，同时具有吸收 CO_2 激光产生的热量的作用

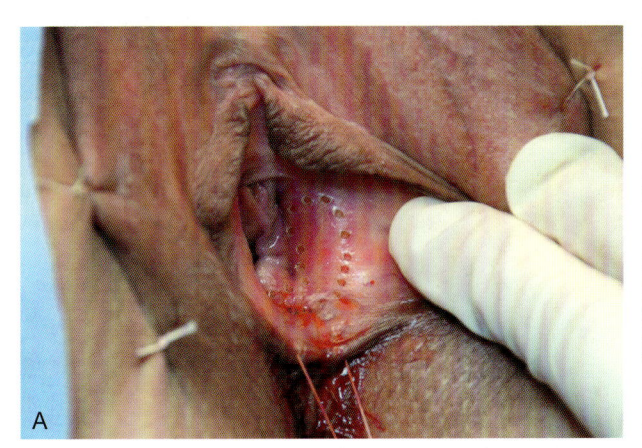

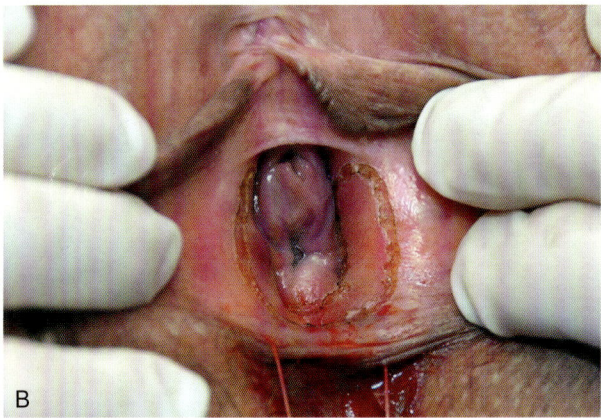

图 65-4　A. CO_2 激光在前庭连续打点，标记切口边界；B. 连接各点并加深切口。请注意，完整切口为 U 形

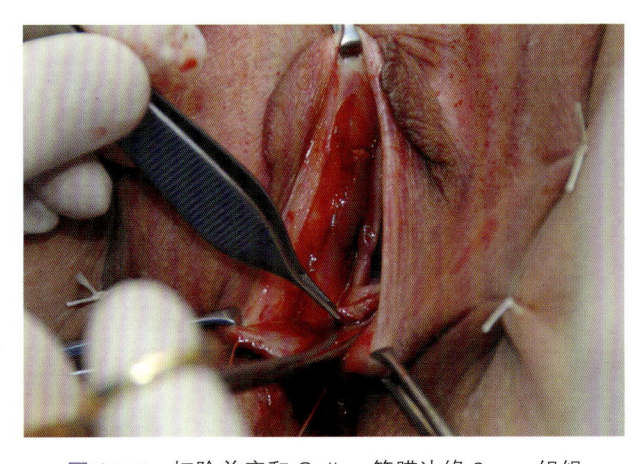

图 65-5　切除前庭和 Colles 筋膜边缘 3 mm 组织

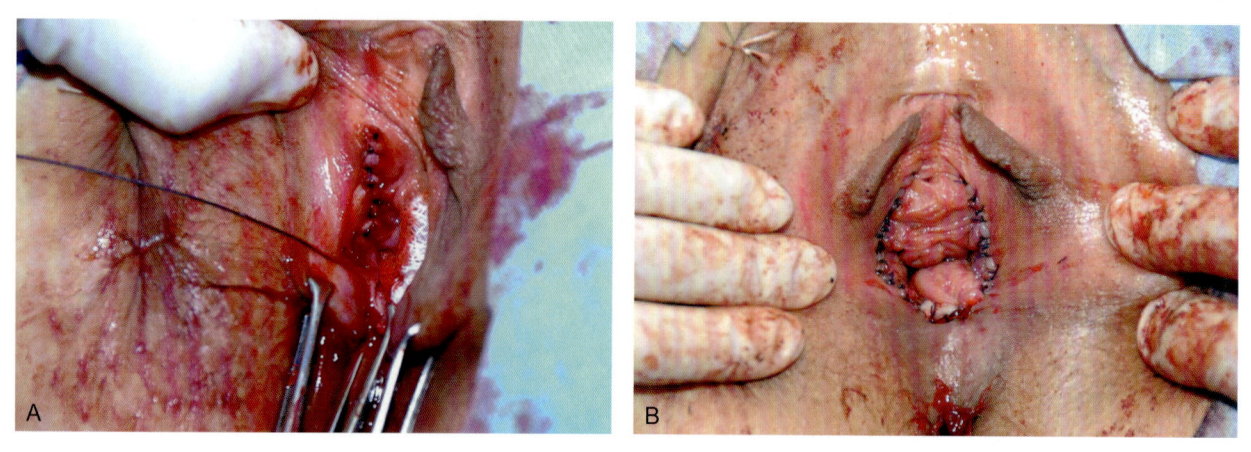

图 65-6 A. 打褶缝合 Colles 筋膜，此方法需将阴道牵拉至切口远端边缘；B. 缝合皮肤，前移阴道并扩大阴道口

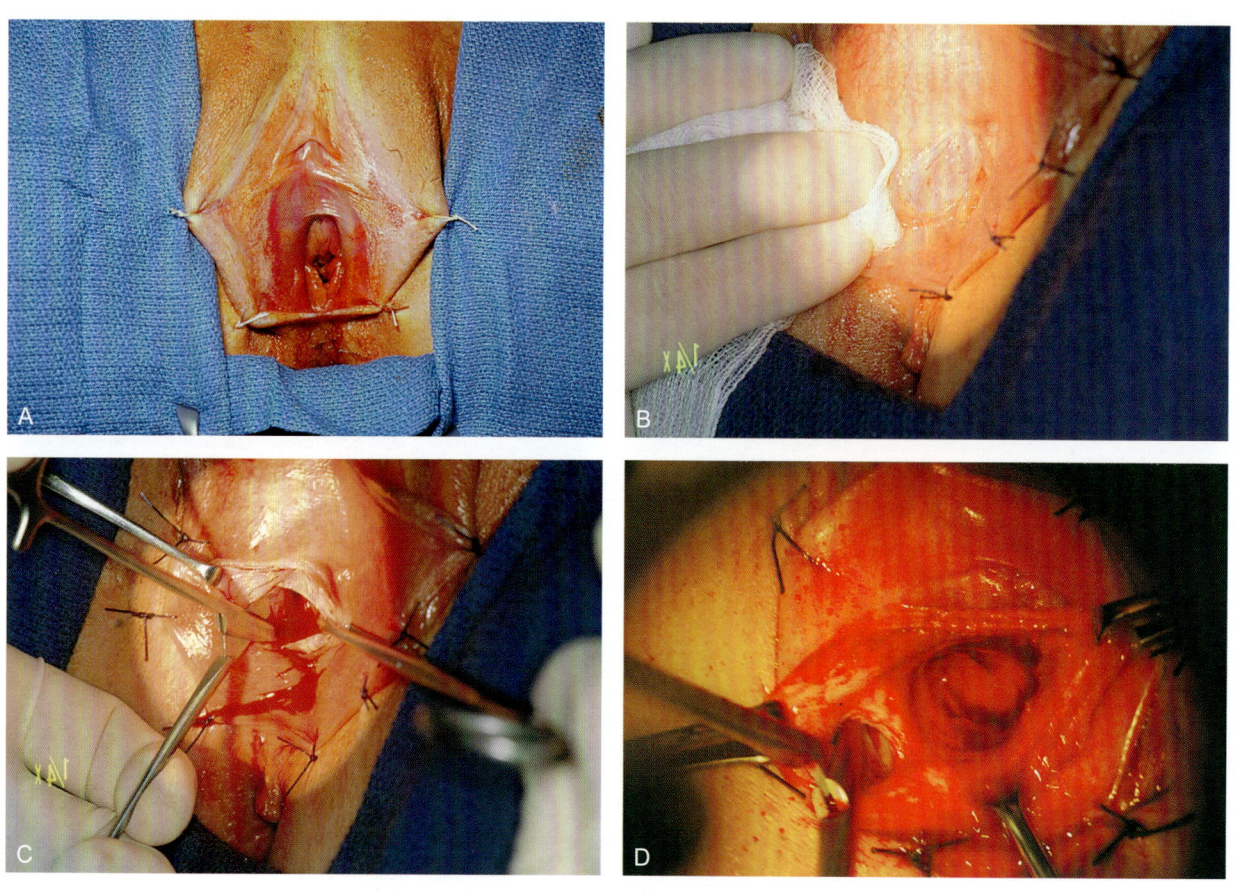

图 65-7 A. 缝合固定阴唇以便持续性显露前庭。B. 在右侧前庭大腺管开口的后上、下方，以及侧方，做一个 2 cm 的无血切口。C. 用蚊式钳游离前庭球、前庭大腺及阴道内壁。前庭球可能会出血。D. 在前庭球和前庭大腺侧方分离第 2 个间隙，深入大阴唇和坐骨直肠窝脂肪

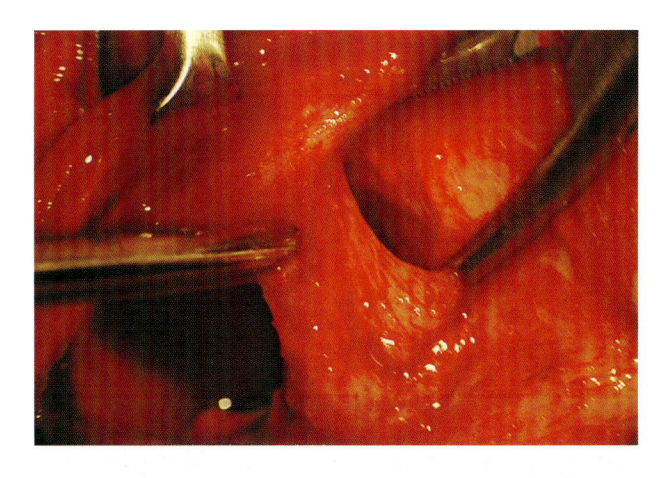

第 65 章 ■ 外阴前庭炎综合征（外阴痛）手术治疗　829

图 65-8　在前庭大腺上方用血管钳钳夹球海绵体肌

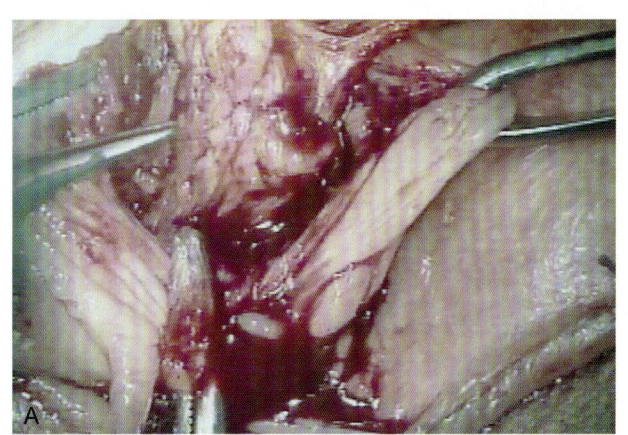

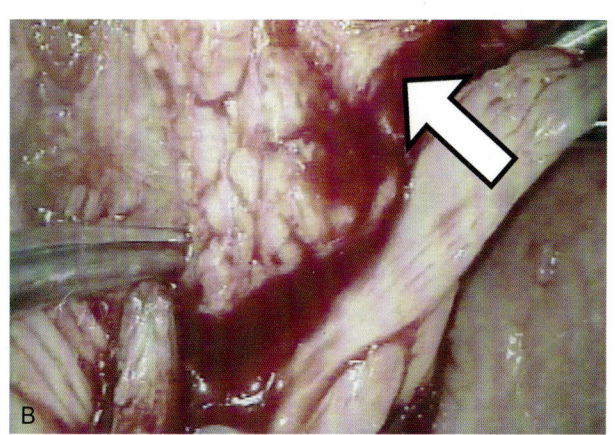

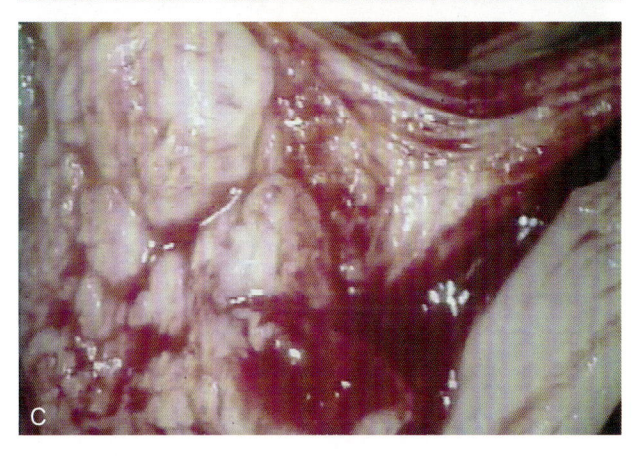

图 65-9　A. 分叶状的前庭大腺附着在球海绵体肌上，剪刀所指之处为腺体。B. 图 A 的高倍镜下表现。箭头所指之处为球海绵体肌，剪刀所指之处为腺体。C. 图 B 进一步放大，可见前庭大腺明显的分叶状

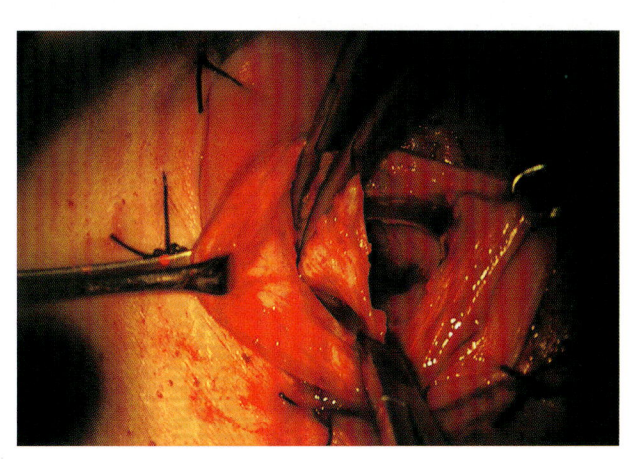

图 65-10　腺体在上、下两钳之间游离，用 Allis 钳牵拉切口侧缘以充分显露术野。在内侧，用 Allis 钳牵拉阴道

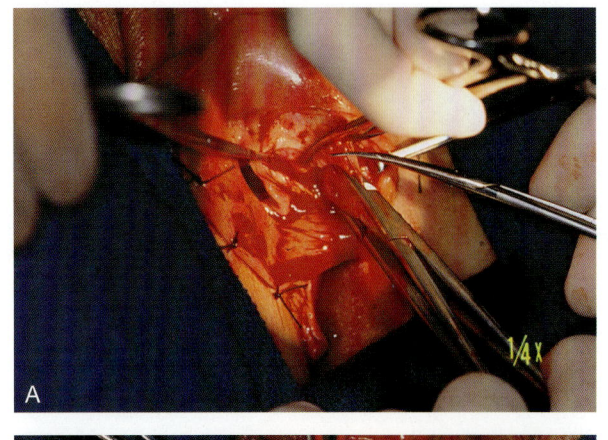

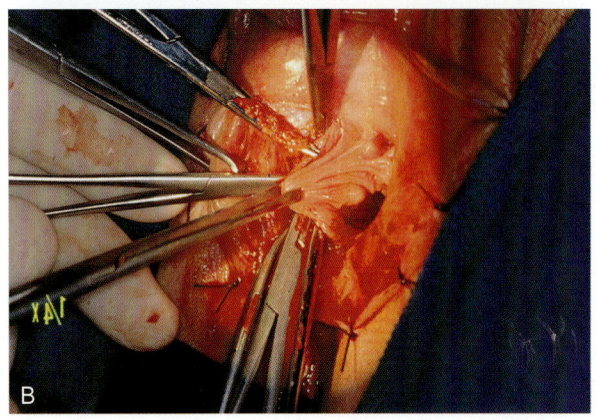

图 65-11 A. 用 Stevens 剪将前庭大腺从周围组织中剪除；B. 切除右侧的前庭大腺，用 4-0 薇乔线缝合残缘。用 Allis 钳将右侧阴道壁拉向尾端

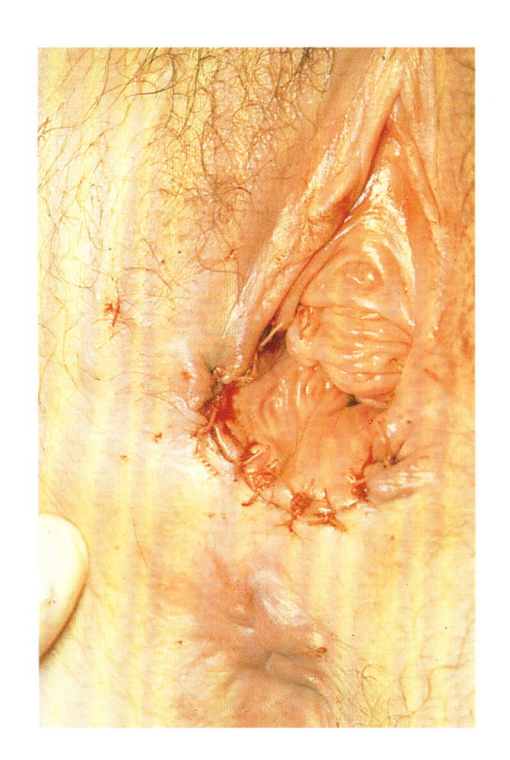

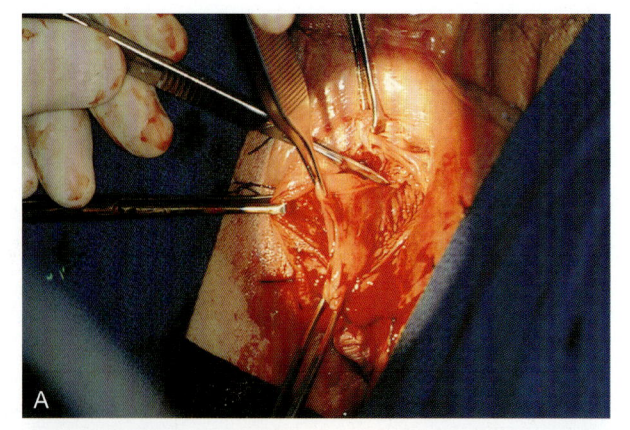

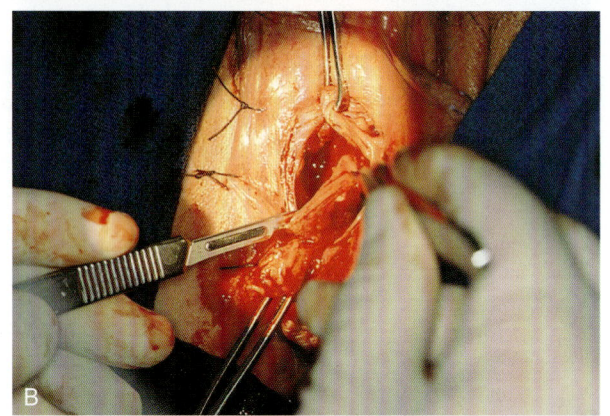

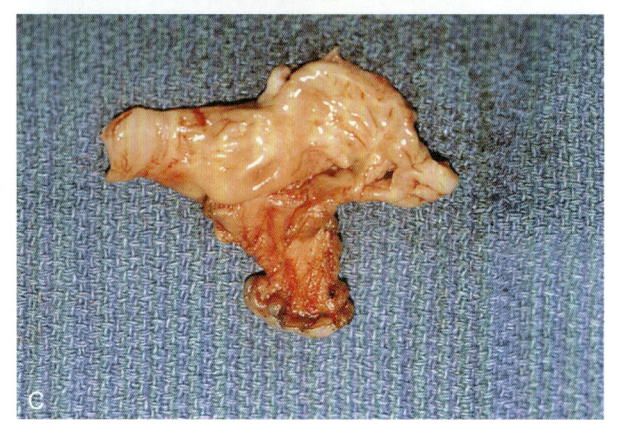

图 65-12 A. 用锋利的手术刀切除阴道下段、处女膜和前庭内侧；B. 切除前庭侧部（紧邻大阴唇）；C. 将切除的前庭组织和前庭大腺分开送检

图 65-13 双侧缝合创口，将阴道前拉，扩大阴道口

（杨　帆　译　刘继红　校）

第66章

广泛切除术与皮肤移植

Michael S. Baggish

外阴上皮内瘤变（vulvar intraepithelial neoplasia, VIN）的治疗取决于病程进展范围。当 VIN 病变为局部病变时，扩大的局部切除术是能够达到治愈目的的最简单、对功能影响最小的治疗方法。对 1000 例病理确诊的外阴原位癌（carcinoma in situ, CIS）病例研究数据如下：①38% 的 VIN 患者病变侵及皮肤附属结构（如皮脂腺、毛囊和汗腺），并且 60% 的患者年龄＞50 岁；②阴毛覆盖区域的皮肤附属结构平均深度达（1.53±0.77）mm；③在小阴唇，病变细胞侵犯皮脂腺平均深度为 1.0 mm；④在阴毛覆盖区域，最深的受累皮肤附属结构可达 3 mm。因此，治疗所需的切除深度如下：切除大阴唇、会阴和肛周皮肤的深度为 1~3 mm；切除小阴唇和阴唇周围皮肤深度不超过 1 mm；周边边界为 3.0 mm。

可借助传统工具（如手术刀、剪刀），或超脉冲 CO_2 激光进行锐性切除。外阴手术治疗的基本原则是要减少能量设备（如电凝）导致的深度组织失活。切除组织后，应当用充足的时间和精力来止血。用止血钳钳夹出血血管，并用 4-0 薇乔线缝扎（图 66-1~图 66-4）。止血完成后，用温盐水冲洗手术部位。闭合切口时最好能做到在一期无张力缝合。如果为了闭合切口过紧拉伸皮肤，有可能造成切缘坏死和分离。如果切口张力过大，也可能因为术后不可避免的组织水肿导致切口裂开。

如果无法做到一期缝合或切口张力过大，则应考虑手术部位行皮肤移植（图 66-5A~图 66-12B），包括带蒂移植或游离皮瓣移植（图 66-13）。带蒂移植的关键是保证充足的血供。因此，术者必须明确血管来源及其走行，避免切断血管。其次，移植物的长度应接近基底宽度的 1/2（也就是说，若移植物的高度为 3 cm，则蒂的宽度应为 6 cm）（图 66-14~图 66-20）。对于较小面积（即宽 2 cm，长 4 cm），可以从下腹部全层移植（图 66-11）。去除皮瓣所有脂肪并缝合到切口中。最后，对于大切口，则应于术前从股部或臀部获取断层皮瓣，并将其缝合至切口。实际上，这是大面积皮肤缺损最佳的治疗方法。对于所有的皮肤移植物，都应平均分布组织张力（图 66-21）。

需行大范围、深层次的切除术，或既往医源性瘢痕造成外阴和阴道血供受损，或大块组织缺失者，可考虑肌皮移植。这类移植提供组织结构和血供。移植物可采用内侧的股薄肌（图 68-7），此部分肌肉可通过从大腿到会阴或阴道的通道输送（图 66-22~图 66-24）。

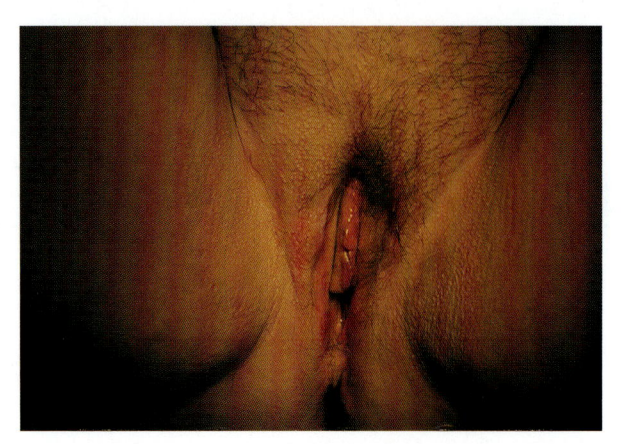

832 第三篇 ▪ 第十二部分 ▪ 外阴及会阴部手术

图 66-1　病变累及整个右侧大阴唇

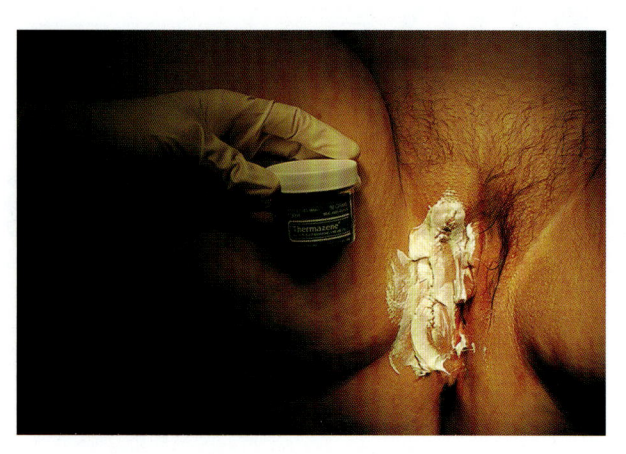

图 66-3　术后切口涂抹大量磺胺嘧啶银乳膏

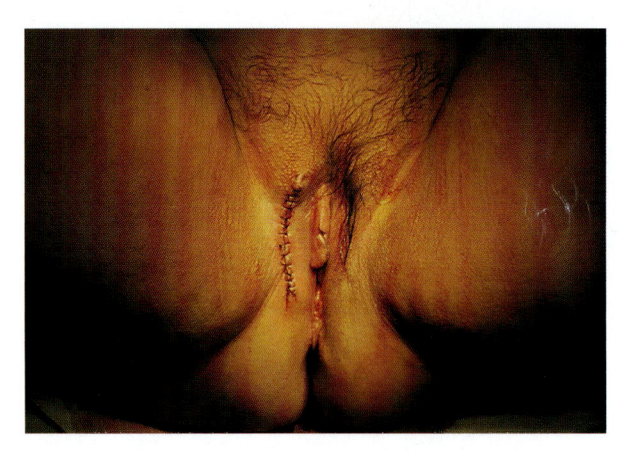

图 66-2　患侧阴唇已被切除并有足够的边缘。切口缝合后，阴唇间沟皮肤与大阴唇外侧缘的皮肤自然合拢

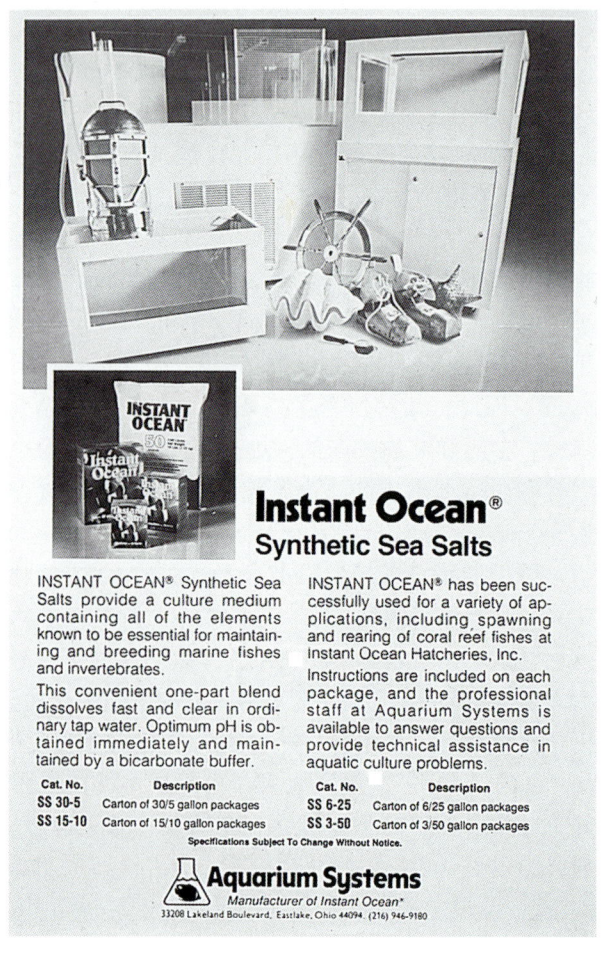

图 66-4　外阴术后恢复阶段，建议每日行海盐盆浴

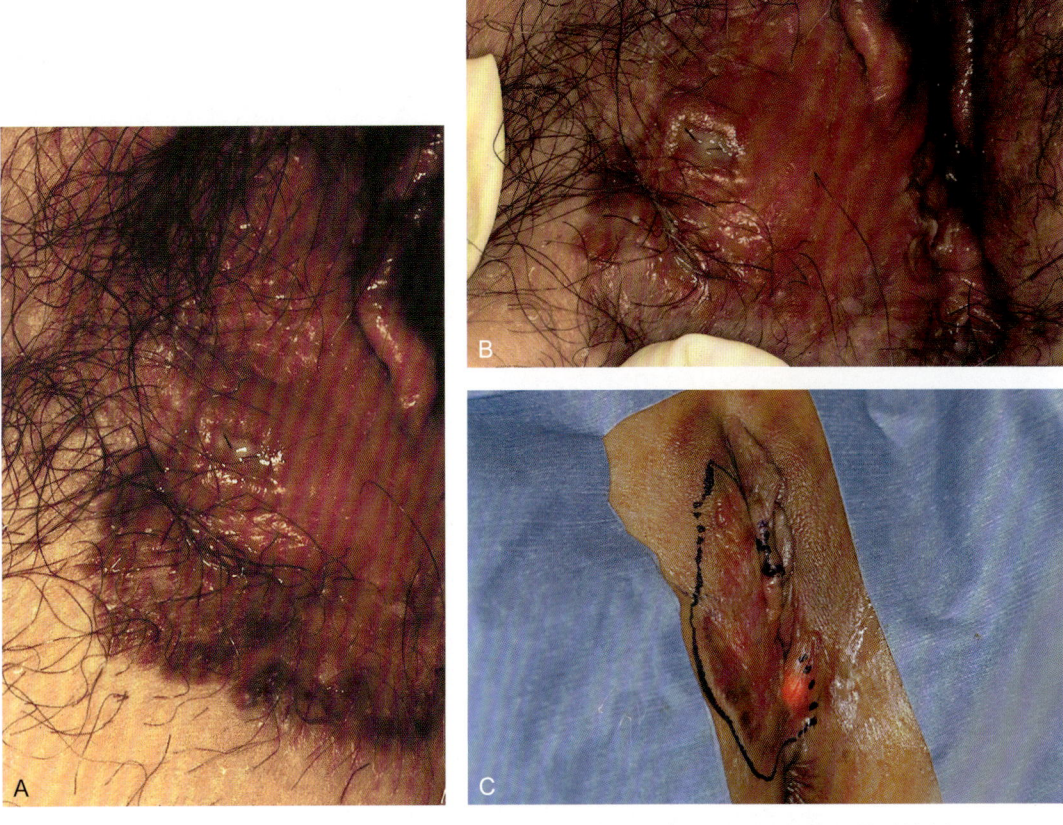

第 66 章 ■ 广泛切除术与皮肤移植　833

图 66-5　A.该患者的右侧前庭、小阴唇、大阴唇有广泛的原位癌。注意大阴唇下部最近的活检创口。B.另一角度可见红色和棕黑色原位癌隆起病灶。C.在手术台上，用无菌记号笔勾画出要切除的范围

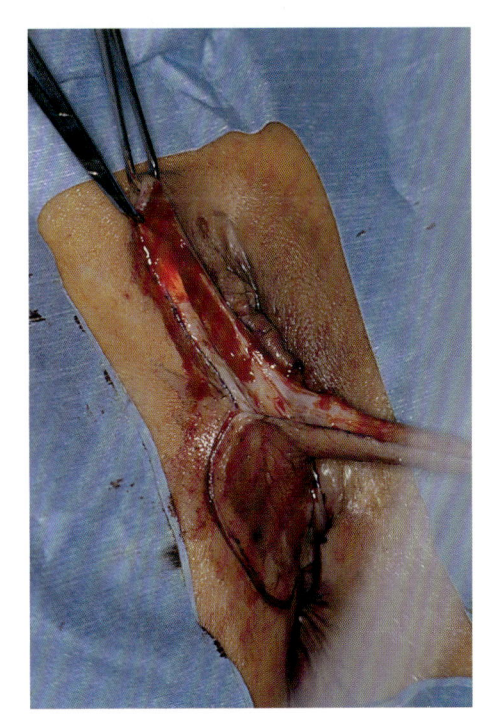

图 66-6　整块切除含有原位癌病灶的皮肤。应做全层切除（即延伸到皮下脂肪层）

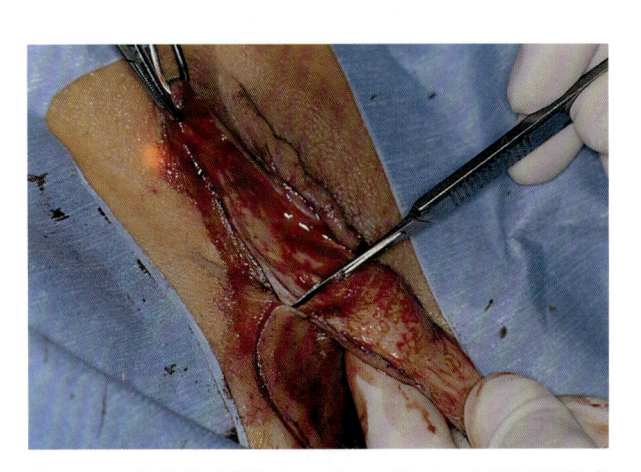

图 66-7　使用蚊式钳和 3-0 或 4-0 聚对二氧环己酮线或薇乔线结扎止血。术者将皮肤向下拉直，同时用示指在切除线上将皮肤上推，即可达到适当的切除深度

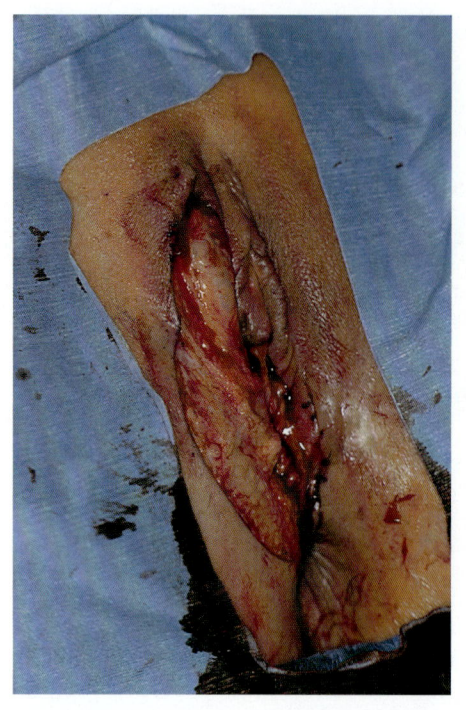

图 66-8　切除全部右侧外阴，仅保留部分右侧小阴唇（包括阴蒂及阴蒂脚）

图 66-10　用 3-0 薇乔线无张力缝合切口上部

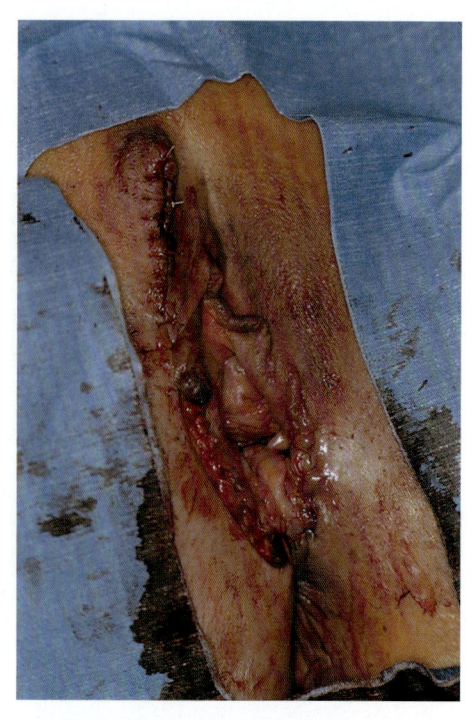

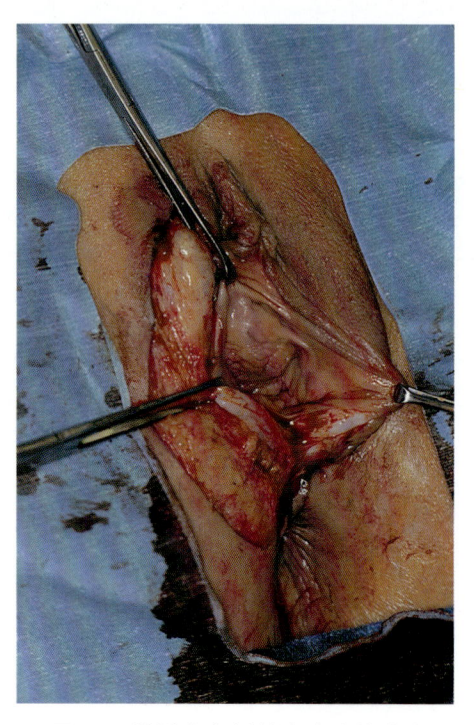

图 66-9　用 Allis 钳钳夹右侧前庭残端的边缘，以及上部和左侧的所有前庭组织

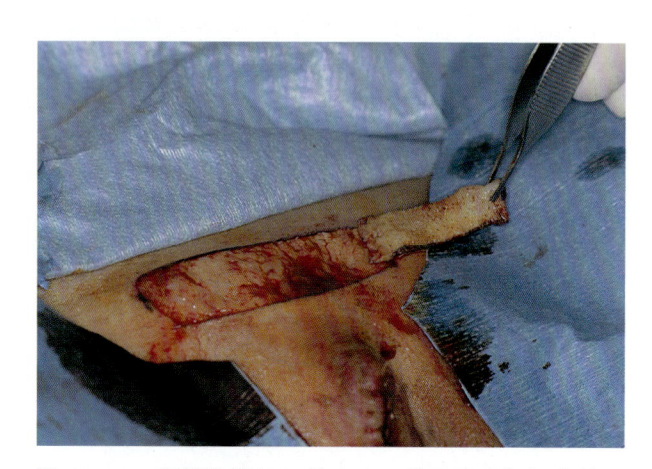

图 66-11　根据外阴切口的大小，从下腹壁切取皮瓣。仔细脱脂、保湿并保存在无菌海绵中备用

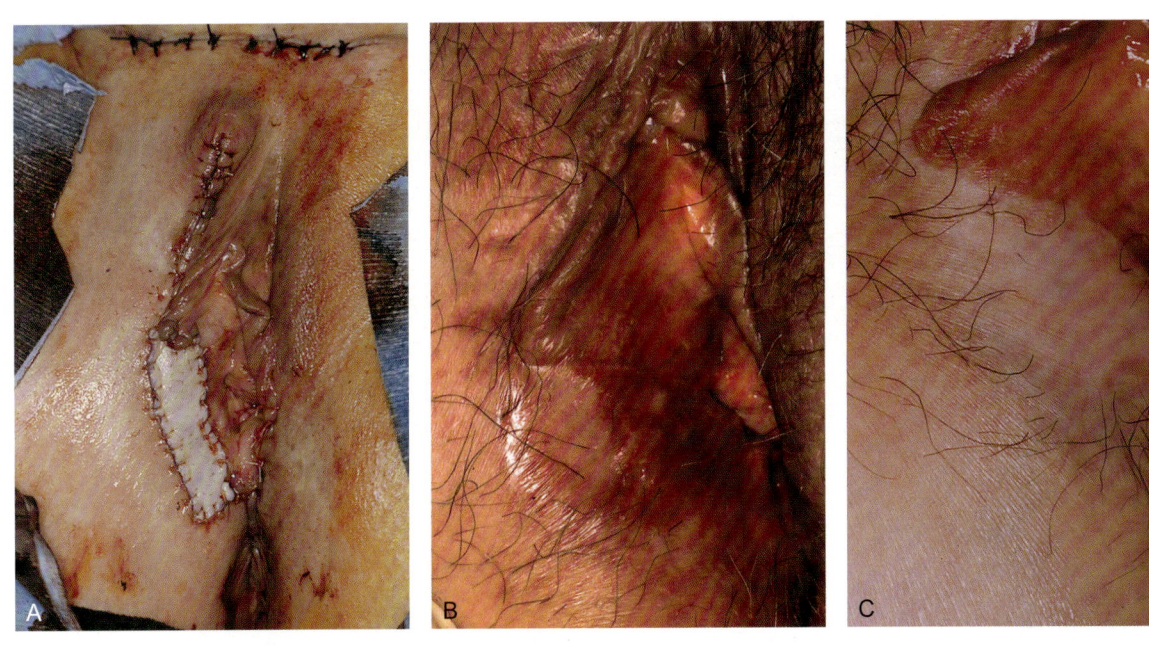

第 66 章 ■ 广泛切除术与皮肤移植 835

图 66-12 A. 原位癌右侧外阴被广泛切除后，将图 66-11 所示移植组织缝合在切除位置，以覆盖外阴缺损；B. 图 A 术后 1 年，可见仅有 1/3 的小阴唇残留；C. 术后 1 年移植部位的放大图

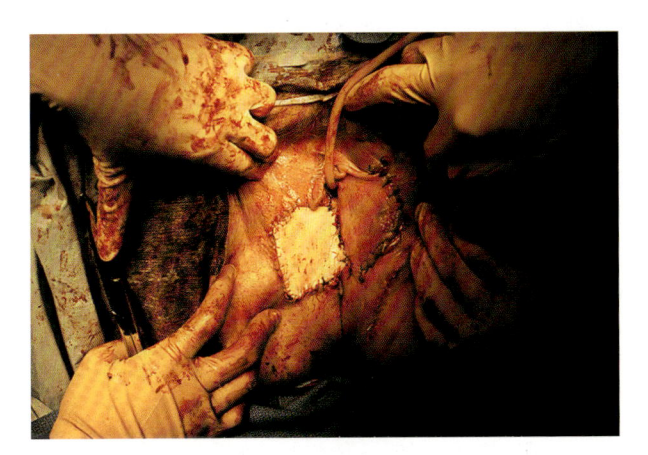

图 66-13 另一位外阴原位癌患者行"双侧外阴组织广泛切除术"，右侧可行游离皮瓣移植，左侧需行带蒂移植

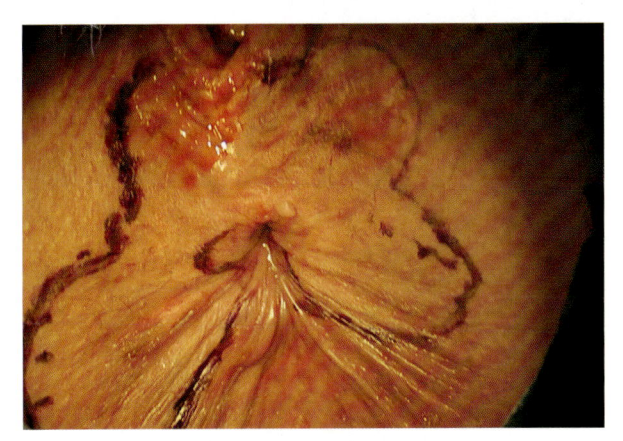

图 66-15 用无菌记号笔勾勒计划切除的范围

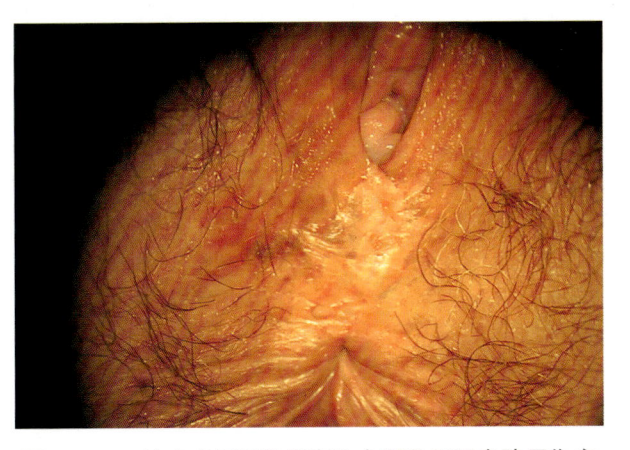

图 66-14 该患者经活检证实为会阴和肛周皮肤原位癌

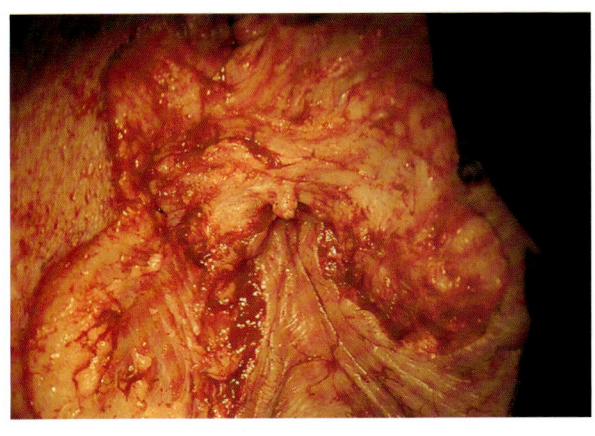

图 66-16 切除会阴、肛周皮肤及皮下组织

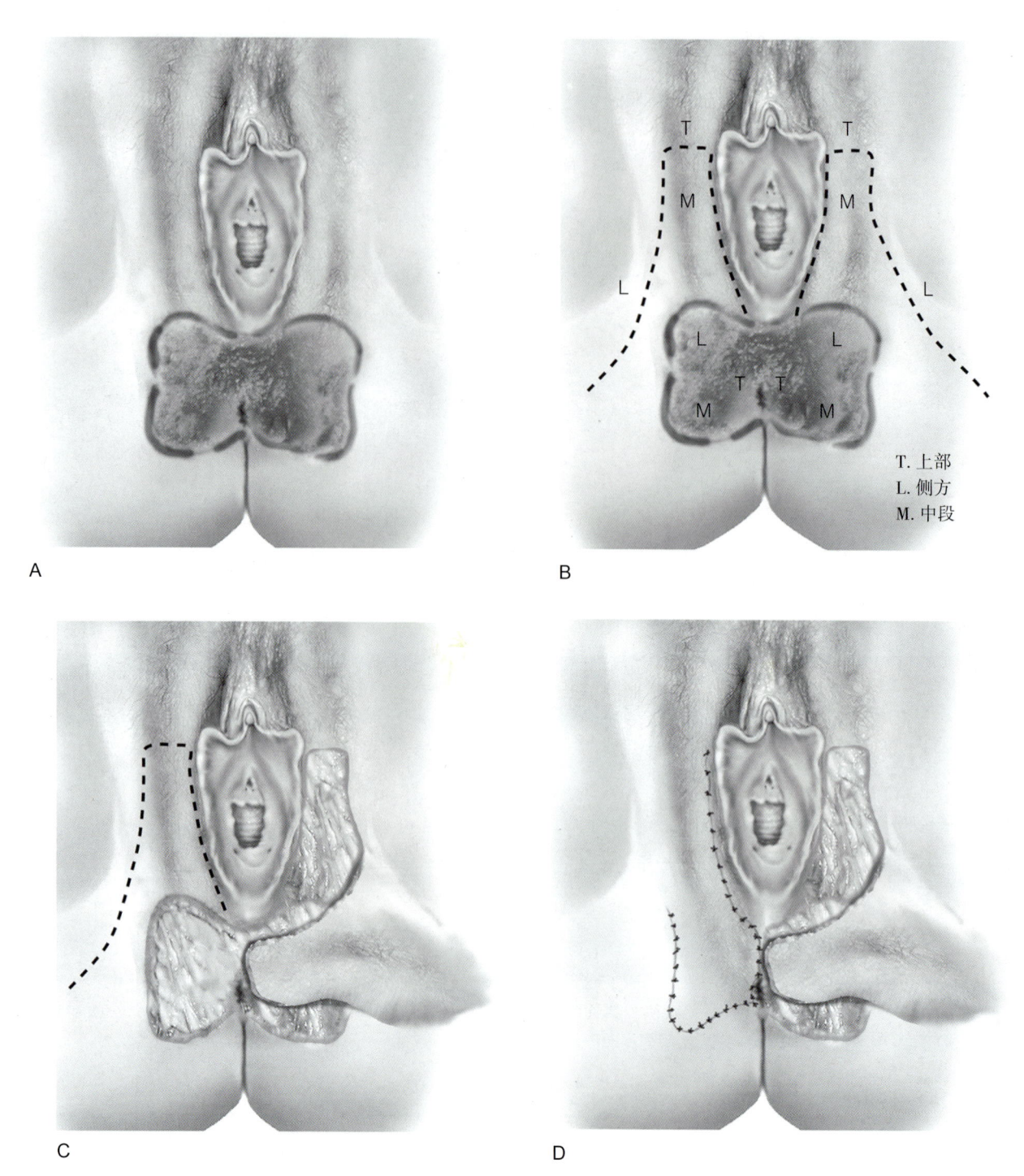

图 66-17　A. 会阴部和肛周缺损清晰可见，全层切除如图 66-16 所示；B. 标记出宽基底的带蒂皮瓣。切下带蒂皮瓣，并将之与下层皮瓣游离，向后方和内侧旋转；C. 左侧皮瓣已旋转至正确位置；D. 将右侧移植组织旋转，并用 3-0 薇乔线缝合至正确位置。缝合右侧供体部位，左侧移植部位未缝合

T. 上部
L. 侧方
M. 中段

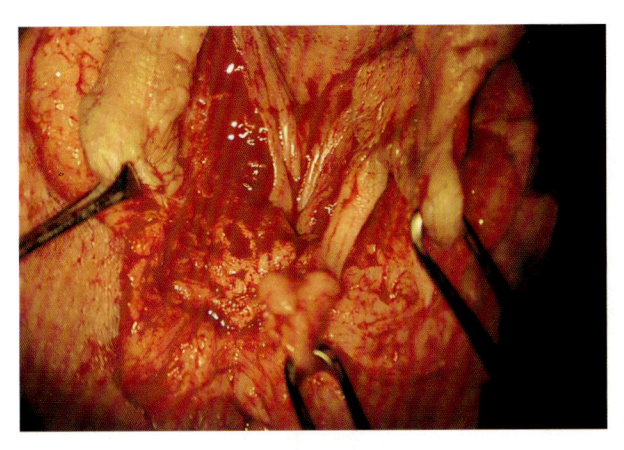

第 66 章 ■ 广泛切除术与皮肤移植　837

图 66-18　用 Allis 钳钳夹会阴移植组织，以促进其旋转以覆盖创口

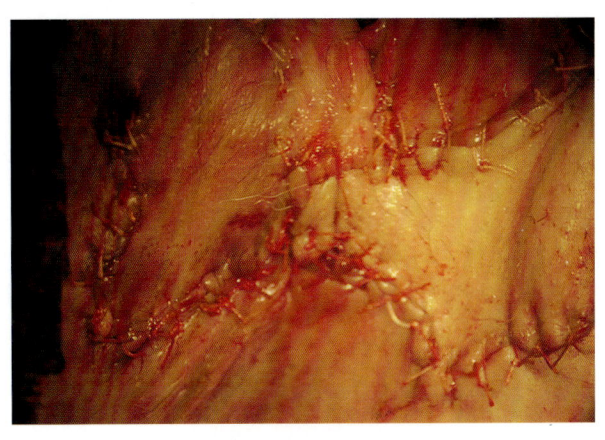

图 66-19　将移植皮瓣旋转至正确部位，缝合并固定

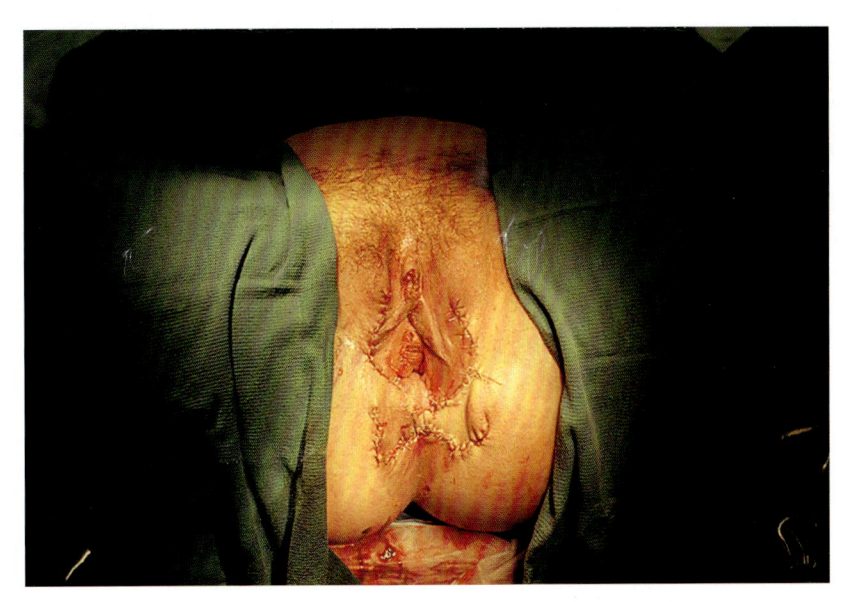

图 66-20　双侧带蒂皮瓣移植，缝合并完全覆盖创口。移植物的远端边缘与肛门黏膜层缝合

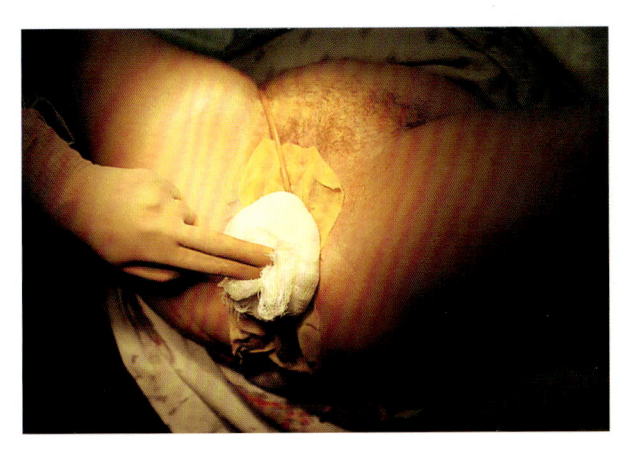

图 66-21　手术完成后，用无菌生理盐水彻底冲洗，将 Xeroform 纱布覆盖伤口后加压包扎。膀胱留置一根 Foley 尿管

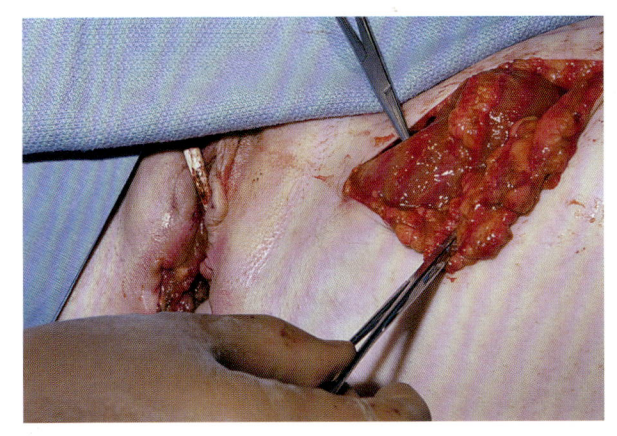

图 66-22　当外阴或阴道内大块组织被切除时，需要进行肌皮移植。此图可见，保护股薄肌及其后方血供

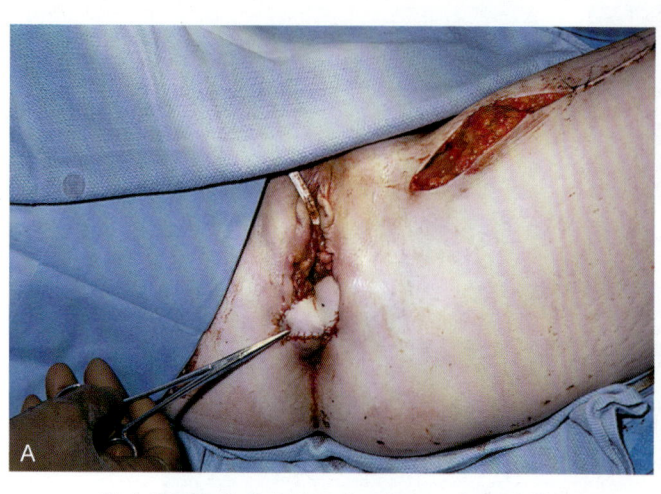

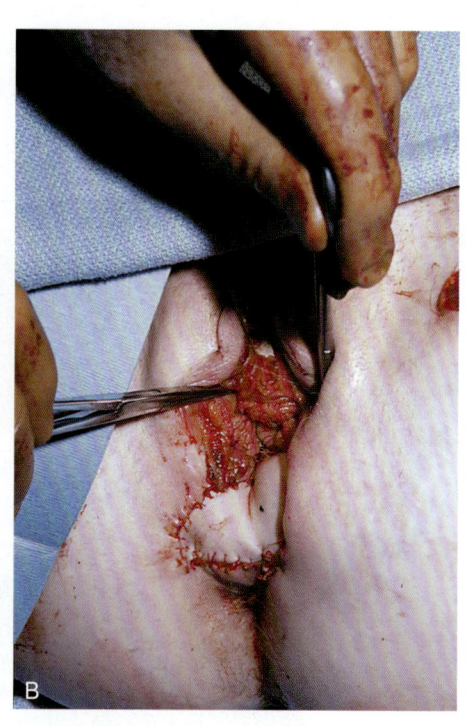

图 66-23 A. 肌肉连同覆盖的皮肤及皮下组织一起组成带蒂移植物。旋转移植物，通过大腿至阴唇通道覆盖创口。采用多普勒超声确定移植物血供充足后，将移植物缝合到位。B. 图 A 中的创口正在闭合

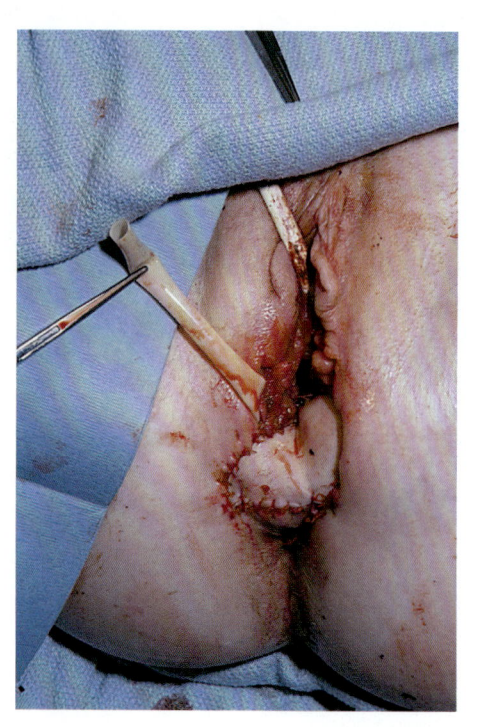

图 66-24 阴道中留置引流条。用股薄肌皮瓣替代和修复阴道左壁和会阴部

（杨　帆　译　刘继红　校）

第67章

激光切除和消融术

Michael S. Baggish

虽然 CO_2 激光消融术对于外阴上皮内瘤变而言是一种有效、快捷、性价比高的治疗方法，但这种方法存在一个明显的缺陷：无法获取组织标本用于病理检查；因此，无法得到切缘与疾病严重程度的信息。若要获得组织学标本，激光切除术优于消融术。

一、薄层激光切除术

薄层激光具有以下3个优点：①不需要缝合和移植；②愈合快且无明显瘢痕；③可获得病理诊断标本。

术前应标记病变范围。类似冷刀切除，患者首先摆好体位（图67-1），准备好高脉冲 CO_2 激光及显微操作器，用激光打点标记切除范围（图67-2）。用激光打点划分边界，激光功率设置为8~12W，并在病灶周围进行示踪切割。接下来，皮下注射1:100的血管升压素溶液，完全覆盖病变区域，并浸润至皮下（图67-3）。然后，将激光功率增至15~20W，集中光束，沿示踪切口加深切缘，越过真皮乳头层直至网状组织层，形成一个平行于皮肤表面的平面（图67-4）。为保持水平平面并有利于切割，切除的皮肤应始终保持张力（图67-5）。小血管出血可用4-0或5-0薇乔线直接缝扎（图67-6）。为了减少组织损伤，应避免使用血管钳。

将切除的标本置于固定液中并送病理检查（图67-7，图67-8A和B）。术后，指导患者进行盐水（速溶海盐）盆浴，每天2次，并在伤口部位涂抹磺胺嘧啶银乳膏，每天3次。或者用聚氨酯敷料（OpSite）包扎（图67-9A和B），4~6周可完全愈合（图67-10A和B）。

二、激光消融术

CO_2 激光消融术与切除术所用设备相同（即将阴毛覆盖区域、会阴和前庭处深2.3mm，距病变边缘<3mm的皮肤消融）（图67-11~图67-16）。对于小阴唇，阴蒂周围的病变消融深度不应超过1mm，同样，为减少复发，要求有足够的切除宽度（图67-17和图67-18）。激光消融术前应广泛活检，以确定病变切除范围，目的在于：①确定病变不是浸润性癌；②预测病变累及范围和消融范围。在对患者进行麻醉、术前准备完善、铺完手术巾后，标记病变的内侧和外侧缘（图67-19和图67-20）。将激光功率调至20W，再将激光束散焦形成直径2mm的光斑（图67-21和图67-22）。与用记号笔标记边缘一样，用激光束多次打点，然后连点成线，可以形成清晰的消融界线（图67-23和图67-24）。将激光功率调至30~40W，可将整个区域以均匀的2mm的深度消融（注意：热损伤的消融深度为0.5~1.5mm）（图67-25~图67-27）。消融术完成后，清理所有烧焦组织，用磺胺嘧啶银乳膏覆盖创口。术后指导患者每天进行3次盐水盆浴，然后涂抹磺胺嘧啶银乳膏（图67-28）。

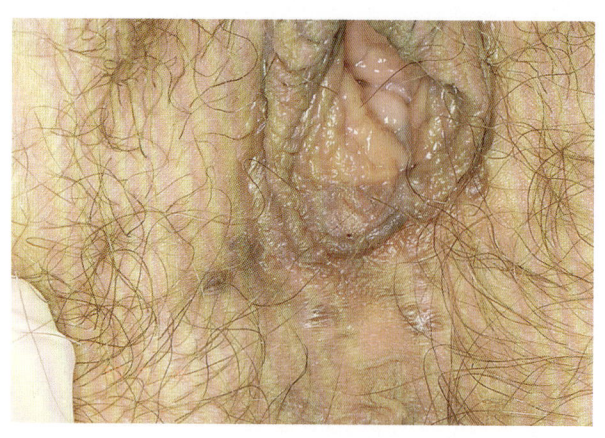

图 67-1　在后联合、会阴和大阴唇下部可看到外阴上皮内瘤变特征性的隆起色素沉着样病变

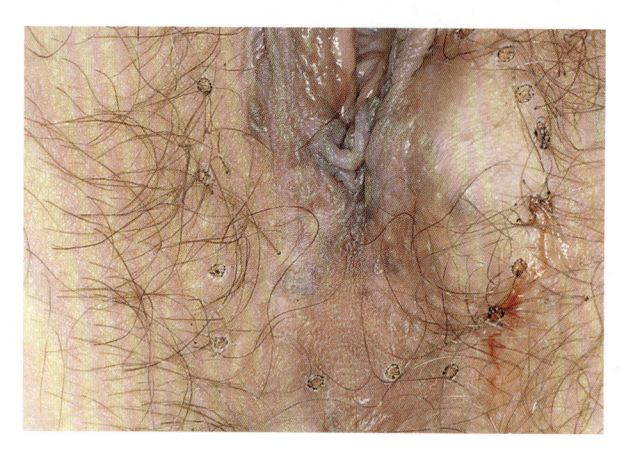

图 67-2　用高脉冲 CO_2 激光打点，标记薄层切除区域，光斑直径为 1.5 mm，激光功率设置为 20 W

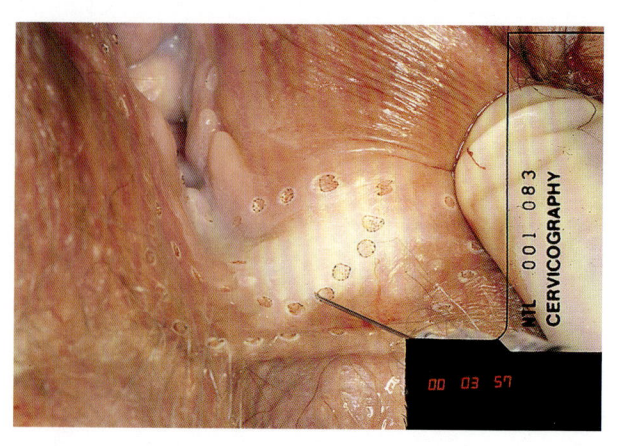

图 67-3　皮下注射 1:100 的血管升压素溶液，可达到两个目的：止血和散热

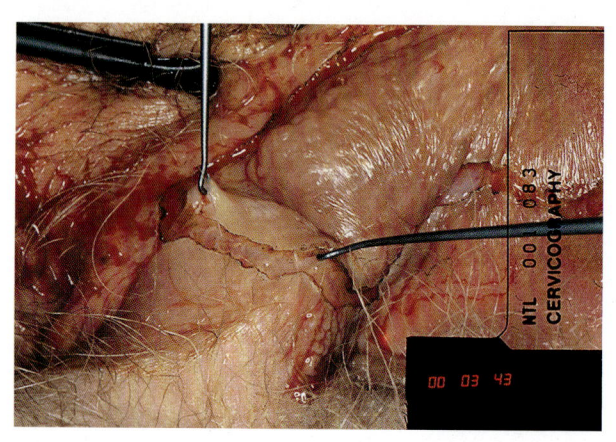

图 67-4　用高脉冲、高能量激光束和小皮钩在组织中进行浅皮内切割

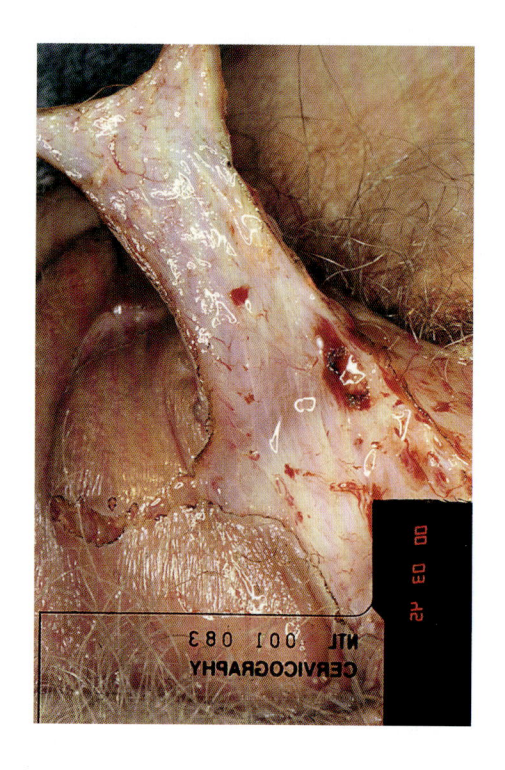

图 67-5　激光切除术所获得的组织瓣。术野止血效果佳，可见切除的粉红色皮肤及下层的真皮。由于高脉冲的激光束和皮内的液体，热损伤很少

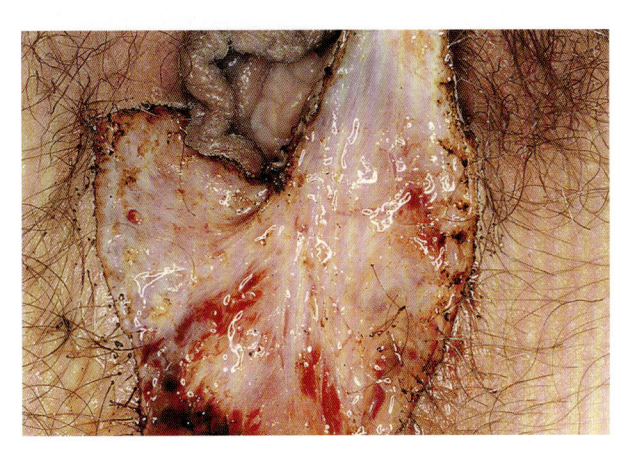

第 67 章 ■ 激光切除和消融术 841

图 67-6 激光切除的"蝶形"区域即将完成。左侧牵拉着的皮肤即将被切除

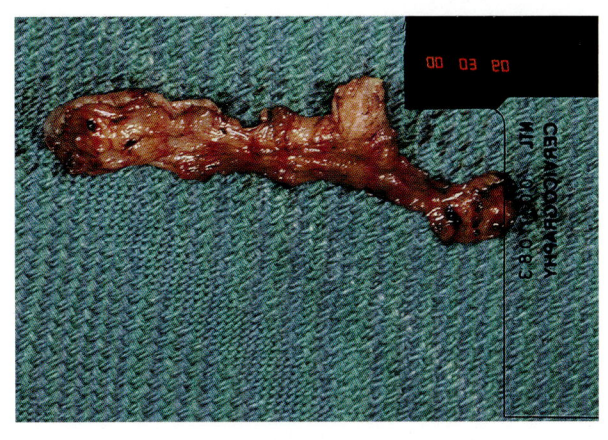

图 67-7 切除的标本送病理检查。术者将能够确认有无浸润，并知道切除的深度及切缘情况

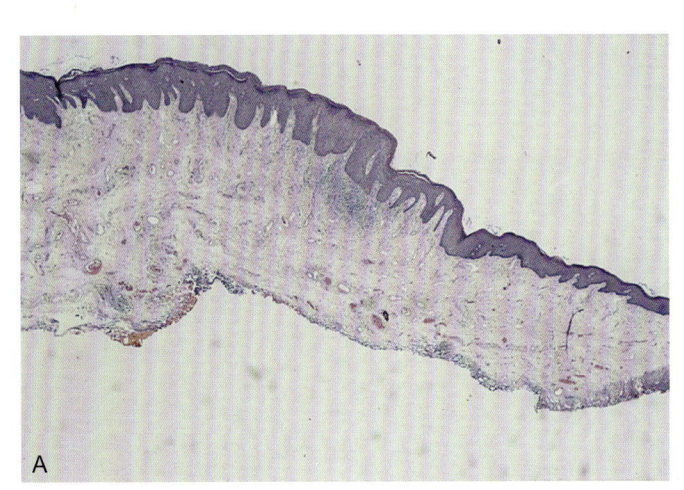

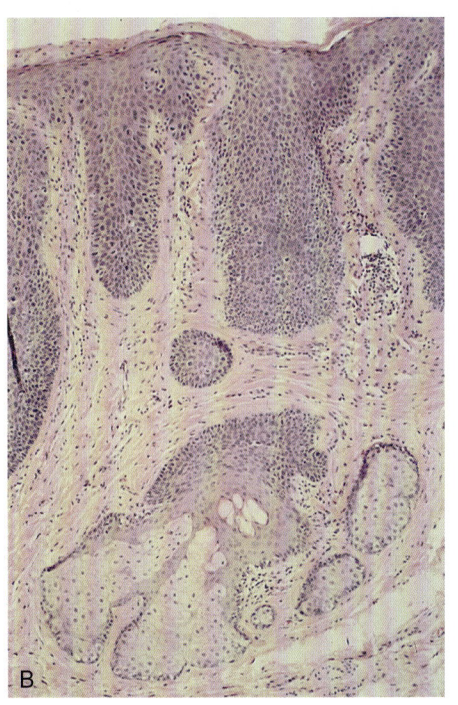

图 67-8 A. 显微切片（2 倍放大）可见薄层组织标本保存完好且没有细胞变形；B. A 图的高倍显微镜下观察，可见病变侵及下方的皮脂腺（HE 染色）

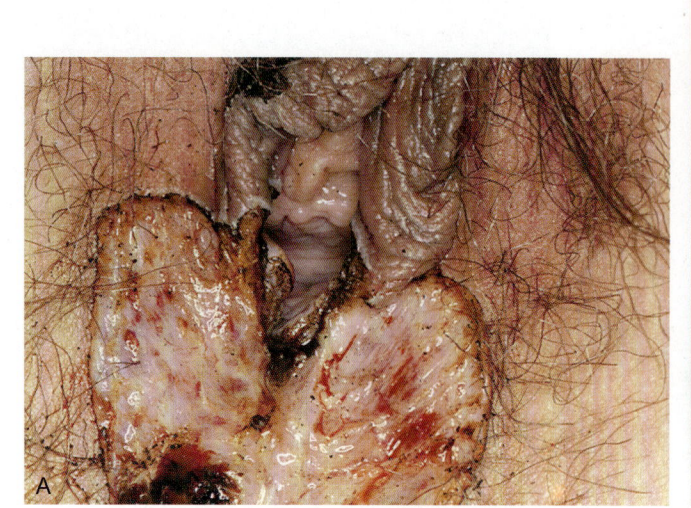

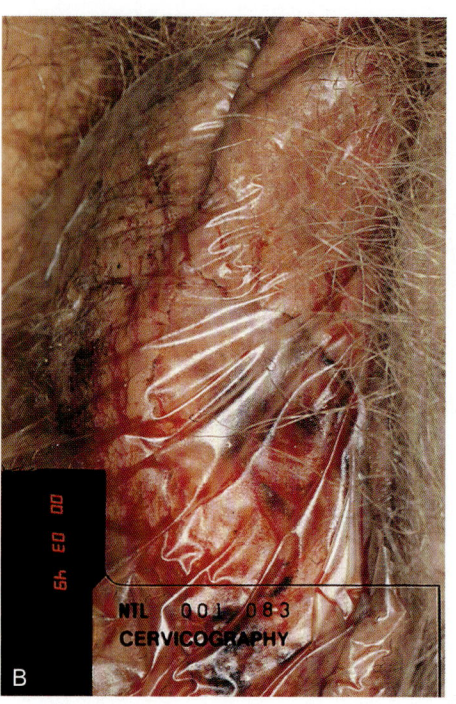

图 67-9　A. 上皮内瘤变组织已被完全切除（皮内切割），用生理盐水彻底冲洗创口；B. 创口用聚氨酯敷料覆盖

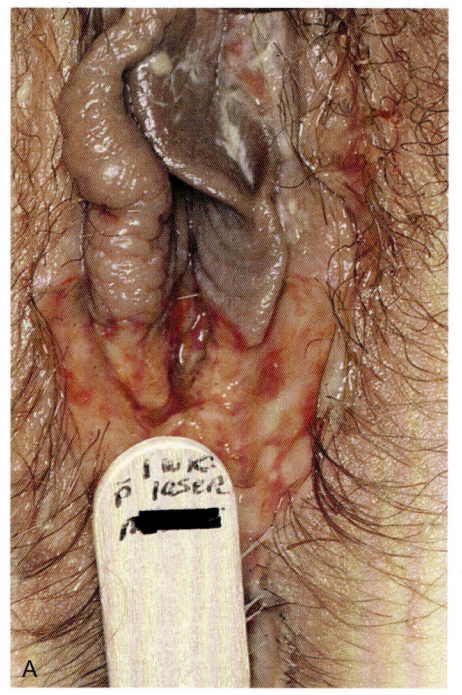

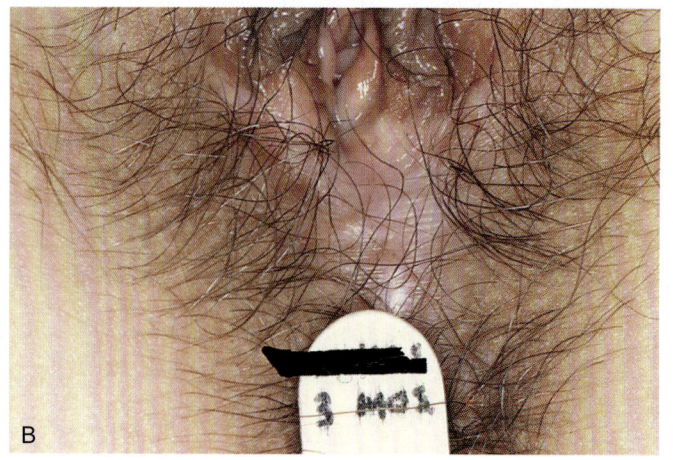

图 67-10　A. 术后 1 周可见切口清洁，愈合良好；B. 术后 3 个月，切口完全愈合，无瘢痕组织形成，并且未见病变持续存在的证据

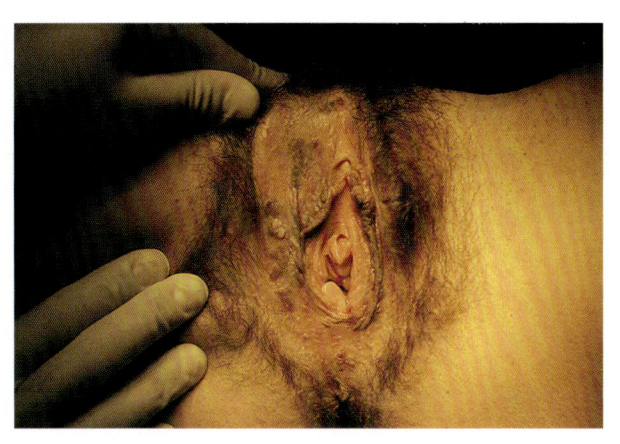

第 67 章 ■ 激光切除和消融术   843

图 67-11　可见外阴广泛多发原位癌。病变范围已先行多点活检并标记。注意黑色湿疣样病变

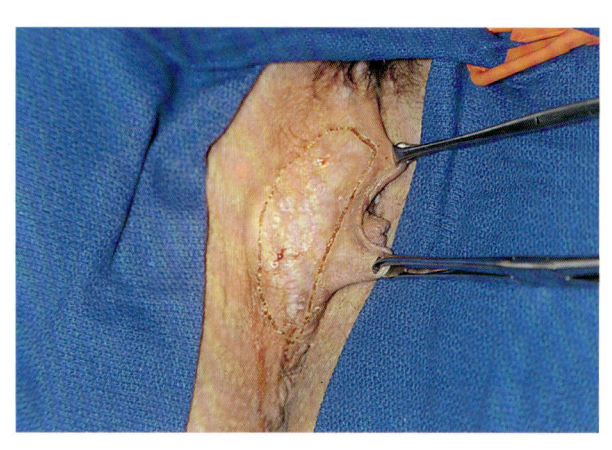

图 67-14　用功率 20 W 的 CO_2 激光束标记 VIN 范围

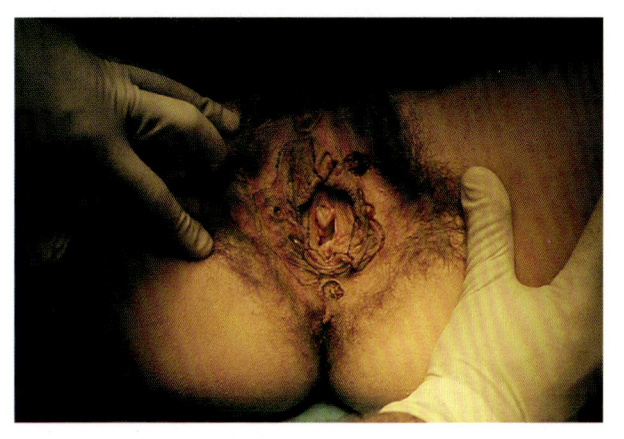

图 67-12　用 CO_2 激光束标记消融治疗范围，在显微镜和显微操作器控制下行激光消融术。消融深至真皮网状层，但不到脂肪层

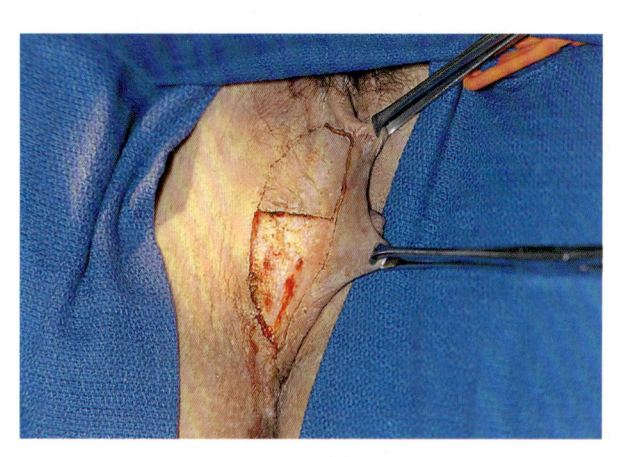

图 67-15　用直径为 2 mm 的激光光斑完成消融，消融深度均为 2 mm

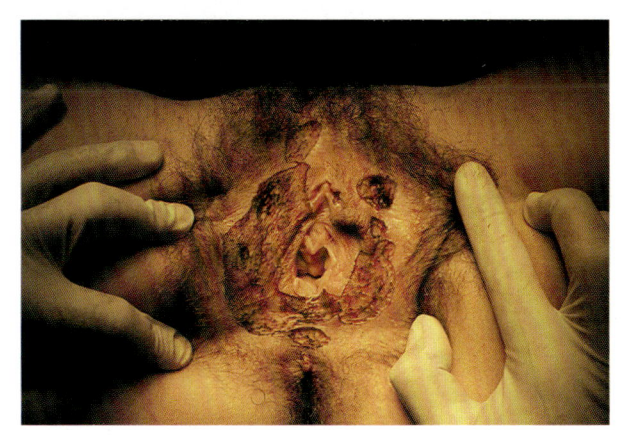

图 67-13　消融术已完成，阴毛覆盖处切除深度为 2 mm，无阴毛覆盖处较浅（深度为 1 mm）

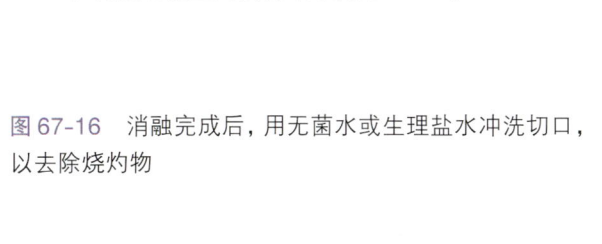

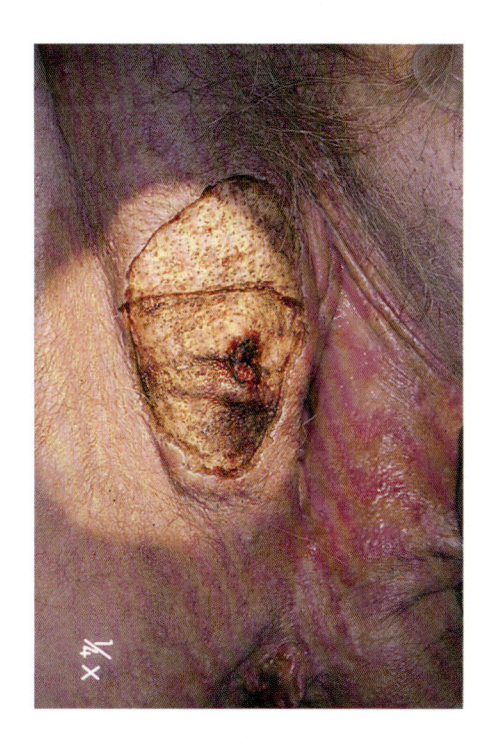

图 67-16　消融完成后，用无菌水或生理盐水冲洗切口，以去除烧灼物

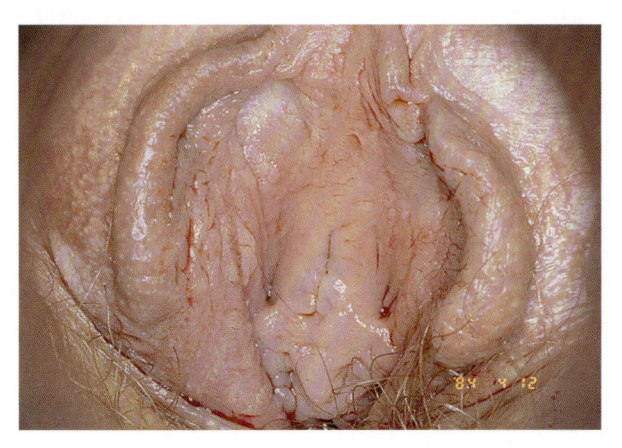

图 67-17　前庭和小阴唇处可见典型的扁平疣状原位癌

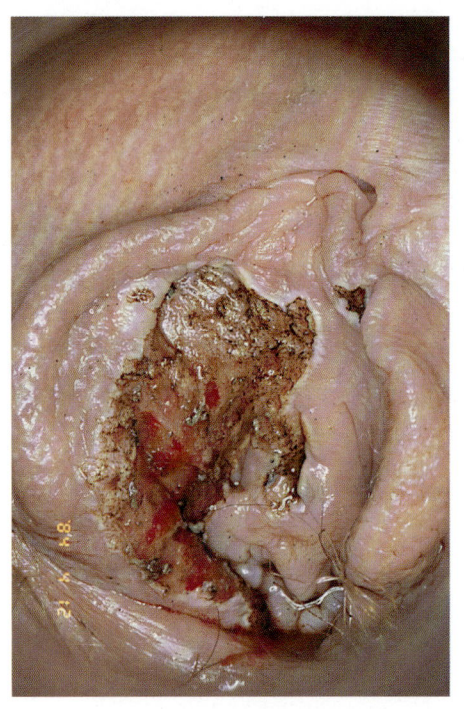

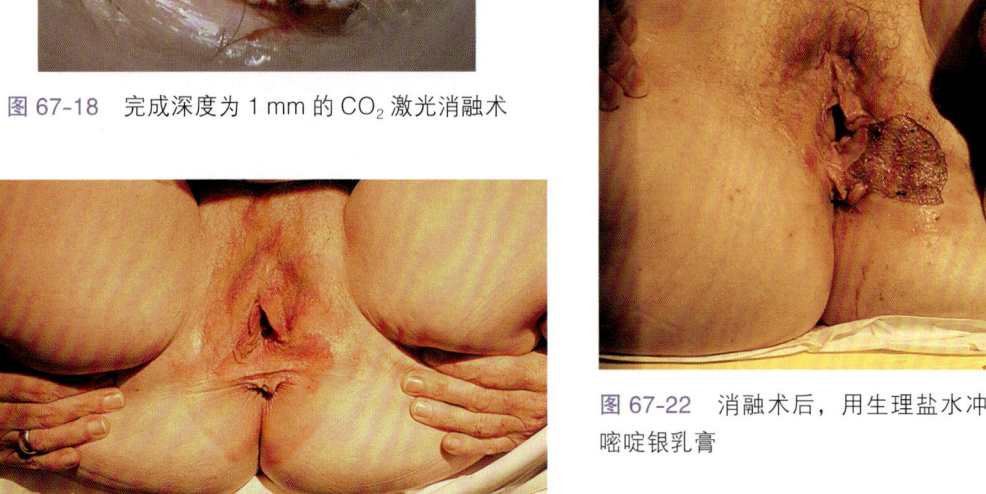

图 67-18　完成深度为 1 mm 的 CO_2 激光消融术

图 67-19　该患者原位癌的角化不全病灶（红色）位于左侧大阴唇、会阴和臀部近端皮肤

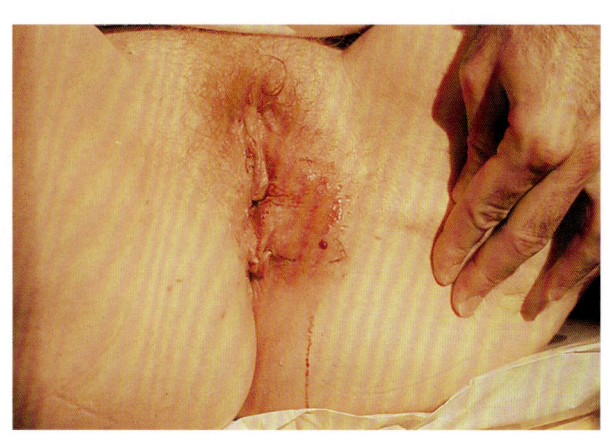

图 67-20　局部麻醉后，用 CO_2 激光对病灶进行示踪标记

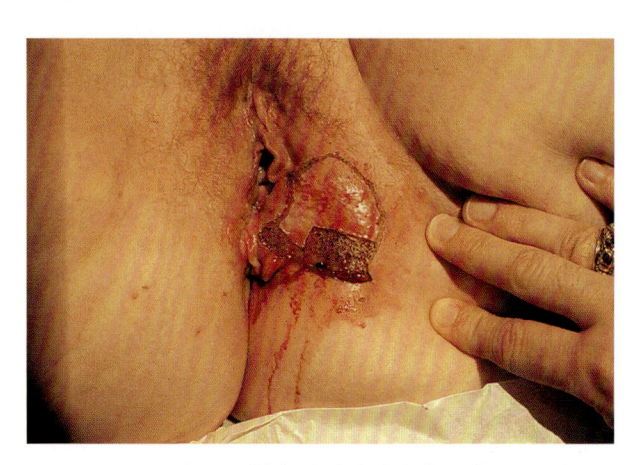

图 67-21　标记区域行消融术（汽化深度 2 mm）

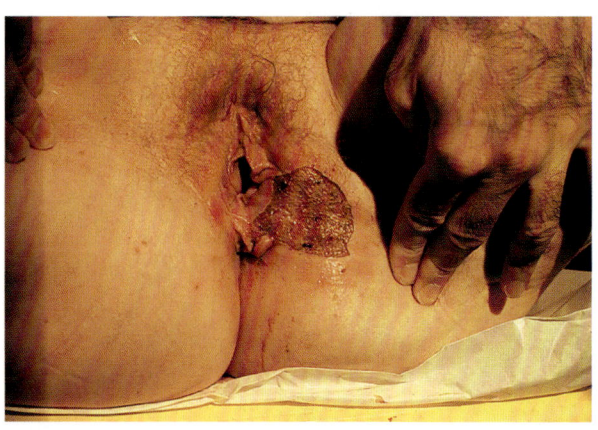

图 67-22　消融术后，用生理盐水冲洗切口并涂抹磺胺嘧啶银乳膏

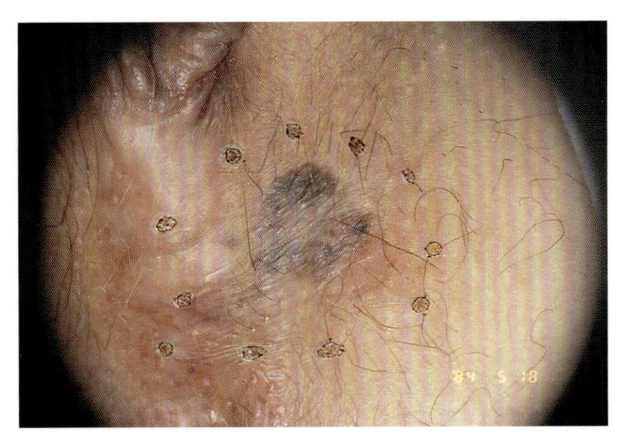

第 67 章 ■ 激光切除和消融术 845

图 67-23 肛周皮肤典型的局灶丘疹样原位癌伴色素沉着。病变切除范围用 CO_2 激光进行追踪标记。切缘距病灶 3 mm

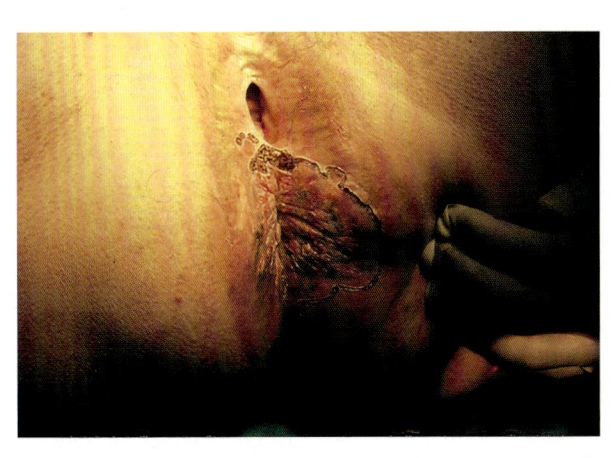

图 67-26 全身麻醉后，标记将行激光消融的肛周原位癌病灶

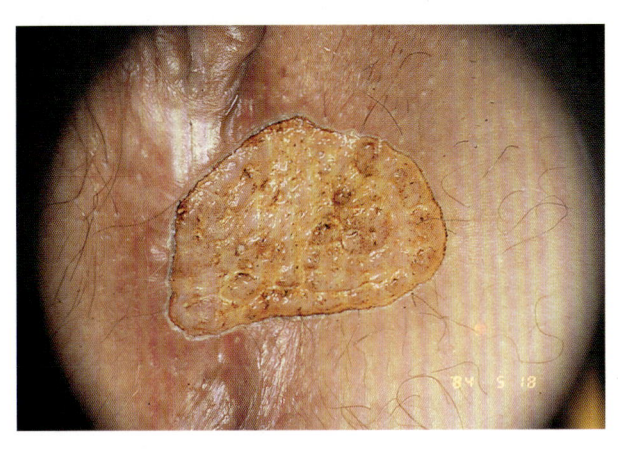

图 67-24 消融完成后，冲洗烧灼物

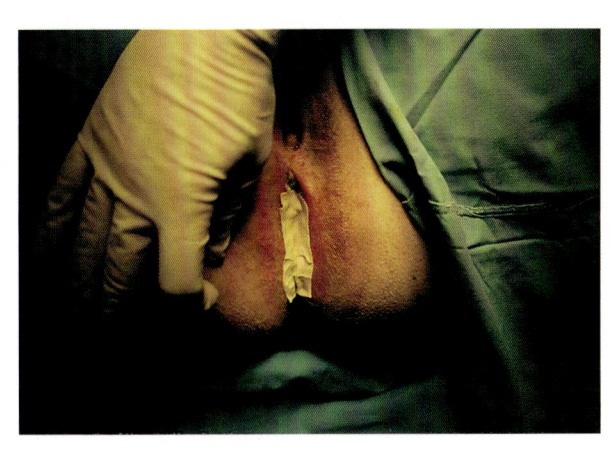

图 67-27 病灶已完全被消融，深度为 1.5~2.0 mm，用 Xeroform 纱布覆盖切口

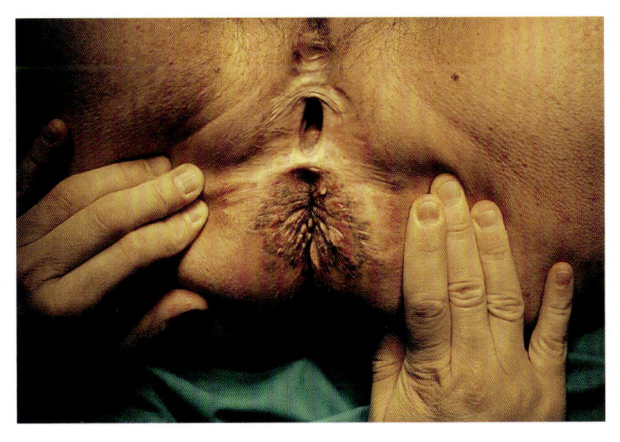

图 67-25 此患者之前曾因外阴原位癌行"单纯"外阴切除术。目前肛门和肛周皮肤可见广泛的、弥漫性复发病灶

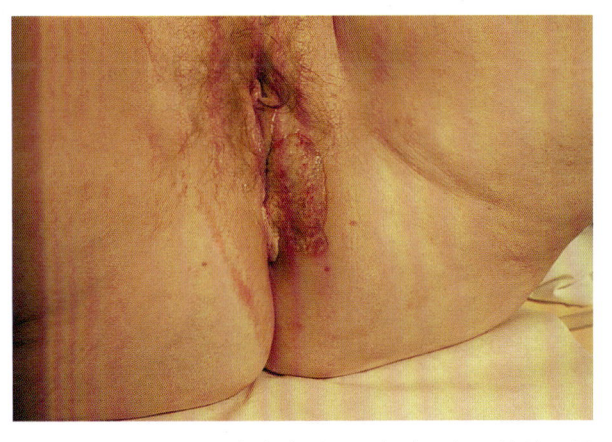

图 67-28 图 67-19 患者术后 1 周复诊，切口清洁，深层组织和周围皮肤附属结构开始愈合

（杨　帆　译　刘继红　校）

第 68 章

腹股沟和股三角解剖

Michael S. Baggish

在进行外阴切除术前，掌握腹股沟解剖必不可少。外阴淋巴回流至腹股沟浅淋巴结、股淋巴结和髂外淋巴结。要显露此区域，需在股部平行于腹股沟韧带下方做一切口（图 68-1A）。在髂前上棘处做第 2 个切口与第 1 个切口相交，并向下延伸至股三角顶点，将切开皮瓣由中线翻开（图 68-1B）。

股三角的外界为缝匠肌，内界为耻骨肌和长收肌（图 68-2A）。大隐静脉在上述内侧肌肉上方的脂肪内侧上行（图 68-2A）。大隐静脉穿过覆盖卵圆窝和股动脉、股静脉的筛筋膜，并在筋膜下汇入股静脉（图 68-2B 和 C）。股静脉位于其筋膜腔内。诸多小静脉属支汇入股静脉，小动脉分支来源于股动脉：①旋髂浅血管；②腹壁浅血管；③阴部外浅血管（图 68-2D）。股管位于股静脉正中稍后方，即耻骨内侧潜在的间隙中（图 68-3A）。股管内可能含有髂外淋巴结链中最低的淋巴结——Cloquet 淋巴结（图 68-3B 和 C）。股动脉位于股静脉的外侧，也在其独立的筋膜腔内，伴行股静脉向尾部和深部下行（图 68-4A 和 B）。位于最外侧也有筋膜包裹的是股神经。股神经在股部发出多条分支，分散成神经纤维（图 68-5A 和 B）。股神经在会阴手术摆体位时很容易损伤（图 68-5C）。腹股沟韧带垂直穿过股神经，这也是股神经最易显露的位置。因此，腹股沟韧带压力过大可压迫其下方的股神经，从而导致麻痹。此外，将大腿固定在高截石位也易损伤股神经（图 68-5D）。这种过度拉伸造成的损伤多发生于腰丛附近，此处闭孔神经在股神经和腰骶干间汇入腰丛（图 68-5E）。闭孔神经和相对浅表的生殖股神经走行于腰大肌中，因此与股神经相比，闭孔神经和生殖股神经更容易因肌肉收缩而受到损伤（图 68-5D）。

最外侧为缝匠肌，缝匠肌和腹股沟韧带一同起源于髂前上棘（图 68-6A 和 B）。根治性外阴切除术和腹股沟淋巴结清扫术后，可移植缝匠肌以覆盖暴露的股血管（图 68-6C）。

股薄肌位于股三角的内侧（位于大隐静脉的内侧和深处），可用于外阴或阴道肌皮瓣移植（图 68-7A~C）。

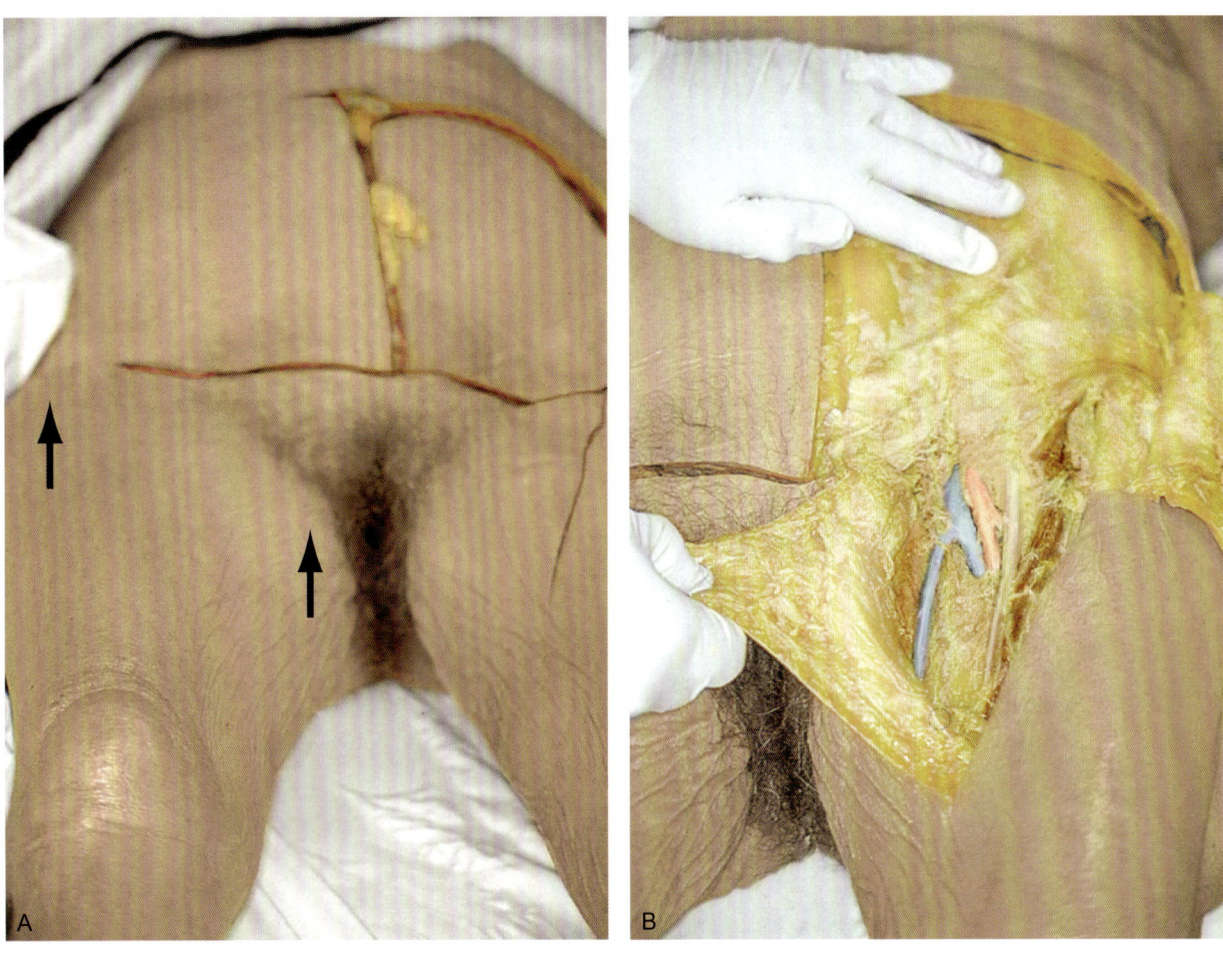

图 68-1　A. 腹股沟区域和股三角位于腹股沟韧带尾侧。第 1 个切口位于股部，平行于腹股沟韧带下方（两箭头间）。B. 第 2 个切口和第 1 个切口交叉（图 A）于髂前上棘，向下延伸至股三角顶点，将切开的皮肤及皮下组织由中线翻开

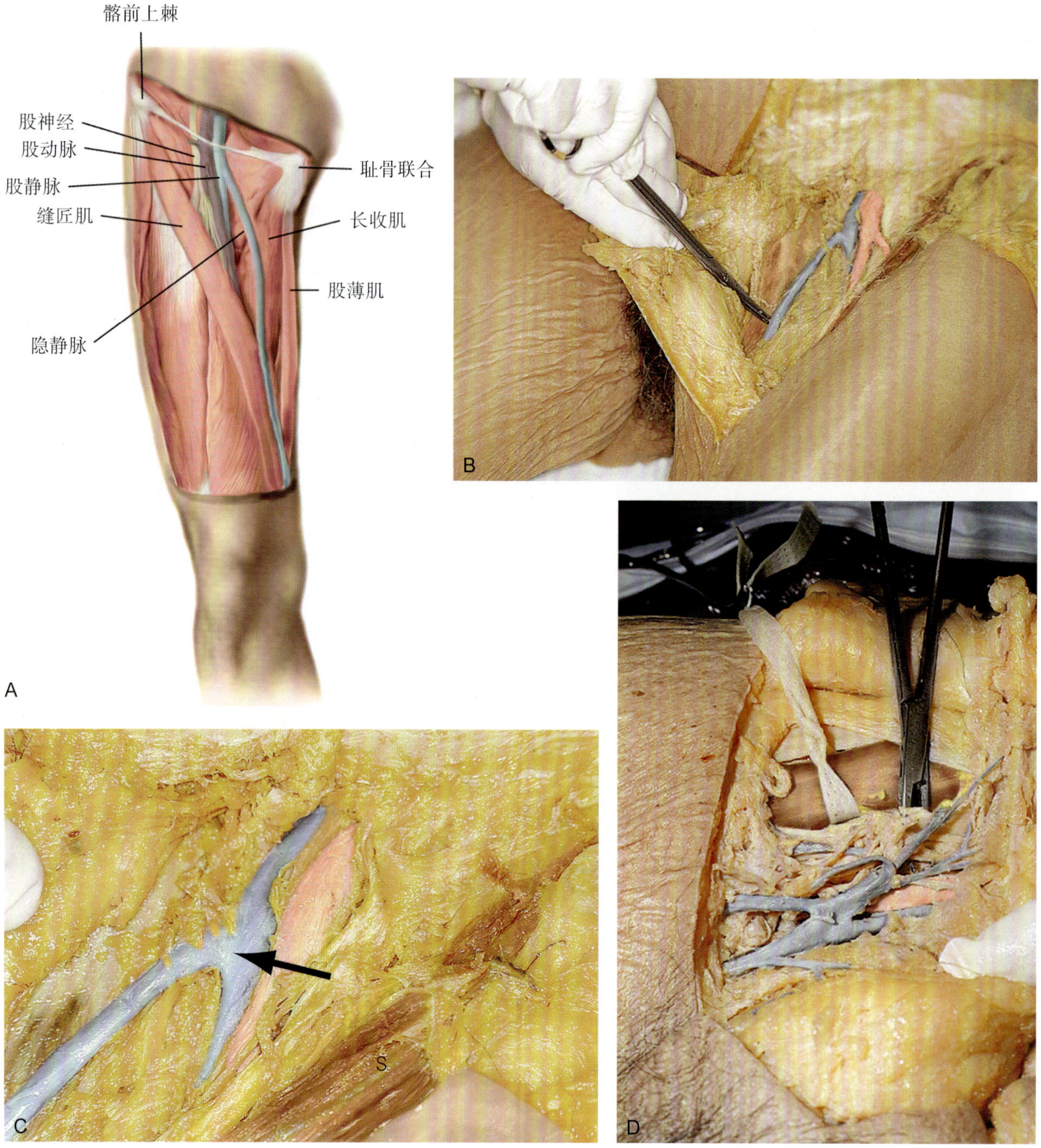

图 68-2　A. 股三角全图。股薄肌位于内侧，长收肌紧邻股薄肌。缝匠肌是自外上方向内侧走行的带状肌肉，构成股三角外侧界。股直肌位于缝匠肌后方。B. 大隐静脉在穿过脂肪时显露（剪刀位于大隐静脉下）。该静脉从股内侧向着腹股沟韧带下方中点的方向延伸。C. 大隐静脉穿过筛状筋膜，汇入股静脉（箭头标记处）的近距离图像。在股三角的外侧界可见缝匠肌（S）。D. 可见几条小静脉、股静脉和大隐静脉的汇合处。这些小静脉包括腹壁浅静脉、阴部外浅静脉和旋髂浅静脉，脐带环绕着的是缝匠肌。术者的手指位于耻骨结节上（即腹股沟韧带中部）

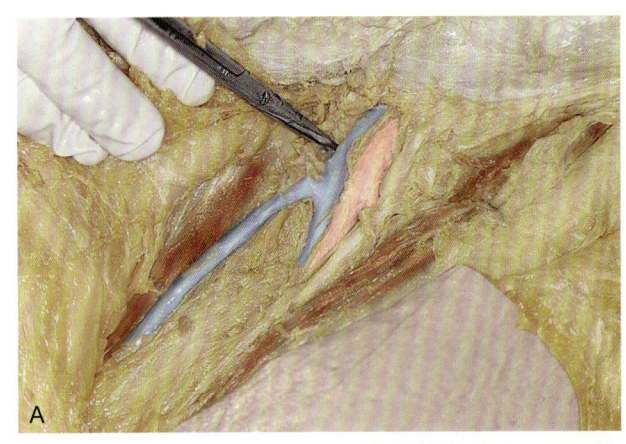

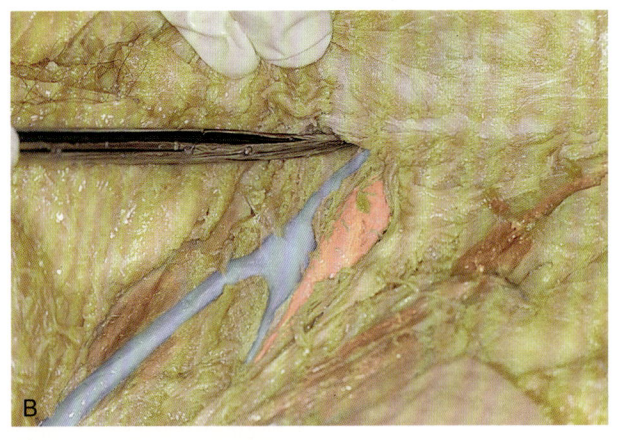

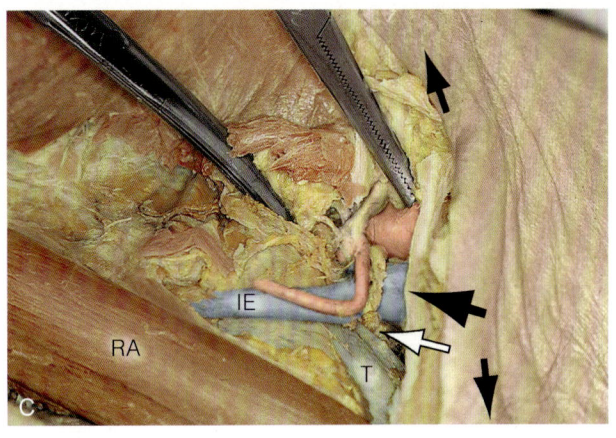

图 68-3 A. 用剪刀分离股静脉内侧的间隙，这是股管。B. 剪刀位于耻骨和腔隙韧带外侧，腹股沟韧带末段下方，股静脉内侧。剪刀插入的是股管。股管是形成股疝的潜在间隙。C. 分离腹股沟韧带上方，小箭头标记的是腹股沟韧带。图片左下角可见左腹直肌（RA）内侧缘，Kocher 钳指向髂外动脉，所指处正好位于其穿过腹股沟韧带处的头侧。髂外静脉位于髂外动脉内侧（大黑色箭头标记）。腹壁下静脉（IE）跨过股静脉，向头侧和内侧走行，直达腹直肌外侧缘。这些结构上覆盖的淡蓝色组织为腹横筋膜（T）。白箭头所指之处为髂外淋巴结链中最低的淋巴结——Cloquet 淋巴结，位于股管的上部（头侧）

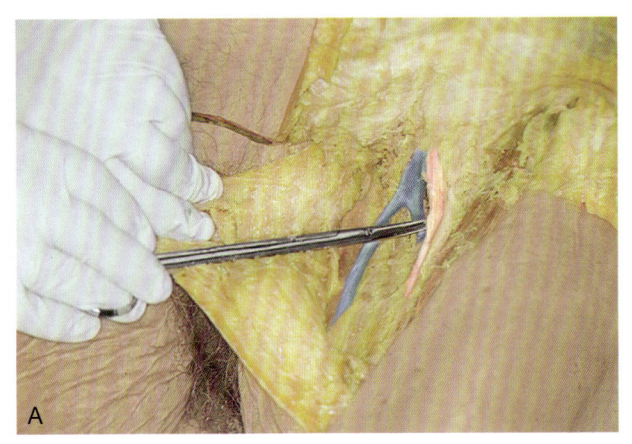

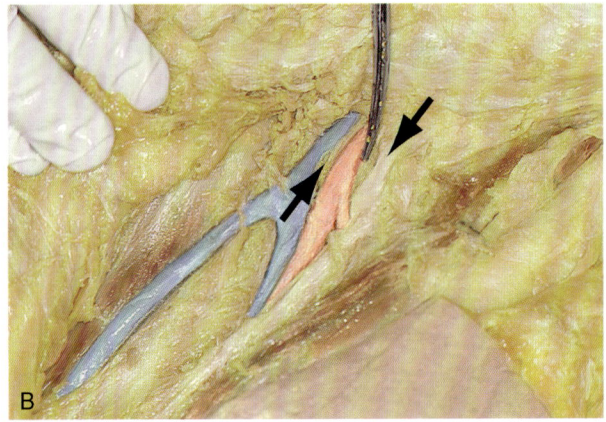

图 68-4 A. 剪刀位于股动脉下方；B. 探头指向股动脉。股动脉位于其独立的筋膜腔内，通过坚韧的结缔组织（筋膜）（箭头所示）与股静脉分开

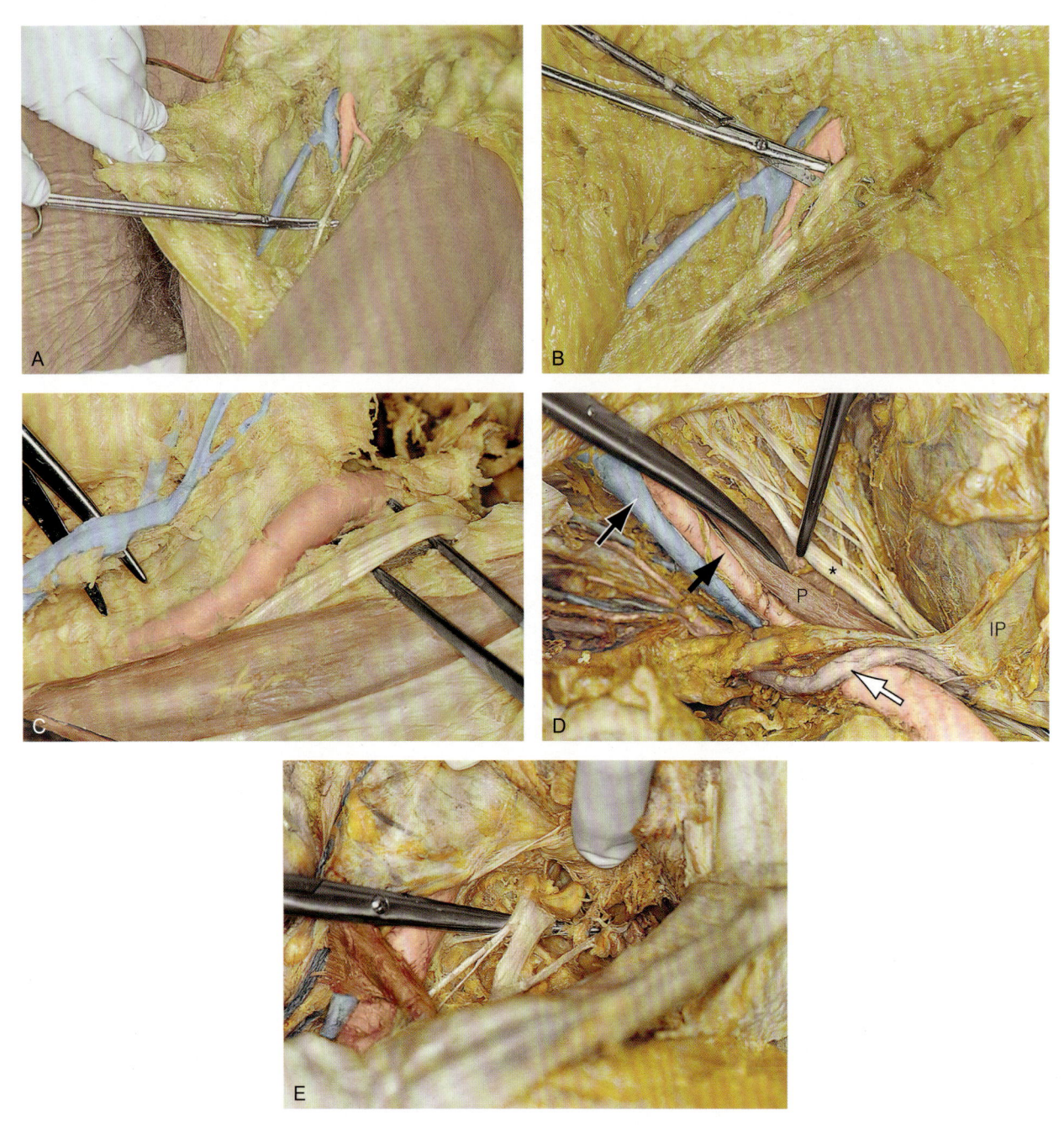

图 68-5　A. 股神经位于股动脉外侧。剪刀的尖端位于股神经主干的下方。B. 股神经在腹股沟韧带下方穿出，剪刀在穿出点的下方撑开。缝匠肌位于股神经外侧。当四肢严重屈曲时，腹股沟韧带对股神经造成的压迫可致股神经麻痹。C. 股三角上部近距离图示。剪刀在大隐静脉下撑开，镊子在股神经主干的下方张开。镊柄位于缝匠肌上。D. 此图为经腹解剖图，显示股神经向上走行。切除腰大肌（P）前部，弯剪急剧压低腰大肌（P）内侧部。镊尖指向股神经（*），股神经包埋在腰大肌中。骨盆漏斗韧带（IP）和输尿管（白色箭头）越过髂总动脉。髂外动脉（黑箭头）及其下方的髂外静脉（白边箭头）位于收缩的肌肉内侧。髂外静脉下方是分离的闭孔窝。E. 在盆腔深处骶骨上方，股神经和闭孔神经汇入腰骶干。剪刀在神经丛下方

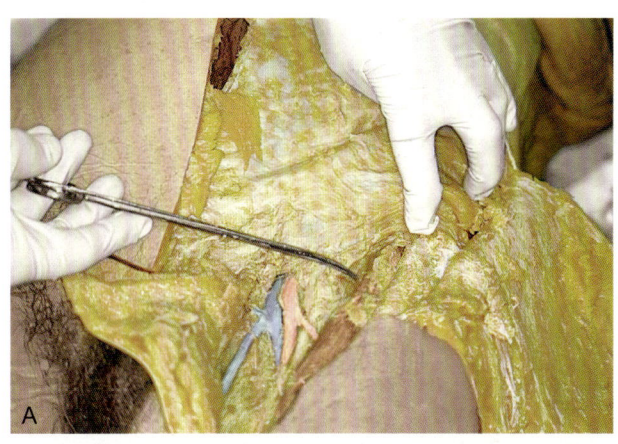

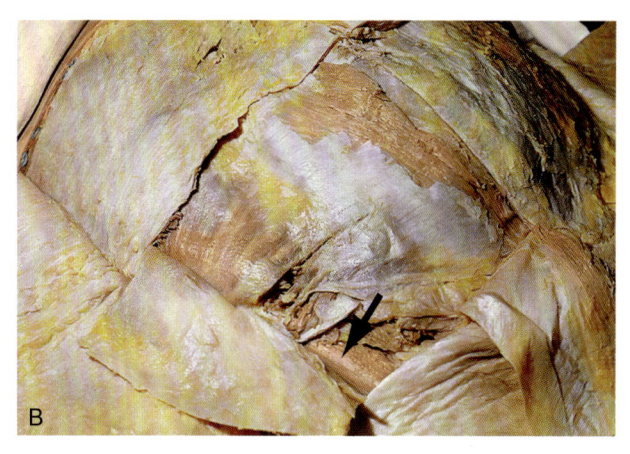

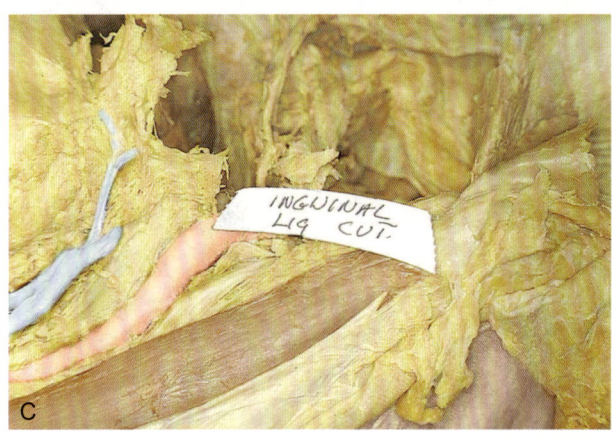

第 68 章 • 腹股沟和股三角解剖　851

图 68-6　A. 剪刀位于缝匠肌上，术者的手指指向缝匠肌的起点髂前上棘；B. 图中可见缝匠肌的上部（箭头），注意其与前腹壁肌肉的关系；C. 缝匠肌与髂前上棘近距离图。腹股沟韧带已被切除

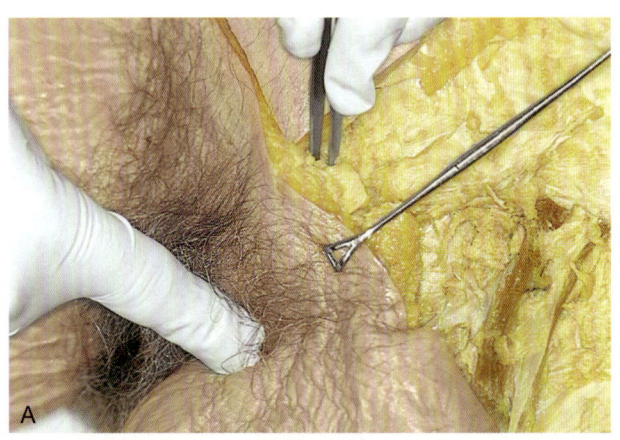

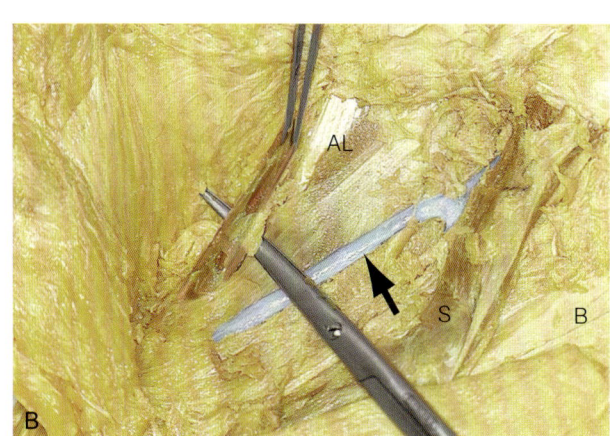

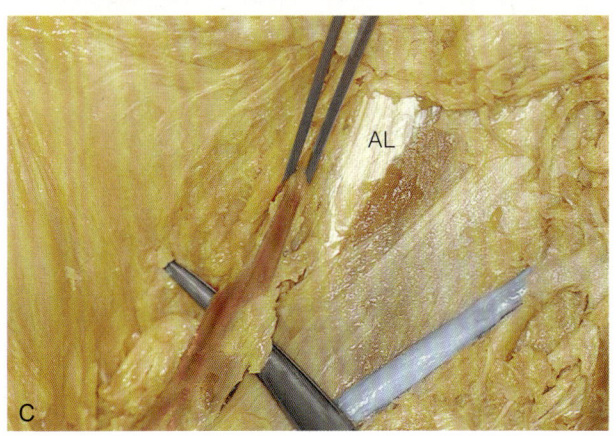

图 68-7　A. 钳夹阴阜上切缘，术者的手指指向大腿内侧和股薄肌。B. 显露大腿内侧菲薄的股薄肌。请注意，剪刀跨过大隐静脉。AL. 长收肌；S. 移植的缝匠肌（从髂前上棘分离，缝合至腹股沟韧带）；B. 缝匠肌原位；箭头所指之处，大隐静脉。C. 股薄肌放大图。股薄肌起于耻骨联合和耻骨的下方，止于胫骨内侧面。长收肌（AL）位于股薄肌旁

（杨　帆　译　刘继红　校）

第 69 章

外阴切除术

Michael S. Baggish

一、单纯外阴切除术

任何形式的外阴切除术都不是一项简单的手术，都破坏女性重要的解剖结构，从心理学角度来看，严重损害女性的自尊心。在解剖学和心理学中，外阴是女性生殖系统完整的组成部分之一，失去外阴会严重影响日常功能。外阴切除术只能作为外阴局部扩大切除术、激光切除术或激光电凝术不可行时，或者上述方法愈后与外阴切除术相近时才考虑的最后选择。外阴皮肤切除术是改良的简单外阴切除术，切除深度较浅。由于切除范围包括黏膜层，而黏膜层的厚度厚薄不一，因为受累黏膜（阴毛所覆盖区域）的平均厚度为 0.35~1.6 mm［平均值为（0.93 ± 0.37）mm］，因此外阴内瘤变深部切除时难以切除均匀。受累附属组织的深度范围为 0.43~3.6 mm［平均深度为（1.53 ± 0.77）mm］。2~3 mm 的切除深度可去除 95% 的受累皮肤及其附属器官，从而达到治疗目的。除了浸润癌手术，目前还未见切除深度 > 5 mm 的报道。

患者取截石位（非高位截石位）（图 69-1）。完成术前准备后，用记号笔标记切口范围（图 69-2）。切口范围自阴阜下方至大阴唇外侧 3 mm（从阴唇侧方的褶皱开始）。延续切口至大阴唇最低处，然后经会阴至对侧，两侧范围对称，最终回到阴阜起点（图 69-3）。沿切缘浅层注射 1 : 100 血管加压素溶液。切口达脂肪层，深度为 4~5 mm（距表皮）（图 69-4A~C）。如果阴蒂和小阴唇未累及，则应当保留。同样，若前庭未累及，也应当保留。在缺损处植皮来覆盖切除大阴唇和会阴所致的缺口，并且加压敷裹。

如果小阴唇、前庭和阴蒂均受上皮内瘤变累及，则应切除。切除深度不超过 Colles 筋膜（图 69-5）。切除顺序自上而下，由外及内（图 69-6~ 图 69-8A）。阴蒂体应予保留。如果阴蒂脚和阴蒂头受累，并且活检确诊为原位癌，则应将阴蒂头、鞘膜和系带与小阴唇一并切除。阴蒂体绝对不能外置来替代移除的腺体。钳夹所有的出血血管，然后用 3-0 薇乔线缝扎止血（图 69-8B）。在此区域禁止电凝和电切，因其可致组织失活和增加坏死性筋膜炎的危险。切口至阴道外缘，不应进一步切除阴道（图 69-9）。切除标本（图 69-10）。

如果切口可不借助缝线张力而自然闭合，这是最好的闭合方式。否则应在缺损处植皮来覆盖缺口，将其内侧与阴道外缘缝合，外侧与残留的外阴和会阴皮肤缝合（图 69-11A~F）。应注意不要改变尿道的走行。很明显，在外阴切除术中处理会阴部时，术者的操作都在肛门外括约肌、会阴肌和肛提肌的浅层。若术中有这些肌肉显露，则手术显露的深度过深了。

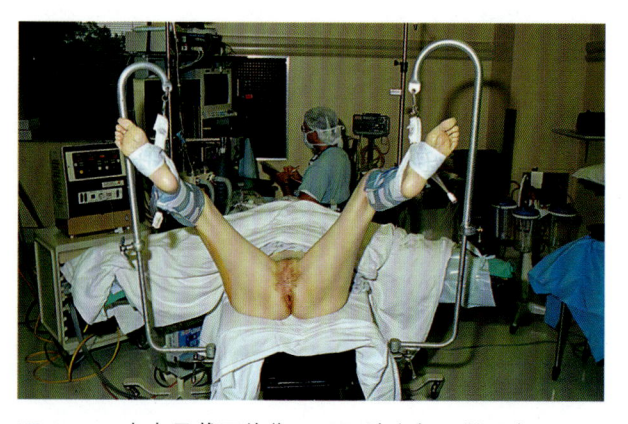

图 69-1 患者呈截石体位，双下肢由气压靴固定。双下肢轻度外展、屈曲，双腿均不使用支撑蹬。患者臀部紧贴手术台

在实际操作中，创口难以完全覆盖。手术部位应每天 3 次涂抹磺胺嘧啶银乳膏，并在初步愈合后在睡前涂抹。若使用裂皮移植，应加压覆盖含有细孔的 Xeroform 纱布及无菌纱布垫（4 英寸 ×4 英寸），并保留 1 周（图 69-12）。由于无法排尿，因此必须在膀胱内留置 Foley 尿管（图 69-13）。

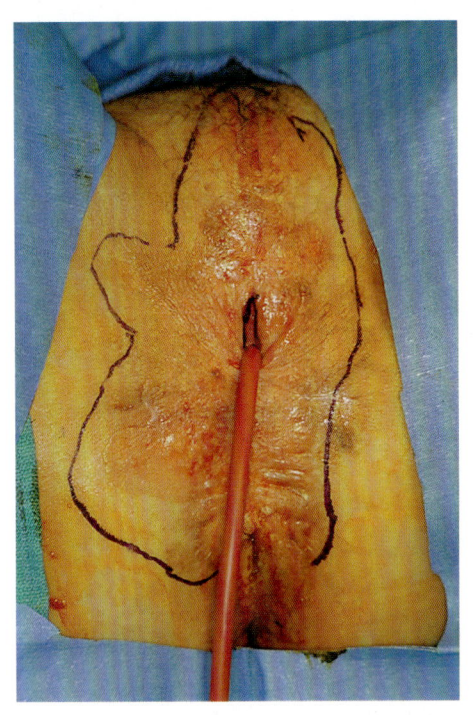

图 69-2　外阴因先前的手术和瘢痕形成而变形。阴道口皱缩。外阴可见 Paget 病特有的红色表现，术前活检已明确诊断。无菌记号笔已经勾勒出预期切除的范围

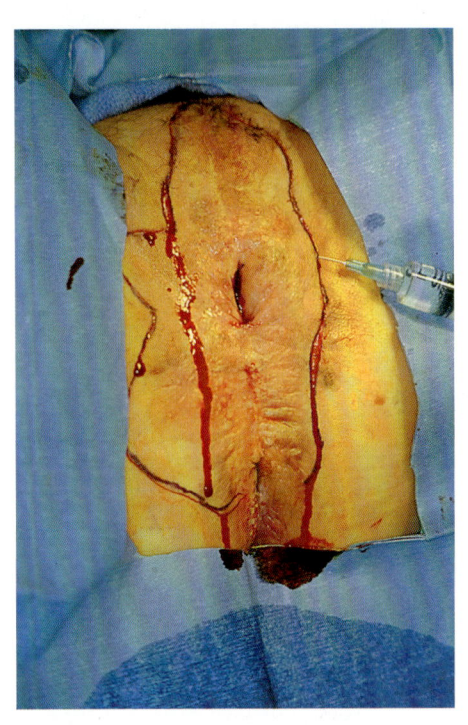

图 69-3　使用手术刀沿标记范围轻轻切开，再次明确切除范围，皮下注射 1∶100 的血管加压素溶液

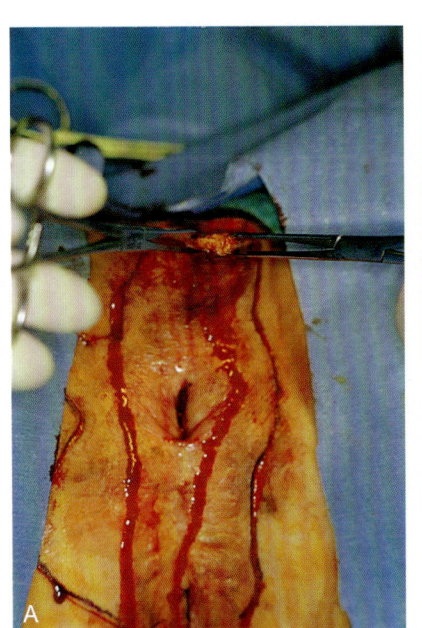

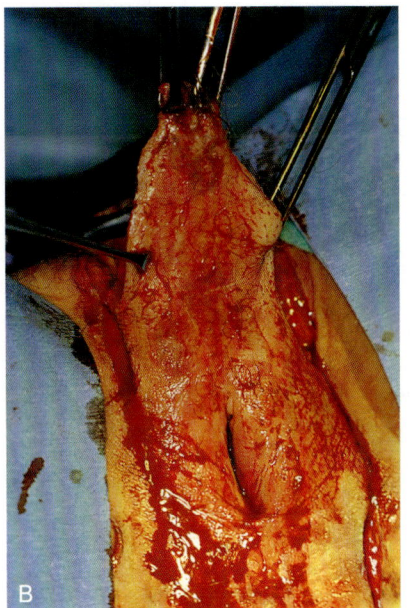

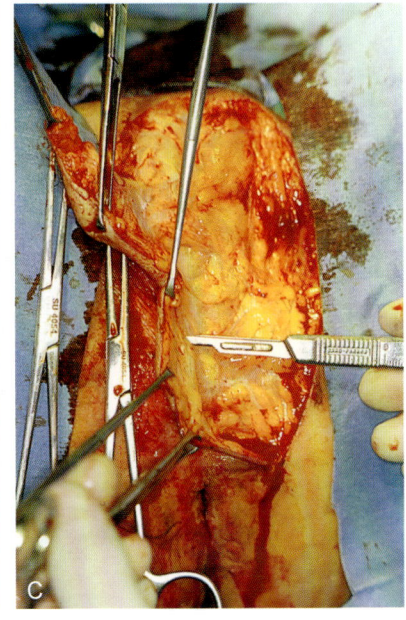

图 69-4　A. 用手术刀在 12 点的位置深切至皮下脂肪。用 Allis 钳钳夹标本边缘，将组织向外拉出并略微向下以产生牵引力。B. 很快地切除组织，用蚊式钳止血。仔细检查切口边缘。C. 切除组织的深度为 4~5 mm。牵引力和反牵引力对于确保要切除的组织的均匀厚度至关重要

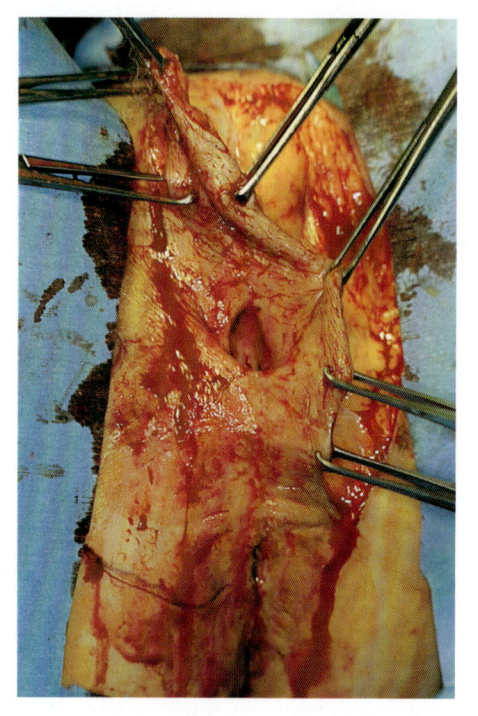

图 69-5　外阴上半部分与下层结缔组织完全分离

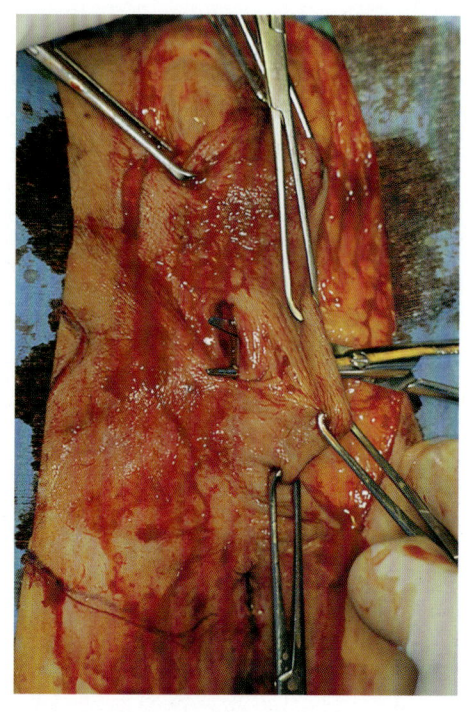

图 69-6　沿阴道外口做一圆形切口，在距阴道外口 5mm 处将前庭一并切除

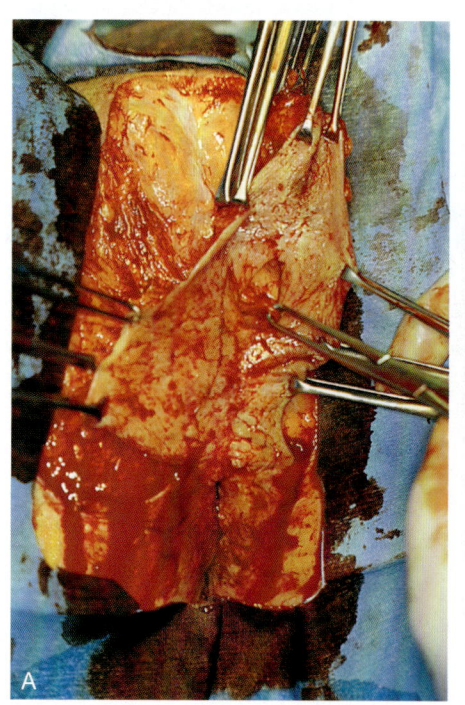

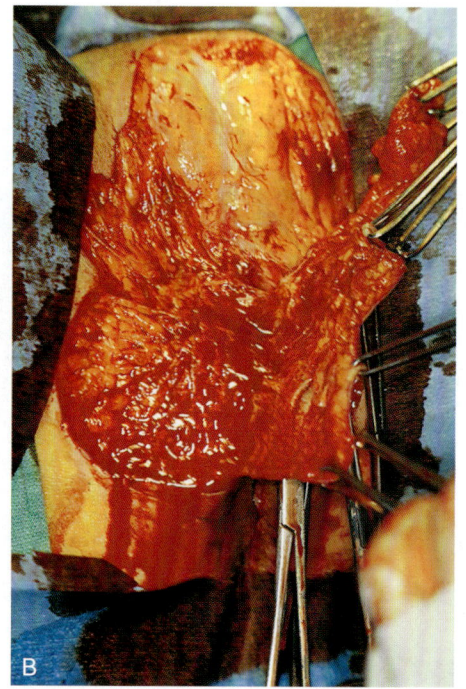

图 69-7　A. 将外阴右下部分离至肛门边缘水平；B. 将外阴左下部分离至肛门水平

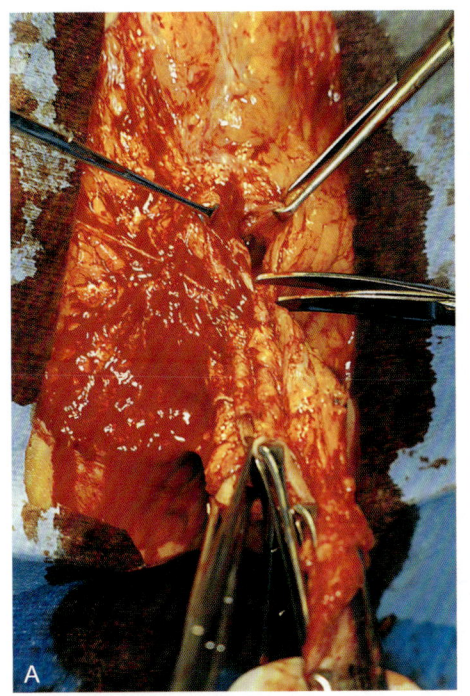

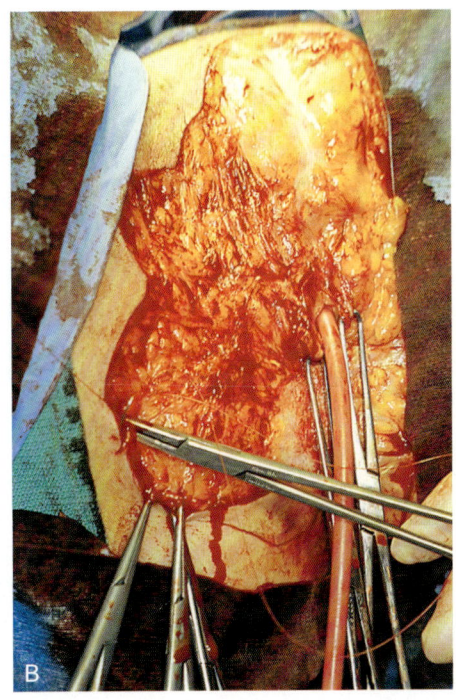

图 69-8　A. 切除阴道和外阴的最后连接部分；B. 移除标本，用 3-0 薇乔线（8 字缝合）缝扎创面止血

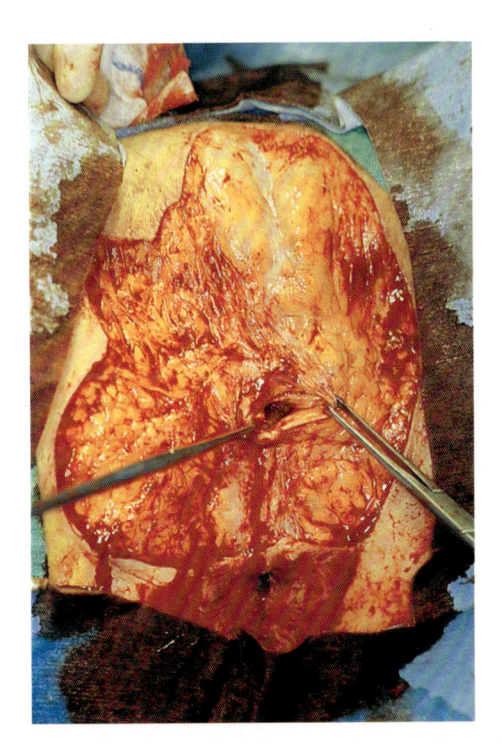

图 69-9　用 Allis 钳钳夹阴道，对合阴道边缘以判断残端是否足够

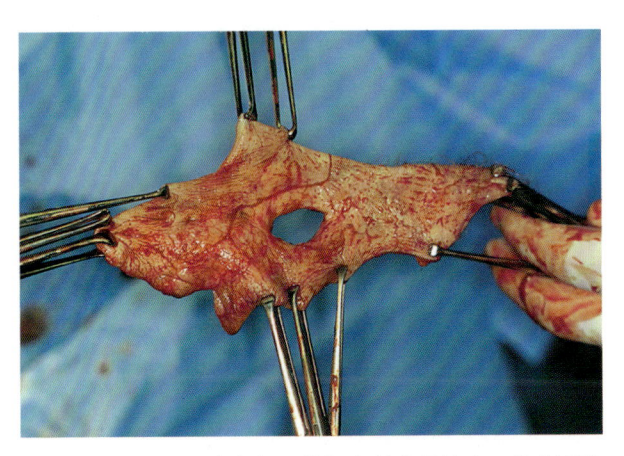

图 69-10　标记标本方向，将标本送病理检查。笔者更喜欢将标本包裹在浸过盐水的海绵中，然后立即将其转送到大体病理实验室

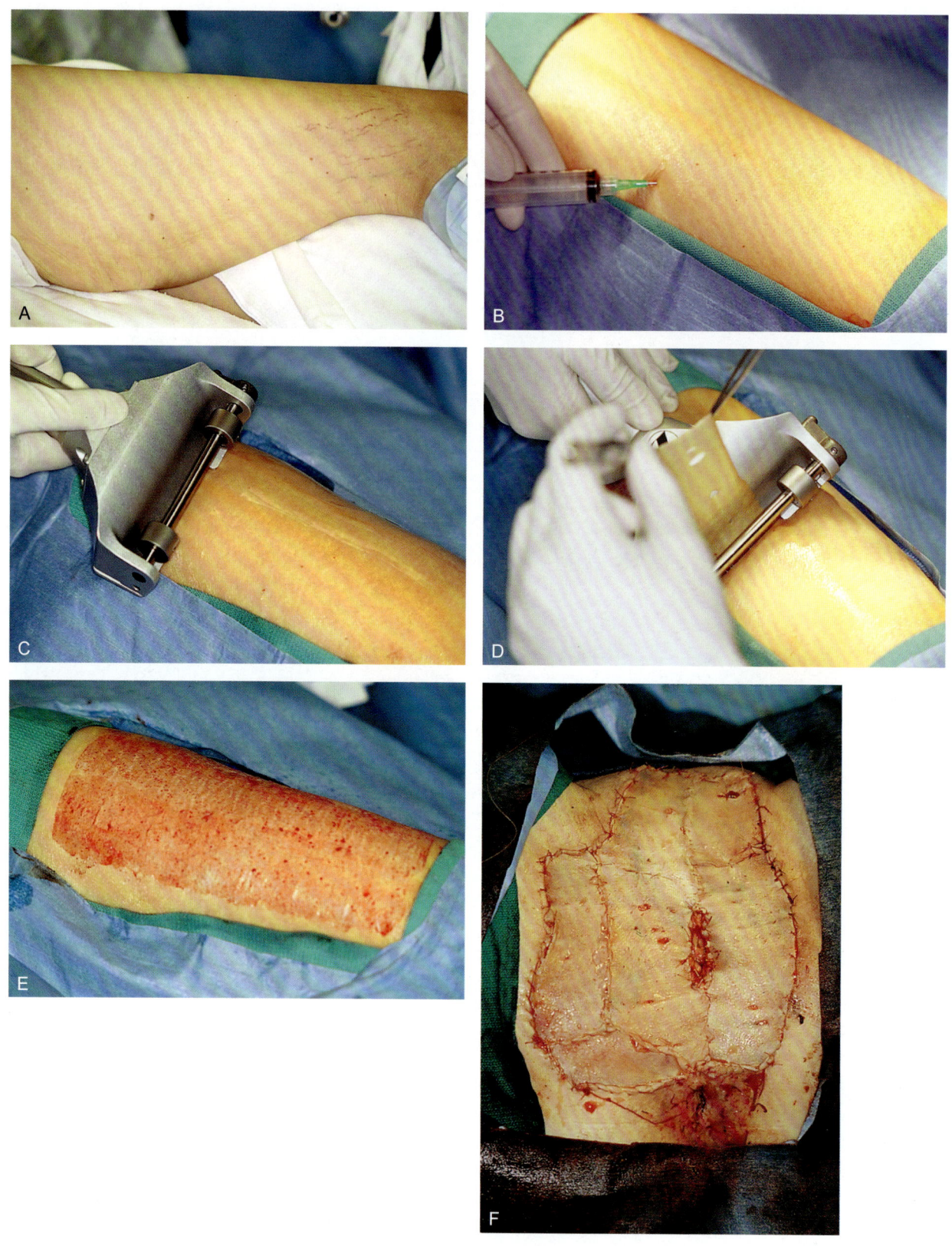

图 69-11　A. 若准备植皮，应在患者取截石位前在其大腿取皮。B. 备皮，用 22 号针头和 10 ml 注射器将无菌盐水注入皮下组织。C. 拉平皮肤，将皮刀置于供区的上缘。根据皮肤的厚度选择合适的刀片。D. 切割皮肤时，助手用镊子拉紧移植皮肤的上缘。E. 供皮部位止血，并使用聚氨酯敷料，直至完全分解。F. 此病例外阴切除范围很大，需用 3-0 和 4-0 薇乔线将 4 块移植皮肤缝合在一起，才能够覆盖切口缺损。将移植皮肤的边缘缝合到阴道、会阴和肛门边缘

层。同时行腹股沟浅淋巴结和股深淋巴结大块清扫。对于肿瘤体积较大者，髂淋巴结也应清扫。

患者体位固定于 Allen 腿和足部支撑中，体位类似于腹腔镜体位（图 69-15）。下肢固定于气压靴中。术前 1 小时预防性使用抗生素。用记号笔标记切除范围（图 69-16A 和 B）。紧邻耻骨联合上方做横切口，向上弯延至髂前上棘（即平行于腹股沟韧带）（图 69-16C）。然后，向内下方延伸切口至腹股沟韧带股侧，再跨越股三角到达阴阜（图 69-17A）。接下来以与单纯外阴切除术相同的方式继续进行外阴切除术（即在大阴唇外侧、会阴和肛周皮肤周围做弧形切口）。切口的内缘为前庭内处女膜环（图 69-17B）。

从下腹部开始深部切除，延续到股三角。清扫含有浅表淋巴结的脂肪组织，以及覆盖腹直肌和腹外斜肌的筋膜脂肪，显露腹股沟韧带（图 69-18）。显露缝匠肌筋膜和缝匠肌，向下（尾侧）分离含有淋巴结的组织，直至下方的缝匠肌筋膜（图 69-19A）。继续向大隐静脉内侧清扫淋巴结。依次分离股神经、股动脉、大隐静脉上段，去除脂肪、淋巴结和结缔组织。显露并切除覆盖卵圆窝的筛状筋膜。在大隐静脉和股静脉汇合点上方离断大隐静脉（图 69-19B）。在股三角的下端（顶点）处再次结扎大隐静脉，因为此节段的大隐静脉包裹于淋巴结和脂肪组织中。股动脉分支和股静脉属支已被钳夹、切断，并用 3-0 薇乔线缝扎。若要进行深部盆腔淋巴结清扫，应在此处切除腹股沟韧带，定位髂血管，并与行根治性子宫切除术一样清扫淋巴结（第 13 章，图 69-20A 和 B）。上述步骤完成后，用 0 号薇乔线缝合腹股沟韧带上方（腹外斜肌腱膜水平）的切口（图 69-21）。不论是否进行深部淋巴结清扫，最低的髂外淋巴结应当切除并送检。所示为 Cloquet 淋巴结（图 69-22）。

现在，股血管已完全显露（图 69-23），必须移植缝匠肌将其覆盖，可起到少量的保护作用（图 69-24A）。从髂前上棘缝匠肌起点开始，用 Mayo 弯剪可以轻易地将其分离。接下来，将缝匠肌游离 2~3 英寸，向内侧覆盖股血管（图 69-24B~D）。用 0 号薇乔线或 PDS 线将缝匠肌游离端缝至腹股沟韧带上（图 69-24E 和 F，图 69-20A）。

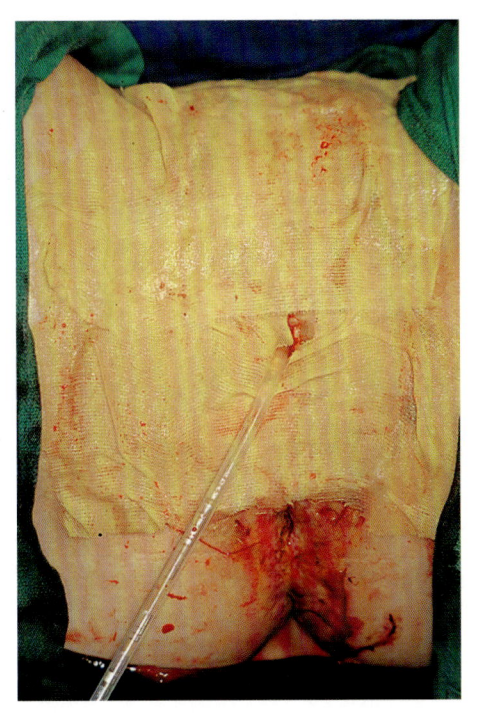

图 69-12　已将 Foley 尿管放置于膀胱中，移植皮肤上敷盖细孔 Xeroform 纱布

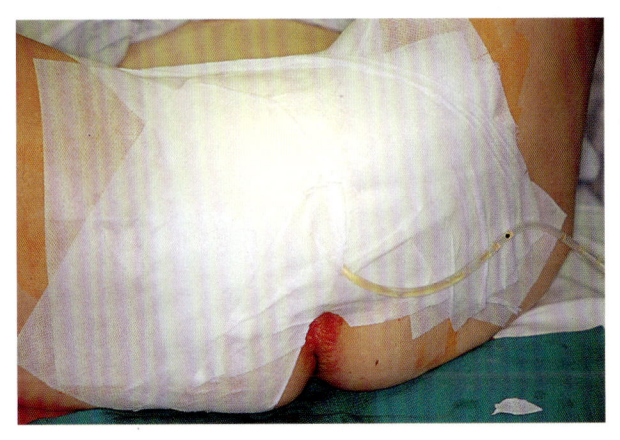

图 69-13　将多块无菌纱布（4 英寸 ×4 英寸）均匀加压覆盖在移植处，至少保持 1 周

二、根治性外阴切除术

根治性外阴切除术，通常与双侧腹股沟淋巴结清扫术相结合，用于外阴浸润癌的治疗（图 69-14A~C）。该手术的原则是深入切除肿瘤，切缘距病灶足够远，并将切除范围扩大至阴道和肛门黏膜

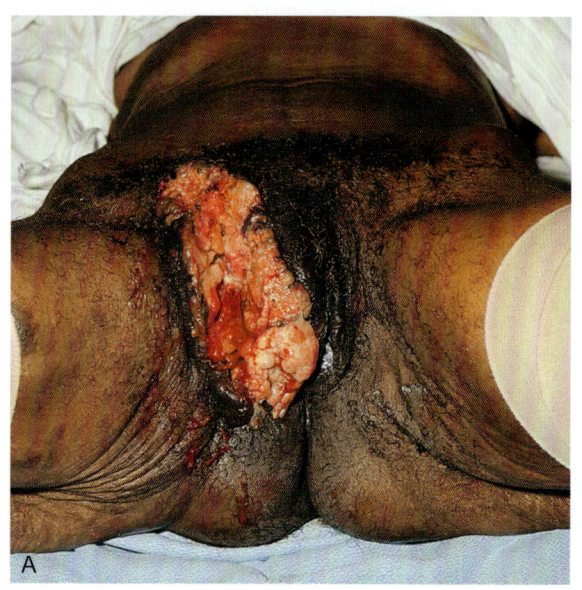

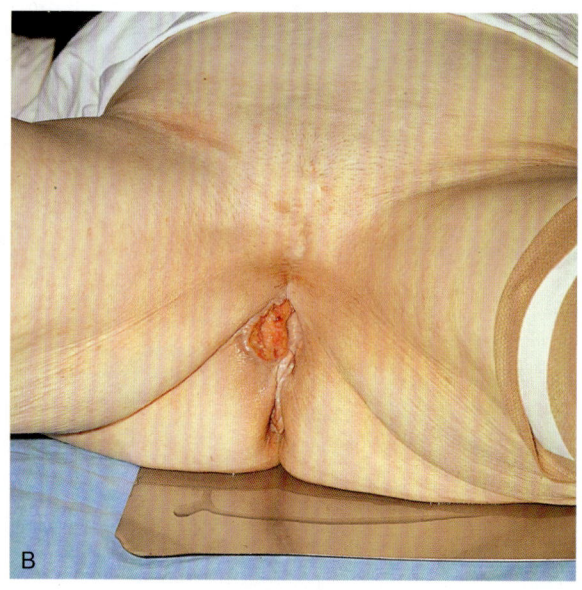

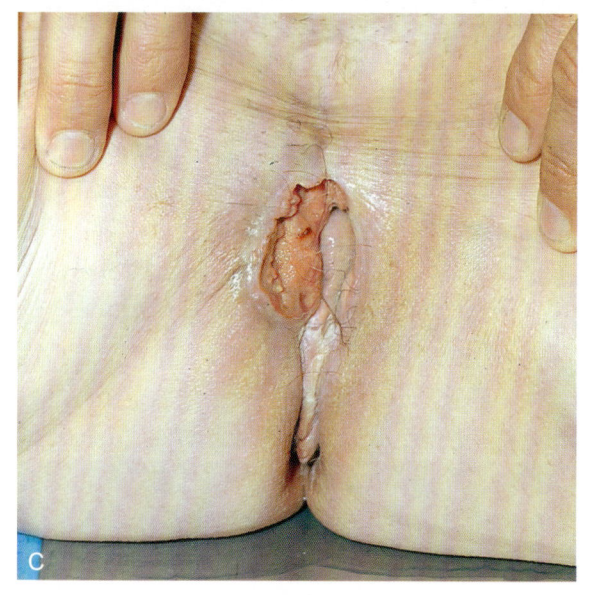

图 69-14 A. 大块蕈样肿块破坏整个右侧大阴唇，并向外侧侵犯下肢（股部），向下侵入坐骨直肠窝。病变活检病理检查结果示：浸润性鳞状细胞癌。B. 此图所示病变与 A 图相比虽较小，但仍是一种侵犯右侧外阴和阴蒂的相当大的肿瘤。阴蒂需整体切除。C. B 图的放大图，可见病变超越中线，侵犯左侧外阴

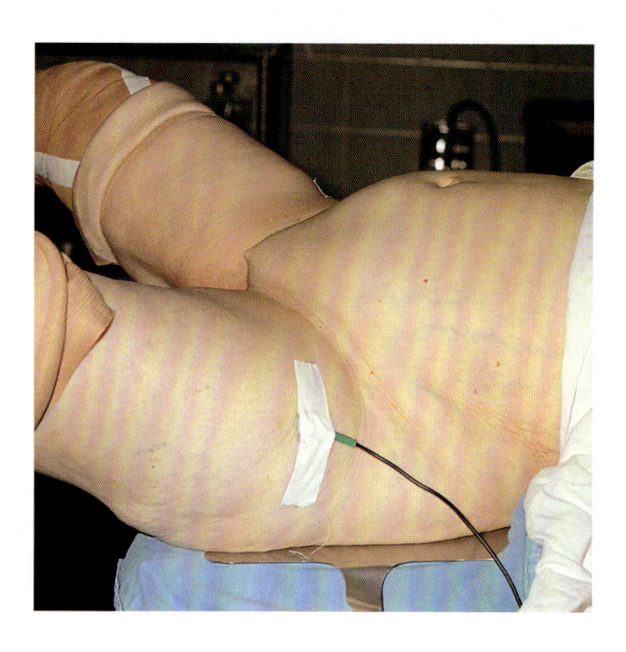

图 69-15 患者体位为经腹和经会阴联合方式。下肢被置于 Allen 支撑蹬中，腿部套有气压靴

第 69 章 ■ 外阴切除术 859

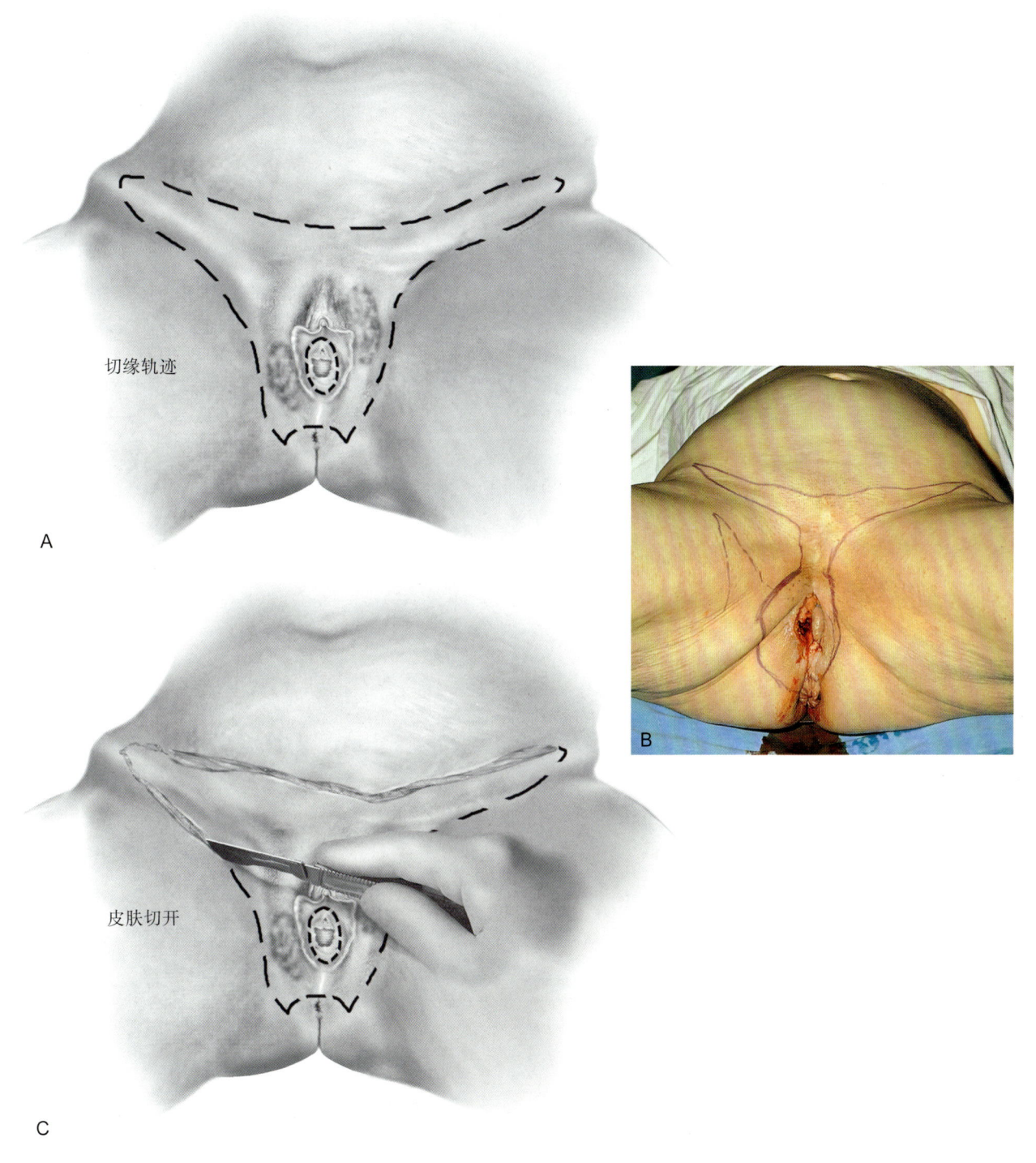

图 69-16 A. 使用无菌记号笔标记切除范围；B. 切口从腹股沟韧带到髂前上棘，切缘大范围包围外阴，尤其是在肉眼可见的病变周围；C. 沿先前标记范围，手术刀自皮肤切入脂肪。图中可见切除进行到腹股沟

内部切缘轨迹

A

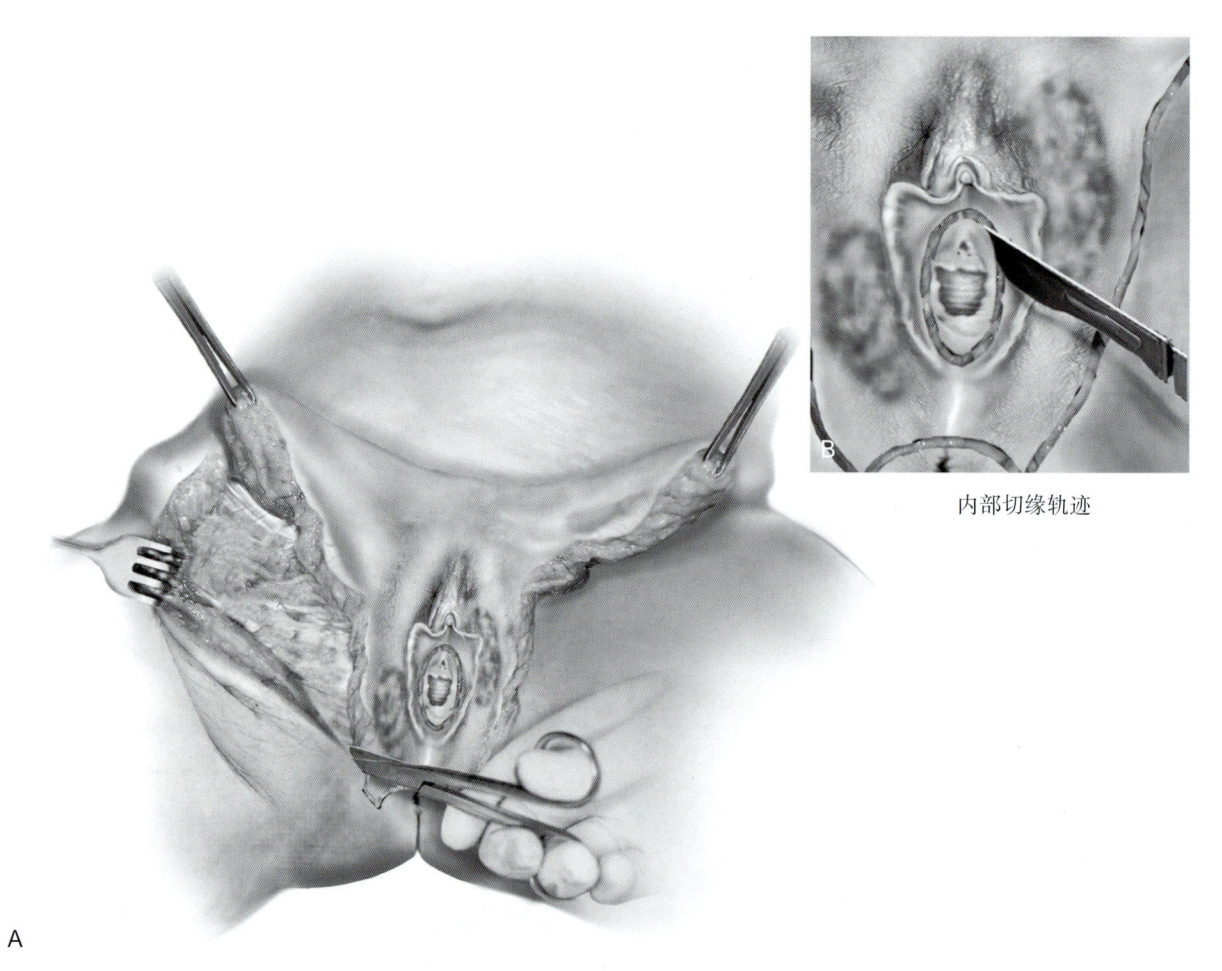

图 69-17　A. 自外向内切除腹股沟脂肪。大隐静脉位于此，并向尾部走行到达筛状筋膜和卵圆窝。此处可见股静脉，清扫股血管上方和股血管之间的所有淋巴组织。B. 方便时，用手术刀做浅层切割，分离外阴与前庭或外阴与阴道之间的分界

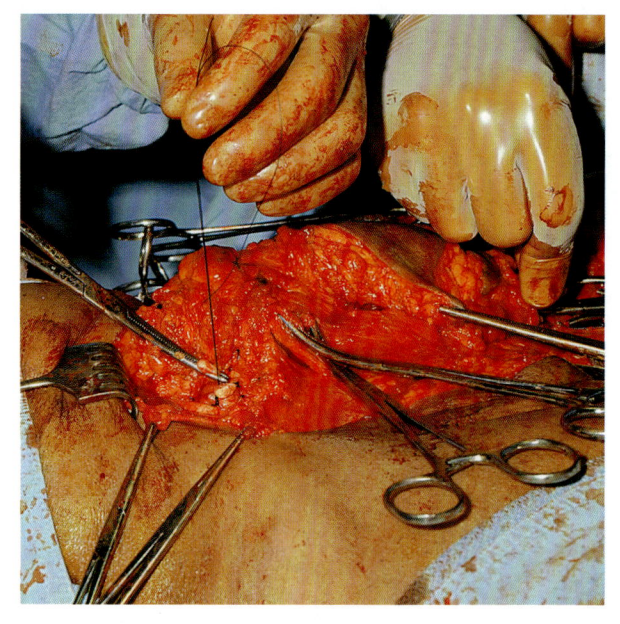

图 69-18　分离和清扫下方和内侧的浅表淋巴结和深部淋巴结。用扁桃体钳钳夹股动脉小分支和股静脉属支，用 3-0 薇乔线缝扎血管

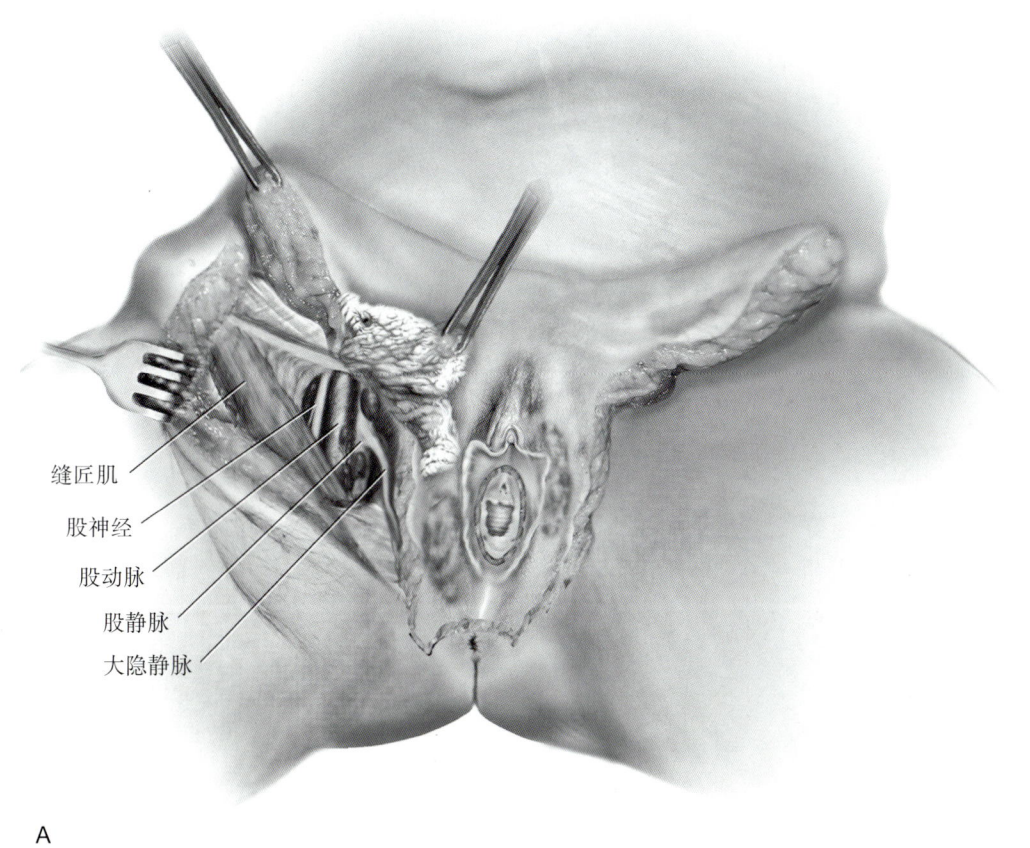

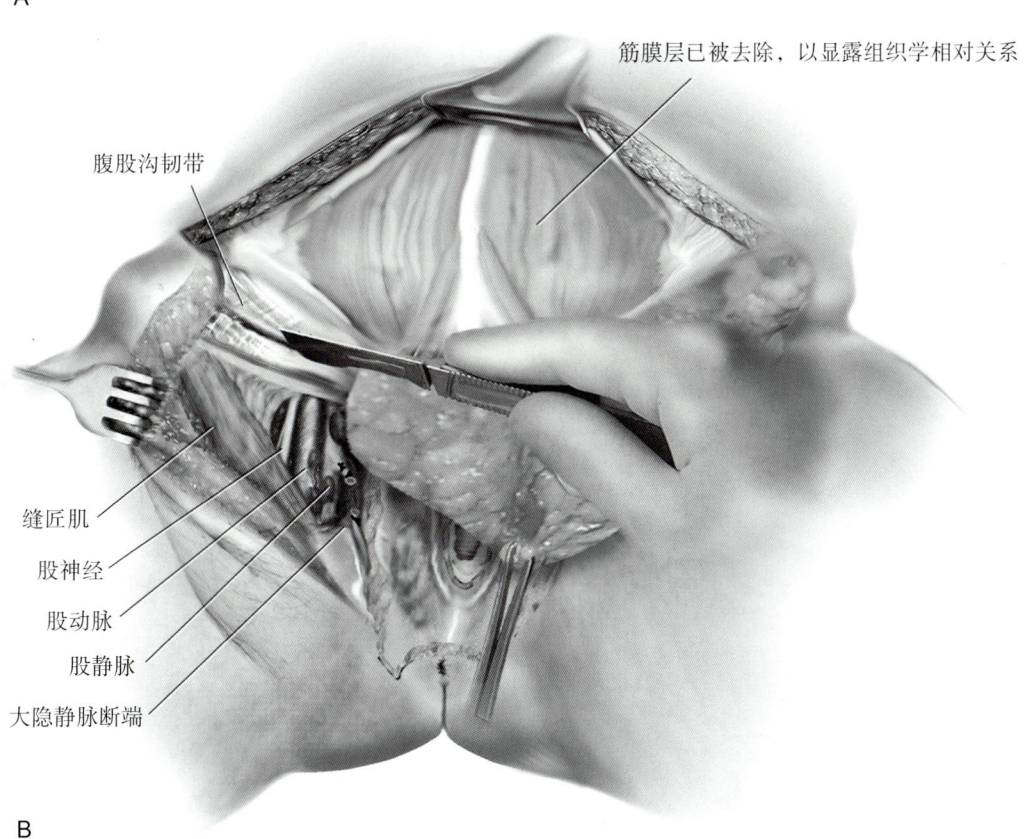

图 69-19 A. 缝匠肌、股神经、股动脉和股静脉清晰可见。其强韧的筋膜鞘已被去除。B. 在股三角下部钳夹大隐静脉，在其汇入股静脉处切除此段大隐静脉及其周围脂肪。在此位置钳夹大隐静脉，用 3-0 薇乔线双重缝扎并切断

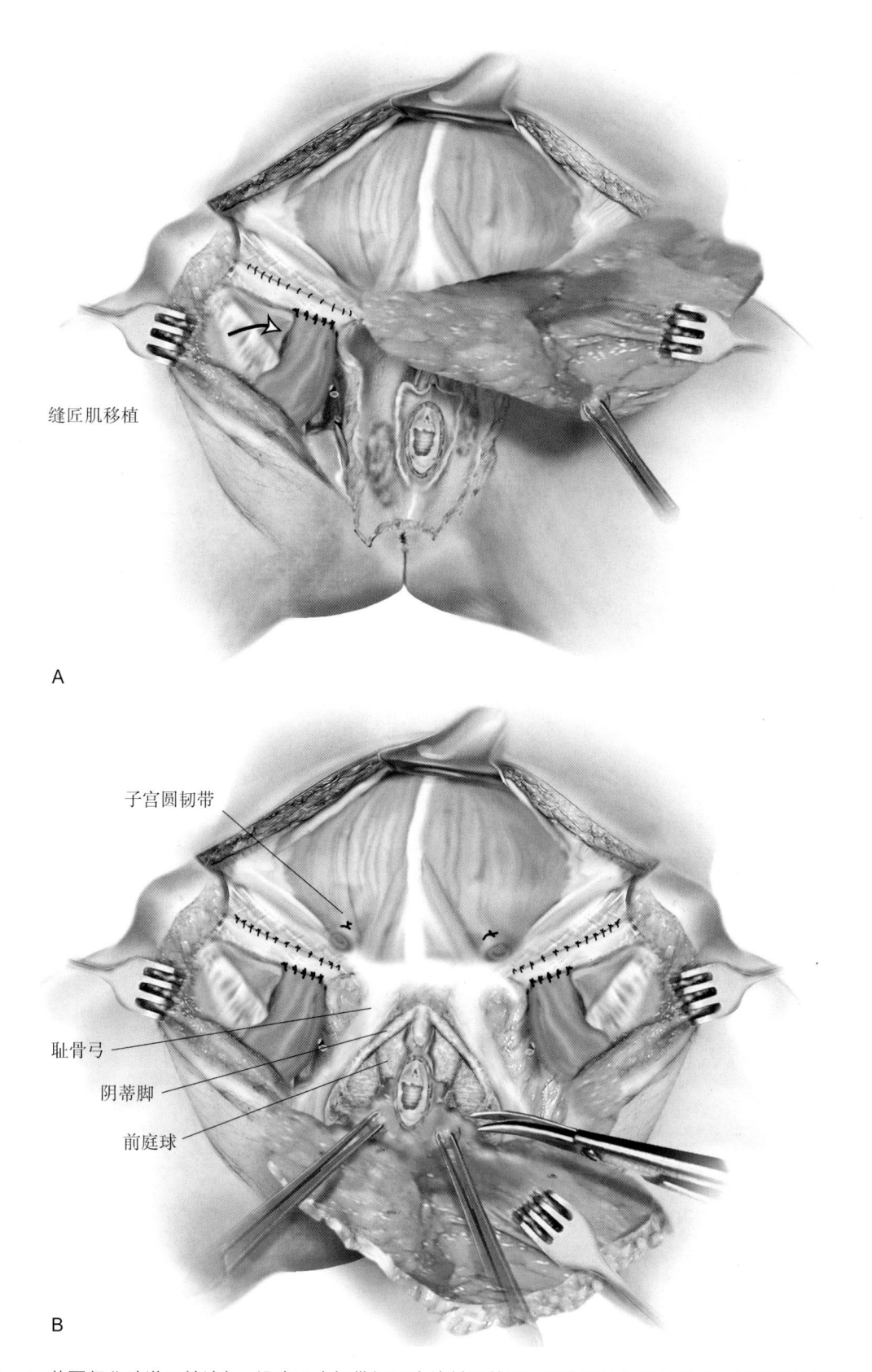

图 69-20 A. 若要行盆腔淋巴结清扫，沿腹股沟韧带切开腹外斜肌筋膜。明确髂外血管的位置，行淋巴结清扫术。B. 缝合腹股沟韧带，缝匠肌已被移植。Colles 筋膜已被切除，显露出"血管湖"（阴蒂海绵体、阴蒂体、前庭球）上的厚膜。此图显示从前庭残留处分离外阴

切除外阴时要注意完整（图69-20和图69-25）。切口自阴阜浅层向两侧延伸。自耻骨联合游离和切除阴阜脂肪和阴蒂悬韧带（图69-20B）。避免损伤尿道、阴蒂脚或前庭球。外阴切除的深层层面是在覆盖阴蒂海绵体、前庭球、提肌筋膜和阴蒂体的筋膜上方进行的（图69-25）。需切除球海绵体肌、坐骨海绵体肌、会阴浅横肌和Colles筋膜（图69-26A~C）。小部分阴蒂体和阴蒂头也要切除。要保证尿道和阴道下部完整。因此，内侧切口是在尿道上方的阴道外口周围以及尿道和阴蒂头之间的圆周上进行的（图69-25和图69-27）。

最后，是将外阴与保留的前庭或阴道分开（图69-25），将会阴随之一并切除，但应避免损伤肛门括约肌和肛提肌。这部分切除时，应游离和切断阴部血管。充分止血后，用3-0薇乔线缝扎这些血管。之后，即可关闭切口。标记标本方向，并浸泡在盐水海绵中，然后完好无损地送至病理实验室（图69-28）。如果张力不大，切口可行一期闭合。但张力过大时，不应一期闭合切口，缝合口有张力会导致切口开裂，然后趋于通过肉芽组织愈合（第二选择）。这种延迟愈合不是最佳选择，并且会延长住院时间（图69-29）。

沿Scarpa筋膜平面钝性游离腹壁至脐部水平，同时沿前腹壁向下牵拉，可使腹壁移动（图69-30）。如果外阴切口不能完全闭合，应行皮肤移植。将Jackson-Pratt引流管置于腹股沟皮瓣下，用3-0薇乔线将其固定在皮肤上，外接引流袋（图69-31）。皮下组织用3-0薇乔线在引流管上方间断缝合。用3-0丝线或PDS线间断缝合皮肤。用3-0薇乔线将前庭与会阴残端皮肤缝合。术后应抬起下肢，以增强淋巴引流（用弹性绷带或弹力袜包裹下肢）。若行皮肤移植，应加压包扎。Foley尿管外接引流袋，以监测尿量。

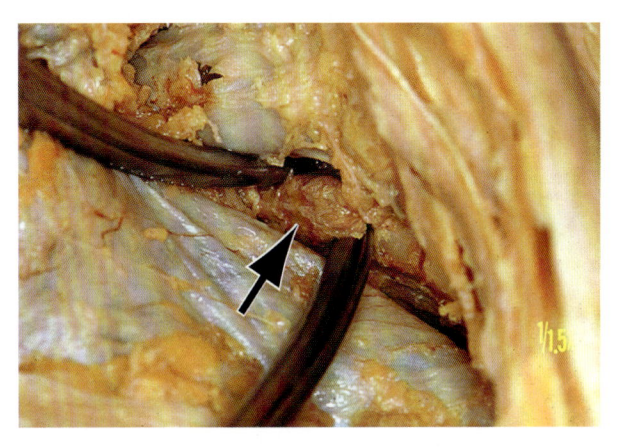

图69-22 箭头所指之处为Cloquet淋巴结，钳夹此淋巴结下极。此处也是股管上部。剪刀位于股静脉（呈淡蓝色）下方

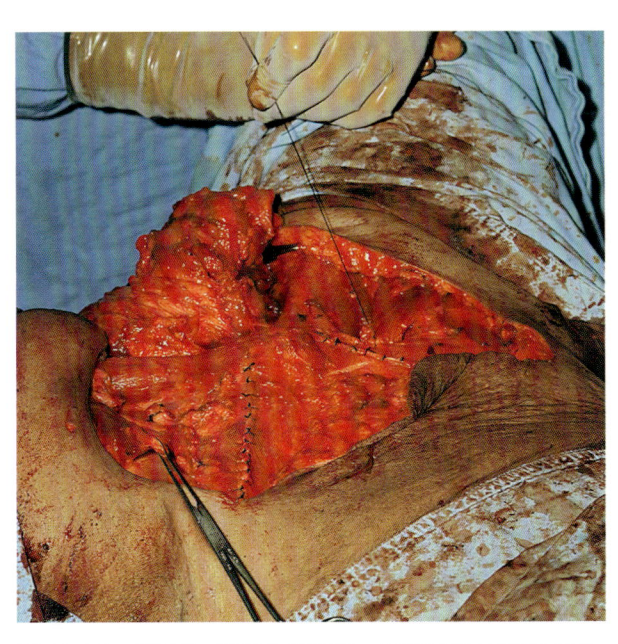

图69-21 用Allis钳钳夹缝匠肌。深部淋巴结清扫完成，腹股沟韧带已缝合

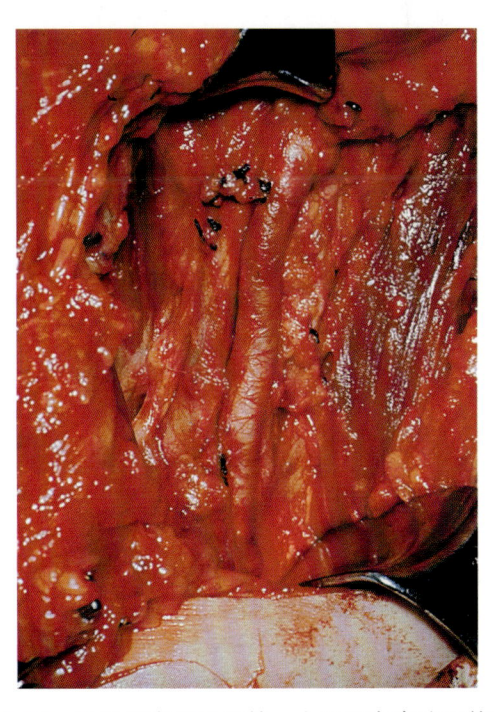

图69-23 显露游离的股血管，由于没有脂肪和筋膜保护，易受损伤。此图中缝匠肌位于血管右侧

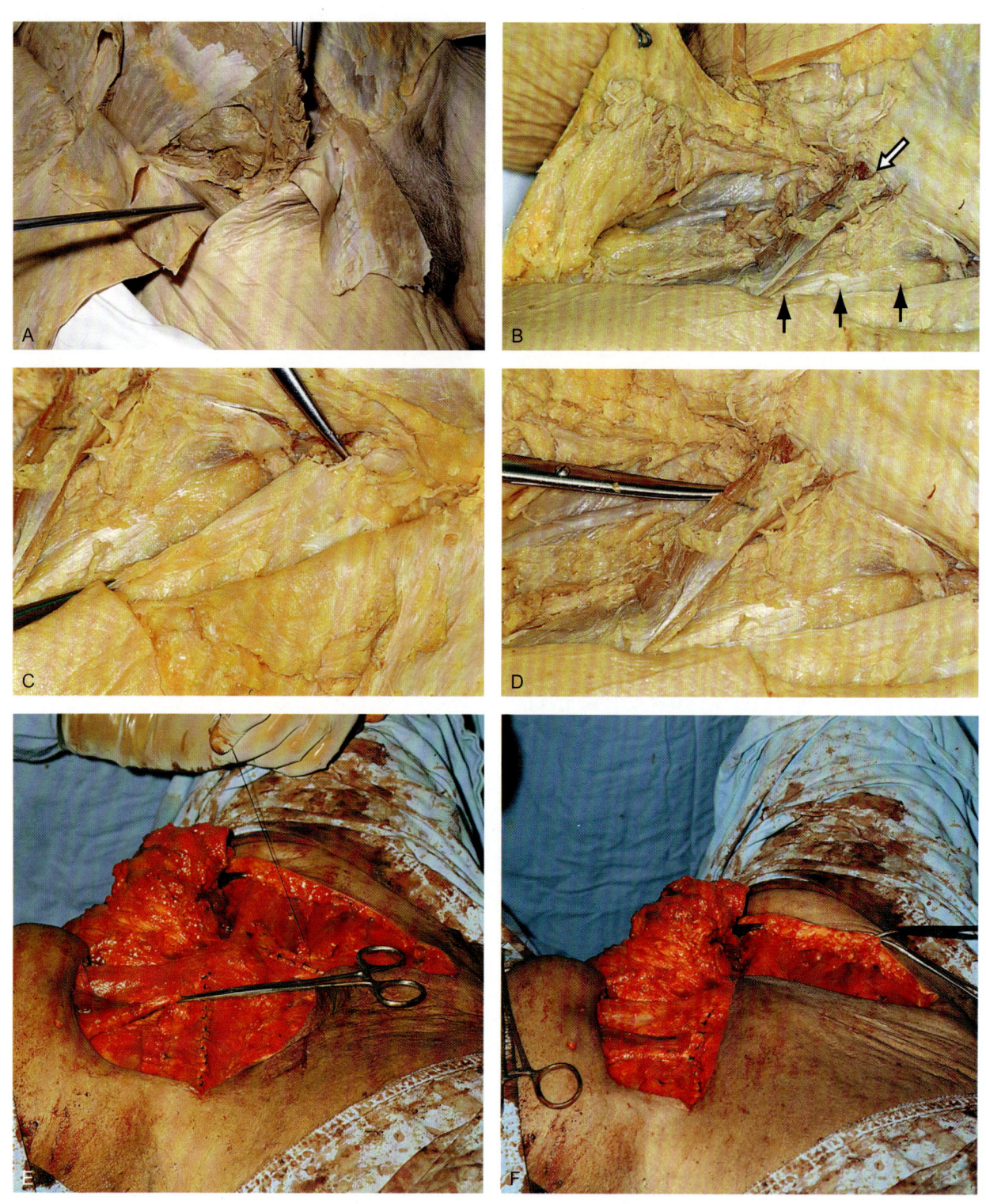

图 69-24　A. 器械所指之处为缝匠肌。腹股沟韧带位于缝匠肌上方，斜行走向耻骨。B. 箭头所指之处为缝匠肌肌床，缝匠肌已从髂前上棘分离，并转位以覆盖股血管（白色箭头）。C. 缝匠肌的原始位置位于两个器械之间。剪刀（上）指向肌肉与髂前上棘离断处。D. 放大观察缝匠肌转移并覆盖股血管。将肌肉切缘缝至腹股沟韧带。E. 将缝匠肌从其肌床和髂前上棘接点游离，用血管钳向内牵拉缝匠肌。F. 将缝匠肌缝合至腹股沟韧带

第 69 章 ■ 外阴切除术 865

沿 Scarpa 筋膜剥离下腹壁

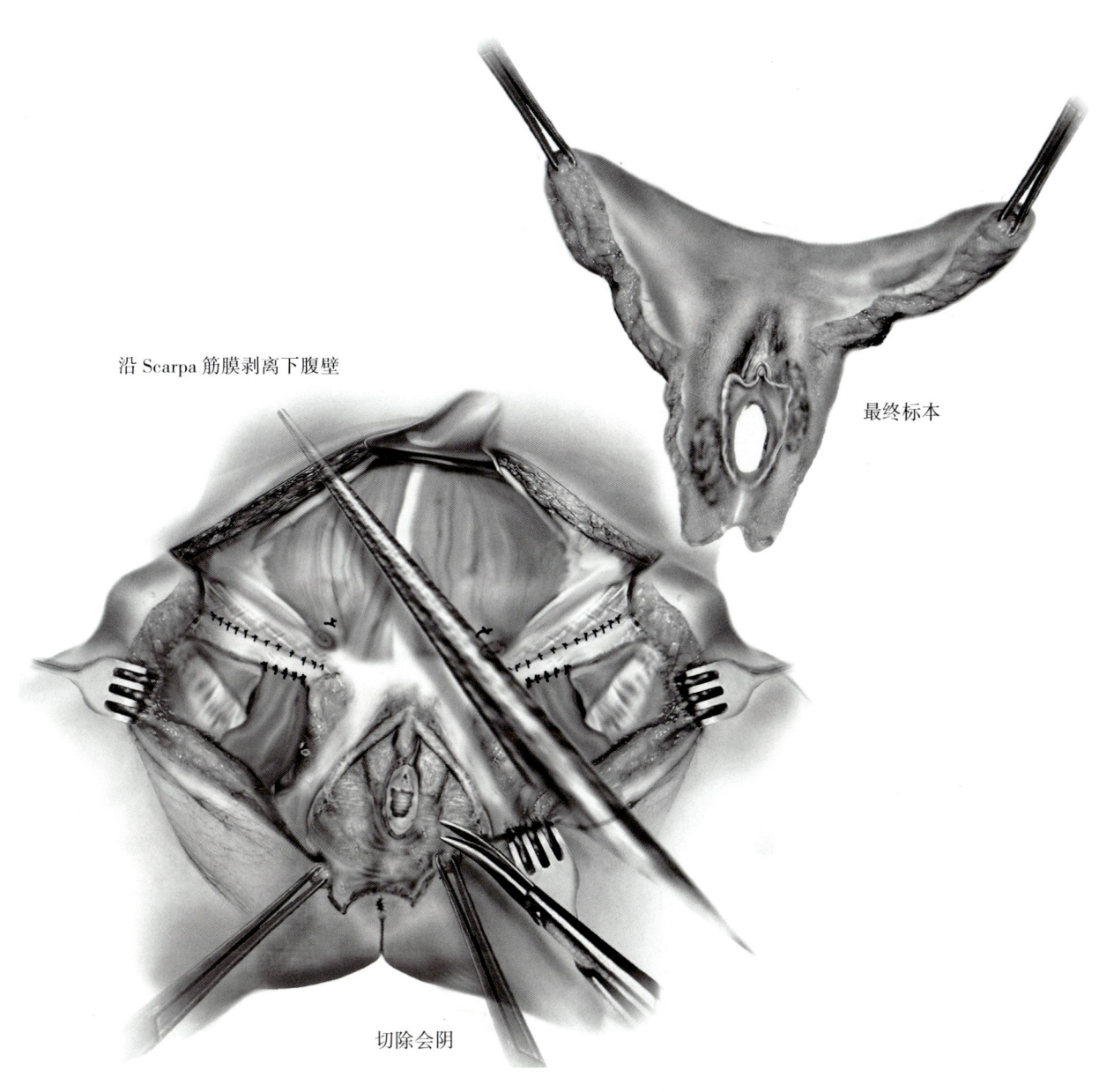

最终标本

切除会阴

图 69-25　标本已被切除。为了便于皮肤闭合，可在 Scarpa 筋膜上方游离下腹壁。移动下腹壁，使腹股沟切缘和外阴皮肤切缘靠近

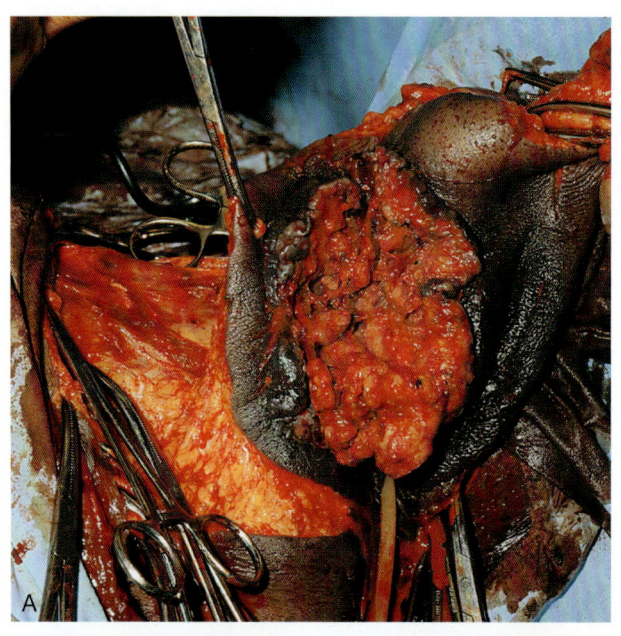

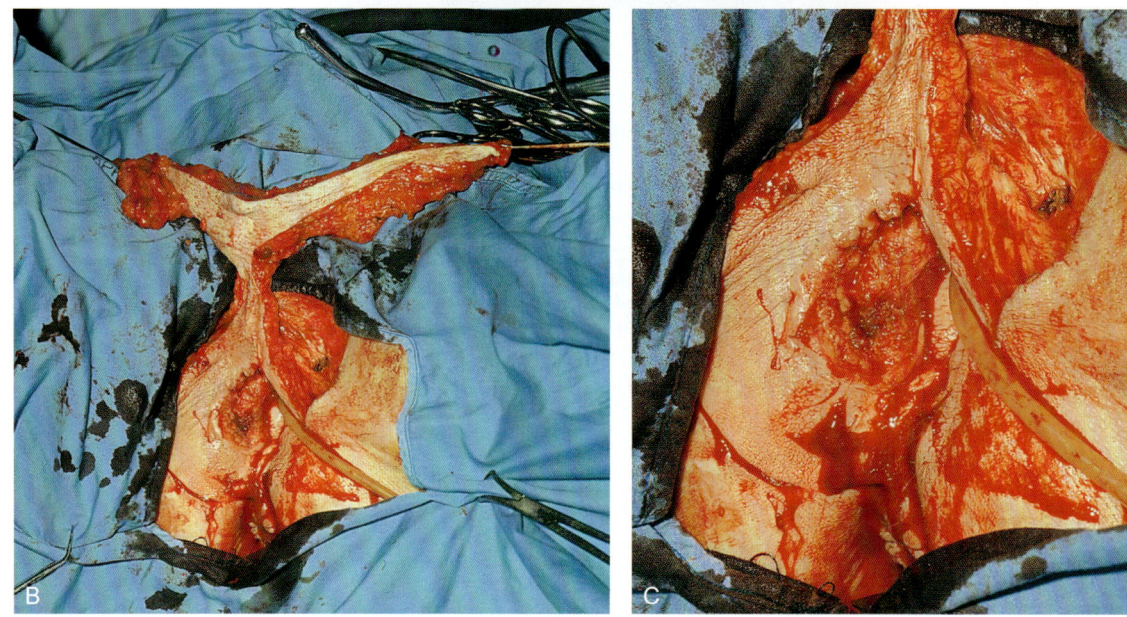

图 69-26 A. 将外阴与其下方连接组织分离,并与前庭(或阴道)分离的最后步骤;B. 提起组织标本进行定向。将外阴与会阴皮肤和结缔组织分离;C. 外阴切除术的最后步骤。外阴已从上方和侧方分离

第 69 章 外阴切除术　867

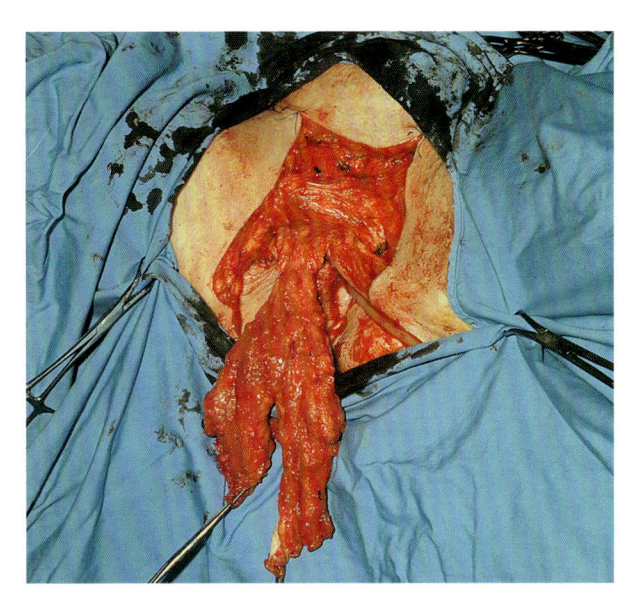

图 69-27　标本借助一小块组织悬挂在会阴上

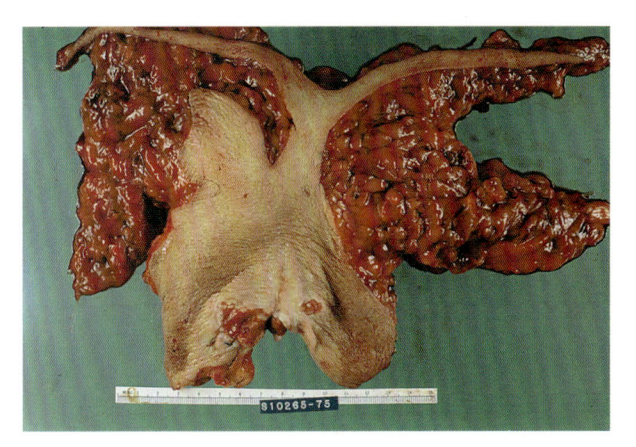

图 69-28　外阴已被广泛切除。标本附着有含淋巴结的脂肪，将其完整送至病理实验室

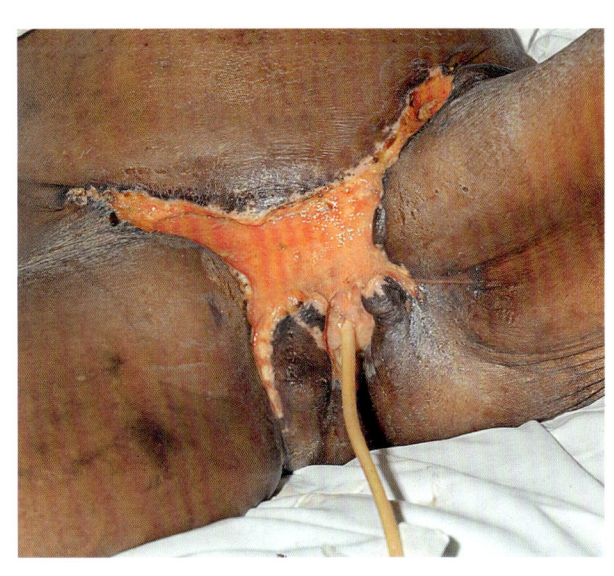

图 69-29　若切口在张力下闭合，切口边缘易裂开，导致愈合延迟

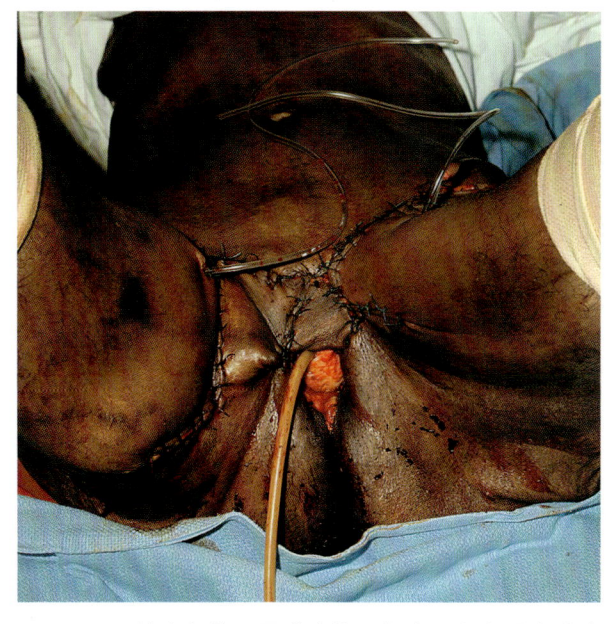

图 69-30　缝合切缘，阴道边缘已与会阴和大腿皮肤边缘缝合

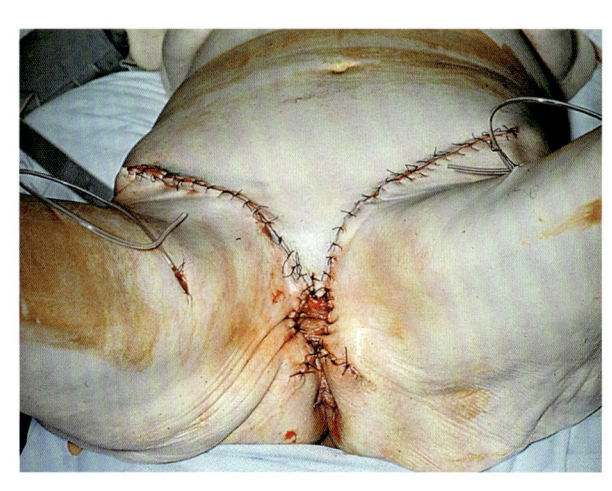

图 69-31　此图中皮瓣对合佳，将 Jackson-Pratt 引流管置于皮瓣下方

（杨　帆 译　刘继红 校）

第70章

根治性外阴切除术和"隧道"式腹股沟淋巴结切除

Helmut F. Schellhas

"隧道"式腹股沟逆行大块切除始于阴唇-股部褶皱之处（图70-1A）。此术式采用传统的切口，如德克萨斯长牛角式切口（Texas Longhorn）（图70-1B）或分离式次广泛腹股沟切口（图70-1C）。这种术式有助于保留腹股沟皮肤层，避免腹股沟切口感染和腿部淋巴水肿。根据笔者的经验，手术时间和住院时间明显缩短。

由于卵圆窝、大隐静脉和股静脉汇入点紧邻阴唇-股部褶皱，故此法很容易接近外阴前哨淋巴结。掀起阴唇-股部褶皱处皮瓣（图70-2），锐性和钝性分离相结合，延伸切口至卵圆窝（图70-3）。充分显露后，从卵圆窝中清扫腹股沟前哨淋巴结（图70-4）。

图70-5显示经典的整块切除的根治性外阴切除术联合双侧腹股沟淋巴结清扫术。先用薄纱覆盖肿瘤。根治性外阴切除术的切口起点在前面。掀起皮瓣（图70-6），锐性和钝性分离相结合，延伸切口（图70-7），用Deaver拉钩显露术野。可用电刀横断血管（图70-8）。跨越股三角，自外向内分离脂肪层（图70-9）。

图片显示手术术野。尽管腹股沟无切口，为了测量皮瓣厚度，仍要显露腹股沟皮肤（图70-10）。从耻骨和腹股沟韧带上方迅速分离标本（图70-11）。在充分显露的情况下，用经典术式细致分离股三角上的脂肪垫（图70-12）。切除腹股沟管，可以保证足够的手术切除范围（图70-13）。

术野应严密闭合（图70-14），只放置一根伤口引流管。术者加固缝合腹股沟至筋膜下层，术后加压包扎。

由于加压包扎没有覆盖下层潜在的切口，因此，切口不会污染，可固定1周，1周后在治疗室换药（图70-15）。术后，闭合的切口可以涂抹抗生素软膏。

"隧道"式腹股沟淋巴结切除术主要用于T_1和T_2病变。此术式可避免腹股沟切口并发症。

第 70 章 ■ 根治性外阴切除术和"隧道"式腹股沟淋巴结切除

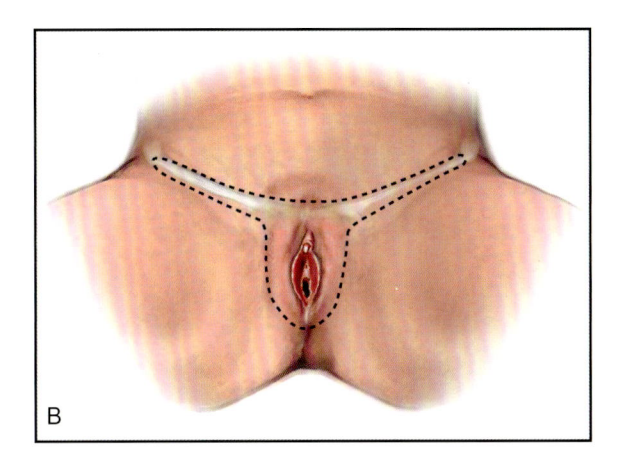

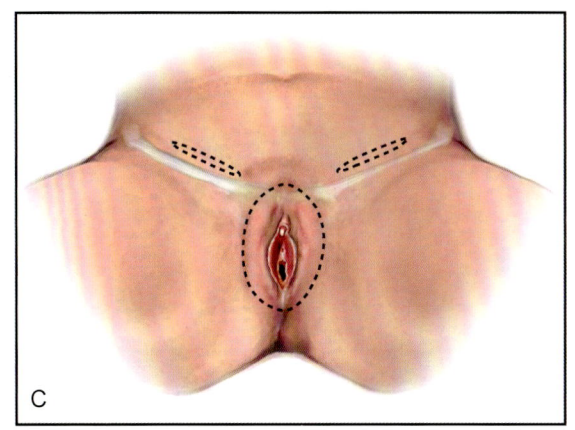

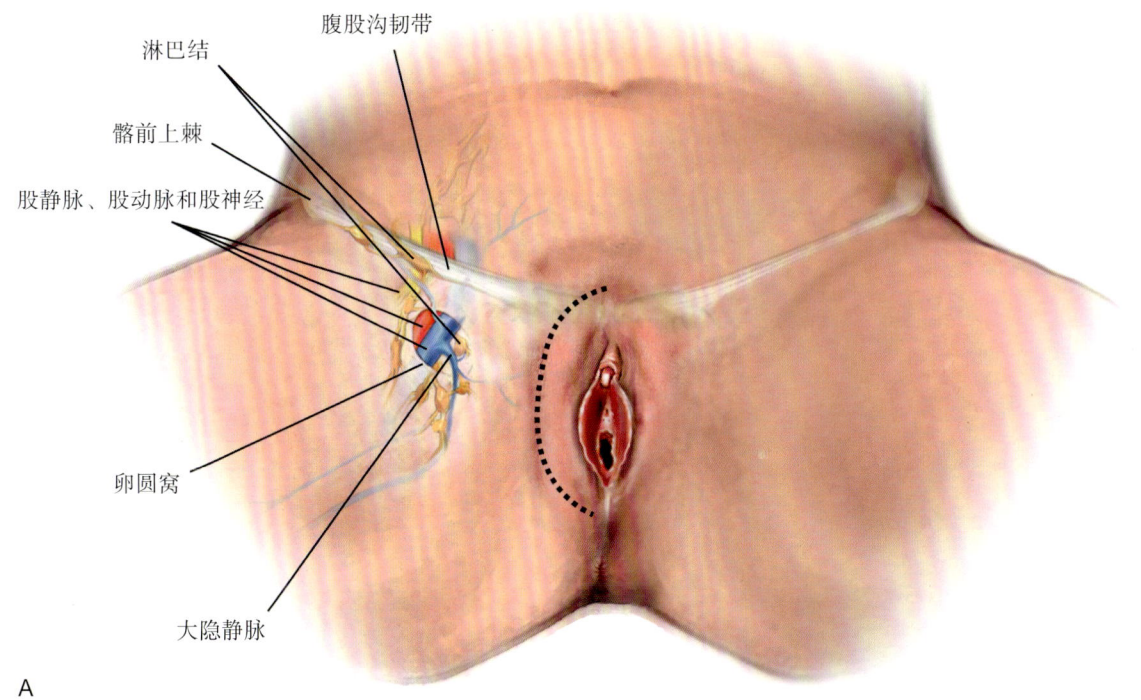

图 70-1 根治性外阴切除术和腹股沟淋巴结清扫术不同切口的方式。A. 根治性外阴切除术的侧方切口位于阴唇 - 股部褶皱，沿此切口向上分离腹股沟韧带和耻骨，可用于制作股三角上方的皮瓣。强调了卵圆窝及其血管结构与阴唇 - 股部褶皱的接近程度。B. 德克萨斯长牛角式（Texas Longhorn）的单个切口与传统蝴蝶式切口相比，保留更多的皮肤。C. 传统的三切口术式，使腹股沟淋巴结的切除更易进行（图 70-1B），但不能整块切除

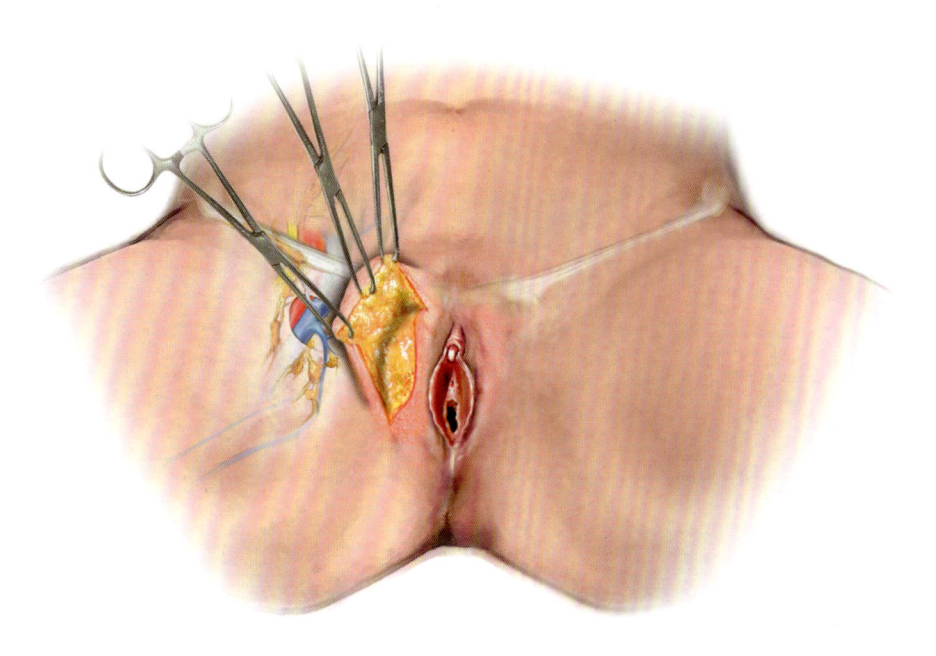

图 70-2　提起腹股沟处皮瓣，以便于清扫淋巴结

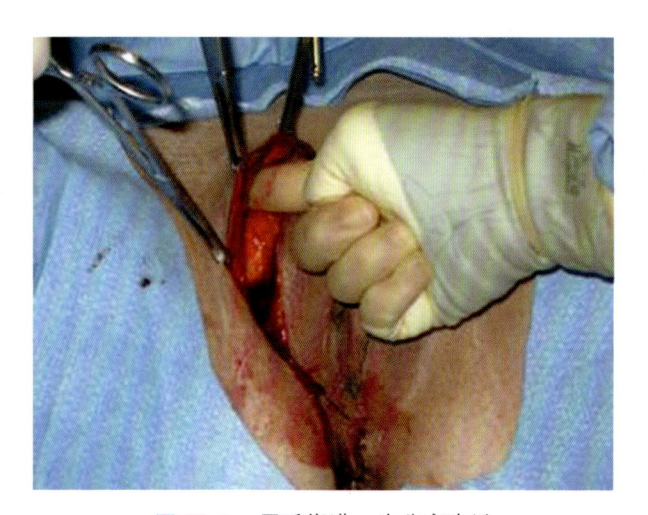

图 70-3　用手指进一步分离皮瓣

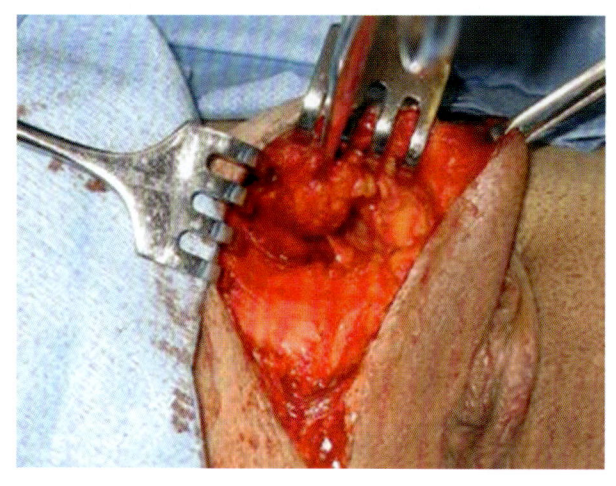

图 70-4　该患者仅行前哨淋巴结活检，显露卵圆窝并切除淋巴结

第 70 章 ■ 根治性外阴切除术和"隧道"式腹股沟淋巴结切除 871

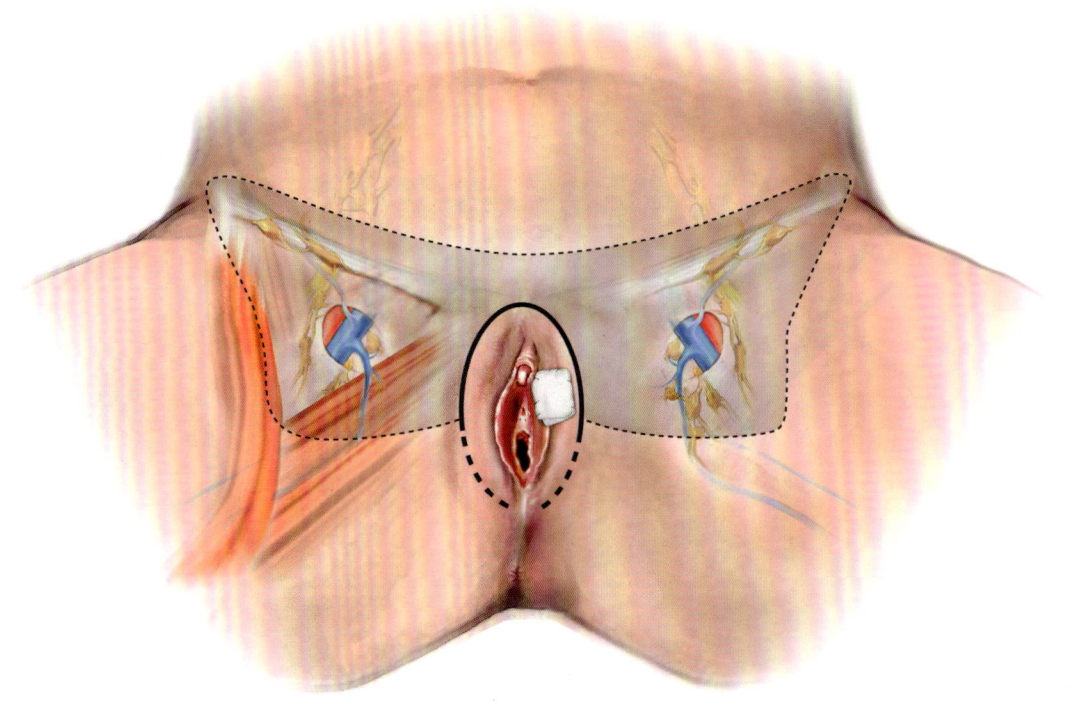

图 70-5 图中阴影区域为双侧腹股沟切除范围。用纱布覆盖外阴病变。最初，只利用根治性外阴切除术切口的上部，以延伸腹股沟皮瓣

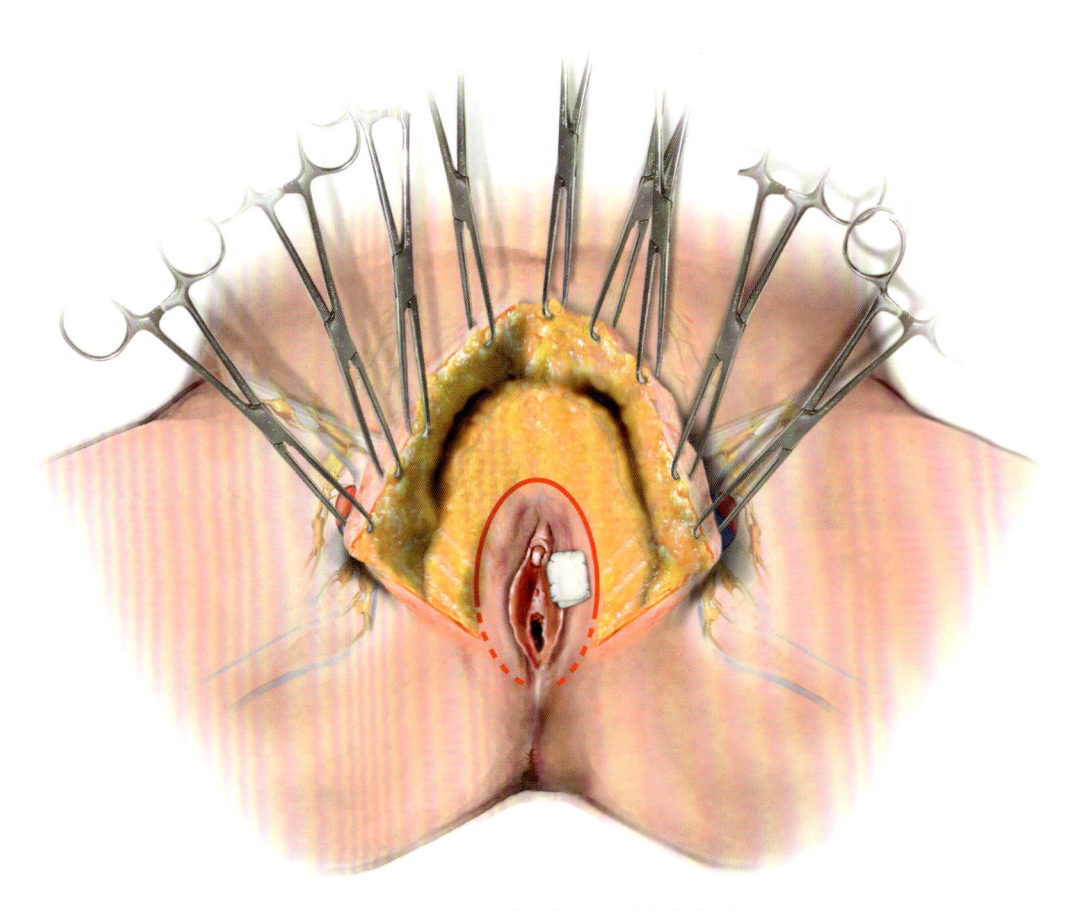

图 70-6 从腹股沟上部切开并提起皮瓣

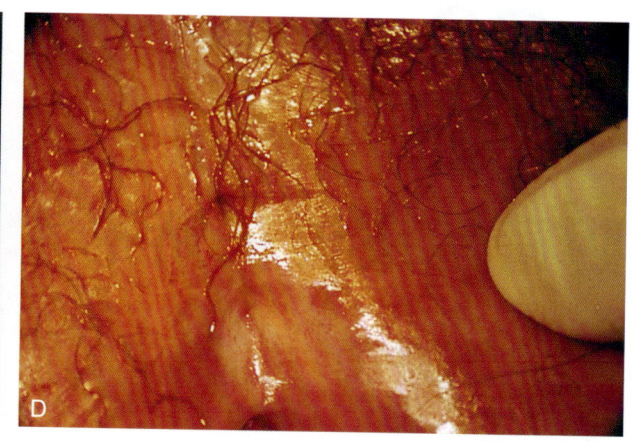

图 72-1 续　C. 阴蒂包皮和阴唇系带完全融合。阴蒂与阴蒂包皮紧密结合，并与阴蒂头粘连。患者有阴蒂部位疼痛性肿胀。D. 阴蒂包皮过长的阴道镜图像显示有一个小口。开口部位与阴唇系带和阴蒂头连接处的部位相一致

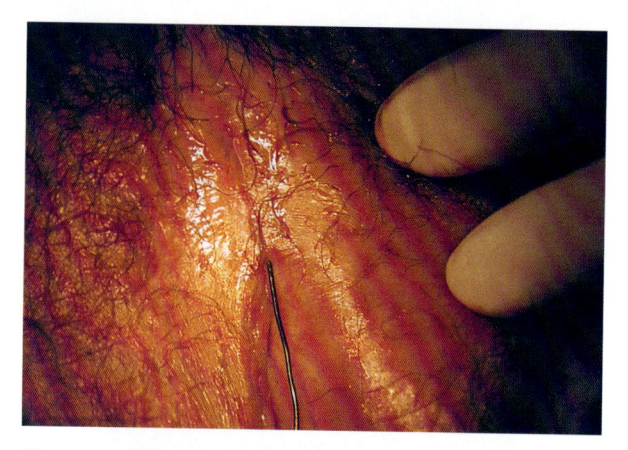

图 72-2　将泪道探针置入开口内（图 72-1D），用来扩张并探测阴蒂头和阴蒂包皮内层之间的粘连。探针也可用来作为方向标志

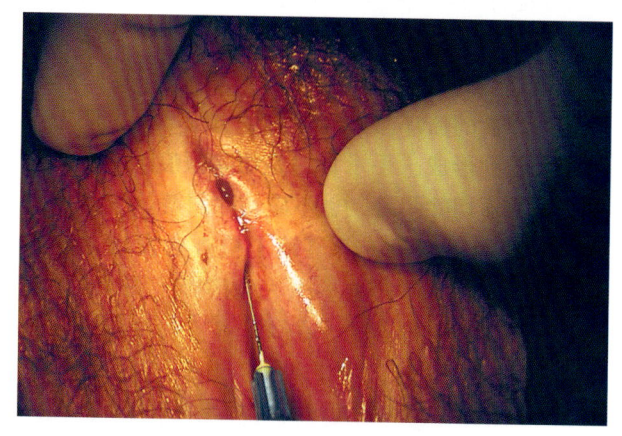

图 72-3　阴蒂包皮过长的手术最好在阴道镜监视下进行。通过在图 72-1D 中看到的开口插入一根 27 号针头。在阴蒂包皮内注射 1∶100 的血管升压素溶液。此外，在可触及的阴道体两侧注射血管升压素

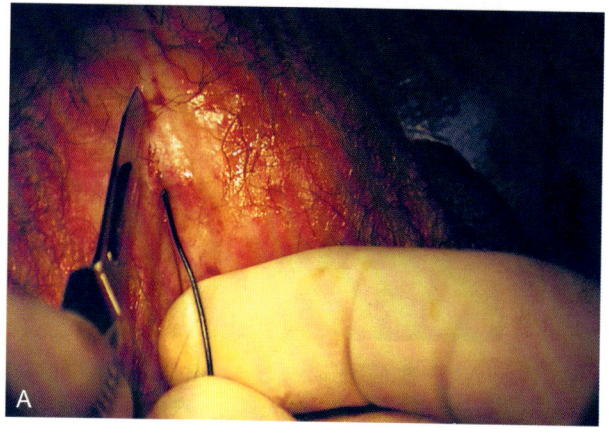

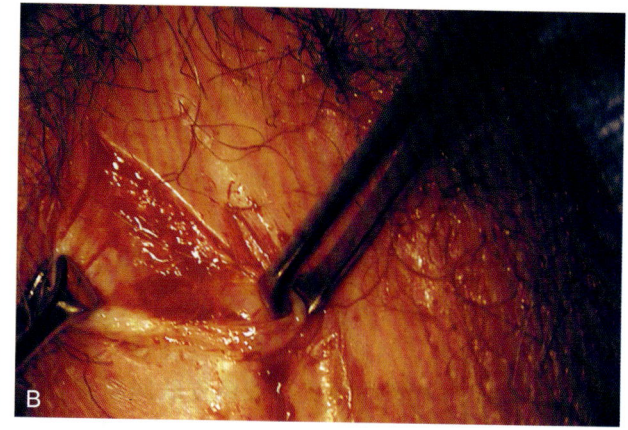

图 72-4　A. 用手术刀切开皮肤，直至 Colles 筋膜水平。这一切口与阴蒂体平行但位于其侧面。应注意避免切入比 Colles 筋膜更深的层次。从这一平面看阴蒂海绵体位于 Colles 筋膜下。B. 伤口边缘用 Allis 血管钳钳夹。用蚊式钳和 Stevens 剪从外侧向中央进行切开

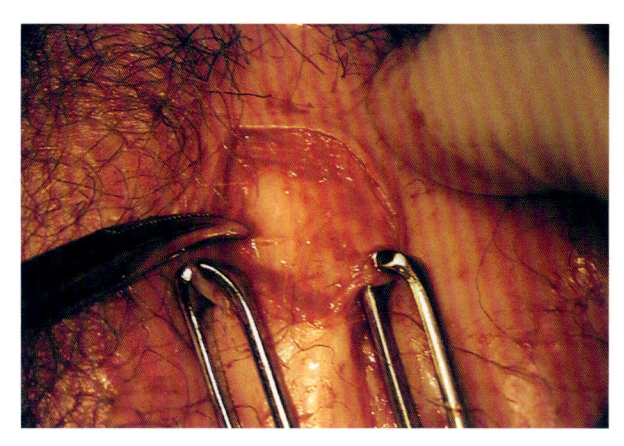

图 72-5　会阴体的定位。从周围结缔组织和阴蒂包皮中将阴蒂全长完全游离

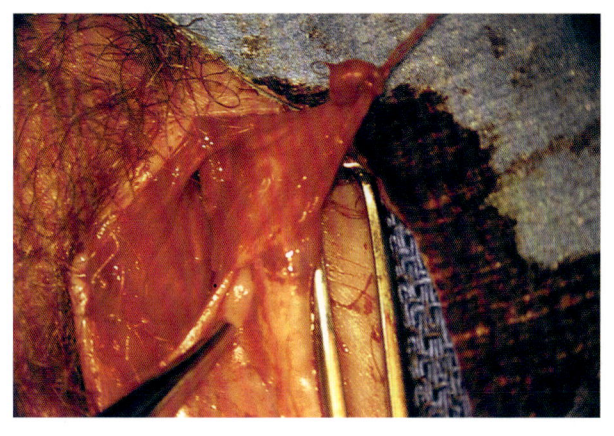

图 72-6　从阴蒂体根部向阴蒂头末端进行切开。切除所有的瘢痕组织

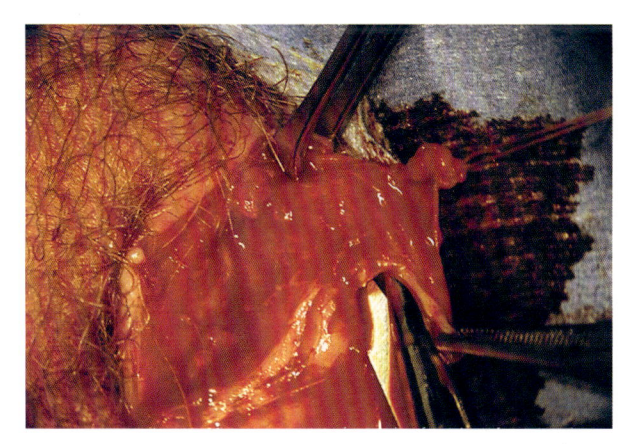

图 72-7　定位阴蒂系带并将其从阴蒂头分离。用 Stevens 剪进行切开。在该图片中，左侧系带边缘用止血钳夹住。Stevens 剪的尖端正在分离系带和阴蒂头之间的间隙。用 Allis 血管钳在阴蒂体正上方钳夹组织

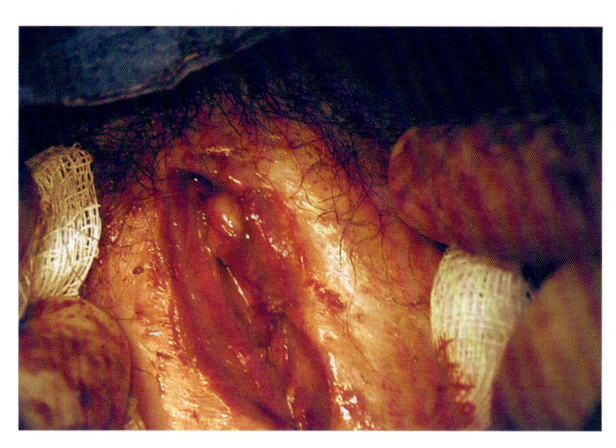

图 72-8　用 5-0 薇乔线缝合系带切缘。游离的阴蒂头清晰可见

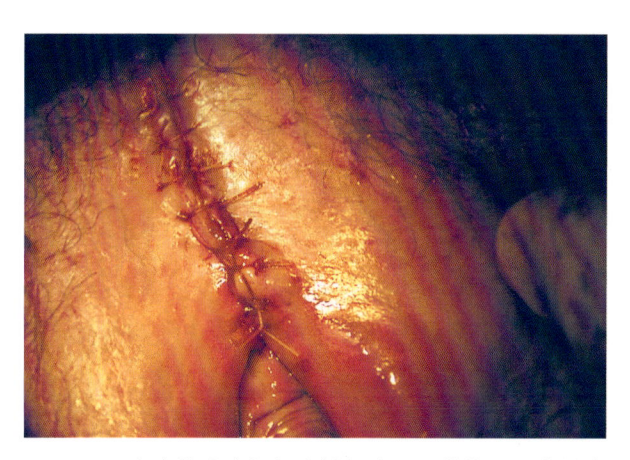

图 72-9　所有的瘢痕组织均被切除。阴蒂位于正常的皮下组织和 Colles 筋膜之间。阴蒂未被切开或损伤。皮下层用 4-0 薇乔线间断缝合。用 3-0 或 4-0 薇乔线无张力缝合皮肤层

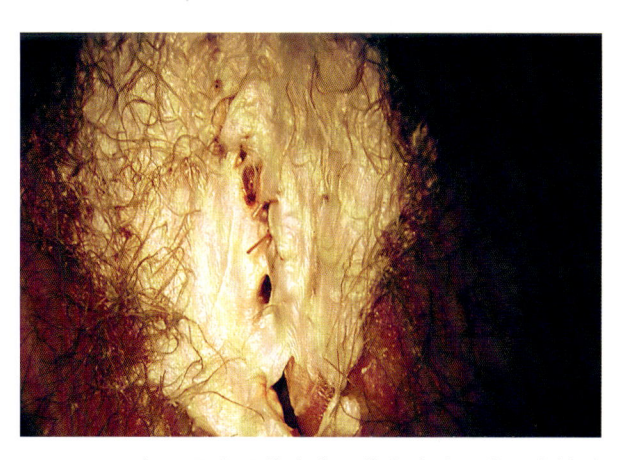

图 72-10　切口用生理盐水或无菌水清洗，然后涂抹磺胺嘧啶银软膏。每天 3 次和睡前涂抹磺胺嘧啶银软膏

（祝洪澜　译　魏丽惠　校）

第73章

处女膜切开术（处女膜切除术）

Michael S. Baggish

处女膜切除术应更准确地被称为"部分处女膜切除术"或"处女膜切开术"。该手术主要用于减轻无性生活女性初次性交时的不适感或减轻性活跃女性的性交痛。处女膜是阴道性交的收缩点，其扩张或撕裂通常是造成性行为不适感的主要原因。

患者麻醉后，取膀胱截石位，消毒后铺巾。用Adson-Brown钳在1点处轻柔钳夹处女膜，并用Allis钳在5点处钳夹。应小心钳夹处女膜，尤其要注意避免因过分牵拉造成撕裂。用27号针头在阴道前庭侧方与处女膜附着处皮下注射1∶100的血管升压素溶液（图73-1A）。并注射至左侧全部处女膜。用Adson-Brown钳钳夹处女膜边缘，从上方牵拉。用15号手术刀将处女膜从阴道和前庭切开2~3 mm，从1点处恰好切到5点的下方（图73-1B）。用3-0薇乔线将阴道切缘间断缝合至前庭边缘（图73-1C）。接下来，用Allis钳在11点和7点处钳夹右侧处女膜，手术步骤同前。术者将两个手指放入阴道以检查阴道口的松紧。进入两个手指应无阻力，阴道口应能容纳两个手指而无明显压力。最好将5点至7点之间和尿道下方的小部分处女膜保持原样。为保证效果，术后6周复查后给患者放入阴道模具。开始先放入小号或中号模具。模具用水性身体润滑剂（Astroglide）完全润滑，并插入阴道。要求患者在医师监视下取出并放入模具以确保其掌握正确方法。然后指导患者每天放入模具2次，每次10分钟（仰卧位），同时放松模具周围的盆腔肌肉。2周后，患者试用大号模具（为勃起阴茎的平均大小）。患者继续进行放松练习。2周后，患者应确信她能进行正常性交并且性交对她来说会很满意。在开始正常性交的至少30天内，每次性生活均应使用润滑剂（即蜜月中和蜜月后）。

第 73 章 ■ 处女膜切开术（处女膜切除术） 881

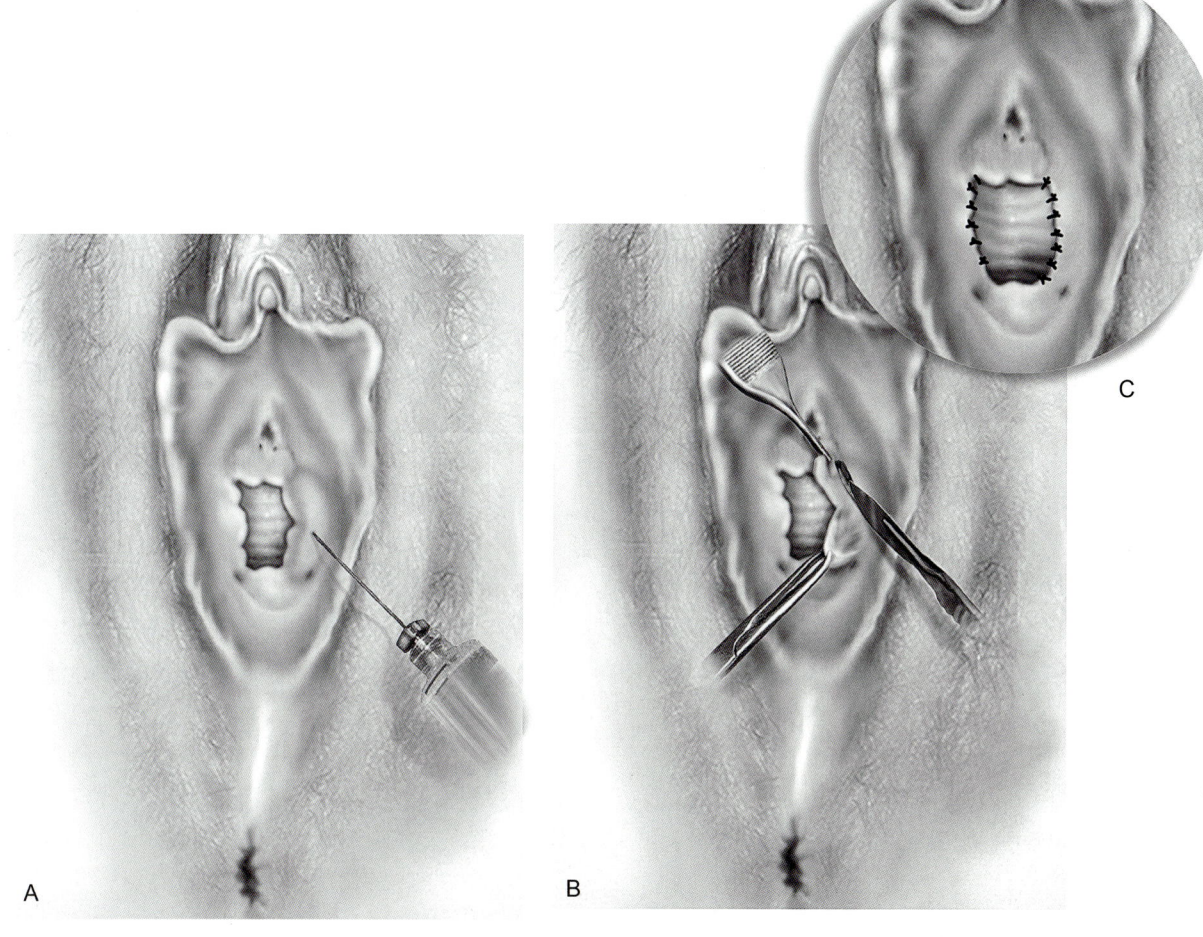

图 73-1　A. 最初，用 10 ml 注射器和 1.5 英寸的 27 号针头，从 5 点处进针在处女膜外侧立即注射 1∶100 血管升压素（20 U/ml）溶液，并经皮下延伸至 1 点的位置。该溶液使周围的前庭和阴道组织膨胀。B. 在 1 点处用 Adson-Brown 钳钳夹处女膜。处女膜的下部用 Allis 钳在 5 点处钳夹。垂直切开处女膜，留出前庭（外侧）缘和阴道（内侧）缘。C. 用 3-0 或 4-0 薇乔线间断缝合阴道和前庭边缘。处女膜右侧部分采用相同的手术方法。用无菌生理盐水冲洗切口并观察，以确保完全止血

（祝洪澜　译　魏丽惠　校）

第 74 章

会阴重建术（会阴缝合术）

Michael S. Baggish

会阴重建术适用于多种原因导致的性交困难，包括硬化性苔藓继发瘢痕形成、分娩裂伤、会阴切开术缝合过紧、会阴切开术延裂继发瘢痕形成、继发感染、缝合继发炎症、会阴修补失败、会阴外伤、局部血供差继发溃疡形成，以及电外科手术、激光或化学损伤继发的瘢痕形成、慢性感染及会阴萎缩等（图 74-1～图 74-3）。

尽管长期以来人们认为收紧会阴和阴道口能够改善女性性感受，但同时也可能会导致性交困难。前面章节已经介绍了外阴及阴道的解剖结构，但这里应考虑以下几点。第一，肛提肌并不跨越阴道后壁中线。这些肌肉在前庭球下方从侧方进入阴道壁下段。肛提肌从侧面进入，并与前端肛门括约肌相连接。第二，会阴体浅层的肌肉很薄弱，不能给会阴体足够的支撑。这些结构由肛门外括约肌和肛提肌的前部组成。第三，除肛门外括约肌表面覆盖 Colles 筋膜外，会阴区域并不存在其他明确定义的筋膜层组织。第四，将两侧的肌肉组织向阴道后壁下段中线牵拉缝合，形成驼峰样皱褶；此外，应用大量薇乔线缝合局部组织会产生炎症反应，减少覆盖上皮的局部血供，从而导致大量瘢痕形成。由于正常解剖结构的改变，这些因素均会导致性交疼痛，手术中均应避免。第五，除非患者有症状，否则不推荐手术治疗。即便检查者认为女性的会阴形态异常，但也不应成为手术的指征。同理，不能因患者的伴侣认为"阴道更紧缩"会增加性生活的愉悦感而对患者进行手术治疗。会阴重建手术的原则是解除性交困难，缓解瘢痕形成，保留或重建正常的会阴解剖结构并恢复生理功能是会阴手术的目的。

当患者阴道前庭及阴道下段局部存在感觉过度敏感或疼痛激惹时，需手术切除。阴道萎缩患者需在术前给予局部或全身雌激素至少 1~2 个月。局部应用雄激素对改善局部上皮的营养无明显作用。此外，有些硬化性苔藓患者局部应用雄激素可能会产生烧灼感。

患者于术时采取膀胱截石位，消毒铺巾。按照记号笔标记的范围切除阴道、前庭及会阴（图 74-4A 和 B）。在切除会阴组织之前，术者应使用 Allis 钳检查阴道的活动度。由于需要切除阴道组织，因此术者需要估计剩余阴道组织与会阴边缘的距离，以避免缝线张力过大。当标记好后，使用 1.5 英寸、27 号针头将 1∶100 的血管升压素溶液注入阴道黏膜下。用 15 号手术刀横向切开阴道后壁。横向切口形成三角形的底边（图 74-4B 和图 74-5）。以会阴体中点向三角形底边做等距离连线，为三角形的左、右侧边，但术前应将三角形的三边画好。用 Allis 钳和 Adson-Brown 钳牵拉切除三角形内的皮肤及黏膜（图 74-6）。用 Steven 或 Metzenbaum 剪剪除皮肤黏膜（图 74-4B 和图 74-7）。切除位于肛门与阴道之间的前庭和会阴体下的筋膜层，彻底分离三角形内的皮肤及黏膜，包括瘢痕应一并切除（图 74-8）。术者换手套进行肛诊，确定肛门和直肠的位置及与切除平面的关系。将切除的组织放入固定液中并送病理检查。钳夹阴道壁下的筋膜切缘并向上提拉，将 5~10 ml 的血管升压素溶液注入此切缘（图 74-9）。接下来，用 Stevens 剪刀游离阴道壁黏膜下组织 5~10 mm（图 74-10）。用 3-0 薇乔线间断横向缝合会阴皮肤下方的筋膜组织。用蚊式钳钳夹出血点，用 4-0 薇乔线缝扎。下拉阴道黏膜与会阴皮肤边缘均处于无张力状态（图 74-11）。用 3-0 薇乔线沿着三角形底线间断横向缝合阴道黏膜与会阴皮肤（图 74-12A~D）。用生理盐水冲洗创面。将示指和中指放入阴道口检查，能轻松通过两指为合适（图74-13）。创面涂抹磺胺嘧啶银软膏。最后肛诊以检查直肠的完整性。术后，患者每日用生理盐水坐浴，每日3次及睡前涂抹磺胺嘧啶银软膏。术后患者需服用大便软化剂，以避免患者便秘导致屏气用力。术后6周内阴道内无须填塞或扩张。手术切除了瘢痕组织、血供差的皮肤并扩大阴道口。

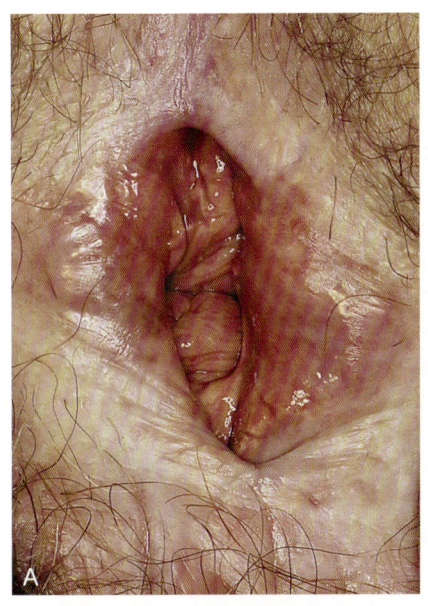

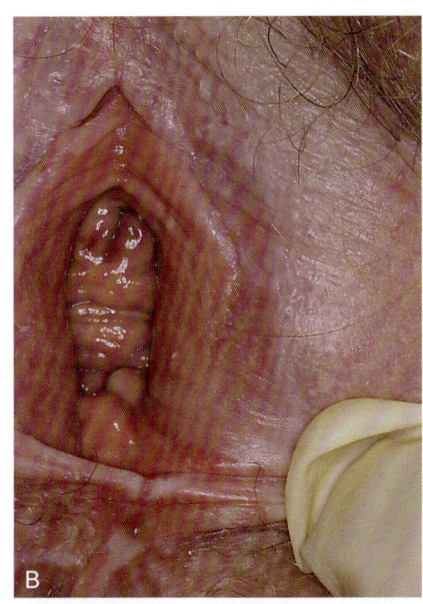

图74-1 A.严重且未得到充分治疗的硬化性苔藓，导致局部皮肤增厚和外阴瘢痕形成，失去弹性；B.随后给予患者地塞米松皮下注射治疗（第77章）。然而，在会阴后联合和会阴体形成永久性瘢痕，导致严重的性交困难

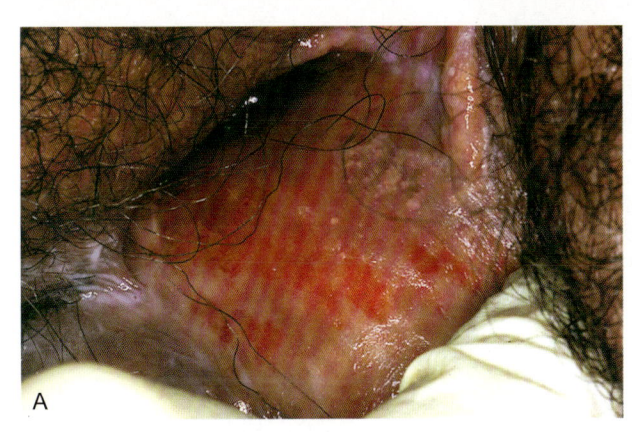

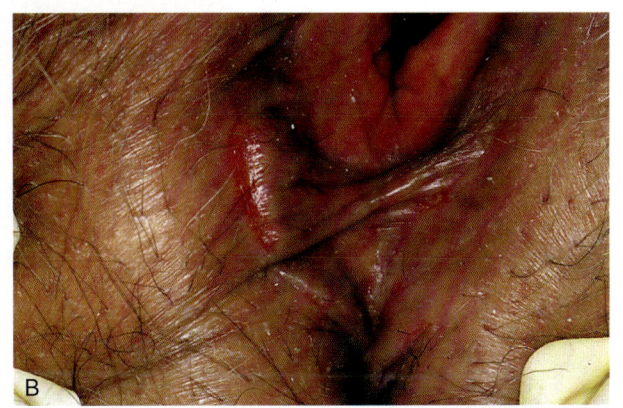

图74-2 A.在舟状窝和阴道前庭后部形成的慢性溃疡。该患者既往曾因复发性溃疡进行切除和激光治疗。局部血供差，继发外阴萎缩。随后的创伤导致溃疡愈合不良且愈合缓慢。B.继发于创伤所致的外阴瘢痕。局部皮肤拉伸时，皮肤因丧失弹性而形成皲裂

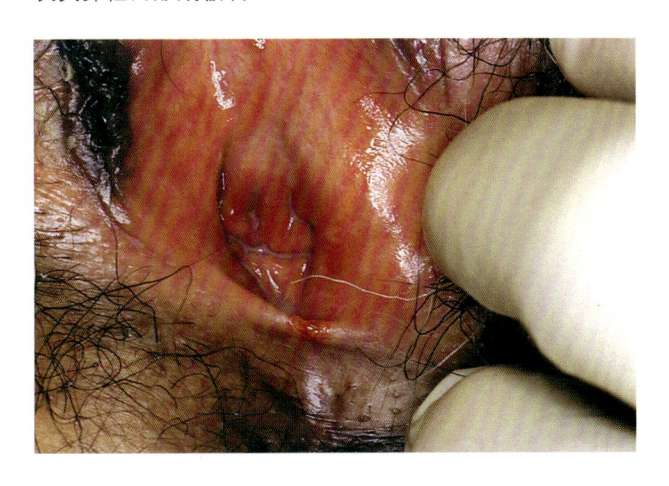

图74-3 妇科检查时，此萎缩性外阴的后联合发生撕裂

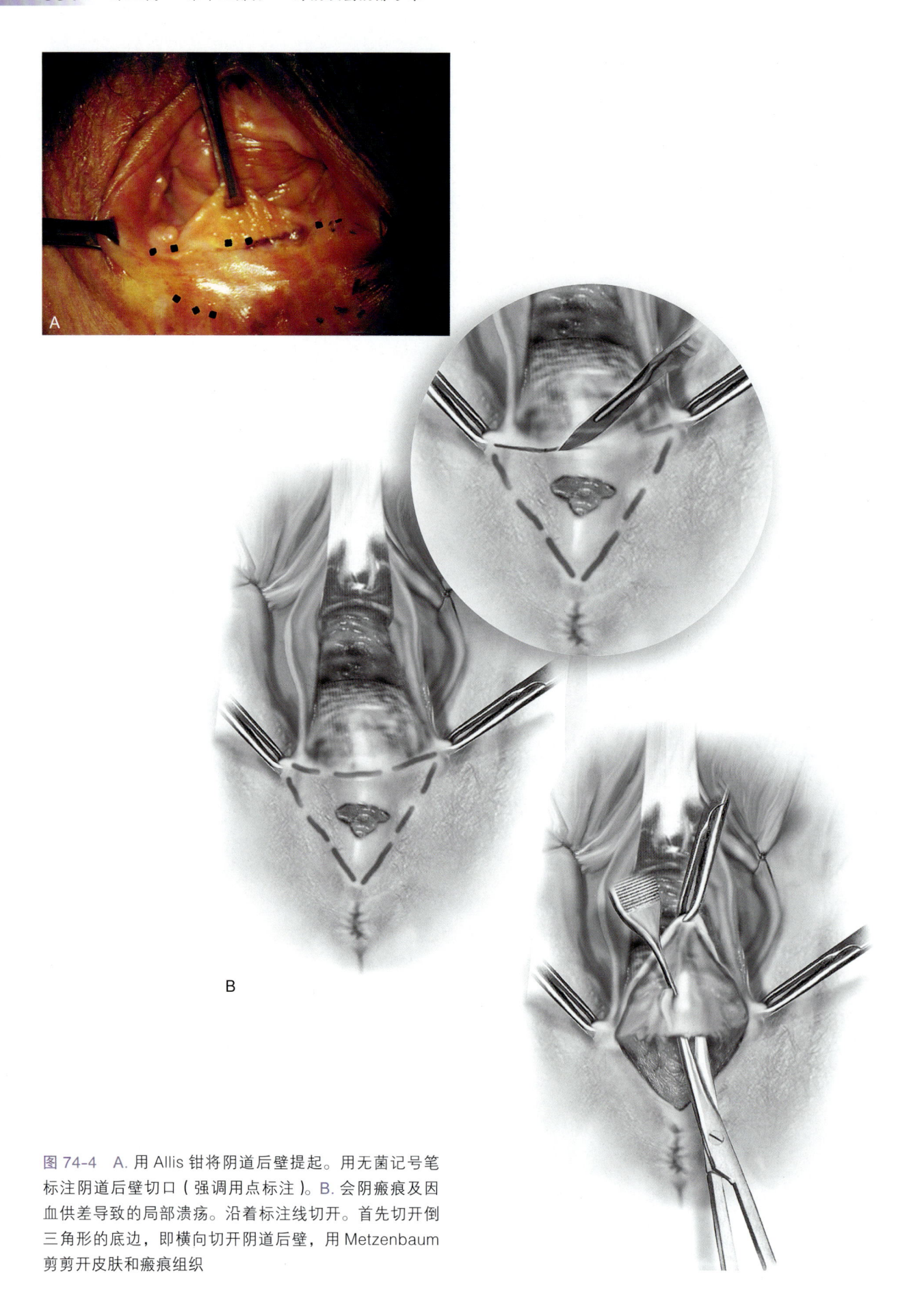

图74-4 A. 用 Allis 钳将阴道后壁提起。用无菌记号笔标注阴道后壁切口（强调用点标注）。B. 会阴瘢痕及因血供差导致的局部溃疡。沿着标注线切开。首先切开倒三角形的底边，即横向切开阴道后壁，用 Metzenbaum 剪剪开皮肤和瘢痕组织

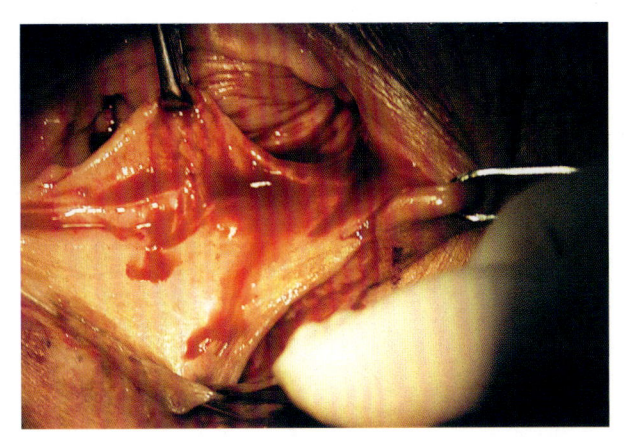

第 74 章 ■ 会阴重建术（会阴缝合术） 885

图 74-5　切开阴道后壁下段。切除前，在阴道后壁黏膜下注入 1∶100 的血管升压素溶液

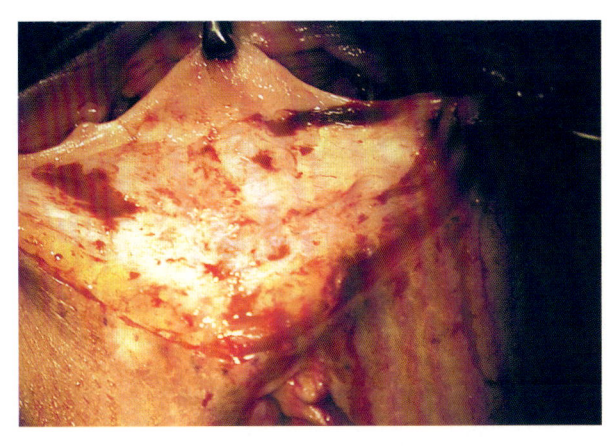

图 74-8　切除三角形标记范围内的皮肤、结缔组织和硬瘢痕。确切止血。用 4-0 薇乔线缝扎出血点

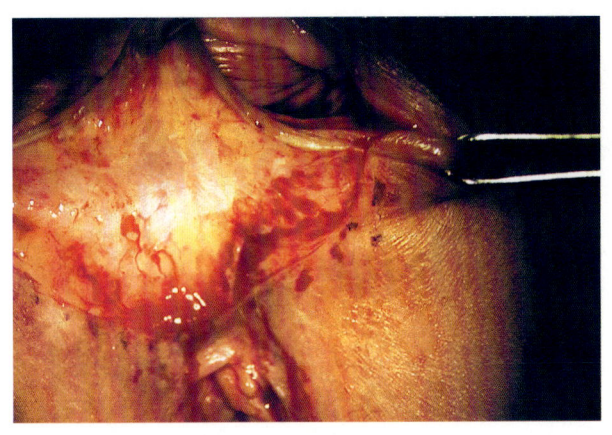

图 74-6　从位于会阴处的三角形顶点开始，向上方锐性分离皮肤及其下方的结缔组织

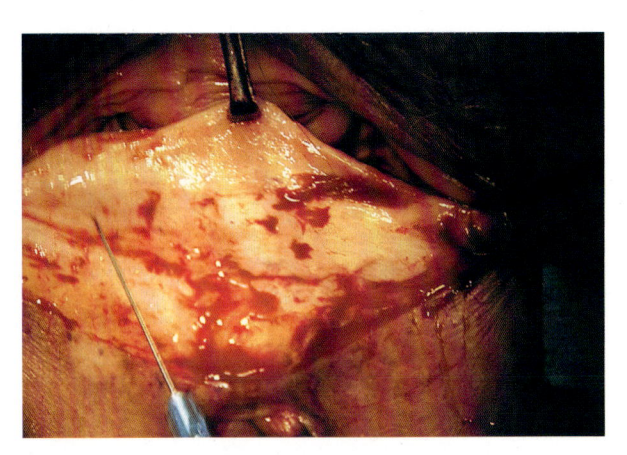

图 74-9　将 1∶100 的血管升压素溶液（10 ml）再次注射到阴道后壁切缘上方的阴道黏膜下组织

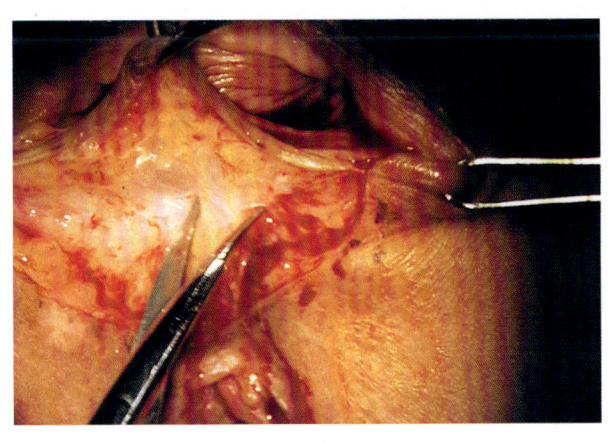

图 74-7　使用 Stevens 剪锐性分离瘢痕和周围的结缔组织

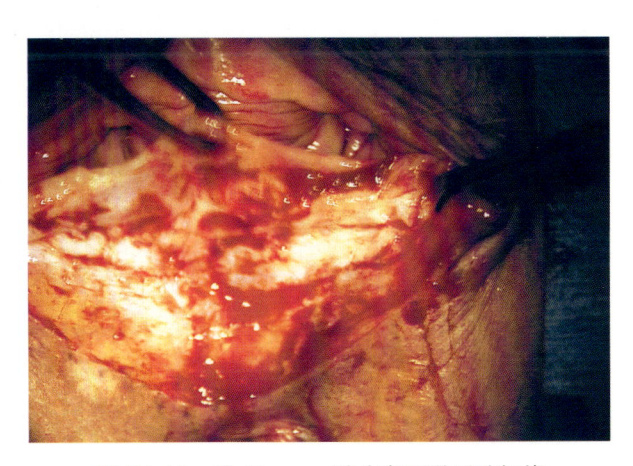

图 74-10　用 Stevens 剪分离阴道后壁切缘

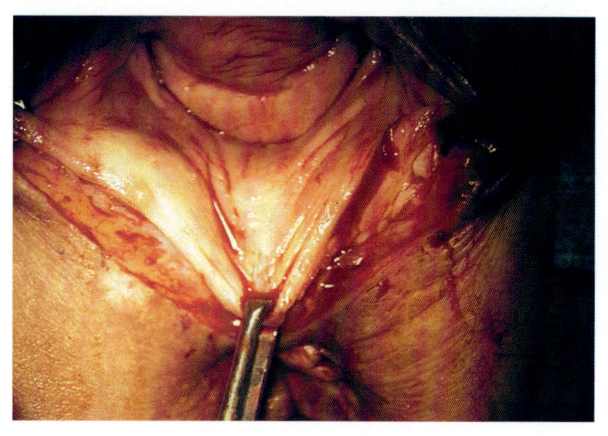

图 74-11 通过使用 Allis 钳向下牵拉阴道后壁切缘中点来判断游离的阴道后壁组织是否可达到会阴。使游离的阴道后壁保持无张力状态

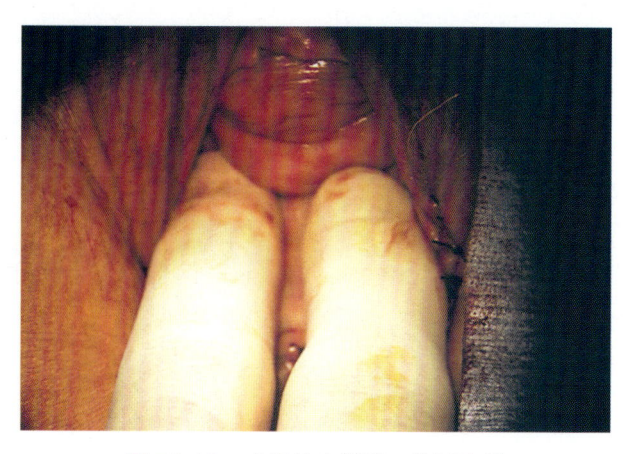

图 74-13 术后检查阴道口的可容性

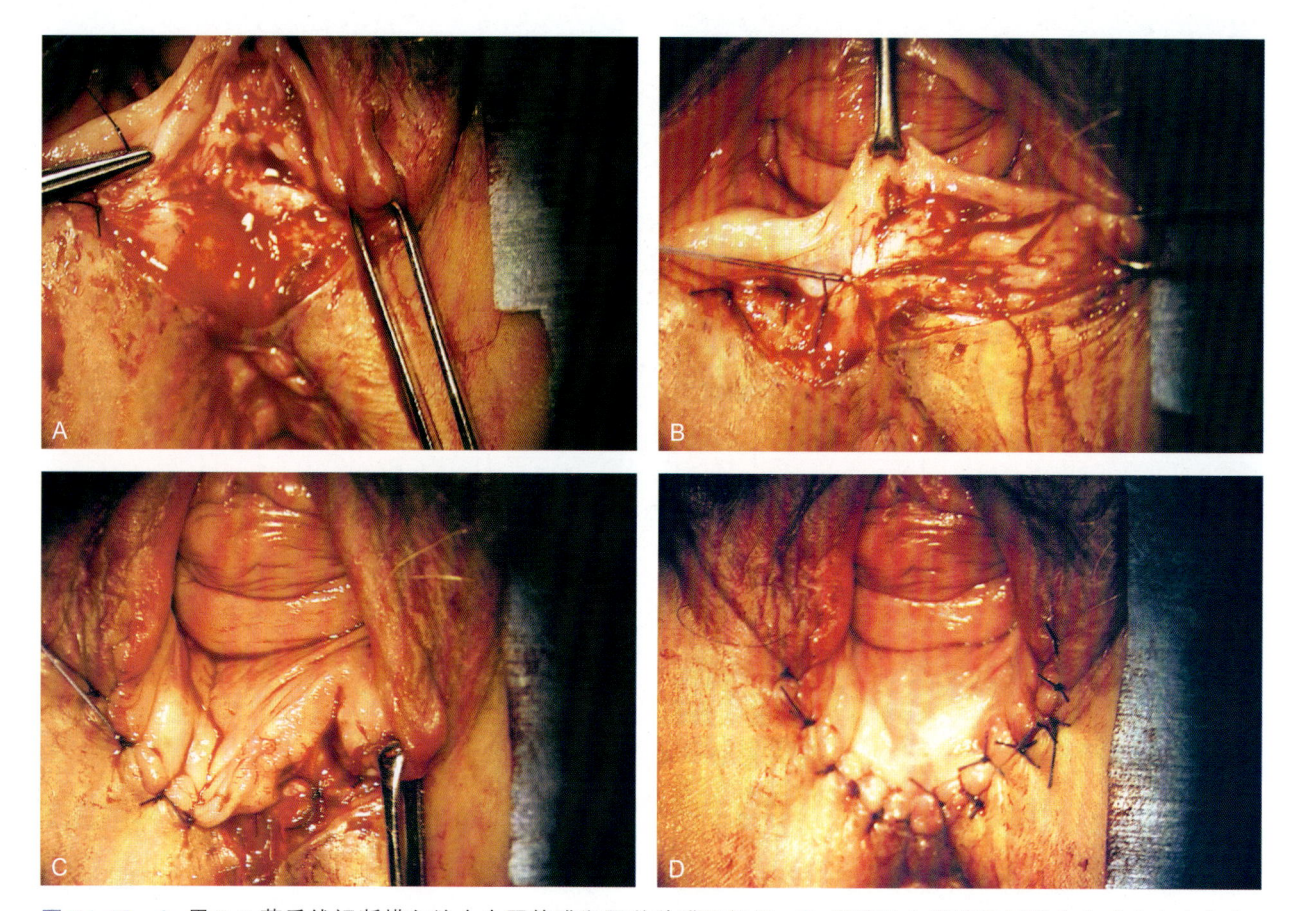

图 74-12 A. 用 3-0 薇乔线间断横向缝合会阴筋膜和阴道黏膜下组织。B. 阴道及会阴筋膜层缝合完成（自右向左、横向、端端缝合）。创面用生理盐水冲洗。C. 缝合阴道黏膜切缘和会阴皮肤切缘。同样采用横向间断的无张力缝合。D. 最后，缝合缺损区后形成光滑、平整的阴道口，该区域血供良好（通过移植阴道壁组织）

（苗娅莉 译 李静然 魏丽惠 校）

第75章

腹股沟和 Nuck 管良性病变

Michael S. Baggish

一、汗腺炎和其他腹股沟病变

妇科医师在腹股沟最常见的病变是腹股沟淋巴结肿大，通常继发于外阴或下肢的淋巴回流受阻，很少需要手术治疗。然而，腹股沟出现肿大且孤立的肿块，尤其是无明确诱因者，需要探查或切除活检。鉴别诊断包括肿大的淋巴结、肌瘤和股疝。因此，需要了解股三角的解剖结构。外阴或腹股沟引流静脉窦，可能与外阴的各种疾病相关。可以通过活检进行诊断（图 75-1A~D）。显然，首先应排除性传播疾病，可以进行血液检查、涂片和穿刺活检。梅毒、性病性淋巴肉芽肿和腹股沟淋巴肉芽肿等疾病可能导致腹股沟淋巴结肿大及局部窦道排脓。可以采用药物治疗。肺结核也可能与外阴淋巴和腹股沟静脉窦引流相关。再者，明确诊断需进行切除性活检，可取一部分组织送细菌培养，剩余部分组织送病理进行常规和抗酸染色。此外，顶泌汗腺感染（化脓性汗腺炎）可导致腹股沟和外阴的持续慢性排脓（图 75-2A~C）。该疾病也可见于腋窝。病变的汗腺可能侵及黏膜下深层间质及脂肪组织。其治疗通常包括抗生素治疗、类视黄醇和（或）手术治疗。手术治疗需广泛切除受累的外阴及腹股沟组织（图 75-3A 和 B）。术后初期创面可保持开放状态。此切口愈合属于二期愈合（图 75-3C~H）。手术切口最初可覆盖湿-干敷料。长期而言，患者应每日用生理盐水盆浴 3 次，创面涂抹磺胺嘧啶银软膏，并保持创面暴露。另外，如果切缘张力较小，切除部位可以自行生长闭合（图 75-4A~I）。患者应服用抗生素（培养结果回报之后），并每天局部坐浴 2~3 次。

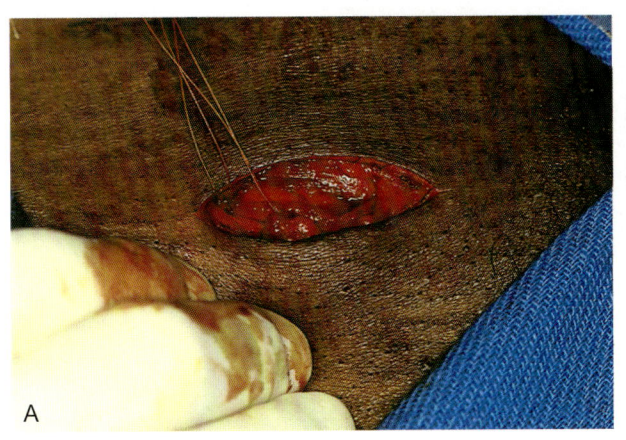

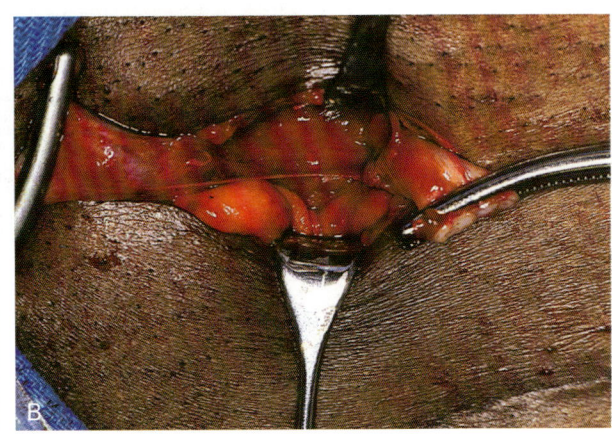

图 75-1　A. 该患者的左侧腹股沟区有一直径 3 cm 的痛性实性病变，质地硬。检查发现并非外阴或下肢病变导致的淋巴结肿大。有探查指征，沿腹股沟在病变上方做一个 3~4 cm 的切口。B. 切开达脂肪层。用静脉拉钩显露术野，蚊式钳钳夹出血点，用 3-0 薇乔线缝扎止血

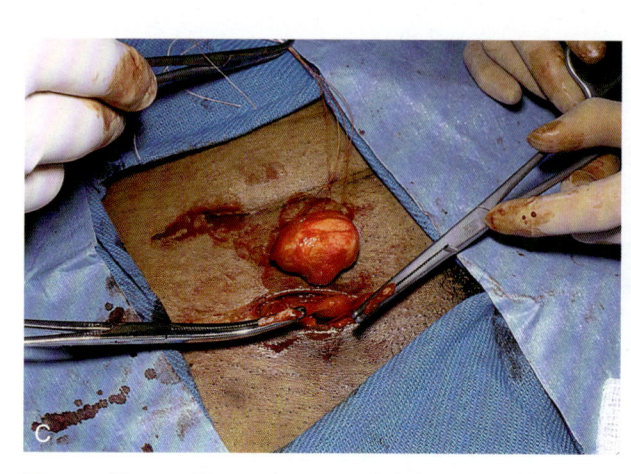

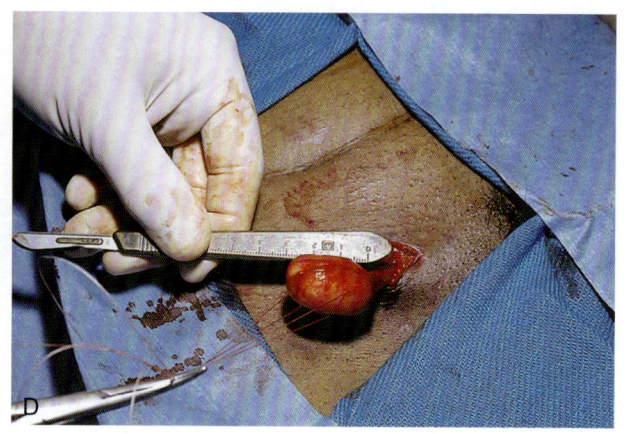

图 75-1 续　C. 用 Metzenbaum 剪分离和剪除肿块，蚊式钳钳夹肿块基底部，可见肿块并非肿大的淋巴结而是肌瘤。D. 肌瘤直径为 2.5 cm，经病理检查证实为良性。切口用 3-0 或 4-0 薇乔线间断分层缝合

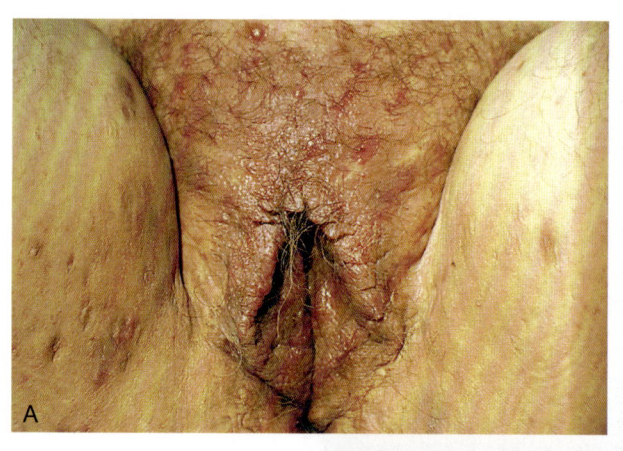

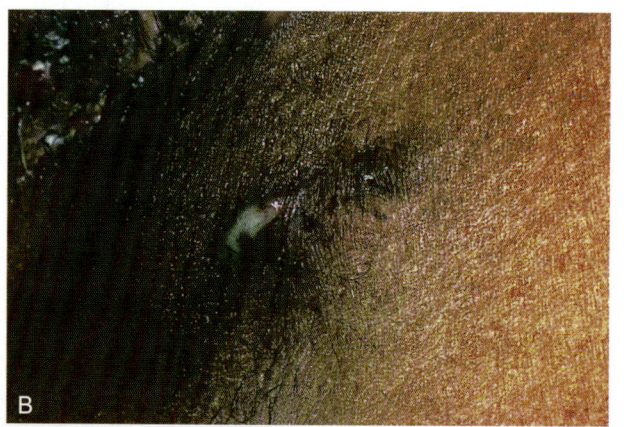

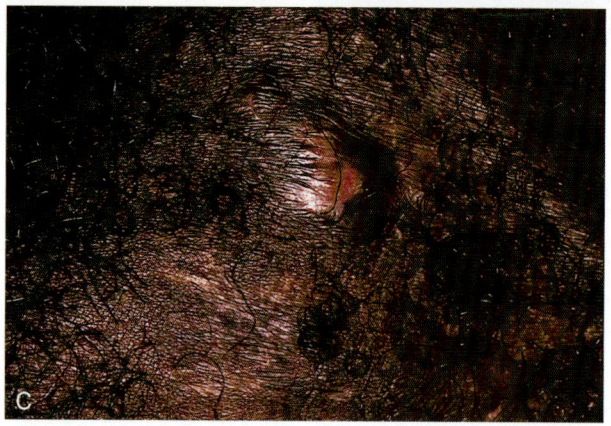

图 75-2　A. 该患者患有复发性脓肿，阴阜和腹股沟窦道排脓。结合病史及临床表现，考虑为化脓性汗腺炎。阴阜病灶深楔形切除活检证实了诊断。B. 另一腹股沟汗腺炎患者局部病灶的放大照片。可见脓液沿探针自深部窦道流出。C. 图 B 患者腹股沟区的病灶局部，皮肤表面可见脓疱，提示下方窦道，并可见脓疱即将破溃和排脓

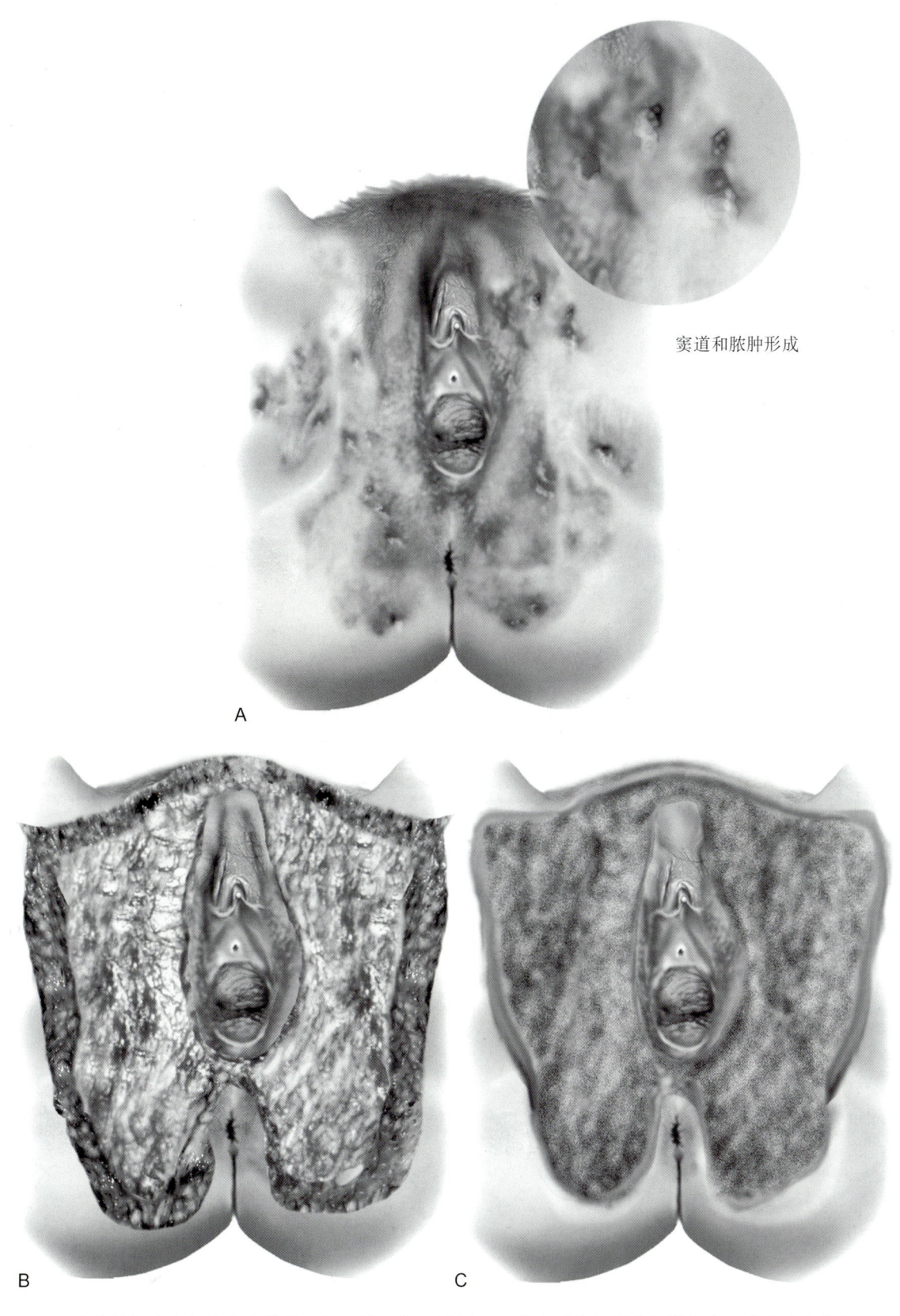

第 75 章 ■ 腹股沟和 Nuck 管良性病变 889

窦道和脓肿形成

图 75-3　A. 化脓性汗腺炎切除病变范围必须足够大和足够深。B. 整个感染区域（包括阴阜及腹股沟）必须切开，切开范围包括皮下组织浅层，并整块切除。切除不彻底则易复发。C. 术后需仔细处理切口。由于无法移植替代物，因此切口必须从基底向上以肉芽组织方式生长。所有患者应于术前 1 小时开始应用抗生素。术后口服克林霉素 1 周（300 mg，每 6 小时 1 次）

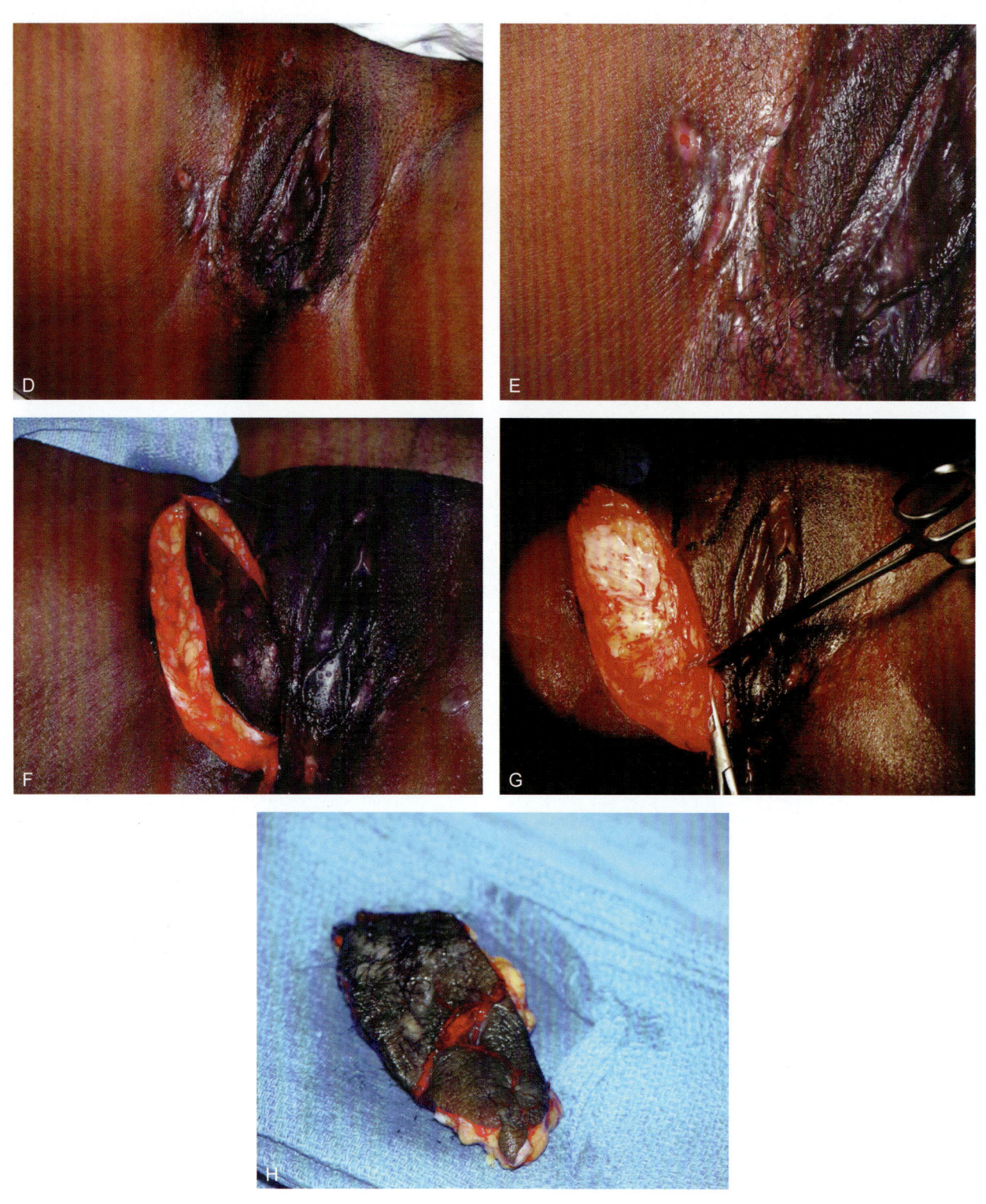

图 75-3 续 D. 该患者表现为阴唇、阴阜和腹股沟窦道慢性排脓。E. 近观脓疱、开放的病变和裂开。F. 切开右侧腹股沟，延长至右侧大阴唇下半部。G. 完整切除窦道及下方的汗腺。H. 切除组织的大体标本

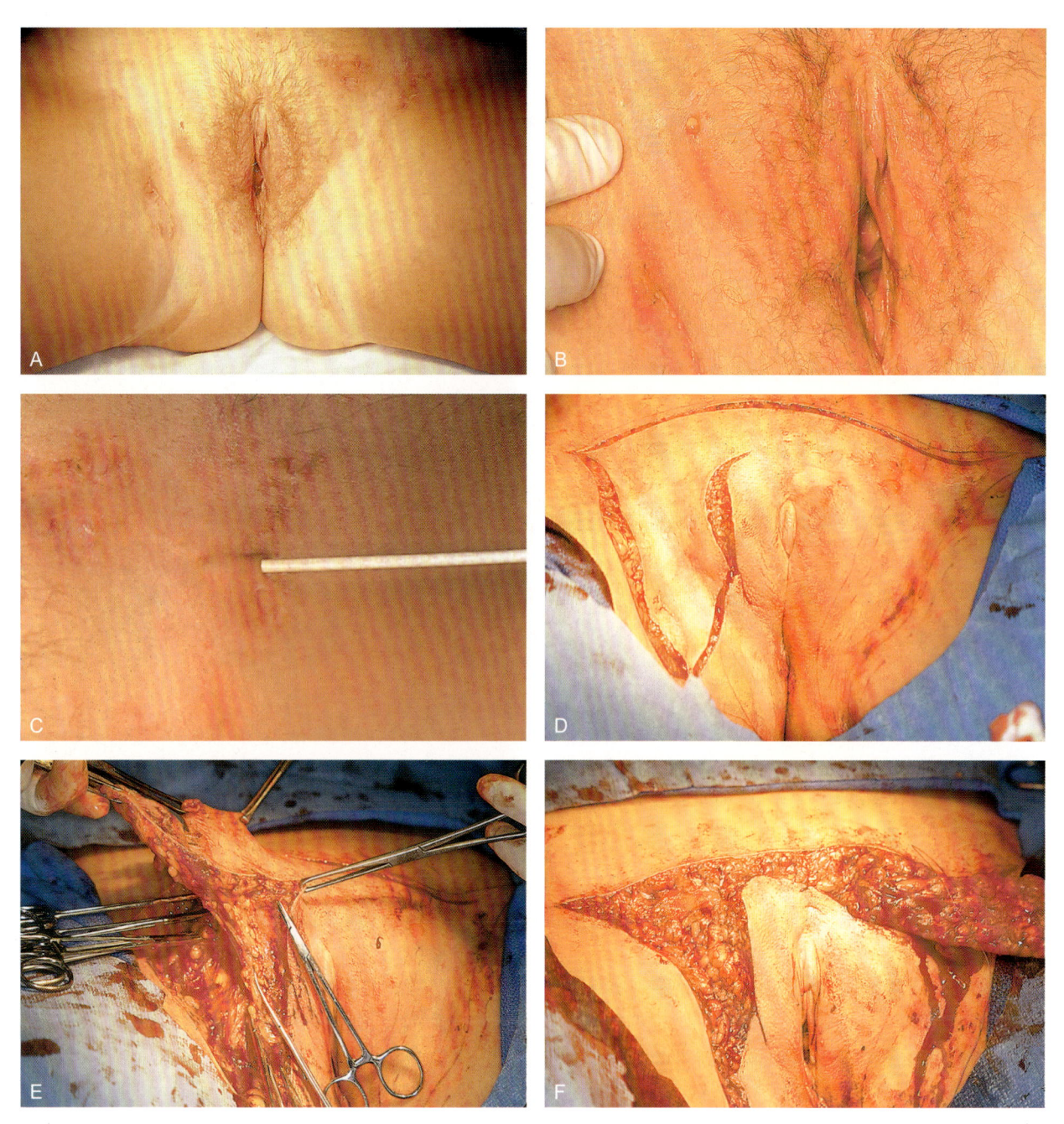

第 75 章 ■ 腹股沟和 Nuck 管良性病变　891

图 75-4　A. 患者取膀胱截石位，显示外阴、腹股沟、阴阜、臀部瘢痕及窦道形成。B. 近观外阴病变区排脓及愈合区域的瘢痕形成。细菌培养检测出金黄色葡萄球菌呈阳性。C. 将棉棒放入排脓的窦道。D. 治疗方案为深且广泛切除感染病灶。用手术刀在拟保留组织外缘切开皮肤。E. 从右侧腹股沟开始切除，从外侧向内侧依次切除。F. 已经切除患者右侧的病变，保留未感染组织

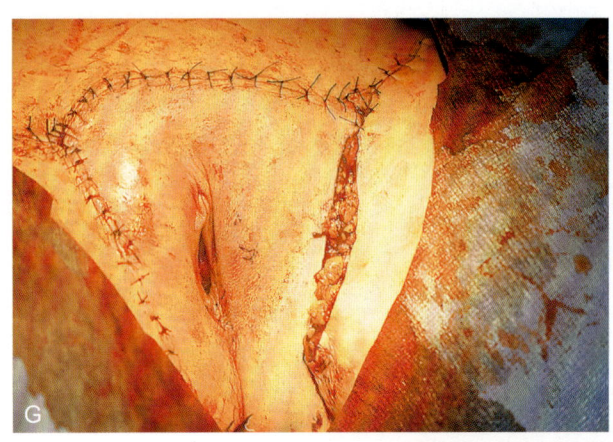

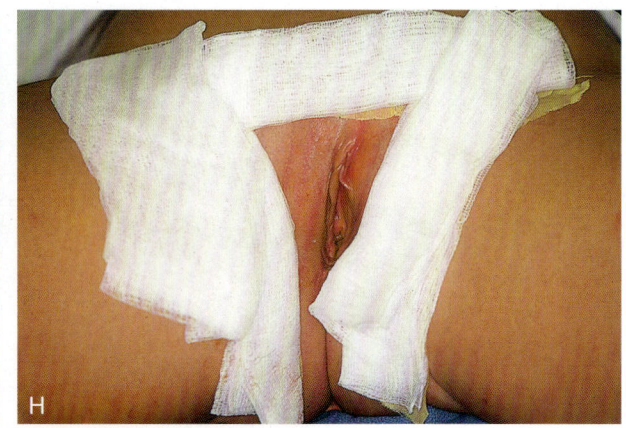

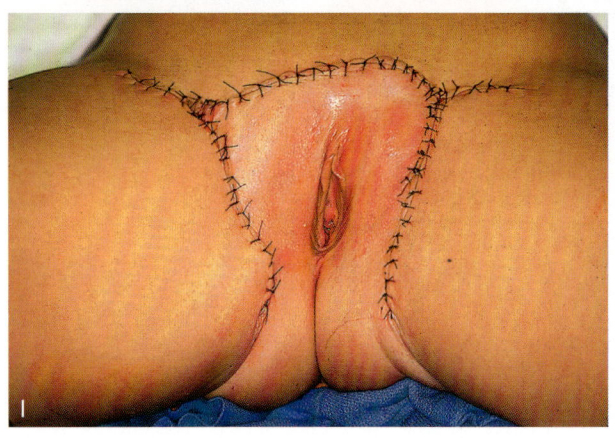

图 75-4 续　G. 在无张力状态下进行切口缝合。H. 伤口用 Xeroform 细网格纱布覆盖，然后用无菌纱布覆盖。I. 手术切除完成，所有病变组织已被深度切除并送病理检查

二、Nuck 管病变

单侧大阴唇肿胀可能是由于多种非外科疾病所致。许多非外科疾病并不伴随局部炎症或轻度疼痛。几种常见的非外科疾病应该考虑：Nuck 管囊肿、Nuck 管疝、子宫肌瘤和起源于 Nuck 管及周围结构的脂肪瘤。透光试验有助于术前鉴别肿块为囊性还是实性。垂直切开大阴唇，探查疝囊、移除疝内容物，并修补缺损（图 75-5A）。切口应选择在病变的外侧或内侧上方。切开至皮下组织后，用 0 号薇乔线在局部缝合一针作为牵引或用 Allis 钳钳夹肿块的上缘或下缘。充分分离肿块的前缘和侧缘（图 75-5B）。钳夹血管，用 3-0 或 4-0 薇乔线缝扎。然后，打开疝囊的中间、后侧及下面。小心打开疝囊，并确定疝内容物是否有小肠。如果肿块是实性（如脂肪瘤），则只需将其切除（图 75-5C）。如果肿块是囊性，需分离肿块至疝囊最上缘，将整个疝囊肿块切除后，以 3-0 尼龙线荷包缝合关闭疝囊开口。最后用 3-0 薇乔线分层缝合切口（图 75-5D 和 E）。皮肤切口同样用 3-0 薇乔线缝合，并用无黏性敷料加压包扎。

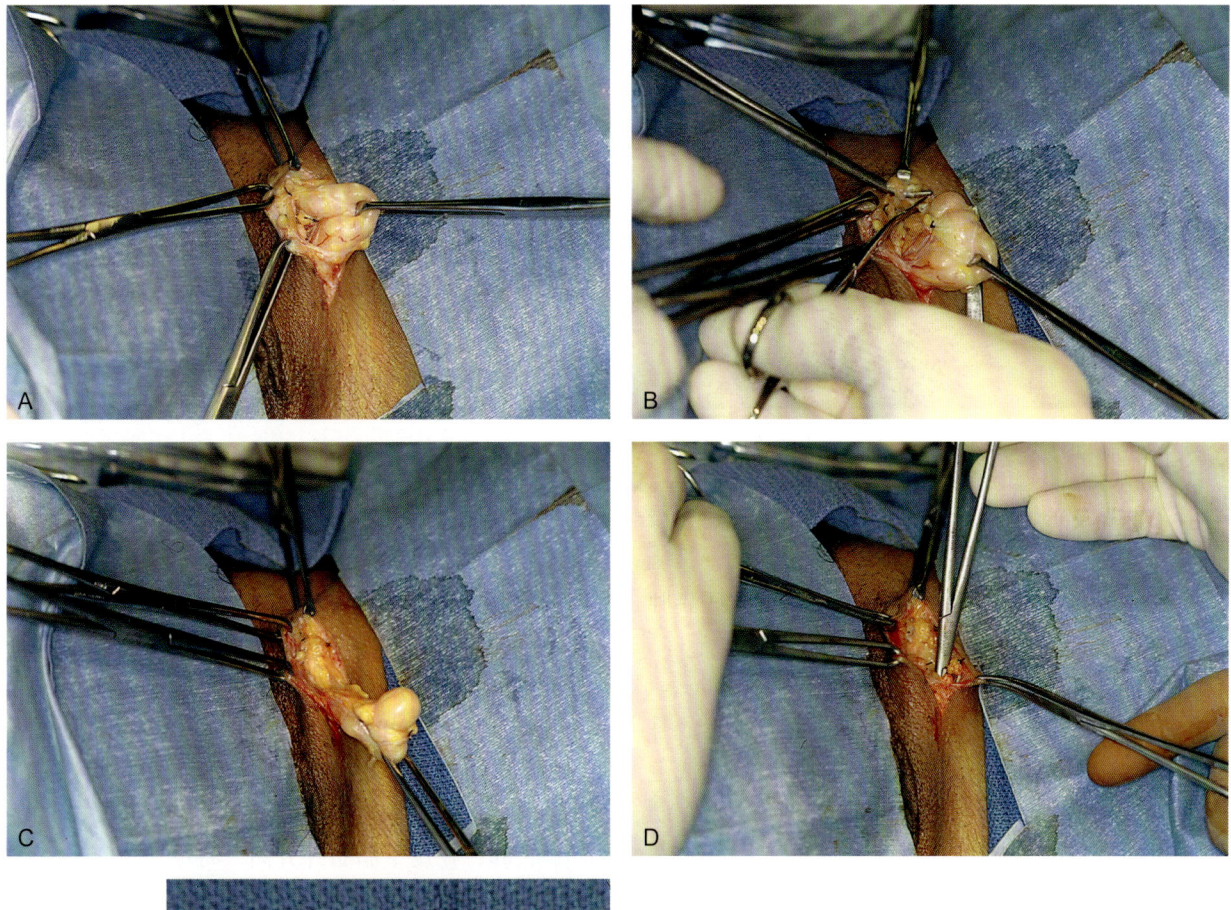

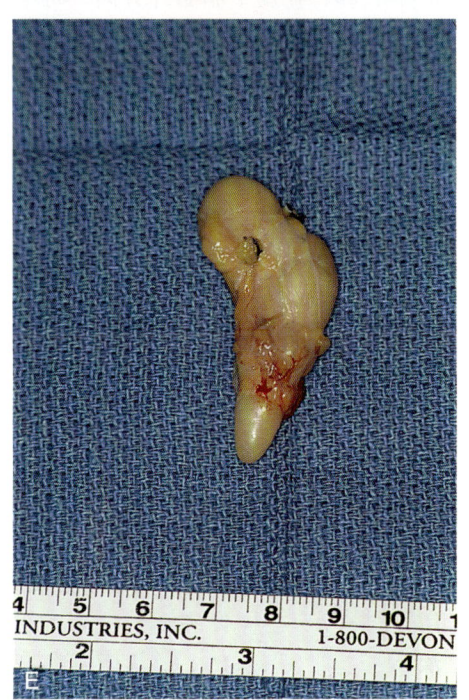

第 75 章 ▪ 腹股沟和 Nuck 管良性病变   893

图 75-5　A. 在大阴唇上部触诊到一个深部肿块，质地软。垂直切开肿块表面皮肤至脂肪层。切缘用 0 号薇乔线或 Allis 钳牵拉。用一把 Allis 钳钳夹肿块上部并向上牵引肿块。病变并非囊肿，而是脂肪瘤。B. 用扁桃体钳牵拉肿块周围的组织并缝扎，用 Metzerbaum 剪锐性分离肿块。C. 将肿块从切口取出。仔细探查有无小肠。D. 用 3-0 薇乔线间断缝合脂肪层和皮肤。E. 将脂肪瘤送病理检查，证实为良性

（苗娅莉　译　李静然　魏丽惠　校）

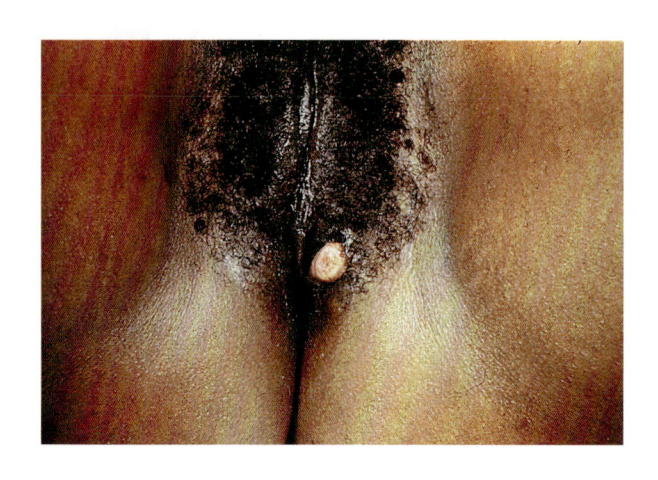

图 76-7 汗腺瘤是一种实性、隆起的肿瘤，起源于外阴的汗腺。病变呈肉质，而且边缘清楚。表现为无痛性。病变切除的方法参照皮脂腺囊肿切除

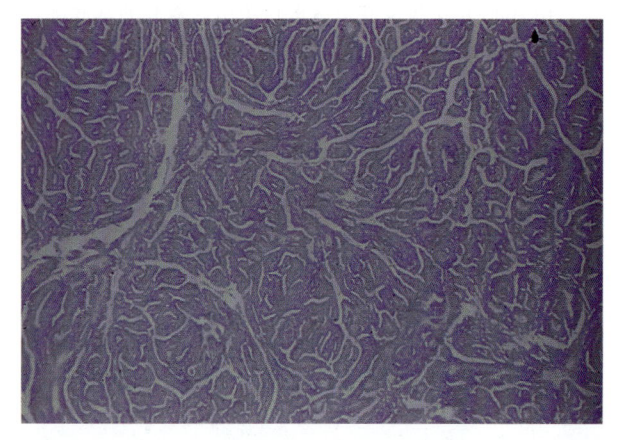

图 76-8 该低倍显微镜切片显示腺体复杂性增生和异型性，显示或多或少有恶性表现

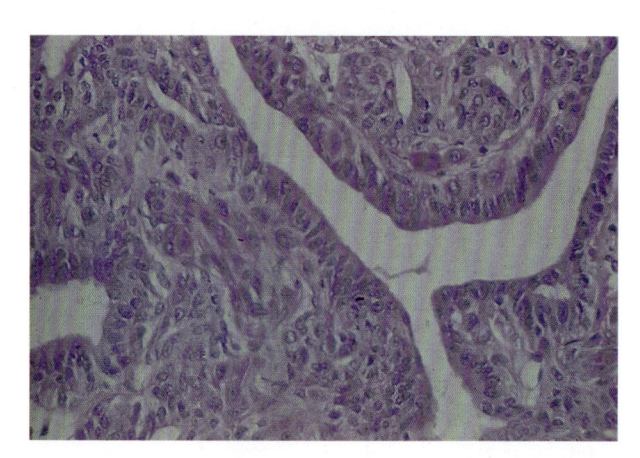

图 76-9 高倍显微镜研究显示腺体排列有序和正常的细胞学形态。诊断为良性汗腺瘤

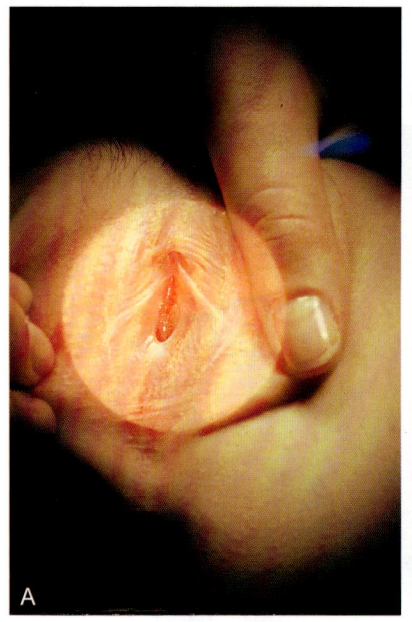

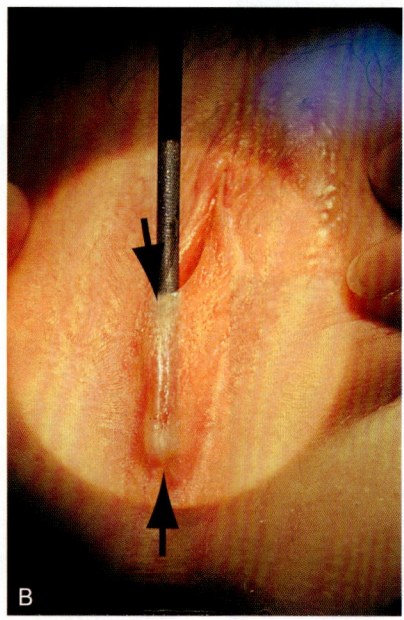

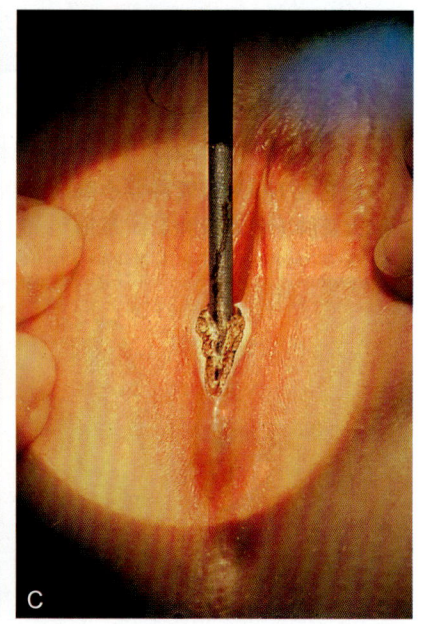

图 76-10 A. 青春期女孩小阴唇融合。B. 在阴唇融合形成的口袋内放入探针。箭头显示将在探针表面进行的切口方向（即将探针用作支架）。C. 用 CO_2 激光进行切口；当然，也可以用手术刀做相同切口。用 4-0 聚对二氧环己酮（PDS）线缝合切缘。伤口外用雌激素，以避免切缘粘连

四、外阴病变引流

很多不同的疾病需要外阴病变引流，包括性病和窦道（图76-11）。首先诊断可能存在困难，非手术措施包括对引流物进行一系列微生物培养（包括真菌）。应使用泪道探针探查引流点，以确定通道是否存在及走向如何。如果确认有通道，影像学检查有利于确定是否存在瘘管。在这种情况下，应安排患者进行荧光内镜检查。将小号血管内导丝插入窦道开口，并通过管道进行操作。在实时荧光内镜检查期间，注射水溶性染料，以确定是否与小肠相通或存在其他结构。

如果没有发现瘘管，同时微生物培养结果呈阴性，则应对病变进行广泛而深入地切除（图76-12）。对患者进行全身麻醉，并将其置于截石位，做皮肤准备，遮盖手术野。用记号笔标示切口界线。用15号手术刀沿记号浅浅切开，进一步将切口深入到脂肪，切缘用Allis钳牵引保持张力。病变边界的所有边缘都采用楔形切口，然后切除肿块。将组织样本放入无菌容器中进行培养。病理切片可以申请特殊染色，如吉姆萨染色、银染、抗酸染色、真菌染色。来自发展中国家来的移民做伤口引流术时，还要高度怀疑结核（图76-13~图76-15）。

如果初始探针检查发现窦道与胃肠道相通（如肛门），在手术前患者必须进行肠道准备（图76-16）。笔者建议如下：

1. 术前3天 开始少渣饮食。
2. 术前2天 开始全流质饮食。
3. 术前1天 开始清流质饮食，服用以下药物，包括：11AM、12PM和6PM口服新霉素1 g；11AM、12PM和6PM口服甲硝唑500 mg；2.5盎司磷酸盐苏打加4盎司水混合（7杯，柠檬水或清水），然后在1PM前再喝8杯清水；从8AM开始，每6小时口服甲氧氯普胺10 mg（共4片）。患者麻醉后采用膀胱截石位，进行皮肤和阴道准备，遮盖手术视野。在窦道内放入探针，在皮肤上用记号笔标示出窦道的走向（图76-17）。在标记外缘5 mm处做一切口，切口深度达可触及的探针，然后楔形切到窦道的下方。完整切除整个窦道（图76-18）。用Allis钳钳夹肛门括约肌的边缘，用2-0铬肠线间断缝合肛门黏膜（图76-19）。用5~6根3-0薇乔线从下到上修补括约肌（图76-20）。在括约肌上方、脂肪下方（即Colles筋膜上方）留置Penrose引流管。用3-0薇乔线间断缝合脂肪（图76-21）。最后用3-0薇乔线缝合皮肤。在Penrose引流管的末端可以放置一个大的安全别针，并将引流管的边缘与皮肤用3-0铬肠线缝合固定（图76-22）。在术后恢复期卧床时，每天3次在伤口涂抹磺胺嘧啶银软膏。Crohn病或许存在皮肤外阴瘘管。在这种情况下，或许有多个通道，伤口不良的风险很高。术前应咨询胃肠病学专家，即使手术完成了，也要制订术后治疗计划。

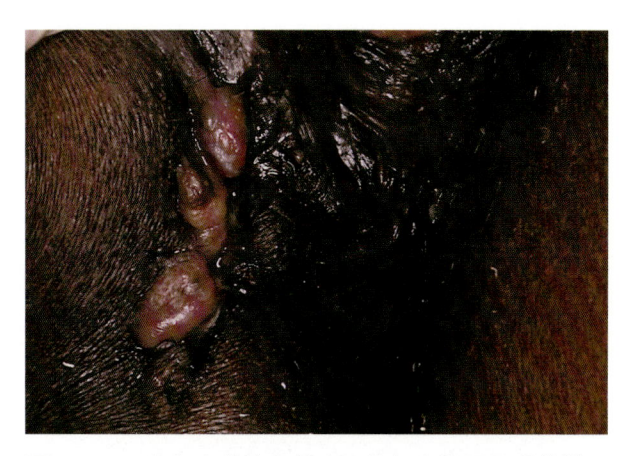

图76-11 这名来自埃塞俄比亚的妇女外阴呈现蕈样、引流性病变。所有培养均为阴性

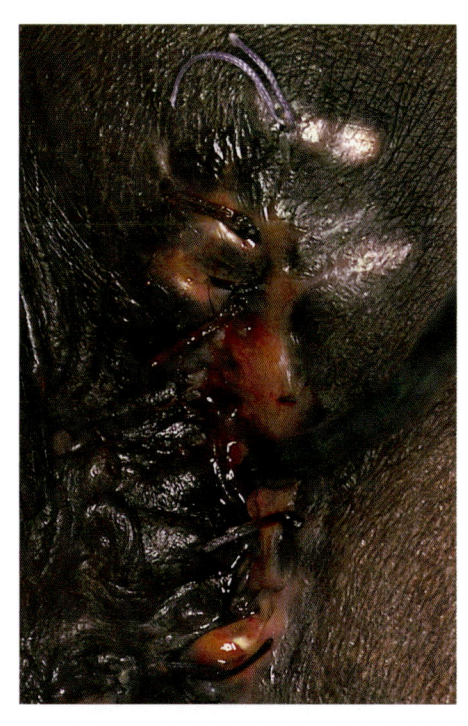

图76-12 深楔形活检切除皮肤病变并延伸至皮下脂肪层。有一个深达8 cm的瘘管，与结肠平行。将导管插入管道行荧光内镜染色研究，显示与大肠或小肠不相通

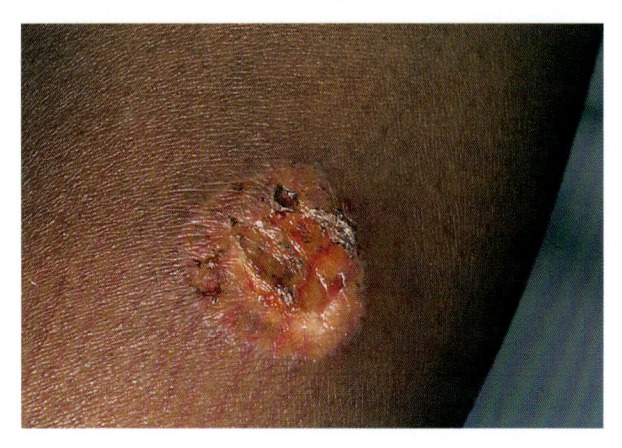

图 76-13　结核菌素皮肤试验产生 2 cm 的硬结并最终溃烂

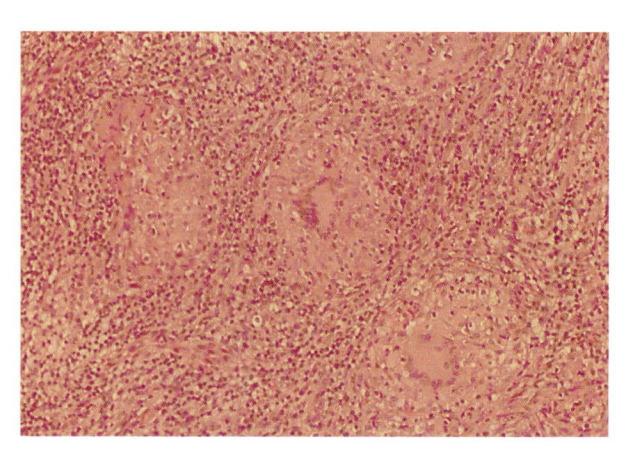

图 76-14　深楔形切除活检病灶的显微镜切片显示肉芽肿和朗格汉斯细胞

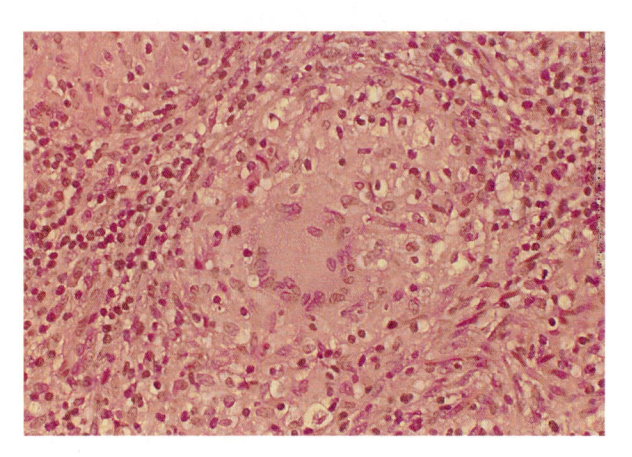

图 76-15　高倍显微镜视图显示肉芽肿内的巨细胞。注意细胞核周围的排列。该患者接受了抗结核药物治疗

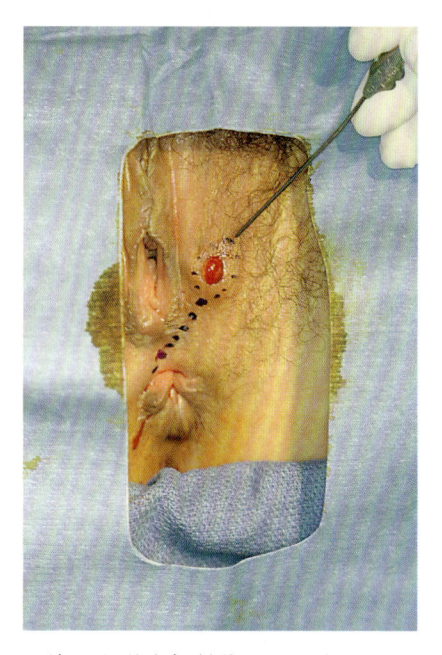

图 76-16　外阴窦道在探针指示下通向肛门，记号笔点标示出窦道的方向

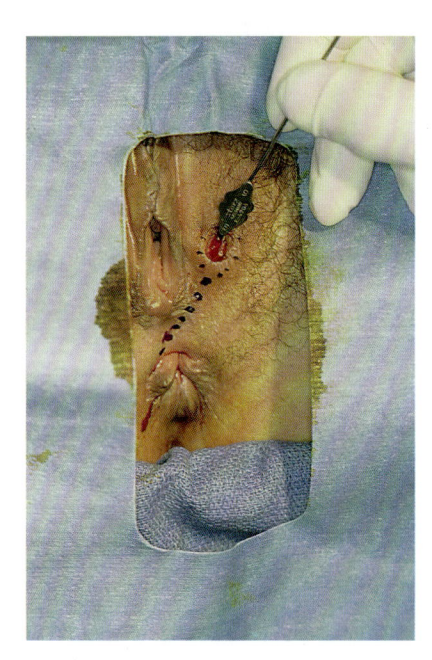

图 76-17　将泪道探针从大阴唇上粗糙的窦道开口放入，探针指向肛门

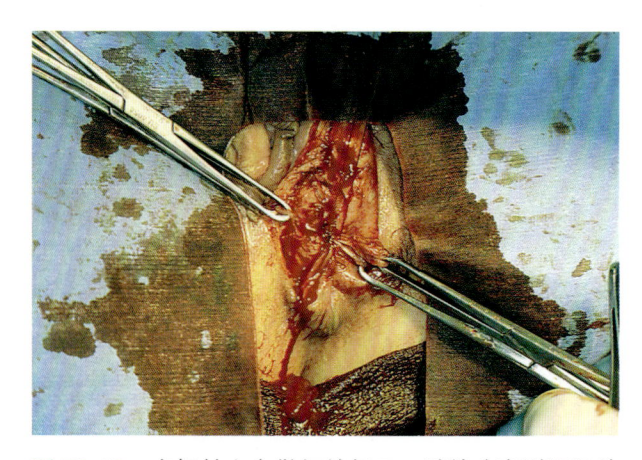

图 76-18　在探针上方做初始切口，继续分离到肛门外括约肌，切除整个窦道。用 Allis 钳夹肛门边缘。用另一把 Allis 钳钳夹外阴皮肤的边缘做反向牵拉

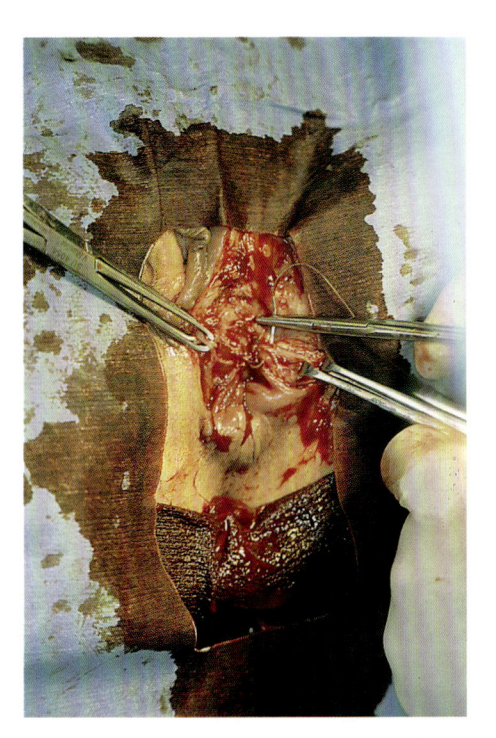

第 76 章 ■ 其他外阴良性病变手术 899

图 76-19 肛门黏膜用 2-0 或 3-0 铬肠线间断缝合修补

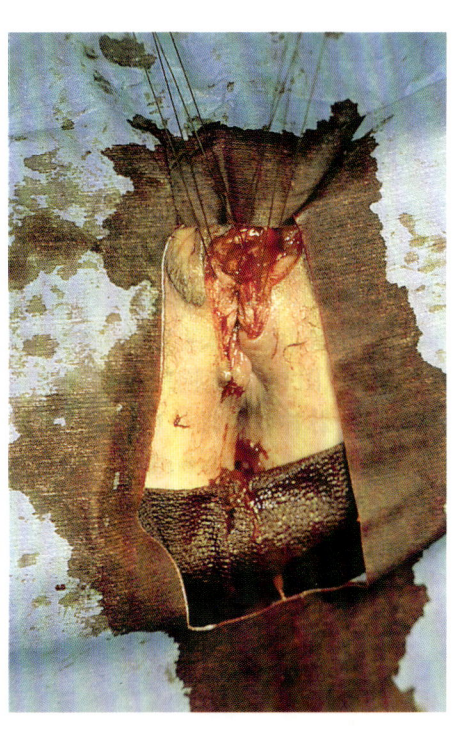

图 76-20 肛门括约肌用 3-0 薇乔线缝合修补，要从括约肌的最下方缝合到最上方

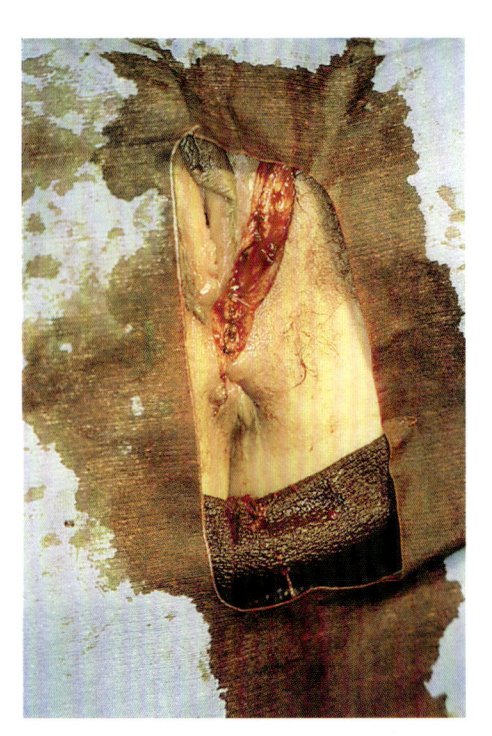

图 76-21 皮下组织用 3-0 薇乔线缝合

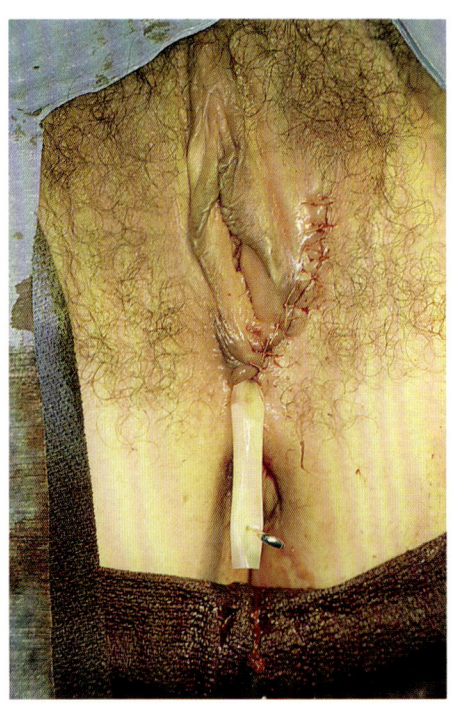

图 76-22 在脂肪下方、括约肌上方的 Colles 筋膜层放置引流管。用 2 根 3-0 肠线把引流管的边缘缝合固定在皮肤上。注意穿过 Penrose 引流管放置大的安全别针

头连接,焦距为 300 mm。起始功率下调到 20 W(即功率密度 500 W/cm²),将整个气化治疗的术野边界切开。然后将所有的疣体和周围皮肤气化,限度是深度不超过周围正常皮肤表面(图 76-38C 和 D)。将激光功率降到 5~10 W,可以简单地把周围上皮变白(轻微凝固),标示出一个 2~3 mm 的绒状边缘(图 76-39)。进行激光窥器(配有排烟吸引器)检查并通过点状气化来消除阴道和子宫颈上的疣体(图 76-40A)。将小号激光窥器插入肛门以显露肛门的湿疣(图 76-40B)。同样用 20 W 功率气化(图 76-40C)。气化结束后,用无菌水冲掉所有焦痂,伤口涂抹磺胺嘧啶银软膏(图 76-41)。应仔细评估其他部位的皮肤病变(图 76-42)。指导术后患者每天 3 次用生理盐水浸浴,伤口每天 3 次涂抹磺胺嘧啶银软膏,卧床时伤口也要涂抹药膏(图 76-43)。患者要经常接受检查,以确保伤口清洁和适当愈合。如果阴道有病灶创面,要每天涂抹 2 次克林霉素药膏(图 76-44)。在某些特定情况下,可以使用聚氨酯敷料以加快愈合和减轻术后疼痛(图 76-45)。

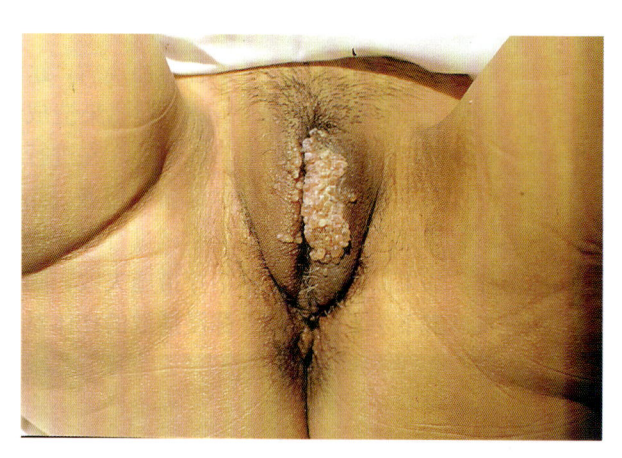

图 76-28　该印度妇女主诉生殖道有"疣"。很明显,左侧大阴唇上的病变是一种血管瘤,而非疣

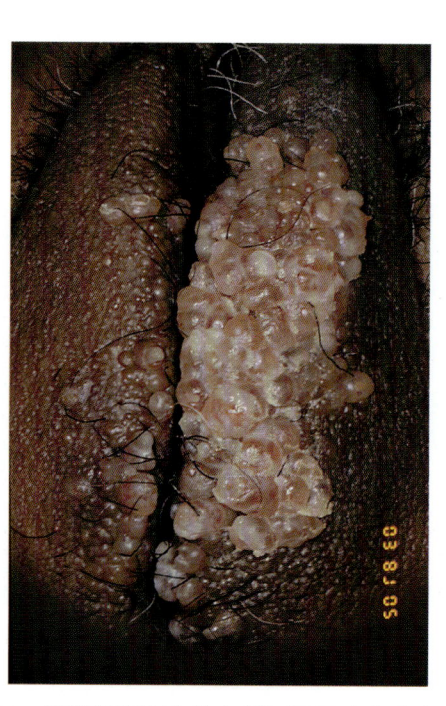

图 76-29　阴道镜近距离放大视图显示病变由多个水泡状特征的淋巴管瘤组成。该病变深达阴唇的脂肪垫内

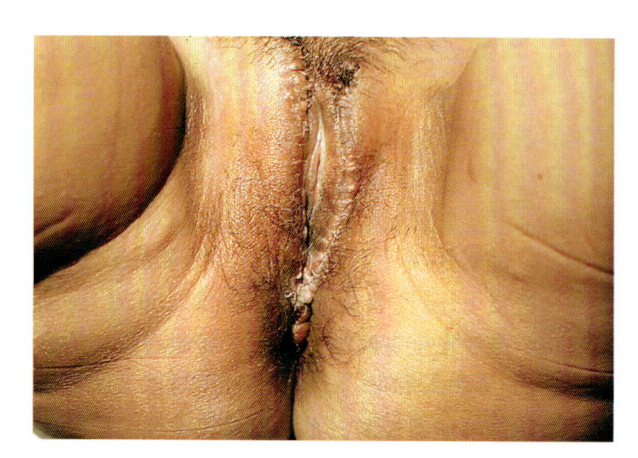

图 76-30　切除左侧阴唇,切口分层缝合。皮肤用单根 3-0 PDS 线缝合

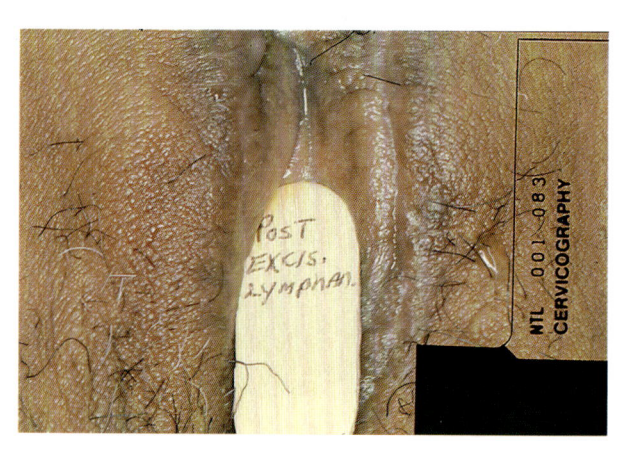

图 76-31　术后 6 周愈合的切口显示出良好的美容效果

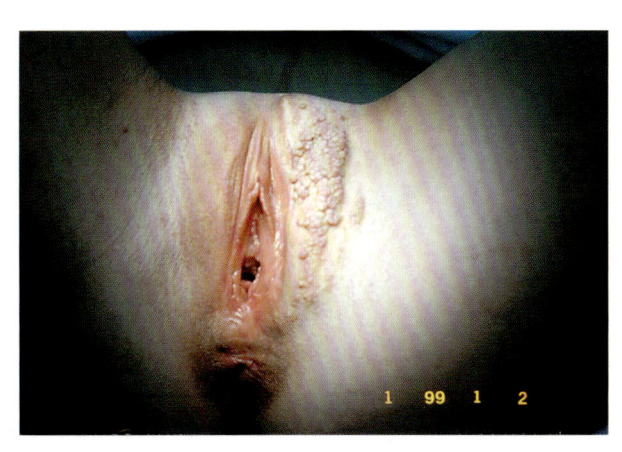

第 76 章 ■ 其他外阴良性病变手术　903

图 76-32　该白种人妇女的淋巴管瘤的分布与图 76-28 患者的分布大致相同

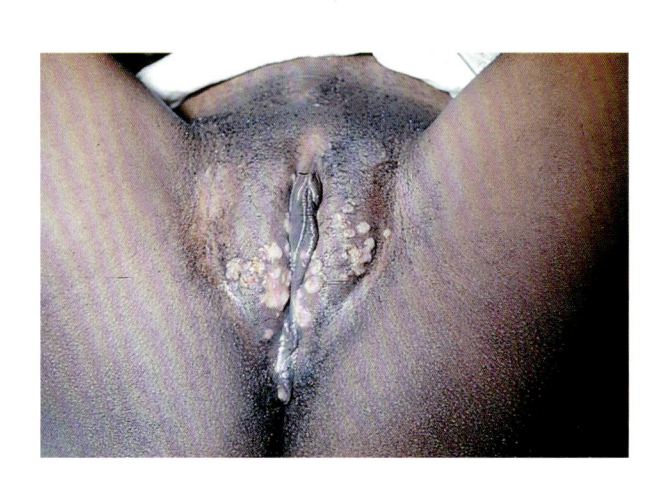

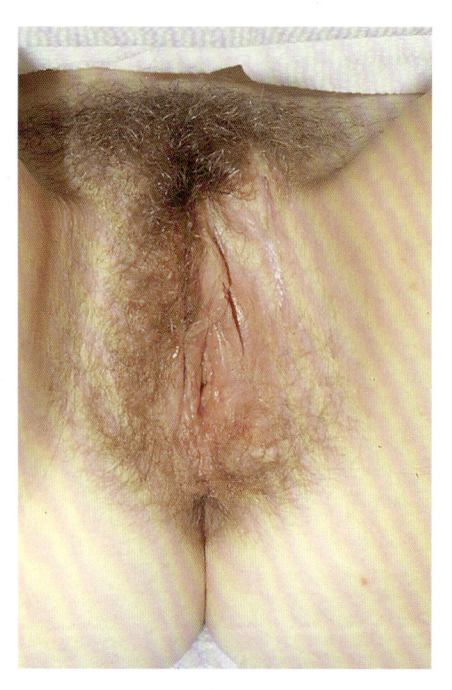

图 76-33　术后 2 个月的结果也很满意。宽而深的切口确保边缘切净，彻底根除血管瘤

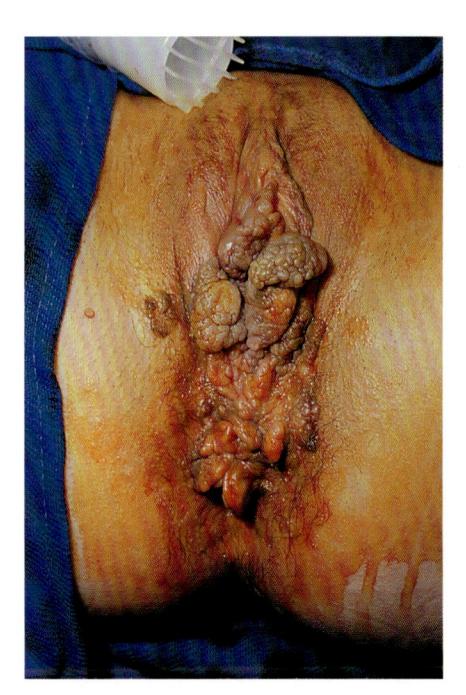

图 76-34　严重的、弥漫播散的生殖器疣（尖锐湿疣），对局部治疗不敏感

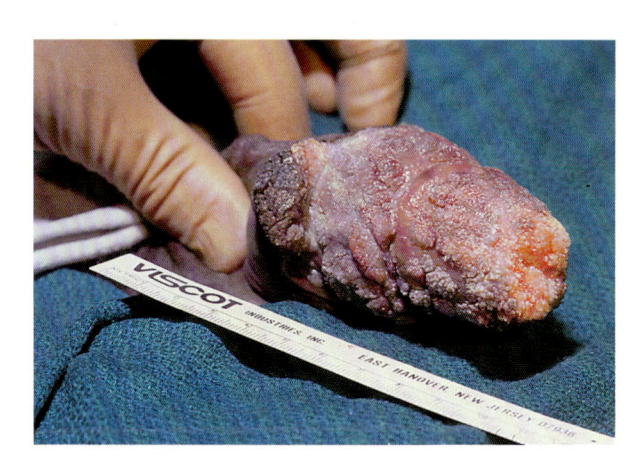

图 76-35　该男性的阴茎长满了湿疣。这种程度的人乳头瘤病毒感染必须引起妇科肿瘤医师的警觉。该患者人免疫缺陷病毒检测呈阳性，并在 CO_2 激光治疗 6 个月后死亡

图 76-36　虽然这些是疣，但其外观比尖锐湿疣更扁平。实际上是扁平湿疣。梅毒血清学检测呈阳性，活检结果示组织中充满梅毒螺旋体

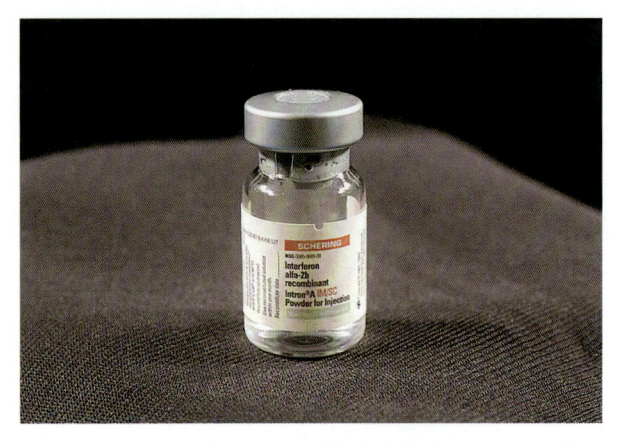

904　第三篇　第十二部分　外阴及会阴部手术

图 76-37　α-干扰素用于预防湿疣复发。在 CO_2 激光清除尖锐湿疣后立即注射 1 次。随后的 6 个月内每周 3 次皮下注射 100 万 U

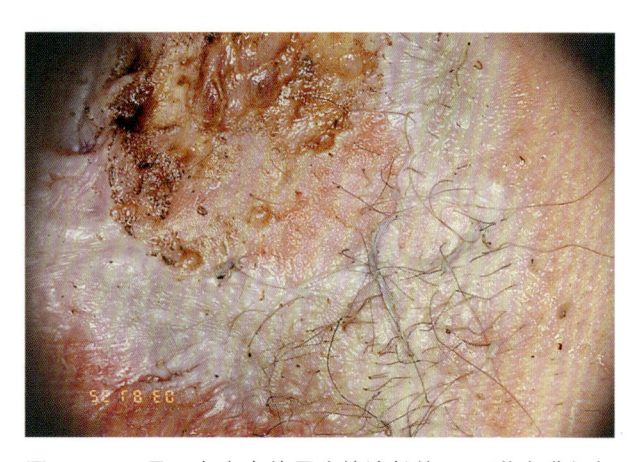

图 76-39　另一名患者使用连续波长的 CO_2 激光进行气化治疗。注意有焦痂和间质热损伤产物。周围白色区域已被刷洗过。这种降低功率的技术只把周围表皮凝固，类似激光皮肤磨削术

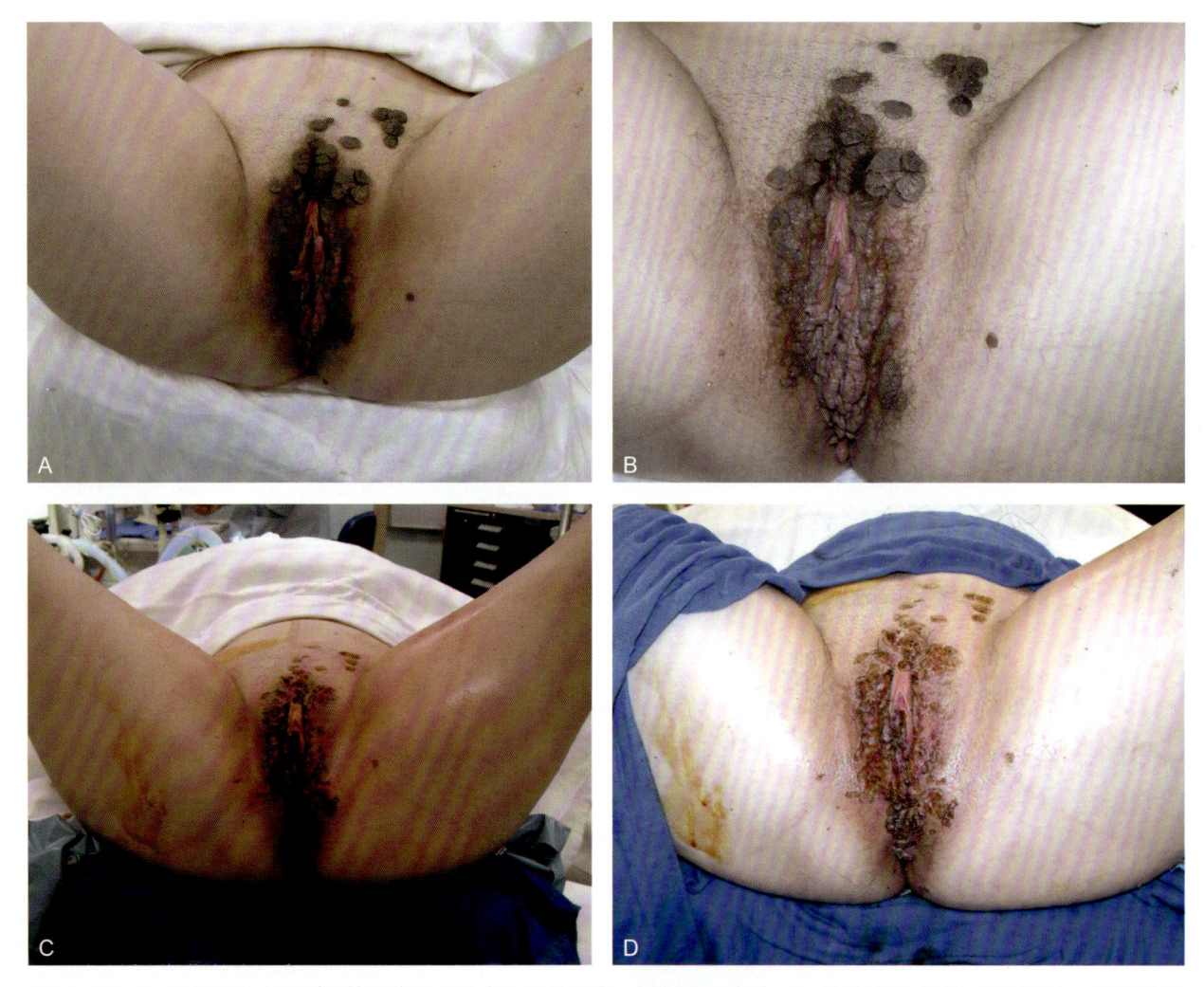

图 76-38　A. 这些胰岛素依赖型糖尿病患者患有弥漫性湿疣，局部治疗失败。B. 湿疣主要分布在阴唇间沟，双侧均有侵犯。C. 在全身麻醉下对患者进行 CO_2 激光治疗。小心将湿疣气化到周围皮肤表面水平，不宜过深。D. 湿疣被连接有手术显微镜的超脉冲 CO_2 激光气化。注意没有焦痂，下方间质显示为明亮的粉红色外观。这表明最小的热传导，下方的真皮也正常

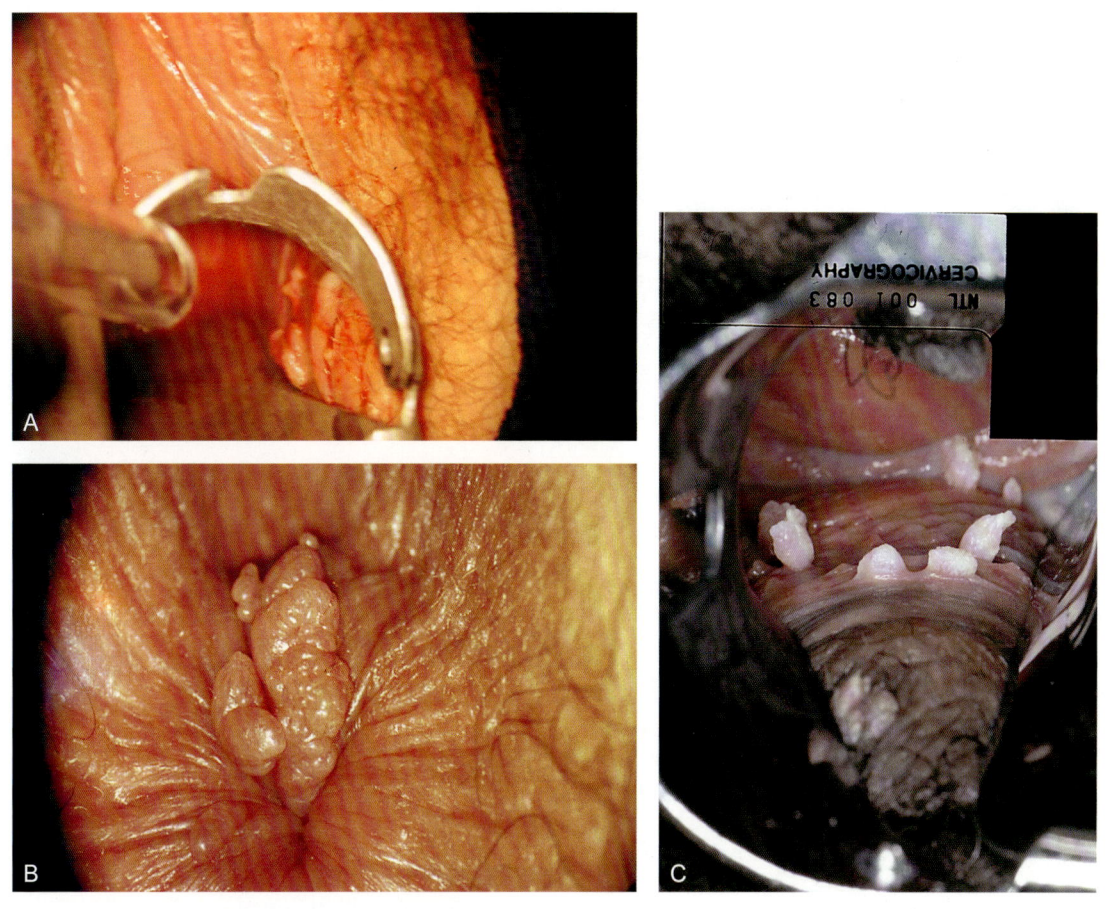

第 76 章 ■ 其他外阴良性病变手术 905

图 76-40 A. 激光前将窥器置入阴道。左侧阴道壁的湿疣被气化。B. 当外阴有明显的尖锐湿疣时，肛门周围也常有湿疣。肛周存在湿疣时，也要检查肛门和直肠有无湿疣。C. 将一个薄而窄的窥器放入直肠，可见肠黏膜上有大量湿疣，这些必须被气化

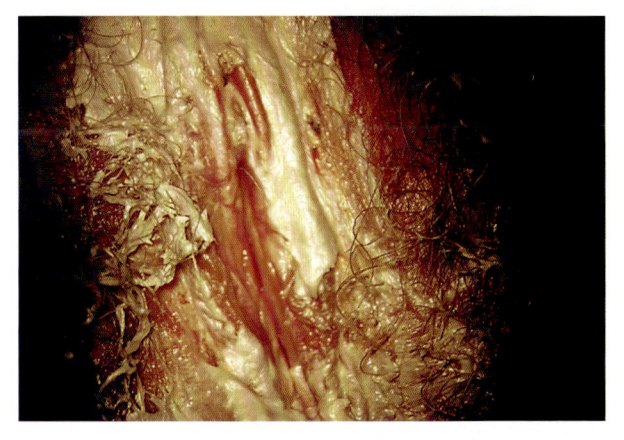

图 76-41 激光气化完成后，切口涂抹磺胺嘧啶银软膏。这种治疗一直持续到完全愈合

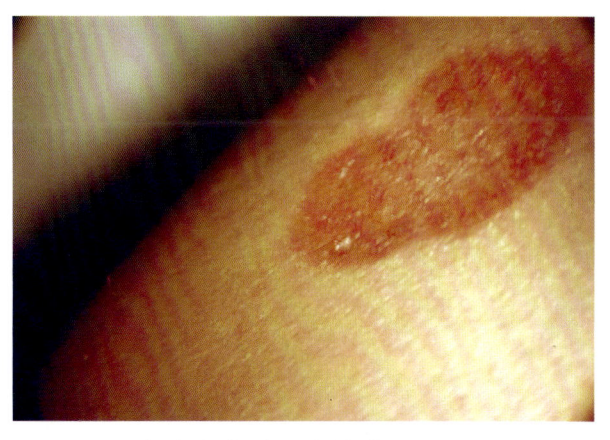

图 76-42 该治疗尖锐湿疣的糖尿病妇女（图 76-38A~D）前臂的病变是进行性坏死的一个区域

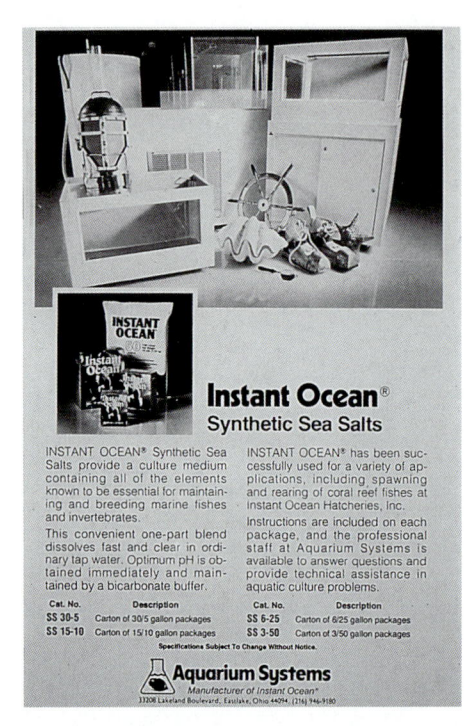

图76-43　每位接受了CO_2激光治疗的患者都被要求用生理盐水浸浴，每天2~3次。将2杯速溶海盐放入浴桶，调至合适水温。浸泡10分钟后，患者用清水冲洗干净，干燥切口，然后在切口上涂抹大量磺胺嘧啶银软膏

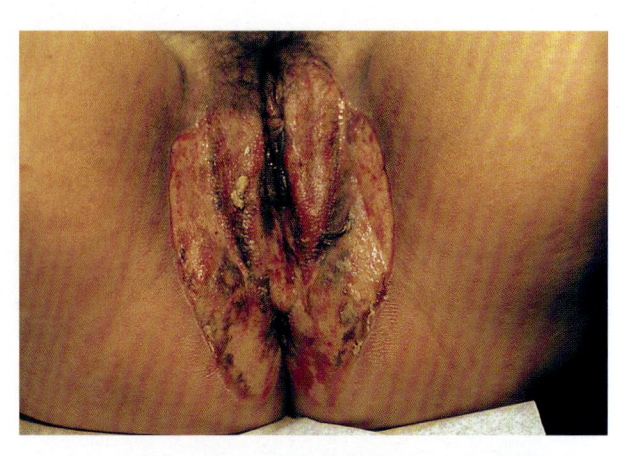

图76-44　图76-34所示的患者接受了大面积激光气化治疗。术后2周，外阴开始再上皮化

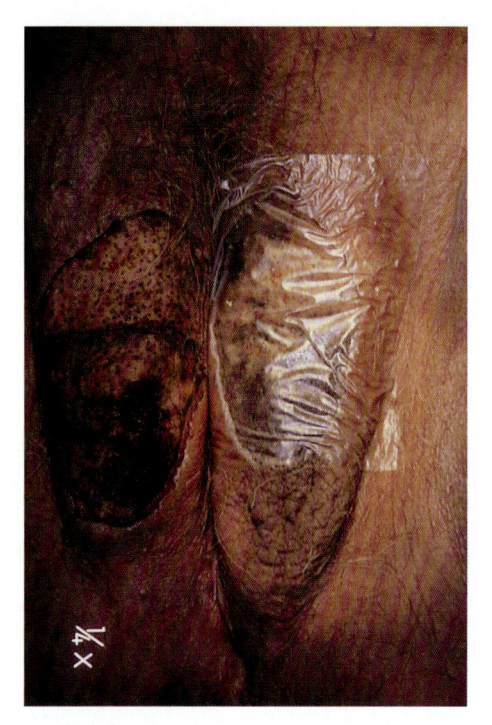

图76-45　另一种选择是外阴使用聚氨酯敷料。这极大地减轻了患者术后不适

（李　艺　译　魏丽惠　校）

第 77 章

治疗性注射

Michael S. Baggish

用于与减轻营养不良性疾病相关的不适症状的两种主要外阴注射剂如下：①用于缓解瘙痒的乙醇注射剂（无痛）；②用于缓解慢性炎症疾病（如硬化性苔藓）和缓解慢性疼痛（阴部神经痛）的地塞米松注射液。

一、乙醇注射

对局部用药（类固醇激素）或维生素 A 无反应的慢性瘙痒是乙醇注射的适应证（图 77-1）。规范注射以抑制神经是控制外阴瘙痒非手术治疗方法失败的需要。应告知患者这种疗法的并发症是表现为烧灼痛的神经病变。注射过量的乙醇，或注射到表皮下都会引起组织蜕皮和坏死性筋膜炎的可能。

患者在全身麻醉下取膀胱截石位。将治疗区域划分成网格状，所有交叉点相距 1 cm。整个区域也许很大（如包括整个外阴）或局限于一侧。外阴消毒后用六氯酚或聚维酮碘画出网格。最方便的工具是无菌记号笔（图 77-2）。将 1 ml 注射器连接 27 号针头用于注射。把无水乙醇吸入注射器内。在每一个交叉线上，把 0.1 ml 乙醇注射到皮下脂肪（图 77-3）。注射乙醇会破坏皮下的阴部神经分支，导致外阴麻醉。患者感觉外阴麻木。

二、地塞米松注射

目前缓解与硬化性苔藓相关的瘙痒的首选治疗方法是将 2 mg 地塞米松用 0.25% 布比卡因稀释到 10 ml。连续注射能抑制与硬化性苔藓相关的炎症反应和继发瘢痕形成的进展。注射在门诊进行，由每周 1 次逐渐改为每 2 周 1 次，然后每个月 1 次。

所有患者在注射前 30 分钟用 EMLA 膏消毒备皮（图 77-4）。这能有效地麻醉皮肤，最大限度地降低进针的不适。用 10 ml 注射器连接 1.5 英寸的 27 号针头或 30 号短针头。针头的选择取决于疾病的分布情况。皮肤消毒准备好，将针头沿着阴唇间沟直接注射到皮内（乙醇注射与此相反，是注射到皮下组织内）。将 2 mg 地塞米松混合物注射到外阴两侧（图 77-5A 和 B）。针头扎入病灶中心组织，在缓慢退出针头的过程中注射药物（图 77-6A～D）。

阴部神经痛与或多或少持续且不局限于前庭的灼痛、粘连或剧烈疼痛有关。坐位时疼痛加剧。这种疾病多见于 50 岁或年龄更大的患者，也可能是外阴前庭炎综合征手术后的结果。将地塞米松注射到特定的阴部神经分支区域，类似于足部注射抗炎药以缓解 Morton 神经瘤。大多数外阴神经痛的患者能准确指出感觉过敏和疼痛易激的区域。将地塞米松和 0.25% 布比卡因混合物注射到这些区域，就如前述治疗硬化性苔藓。将 10 ml 药物注射到特定部位（如阴蒂疼痛的靶点是阴蒂下方）。把手指放在阴道内有助于将针头引导至特定注射部位。注射含有长效的局部麻醉药后，患者应立即感到疼痛缓解。为了缓解疼痛，可以间隔 1 个月、2 个月或 3 个月重复注射。

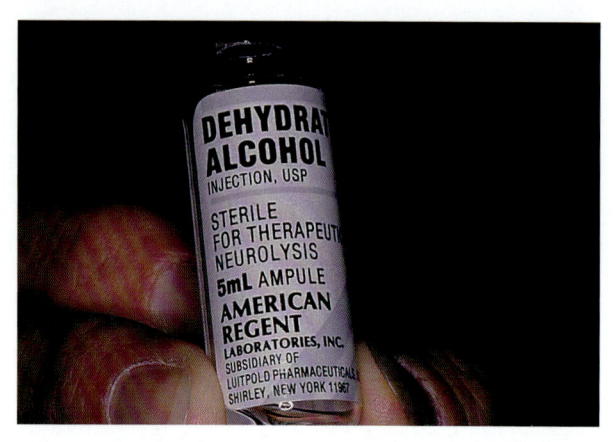

图 77-1　对局部和全身药物治疗无效果，外阴慢性瘙痒可通过乙醇来缓解。无水乙醇是该疗法唯一合适的药物

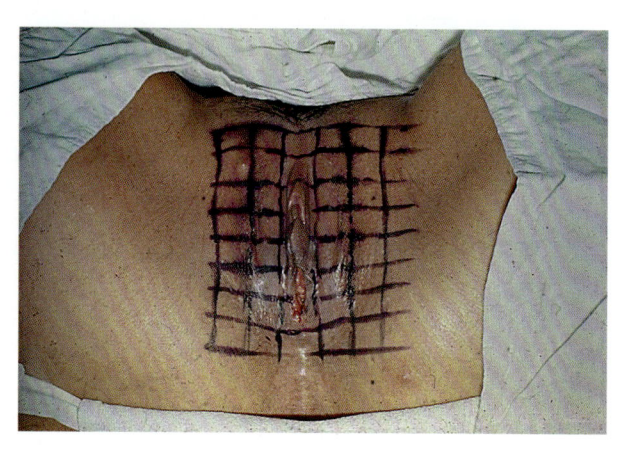

图 77-2　术野消毒、铺巾后，用无菌记号笔在外阴画出网格，交叉线相距 1 cm

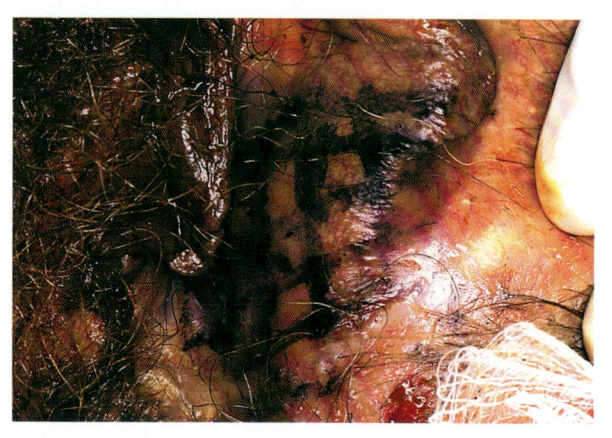

图 77-3　把乙醇吸到连接 27 号针头的 1 ml 注射器中，并在每个交叉点注射。每个点皮下注射 0.1 ml，不要注射到皮内，以免造成组织蜕皮

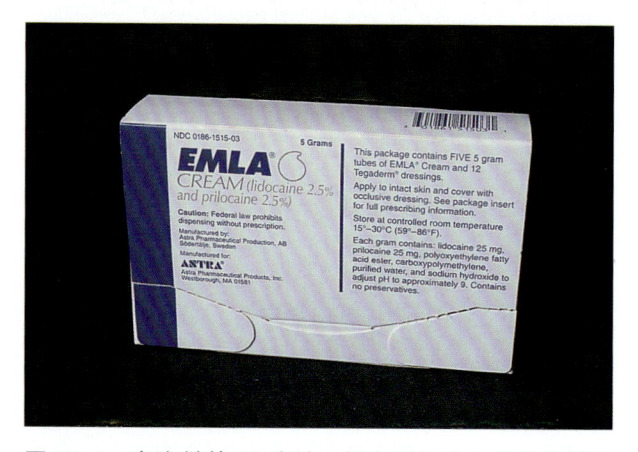

图 77-4　在注射前 30 分钟，将大量 EMLA 药膏涂抹在外阴皮肤上。到目前为止，这是最有效的局部麻醉方法。使用 EMLA 后，80%～90% 的患者能改善外阴针刺的不适感

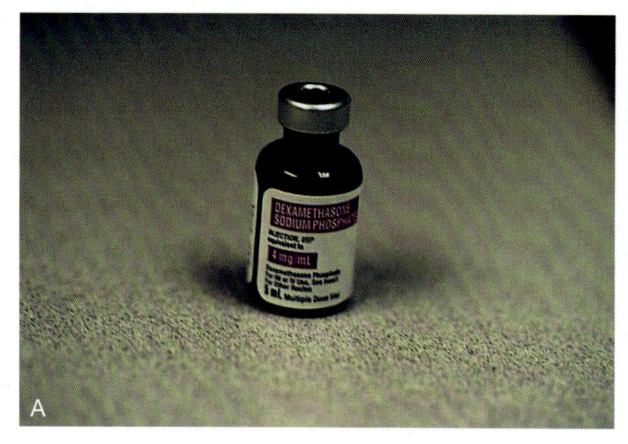

图 77-5　A. 地塞米松是一种非常有效的抗炎制剂。是治疗硬化性苔藓和阴部神经痛的首选药物。每侧外阴连续注射 2 mg。B. 0.25% 布比卡因是与地塞米松联合应用的极佳药剂。通常，用 10 ml 布比卡因稀释地塞米松。在注射部位能缓解疼痛 4～5 小时

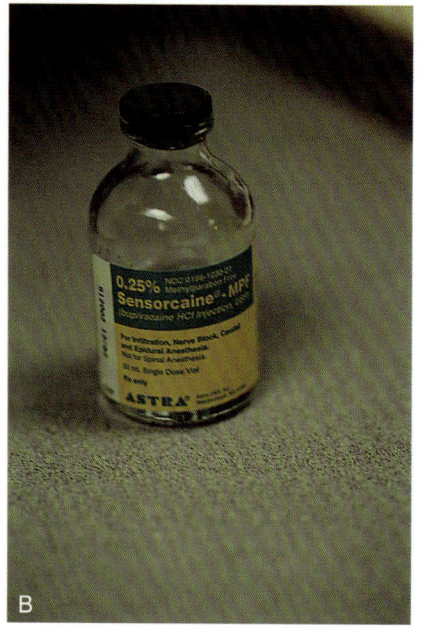

第 77 章 ■ 治疗性注射　909

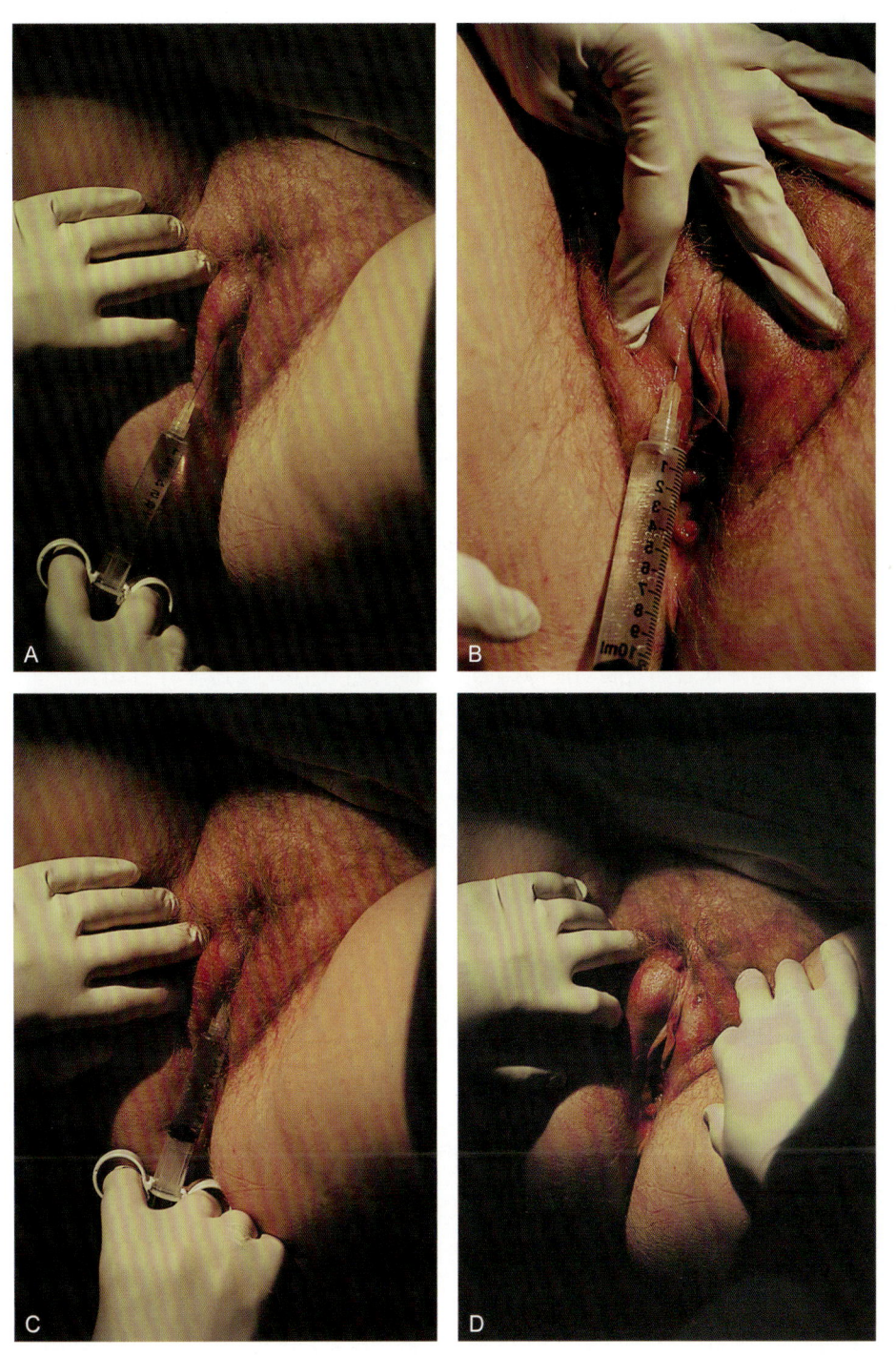

图 77-6　A. 治疗硬化性苔藓，采用 27 号针头瞄准受累区域，通常是阴唇间沟、阴蒂系带和阴蒂包皮。B. 将针头扎入病灶中心的皮下。C. 拔针时，缓慢推注药物。对侧也同样治疗。D. 双侧注射完成。随着注入的药液被吸收，阴唇肿胀消失

（李　艺　译　王建六　校）

第 78 章

会阴切开术

Michael S. Baggish

在美国，早产或足月分娩时以往都常规进行会阴切开术。最近，这种手术的益处受到质疑。三度或四度裂伤的风险显著增加，特别是会阴正中切开与会阴未切开相比。没有发表确凿的证据表明常规会阴切开（非选择性）能降低后期盆底功能障碍的风险。大量证据表明，选择性会阴切开是有益的，能避免肛门括约肌损伤，减少以后的盆底问题。最近的报道倾向于会阴正中旁切开优于正中切开，因为能降低三度或四度裂伤的风险。虽然进行会阴切开是"手术"，但对这种操作的历史最好的描述是曲折的，而它的修补最慷慨的描述都是非正式的。对这种操作而言，应遵循适用于每个外科手术可接受的规则。后者包括解剖知识、无菌技术、小心夹持组织、锐性细致的损伤性分离、控制出血、避免组织失去活力及解剖生理功能重建。

在任何情况下，医师的目标应该是在需要时进行会阴切开术，以实施简单、无创的分娩，同时将三度或四度会阴撕裂伤的风险降至最低。有目的地进行会阴正中切开并导致直肠裂伤是一种奇怪的实践，应该被归入历史档案。

一、会阴旁正中切开术

这种操作是沿着右侧或左侧阴道下段切开（在处女膜环水平），贯穿前庭和大阴唇最低的边缘，即会阴联合，直到坐骨直肠窝。手术包括许多前述结构的任何部分。切口方向与中线成 45°~50°，包括所有前面提到的结构（图 78-1）。球海绵体肌下端的一部分经常被切断，如果延长切口，则会阴横肌也将被切断（图 78-2）。在妊娠期，所有这些结构都血供丰富。切断了皮下组织内的血管、筋膜和肌肉会导致迅速出血，因此需要钳夹结扎，避免中度或更严重的失血。

会阴切开通常使用剪刀进行。术者的手指应插到阴道/前庭与胎头之间，以保护后者免受损伤。

如果按照前述操作指南正确切开，将能避免对肛门括约肌和直肠的伤害。切口方向远离那些结构。

当胎儿娩出后等待胎盘剥离时，用腹部垫加压填塞切口。出血血管应被钳夹并用 3-0 薇乔线缝合结扎。切断的球海绵体肌边缘用 Allis 钳抓持。会阴横肌水平的筋膜边缘也用 Allis 钳抓持。当胎盘娩出后，用 2-0 或 3-0 薇乔线缝合切口的肌肉和筋膜，用 3-0 薇乔线关闭 Colles 筋膜和皮下组织，用 3-0 薇乔线缝合皮肤（图 78-3 和图 78-4）。

第 78 章 ▪ 会阴切开术 911

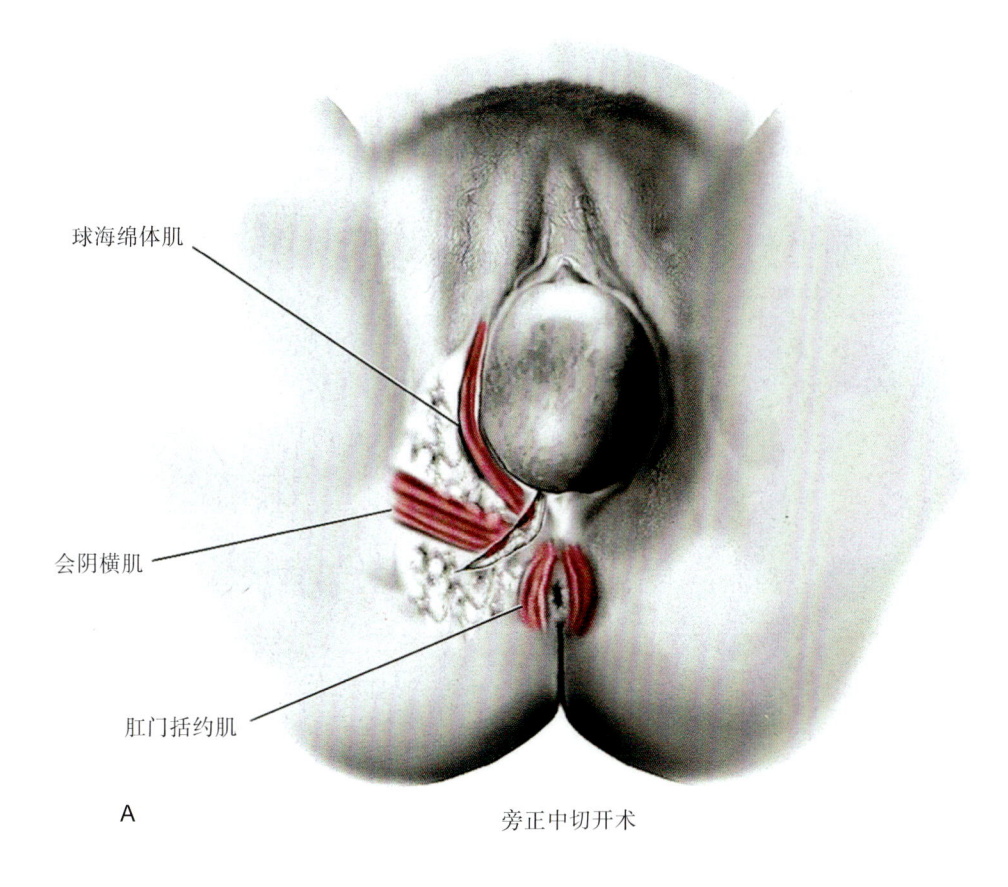

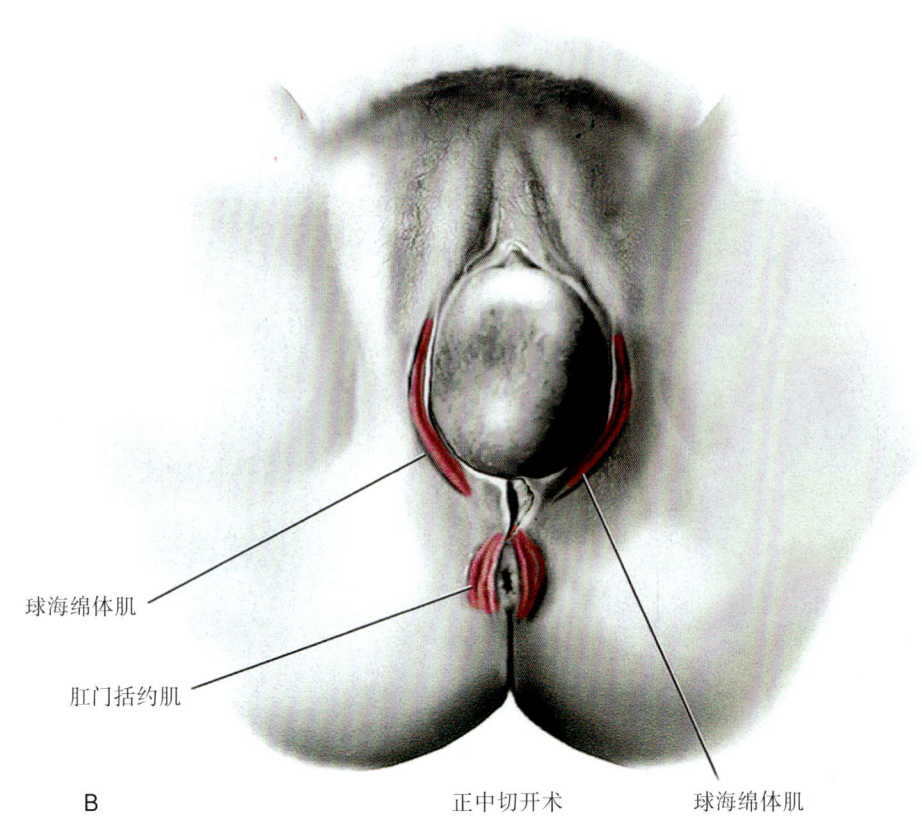

图 78-1 分娩时可能采用的两种会阴切开的类型。会阴部的主要肌肉已经标示出来。A. 旁正中切开术；B. 正中切开术

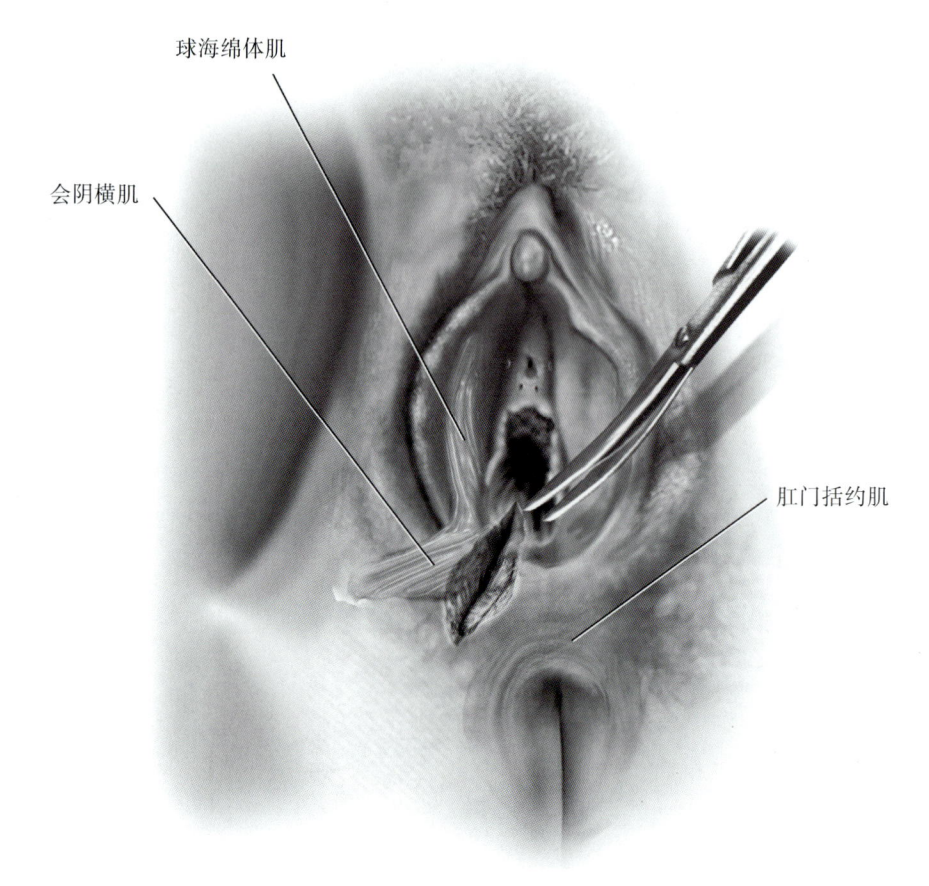

图 78-2　右侧会阴旁正中侧切术。图标显示在此切口方向下，球海绵体肌和会阴横肌已被切断。如果切口延长，会指向坐骨直肠窝，但不会到肛门外括约肌

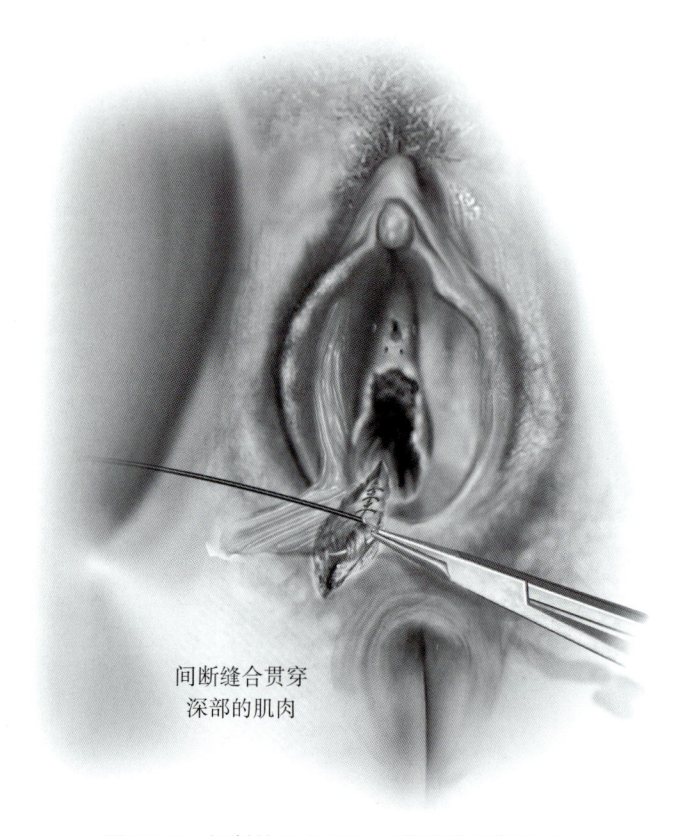

图 78-3　切断的肌肉用 2-0 薇乔线间断缝合

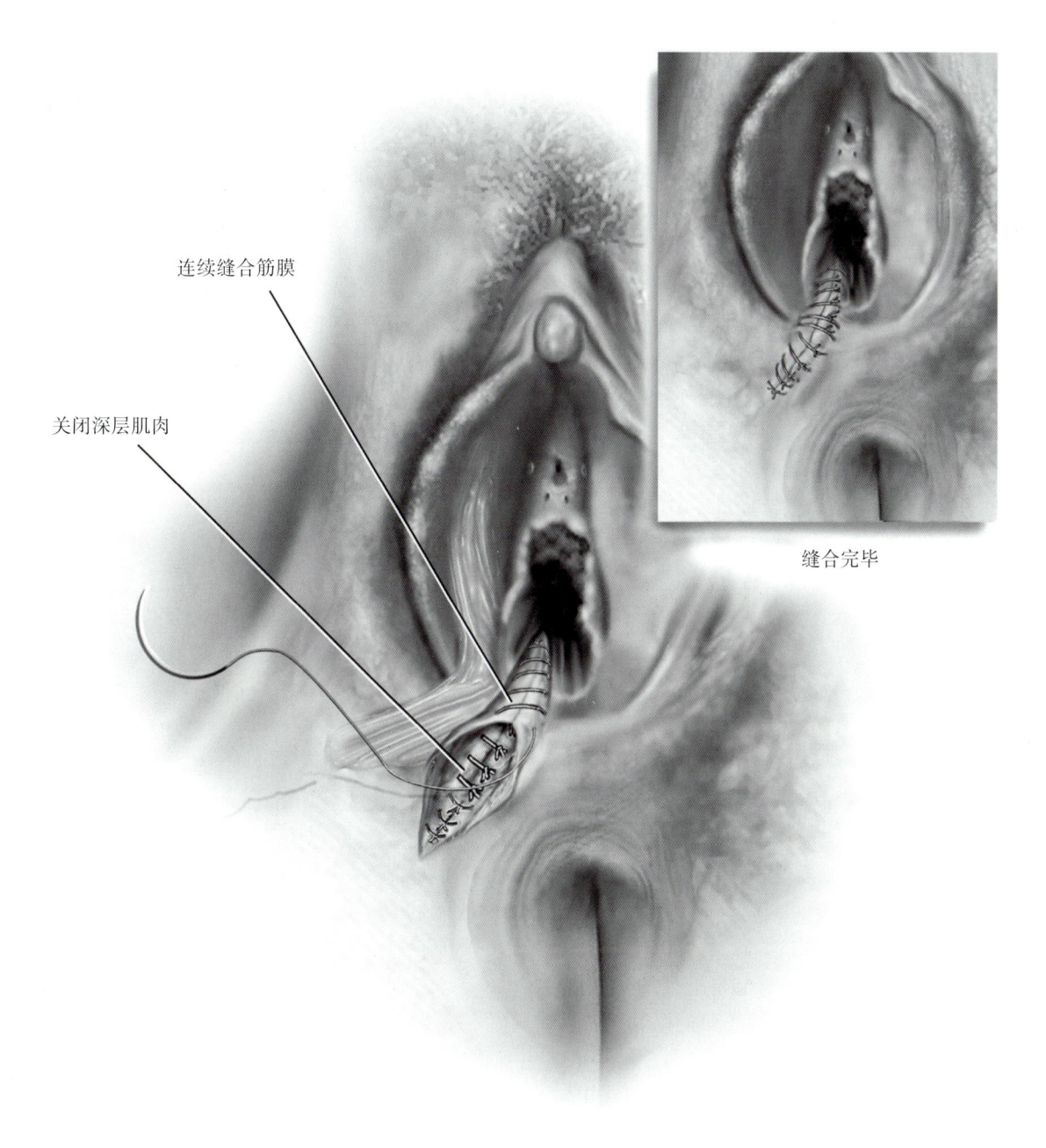

图 78-4 Colles 筋膜用 3-0 薇乔线连续缝合。皮肤用 3-0 薇乔线间断缝合或皮内缝合

二、正中切开术

在处女膜上方进行阴道后下壁正中切口,沿着前庭到舟状窝水平,切到后系带和会阴前庭交界处(图78-1)。如前所述,连续切开到"会阴体",这在旧版解剖书和图谱上描述为多个肌肉的巨大中心末端形成的特定结构("腱")。事实上,无论是固定的或新鲜的尸体解剖标本都不能显示这个特定的中心腱或中心体。这些解剖表明外括约肌和一些会阴深层的肛提肌结构来自皮下、表层脂肪和Colles筋膜。不可避免的是,正中切开术会切断部分肛门外括约肌。如果这种破坏局限于少数纤维,则对最终的功能影响很小。如果有大量的外括约肌被切断、回缩,无法识别残留端,这些患者会出现肛门括约肌失控的表现,如很难控制排气和漏便。如果≥50%的括约肌被切断,患者将出现中度至重度的大便失禁。括约肌完全被切断则会造成严重的大便失禁。

最后,会阴正中切开术造成括约肌被切断并延及直肠前壁的风险更高,因为在正中切开时胎头压迫阴道的力量能直接传递到此处且不可控,自然地直接指向外括约肌和肛门直肠。

三、三度裂伤的修补

为了成功修补这种损伤,医师必须全面掌握会阴解剖知识。肛门外括约肌是体内一束较宽但相对薄弱的结构。内括约肌实际上是肛门水平的直肠肌肉外层的一部分,以及直肠最低处的一部分。解剖分离肛门括约肌表明外括约肌的平均宽度为1英寸。

修补前一定要做至关重要的检查。用蚊式钳止血,用3-0薇乔线缝合结扎。彻底地检查伤口以判定括约肌损伤的程度,确保肛门或直肠黏膜没有被贯穿或损伤。

接下来,用多把Allis钳抓持回缩的外括约肌边缘(图78-5)。检查者要戴双层手套,把示指放入直肠,同时助手用Allis钳制造反向张力。当助手以交叉方式牵拉移动Allis钳时,检查者应感觉到括约肌收紧。移动肛门内的手指,缝合括约肌(图78-6)。虽然有些医师喜欢褥式缝合,笔者还是用3-0薇乔线做简单宽大咬合式缝合。完全的括约肌撕裂需缝合5~6针(图78-6)。括约肌修补后,术者的手指从肛门退出,摘掉第一层手套并弃去。用3-0薇乔线间断缝合Colles筋膜。用3-0或4-0薇乔线连续缝合脂肪组织,再用3-0薇乔线间断缝合皮肤(图78-7)。也可以用皮内缝合皮肤。

术后,直肠内不放置任何东西。术后不推荐使用灌肠剂、不要插入栓剂,避免大便用力。指导患者服用1盎司矿物油,每天1次;或100 mg多库酯钠和1袋鼠李蒽酚(泻药),每天2次;以及每天做1~2次盐水浴;伤口涂抹磺胺嘧啶银软膏,每天2~3次。患者每天至少喝4~6杯水,并应食用富含纤维的饮食和水果。

四、四度裂伤的修补

会阴四度裂伤的发生显著增加瘘管形成的风险。精准、细致的修补对于避免这种并发症至关重要。

像三度裂伤一样,全面彻底的术前检查是成功修补的必要步骤(图78-8)。开始检查前要彻底止血。精细钳夹和缝合是止血的最好办法,还可以避免组织失去活力。用Babcock钳抓起肛门直肠黏膜的破口,从肛门边缘开始向上延续到与完整直肠黏膜交界处。用2-0或3-0铬肠线在此处缝合直肠壁作为标志点。

接下来,用2-0铬肠线连续或间断缝合修补直肠。每一针都要贯穿直肠壁全层并将线结向下拉(图78-9)。当直肠壁完全修补后,用Allis钳抓持外括约肌,如前所述用3-0薇乔线修补(图78-10)。最后,用3-0薇乔线缝合Colles筋膜、脂肪层和皮肤。最后做肛门指检,再次确认修补完成。

术后,直肠内不放置任何东西。不使用灌肠剂或栓剂。大便软化剂和高纤维饮食如前所述。笔者建议患者每天口服1盎司矿物油。此外,注射环丙沙星500 mg,每天2次,共7天。患者每天还要做10分钟盐水浴,用Phisohex清洁会阴和肛周,伤口涂抹磺胺嘧啶银软膏或Cleocin膏,每天3次。

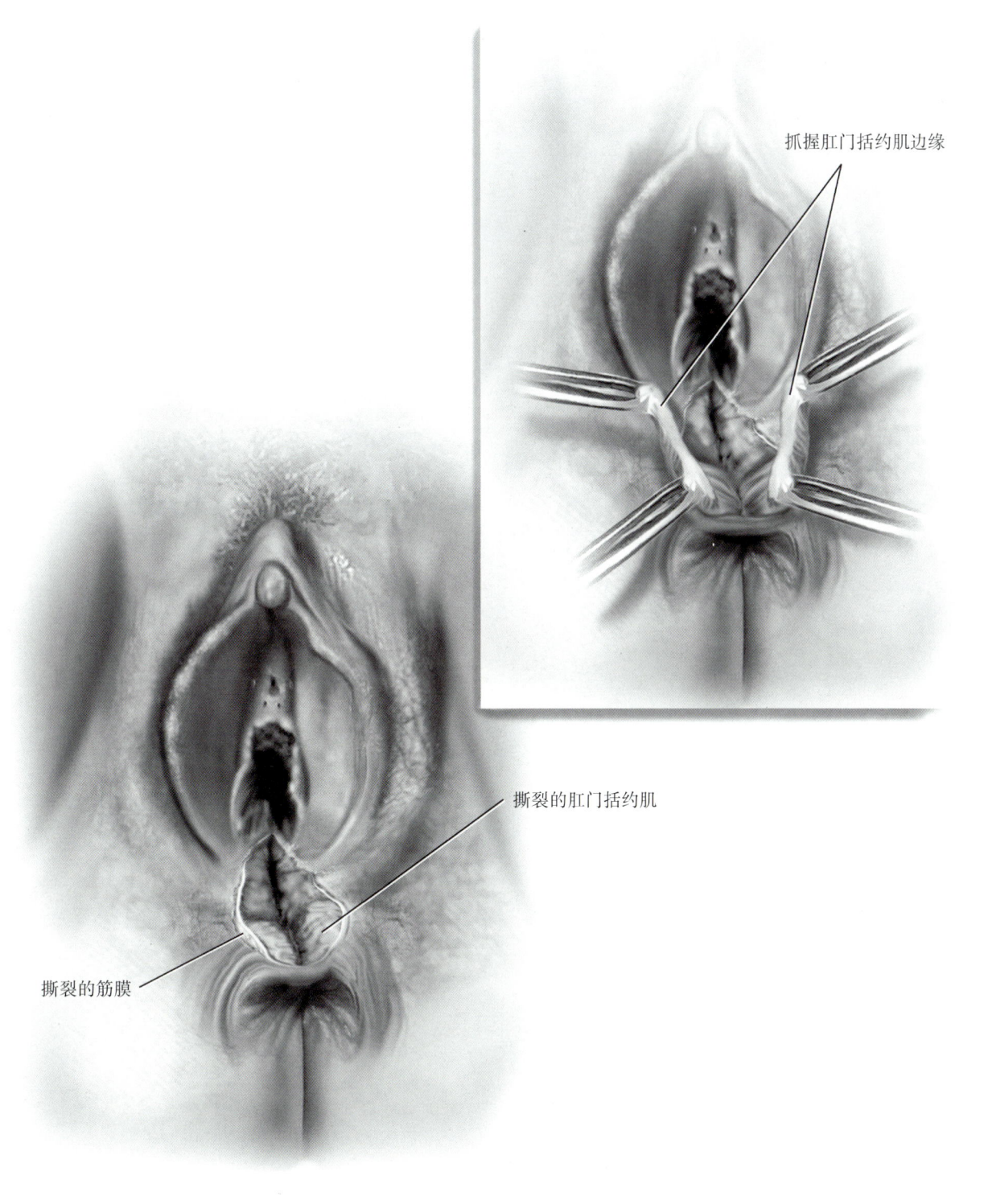

图 78-5 在这张图片上，正中切开术延及肛门外括约肌。插图显示用 Allis 钳抓持损伤的括约肌上、下边缘。注意肛门黏膜完整

缝合肛门括约肌

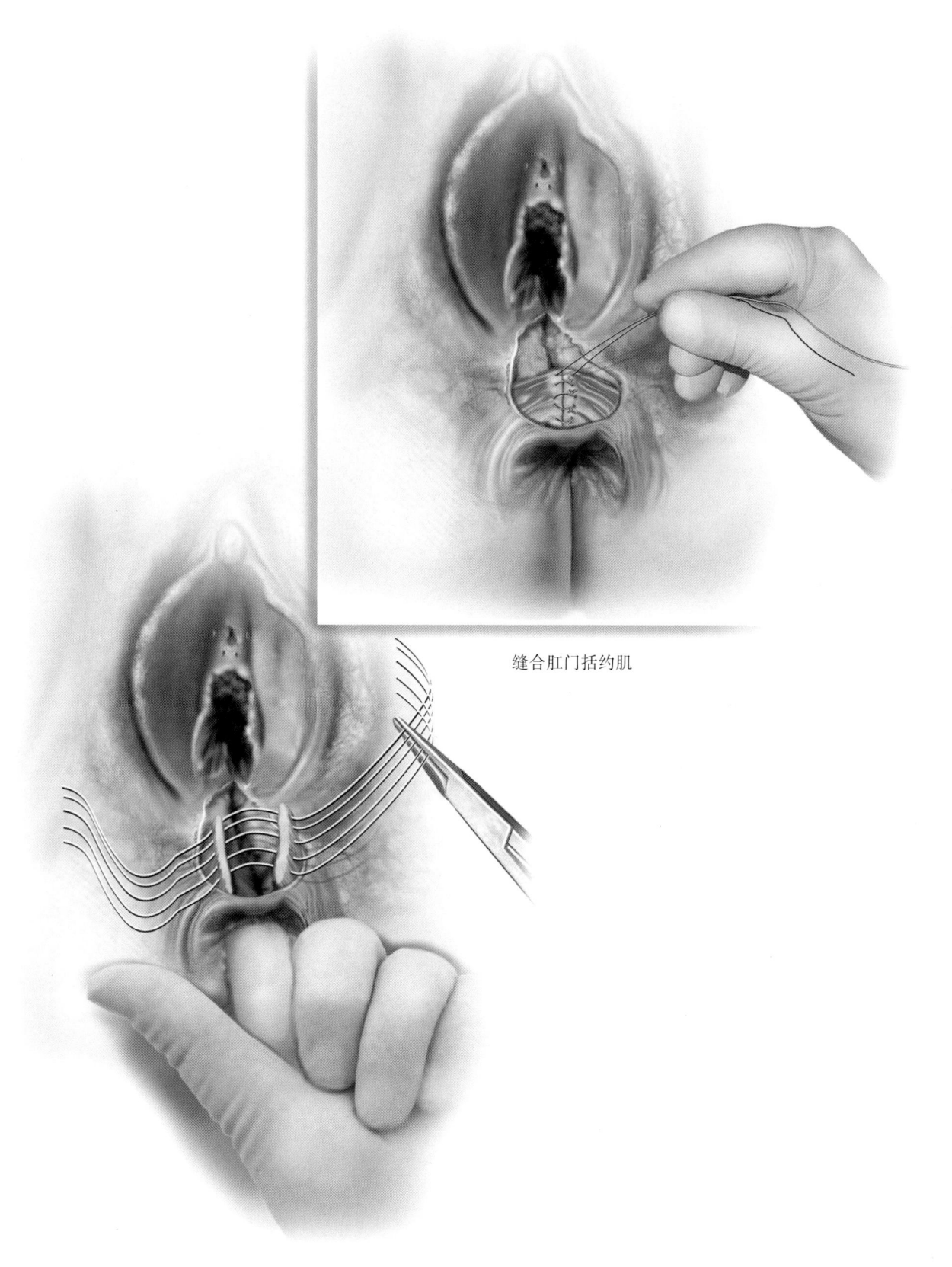

图78-6 戴手套的手指插入直肠，用2-0或3-0薇乔线间断缝合断裂面的整个宽度（该病例显示括约肌全部撕裂）。通常需要缝合5~6针。将缝线打结后，直肠内的手指能感觉到括约肌收紧。这种检查可以避免校正过度

第 78 章 ■ 会阴切开术　917

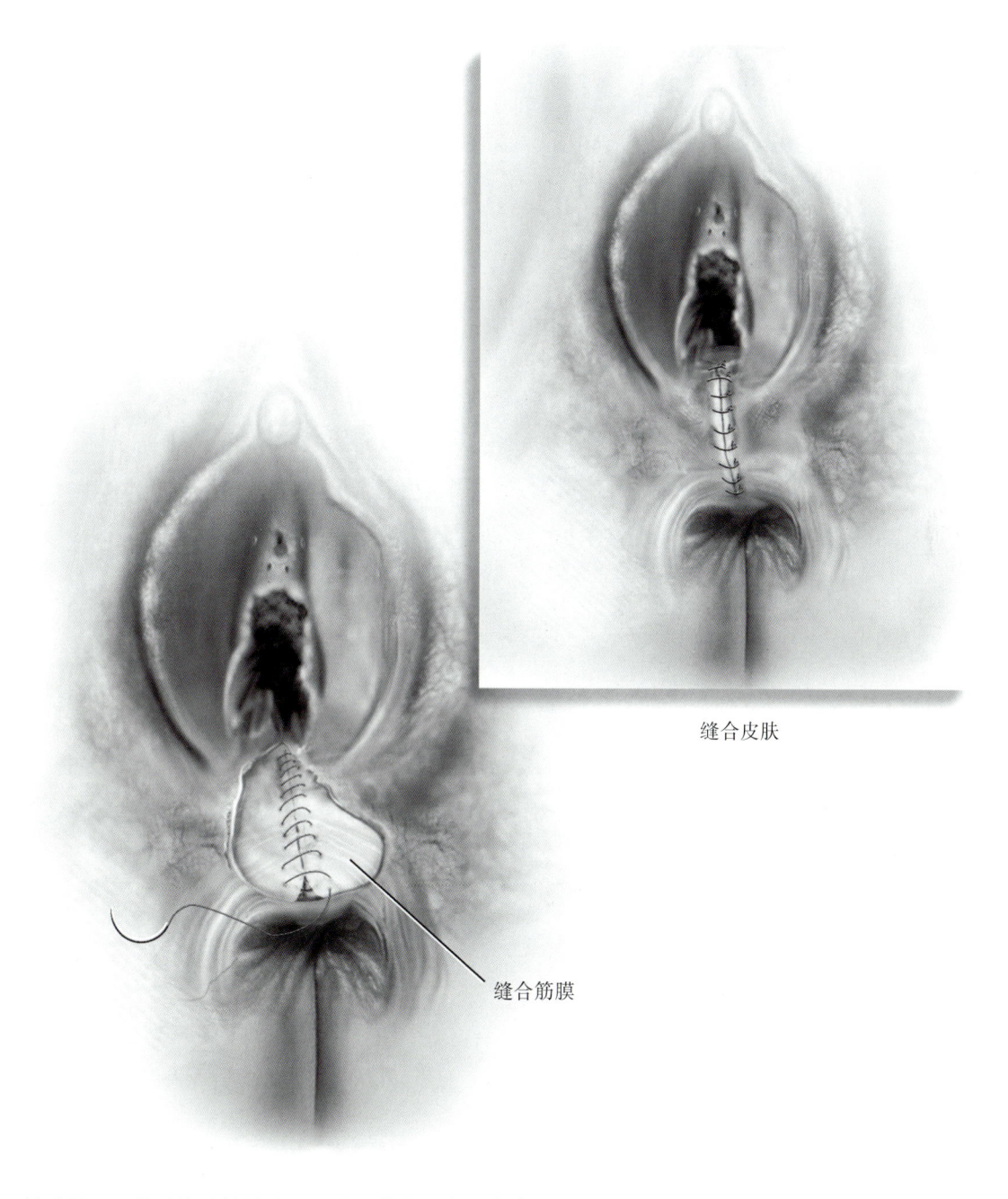

缝合皮肤

缝合筋膜

图 78-7　筋膜用 3-0 薇乔线连续缝合，阴道、前庭和会阴皮肤用 3-0 薇乔线连续或间断缝合。也可以用 3-0 或 4-0 薇乔线连续皮内缝合（图 78-10）

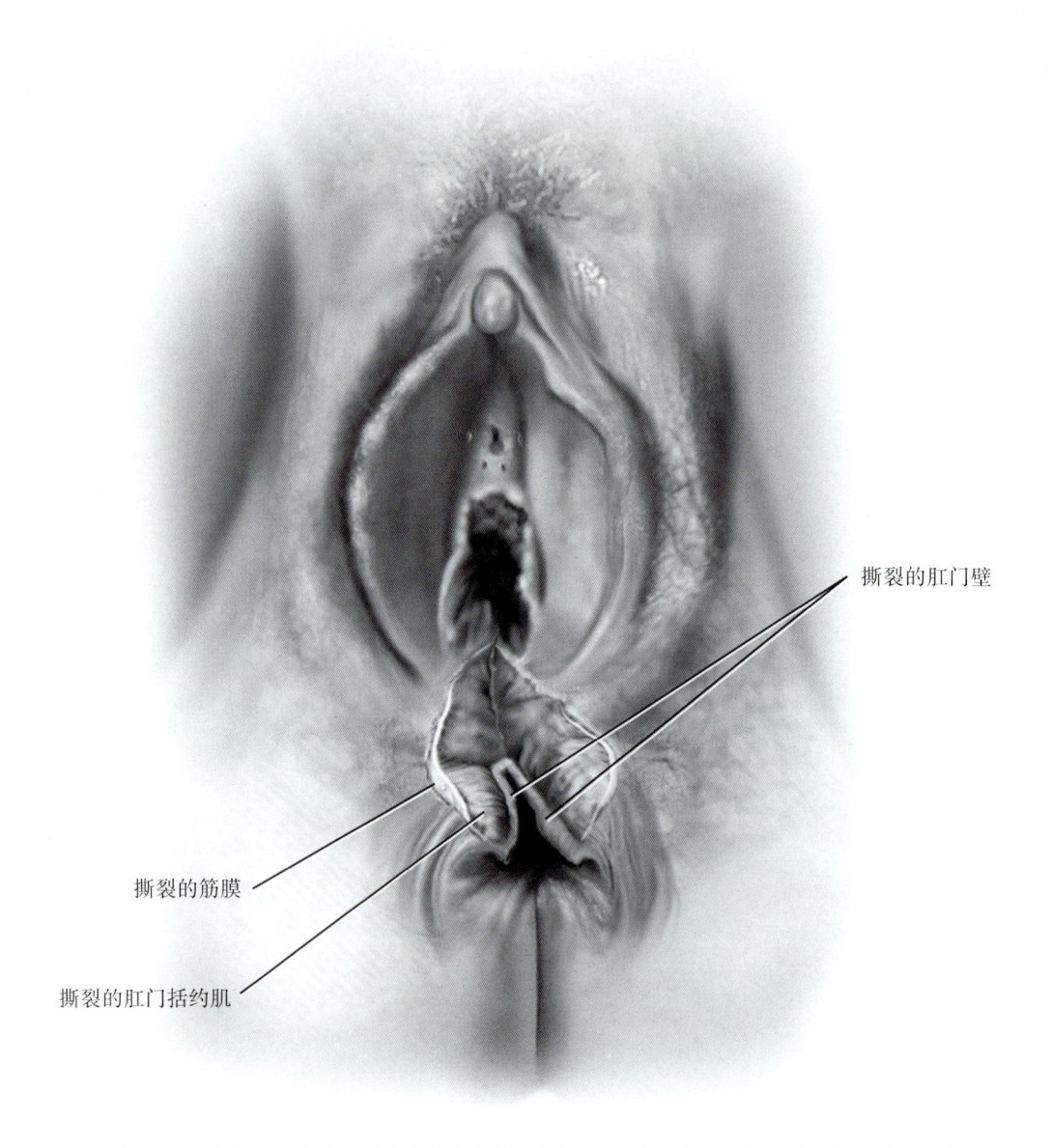

图 78-8 图片显示完整的会阴裂伤。前部的肛门括约肌被完全离断，切口延及肛门壁，导致黏膜损伤

修补肛门壁

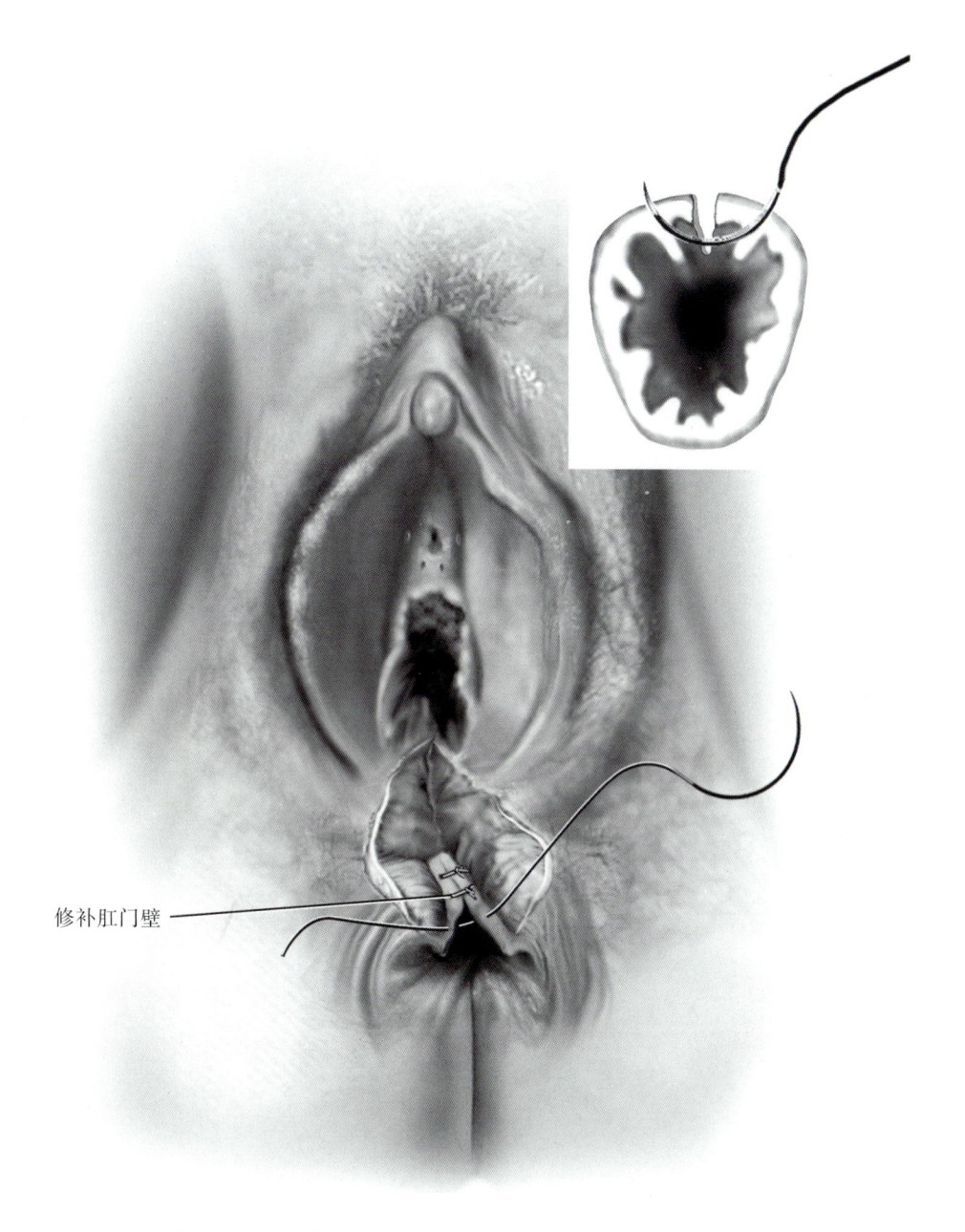

图 78-9　固定切口的最上端和最下端的边缘后，如图所示，用 2-0 铬肠线间断缝合肛门直肠壁的全层。切口缝线要无张力

缝合筋膜和皮肤

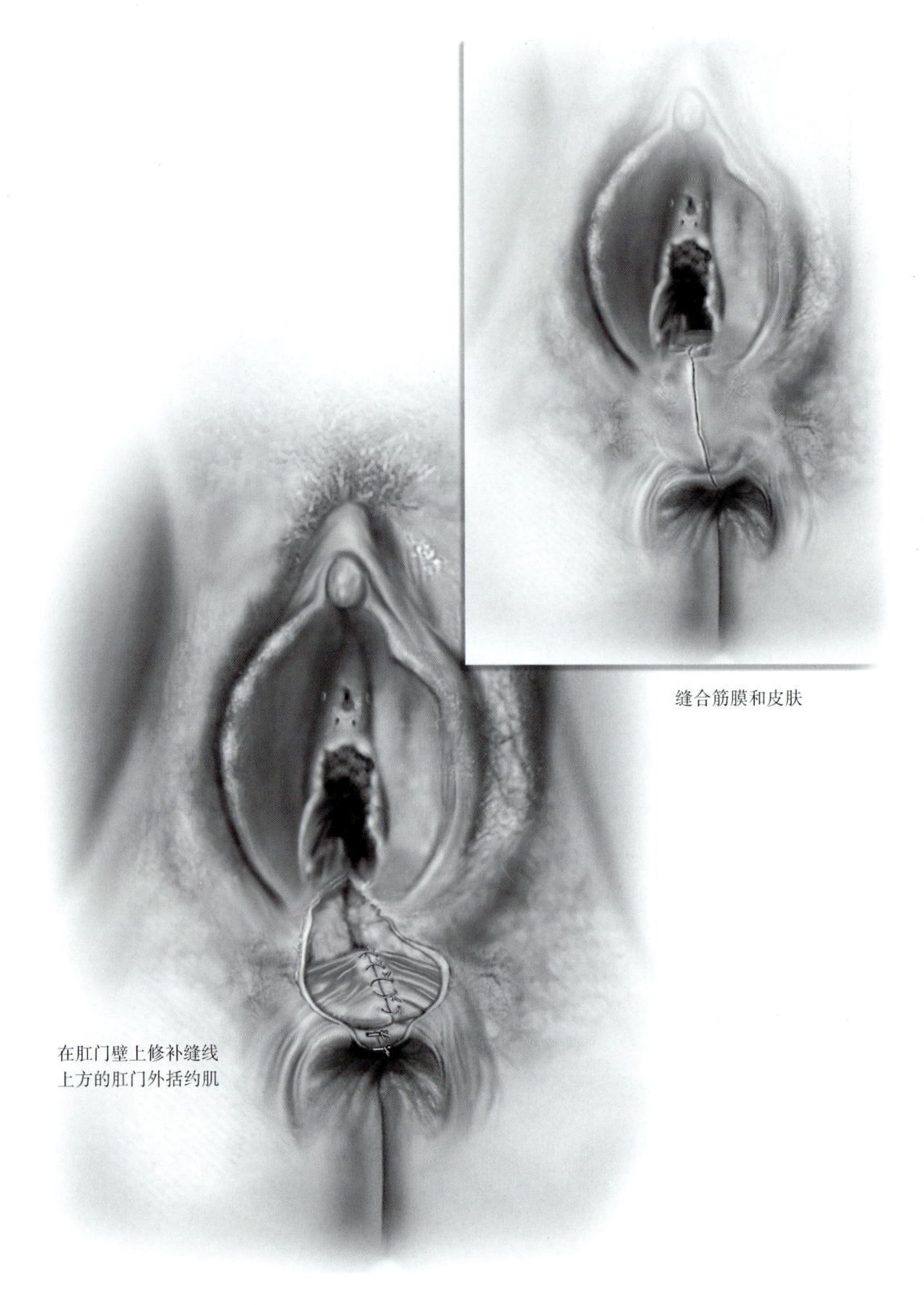

在肛门壁上修补缝线
上方的肛门外括约肌

图 78-10　肛门括约肌的修补如图 78-6 所述。虽然肛门修补后无须将戴手套的手指放在直肠内指示，但仍要注意在修补括约肌时不要与肛门修补的缝线重叠

（李　艺 译　王建六 校）

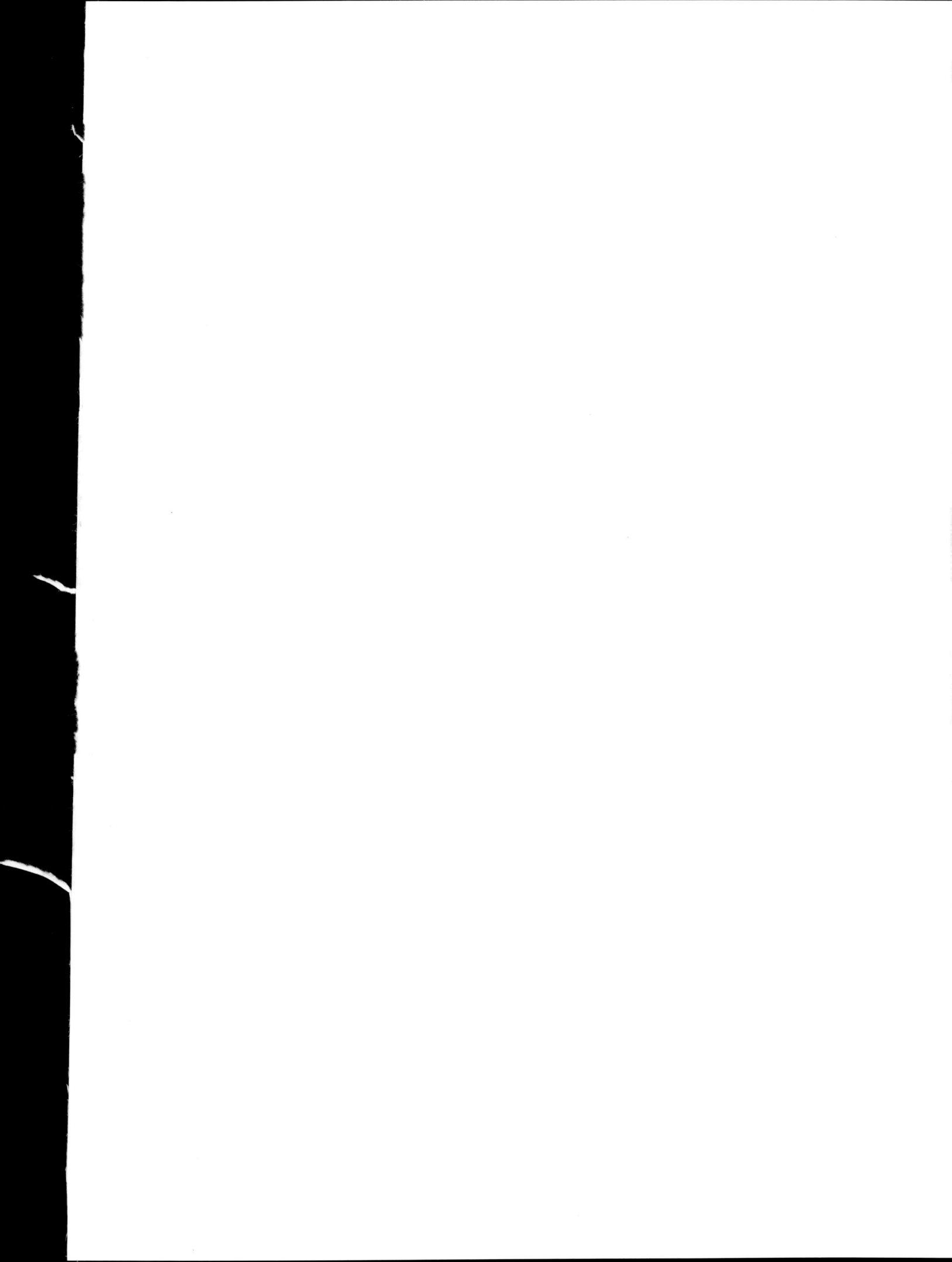